▌ 内容提要 ▌

全书共分 3 章。

第一章围绕金石类药调神的理论，系统介绍了金石类药的源流、分类、炮制方法，以及古代医家运用金石类药的经验、用药如用兵论与五脏苦欲补泻理论、精气神理论在精神疾病中的应用、金石类药调神的优势、金石类药临证应用注意事项等。

第二章介绍了 21 种当前临床常用的金石类药，从药物的来源、始载、异名、产地、采收加工、性状特征、成分、性味归经、功能主治、用法用量、禁忌、临床应用、古代医案涉及病种等方面进行了介绍。配有药物彩图。

第三章从临床应用的角度，围绕 46 种疾病，结合 133 个典型医案（含汤方 142 首、丸方 9 首），阐述了作者运用金石类药的经验和临证体会。

全书图文并茂，旁征博引，以理论为先导，以临床为根本，医案丰富精彩，按语评述精到，是一部不可多得的阐扬金石类药临床应用的学术著作，可供广大中医师、中西医结合医师、医学院校师生以及相关科研工作者参考阅读。

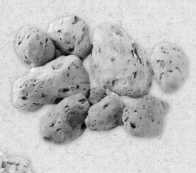

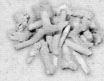

金石类药临床应用

唐启盛　著

襄助者

孙文军　主任医师　　北京中医药大学第三附属医院
唐婧姝　副研究员　　中国医学科学院药物研究所
杨歆科　副主任医师　北京中医药大学第三附属医院
郑　琴　副主任医师　北京中医药大学第三附属医院

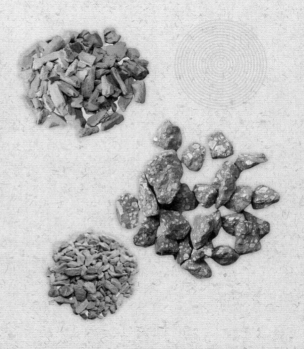

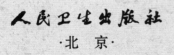
人民卫生出版社
·北京·

图书在版编目（CIP）数据

金石类药临床应用/唐启盛著. -- 北京 ： 人民卫生出版社，2024. 10. -- ISBN 978-7-117-37169-8

I. R282.76

中国国家版本馆 CIP 数据核字第 20244KD660 号

人卫智网	www.ipmph.com	医学教育、学术、考试、健康， 购书智慧智能综合服务平台
人卫官网	www.pmph.com	人卫官方资讯发布平台

金石类药临床应用
Jinshileiyao Linchuang Yingyong

著　　者：唐启盛

出版发行：人民卫生出版社（中继线 010-59780011）

地　　址：北京市朝阳区潘家园南里 19 号

邮　　编：100021

E - mail：pmph @ pmph.com

购书热线：010-59787592　010-59787584　010-65264830

印　　刷：三河市宏达印刷有限公司

经　　销：新华书店

开　　本：787 × 1092　1/16　　印张：34

字　　数：644 千字

版　　次：2024 年 10 月第 1 版

印　　次：2024 年 10 月第 1 次印刷

标准书号：ISBN 978-7-117-37169-8

定　　价：168.00 元

打击盗版举报电话：010-59787491　E-mail：WQ @ pmph.com

质量问题联系电话：010-59787234　E-mail：zhiliang @ pmph.com

数字融合服务电话：4001118166　E-mail：zengzhi @ pmph.com

著者简介

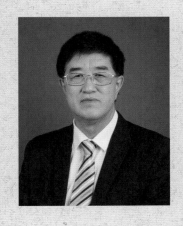

唐启盛，二级教授，主任医师，博士研究生导师，享受国务院政府特殊津贴专家，岐黄学者，第十一批北京市有突出贡献的科学、技术、管理人才，北京市首届中青年名中医，首都名中医，第五、第七批全国老中医药专家学术经验继承工作指导老师，第四批北京市级老中医药专家学术经验继承工作指导老师，北京中医药传承"双百工程"指导老师，第六批北京市级中医药专家学术经验继承工作指导老师，国家中医药管理局全国名老中医药专家传承工作室、岐黄学者工作室和中华中医药学会名医名家科普工作室负责人。北京中医药大学第三附属医院首席专家，北京中医药大学第三附属医院原院长。兼任第九届、第十届、第十一届国家药典委员会委员，国家中医药管理局脑病重点专科抑郁症协作组组长，中国民族医药学会睡眠分会会长，北京中西医结合学会睡眠专业委员会名誉主任委员。曾任北京中医药学会副会长和北京中西医结合学会副会长。

主要从事抑郁障碍、焦虑障碍、精神分裂症、癫痫、脑血管病、血管性痴呆、帕金森病等神经精神疾病的中西医防治研究，提出从精气神论治精神疾病的理论和金石调神理论。曾承担国家自然科学基金项目、科技部国际合作交流项目、国家科技支撑计划项目、高等学校博士学科点专项科研基金资助项目、首都医学发展基金重大联合项目等国家级、省部级科研项目20余项。发表论文400余篇，编纂著作20部，获得发明专利4项。主持制订专家共识及指南4项，获得教育部高等学校科学研究优秀成果奖（科学技术）·科技进步奖一等奖2项、北京市科学技术奖一等奖和二等奖各1项，国家科学技术进步奖二等奖2项。

序

　　东西方文明互鉴是历史的必然，当今正朝着分合共筑双向深化和合方向迈步。中西医并重是我国中医药法颁行的国策，互鉴推进共同推进健康生命共同体的建设。中医药学具有科学与人文的双重属性。以四诊法、本草学、方剂学、针灸四项发明奉献于人类社会。进入21世纪信息守恒定律的提出，高概念、系统化、信息化、数字化、大数据技术的新时期，促使医药学向整合方向推进。科学人文融合；理论实践融合；自主创新与引进兼容结合。新时代中医学界应当敏感主动地学习吸纳现代天体物理学、量子力学生物技术的科技成果，恪守国学原理华夏传统文明的本底特色"我主人随"，并坦然面对科技领跑者"人主我随"积极引进互鉴互动。学术研究是学科建设至高点，不忘本来，兼容外来，面向未来强化自身学科建设以我为体，为我所用积极引进新理念、新技术，倡导传承创新必须大胆质疑，系统求证，重视当代诠释学必当与时俱进，为实践指引承当理解与解释引导传承创新。

　　华夏文明古代文贤以文献传承"天人合德"的宇宙观方法论。民国时期恽铁樵汇总为"揆度奇恒,道通于一"神转不回,神回不转乃失其机。宋明理学邵雍著《煌极经世》揭示:"太极一也,不动,生二,二则神也。神生数,数生象,象生器,神数象器,表述天人合一、物我合一、形神合一。神数象器阐释形上学与形下学的上下贯通联结;唯物史观与唯心史观的系统互鉴乃为国学原理的求真至要。中医学基础理论以心为君主之官,以脑为元神之府,统辖人之精神意识、认知思惟、情感意志、聪明智慧。中医药学以象数易气神一体的藏真心灵为本,重视元气气立,气机运行,气化升降,出入阖闢为身心智能的源头活水。古贤哲明医以"形"为生生之具;气者气化生生主体;神者为生发本也。上工守神,精化气,气聚形立,气散为混沌一体演化转变为元阴(-)与(+)元阳,此"二"数则神。近世量子力学研究提出生物均以量子比特计量运算,单元量子不可分割,量子态勿须重复。宇宙万物，幽显既位，无论显象彰明，抑或幽妙玄暝，也无外物质、能量、信息三个要素古今互联，东西文明互鉴，缘起华夏传统文明相关联，儒道互补之法要，天心仁术和合。明医志向天民"任我"无朴纯素服务民众，志为大医精诚天地境界筑基。

历代中医学人对"神"的诠释是件难事。人之神、神明、神韵是蕴藏真元、充养精气的心灵境界。儒家倡导仁德中和，以德为求真至要，敢担当、负责任是当今社会主流意识，也是明医人生崇高境界。道学无朴纯素以诚静用敬而净化心灵，守神至善以养生。中华格致学，格物是正事，致知是神、神气、神识、神韵的中心观念。医者意也，易也，理也。致知在格物意诚则心正，正心、仁心无非诚意，除了正事则无致良知之法。形神共俱、形神兼养贯通于治未病、辨证论治的全过程。

我的学生庹启盛教授，自"九五"攻关开始，跟随我开展中医药防治痴呆的研究，之后他矢志不渝，独辟蹊径，在神志病的研究方向付出

4.

了艰辛的努力，提出了"精气神"相关理论与"金石调神"理论。在精气神理论指导下，发挥"五脏苦欲补泻"的方法。临证遣方用药恙心"用兵布阵"，善于运用金石类药清大热、重降逆、安神志、定魂魄、止惊悸、去怯弱之特性，治疗疑难杂证多获奇效。在抑郁症、焦虑症、精神分裂症方面做出了显著性的成果。他曾带领团队历经10年专心致志，沉思精潜，对古贤明医认识和运用金石药物的珍贵经验进行了总结整理。集本草与医案为一体，曾撰《金石本草医案精编》，将金石本草验证临床指要，相得益彰，可谓近世中医药学原创力作。

近年来，他又将积40余年运用金石类药治疗神经精神疾病及内、外、妇、儿等疑难杂证医案，分门别类、诠释注解，撰著成《金石类药的临床应用》系统论述了金石类药调神的理论及实践，又从临床视角对50多种疾病，多是神经精神疾病的因机理法，探潜窥幽，幽显既位，发微论证。其中如灯笼病、卑惵、揩毛癣、灼口综合征、痉挛性斜颈诸病，皆探赜索隐，钩深致远，发前贤所未发。复又结合临床典型病案，阐述他运用金石类药的经验。本书汇集作者几十年的科研成果，体现了临床医学原象、物象、具象整合原创思惟。应是国内首创的对金石类药进行系统总结和临床应用守正创新的学术专著。

　　"古来学问无遗力，少壮功夫老始成"。十年一剑，是书付梓，邀我作序。师生情深，我已垂暮之年，草拟雅颂天民——宇宙观指引下的明医之路"赋一首，学人互鉴勤于治学执教，期望学为强化中医药学科建设创伟业。

　　述天为玄，廖廓大公。论地为化承载万物。惟仁悟道，道法自然。揆度奇恒，道通于一。"一"为混沌，元阴元阳。"一"有大小，流远近返。正一负一，气机转演，气立更新。气聚成形，形立生神，形神共俱。神机神韵，迴转存变，上工守神。格物致知，致知格物，上下通达。唯物史观，唯心史观，整和关联。天人合一，物我合一。形神合一，知行合一。自然法则，无有相生，易理不变。觉解阴阳，黑白隐显

刚柔顺逆，舜时常变。亦此亦彼，同步消长，
互动互变。负阴抱阳，冲气为和。正中和合，
冲者动能，万物资始，气中蕴理。自识心性，
唯道是从。天人合德，至高求真。唯仁唯学，
天民悟道，恬话淡雅。道学出世，贵无纯素，
自立安然。儒家孔孟，任我进学，崇尚仁德。
恰逢今世，不可知者，天籁之音，方知静默。
中西并重，文明互鉴，传承创新，企盼春暖。
原象创新，拓宽时空，政其所宜；薪火相传。
哺育后学，明医之路，导航先声，嘉惠宇天。

北京中医药大学1956年级学生
中央文史研究馆　馆员　　王永炎
中国工程院　　院士　　　敬署
甲辰七月
时年八十六岁

前　言

中国地域辽阔,中药资源丰富。自古以来,中医药学先辈们大多医药兼通,给后世留下了大量识药、采药、用药的典籍文献,尤其在临证运用金石类药方面积累了宝贵经验。金石类药包括金、玉、石、卤四大类,是本草学的重要组成部分;先秦的《山海经》《五十二病方》、明代的《本草纲目》等,均有相应记载并予逐渐完善。历代医家如张仲景、张锡纯等更是灵活运用金石类药,如石膏、芒硝、赭石、青礞石、朱砂、磁石、琥珀、龙骨、北寒水石、滑石、赤石脂等,治疗多种疾病。许多含有金石类药的经典名方更是效如桴鼓、屡起沉疴,如白虎汤、麻杏甘石汤、礞石滚痰丸、磁朱丸、生铁落饮、风引汤、桂枝甘草龙骨牡蛎汤、大承气汤、旋覆代赭汤、镇肝熄风汤等等,值得深入学习研究、挖掘整理并予以临证发挥。

自 2010 年始,我带领团队全面检索和查对 1949 年以前的历代金石本草和医案文献,对古代医家运用金石类药的宝贵经验进行了整理,著为《金石本草医案精编》,于 2023 年出版。此书对 230 种金石类药,按照金、玉、石、卤的顺序进行整理,每种药物从来源、始载、异名、产地、采收加工、性状特征、成分、性味归经、功能主治、用法用量、禁忌、附注等 12个方面进行阐述。此书收载历代医家运用金石类药的医案2 000 余则,将金石本草与医案互相对照,为现代学者的研究工作和临证实践提供了借鉴。

在全面整理学习古代医家运用金石类药经验的基础上,我将自己 40 余年来运用金石类药"清大热、化痰结、重降逆、安神志、定魂魄、止惊悸、去怯弱"之特性治疗神经精神疾病及其他疑难杂症的临证医案,分门别类,诠释注解,著成《金石类药临床应用》。本书载有我多年在医疗、教学、科研工作中总结并提出的"金石调神"理论和"精气神"理论。在上述理论指导下,我运用"五脏苦欲补泻"法则,临证遣方用药时悉心用兵布阵,选其味,用其性,调脏腑,畅经络。全书共有3章。第一章围绕金石类药调神的理论,系统介绍了金石类药的源流、金石类药的分类、金石类药的炮制方法、古代医家运用金石类药的经验、用药如用兵论与五脏苦欲补泻理论、精气神理论在精神疾病中的应用、金石类药调神的优势,以及金石类药临证应用注意事项等。第二章介绍了21种当前临床常用的金石类药,从药物的来源、始载、异名、产地、采收加工、性状特征、成分、性味归经、功能主治、用法用量、禁忌、临床应用、古代医案涉及病种等方面进行了介绍。第三章从临床应用的角度,围绕46种疾病,结合133个典型医案(含汤方142首、丸方9首),阐述了我运用金石类药的经验和临证体会。由于医案既涉及中医学的病名、证型(或中医学对某些疾病症状的描述),又涉及西医学的病名,故有以下几点说明:其一,病名诊断多数涵盖了中医学与西医学双重诊断病名。然而,中医学与西医学在理论体系上存在差异。如卑慄、灯笼病,在古代中医文献中有明确的病名记载及对临床表现的描述,但目前西医学中却无合适的病名与之对应,故这类疾病的医案只采用了中医诊断病名。对于西医学诊断明确,而中医学尚无明确病名者,则根据描述的症状表现,于医案中仅使用西医诊断病名,如拔毛癖等。其二,临床上许多西医学命名的疾病,中医学并无相应病名,此时则依古代医家的描述而赋予病名,或依症状或依证候表现而赋予病名,如抑郁障碍——郁病、焦虑障碍——忧虑病、社交恐惧症——喜惊、强迫症——百合病、躁狂发作——躁病、惊恐发作——惊悸等等。又如灼口综合征,以舌灼痛者命名为舌痛,以齿龈灼痛者命名为齿痛。其三,对于卑慄、灯笼病等中医病证,鉴于许多古代医家受年代、地理、信息、交通等因素影响,所涉内容匮乏,仅描述其某一证型(或两个证型),如记载卑慄仅有气血亏虚证、灯笼病仅有气滞血瘀证。而随着时代的发展,交通便利,患者来往方便,临证时所见病例的证候变化较多,所以该类疾病的证型远非古人所见仅此之属。对于临证时发现的新证型,本书均进行了补充和完善。其四,本书涉及的一些特色治疗思路与方法,均基于中医药学的经典理论。如灼口综合征、痉挛性斜颈等,与中医学的经络理论密切相关,故临证时采用对应的理法方药予以辨治,体现了辨治过程中"一病一方药、一证一特点"的原则。

本书医案记述之特点,体现了中医学、西医学与叙事医学的结合,也是中医叙事医学的应用。叙事医学强调医患一体,共同面对疾病的结局,其关注治病不仅是身体上的,还有心理上的。叙事医学不只是对患者在精神上给予抚慰,而是涉及诊疗的整个环节,充分融入患者的整个患病经历,更加精准地掌握病情。只有这样才能制订出有特点的治疗方案。所以,一份完整的医案,均有叙事医学的内容,精气神理论的体现。本书医案所用金石类药与人类同样禀受于大自然的生生之气,具有去怯、降逆、通神之功能。

因此,发掘药物的潜在功能,开辟一个全新的药用世界,需要参悟药性、崇尚实践、潜心研究、奇兵妙用,方能做到宁可知药而不用,不可用药而不知。在精气神理论的指导下,灵活运用五脏苦欲补泻法则,以金石类药之四气五味、升降浮沉为基础,结合方剂的药物组成变化、剂量变化、剂型变化,纠正人体阴阳气血之偏倾,是用药如用兵之战略战术的充分体现,而本书中每一份病案亦综合呈现了上述内容。

本书是对我的思维形式(基础与临床工作方面)的一个总结。例如,在卒中后抑郁的小结中展示了临床工作中的科研思路和临床研究方法。患者发生卒中后在一定时间内产生的精神症状组群,与后期出现的卒中后焦虑、卒中后抑郁和血管性痴呆等3种不同疾病发生发展趋势之间具有一定联系。这种在临床中常见且极易被人忽视的症状组群,往往是并病、继发病的早期阶段,更是治未病、瘥后防复的干预时机。所以,作为一名医师,在具有临床工作经验的基础上,如果尚具有很好的科研思路,往往能够善于发现临床的问题和现象并加以解决。书中内容凝聚着几十年的科研成果,捕捉了金石类药所治不同疾病的重点、难点与异同点。本书医案所蕴内涵是从临床到科研、再从科研升华应用至临床的充分体现。

在多年的医疗、教学、科研工作中,逐渐形成了团队。共同信仰是为团队修身、为事业努力。欧阳修曰:"君子之修身也,内正其心,外正其容。"在团队合作、共同前进之时,恪守"不以物喜、不以己悲"的信念,团结奋进。在学习的道路上,要知常达变,扩大思路。书山有路"悟"为径,学海无涯"法"作舟。临床疗效是根本。我们应提倡根本,学习汲取先贤应用金石类药的经验与理念;开展金石类药的辨证应用,分证论治,分期论治,分病论治、分型论治。传承创新的关键是原创思维,这就需要求知、求理、求悟。"格物致知,躬身践履"是格言,"守正创新"是目标。

本书乃吾多年研究、运用金石类药的经验总结,所载病案亦为工作的一部分。但由于水平所限,疏漏不足之处在所难免,望同仁多予指导。因系统研究金石类药并将相关医案编纂成书者尚无先例,故难免挂一漏万,待本书付梓以后,将继续整理以前的病案,以臻完善。今后临床工作中,我会继续将金石类药应用于更多疾病之中并予以总结,以期提高疗效、扩大应用范围。最后,向参加本书资料收集整理的团队成员许芳、曲淼(女)、元培森、赵彤、冯玉桥等表示感谢!

唐启盛
2024 年 7 月 25 日

目　录

第一章

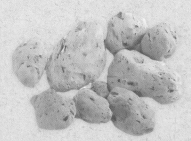

金石类药调神的理论与实践

第一节　金石类药概述

中医药学源远流长,中华民族的生存、繁衍与中医药学的发展息息相关。自古以来,中国地大物博,药源丰富,而中医先辈们大都医药兼通,识药、采药、用药,沉淀了丰富的中医药学经验与知识,为后人在临证用药方面提供了丰富的内容。《中华本草》将中药分为三大类别——植物药、动物药、矿物药。按照中医的传统,矿物药又可分为水、土、火、金、玉、石、卤7种,其中金、玉、石、卤四部分简称金石类药,临床较常用。该类药物是由地质作用形成的具有相对固定的化学成分和确定的内部结构的天然单质或化合物。金石类药具有相对固定的化学成分,在一定的物理化学条件范围内性质稳定。金石类药大多数是固态无机物,其中大部分是晶质矿物,只有少数是非晶质矿物。它包括了天然矿物、生物类化石、矿物加工品及纯化学制品等,其主要成分是无机化合物。

中医药学运用金石类药预防和治疗疾病具有悠久的历史。先秦的《山海经》记载了4种金石类药,《五十二病方》记载了雄黄、朱砂等21种金石类药,东汉的《神农本草经》记载了46种金石类药,明代李时珍的《本草纲目》则收录金石类药161种（分为金、玉、石、卤四大类）。据统计,历代本草记载金石类药至少有300余种,目前临床常用的仍然有60余种。

金石类药具有广泛的临床适应证和丰富的临床功效,对其进行挖掘、整理并增进认识很重要,贵在临证应用及发挥并要掌握"火候"。按金玉石卤四部分类,如金部铁剂之生铁落,可平肝镇惊、解毒敛疮、补血;玉部之紫石英,可镇心安神、降逆气、暖胞宫；石部之龙齿，乃远古生物之化石，可镇惊安神、清热除烦；卤部之芒硝为硫酸盐类矿物，能泻下通便、润燥软坚、清火消肿。按性味归经分类，如龙齿、琥珀、紫石英均味甘而归心经，均具有安神镇惊之功；青礞石性平味甘咸，归肺、心、肝经，可坠痰下气、平肝镇惊；磁石性寒味咸，归心、肝、肾经，能镇惊安神、平肝潜阳，又聪耳明目、纳气平喘。按功能主治分类，如生石膏能清解气分与脏腑之实热，亦能解脏腑之虚热；炉甘石能明目退翳、收湿止痒；雄黄能解毒杀虫；芒硝能泄热通便、润燥软坚；自然铜可散瘀止痛、续筋接骨；朱砂善清心镇惊、安神解毒；等等。上药均在临床上发挥着重要的治疗作用。

第二节　金石类药的源流

我国现存最早的本草著作《神农本草经》载药365种，分上、中、下三品，其中上品无毒，多服久服不伤人，且能轻身益气、延年不老；中品毒性不大，或无毒，既能治病，又能补虚；下品有毒，可除寒热、破积聚，专用于攻邪治病，但中病即止，不宜多服。清代顾观光重辑《神农本草经》共载46种金石类药（另，《神农本草经》将"龙骨"归入虫类药），其中上品15种，有丹砂（即朱砂）、云母、玉泉、石钟乳、矾石、消石（即硝石）、朴硝、滑石、空青、曾青、禹余粮、太一余粮、白石英、紫石英、五色石脂（即青石脂、赤石脂、黄石脂、白石脂、黑石脂的统称）；中品14种，有雄黄、雌黄、石硫黄、水银、石膏、磁石、凝水石、阳起石、理石、长石、石胆、白青、扁青、肤青；下品17种，有孔公孽、殷孽、铁精、铁落、铁、铅丹、粉锡、锡镜鼻、代赭石、戎盐、大盐、卤醎[①]、青琅玕、礜石、石灰、白垩、冬灰。

南北朝陶弘景著《本草经集注》，在《神农本草经》的基础上，又增加了金石类药44种，其中上品2种，有玉屑、芒硝；中品7种，有金屑、银屑、石脑、玄石、绿青、生铁、钢铁；下品9种，有特生礜石、方解石、苍石、土殷孽、铜弩牙、金牙、锻灶灰（注：土类）、伏龙肝（注：土类）、东壁土（注：土类）；有名无用类26种，有青玉、白玉髓、玉英、璧玉、合玉石、紫石华、白石华、黑石华、黄石华、厉石华、石肺、石肝、石脾、石肾、封石、陵石、碧石青、遂石、白肌石、龙石膏、五羽石、石流青、石流赤、石耆、紫加石、终石。

---

① 醎（jiǎn）：《康熙字典》："醎：《广韵》俗鹹字。"《康熙字典》："鹹：……又《韵会》古斩切，音减。"《本草》李时珍曰：鹹音咸者，润下之味；音减者，盐生之名。后人作鹼作礆，是矣。"鹼、礆，均为"碱"的异体字。醎，音贤（xián）时，对应的简体字为"咸"。

唐代显庆年间，苏敬等编撰《新修本草》，除保留《本草经集注》药物外，新增金石类药 20 种。其中上品 1 中，有石中黄子；中品 9 种，有光明盐、绿盐、密陀僧、紫矿、骐驎竭、桃花石、珊瑚、石花、石床；下品 10 种，有握雪礜石、硇砂、胡桐泪、姜石、赤铜屑、铜矿石、白瓷瓦屑、乌古瓦、石燕、梁上尘（注：土类）。

唐代开元年间，陈藏器著《本草拾遗》，将民间用的金石类药增入其中，共计 34 种，有金浆、古镜、劳铁、神丹、铁锈、布针、铜盆、钉棺斧、枷上铁及钉、黄银、石黄、生金、水中石子、石漆、烧石、石药、研朱石槌、晕石、流黄香、白狮子石、玄黄石、石栏干、玻璃、石髓、霹雳针、大石镇宅、金石、玉膏、温石、印纸、烟药（注：火类）、特蓬杀、阿婆赵荣二药、六月河中热砂。

五代后蜀李珣著《海药本草》，新增金石类药 3 种，有车渠、金线矾、波斯矾。

北宋开宝年间，马志等编著《开宝本草》，新增金石类药 19 种，有无名异、婆娑石、生硝、生银、秤锤、铁华粉、铁粉、石蟹、马衔、太阴玄精、车辖、砒霜、铛墨、自然铜、车脂、釭中膏、淋石、石蚕、不灰木。

北宋嘉祐年间，掌禹锡等编撰《嘉祐本草》，新增金石类药 15 种，有菩萨石、绿矾、柳絮矾、玄明粉、马牙硝、水银粉、砺石、马脑、铅、金星石、礞石、花乳石、蓬砂、铅霜、古文钱。

北宋苏颂著《本草图经》，新增金石类药 3 种，有石蛇、黑羊石、白羊石。

北宋元祐年间，唐慎微著《经史证类备急本草》（简称《证类本草》），新增金石类药 2 种，有灵砂、井底砂。

明万历年间，李时珍著《本草纲目》，在《证类本草》的基础上，新增 27 种金石类药，有锡吝脂、诸铜器、诸铁器、宝石、粉霜、银朱、炉甘石、蜜栗子、石炭、石面、石芝、土黄、金刚石、砭石、杓上砂、石鳖、雷墨、黄矾、汤瓶内碱、马肝石、火药（注：火类）、猪牙石、碧霞石、龙涎石、铅光石、太阳石、朵梯牙。

清乾隆年间，赵学敏著《本草纲目拾遗》，新增金石类药 45 种。其中金部 11 种，附 5 种，共 16 种，有铁线粉、开元钱、万历龙凤钱、菜花铜、风磨铜、白铜矿、白铜、紫铜铆、金花铆、银铆、钱花、马口铁、金顶、乌银、子母悬、银铕。石部 27 种，附 2 种，共 29 种，有吸毒石、天生磺、倭硫黄、石脑油、神火、天龙骨、玉田沙、瑶池沙、木心石、樟岩、仙人骨、禹穴石、桃花盐、瘤卵石、松花石、云核、瀚海石窍沙、岩香、龙窝石、石髓、红毛石皮、金精石、雄胆、雉窠黄、石螺蛳、猫睛石、辟惊石、奇功石、保心石。

从《神农本草经》到《本草纲目拾遗》，历代主流本草所载金石类药合计 258 种；如加上其他本草、医案著作或民族医药著作所载，金石类药有 300 余种。

当代本草学家尚志钧集纂的《中国矿物药集纂》，对自先秦至清末本草文献中的矿物药进行了系统整理,总结出金石类药及土、水类矿物共计602种(金石类药324种),介绍了矿物药的源流、性状、药效、毒性、炮制、鉴别,并对每种药物的本草文献进行了汇纂,是一部金石本草文献的集大成著作。

黄璐琦、奥·乌力吉主编的《中国矿物药资源》,基于第四次全国中药资源普查项目研究结果,对普查的153种矿物药的别名、来源、本草考证、原矿物、主产地、蕴藏量、流通量及使用情况、采收加工、药材鉴别、化学成分、药理作用、炮制、性味归经、功能主治、用法用量、用药警戒或禁忌、贮藏及民族用药情况等进行了论述,解决了矿物药品种不清的问题,为矿物药的资源保护、学术研究和产业开发奠定了基础。

金石类本草及相关医案目前多数已失传,因此,对其进行挖掘、整理,并深入学习、增进认识很重要。唐启盛、孙文军主编的《金石本草医案精编》,对古代医家认识和运用金石类药的宝贵经验进行了总结和整理。该书分为本草和医案两大部分,其中本草部分是对金石类药的古今本草文献、药典和地方标准的综合整理,医案部分是对古代医家运用金石类药的医案的整理。该书全面地检索了古代文献,并结合现代研究成果,对精选的230种金石类药按照金、玉、石、卤的顺序进行整理,从来源、始载、异名、产地、采收加工、性状特征、成分、性味归经、功能主治、用法用量、禁忌、附注等12个方面进行描述。该书收载了历代医家运用77种金石类药的2 000余则医案,创新性地将金石本草和金石医案整理相结合,做到前后互照、医药互鉴,弥补了我国金石类药研究史的空白,在本草研究方面创新了思路。

第三节　金石类药的分类

历代本草文献中,金石类药的分类方法不一,如《神农本草经》分上、中、下三品,李时珍《本草纲目》按照金石类药的自然属性将其分为金、玉、石、卤四类,后世本草文献多沿袭此法。

金石类药的现代分类则多样化。本书从化学元素、化学成分、作用功效等方面对金石类药分类如下。

一、按化学元素分类

(1)含金的金石类药:金顶、金屑、金箔。

(2)含银的金石类药:银屑、银箔、银膏。

(3)含铜的金石类药:赤铜屑、紫铜矿、白青、胆矾、铜青、铜绿、绿盐、绿青、曾青、扁青、石胆、古镜、古文钱。

（4）含铁的金石类药：钢铁、铁落、铁粉、铁华粉、针砂、磁石、赭石、禹余粮、铁锈、铁浆。

（5）含铅的金石类药：铅丹、铅粉、铅霜、密陀僧、黑锡丹。

（6）含汞的金石类药：水银、朱砂、银朱、轻粉、红升丹、三仙丹、白降丹。

（7）含钾的金石类药：火硝。

（8）含钠的金石类药：大青盐、食盐、戎盐、光明盐、芒硝、玄明粉、硼砂。

（9）含钙的金石类药：大理石、方解石、石灰、钟乳石、殷孽、孔公孽、石蛇、石蚕、石燕、花蕊石、白垩、石膏、紫石英。

（10）含镁的金石类药：阳起石、青礞石。

（11）含铝的金石类药：白矾、枯矾、白石脂、赤石脂。

（12）含锰的金石类药：无名异。

（13）含锌的金石类药：炉甘石。

（14）含砷的金石类药：信石、砒霜、礜石、握雪礜石、特生礜石、苍石、雄黄、雌黄。

（15）含硅的金石类药：白石英、水晶、玻璃、琉璃、云母、金礞石、青礞石、滑石、不灰木、阳起石、浮石。

（16）含硫的金石类药：硫黄、天生磺、石硫黄、石亭脂、升华硫黄、倭硫黄、石流赤。

（17）含碳的金石类药：石炭、金刚石、石脑油。

（18）含锡的金石类药：锡、锡矿、锡铜镜鼻。

二、按化学成分分类

（1）单质类的金石类药：如金、银、铜、铁、铅、汞、砷、硫、碳等。

（2）化合物类的金石类药：

氧化物：如三氧化二铁（铁锈、赭石）、氧化铅（铅丹、密陀僧）、氧化铜（铜青）、氧化汞（红粉、三仙丹）、二氧化硅（白石英、水晶等各种玉石）、二氧化锰（无名异）、三氧化二砷（砒石、砒霜）。

硫化物：如硫化铁（自然铜）、硫化铜（自然铜）、硫化汞（朱砂、银朱）、硫化砷（雄黄、雌黄）。

氯化物：如氯化钠（食盐、戎盐、光明盐）、氯化铜（绿盐）、氯化铁、氯化铵（硇砂）、氯化镁（卤碱）。

氟化物：如氟化钙（紫石英）。

硝酸盐：如硝酸钾（火硝）、硝酸钠。

硫酸盐：如硫酸钠（芒硝）、硫酸钙（石膏）、硫酸钾铝（明矾）、硫酸铜（胆矾、石胆）、硫酸铁（皂矾）。

碳酸盐：碳酸钙（石灰石、石钟乳、花蕊石、桃花石、方解石）、碳酸锌（炉甘石）、碳酸铜（空青、曾青、扁青、白青、绿青）、碳酸铅（粉锡）。

硅酸盐：硅酸镁（滑石）、硅酸钙镁（阳起石）、硅酸铝（五色石脂、白陶土）、硅酸铝钙钠（玻璃、琉璃）、硅酸铝钾（云母）、硅酸镁铝（青礞石）。

硼酸盐：硼酸钠（硼砂）。

磷酸盐：磷酸钙（龙骨、龙齿）。

三、按作用功效分类

（1）涌吐药：胆矾、扁青、绿青、食盐。

（2）清热泻火药：生石膏、北寒水石、方解石、姜石、卤碱。

（3）降逆止呕药：赭石。

（4）安神定志药：琥珀、龙齿、朱砂、磁石、紫石英、银屑、钢铁、玉、珊瑚、玻璃、云母、白石英、紫石英、灵砂、龙骨。

（5）平肝息风药：铁落、龙骨、赭石、铁、曾青、青礞石。

（6）泻下药：硝石、芒硝、玄明粉。

（7）利水通淋药：滑石、不灰木、针砂、白粉霜、硬石膏、石燕。

（8）活血化瘀药：自然铜、铜弩牙、无名异、麦饭石。

（9）消积药：硇砂、铅灰、石髓、礜石、握雪石、光明盐。

（10）化痰药：青礞石、金礞石、浮石、铅霜、砒石、玄精石。

（11）助阳药：钟乳石、阳起石、石硫黄、五色石英、鹅管石、苍石。

（12）补血药：绛矾、针砂、皂矾。

（13）收敛止泻药：赤石脂、禹余粮、桃花石。

（14）止血药：花蕊石、青盐、金星石、蛇含石、金晶石、白矾。

（15）外用腐蚀药：砒石、砒霜、红升丹、三仙丹、白降丹、硇砂、铜绿、铅、粉锡、锡、锡矿、水银、红粉、轻粉、炉甘石。

（16）外用敛疮药：煅石膏、炉甘石、煅龙骨、煅牡蛎、铜矿石、铅霜、密陀僧。

第四节　金石类药的炮制方法

一、金石类药的特性

金石类药具有寒、热、温、凉四气特征，如石膏（大寒）、寒水石性寒而清热，芒硝性寒而泻肠胃热结，礜石性热而消冷积、祛寒湿，硫黄性温而补命门火，钟乳石性温而助阳温肾，龙齿性凉而安神镇惊。金石类药也具有酸（涩）、苦、甘（淡）、辛、咸五味特征，如赤石脂味酸涩可收敛止泻，龙骨味涩而敛汗涩精，赭石味苦可镇降止呕，朱砂味甘能安神定志，滑石味甘淡能利尿通淋，石膏味辛可发散郁热，浮石味咸能软坚散结。

金石类药大多有毒，但大小不一。如含铅、汞、砷、锑的金石类药的毒性很大，且其毒性大小与能否溶于水密切相关。如氯化高汞极易溶于水，毒性极大；氯化低汞不易溶于水，毒性较小；硫化汞极难溶于水，毒性极小。再如砷，硫化砷难溶于水，毒性较小；氧化砷易溶于胃酸，毒性极大。此外，毒性较大的金石类药，多具有较强的腐蚀性和刺激性，并易引起过敏反应，外用时可用无毒的石膏粉稀释以减轻其腐蚀性。

金石类药质地较重，药性多偏于沉降，因此能治上逆之病。如朱砂、磁石、龙骨，能潜降浮阳，治肝阳上亢引起的头晕、头痛。只有少数药物不同，如微量的砒霜具有散寒作用，可表现为升散的特性。金石类药多药力峻猛，攻邪者多，补益者少；因其过于重坠，往往易损伤脾胃，不可不知。

二、金石类药的炮制方法

中医药文化的特点及临床疗效提高的关键之一是中药炮制。某些中药，尤其是金石类药，必须经过炮制之后才能入药，这是中医临证用药的特点之一。有关炮制药物的文字记载早见于《黄帝内经》。金石类药由于质地坚硬，不利于加工和煎煮，且具有一定的毒性，因此应当采取一定的炮制方法，将其粉碎，去除异物，减轻毒性。一般多采用火煅、加料、研细、水飞、炒干、煎煮等方法进行炮制，以达到降低或消除毒性或副作用、改变或缓和药性、提高疗效、便于调剂和制剂的目的。

1. 火煅法　金石类药因质重坚硬、很难粉碎，不利于炮制和煎煮，所以可以采用火煅的方法。将药物置于无烟炉内或坩埚内加热、烧赤、醋淬，使其质地疏松、易于粉碎和煎出有效成分。如磁石、紫石英，多采用火煅醋淬的方法。有些药物煅烧后药性改变，如生石膏清热泻火、除烦止渴，但火煅成煅石膏后，具有收敛生肌止血的功效；自然铜煅后散瘀止痛作用更强;龙骨煅制之后,可增强收敛之性。有的金石类药通过煅烧,失去结晶水,成为无水化合物,如白矾煅成枯矾后燥湿作用更强。有的金石类药煅烧后,原来的主要成分发生了变化,如炉甘石煅制后,使碳酸锌变成了氧化锌;花蕊石煅制后,碳酸钙和碳酸镁分解成氧化钙和氧化镁,使其更易于吸收,可增强止血作用。

2. 加料法 部分金石类药加料炮制后可改变药效强弱,如远志苗醋煮制龙齿,可增强安神除烦之功;阳起石用酒渍,可增强壮阳之效;皂矾用童便制,能增强破血积之效;硇砂用醋制,可减轻毒性;寒水石用姜汁制,可缓和寒凉之性;炉甘石用黄连水制,可增明目退翳之效;芒硝与萝卜共煮后,可以缓和泻下作用,增消导降气之功。藏医佐塔炮制工艺,采用水银洗炼"八金"与"八矿"。

3. 研细法 金石类药能否很好地吸收,与其粉末粗细有很大的关系,粉末越粗,溶于水越少,吸收就少,作用就小,反之作用就大。外用药中,如需敷于皮肤、黏膜、疮口、孔窍等处,则必须研细,方能发挥治疗作用。如硫黄可治疥疮,只有研细制膏外涂,疗效方好。若外用金石类药的毒性较强,亦应研细,与石膏粉混合稀释,才能减轻腐蚀性。

4. 水飞法 取按规定处理后的药材,加适量水共研细,再加多量水,搅拌,倾出混悬液,下沉部分再按前法反复操作数次,除去杂质,合并混悬液,静置后取沉淀物,干燥,研散的炮制方法,称水飞。水飞法具有净化药物和降低毒性的作用。水飞过程中可以除去悬浮不起的残留物或水溶性杂质。如朱砂经过水飞,可除去有害的游离汞及可溶性汞盐,且其粉末极细,可以少量冲服,以起到镇惊安神的作用。雄黄水飞后,可以降低毒性成分三氧化二砷的含量。

5. 炒干法 极少数金石类药需要用炒干的方法进行炮制。炒干的目的是除去水分,如铅丹用于制作硬黑膏药,或外用时,应除去水分,宜炒干变色。火硝用于炼丹时,也应炒去水分。

6. 煎煮法 对于部分难溶于水的金石类药,如磁石、赭石、紫石英、青礞石之类,宜捣碎先煎至少 30 分钟。对于一些粉末性金石类药,如滑石,则应包煎。对于易溶于水的金石类药,如芒硝,可以用药汁化服。对于极细粉末,可以用药汁冲服。

三、金石类药的注意事项

金石类药在临床上既可内服,也可外用。无论内服或外用,均应注意药物的毒性与使用剂量,以避免药物中毒。有的金石类药,内服的治疗量和中毒量十分相近,如砒霜内服可平喘、截疟,一般用 5mg 左右,如用至 10mg 即可出现中毒症状。有的金石类药不入煎剂,仅限制作丸药或散剂时使用,如朱砂、雄黄,多作为丸药包衣使用;如入煎剂,可采用拌在其他药物表面的方式,如朱砂拌在茯神或灯心草上,取其镇惊安神之功。外用的金石类药由于腐蚀性强，也应稀释后使用，不能损伤正常皮肤或黏膜，如红升丹常和煅石膏一起调配使用。

在有毒金石类药的服用剂量上，应当严格按照药量要求使用，不得超量。如临床需要，也应中病即止，不可久服或大剂量服用，以免产生蓄积中毒。如含砷、汞、铅的金石类药，服用后在人体内极难排泄，如过多服用，达到一定浓度，必然导致药物中毒。有剧毒的金石类药，如砒霜、砒石、水银、雄黄等，应严格按照相关法规专人、专柜、专账管理。

第五节　古代医家运用金石类药的经验

张仲景在《伤寒论》和《金匮要略》中对金石类药有较多记载。他善于运用金石类药治疗各种外感热病和内伤杂病。如热证用生石膏——白虎汤治疗阳明高热，麻杏甘石汤治疗肺热咳喘；血证用芒硝——桃核承气汤治疗瘀热互结；脱证用龙骨——桂枝甘草龙骨牡蛎汤治疗阳脱，柴胡加龙骨牡蛎汤治疗热病误灸而导致的厥脱；痛证用芒硝、滑石、赤石脂——大黄牡丹皮汤治疗肠痈腹痛，大陷胸汤治疗水热互结之胸痛，滑石白鱼散治疗尿急尿痛，乌头赤石脂丸治疗胸痹心痛。

对于神志疾病，张仲景擅长使用辛苦、寒凉、重坠的金石类药治疗虚烦、百合病、癫狂痫、中风等。例如，虚烦用石膏——竹皮大丸治产后虚热、心烦不安、恶心呕吐；百合病用滑石、赭石——滑石代赭汤治百合病误下后心下痞、噫气不除，百合滑石散治百合病邪郁日久、发热小便赤涩；癫狂痫用龙骨——柴胡加龙骨牡蛎汤用龙骨镇惊降逆坠痰，风引汤用龙骨、寒水石、滑石、赤石脂、白石脂、紫石英、石膏祛风泄热、镇惊止痉以治疗风痰闭窍的癫痫；中风用矾石——侯氏黑散用矾石胜湿除痰治疗中风；疳虫蚀齿用雄黄、葶苈等分研末，头风病用头风摩散（附子、食盐等分研末）。

孙思邈也广泛应用金石类药，如《千金翼方》专列"玉石部"，其中上品 22 味，中品 29 味，下品 31 味。他在许多神志疾病的用药上偏重金石类药，如治疗惊悸的补心汤用龙齿，治疗惊痫用紫石英、白石脂，治疗鬼魅用赭石，治疗失魂魄用朱砂、玉泉、长石等。再如，补虚的泻肾散以矾石、硝石为君药，治疗男女诸虚不足。

李时珍在《本草纲目》中说："石者，气之核，土之骨也。大则为岩岩，细则为砂尘。其精为金为玉，其毒为礜为砒^①。气之凝也，则结而为丹青；气之化也，则液而为矾汞。其变也：或自柔而刚，乳卤成石是也；或自动而静，草木成石是也。飞走含灵之为石，自有

---

① 砒：《康熙字典》："砒：《集韵》篇迷切，音批。砒霜，石药。出道书。亦作砒。"

情而之无情也；雷震星陨之为石，自无形而成有形也。大块资生，鸿钧炉鞴，金石虽若顽物，而造化无穷焉。"李时珍运用象思维对金石类药进行了形象的论述。他认为金石类药多为土气所生，其性从柔到刚，从无形到有形，变化无穷，用途广泛。金石类药生于自然，其气禀于自然，"寒热温凉四气者生乎天"，以其寒热温凉、性气厚薄之不同，也就能够用于纠正人体气机之虚实寒热之偏。鸿钧是一位被称为道祖的道家虚拟人物；炉鞴（火炉鼓风的皮囊）借指熔炉，道家道祖用其进行金石冶炼。"金石虽若顽物"的"顽"以"顽固，顽皮"作解，其意是金石虽然十分坚固，但是也可以冶炼造化成世间万物。

《本草纲目》中有很多对金石类药的有趣记载，通过取类比象来推测药物功效。如："时珍曰：浮石乃水沫结成，色白而体轻，其质玲珑，肺之象也。气味咸寒，润下之用也。故入肺除上焦痰热，止咳嗽而软坚。"这里基于浮石形态与肺相似，推测其有清肺化痰之功。再如自然铜："宗奭曰：有人以自然铜饲折翅胡雁，后遂飞去。今人打扑损，研细水飞过，同当归、没药各半钱，以酒调服，仍手摩病处。"古人观察到折翅的大雁因吃含铜的食物而痊愈，体悟出自然铜有续筋接骨之效。

张锡纯擅长使用金石类药。他用药的第一大特点是善用石膏，有"石膏大王"之称，认为生石膏凉而能散，有透表解肌之功。在《医学衷中参西录》中，含有石膏的方剂多达 36 首，其中张锡纯自拟方 19 首，而涉及的医案更是有 255 例之多。以石膏为主组成的白虎汤，受到诸多医家的推崇。张锡纯深谙仲景白虎汤证经旨，将此方广泛应用于急危重症患者。从张锡纯所列案例内容上来看，以肌肤壮热、脉洪滑为主症之邪入阳明，或有心中烦热、渴、汗出等症之阳明热盛，均投以重剂石膏治之，疗效甚佳。可见外感有实热者，石膏皆能放胆用之。此即如《医学衷中参西录》所言："石膏……其性凉而能散，有透表解肌之力，为清阳明胃腑实热之圣药，无论内伤、外感用之皆效，即他脏腑有实热者用之亦效。《神农本草经》原谓其微寒，其寒凉之力远逊于黄连、龙胆草、知母、黄柏等药，而其退热之功效则远过于诸药……其性尤纯良可知。……盖石膏生用以治外感实热，断无伤人之理，且放胆用之，亦断无不退热之理。"而该品煅后则由宣散变为收敛，亦善敛痰火、清虚热，恰如黄元御《长沙药解》所载"研细，绵裹，入药煎。虚热，煅用"。此外，古籍中亦有许多本品"非实热证"应用之记载，如《金匮要略》白虎加桂枝汤（生石膏与桂枝同用，用于治疗阳虚畏寒而发热）、竹皮大丸（生石膏与白薇配伍治产后虚热）；《脾胃论》中，生石膏与黄芪、人参同用，以清退气虚发热；《景岳全书》玉女煎中，生石膏与熟地黄、麦冬同用，以治疗阴虚发热。可见，石膏并非仅可应用于实热证当中，若配伍得当亦可发挥其清退虚热之良功，故于临床使用时不必拘泥于实证与虚证的严格辨别。张锡纯用药的第二大特点是主张石类药生用，如"用龙骨约皆生用"，"然须用天产朱砂方效,若人工所造朱砂(色紫成大块作锭形者,为人工所造朱砂),止可作颜料用,不堪入药",生赭石治妊娠恶阻,生石膏治砒石中毒,生白矾治热痰顽痰,生硫黄治滑泻。张锡纯开启了金石类药生用的新时代,这是源于实践的理论思考;其所倡导的石膏、赭石、龙骨生用,因疗效肯定而沿用至今。张锡纯用药的第三大特点是擅长以药末内服,如童便灌服朱砂细末治霍乱,乳汁送服生硫黄末治小儿乳汁不化,鲜梨片蘸生石膏细末治伤寒发热。

第六节 用药如用兵论与五脏苦欲补泻理论

一、用药如用兵论

中医药学中的用药如用兵论,是中医临证治病时的战略战术。清代刘仕廉在《医学集成·用药如用兵》中说:"古人云:不为良相,当为良医。此何以说?盖良医保命治病,无异于良相保王克贼,间当论之。……良相之陈善辟邪,何异良医之延年却病。故岐伯相黄帝,即推此意以作《灵枢》,观仲景《伤寒》,用药如讲兵法。他如兵法云:知己知彼,百战百胜。兵不在多,贵于善用,皆与医道无二理也。吁上医医国,良相知医,用药如用兵。"良相,保家卫国,辅佐皇帝;良医,治病救人,保护患者。二者虽地位不同,服务对象亦不同,但本质相同。所以,一个好的医师,在治病救人过程中,临证用药既如用兵布阵,也如下棋布局,要应时而动,随机应变。在治疗上,应认清本质,认真分析病因病机,谨守时宜,遣方用药。在遣方用药方面,古代医家有七方、十剂、八阵、八法之说。

七方始于《黄帝内经》,详细论述于金代成无己的《伤寒明理论》,是已知最早的方剂分类法。《伤寒明理论》云:"制方之用,大、小、缓、急、奇、耦、复七方是也。"大方,指药味多或药味少但药量大的方剂;小方,指药味少或药味多但药量小的方剂;缓方,指药味缓和、需长期服用的方剂;急方,指药性峻猛,用于病势危急、急需拯救患者生命、起效迅速的方剂;奇方,指单味药或含有单数药物的方剂;耦方,指两位药或含有双数药物的方剂;复方,指两种或多种方剂结合使用来治疗复杂疾病的方剂。

十剂,记载于唐代陈藏器《本草拾遗》,详细论述于成无己的《伤寒明理论》。《伤寒明理论》云:"制方之体,宣、通、补、泻、轻、重、涩、滑、燥、湿十剂是也。"宣可去壅——宣散上焦之壅塞;通可去滞——通畅滞留不行者,如乳汁不通;补可去弱——气血阴阳之虚弱均可补;泻可去闭——闭塞疾病用开塞之品,如治疗腑实证;轻可去实——处理壅实类疾病,用轻浮之品;重可去怯——质重的药物,其药势下行,有重镇的作用,可去除胆怯;涩可去脱——滑脱疾病可采用固涩之品;滑可去著——著而不去,应当用滑利之品;燥可去湿——湿气过剩,采用燥湿之品;湿可去枯——枯燥疾病采用滋润之品。

八阵,由明代张介宾在《景岳全书》中提出:"今余采其要者,类为八阵,曰补、和、攻、散、寒、热、固、因。"补方之制,补其虚也;和方之制,和其不和者也,如脏腑阴阳不和,用方药进行调和;攻方之制,攻其实也,如沉疴顽疾,应速以伐之,用攻法;散方之制,散其表证也;寒方之制,为清火也,为除热也,即热者寒之;热方之制,为除寒也,即寒者热之,寒证用热方;固方之制,固其泄也,即固涩之法;因方之制,因其可因者也,即根据病因而立方。

八法,是清代程国彭在《医学心悟·医门八法》中提出的理论:"论病之原,以'内伤外感'四字括之。论病之情,则以'寒热虚实表里阴阳'八字统之。而论治病之方,则又以'汗''和''下''消''吐''清''温''补'八法尽之。"汗,指发汗解表,宣肺散邪;和,指通过调解或和解作用,达到消除病邪的目的;下,指荡涤胃肠,或泄大便;消,如消食导滞、行气活血、化痰利水、驱虫,都是消法;吐,指通过呕吐,使位于中、上二焦的痰邪、宿食、毒物从口中吐出;清,指清除火热之邪,解除里热;温,指通过温中祛寒、回阳通络,以祛除寒邪,复生阳气,通经络和气血;补,指通过补养,使气血阴阳或脏腑之间的失衡重归平衡。

二、五脏苦欲补泻理论

1. 五脏苦欲补泻理论的来源　五脏苦欲补泻理论源于《黄帝内经》。《素问·脏气法时论》曰:"肝苦急,急食甘以缓之……心苦缓,急食酸以收之……脾苦湿,急食苦以燥之……肺苦气上逆,急食苦以泄之……肾苦燥,急食辛以润之……肝欲散,急食辛以散之,用辛补之,酸泻之……心欲耎,急食咸以耎之,用咸补之,甘泻之……脾欲缓,急食甘以缓之,用苦泻之,甘补之……肺欲收,急食酸以收之,用酸补之,辛泻之……肾欲坚,急食苦以坚之,用苦补之,咸泻之。"

金代张元素根据《素问·脏气法时论》五脏苦欲补泻理论,在《医学启源·用药备旨》中提出了相应的药物与方剂以及"用药升降浮沉补泻法",并指出同一种药味入不同脏腑之后,可以发挥不同的补泻作用。元代王好古《汤液本草》、明代缪希雍《神农本草经疏》、明代李中梓《医宗必读》等立专篇深入探讨五脏苦欲补泻理论。

五脏苦欲补泻理论是中医学理论体系的重要组成部分,是指导医家临证遣方用药的基本法则,正如《医宗必读》所言"夫五脏之苦欲补泻,乃用药第一义也,不明乎此,不足以言医"。

2. 五脏苦欲补泻理论的内涵及应用　五脏苦欲补泻理论涉及"五味""苦欲""补泻""脏"四个概念。"五味"是药物的功能基础,为天地化生的精气,包括味觉感知的滋味和药物功效。"苦欲"是五脏的生理病理特性,其中"苦"指各种因素导致脏腑生理功能亢奋或降低所表现出的一种病理特征,"欲"指顺应脏腑的生理特性及其功能。"补泻"是药性的作用方式,以达到鼓舞正气、祛除病邪的目的,其中顺应五脏生理特性为补,逆五脏生理特性为泻。"脏"为药性发生作用的载体,为储藏天地精气的库藏,即人体精气的本源之脏。五脏苦欲补泻理论是基于"天人相应"的整体观念,根据五脏生理病理特点,运用药物的五味,调整人体五脏平衡的一种药物治疗学理论。正如李中梓《医宗必读·苦欲补泻论》所云:"违其性则苦,遂其性则欲。本脏所恶,即名为泻;本脏所喜,即名为补。"

(1)五脏所"苦"的理论内涵及应用:苦,有厌恶、痛苦之义。五脏所苦"急""缓""湿""气上逆""燥",是指五脏由于多种因素导致的其自身气机升降出入等特性被违逆或者功能降低所表现出来的太过或不及的病理特征。五脏所苦为五脏病邪所困之苦,利用五味可迅速缓解五脏所苦。

肝主疏泄,性喜条达而柔和。"肝苦急"是指其条达之性被违逆,则出现"肝气太过"的病理特点,可见急躁易怒、筋脉拘急等表现,故用甘味之品来缓其急,制约其躁急、拘急之状,恢复肝脏条达柔和之性。南朝全元起《注黄帝素问》曰:"肝苦急,是其气有余。木性柔软,有余则急,故以甘缓之。"如甘麦大枣汤,以甘草为君,配伍小麦、大枣,均为甘味,缓解脏躁等"肝苦急"之症。明代赵以德《金匮方论衍义》曰:"肝木发生之气,不胜肃杀之邪,并之,屈而不胜,生化之火被抑,扰乱于下,故发为脏躁,变为悲哭。所藏之魂,不得并神出入,遂致妄乱,象如神凭;木气被抑而不前,筋骨拘束而不舒,故数作欠伸。然治相并之邪,必安之和之,用小麦养肝气止躁,甘草、大枣之甘以缓气之苦急。"

心主神明,在志为喜。心宁则气和志达。"心苦缓"是指过度喜乐等导致心气涣散,出现"心气不及"的病理特点,可见心神弛逸不守、心气涣散不敛等表现,故用酸味之品敛心气、收心神,恢复心主神明功能。南朝全元起《注黄帝素问》曰:"心苦缓,是心气虚。"明代缪希雍《神农本草经疏》曰:"心为形君,神明之性,恶散缓而喜收敛,散缓则违其性,敛则宁静清明,故宜酸以收其缓也。"如酸枣仁、五味子味酸,宁心安神,顺应收敛心气之特性,用于治疗心失所养、心神不藏所致的不寐、郁病等。

脾主运化水湿,喜燥恶湿。"脾苦湿"是指湿重困脾,脾主运化功能被违逆,则出现"湿盛太过"的病理特点,可见痰饮、水肿、痞满等表现,故用苦味之品燥湿,恢复脾运化水湿功能。明代吴崑《黄帝内经素问吴注》曰："脾以制水为事,喜燥恶湿,湿胜则伤脾土,宜食苦以燥之。"如治疗泄泻的白术芍药散,重用白术苦燥为君。金代张元素《医学启源·用药备旨》说:"脾苦湿,急食苦以燥之,白术。"清代姚止庵《素问经注节解》说:"脾者土也,土虚则不能制水而湿胜,湿胜则濡泻,濡泻则脾愈虚,故脾病常苦于湿也。治湿之法,燥之以苦。"

肺主气,以宣发肃降为顺。"肺苦气上逆"是指其肃降之性被违逆,则出现气不能肃降而上逆之"太过"的病理特点,可见气逆咳喘等表现,故用苦味之品降泄其上逆之气,恢复肺的宣发肃降功能。明代吴崑《黄帝内经素问吴注》曰:"肺为清虚之脏,行降下之令,若气上逆,则肺苦之,急宜食苦以泄肺气。"如治疗咳喘气逆之葶苈大枣泻肺汤,以苦寒葶苈子为君药,降泄肺气逐痰。李杲《医学发明》曰:"盖葶苈之苦寒,气味俱厚……以泄阳分肺中之闭也。"

肾主水藏精。"肾苦燥"是指肾的气化功能不足、气不化津,津液不得布散,导致人体出现失于滋润或失于濡养之"不及"的病理特点,可出现消渴、渴欲饮水等表现,故用辛味之品恢复气化功能,使津液得以输布,使肾所苦之"燥"得以滋润。如肾气丸中,辛温之附子、肉桂温阳,可恢复肾之气化功能,蒸津化气以上润。《本草纲目》云:"肉桂下行,益火之原,此东垣所谓肾苦燥,急食辛以润之,开腠理,致津液,通其气者也"。

（2）五脏所"欲""补""泻"的理论内涵及应用:欲,有想要、希望之义,即顺五脏特性,或顺五脏功能则为欲。《素问·五常政大论》曰:"木曰敷和,火曰升明,土曰备化,金曰审平,水曰静顺。"顺应五脏之性,无太过或不及。五脏之治,应分别顺应其"散、耎、缓、收、坚"的生理特性。从其所"欲"之治为"补",逆其所"欲"之治为"泻"。五脏之欲,顺应其生理特性,缓则治本,顺其所欲。

"肝欲散,急食辛以散之,用辛补之,酸泻之。"肝以舒展畅达为其特性。辛味散,能顺应肝气升散之性而为补。顺其性为补,反其性则为泻。酸收之性能敛,反肝气升散之性,故而为"泻"。肝不得散,出现情志不畅、胸胁胀痛等症,多加入柴胡、郁金等辛味药升散肝气,使之畅达,并配以白芍等酸收之物,使肝气升而有度,收而有节。

"心欲耎,急食咸以耎之,用咸补之,甘泻之。"心以水火既济,心火不亢为和顺。咸为水之味,能上济于心,使心火柔和而不亢,故心以咸软为补。正如清代姚止庵《素问经注节解》云:"善于耎者,莫过于咸。咸者水也,以水治火,则火自息而心自宁,故耎之即所以补之。"顺其性为补,反其性则为泻。甘补益气,能使心火不衰,防止下焦水寒上冲,则为"泻"。临床中应用滋肾降火法时,咸补肾水以防心火旺,甘补心气以防肾水上犯;咸甘相和,相反相成,则水生有节,心火长明。如桂枝甘草龙骨牡蛎汤中,牡蛎味咸,能软坚散结,以散心之火郁之邪;茯苓桂枝甘草大枣汤,重用茯苓甘淡,健脾行水;桂枝、炙甘草甘温以通心阳,助心火以制寒水;重用大枣甘温补益心脾,甘温补益心阳,以泄水寒上冲,此亦"甘味泻心"扶正泻邪之法。

"脾欲缓,急食甘以缓之,用苦泻之,甘补之。"脾以温厚和缓为健运。甘味能补能缓以和中州,能顺应脾温厚之性而补。苦味与甘味相反,反其性则为泻。正如明代张介宾《类经》曰:"脾贵充和温厚,其性欲缓,故宜食甘以缓之。脾喜甘而恶苦,故苦为泻、甘为补也。"如治疗脾胃虚弱之四君子汤,方中甘温之人参为君药,益气健脾健胃;治疗脾胃伏火之泻黄散,方中苦寒之栀子为君药,泻脾胃积热。《小儿药证直诀》曰:"黄者,脾热,泻黄散主之。"

"肺欲收,急食酸以收之,用酸补之,辛泻之。"肺以收敛为其特性。酸性收敛,顺应肺收之性而为补;反其性则为泻,辛味具有发散的作用而为泻。正如明代张介宾《类经》曰:"肺应秋,气主收敛,故宜食酸以收之。肺气宜聚不宜散,故酸收为补,辛散为泻。"如治疗太阳伤寒兼水饮内停之证的小青龙汤,方中白芍、五味子酸收以敛肺气。成无己《注解伤寒论》释小青龙汤曰:"肺欲收,急食酸以收之。芍药、五味子之酸,以收逆气而安肺。"如三子养亲汤中白芥子、紫苏子、莱菔子均为辛味,降气消痰。

"肾欲坚,急食苦以坚之,用苦补之,咸泻之。"肾主闭藏。苦味能坚,顺应肾固密之性而补;反其性则为泻,咸味能软、能散、能降,可逐水散饮,与肾封藏之性相反而为泻。正如明代吴崑《黄帝内经素问吴注》曰:"肾以寒水为象,坚劲为德也,病则失其坚矣,宜食苦以坚之,盖苦物气寒能滋水也。……苦能坚之,故谓补。咸能耎坚,故谓泻。"如知柏地黄汤中,知母、黄柏二味苦寒,苦以坚阴,固肾而封藏。《医宗金鉴》曰:"加知、柏补阴秘阳,使阳有所贮,而自归藏矣。"如治疗水肿之牡蛎泽泻散,方中牡蛎、泽泻、海藻味咸,软坚散结、消痰利水。清代吴仪洛《伤寒分经》释本方曰:"用牡蛎、泽泻、海藻之咸,以入肾而利水。"

总之,根据疾病发生发展的特点,谨守病机,灵活掌握药物性味归经,依据五脏苦欲补泻原则,遣方用药,将精、气、神理论蕴于方剂之中。

第七节　精气神理论在精神疾病中的应用

一、精气神理论概述

精、气、神是构成人体的基本要素,三者和合而贯通为一体。精者,物质也,为具象;气者,能量也,为动力;神者,信息也,为抽象。在精气神中,神为核心,神的充沛与否取决于精的虚实,神机的发散与敛藏依靠于气机的升降出入。在人体生命的视域下,精为生命之源,气为生命之充,神为生命之制。三者和合一体藏于内而使于外,而人的思、行、视、听、说、嗅是其外在表现。

精气神理论是中医学认识生命活动的重要理论之一。这一理论与现代高等物理学所提出的物质、能量、信息理论具有高度契合性,有助于从不同层次理解疾病的病机。在长期临床、教学、科研工作中,运用该理论指导抑郁障碍、焦虑障碍、精神分裂症等精神疾病的研究与治疗(将其蕴藏在处方用药的方剂之中,根据精、气、神的具体变化而进行辨证施治),取得了满意的临床疗效,充实了传统中医脑病学和中医神志病学的理论体系。

二、精气神理论的内涵

1. 精是物质基础　广义之精是构成人体、维持人体生命、促进生长发育的基础物质。狭义之精指生殖之精。广义之精则指全身之精。五脏六腑之精气,皆藏于肾。肾中所藏之精,由禀受于父母的先天之精和化生于水谷精微的后天之精构成,对生命活动的正常功能具有决定作用。肾又主骨生髓,脑髓的充满也依赖于精的滋养。如《素问·金匮真言论》曰:"夫精者,身之本也。"《灵枢·本神》曰:"生之来,谓之精。"皆提示,精是人体生命得以维系、生理功能赖以运行的物质基础。

2. 气是能量表现　气是维持人体生命活动的功能表现,相当于人体的能量。人体是一个耗散结构。人体的能量无时无刻不在消耗和补充的动态之中,正如气的作用——升降出入,永无停息。《素问·六微旨大论》曰:"出入废则神机化灭,升降息则气立孤危。"《灵枢·脉度》曰:"气之不得无行也,如水之流,如日月之行不休。"皆阐明了气作为能量的运动性。气充溢人体,是生命得以产生的本体,也是维系生命的关键之一。气的来源多种多样,如元气为先天之禀赋,宗气为呼吸所补充,营卫之气为后天脾胃运化水谷所化生;来源虽异,其为生命能量的性质则是一致的。如心气、肝气、脾气、肺气、肾气之类,因脏腑不同而功能名称亦有所区别,但均可体现不同脏腑的功能强弱、能量虚实。

3. 神是信息载体　神是一切生命活动的主宰,包括人的精神意识思维活动,是人体生命信息的载体,是控制器官运转、支配人体活动的中枢。神可将天地之道、万物之理、人事之制纳入分析,进而知道、知理、知事。《灵枢·天年》曰:"失神者死,得神者生。"张伯端也提出"神者,精气之主""神、气、精常相恋,神一出,二者无依焉"的观点,阐明了在精气神三者之中,神是具有主宰作用的,具有保气、御精的作用,若失去了神的调控,就会出现精气无依的状态而患病。神又可分为脑神及五脏神。脑神为先天之元神,五脏神为后天之识神,二者之间是体与用的关系——神之体在于脑,神之用在于五脏。脑之元神对五脏神具有调控作用,五脏神是脑之元神作用的延伸。

三、精气神的相互关系

1. 精气神具有相互依存和制约的关系　精气神三者联系紧密,不可分割。马钰在《重阳真人授丹阳二十四诀》中说:"天有三才日月星……人有三才精神炁是也。"人的精气神禀受于天地,与天地相参,天地人之间具有相通、相应的关系。精气神和合相互依存、相互联动、相互制约,不离不杂,缺一不可,一失其位,另二者俱伤。其中,神是精和气的主宰,气是维持精和神正常生命活动的关键,精是神和气的载体;神与气只有安于体内,才能得到精的滋润和长养。因此,精气神应各居其宜。精宜藏而不可泄,气宜调而不可散,神宜守而不可失。精气神三者和合贯通为一体,有多重性,兼具了生理与心理、具象与抽象、实有与虚有。

2. 精气神具有相互转化的关系

（1）精化气、气生精:精满可以厚气,气盈可以化精。一方面,精化为气,精通过向气的转化来保障气的充盈,维持人体升降出入的气机变化。另一方面,气积厚可生精。《管子·内业》曰:"精也者,气之精者也。"张伯端曰:"精非气不盈,神非气不充。精因气融,气凭精用。"因此,气充足则精充盈,气亏虚则精枯竭,气的积累对精的充盈具有滋养作用。

（2）气生神、神主气:气充可以生神,神宁可以养气。孙思邈在《存神练气铭》中提出:"气为神母,神为气子……若欲安神,须炼元气。气在身内,神安气海。气海充盈,心安神定。"张伯端也指出:"神非气不充。"说明了气的充盈对神的充养作用。反过来,神对气有调控作用。一方面,神动则气动。《黄帝内经》中的"怒则气上,喜则气缓,悲则气消,恐则气下……惊则气乱……思则气结",就论述了不同的精神活动可以影响气机的变化。另一方面,神静则气聚。白玉蟾的《紫清指玄集》提出"炼形之妙,在乎凝神,神凝则气聚",认为神的宁静也可以使气不耗散,而实现养气的作用。

（3）精化神、神御精:精足可以化神,神静可以摄精。陶弘景曰:"保精则神明,神明则长生。"《黄庭内景经》也指出:"仙人道士非有神,积精累气以为真。"体现了精对神的化生作用。欲养神者,必从保养精气始。反之,神对精有摄御作用。张伯端说:"神者,精气之主。"神安静则精得以积累滋养。儒家的端坐养浩然之气、佛道两家的静坐入定,皆是通过调神以达到至清至静、心念不动的境界,以使精不妄耗,进而达到精气充满的养生目的。反之,神散乱则精散失,如果神魂散乱,思虑不止,则精气不能内守而耗散,精气神也会逐渐衰退。故"精"与"神"二者和合而成为"精神"。

四、从精气神理论认识精神疾病的病机

1. 肾精亏虚、脑髓不足是精神疾病的易患体质　在精神疾病中,肾精亏虚与脑髓不足具有密切的关系。肾主骨生髓,脑为髓之海,因此肾精对脑髓具有滋养和充盈作用。脑髓为脑神的物质基础,如果肾精充足,则脑髓得养,髓海充足,神机敏锐,五脏神机通利,升降出入得常,人的精神活动丰富而灵活。反之,若肾精亏虚,则脑髓失养,髓海不足,神机失用,五脏神机不畅,气机升降浮沉异常,喜怒忧思悲恐惊失其常度,神机滞钝或错乱,易发为神经精神疾病。

2. 肝失疏泄、气机失调是精神疾病的核心机转　肝是情感调节的关键脏腑。肝主疏泄,对人体气机的升降出入具有重要的疏达作用。神志疾病易出现情志的郁结,如忧愁、烦闷、思虑不得排遣,神机郁结则气机亦郁结,失其条达之常度。因此,肝气郁结往往是神志疾病首发的病机。可见,肝失疏泄、气机失调是神志疾病的核心机转。气机或上逆,或下陷,或横冲,总由郁结所引发,从而产生各种气机失调的临床症状,如胸闷气短、胁痛腹胀、善太息等等。肝郁过久,或因气机不通、郁而化火;或因气郁津停,痰气郁结;或痰与热结,而成痰结郁阻;或横逆克土,以致脾胃升降失司,枢轴不转,失于运化,而见肝郁脾虚或肝胃不和之证。因此,在气的层面,疏达肝气是关键的治疗法则。

3. 脑神被扰、五脏神失常是精神疾病的关键转归　神的变化是精神疾病的特征性表现,或表现为脑中元神的失养,或表现为五脏神的紊乱。元神失养,清窍失灵,则意识混沌,而表现为痴呆;元神失藏,不能潜降,或元神被扰,魂魄不安,飞越于外,则表现为幻听、幻视、妄想、妄为。五脏藏神,随其脏腑虚实寒热,而神亦受累。如心气实,则心神过亢,而过度发散,则为喜,如躁狂之妄自尊贵、欣喜如狂、多言妄动;心气虚,则心神不足,而发散不及,则为悲,如抑郁之悲伤欲哭、自卑自责、懒言少动。又如肝气实,则气郁极而勃发,肝魂扰动,而为暴怒、为噩梦;肝气虚,或肝阳不足,则生发无力,肝魂虚怯,而为恐惧、为担忧、为惶恐。

综上所述,精气神的变化在精神疾病的发生发展过程中贯穿始终。精神疾病存在以下共同病机:肾精亏虚、脑髓不足是易患体质;肝失疏泄、气机失调是核心机转;脑神被扰、五脏神失常是关键转归。因此,需要运用益精、调气、颐神的总体思路进行临床干预。在具体疾病的诊疗上,根据精、气、神的具体变化而进行辨证施治。这一理论开创了传统中医脑病学和中医神志病学新的理论体系。

五、精气神理论在精神疾病中的临床应用

1. 抑郁障碍　抑郁障碍是一种以显著而持久的情绪低落、活动能力下降、思维和认

知功能迟缓为主要临床特征的精神疾病,属于中医学"郁病"范畴。

古代医家对郁的论述有两类——情志之郁与病因之郁。此二者概念的内涵有所不同,应加以区别。情志之郁是因为情志的抑悒忧郁,而导致一些躯体症状的出现,所谓因郁而病。病因之郁是由于三因致使脏腑功能失调,气血津液运行紊乱,引起忧郁不舒,即所谓因病而郁。前者与原发性抑郁障碍的特点相一致,后者与继发性抑郁障碍的特点相一致。

情志之郁又有怒郁、思郁、忧郁之不同。自古有五郁(金、木、水、火、土)、六郁(气、血、痰、火、湿、食)之说,均为实证,直至张介宾始分为三郁(一曰怒郁,二曰思郁,三曰忧郁),并有虚实之论。张介宾描述的"忧郁"与现在所谈的原发性抑郁障碍关系密切。原发性抑郁障碍由衣食、利害、悲忧等造成的情志不遂而来,多见虚证为主,实证为次。

许多抑郁障碍患者,除情志抑郁、胸胁闷满之外,还具有健忘不寐、志意不坚、反应迟钝、倦怠疲乏、腰膝酸软、性欲减退的症状,因此有必要提出肾虚肝郁的证候。本病多因素体肾精亏虚,或肝郁日久、思虑过度,暗耗肾精,以致水不能涵木,肝失疏泄而产生抑郁表现。

抑郁障碍在精的层面,表现为肾精亏虚、脑髓失养;在气的层面,表现为水不涵木、肝失疏泄而致肝气郁结;在神的层面,表现为脑神失养,情志忧郁。

基于抑郁障碍的上述证候特点,我总结出针对肾虚肝郁证的经验方——颐脑解郁汤,从精气神三个层面进行治疗。在精的层面,针对肾精亏虚、脑髓失养,给予益肾填精补髓;在气的层面,针对肝气郁结,给予疏达肝气、调畅气机;在神的层面,给予颐脑安神解郁。合而用之,共奏益肾调气、解郁安神之效。

2. 焦虑障碍 焦虑障碍是一类以担忧、恐惧、易惊、易激惹为主要临床表现的疾病,属于中医学"忧虑病"范畴。

本病是在肾精亏虚基础上,加之思虑过度,耗精伤血,肝失疏泄,气郁化火,上扰神明,致脑神不安,故见多思多虑、神魂不宁、烦躁不安、失眠多梦之症。

焦虑障碍在精的层面,表现为肾精亏虚、脑髓失养;在气的层面,表现为郁热不得疏达,气郁化火,进而木旺克土;在神的层面,表现为肾水亏虚,肝火上扰,神明不安。

针对焦虑障碍的上述证候特点,我总结出其治疗法则为安神解虑,在此基础上根据不同证型而灵活组方,从精气神三个层面进行治疗。在精的层面,针对肾精亏虚、脑髓失养,给予益肾填精补髓;在气的层面,针对气郁化火,给予疏达郁热、调畅气机;在神的层面,给予补髓健脑、清热安神。合而用之,共奏益肾填精、疏肝清热、颐脑安神之效。

3. 精神分裂症 精神分裂症是一类以思维、情感、行为的分裂,或伴有妄想与幻觉症状等为主要临床特征的精神疾病,属于中医学"癫证""狂证"等范畴。精神分裂症的阴性症状,中医常称之为癫证;阳性症状,中医常称之为狂证。

在多年的临床实践中发现,精神分裂症的病机多与痰扰神明有关。癫证专主乎痰气郁结、肝郁脾虚、痰湿上犯,而蒙蔽脑神;狂证多为痰火蕴结,肝胆之气上逆,挟痰热上扰,而神明不安。

对于精神分裂症患者来说,先天禀赋不足而脑髓亏虚、脑神失养是其发病基础,后天痰热扰神或痰湿蒙窍造成神机逆乱是其发病关键,因此临床表现为思维分裂、认知减退、情感异常等精神症状。

精神分裂症在精的层面,表现为肾精亏虚、脑髓失养;在气的层面,表现为肾阳亏虚,气化失司,脾失温煦,生湿生痰,上蒙清窍,或肾阴失滋,水不涵木,木旺克土,脾失健运,生湿生痰,痰热胶结而上扰神明;在神的层面,表现为痰蒙神窍或痰火扰神。

针对精神分裂症的上述证候特点,我总结出其治疗法则为涤痰清脑,在此基础上根据不同的证型而灵活组方,从精气神三个层面进行治疗。在精的层面,针对先天禀赋不足,给予益肾填精补髓;在气的层面,给予疏肝健脾、行气化湿,畅利中焦气机;在神的层面,给予豁痰安神或涤痰清热。合而用之,共奏祛痰开窍、宁神安魂之效。

第八节　金石类药调神的优势

金石类药内服具有安神、补虚、清热、收涩的功效,如生龙齿、朱砂、磁石安神定悸,紫石英、钟乳石温阳补虚,生石膏、北寒水石清热除烦,赤石脂、禹余粮涩肠止泻;此外,还有琥珀、珊瑚、龙骨等等。与草木之品相比,金石类药具有调神的特殊临床疗效。

一、重以去怯

"重以去怯"的理论源于陈藏器《本草拾遗》中的"十剂"。神属阳,其性易飞扬,故神气虚弱之时,易飘摇而无根,而有易惊易恐之状。《汤液本草》"代赭石"条引《圣济经》曰:"怯则气浮,重则所以镇之,怯者亦惊也。"金石类药具有重镇之性,故能安定神之怯弱。《汤液本草》云:"重:可以去怯,磁石、铁浆之属是也。"磁石本身有阴阳相引之性,如磁朱丸用于不寐、惊悸之治;铁落重坠,可以安神定魂,如生铁落饮用于癫狂之治,均是利用药物的重镇安神特性,达到使神志安宁的治疗效果。

二、重以降逆

金石类药多质量较重,以其质重,其药势多有下降之势,故能沉降上逆之气机。如赭石一药,以其重坠,可降逆气、平冲气、镇肝风,使升浮之气机,转而下潜。张锡纯在《医学衷中参西录》中将参赭合用,专治阴阳两虚,肾不敛藏,阳气上脱。又如青礞石一味,最善降逆坠痰。《泰定养生主论》所载滚痰丸(即礞石滚痰丸),《明医指掌》所载安神滚痰丸,均以煅礞石为君药(礞石善化顽痰之锢结),取其剽悍之性,能攻久积之痰,使痰邪自上焦行散而下,配合大黄、黄芩、沉香等,治疗实热老痰、怪症百病及痰浊上蒙脑窍之癫狂(正取其降逆坠痰之效)。

三、重以入肾

金石类药质重而下坠,故可入肾经,能做引经之药,引诸药入肾,而补益精气。如磁石,色黑而质重,可入肾经。《本草纲目》云:"磁石……治肾家诸病而通耳明目……盖磁石入肾,镇养真精。"耳聋左慈丸用磁石引诸药入肾,治肾气亏虚之耳鸣耳聋,使"肾气和则耳可辨五音"。黑锡,色黑而质重,在黑锡丹中,以其重坠,引补命火之硫黄、胡芦巴、附子、肉桂、肉豆蔻、补骨脂、沉香,直入肾中,专补真阳,治真元亏惫,上盛下虚之痰喘。

四、金石通神

中医学认为,在外天、地、人,在内精、气、神,和合为一。天地万物、山川河流和谐互生互长。金石类药与植物药、动物药皆生于天地之间,聚日月之精华,凝山川之灵气,通人体之精气。北宋沈括《梦溪笔谈》曰:"天地之气,贯穿金石土木,曾无留碍。"北宋杜绾《云林石谱》曰:"天地至精之气,结而为石。"禀天气而有寒热温凉,禀地气而有酸苦甘辛咸。清代徐大椿《神农本草经百种录·丹砂》言:"凡药之用,或取其气,或取其味,或取其色,或取其形,或取其质,或取其性情,或取其所生之时,或取其所成之地,各以其所偏胜而即资之疗疾,故能补偏救弊,调和脏腑。"其在《医学源流论》中又云:"得天地之气,成一物之性,各有功能,可以变易血气,以除疾病,此药之力也。"

金石通神,可调神魂之乱。刘仲宇《道教法术》曰:"服药通灵……无论是服草木药,还是金石药,通灵都是追求的基本目标。"为何金石可通神?金石之成,积淀不啻千万年,历经变迁,所携信息甚多,虽时空变换,然其信息或有感应。如龙齿一物,本为远古生物之齿,沧海桑田,变为化石,然其所蕴含之信息场尚存,故可通神,临床用之以安魂。宋代名医许叔微曾在《普济本事方》中言:"龙齿安魂,虎睛[①]定魄……东方苍龙木也,属肝而藏魂;西方白虎金也,属肺而藏魄。龙能变化,故魂游而不定;虎能专静,故

---

① 虎睛:现禁用。下同。

魄止而有守。予谓治魄不宁者,宜以虎睛;治魂飞扬者,宜以龙齿。"其于精神疾病之调治,颇有神效。

第九节　金石类药临证应用注意事项

历代中医药学家在金石类药的运用方面,积累了丰富的经验。虽囿于时代原因,部分认识存在着玄学和偏差等局限性,但大量古代医案和我临证的医案证实,金石类药具有特殊属性。对于常见病、多发病,金石类药能一两拨千斤(如生石膏、朱砂、青礞石、磁石等);对于疑难重症,金石类药更能屡起沉疴(如生铁落、芒硝、雄黄等)。临床上应注意学习和掌握金石类药,谨记"宁可知药而不用,不可用药而不知",应当"有是证,用是药"。

金石类药对人体有两大作用:一是祛病除疾、攻毒祛邪。对于某些病程长、病机复杂的疾病,草木之品往往不能堪任,应以重剂金石类药治之。二是养生保健、强身益寿。金石类药长期汲取天地之气,具有丰厚的滋养之力,有"久服轻身""轻身延年""服之不饥""安心神""定魂魄""除鬼魅"等作用。

临床病证千变万化,病因不同,治亦不同。临证时当先知病之所源,探病之所属,度病之所变。临床上用药时如临阵用兵一样,当依其势,而布其阵,以愈其疾。正如刘仕廉《医学集成》所说"良医保命治病,无异于良相保王克贼""用药如讲兵法""兵不在多,贵于善用,皆与医道无二理也""上医医国,良相知医,用药如用兵"。金石类药在"十剂"中属于重剂,在张介宾的八阵中属于攻阵,在程国彭的"医门八法"中属于下法和清法。临证时应灵活结合五脏苦欲补泻理论和精气神理论,精准辨证、合理处方、巧妙配伍、谨慎使用,如此则病变无穷咸归于掌股,金石本草灵动于方寸。

在古代,因年代、地理、交通、信息传播等因素所限,许多金石类药会出现"同名异物"或"同物异名"现象,如生石膏、寒水石、凝水石在许多文献中记载比较混乱。经学习并考证、比较后,确认软石膏为细石,硬石膏为长石,北寒水石为红石膏,南寒水石为方解石,凝水石为芒硝。临证时亦会出现"同方异名"或"同名异方"现象,如生铁落饮治疗狂证,为同名异方,分别出自《素问·病能论》《景岳全书》《医学心悟》。故临证时不可不辨。

"金石虽为顽物,而造化无穷焉。"某些金石类药的治疗剂量与致毒剂量相差毫厘,不可不慎用,但亦不可畏之如虎。因此,在金石类药的临床应用中,应根据病情程度、病程长短,择期变量使用;亦要依据药物的四气(寒、热、温、凉)、五味(辛、甘、苦、酸、咸)、归经（脏腑、经络）、升降浮沉、毒性（有毒、无毒）、作用强度（刚毅、雄壮、平和、柔和）、速度（走窜）而选择应用；同时，金石类药单用或与他药联合使用时，也要注意药物相互之间的增效或减效现象。金石类药多为重剂，应根据患者脾胃情况而选用，或与健脾护胃之品合用。

与植物药、动物药一样，部分金石类药具有一定毒性，临床使用时不可不防。所以，临床应严格掌握药性，控制用量及使用时间，同时应注意配伍使用，这是处方用药时的重要环节。注意提高对药物毒性的认识，某些品种超剂量或长期按高剂量使用会导致蓄积中毒，故临证时应中病即止或中病即减量。《金石本草医案精编》所载230种金石类药中，含有毒性的有53种，且其毒性有"大毒""有毒""小毒""微毒"之分。其中，大毒药物4种，包括白降丹、红粉、砒石、砒霜；有毒药物39种，包括金屑、金花铆、金浆、锡吝脂、银膏、乌银、银屑、银锈、银砂、铜器、白铜矿、紫铜铆、铅、铅粉、铅丹、铅灰、密陀僧、锡、锡矿、古文钱、柔铁、朱砂、水银、轻粉、白粉霜、银朱、灵砂、雄黄、雌黄、石脑油、石炭、礜石、土黄、岩石、煅石、绿盐、硇砂、黄矾、硫黄；小毒药物8种，包括铜矿石、无名异、空青、绿青、扁青、金精石、苍石、胆矾；微毒药物2种，包括赤铜屑、铜弩牙。

配伍组方之时，药物之间有相须、相使、相畏、相杀、相恶、相反之别，临证时不可不慎。

十九畏歌诀：硫黄原是火中精，朴硝一见便相争；水银莫与砒霜见，狼毒最怕密陀僧；巴豆性烈最为上，偏与牵牛不顺情；丁香莫与郁金见，牙硝难合荆三棱；川乌草乌不顺犀，人参最怕五灵脂；官桂善能调冷气，若逢石脂便相欺；大凡修合看顺逆，炮燔炙煿莫相依。

从"十九畏歌诀"可知，金石类药中，硫黄畏朴硝，水银畏砒霜，狼毒畏密陀僧，牙硝畏荆三棱，官桂畏赤石脂。

妊娠禁忌歌诀：蚖斑水蛭及虻虫，乌头附子配天雄；野葛水银并巴豆，牛膝薏苡与蜈蚣；三棱芫花代赭麝，大戟蝉蜕黄雌雄；牙硝芒硝牡丹桂，槐花牵牛皂角同；半夏南星与通草，瞿麦干姜桃仁通；硇砂干漆蟹爪甲，地胆茅根都失中。

从"妊娠禁忌歌诀"可知，金石类药中，妊娠禁忌药有水银、赭石、雄黄、雌黄、牙硝、芒硝、硇砂。

《金石本草医案精编》所载230种金石类药中，妊娠忌用者有粉锡、朱砂、水银、红粉、轻粉、白粉霜、银朱、雄黄、雌黄、孔公孽、砒石、青礞石、花蕊石、石燕、石蟹、金礞石、砒霜、芒硝、玄明粉、硝石、硇砂，共21种；妊娠慎用者有铜绿、滑石、黑石脂、赭石、禹余粮、卤碱、皂矾、硫黄，共8种。

《本草纲目》记载了金石类药的配伍禁忌。举例如下：①金畏水银、翡翠石、余甘子、驴马脂（4种）；②赤铜畏苍术、巴豆、乳香、胡桃、慈姑、牛脂（6种）；③锡畏五灵脂、伏龙肝、羖羊角、马鞭草、地黄、巴豆、蓖麻、姜汁、砒石、硇砂（10种）；④水银畏磁石、砒石、黑铅、硫黄、大枣、蜀椒、紫河车、松脂、松叶、荷叶、谷精草、金星草、萱草、夏枯草、莨菪子、雁来红、马蹄香、独角莲、水慈姑、瓦松、忍冬（21种）；⑤粉霜畏硫黄、荞麦秆灰（2种）；⑥雄黄畏南星、地黄、莴苣、地榆、黄芩、白芷、当归、地锦、苦参、五加皮、紫河车、五叶藤、鹅肠草、鸡肠草、鹅不食草、圆桑叶、猥脂（17种）；⑦雌黄畏黑铅、胡粉、芎䓖、地黄、独帚、益母、羊不食草、地榆、瓦松、五加皮、冬瓜汁（11种）；⑧砒石畏冷水、绿豆、醋、青盐、蒜、消石、水蓼、常山、益母、独帚、菖蒲、木律、菠薐、莴苣、鹤顶草、三角酸、鹅不食草（17种）；⑨石胆畏牡桂、菌桂、辛夷、白薇、芫花（5种）；⑩礜石畏水（1种）；⑪硇砂畏一切酸浆水、醋、乌梅、牡蛎、卷柏、萝卜、独帚、羊蹄、商陆、冬瓜、苍耳、蚕沙、海螵蛸、羊髑骨、羊踯躅、鱼腥草、河豚、鱼胶（18种）；⑫石硫黄畏细辛、朴硝、铁、醋、黑锡、猪肉、鸭汁、余甘子、桑灰、益母、天盐、车前、黄柏、石韦、荞麦、独帚、地骨皮、地榆、蛇床、蓖麻、菟丝、蚕沙、紫荷、菠薐、桑白皮、马鞭草（26种）。

　　总结金石类药治疗疾病的相关药物、方剂，分析其历史演变过程及成因，能够更加深刻地认识到金石类药治病的本质。掌握并进一步挖掘金石类药的相关理论、应用经验、运用时机及要领，目的是更好地指导临床，让其在今后发挥更大治疗作用。

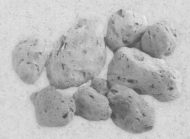

第二章

临床常用金石类药

金箔

【来源】本品为自然金经加工锤成的薄片。

【始载】始载于《本草蒙筌》。

【异名】金薄、金页。

【产地】全国多数地区都有产。

【采收加工】将适量黄金放入多层叠好的纸层中,用木槌在上面长时间反复锤打,待成薄片,即为金箔。

【性状特征】本品为正方形的薄片,夹在面积相同的薄纸层中。呈淡金黄色,表面平坦,具微细皱纹,有较强的金属光泽。质轻,富延展性,易被弯折、粘叠成团。气、味皆无。以完整、色亮黄、质菲薄、易漂浮者为佳。(图 2-1)

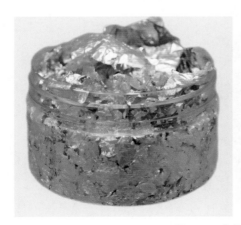 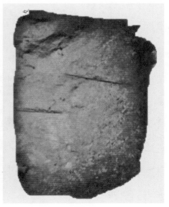

图 2-1 金箔

【成分】主要成分为金（Au）。

【性味归经】辛、苦，平。归心、肝经。

【功能主治】镇心，安神，解毒。主治惊痫、癫狂、心悸、疮毒。

【用法用量】内服入丸散，一般作丸药挂衣；外用适量研末撒。

【禁忌】阳虚气陷、下利清冷者忌服。

【临床应用】《神农本草经疏》载："金……性本刚，服之伤肌损骨。……惟作箔入药，可为镇心安神之用。"《本经逢原》曰："金能制木，故可疗惊痫风热肝胆之病，然须为箔，庶无重坠伤中之患。紫雪方用赤金叶子煎水，取制肝降痰逆也。"《罗氏会约医镜》曰："金箔……能制木平肝，镇心辟邪。治癫狂惊悸，安魂魄，定风痫（风属肝而畏金，与心为子母，故病同源一治），坠痰涎，降邪火。凡邪盛于上，宜清宜降者，皆所当用。若阳虚气陷，滑泄清寒者，俱当避之。"

　　金箔长于镇心安神，凡惊痫癫狂与心神不安属实证者皆宜，兼热者尤为适宜。对于广泛性焦虑症、精神分裂症、失眠、癫痫等有很好疗效。金箔气沉质重，凡邪盛于上、宜降宜清者，都可用之；若阳虚气陷、下利清冷者，不可用之。

【古代医案涉及病种】

脑系疾病：癫狂、郁证、不寐、梦魇、梦交、眩晕、中风、痫证。

心系疾病：惊悸、厥证。

脾胃肝胆系疾病：泄泻、胁痛。

气血津液疾病：血证、虚劳、痰饮。

肢体经络疾病：痉证。

妇产科疾病：妊娠恶阻、产后恶露。

男科疾病：遗精。

皮肤科疾病：痘、疮、梅毒。

传染病：温病。

铁落

【来源】本品为铁制品加工时锤落的氧化铁屑。

【始载】始载于《神农本草经》。

【异名】生铁洛、生铁落、铁液、铁屎、铁屑、铁花、铁蛾。

【产地】全国各地均产。

【采收加工】除去煤、土等杂质，洗净，晒干。

【**性状特征**】本品呈不规则的小片或碎粒,大小不一,大者长约 1cm。暗青灰色,表面平坦或粗糙,具金属光泽。体重,质坚脆。气微。(图 2-2)

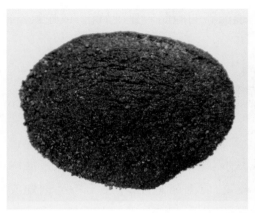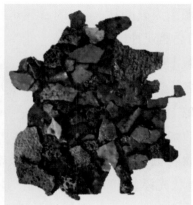

图 2-2 铁落

【**成分**】主要含四氧化三铁(Fe_3O_4)。

【**性味归经**】辛,平。

【**功能主治**】平肝潜阳,降火镇惊。主治癫狂、热病谵妄、心悸、易惊善怒、疮疡肿毒。

【**用法用量**】9~15g,先煎。

【**禁忌**】肝虚及中气虚寒者忌服。

【**临床应用**】《名医别录》记载铁落"除胸膈中热气,食不下,止烦,去黑子"。《日华子本草》记载铁落"治惊邪癫痫,小儿客忤,消食及冷气,并煎服之"。《本草纲目》记载铁落"平肝去怯,治善怒发狂"。《医林纂要》记载铁落"宁心神,泻妄火,坠涌痰"。《本草蒙筌》记载铁落"治诸疮毒气嫩在皮肤"。

铁落在本书中涉及广泛性焦虑症、社交恐惧症、躁狂发作、精神分裂症、失眠、鬼交、癫痫、药源性弄舌等疾病的医案。

【**古代医案涉及病种**】

脑系疾病:癫狂、郁证、眩晕、神昏、痫证。

心系疾病:心悸、胸痹。

脾胃肝胆系疾病:泄泻。

妇产科疾病:月经量少、产后恶露。

儿科疾病:急惊风。

眼科疾病:目痛。

玉

【来源】为硅酸盐类、角闪石族矿物透闪石的隐晶质亚种软玉,或蛇纹石族矿物蛇纹石的隐晶质亚种岫玉。

【始载】始载于《神农本草经》。

【异名】玉英、白玉、玄真、纯阳主、赤玉、天妇、延妇。

【产地】新疆、吉林、辽宁等地。

【采收加工】洗净,干燥,除杂质。

【性状特征】①软玉:呈不规则致密块状。白色、淡灰白色,有的微带淡绿色;条痕白色。蜡状光泽,有的具丝绢光泽。体较重,质细腻坚硬,用小刀不易刻划成痕;砸碎后,断面呈刺状小片。气无,味无。以质坚硬、色白、无瑕、滋润者为佳。②岫玉:呈不规则块状。淡绿色;条痕白色。半透明;油脂光泽,手触之具有滑腻感。硬度较低,用小刀可刻划成痕。以质较硬、色淡绿、无瑕、油脂光泽者为佳。(图2-3)

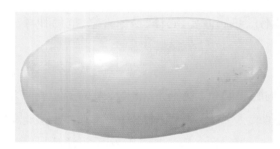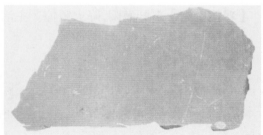

图2-3　玉

【成分】①软玉的主要成分为 $Ca_2Mg_5(Si_4O_{11})_2(OH)_2$。②岫玉的主要成分为 $Mg_6(SiO_{10})(OH)_8$。

【性味归经】甘,平,无毒。归肺、胃、心经。

【功能主治】润肺清胃,除烦止渴,除胃热,镇心,明目。内服主治喘息烦满、消渴、惊悸。外用主治目翳、丹毒。

【用法用量】内服煎汤,3~15g,或入丸剂。外用适量,研末调敷;或点目。

【禁忌】脾胃虚弱者慎服,不可久服,不宜研末服。

【临床应用】《日华子本草》曰:"玉,润心肺,明目,滋毛发,助声喉。"《太平圣惠方》记载:"治虚劳烦渴,镇心神,宜服玉饮方:真玉(可重)十两,粟谷一升。上以水一斗,煮粟谷取汁五升,去粟谷澄滤,却以此汁煮玉至三升,旋旋分呷服之。"《本草纲目》引《圣惠方》："小儿惊啼。白玉二钱半,寒水石半两。为末,水调涂心下。"《普济方》记载:"白玉石散:治赤游丹毒肿。白玉、寒水石各一两。上为末,米醋调敷患处。或肿至外肾有破肌,用水调扫。"

　　玉石外用佩戴能清心降火、调节情绪、改善睡眠、促进循环,增强机体免疫功能等。对于广泛性焦虑症、眩晕、失眠、冠心病、心律不齐有很好疗效。

【古代医案涉及病种】

　　脑系疾病:癫狂。

紫石英

【来源】本品为氟化物类矿物萤石族萤石。

【始载】始载于《神农本草经》。

【异名】萤石、氟石。

【产地】主产于浙江、江苏、辽宁、黑龙江、河北、湖南、湖北等地。

【采收加工】采挖后,除去杂石。

【性状特征】本品为块状或粒状集合体。呈不规则块状,具棱角。紫色或绿色,深浅不匀,条痕白色。半透明至透明,有玻璃样光泽。表面常有裂纹。质坚脆,易击碎。气微,味淡。(图2-4)

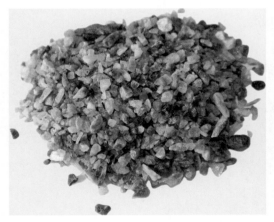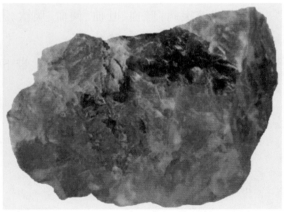

图2-4　紫石英

【成分】主要含氟化钙(CaF_2)。

【性味归经】甘,温。归肾、心、肺经。

【功能主治】温肾暖宫,镇心安神,温肺平喘。主治宫冷不孕、惊悸不安、失眠多梦、虚寒咳喘。

【用法用量】9~15g,先煎。

【禁忌】阴虚火旺者忌服。

【临床应用】紫石英长于镇心安神。《名医别录》言其"补心气不足,定惊悸,安魂魄"。《药性论》曰:"治惊痫,蚀脓,虚而惊悸不安,加而用之。"《本草再新》曰:"安心安神,养血去湿。"《本草纲目》曰:"紫石英……上能镇心,重以去怯也。……其性暖而补,故心神不安,肝血不足及女子血海虚寒不孕者宜之。"《神农本草经疏》曰:"惊悸属心虚……得镇坠之力,而心君有以镇摄,即重以去怯之义也。"《本草蒙筌》载:"定惊悸且补心虚,填下焦尤安魂魄。"

紫石英在本书中涉及抑郁障碍、产后抑郁、卒中后抑郁、广泛性焦虑症、惊恐发作、社交恐惧症、强迫症、精神分裂症、药源性泌乳、药源性闭经、药源性脱发、梅核气、灯笼病、卑慄、梦交、鬼交、脑鸣、颤病、不宁腿综合征、痉挛性斜颈、心痛、功能性胃肠病等疾病的医案。

【古代医案涉及病种】

脑系疾病:癫狂、不寐、郁证、头痛、眩晕、中风、痫证。

肺系疾病:感冒、咳嗽、喘证、肺痿。

心系疾病:心悸、胸痹、厥证。

脾胃肝胆系疾病:嘈杂、呕吐、呃逆、腹痛、腹胀、泄泻、便秘、胁痛、积聚、癥瘕、疟疾。

肾系疾病:癃闭。

气血津液疾病:咳血、吐血、便血、痰饮、虚劳。

肢体经络疾病:痉证、腰痛。

妇产科疾病:月经不调、崩漏、闭经、带下病、乳泣、不孕、子痫、产后发热、产后腹痛、产后郁冒、产后虚损。

男科疾病:遗精。

耳鼻喉科疾病:鼻衄、喉痹、音哑。

骨科疾病:骨折。

杂病:奔豚。

珊瑚

【来源】本品为腔肠动物矶花科红珊瑚属的石灰质骨骼。

【始载】始载于《新修本草》。

【异名】大红珊瑚、红珊、火树、红珊瑚。

【产地】主产于台湾、广东、福建等地。

【采收加工】用网垂入海底,将珊瑚拉入网内或挂网上,然后取出晒干,拣净杂物。

【性状特征】本品呈不规则块状、短棒状或细枝状。表面呈红黄色,有小突起,周围有小孔。质坚硬如瓷,不易折断,断面红色,粗糙,气味无。(图2-5)

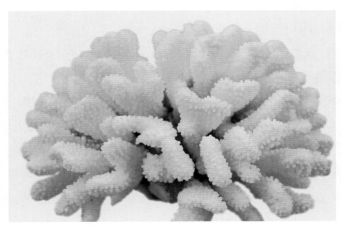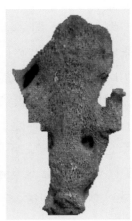

图2-5　珊瑚

【成分】主要含碳酸钙(CaCO$_3$)。

【性味归经】甘,平。归心、肝经。

【功能主治】镇惊安神,明目。内服主治惊痫。外用主治目生翳膜。

【用法用量】内服0.3~0.6g,多入成药制剂。外用适量。

【禁忌】不宜久服。

【临床应用】《日华子本草》记载珊瑚"镇心,止惊,明目"。《方脉正宗》记载珊瑚配合琥珀、真珠(即珍珠)、人参等,治疗心神昏冒,惊痫猝倒,或怔忡烦乱。

珊瑚在本书中涉及抑郁障碍、卒中后抑郁、广泛性焦虑症、惊恐发作、社交恐惧症、拔毛癖、精神分裂症、药源性弄舌、卑慄、失眠、梦交、鬼交、梦游、脑鸣、偏头痛、丛集性头痛、紧张性头痛、癫痫、颤病、不宁腿综合征、痉挛性斜颈、眼肌痉挛、功能性胃肠病等疾病的医案。

【古代医案涉及病种】

耳鼻喉科疾病:白喉。

眼科疾病:内障生翳。

朱砂

【来源】本品为硫化物类矿物辰砂族辰砂。

【始载】始载于《神农本草经》。

【异名】丹粟、丹砂、赤丹、汞沙、辰砂。

【产地】主产于湖南、贵州、四川等地。

【采收加工】挖出矿石后,选取纯净者放淘沙盘内,利用比重不同(朱砂比重8.09~
8.20),用水淘出杂石和泥沙,晒干,用磁铁吸尽含铁的杂质。

【性状特征】粒状或块状集合体,呈大小不一的块片状、颗粒状或粉末状。鲜红色
或暗红色,有光泽。体重,质脆,条痕红色至褐红色。气微,味淡。其中呈细小颗粒或
粉末状,色红明亮,触之不染手者,习称"朱宝砂";呈不规则板片状、斜方形或长条形,
大小厚薄不一,边缘不整齐,色红而鲜艳,光亮如镜面而微透明,质较脆者,习称"镜面
砂";呈粒状,方圆形或多角形,色发暗或呈灰褐色,质坚,不易碎者,习称"豆瓣砂"。
(图2-6)

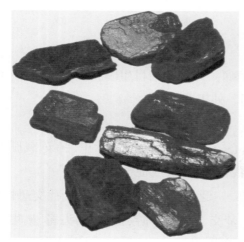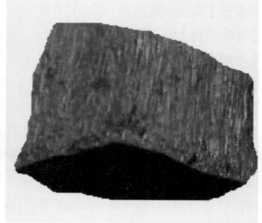

图2-6　朱砂

【成分】主要含硫化汞(HgS)。

【性味归经】甘,微寒;有毒。归心经。

【功能主治】清心镇惊,安神,明目,解毒。内服主治心悸易惊、失眠多梦、癫痫发
狂、小儿惊风、视物昏花。外用主治口疮、喉痹、疮疡肿毒。

【用法用量】内服0.1~0.5g,多入丸散服,不宜入煎剂。外用适量。

【禁忌】本品有毒,不宜大量服用,也不宜少量久服;孕妇及肝肾功能不全者禁用。

【临床应用】《神农本草经》列朱砂为上品,载其"养精神,安魂魄,益气,明目",并认为其"久服通神明不老"。《名医别录》载其"通血脉,止烦满、消渴,益精神,悦泽人面,除中恶、腹痛、毒气、疥瘘、诸疮"。《药性论》载其"镇心,主尸疰、抽风"。《本草纲目》:"治惊痫,解胎毒、痘毒,驱邪疟,能发汗。"《汤液本草》曰:"丹砂……心热者非此不能除。"《本草蒙筌》曰:"丹砂象火,色赤主心。故能镇养心神,通调血脉,杀鬼祟精魅,扫疥瘘疮疡。止渴除烦,安魂定魄。"

《圣济总录》"丹砂丸"治"狂言妄走,精神恍惚,思虑迷乱,乍歌乍哭,饮食失常,疾发仆地,口吐白沫"。《病机沙篆》"辰砂丸"治"喜乐无极则伤魄,魄伤则狂"。《是斋百一选方》"归神丹"治"一切惊忧思虑,或梦思恍惚,作事多忘。但是一切心气不足,癫痫狂乱,悉皆治"。《医宗金鉴》载"朱砂安神丸"治"心神昏乱,惊悸怔忡,寤寐不安"。《医学衷中参西录》载"加味磁朱丸"治疗"痫风"。

朱砂在本书中涉及广泛性焦虑症、惊恐发作、社交恐惧症、躁狂发作、精神分裂症、失眠、梦交、梦游、耳鸣、心痛等疾病的医案。

【古代医案涉及病种】

脑系疾病:癫狂、不寐、梦交、郁证、头痛、眩晕、中风、痴呆、健忘、痫证、肝风、神昏、谵语。

心系疾病:心悸、胸痹、厥证。

脾胃肝胆系疾病:呃逆、腹痛、泄泻、痢疾、积聚、疟疾。

肾系疾病:淋证、癃闭、关格。

气血津液疾病:吐血、虚劳、痰饮、齿衄。

肢体经络疾病:瘰疬、麻木。

妇产科疾病:乳岩、带下异常、妊娠恶阻、胎动不安、子痫、产后恶露。

男科疾病:阳痿、遗精。

儿科疾病:夜啼、惊风。

耳鼻喉科疾病:耳鸣、喉痹、咽痛、失音。

皮肤科疾病:无名肿毒、疮疡、梅毒。

口腔科疾病:走马牙疳。

传染病:瘟疫、温病、霍乱。

杂病:暴病、伤寒、湿温、戴阳、中毒、急症。

石膏

【来源】本品为硫酸盐类矿物石膏族石膏。

【始载】始载于《神农本草经》。

【异名】细石、细理石、软石膏、寒水石、白虎、玉大石、冰石。

【产地】主产于湖北、安徽、河南、山东、四川、湖南、广西、广东、云南、新疆等地。

【采收加工】全年可采,一般多在冬季采挖,挖出后,去净泥沙和杂石。

【性状特征】本品为纤维状的集合体。呈长块状、板块状或不规则块状。白色、灰白色或淡黄色,有的半透明。体重,质软,易纵向断裂,纵断面具纤维状纹理,并显绢丝样光泽。气微,味淡。(图 2-7)

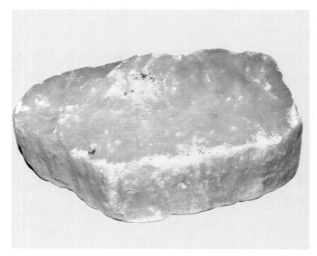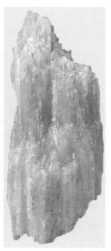

图 2-7　石膏

【成分】主要含含水硫酸钙($CaSO_4 \cdot 2H_2O$)。

【性味归经】甘、辛,大寒。归肺、胃经。

【功能主治】清热泻火,除烦止渴。主治外感热病、高热烦渴、肺热喘咳、胃火亢盛、头痛、牙痛。

【用法用量】15~60g,先煎。

【禁忌】脾胃虚寒及血虚、阴虚发热者忌服。

【临床应用】《长沙药解》记载石膏"除烦躁……疗热狂",《本草新编》言石膏"发狂可安,谵语可定,乃降火之神剂,泻热之圣药也",《景岳全书》言石膏"却热烦……阳狂热结热毒",《得配本草》言石膏"治……狂热发斑"。

石膏为临床常用药,可配伍各种药物,以治各种疑难杂症。《医学衷中参西录》称"其寒凉之力远逊于黄连、龙胆草、知母、黄柏等药,而其退热之功效则远过于诸药",且"无论内伤、外感用之皆效,即他脏腑有实热者用之亦效"。《伤寒论》《金匮要略》中有16个方剂用到石膏,如白虎汤治疗三阳合病。《温病条辨》记载:"太阴温病,不可发汗,发汗而汗不出者,必发斑疹,汗出过多者,必神昏谵语。发斑者,化斑汤主之。"化斑汤重用石膏一两。

石膏在本书中涉及抑郁障碍、产后抑郁、广泛性焦虑症、强迫症、躁狂发作、精神分裂症、进食障碍、灼口综合征、药源性泌乳、药源性便秘、药源性静坐不能、药源性弄舌、灯笼病、卑慄、中风、眩晕、失眠、梦游、丛集性头痛、三叉神经痛、眼肌痉挛、肺炎、时疫、热痹、功能性胃肠病等疾病的医案。

【古代医案涉及病种】

脑系疾病:癫狂、不寐、头痛、眩晕、中风、痫证。

肺系疾病:感冒、咳嗽、秋燥、伏邪、伤寒、哮病、喘证、马脾风、肺痈、肺痨、肺胀、肺痿。

心系疾病:厥证。

脾胃肝胆系疾病:胃痛、胃痞、呕吐、腹痛、泄泻、痢疾、便秘、胁痛、聚证、鼓胀、疟疾、消食、虫积。

肾系疾病:水肿。

气血津液疾病:痰饮、消渴、血证。

肢体经络疾病:痿证、痉证、痹证、脊痛。

妇产科疾病:妊娠温病、妊娠发热、产后温病、产后喑哑、产后发热、子嗽。

儿科疾病:惊风、肺炎喘嗽。

男科疾病:强中。

耳鼻喉科疾病:鼻渊、咽痛、喉痧、喉痹、喉疳、失音、咽干、白喉。

皮肤科疾病:痘、疔、痈、疹、痧、斑、瘄、疮疖。

眼科疾病:目疾。

外科疾病:痔、疯犬咬伤。

口腔科疾病:齿疾、颌肿、牙宣。

传染病:温病、风温、春温、秋温、冬温、霍乱、猩红热、时疫。

杂病:阳明湿热、表寒内热、阳明热炽、暑病、伏暑、湿热、湿温、热病、中毒。

滑石

【来源】本品为硅酸盐类矿物滑石族滑石。

【始载】始载于《神农本草经》。

【异名】液石、共石、脱石、番石、夕冷、脆石、留石、画石、活石。

【产地】主产于山东、江苏、陕西等地。

【采收加工】采挖后,除去泥沙和杂石。

【性状特征】本品多为块状集合体,呈不规则块状。白色、黄白色或淡蓝灰色,有蜡样光泽。质软,细腻,手摸有滑润感,无吸湿性,置水中不崩散。气微,味淡。(图 2-8)

【成分】主要含含水硅酸镁 $[Mg_3(Si_4O_{10})(OH)_2]$。

【性味归经】甘、淡,寒。归膀胱、肺、胃经。

【功能主治】利尿通淋,清热解暑;外用祛湿敛疮。内服主治热淋、石淋、烦渴、水泻。外用主治湿疹、湿疮、痱子。

【用法用量】内服 10~20g,先煎。外用适量。

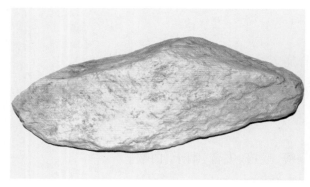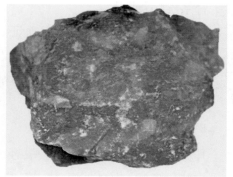

图 2-8　滑石

【禁忌】脾虚气弱,精滑及热病津伤者忌服。孕妇慎服。

【临床应用】《本草备要》载:"滑石,滑利窍,淡渗湿,甘益气,补脾胃,寒泻热,降心火。"《药品化义》载:"滑石体滑主利窍,味淡主渗热,能荡涤六腑而无克伐之弊。"滑石性寒能清热,《长沙药解》言其"清膀胱之湿热,通水道之淋涩"。《本草衍义》称其"淋家多用",尤为治石之要药。《神农本草经疏》载其能"祛暑散热,利水除湿"。滑石质体滑腻,故可利窍,上能清水源,下可通水道,荡涤六腑之邪热,使从小便而出。

滑石在本书中涉及惊恐发作、社交恐惧症、药源性闭经、药源性便秘、药源性肝损伤、药源性皮炎、耳鸣、癫痫、颤病、痉挛性斜颈、肺炎、热痹等疾病的医案。

【古代医案涉及病种】

脑系疾病：头痛、中风、郁证、神昏。

肺系疾病：咳嗽、哮证、喘证、伤寒、伏邪。

心系疾病：暑厥、胸闷。

脾胃肝胆系疾病：痞满、吐蛔、脘闷、噎膈、胃痞、呕吐、腹胀、泄泻、痢疾、不饥、胁痛、黄疸、癥瘕、疟疾、腹痛。

肾系疾病：水肿、淋证、癃闭、尿浊、腰痛。

气血津液疾病：咳血、吐血、尿血、痰饮、消渴、盗汗。

肢体经络疾病：痉证、瘿疣、痿证、痹证。

妇产科疾病：闭经、带下病、阴痒、阴肿、阴毒、胎动不安、产后呕逆。

男科疾病：梦遗、遗精。

耳鼻喉科疾病：鼻渊、鼻窒、喉风、失音、脓耳。

皮肤科疾病：瘾疹、痧、斑疹、疮疡、流火、痈疡。

眼科疾病：目疾、黄膜上冲。

外科疾病：瘰疬、肛脱、疝气、下疳、腿疫。

口腔科疾病：齿衄、牙痛、口疳。

传染病：风温、春温、冬温、时邪、疠气、横痃、霍乱、温病。

杂病：伏暑、暑湿、湿温、湿热、伤暑。

赤石脂

【来源】本品为硅酸盐类矿物多水高岭石族多水高岭石。

【始载】始载于《神农本草经》。

【异名】赤符、红高岭、赤石土、吃油脂、红土。

【产地】主产于福建、河南、江苏等地。

【采收加工】采挖后，除去杂石。

【性状特征】本品为块状集合体，呈不规则块状。粉红色、红色至紫红色，或有红白相间的花纹。质软，易碎，断面有的具蜡样光泽。吸水性强。具黏土气，味淡，嚼之无沙粒感。（图 2-9）

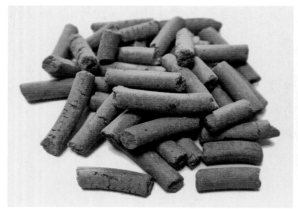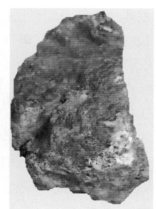

图 2-9　赤石脂

【成分】主要含四水硅酸铝 $[Al_4(Si_4O_{10})(OH)_8 \cdot 4H_2O]$。

【性味归经】甘、酸、涩,温。归大肠、胃经。

【功能主治】涩肠,止血,生肌敛疮。内服主治久泻久痢、大便出血、崩漏带下。外用主治疮疡久溃不敛、湿疮脓水浸淫。

【用法用量】内服 9~12g,先煎。外用适量,研末敷患处。

【禁忌】不宜与肉桂同用。

【临床应用】《日华子本草》载:"治泻痢,血崩带下,吐血衄血,涩精淋沥,除烦,疗惊悸,壮筋骨,补虚损。久服悦色。治疮疖痔瘘,排脓。"《本草纲目》曰:"赤石脂……补心血,生肌肉,厚肠胃,除水湿,收脱肛。"《本草汇言》曰:"赤石脂,渗停水,去湿气,敛疮口,固滑脱,止泻痢肠澼,禁崩中淋带。"《神农本草经疏》:"赤石脂……赤者,南方之色,离火之象。而甘温则又有入血益血之功,故主养心气及益精补髓,好颜色也。血足则目自明,心气收摄则得所养而下交于肾,故有如上功能也。"

赤石脂质重、酸涩收敛,有固下、涩肠、止泻功效。如《伤寒论》桃花汤中,赤石脂一斤治疗少阴病下利脓血者;《伤寒论》赤石脂禹余粮汤治疗伤寒服汤药,下利不止者;《本草衍义》记载赤石脂配伍干姜、胡椒治疗大肠寒滑,小便精出。赤石脂质重,有固涩止血作用,如《太平圣惠方》记载赤石脂配伍白芍、干姜治妇人久赤白带下,《圣济总录》赤石脂丸治疗血痔下血过多。赤石脂质重降逆,还可以治疗反胃、呕吐,如《千金翼方》赤石脂散《太平圣惠方》赤石脂丸。

赤石脂在本书中涉及抑郁障碍、惊恐发作、社交恐惧症、丛集性头痛、功能性胃肠病等疾病的医案。

【古代医案涉及病种】

脑系疾病:癫狂、中风。

肺系疾病：咳嗽。

心系疾病：胸痹。

脾胃肝胆系疾病：噎膈、胃痛、胃痞、呕吐、腹胀、泄泻、痢疾、便秘。

气血津液疾病：内伤发热、虚劳、脱营、吐血、便血、肠风、痰饮。

妇产科疾病：月经不调、崩漏、带下异常、乳泣、不育、胎死腹中、产后诸证。

男科疾病：遗精。

儿科疾病：脾风。

皮肤科疾病：无名肿毒、脓窠疥。

传染病：水痘。

杂病：湿温。

阳起石

【**来源**】本品为硅酸盐类矿物角闪石族透闪石。

【**始载**】始载于《神农本草经》。

【**异名**】白石、羊起石、石生、阳石、起阳石。

【**产地**】主产于湖北、河南等地。

【**采收加工**】采得后，去净泥土、杂石。

【**性状特征**】本品为不规则、小于 2cm 的小块。灰绿色、暗绿色、灰棕色、红棕色或相互交织，具平行纤维状结构及丝样光泽。体重，质松脆易破碎，断面不整齐，纵面呈纤维状或细柱状。气微，味淡。（图 2-10）

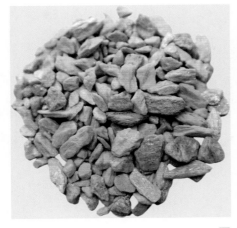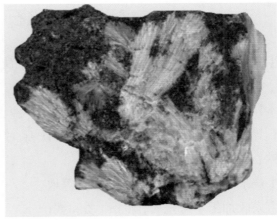

图 2-10　阳起石

【成分】主要含含水硅酸镁钙［$Ca_2Mg_5(Si_4O_{11})_2(OH)_2$］。

【性味归经】咸,微温。归肾经。

【功能主治】温肾壮阳。主治下焦虚寒、腰膝冷痹、男子阳痿、女子宫冷、癥瘕崩漏。

【用法用量】内服 3~9g。

【禁忌】阴虚火旺者禁服,不宜久服。

【临床应用】《神农本草经》记载:"阳起石……主崩中漏下,破子脏中血,癥瘕结气,寒热腹痛,无子,阴痿不起,补不足。"《名医别录》曰:"阳起石……主治男子茎头寒,阴下湿痒,去臭汗,消水肿。"《药性论》曰:"阳起石……主补肾气精乏,腰疼膝冷,湿痹,能暖女子子宫久冷,冷癥寒瘕,止月水不定。"《医学入门》曰:"阳起石……能助人阳气,主男子下虚阳衰乏。"《神农本草经百种录》曰:"阳起石得火不燃,得日而飞……盖阳起石禀日之阳气以成,天上阳火之精也……所以……阳起石能益人身阳火之阳也。"《本经逢原》曰:"阳起石……右肾命门药,下焦虚寒者宜之。"

阳起石在本书中涉及精神分裂症等疾病的医案。

【古代医案涉及病种】

脾胃肝胆系疾病:泄泻、腹痛。

肾系疾病:小溲无力。

气血津液疾病:赤瘤丹肿。

妇产科疾病:不孕。

男科疾病:遗精。

耳鼻喉科疾病:喉风。

外科疾病:脱肛、肠痈。

磁石

【来源】本品为氧化物类矿物尖晶石族磁铁矿。

【始载】始载于《神农本草经》。

【异名】玄石、玄水石、磁君、处石、延年沙、续未石、拾针、绿秋、伏石母、玄武石、帝流浆、席流浆、瓷石、熁铁石、元武石、吸铁石、吸针石、慈石、灵磁石、活磁石、雄磁石、摄石、铁石、戏铁石。

【产地】主产于河北、山东、辽宁等地。

【采收加工】采挖后,除去杂质和铁锈。

【性状特征】本品为块状集合体,呈不规则块状,或略带方形,多具棱角。表面灰黑

色或棕褐色,条痕黑色,具金属光泽。体重,质坚硬,断面不整齐。具磁性,日久磁性渐弱。有土腥气,味淡。(图2-11)

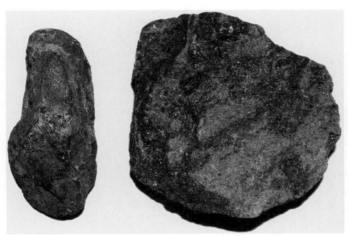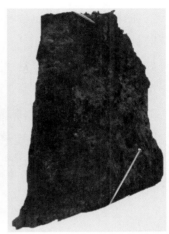

图 2-11　磁石

【成分】主要含四氧化三铁(Fe_3O_4)。

【性味归经】咸,寒。归肝、心、肾经。

【功能主治】镇惊安神,平肝潜阳,聪耳明目,纳气平喘。主治惊悸失眠、头晕目眩、视物昏花、耳鸣耳聋、肾虚气喘。

【用法用量】内服9~30g,先煎。

【禁忌】恶牡丹、莽草。畏黄石脂。脾胃虚者,不宜多服、久服。

【临床应用】磁石色黑质重,"重可去怯",能安神,治惊痫、心悸、失眠等。《神农本草经疏》曰:"磁石……小儿惊痫,心气怯,痰热盛也。咸能润下,重可去怯,是以主之。"《本草通玄》曰:"磁石,色黑入肾,养肾益精,明目聪耳。"《本草纲目》载:"小儿惊痫(磁石炼水饮之。《圣济录》)。"《备急千金要方》磁朱丸是以磁石和朱砂、神曲配伍,重镇安神、交通心肾。清代医家柯琴赞磁朱丸为"治癫痫之圣剂"。

磁石在本书中涉及抑郁障碍、产后抑郁、广泛性焦虑症、惊恐发作、社交恐惧症、强迫症、躁狂发作、精神分裂症、进食障碍、拔毛癖、灼口综合征、梦游、药源性静坐不能、药源性弄舌、梅核气、灯笼病、卑慄、失眠、梦交、脑鸣、耳鸣、丛集性头痛、癫痫、心痛、功能性胃肠病等疾病的医案。

【古代医案涉及病种】

脑系疾病:癫狂、不寐、郁证、头痛、眩晕、中风、神昏、痴呆、健忘。

肺系疾病:感冒、咳嗽、喘证、咳血。

心系疾病：心悸、厥证。

脾胃肝胆系疾病：腹胀、疟疾。

肾系疾病：淋证。

气血津液疾病：咳血、痰饮、脏毒。

肢体经络疾病：痉证。

妇产科疾病：经行异常、带下异常、产后诸证。

男科疾病：遗精。

耳鼻喉科疾病：耳鸣、鼻衄。

眼科疾病：眼疾。

外科：脱肛、误吞异物。

传染病：温病、风温。

赭石

【来源】本品为氧化物类矿物刚玉族赤铁矿。

【始载】始载于《本草纲目》。

【异名】须丸、赤土、丁头代赭、血师、紫朱、代赭石、土朱、铁朱、钉头赭石、钉赭石、赤赭石、红石头、代赭。

【产地】主产于河北、山西、广东等地。

【采收加工】全年可采。采挖后，选取表面有钉头状突起部分的（称"钉头赭石"），除去泥土、杂石。

【性状特征】本品为鲕状、豆状、肾状集合体，多呈不规则扁平块状。全体暗棕红色或灰黑色，条痕樱红色或红棕色，有的有金属光泽。一面多有圆形的突起，习称"钉头"；另一面与突起相对应处有同样大小的凹窝。体重，质硬。气微，味淡。（图 2-12）

【成分】主要含三氧化二铁（Fe_2O_3）。

【性味归经】苦，寒。归肝、心、肺、胃经。

【功能主治】平肝潜阳，重镇降逆，凉血止血。主治眩晕耳鸣、呕吐、噫气、呃逆、喘息、吐血、衄血、崩漏下血。

【用法用量】9~30g，先煎。

【禁忌】孕妇慎用。

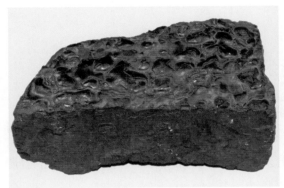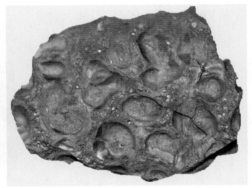

图 2-12 赭石

【临床应用】《汤液本草》曰:"代赭石……入手少阴经、足厥阴经……《圣济经》云:怯则气浮,重则所以镇之。怯者亦惊也。"赭石质重沉降,入肝经,能平肝潜阳,适用于肝阳上亢之头痛眩晕、目胀耳鸣、烦躁易怒等,如与龙骨等配伍,《医学衷中参西录》的镇肝熄风汤。赭石入肺、胃经,《长沙药解》载其能"降摄肺胃之逆气",常与旋覆花配伍治疗胃气上逆之呕吐、呃逆、噫气,以及肺气上逆之喘息;《本草便读》载其"堪清血分苦而寒",能清降气火,凉血止血,宜于气火上逆、破血妄行之出血。

赭石在本书中涉及广泛性焦虑症、强迫症、拔毛癖、精神分裂症、进食障碍、灼口综合征、药源性泌乳、药源性闭经、药源性便秘、药源性肝损伤、梅核气、中风、眩晕、偏头痛、紧张性头痛、三叉神经痛、眼肌痉挛、胃痛、功能性胃肠病等疾病的医案。

【古代医案涉及病种】

脑系疾病:癫狂、不寐、郁证、头痛、厥证、麻木、眩晕、中风。

肺系疾病:感冒、咳嗽、喘证。

心系疾病:胸痹。

脾胃肝胆系疾病:噎膈、痞满、脘痛、胃痛、胃痞、呕吐、反胃、呃逆、腹痛、泄泻、便秘、痢疾、胁痛、黄疸、鼓胀。

肾系疾病:水肿。

气血津液疾病:痰饮、吐血、血证、虚劳、内伤发热。

肢体经络疾病:痿证、痹证。

妇产科疾病:崩漏、经行异常、阴肿、子肿、产后诸证。

儿科疾病:慢惊风。

耳鼻喉科疾病:梅核气、喉痹、咽喉肿痛。

眼科疾病：目痛。

口腔科疾病：牙痛。

传染病：春温、风温、霍乱、温病。

禹余粮

【来源】本品为氢氧化物类矿物褐铁矿。

【始载】始载于《神农本草经》。

【异名】太一余粮、石脑、禹哀、太一禹余粮、白余粮、石中黄子、天师食、山中盈脂、石饴饼、石中黄、白禹粮、禹粮石、余粮石、禹粮土。

【产地】主产于河北、江苏、浙江、河南等地。

【采收加工】采挖后，除去杂石。

【性状特征】本品为块状集合体，呈不规则斜方块状，长 5~10cm，厚 1~3cm。表面红棕色、灰棕色或浅棕色，多凹凸不平或附有黄色粉末。断面多显深棕色与淡棕色或浅黄色相间的层纹，各层硬度不同，质松部分指甲可划动。体重，质硬。气微，味淡，嚼之无砂粒感。（图 2-13）

【成分】主要含碱式氧化铁 $[FeO(OH)]$。

【性味归经】甘、涩，微寒。归胃、大肠经。

【功能主治】涩肠止泻，收敛止血。主治久泻久痢、大便出血、崩漏带下。

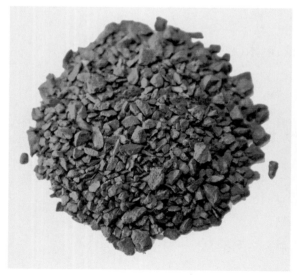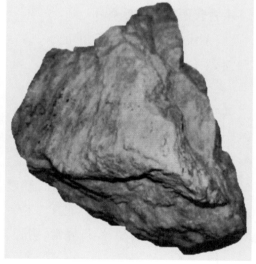

图 2-13　禹余粮

【用法用量】9~15g,先煎;或入丸、散。

【禁忌】孕妇慎用。

【临床应用】禹余粮质重收涩,作用与赤石脂相似,可用于久泻久痢、崩漏带下诸证,如《伤寒论》赤石脂禹余粮汤。《备急千金要方》以禹余粮为君药,配伍伏龙肝、乌贼骨等,治疗崩中漏下。《本经逢原》记载:"重可以去怯。禹余粮之重为镇固之剂,手足阳明血分药。其味甘,故治咳逆寒热烦满之病。其性涩,故主赤白带下,前后诸病。仲景治伤寒下利不止,心下痞鞕,利在下焦,赤石脂禹余粮丸主之,取重以镇痞逆,涩以固脱泄也。"禹余粮和赤石脂功效相同,均能固涩,治下利、下血,但赤石脂性温,偏治阳虚下血,禹余粮性微寒,偏治阴虚下利下血。

禹余粮在本书中涉及抑郁障碍、惊恐发作、三叉神经痛、癫痫、痉挛性斜颈、失眠、功能性胃肠病等疾病的医案。

【古代医案涉及病种】

肺系疾病:咳嗽。

脾胃肝胆系疾病:胃痞、呕吐、泄泻、痢疾、便秘、黄疸、鼓胀。

肾系疾病:水肿、癃闭。

气血津液疾病:痰饮、内伤发热、虚劳、便血、肠风。

妇产科疾病:月经不调、崩漏、带下异常、脱营、产后诸证。

杂病:湿温。

青礞石

【来源】本品为变质岩类黑云母片岩或绿泥石化云母碳酸盐片岩。

【始载】始载于《嘉祐本草》。

【异名】礞石。

【产地】主产于河北、河南、湖南等地。

【采收加工】采挖后,除去杂石和泥沙。

【性状特征】黑云母片岩:为鳞片状或片状集合体。呈不规则扁块状或长斜块状,无明显棱角。褐黑色或绿黑色,具玻璃样光泽。质软,易碎,断面呈较明显的层片状。碎粉主要为绿黑色鳞片(黑云母),有似星点样闪光。气微,味淡。

绿泥石化云母碳酸盐片岩:为鳞片状或粒状集合体。呈灰色或绿灰色,夹有银色或淡黄色鳞片,具光泽。质松,易碎,粉末为灰绿色鳞片(绿泥石化云母片)和颗粒(主要

为碳酸盐），片状者具星点样闪光。遇稀盐酸产生气泡，加热后泡沸激烈。气微，味淡。（图 2-14）

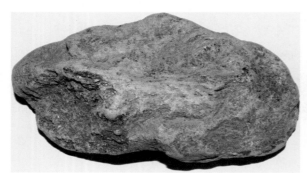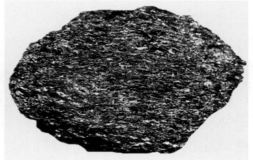

图 2-14 青礞石

【成分】黑云母片岩主要含铁、镁、铝的硅酸盐。绿泥石化云母碳酸盐片岩主要含铁、镁、铝的硅酸盐及钙、镁的碳酸盐。

【性味归经】甘、咸，平。归肺、心、肝经。

【功能主治】坠痰下气，平肝镇惊。主治顽痰胶结、咳逆喘急、癫痫发狂、烦躁胸闷、惊风抽搐。

【用法用量】多入丸、散服，3~6g；煎汤 10~15g，布包先煎。

【禁忌】脾胃虚弱者及孕妇忌服。

【临床应用】《嘉祐本草》载礞石治"食积不消，留滞脏腑，宿食癥块久不瘥，小儿食积羸瘦，妇人积年食癥，攻刺心腹"。《医宗说约》曰："青礞石，辛，荡涤宿痰，消磨食积，其功不凡。"《本草择要纲目》曰："礞石，气味甘、咸，平，无毒。其性下行，阴也沉也，乃足厥阴之药。主治肝经病，故宜以礞石之重坠，疏快其滞，使木平气下，而痰积通利也，然只可用之救急。"《医家四要》曰："平肝下气化顽痰，急服青礞石。"

金石类药质重，"重以降逆"，能沉降上逆气机。青礞石最善于降逆坠痰。《泰定养生主论》所载滚痰丸，即以青礞石为君药，攻逐顽痰，治疗痰火扰心的癫狂。《神农本草经疏》云："礞石禀石中刚猛之性，体重而降，能消一切积聚痰结……消积滞，坠痰涎。"

临床上，青礞石必须煅用。青礞石与火硝一起经过炮制明煅后，质地就比较疏松，有效成分容易煎出。《本草问答》曰："礞石，必用火硝煅过，性始能发，乃能坠痰，不煅则石质不化，药性不发，又毒不散，故必用煅。"

煅青礞石在本书中涉及产后抑郁、广泛性焦虑症、惊恐发作、社交恐惧症、强迫症、拔毛癖、躁狂发作、精神分裂症、药源性泌乳、药源性静坐不能、梅核气、灯笼病、卑慄、失眠、鬼交、中风、眩晕、脑鸣、耳鸣、偏头痛、紧张性头痛、癫痫、颤病、不宁腿综合征、痉挛性斜颈、眼肌痉挛、心痛等疾病的医案。

【古代医案涉及病种】

脑系疾病：癫狂、郁证、不寐、癔症、头痛、眩晕、中风、痴呆、健忘、痫证、神昏、惊风。

肺系疾病：喘证。

心系疾病：心悸、胸痹。

脾胃肝胆系疾病：噎膈、胃痞、呃逆、腹胀、泄泻、便秘、黄疸、鼓胀、疟疾。

气血津液疾病：呕血、痰饮。

肢体经络疾病：痉证、痹证。

耳鼻喉科疾病：耳鸣、失音、鼻衄。

传染病：风温、湿温。

北寒水石

【来源】本品为硫酸盐类矿物硬石膏族红石膏。

【始载】始载于《幼幼新书》引《吉氏家传》。

【异名】红石膏。

【产地】主产于辽宁、吉林、内蒙古、甘肃、河北、山西、山东等地。

【采收加工】采挖后，除去泥沙及杂石。

【性状特征】本品呈不规则块状。表面粉红色，略有光泽。有纵纹理，状如纤维。质硬而脆。气微，味淡。（图 2-15）

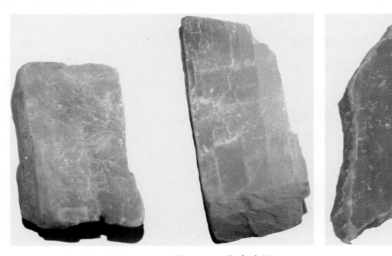

图 2-15　北寒水石

【成分】主要含含水硫酸钙（$CaSO_4 \cdot 2H_2O$）。

【性味归经】辛、咸,寒。归心、胃、肾经。

【功能主治】清热降火,利窍,消肿。内服主治时行热病、积热烦渴、吐泻、水肿、尿闭、齿衄。外用主治丹毒、烫伤。

【用法用量】内服 9~15g。外用适量,研细粉调敷患处。

【禁忌】脾胃虚寒者慎用。

【临床应用】北寒水石咸寒降泄,上入心经,中行胃经,下走肾经,有清热泻火、除烦止渴之功,可用治时行热病、积热烦渴、呕吐泄泻之证。因其药性辛咸走散,又有清热泻火、利尿消肿之功,故可用治湿热水肿、尿闭。北寒水石寒以清热,咸以软坚,又有清热泻火、消肿散结、缓解赤热疼痛之效,故又可用于齿痛、小儿丹毒及水火烫伤。宋代刘昉《幼幼新书》卷十《一切惊》载:"《吉氏家传》治惊风镇心,真珠丸。北寒水石（硬尖者细研如粉,以雪水浸三宿,又研,以水登下脚为度,再研取五钱）。上为细末,倾出纸上摊一宿,收入瓷合内收。每服一字,以鸡子清为丸,仍以鸡子清磨下,大热方可服。"

北寒水石在本书中涉及广泛性焦虑症、灼口综合征、药源性便秘、药源性皮炎、三叉神经痛、中风、耳鸣、癫痫、时疫、热痹等疾病的医案。

【古代医案涉及病种】

脑系疾病:不寐、中风、癫狂、痫证、神昏、谵语。

肺系疾病:咳嗽。

心系疾病:胸痹。

脾胃肝胆系疾病:腹胀、泄泻、痢疾、便秘、黄疸、鼓胀、疟疾。

肾系疾病:水肿、淋证、癃闭。

气血津液疾病:痰饮、消渴、血证。

肢体经络疾病:痉证、痿证、痹证。

妇产科疾病:乳泣、阴痒。

儿科疾病:胎毒。

皮肤科疾病:痈疡、疮疡、蛇头疮、瘾疹。

外科疾病:痰核、疝气、虫兽咬伤。

口腔疾病:齿疾、口疮。

传染病:霍乱、瘟疫。

杂病:湿热、湿温、五志化火、酒毒、鸩毒、暑证。

浮石

【来源】由火山喷出的岩浆凝固形成的多孔状石块。

【始载】始载于《本草衍义》。

【异名】水花、白浮石、海浮石、海石、水泡石、浮水石、大海浮石。

【产地】主产于辽宁、山东、福建、广东等地。

【采收加工】全年可采。取原药材,除去杂质,打碎。

【性状特征】呈海绵样不规则块状,表面灰白色或灰黄色,具多数细孔,质硬而脆,断面疏松,常有玻璃或绢丝样光泽。气微弱,味微咸。(图 2-16)

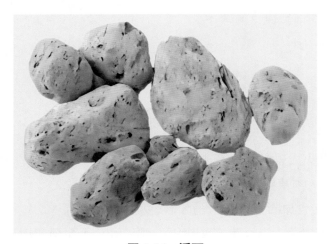

图 2-16 浮石

【成分】主要含二氧化硅(SiO_2)。

【性味归经】咸,寒。归肺、肾、肝、大肠经。

【功能主治】清肺化痰,软坚散结。内服主治热嗽、小便淋沥涩痛、瘿瘤瘰疬。

【用法用量】内服 9~15g,或入丸、散。外用适量,水飞后吹耳或点眼。

【禁忌】虚寒咳嗽者禁服。

【临床应用】《本草备要》曰:"浮石(一名海石。泻火、软坚),咸润下,寒降火。色白体轻,入肺清其上源(肺为水之上源)。止渴止嗽,通淋软坚,除上焦痰热,消瘿瘤结核。"《本草纲目》曰:"浮石……气味咸寒,润下之用也。故入肺除上焦痰热,止咳嗽而软坚。清其上源,故又治诸淋。"浮石味咸以软坚散结,性寒能清热降火,体轻上浮,《本草易读》言其"状如石而轻浮,入水不沉",专走上焦,既能清肺化痰,又能软坚散结。

浮石在本书中涉及肺炎等疾病的医案。

【古代医案涉及病种】

脑系疾病：癫狂、痫证。

肺系疾病：哮病、咳嗽、肺痿、肺痈。

心系疾病：惊悸。

脾胃肝胆系疾病：吐血、呕吐、噎膈、反胃、泄泻。

肢体经络疾病：麻木。

耳鼻喉科：喉痹、失音。

外科疾病：瘰疬、痄疮、锁喉痰痈、痰串、石疽。

外科疾病：臂腋流注、暑毒流注。

骨科疾病：背脊流痰、梅核流痰。

口腔疾病：舌蕈。

传染病：霍乱。

麦饭石

【来源】 中酸性火成岩类岩石石英二长斑岩。

【始载】 始载于《本草图经》。

【异名】 长寿石、健康石、炼山石、马牙砂、豆渣石。

【产地】 主产于内蒙古通辽市奈曼旗、辽宁阜新市、天津蓟州区、吉林伊通满族自治县等地。

【采收加工】 取原药材，除去杂质，洗净，干燥，打成碎块。

【性状特征】 不规则团块，似由大小不等、颜色不同的颗粒聚集而成，略似麦饭团。有斑点状花纹，呈灰白、淡褐肉红、黄白、黑等色，表面粗糙不平。体较重，质疏松程度不同，砸碎后，断面不整齐，可见小鳞片分布于其间，并呈闪星样光泽，其他斑点的光泽不明显。气微或近于无，味淡。（图 2-17）

【成分】 主要含二氧化硅（SiO_2）。

【性味归经】 甘，温。归肝、胃、肾经。

【功能主治】 解毒散结，去腐生肌，除寒祛湿，益肝健胃，活血化瘀，利尿化石，延年益寿。内服主治风湿痹痛、腰背痛。外用主治痈疽发背、痤疮、湿疹、脚气、痱子、手指皲裂、牙痛。

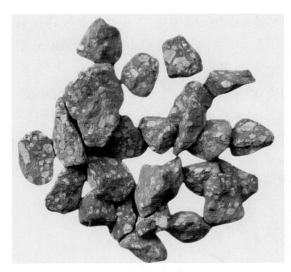

图 2-17　麦饭石

【用法用量】内服,取 1 份麦饭石,加 6~8 份开水,冷浸 4~6 小时饮用,热开水浸泡 2~3 小时即可饮用,可连续用 30 次。外用适量,研末涂敷,或泡水外洗。

【禁忌】文献中未见记载。

【临床应用】《本草图经》曰:"世人又传麦饭石,亦治发背疮。"《本草纲目》曰:"麦饭石……主治一切痈疽发背。"《中国医学大辞典》载其"止痛,排脓,治溃脓疮口不收"。麦饭石具有多孔性,吸附能力很强,临床上多用治皮肤溃疡等疾病。《中国矿物药图鉴》载其"保肝健胃,利尿化石"。

麦饭石在本书中涉及进食障碍、药源性便秘、失眠、胃痛等疾病的医案。

【古代医案涉及病种】

皮肤科疾病:痈疽、石痈、石疽。

龙骨

【来源】本品为古代哺乳动物如三趾马、犀类、鹿类、牛类、象类等的骨骼化石或象类门齿的化石。前者习称"土龙骨",后者习称"五花龙骨"。

【始载】始载于《神农本草经》。

【异名】土龙骨、花龙骨、粉龙骨、青花龙骨、五花龙骨。

【产地】主产于宁夏、山西、山东、内蒙古、河北、陕西、甘肃、广西、青海、新疆等地。

【采收加工】挖出后除去泥土及杂质。五花龙骨质酥脆,出土后露置空气中极易破碎,常用毛边纸将其封固,只留下花纹好的部分。

【性状特征】五花龙骨：呈不规则块状，大小不一。全体呈淡黄白色，夹有蓝灰色及红棕色花纹，深浅粗细不等。表面平滑，时有小裂隙。质硬，较酥，易片片剥落。吸湿性强，以舌舔之有吸力。无臭，味淡。

土龙骨：呈不规则块状，大小不一。全体类白色，灰白色、黄白色或淡棕色。表面较平滑，断面较粗糙。质坚硬，不易破碎，吸湿性亦强。无臭，味淡。（图 2-18）

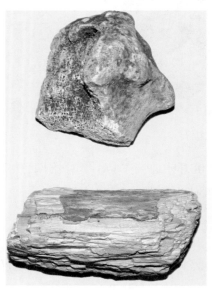
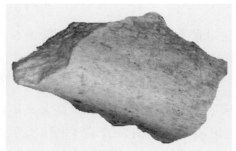

图 2-18　龙骨

【成分】主要含碳酸钙（$CaCO_3$）及磷酸钙$[Ca_3(PO_4)_2]$。

【性味归经】甘、涩，平。归心、肝、肾经。

【功能主治】镇惊安神，敛汗涩精，生肌敛疮。内服主治神志不安、惊悸不眠、自汗盗汗、遗精、白带、崩漏。外用主治脱肛、衄血、溃疡久不收口。

【用法用量】9~15g。外用适量，研末敷患处。

【禁忌】湿热积滞者慎服。

【临床应用】《名医别录》记载："龙骨……主治心腹烦满，四肢痿枯，汗出，夜卧自惊……养精神，定魂魄，安五藏。"《药性论》曰："龙骨……逐邪气，安心神，止冷痢及下脓血，女子崩中带下，止梦泄精，夜梦鬼交，治尿血，虚而多梦纷纭加而用之。"《日华子本草》曰："龙骨健脾，涩肠胃，止泻痢、渴疾，怀孕漏胎，肠风下血，崩中带下，鼻洪、吐血，止汗。"《本草纲目》曰："龙骨……益肾镇惊，止阴疟，收湿气脱肛，生肌敛疮。"《本草经解》曰："龙骨，味甘可以缓肝火，气温可以达清气，甘平可以藏肝血也。……小儿热气惊痫，心火盛，舍肝而惊痫也，惊者平之，龙骨气平，所以平惊也。"《神农本草经读》认为：

"龙骨能敛火安神,逐痰降逆,故为惊痫癫痉之圣药。"

龙骨在本书中涉及抑郁障碍、广泛性焦虑症、惊恐发作、社交恐惧症、梅核气、灯笼病、梦交、梦游、中风、眩晕、失眠、眼肌痉挛、功能性胃肠病等疾病的医案。

【古代医案涉及病种】

脑系疾病:癫狂、不寐、神昏、头痛、痫证、眩晕、谵语、中风、偏头风、脱证。

肺系疾病:喘证、咳嗽。

心系疾病:惊悸、厥证。

脾胃肝胆系疾病:便秘、痢疾、疟疾。

肾系疾病:淋浊、腰痛。

气血津液疾病:衄血、咳血、便血、肠风下血、痰饮、吐血、消渴、虚劳、自汗。

肢体经络疾病:痹证、柔痉。

妇产科疾病:崩漏、癥瘕、带下、女劳、产后发热、难产、产后吐泻、死胎。

男科疾病:遗精、阳举易泄。

儿科疾病:慢惊风。

耳鼻喉科疾病:咽痹、耳中出脓。

外科疾病:流注。

传染病:霍乱、春温。

杂病:气逆、奔豚、烦劳、胸满、伏暑夹食、寒厥、暑邪。

龙齿

【来源】本品为古代哺乳动物如三趾马、犀类、鹿类、牛类、象类等的牙齿化石。

【始载】始载于《神农本草经》。

【异名】龙牙、青龙齿、白龙齿。

【产地】主产于山西、内蒙古、陕西、河北、河南、广西等省区。

【采收加工】采挖后,除去泥土及牙床。

【性状特征】本品呈齿状或碎块状,可分为犬齿及白齿。完整者,犬齿呈圆锥形,先端较细或略弯曲,直径 0.8~3.5cm,近尖端处断面常中空;白齿呈圆柱形或方柱形略弯曲,一端较细,长 2~20cm,直径 1~9cm,多有深浅不等的沟棱。表面呈浅蓝灰色或暗棕色者,习称"青龙齿";呈黄白色者,习称"白龙齿"。有的表面可见有光泽的釉质层(珐琅质)。质坚硬,断面不平坦或有不规则凸起棱线。吸湿性强。无臭,味淡。(图 2-19)

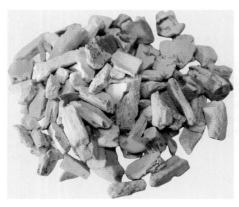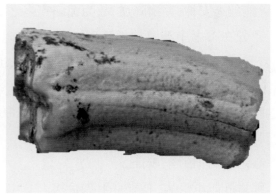

图 2-19　龙齿

【成分】主要含碳酸钙（$CaCO_3$）和磷酸钙$[Ca_3(PO_4)_2]$。

【性味归经】甘、涩，凉。归心、肝经。

【功能主治】安神镇惊。主治心悸易惊、心烦、失眠多梦。

【用法用量】9~15g，先煎。

【禁忌】畏石膏。

【临床应用】《神农本草经》记载："齿主小儿大人惊痫，癫疾狂走，心下结气，不能喘息，诸痉。"《名医别录》言："龙齿主治小儿五惊、十二痫，身热不可近人，大人骨间寒热。"《药性论》曰："龙齿……镇心，安魂魄。"《日华子本草》曰："龙齿……治烦闷、癫痫、热狂。"《本草备要》云："龙齿（涩，镇惊），涩凉。镇心安魂。治大人痉癫狂热，小儿五惊十二痫。"《本草求真》云："龙齿入肝，收魂安魄。凡惊痫癫狂因于肝魂不收者，即当用此以疗。"

龙齿在本书中涉及抑郁障碍、药源性皮炎、药源性静坐不能、梅核气、灯笼病、卑惵、失眠、鬼交、梦游、眩晕、脑鸣、耳鸣、丛集性头痛、癫痫、颤病、不宁腿综合征等疾病的医案。

【古代医案涉及病种】

脑系疾病：不寐、痫。

心系疾病：惊悸。

脾胃肝胆系疾病：疳积。

气血津液疾病：鼻衄、自汗。

男科疾病：遗精。

杂病：郑声。

琥珀

【来源】本品为古代松科植物的树脂,埋藏于地下经年久转化而成。

【始载】始载于《名医别录》。

【异名】血琥珀、血珀、红琥珀、光珀、江珠、黑琥珀、琥魄、虎珀、虎魄、琥珀米、琥珀渣。

【产地】主产于云南、河南、广西、辽宁、福建、贵州等地。

【采收加工】全年均可采挖,从地下挖出的称"琥珀",或从煤中选出的称"煤珀",除去泥沙及煤屑。

【性状特征】呈不规则块状、颗粒状或细粉状。表面血红色或黄棕色。有的具光泽,体轻,质松脆,捻之易碎。断面有玻璃样光泽。气微,味淡。(图 2-20)

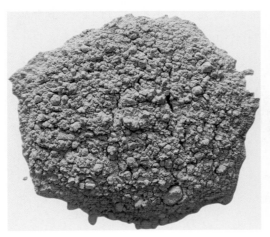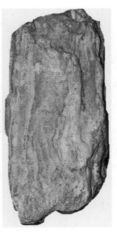

图 2-20　琥珀

【成分】主要含二松香醇酸的聚酯化合物。

【性味归经】甘,平。归心、肝、膀胱经。

【功能主治】安神,散瘀,行水。用于惊风癫痫、瘀血腹痛、癥瘕疼痛、小便不利、血淋尿痛。

【用法用量】1~2g,研末吞服,或入丸散用。

【禁忌】阴虚内热及无瘀滞者忌服。

【临床应用】《名医别录》载:"虎魄……主安五脏,定魂魄,杀精魅邪鬼,消瘀血,通五淋。"《药性论》曰:"琥珀……治百邪,产后血瘀痛。"《日华子本草》曰:"壮心,明目磨翳,止心痛、癫邪,破结癥。"《本草别说》载琥珀"治荣而安心利水"。《珍珠囊》曰:"利小便,清肺。"《本草拾遗》曰:"止血生肌,合金疮。"

琥珀在本书中涉及抑郁障碍、广泛性焦虑症、惊恐发作、社交恐惧症、强迫症、躁狂发作、药源性静坐不能、失眠、鬼交、梦游、脑鸣、不宁腿综合征、心痛、癫痫、颤病等疾病的医案。

【古代医案涉及病种】

脑系疾病:癫病、狂病、失眠、中风、头痛、眩晕、健忘、神昏、郁病。

肺系疾病:咳嗽。

心系疾病:胸痹心痛、心悸、厥证。

脾胃肝胆系疾病:腹痛、腹胀、呕吐、痞满、胃痛、胁痛、吐蛔、疟疾、癥瘕、积聚。

肾系疾病:淋证、水肿、关格、腰痛、癃闭。

气血津液疾病:血证。

肢体经络疾病:痉证、麻木。

妇产科疾病:崩漏、闭经、痛经、月经先后无定期、经行吐衄、带下病、产后病、胎漏、胎动不安、妊娠恶阻、妊娠腹痛、胎死不下。

儿科疾病:惊风。

耳鼻喉科疾病:音哑、喉痹、舌岩。

皮肤科疾病:疔、热疮、疮疡、痈、痧、瘰疬。

外科疾病:疝气、肛漏、流注。

口腔科疾病:马牙。

传染病:梅毒。

杂病:内伤发热。

芒硝

【来源】本品为硫酸盐类矿物芒硝族芒硝,经加工精制而成的结晶体。

【始载】始载于《名医别录》。

【异名】芒消、盆消、马牙消、英消、消石、马牙硝、朴消、朴硝、消石朴、凝水石。

【产地】全国大部分地区均有生产。主产于海边碱土地区,矿泉、盐场附近及潮湿的山洞中。

【采收加工】洗净,除杂质,晾干。

【性状特征】本品为棱柱状、长方形或不规则块状及粒状。无色透明或类白色半透明。质脆,易碎,断面呈玻璃样光泽。气微,味咸。(图2-21)

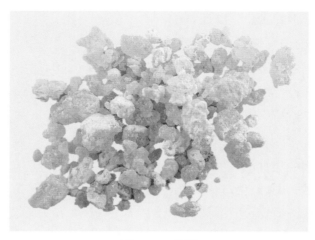

图 2-21　芒硝

【成分】主要含含水硫酸钠（$Na_2SO_4 \cdot 10H_2O$）。

【性味归经】咸、苦,寒。归胃、大肠经。

【功能主治】泻下通便,润燥软坚,清火消肿。内服主治实热积滞、腹满胀痛、大便燥结、肠痈肿痛。外用主治乳痈、痔疮肿痛。

【用法用量】内服 6~12g,一般不入煎剂,待汤剂煎得后,溶入汤剂中服用。外用适量。

【禁忌】脾胃虚寒者及孕妇忌服。

【临床应用】《名医别录》记载:"芒消……主治五脏积聚,久热胃闭,除邪气,破留血、腹中痰实结搏,通经脉,利大小便及月水,破五淋,推陈致新。"《药性论》曰:"芒消……通女子月闭癥瘕,下瘰疬,黄疸病,主堕胎;患漆疮,汁敷之;主时疾热壅,能散恶血。"《医学启源》曰:"芒硝……其用有三:热淫于内一也,去肠中宿垢二也,破坚积热块三也。"《本草蒙筌》曰:"芒硝……洗心肝明目,涤肠胃止疼。"《本草再新》曰:"涤三焦肠胃湿热,推陈致新,伤寒疫痢,积聚结癖,停痰淋闭,瘰疬疮肿,目赤障翳,通经堕胎。"

芒硝在本书中涉及药源性泌乳、药源性便秘、灯笼病、中风、癫痫、颤病、三叉神经痛等疾病的医案。

【古代医案涉及病种】

脑系疾病:癫狂、不寐、郁证、头痛、眩晕、中风、痫证、神昏。

肺系疾病:咳嗽、喘证、感冒。

心系疾病:厥证、胸痹。

脾胃肝胆系疾病:呃逆、腹痛、腹胀、痢疾、便秘、胁痛、黄疸、积聚、癥瘕、痰饮、嘈杂、疟疾、胃痛、吐蛔。

肾系疾病：关格、水肿、癃闭、淋证。

气血津液疾病：内伤发热、血证、瘿病、汗证。

肢体经络疾病：痉证、痹证、痿证、腰痛。

妇产科疾病：经行异常、胎死不下、产后病、滑胎、乳痈。

男科疾病：阳痿、遗精。

儿科疾病：夜啼。

耳鼻喉科疾病：喉风、舌痈。

皮肤科疾病：瘰疬、斑疹、鱼口。

外科疾病：脱疽、肠痈。

眼科疾病：目疾。

传染病：瘟疫、水痘。

杂病：中暑、发热。

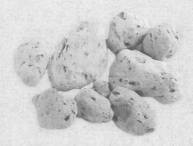

第三章

金石类药临床应用

第一节　抑　郁　障　碍

一、概述

抑郁障碍是指以显著而持久的情绪低落、活动能力减退和认知功能迟缓为主要临床特征的一类情感性精神障碍,往往伴有自主神经功能紊乱、睡眠障碍和食欲改变等症状,部分患者存在自伤、自杀行为。抑郁障碍具有发病率高、自杀率高、复发率高和就诊率低、识别率低、治疗率低的特点,易反复发作、缠绵难愈,给患者带来痛苦体验,严重影响患者生活质量。抑郁障碍属于中医学"郁病"范畴。

"郁"字,为"鬱"的简体字。《说文解字注》云:"郁,木丛者。依《韵会》本。《秦风》:'郁彼北林。'毛曰:'郁,积也。'"《康熙字典》云:"《书·五子之歌》:'郁陶乎予心。'《疏》:'郁陶,愤结积聚之意。'"《吕氏春秋·恃君览·达郁》所云"水郁则为污,树郁则为蠹,草郁则为蒉",描述了自然界中一切郁闭不通的状态。先秦时期,郁也作为医学概念来说明疾病,如《吕氏春秋·恃君览·达郁》所云"病之留,恶之生也,精气郁也";同时,也认为"郁"与情志疾病有一定关系,如《管子·内业》所云"忧郁生疾,疾困乃死"。因此,郁的引申含义主要有三方面:一指自然界郁塞不通的状态;二指人体脏腑、经络、气血等功能郁滞不畅的疾病状态;三指由情志不畅导致的以气机郁滞为临床特点的一类病证。

中医学对"郁"的认识较早,《黄帝内经》中就有关于郁的论述。《素问·六元正纪大论》云:"五运之气,亦复岁乎?岐伯曰:郁极乃发,待时而作也。"认为五运异常会导致五郁,并提出"木郁达之,火郁发之,土郁夺之,金郁泄之,水郁折之"的治疗原则。《灵枢·本神》中有"愁忧者,气闭塞而不行"等情志之郁的论述。汉代张仲景在《金匮要略》一书中论述了梅核气、脏躁等郁病证候及治疗方药,如"妇人咽中如有炙脔,半夏厚朴汤主之""妇人脏躁,喜悲伤欲哭,象如神灵所作,数欠伸,甘麦大枣汤主之",论中方药在当今临床十分有效。金元时期朱震亨所著《丹溪心法·六郁》载:"气血冲和,万病不生,一有怫郁,诸病生焉。故人身诸病,多生于郁。"在此已将郁证列为专篇论述,还提出气、血、火(热)、食、湿、痰六郁之说,并创立越鞠丸等相应治疗方剂。宋代陈言明确提出情志致郁,强调"七情,人之常性,动之则先自脏腑郁发,外形于肢体,为内所因"。明代张介宾对郁病的范围作了明确论述,将五气之郁称为因病而郁,把情志所致之郁称为因郁而病。《景岳全书·杂证谟·郁证》曰:"凡五气之郁,则诸病皆有,此因病而郁也。至若情志之郁,则总由乎心,此因郁而病也。"在情志之郁中,张介宾又强调恼怒、思虑、悲忧等精神因素,辨为三证,一曰怒郁,二曰思郁,三曰忧郁,并认为忧郁多虚。《景岳全书·杂证谟·郁证》曰:"又若忧郁病者,则全属大虚,本无邪实,此多以衣食之累,利害之牵,及悲忧惊恐而致郁者,总皆受郁之类。……此其戚戚悠悠……神志不振……凡此之辈,皆阳消证也,尚何实邪?"清代王清任特别注重血瘀与郁病的关系,在《医林改错·血府逐瘀汤所治之症目》中指出"瞀闷,即小事不能开展,即是血瘀","俗言肝气病,无故爱生气,是血府血瘀"。

郁病之病性属本虚标实,病位在心肝脾肾肺,其核心病机为肝失疏泄、脾失健运、心失所养、肾精不足、肺失宣发及脏腑阴阳气血失调。可根据郁病的临床表现,将其划分为肾虚肝郁、心脾两虚、肝胆湿热、心胆气虚、肝郁脾虚、心肾不交6个证型。

此外,还存在特殊人群的抑郁障碍,如儿童青少年抑郁障碍、老年抑郁障碍等。儿童、青少年患抑郁障碍的危险因素多为家庭不和、受到虐待、不良生活事件、家族性精神病病史以及校园暴力或师生关系紧张等。抑郁障碍的发生严重影响青少年的身心健康和社会功能,多数患者存在复发倾向,一些青少年的抑郁症状可持续到成年,甚至部分患者在成年时因症状加重来就诊,而回溯症状时,发现在十几岁甚至更早便或多或少出现部分症状。儿童青少年抑郁障碍的临床表现与成人抑郁有一定差异,他们往往不能充分描述自身情绪及感受,而是通过行为来表达抑郁心情,表现为厌烦、易激惹、常常发呆、孤僻,甚至采用攻击行为等方式来表达自己的压抑情绪。抑郁情绪会影响患者正常的学习活动,表现为疲劳乏力、心情压抑、注意力不集中、对上学不感兴趣,甚至以各种理由逃学、学习能力下降、自信心不足等。儿童青少年抑郁障碍亦属中医"郁病"范畴,可按照成人郁病进行诊治。需要关注的是,"肝常有余"是小儿发生情志疾病的重要生理病理基础。肝常有余,肝火上扰心神,可致烦躁、易怒、失眠等心肝火旺见症;木旺乘土,而脾虚失于运化、湿浊内蕴,可见腹胀、纳差等肝郁脾虚见症。

老年抑郁障碍是老年人群常见的精神、心理疾患。与普通人群抑郁障碍不同,老年抑郁障碍患者的神经病变及躯体疾病所占比重大,临床上情绪低落可不突出,而往往以焦虑情绪、躯体症状、睡眠障碍等为主诉就诊,并且常伴有不同类型的认知功能损害。中医理论认为,与普通人群抑郁障碍相比,老年抑郁障碍患者肾精亏虚的病机特点更突出:老年患者天癸衰少,肾虚精亏,肾主骨生髓,髓海空虚则脑神失养,水不涵木以致肝失疏泄,出现情绪低落、疲劳懒动、兴趣索然、悲观失望、思维迟缓等症状,发为抑郁。

二、医案

医案一

陈某,女,63 岁。2014 年 6 月 24 日初诊。

主诉:反复情绪低落 8 年,复发 3 个月。

现病史:患者平素性格内向、易紧张,2006 年因家庭纠纷出现情绪低落、烦躁易怒、表情呆滞,于当地精神专科医院诊断为"抑郁障碍",服用氢溴酸西酞普兰 1 个月后症状减轻,自认为抑郁障碍已痊愈而自行停药。2009 年因在单位与同事发生工作方面的争执而再次出现上述症状,就诊于当地精神专科医院,服用文拉法辛治疗,抑郁症状缓解,持续服药至 2012 年,遵医嘱逐渐停药。今年 3 月,患者因家庭事务再次出现情绪低落、兴趣减少、担心害怕、易早醒,被诊断为抑郁障碍复发。患者不欲再服西药,为求中医治疗而就诊。

现症见:情绪低落,自觉生活没意思,对任何事情都提不起来兴趣,自诉每天觉得很累,常不自主回忆以往不高兴的事情,总觉得委屈,觉得别人对不起自己,倦怠疲乏,想一直躺在床上,不想跟人说话,不想活动,常常出现莫名的担心,烦躁易怒,晨起后情绪低落、疲劳懒动、烦躁担忧症状较重,下午和夜间稍减轻,思维迟缓,记忆力减退。白天自觉头脑发蒙,入睡可,梦多易醒,醒后不易再次入睡,睡眠时间 4~5 小时左右。面色晦暗,腰膝酸软,食欲不振,二便调。舌淡苔白,脉沉弦,左关尤甚,双尺脉弱。

既往史:既往体健。否认外伤、手术、输血史。否认药物、食物过敏史。

家族史:其母有轻度抑郁病史。

婚育史:适龄婚育,育有 1 女,体健。

中医诊断:郁病(肾虚肝郁证)。

西医诊断:抑郁障碍。

治疗原则：益肾疏肝，解郁安神。

处方：颐脑解郁汤。

刺五加 30g	山茱萸 20g	巴戟天 20g	柴 胡 15g
白 芍 15g	贯叶金丝桃 20g	栀 子 10g	首乌藤 20g
炒酸枣仁 25g	合欢皮 15g	五味子 15g	鸡内金 20g
紫石英 30g ^{先煎}	珊瑚粉 1g ^{冲服}		

7 剂，每日 1 剂，水煎服，分 2 次服用。

2014 年 7 月 1 日二诊：情绪低落、兴趣降低均较前好转，主动性增强，能下楼在小区散步，可以简单和家人交流，担心害怕、烦躁易怒情况均较前减少，仍思维迟缓，记忆力减退。倦怠疲乏、日间头脑发蒙感均较前好转，夜间醒来次数减少，醒后再次入睡时间缩短。仍有委屈感、腰膝酸软，食欲不振，二便可。舌淡苔白，脉沉弦。初诊方基础上减柴胡、白芍，改巴戟天为 30g，加郁金 30g、夏枯草 15g、天麻 15g、黄精 15g、焦三仙（即焦麦芽、焦山楂、焦神曲）各 15g。14 剂，水煎服。

2014 年 7 月 15 日三诊：情绪低落、兴趣降低均较前好转，在小区散步时能与邻居及家人交流，担心恐惧、烦躁易怒情况均明显减少，仍思维迟缓，记忆力减退。疲乏感减轻，自觉身上有劲，无头脑发蒙感，委屈感明显减轻，日间午睡 1 小时，做梦较前减少，夜间醒来 1 次，可再次入睡，睡眠时间延长，可睡 6 小时左右。偶有腰膝酸软，食欲较前改善，大便 1 日 1 次、不成形。舌淡苔白，脉沉弦。二诊方基础上减栀子、首乌藤、合欢皮，改刺五加为 50g、炒酸枣仁为 15g、五味子为 20g，加山药 20g。14 剂，水煎服。

2014 年 7 月 29 日四诊：情绪平稳，低落情绪不明显，对日常事务的兴趣基本恢复，日常娱乐活动逐渐恢复，愿意主动和家人朋友交流，无担心、烦躁情绪，思维、记忆力均较前改善。晨起偶有疲乏感，有梦，夜间可睡 6 小时左右。偶有腰膝酸软，食欲可，二便调。舌淡苔白，脉沉弦。三诊方基础上减夏枯草、珊瑚粉，改焦三仙为各 10g、紫石英 10g，加制首乌 10g。14 剂，水煎服。

2014 年 8 月 13 日五诊：情绪平稳，兴趣可，社交基本正常，无担心、烦躁情绪，思维、记忆力均可。晨起无疲乏感，偶有梦，夜间可睡 6 小时左右。无明显腰膝酸软感，食欲可，二便调。舌淡苔白，脉沉弦。四诊方继服 14 剂，以巩固疗效。

后门诊随访，患者病情平稳，未见复发。

按：肾为水火之脏，内寓真阴元阳，主生长发育，又主骨生髓。脑为髓海，古称泥丸宫，为元神之府。神机思虑之正常有赖于肾精脑髓的滋润濡养。肾精足则脑髓充，肾虚则脑髓失养而神机失用。肝为阳脏，主升发疏泄，喜条达而恶抑郁。肝失疏泄，则气郁不达。在五行中,肝属木,肾属水,二者为相生关系,水能涵木。除肝肾精血同源外,肾气、肾阳充足可以温煦肝气、肝阳,使其发挥正常的疏泄功能,因此肝脏疏泄功能的正常发挥有赖于肾脏阳气的充养。肾虚则肝失所养,无以升发,而见肝气郁结。《灵枢·天年》曰:"六十岁,心气始衰,苦忧悲,血气懈惰,故好卧。七十岁,脾气虚,皮肤枯。"本案患者时年六十三,年高体虚,脏腑之气不足,肾本亦不足,肾精亏虚,则脑神失养,神机失用。水不涵木,肝失所养,肝阳、肝气不足,不能发挥正常的疏泄功能,肝失疏泄,情志之郁不得疏达,故见肾虚肝郁型郁病。

　　肾主骨生髓,肾精亏虚,髓海不足,致神机失用;肾虚水不涵木,肝失疏泄条达,气郁不畅,故见情绪低落,郁而化火则见紧张、烦躁之症;肝郁而实,晨起之时人之阳气受天之阳气影响,郁结攻冲更甚,故见"晨重暮轻"的变化规律。肾为作强之官,伎巧出焉,又肾为水火之宅,真火存焉,今肾中真阴元阳亏虚而动力不足、温煦乏力,故见倦怠疲乏、思维迟缓、不想活动、日间头蒙、面色晦暗之症;肾藏精舍志,肾精亏虚,志意不藏,故见有委屈感、记忆力减退之症;腰为肾之府,膝为筋之府,府藏空虚,故腰膝酸软。《中西汇通医经精义》云:"夜则魂归于肝而为寐,魂不安者梦多。"肝不舍魂,则梦多易醒、醒后不易再次入睡。左关候肝,肝郁则弦,尺脉候肾,肾虚而弱,故可见关脉弦、双尺脉弱。结合舌淡苔白,辨为肾虚肝郁(肾精不足、肝气郁结),治以益肾疏肝、解郁安神,予以颐脑解郁汤。

　　初诊方中,刺五加味甘,具有补益肝肾的作用,为君药;巴戟天补肾阳,山茱萸补益肝肾,与刺五加合用,肾阴、肾阳得补。柴胡、贯叶金丝桃辛散,归肝经,疏肝解郁,使肝气条达,正如《黄帝内经》所言"肝欲散,急食辛以散之""肾苦燥,急食辛以润之";栀子味苦性寒,善清热除烦,合《黄帝内经》"肾欲坚,急食苦以坚之,用苦补之"之义,贯叶金丝桃又有清热利湿之功,三药共奏疏肝清热之功,共为臣药。山茱萸味酸,入肝、肾经,具有补益肝肾的功效;白芍味苦酸,善柔肝缓急;五味子味酸甘,能补肾宁心;炒酸枣仁味酸,养心安神;上述酸味药合用,寓"肝欲散……用辛补之,酸泻之"之义。首乌藤配合欢皮、炒酸枣仁,能和合阴阳,使阳入于阴,调节睡眠;紫石英性温质重而擅安魂定魄,引浮游之神魂复归于下,可除怯弱恐惧;珊瑚粉甘平,镇惊安神,配刺五加、巴戟天补肾之品,使神有所归、魂有所舍、志有所藏,以解委屈不安之感;鸡内金化石护胃。全方益肾疏肝,补中有疏,母子同治,可使阴阳平衡,神安志定。

　　二诊时,患者情绪及兴趣均较前改善,仍有烦躁,属于肝郁而实之象,故在初诊方基础上加郁金、夏枯草、天麻,以加强解郁平肝之力;恐柴胡久用劫肝阴,故柴胡、白芍同减;患者倦怠疲乏、日间头蒙感较前好转,仍有委屈感、腰膝酸软,考虑为肾阳不足、清窍失养所致,故增巴戟天为30g,加黄精15g以温肾补脾、益气填精;患者食欲不振,故加焦三仙以健脾开胃。

三诊时,患者情绪低落、兴趣降低、主动性均较前进一步好转,烦躁明显减轻,夜间易醒次数减少、能再次入睡,仍思维迟缓、记忆力减退。考虑肝郁减轻,肾虚之象仍具,故在二诊方基础上减栀子、首乌藤、合欢皮,减少炒酸枣仁的用量,增加刺五加、五味子的用量,加山药以进一步增强补肾填精之功。

四诊时,患者症状缓解,情绪基本正常,无烦躁,偶有晨起疲乏感、腰酸、有梦。考虑患者肝郁之象渐解,肾虚仍在,故减夏枯草、珊瑚粉,减少紫石英的用量以防久用碍胃,加制首乌以补肝肾、益精血、强筋骨;食欲可,故改焦三仙为各10g。

五诊时,患者情绪平稳,兴趣可,社交基本正常,记忆力较前改善,眠可。考虑益肾疏肝法已奏效,故守前方用药思路以补肾为重,缓缓巩固,自不复发。

肾虚肝郁证为抑郁障碍中最常见的证候之一。治疗时,当补益肾精与疏肝解郁之法同施,方能奏效;若徒予疏肝解郁,则病重而药轻,难以建功。肾虚肝郁型抑郁障碍早期当以疏肝理气为主,补肾为辅,兼以安神;中期则疏肝与补肾并重;后期待肝郁已解,当以补肾之法收功,治以补益肾精和温振肾阳并重。该病患者的抑郁程度随时辰变化是五脏阴阳应时的体现,晨起乃阳气始生、肝木升发之时,此时抑郁症状加重体现了肝气郁结所致肝实证的特征性变化规律。

医案二

吴某,女,15岁。2015年6月23日初诊。

主诉:情绪低落伴有委屈感2年。

现病史:患者平时学习压力大,性格内向,2年前因被老师罚站后出现情绪低落,不想上学,不愿见人,兴趣丧失,委屈易哭,常不自主流泪,睡眠困难,遂于精神专科医院就诊,诊断为"抑郁症",予米氮平片、百优解(盐酸氟西汀分散片)等抗抑郁药治疗,服用年余,疗效欠佳,情绪反复波动,自觉体重增加、困倦乏力等副作用较大,自行停药,后再次出现情绪低落,服用百优解20mg治疗,症状改善不明显。为求中医治疗前来就诊。

现症见:面色萎黄,情绪低落,兴趣降低,对既往最喜欢的流行歌曲也不感兴趣,不想上学,自诉"学不会,脑子转不过来",莫名悲伤欲哭,有绝望无助感,烦躁易怒。入睡困难,约2小时入睡,梦多杂乱,日间疲乏无力、自汗出、心悸,活动后加重,纳差,无食欲,食后腹胀,大便不成形、1日2次,小便可。舌淡,舌体小,苔白,边有浅齿痕,脉沉细。

既往史:既往体健。否认手术、外伤、输血史。否认食物、药物过敏史。

家族史:否认家族性精神病、遗传病病史。

月经及婚育史：月经量少色淡，淋漓不尽，持续半月；未婚未育。

中医诊断：郁病（心脾两虚证）。

西医诊断：抑郁障碍。

治疗原则：益气健脾，养心安神。

处方：养心解郁汤。

酸枣仁 20g	龙眼肉 15g	山　药 20g	党　参 15g
炒白术 15g	柏子仁 15g	远　志 10g	莲子心 10g
黄　连 3g	刺五加 30g	当　归 15g	五味子 10g
焦山楂 15g	焦神曲 15g	焦麦芽 15g	鸡内金 15g
龙齿 15g^{先煎}	琥珀粉 2g^{冲服}	煅龙骨 20g^{先煎}	

7 剂，每日 1 剂，水煎服，分 2 次服用。

2015 年 6 月 30 日二诊：情绪低落、兴趣降低、悲伤欲哭均有所减轻，时有烦躁易怒。入睡困难、梦多均较前稍有好转，日间疲乏无力感、自汗出、心悸均减轻，纳差、食后腹胀均明显改善，大便成形、1 日 2 次、小便可。舌淡，舌体小，苔白，边有浅齿痕，脉沉细。初诊方基础上加炙黄芪 30g、玄参 20g、炙甘草 9g、丹参 15g、茯苓 15g。14 剂，水煎服。

2015 年 7 月 14 日三诊：情绪低落、兴趣下降、学习困难均改善，能主动做事，愿与人交流，夜间偶有悲伤欲哭感及烦躁感。入睡时间缩短，约 1 小时入睡，多梦，日间疲乏感、自汗出、心悸均明显减轻，有食欲，偶有食后腹胀，大便成形、1 日 1 次，小便调。舌淡，苔白，脉细。二诊方基础上减炙甘草，改刺五加为 40g，加白豆蔻 10g^{后下}、芡实 15g。14 剂，水煎服。

2015 年 7 月 30 日四诊：近期未见情绪低落，兴趣提高，诉"能学进去"，不抵触去学校，现有想听的歌曲且能随之小声哼唱，主动做事，愿与家人及同学交流，无悲伤欲哭感，偶有烦躁。睡眠改善，入睡时间缩短，0.5 小时以内可入睡，偶有多梦，日间疲乏感明显减轻，偶有自汗出，无心悸，食欲恢复，食后无腹胀，大便成形，小便可。舌淡，苔白，脉细。三诊方基础上减白豆蔻、龙齿、党参、柏子仁，改焦三仙为各 10g，加浮小麦 15g、地骨皮 10g。14 剂，水煎服。

2015 年 8 月 13 日五诊：情绪低落、悲伤欲哭感均消失，能正常上学，心情平稳，无烦躁易怒。入睡正常，偶有梦，疲乏感不明显，无自汗出、心悸，纳可，无腹胀，二便调。舌淡红，苔白，脉细。四诊方基础上减玄参、莲子心、黄连、黄芪、浮小麦、地骨皮。7 剂，水煎服。

服药后若症状平稳可停药。嘱患者家长营造轻松宽容的家庭环境，了解患者学校学习及同学间社交情况,关注患者情绪变化,出现波动时给予安抚和疏导。

按:《素问》指出"心者,君主之官也,神明出焉""心者,生之本,神之变也"。心主血,又主藏神,主司人的意识、思维、情志等精神活动。心血的充足与否,影响人的精神情志活动。心血充足则神机灵活,心血不足则神失所养。心在液为汗,心气不足则汗无所摄。脾为后天之本、气血生化之源,心血的充足依赖于脾的运化。脾虚运化失常,则气血亏虚,不能供养四肢百骸。脾在志为思,过思则伤脾。"思出于心,而脾应之。"脾的强弱与思虑的关系密切。脾主统血,脾的功能正常则能统血归经,脾虚统摄无权则血不归经。在五行中,心为火,脾为土,心火温脾土。心火充足,脾气健旺,则思维活动正常,气畅体活,血充而自行其道;若思虑过度,必然劳伤心血、耗损脾气,而见心脾两虚之证。

思出于心而应于脾。本案患者平素学习压力较大,忧愁思虑纷繁,损伤心脾,心气虚则悲,加之心血不足,心神失养,则见情绪低落、兴趣降低、委屈、悲伤欲哭、失眠多梦之症;汗为心之液,心气虚则汗无所摄,故见心悸汗出之症。忧思伤脾,致脾气虚弱,运化失司,水湿停滞,则见纳差腹胀、大便不成形;脾主肌肉,脾虚则见周身疲乏,活动后加重;脾气虚则统血无权,故见月经淋漓不尽;脾失健运,生化无源,气血亏虚,故见月经量少色淡;血不养心,心火独旺,故可见烦躁易怒之症。面色萎黄、舌淡苔白、脉沉细,乃心脾两虚之兆。治疗上以益气健脾、养心安神为法,予养心解郁汤。

"脾欲缓,急食甘以缓之……甘补之。"酸枣仁味甘、酸,性平,归心、肝、胆经,具有养心、安神、敛汗之功,《名医别录》载其"主治烦心不得眠……虚汗,烦渴,补中,益肝气,坚筋骨,助阴气";龙眼肉味甘,性温,归心、脾经,具有补益心脾、养血安神之功,《本草求真》载其"气味甘温,多有似于大枣,但此甘味更重,润气尤多,于补气之中(温则补气),又更存有补血之力(润则补血),故书载能益脾长智(脾益则智长),养心葆血(血葆则心养),为心脾要药。是以心思劳伤而见健忘、怔忡、惊悸,暨肠风下血(便血症不一端。然大要血清而色鲜,另作一派。溅出远射,四散如筛,其腹不痛,是为肠风无疑。便血而见腹痛则为热毒下注,不痛则为湿毒下注,痛而喜手谨按则为寒毒下注。并血而见鲜红为热,瘀淡为寒,瘀晦为积,鲜紫为燥为结。血如鸡肝烂肉绞痛为蛊。与夫症见面色痿黄,大便不实,声短气息,恶心呕吐,六脉沉迟浮大无力为虚。神气不爽,脉数能食,肠红下泄,腹痛便秘为实。而究不越气失所统,阴不随阳,而血自不归附耳),俱可用此为治"。酸枣仁、龙眼肉健脾养心,共为君药。刺五加、山药、党参、白术益气健脾,以补脾气之弱,则脾得健矣,又用焦三仙、鸡内金健脾消食以促运化。"心苦缓,急食酸以收之。"五味子、酸枣仁酸甘化阴,能养心血,而安神助眠,合柏子仁养心以安神,远志开心窍以安神,当归养血以安神,诸药并用则心虚得养矣,又加用金石之药龙齿以重镇安神。心神失养,神浮而怯弱。龙齿味甘涩质重而能镇怯,《药性论》言其"镇心,安魂魄";性凉能清热,又有清热除烦之功而治烦躁。煅龙骨、琥珀粉安神。《名医别录》言琥珀"味甘,平,无毒。主安五脏,定魂魄,杀精魅邪鬼"。煅龙骨味甘涩,既能涩肠,又能敛汗。诸药合用,共奏安神之功。心血不足则阴虚火旺,故用当归、黄连、莲子心养血除烦、清心去热。

二诊时,患者情绪低落、悲伤欲哭等心神失养症状减轻,纳差腹胀、大便不成形等脾虚症状改善,考虑益气健脾之法见功,但仍有失眠、梦多等症,故加炙黄芪、炙甘草、茯苓以增益气健脾、养心安神之效;患者时有烦躁易怒,考虑心火未减,故加玄参、丹参滋阴清热以除烦。

三诊时,主症渐缓,心脾两虚之证仍存,故增加刺五加的用量以增强益气健脾之功;脾虚易生湿,故加芡实以健脾祛湿;患者偶有食后腹胀,故加白豆蔻以行气除胀,使益气补血之药无壅滞之虞。

四诊时,患者情绪、睡眠及疲乏情况均较前改善,考虑心脾气血渐充,故减龙齿、党参、柏子仁;食欲恢复、食后无腹胀,故去白豆蔻,减少焦三仙的用量。偶有烦躁,仍考虑为心血虚、心火扰动所致;自汗出已减,但汗出已多日,汗出津液耗伤,阴伤而火更旺,故加浮小麦、地骨皮以养阴敛汗、清热除烦。浮小麦味甘性凉,归心经,有固表止汗、益气除热之效,《本草纲目》载其"益气除热,止自汗盗汗,骨蒸虚热,妇人劳热";地骨皮味甘性寒,有养阴透热之功。

五诊时,患者诸症缓解,无汗出、烦躁,为心血得养、心火得清,故减黄芪、玄参、黄连、莲子心、浮小麦、地骨皮,继服7剂收功。

该患者属抑郁障碍中的青少年抑郁障碍。患者平素学习压力大,思虑较多,加之被老师罚站事件的刺激,发为郁病。综合舌脉,辨为心脾两虚证,是郁病之虚证。患者平素思虑繁多,损伤心血、耗伤脾气,致心脾两虚,气血运化失常,有心血虚、心神失养之证,亦有心气虚、汗无所摄之证,有脾气虚、脾失健运之证,又有脾虚、气血生化不足之证,同时心血亏虚,阴不敛阳,可致虚火上扰心神。治疗时以补养为法,兼清心火,用药当图缓治,不能过于滋腻,适当辅以行气醒脾之药,以防碍脾。同时,青少年处于生长发育的关键期,此阶段心智尚未成熟,不耐事件侵扰刺激,极易受到外界不良因素的刺激而出现情志异常,因此治疗青少年抑郁障碍时要注重避免外部不良环境因素的影响,尽可能为患者营造良好的家庭、学校及社交环境,减少事件刺激。此外,金石类药安神之力甚,安神法中重镇安神不可或缺,养心安神的同时加用重镇安神的金石之品,可获良效。

医案三

李某,女,53岁。2014年2月18日初诊。

主诉：心情压抑、疲劳伴入睡困难 6 年。

现病史：患者平素性格急躁，做事追求完美，6 年前因工作压力及孩子升学压力较大，出现心情压抑、疲劳乏力，入睡困难，甚至整夜难眠，就诊于某精神专科医院，诊断为"抑郁症"，服用舍曲林治疗 2 个月余，病情反复波动，自认为疗效不佳而放弃服用。现为求中医治疗来诊。

现症见：心情压抑，每天闷闷不乐，疲劳乏力，主动性降低，记忆力可，遇事则易急躁，容易出汗，自述"汗出时觉全身血液上涌"，激动或烦躁时尤为明显，白天自觉头发蒙、有不清晰感，时有头胀痛感。入睡困难，需 1~2 小时入睡，多梦，常有与人争吵之噩梦，甚则梦中喊叫。纳差不欲食，口干口苦，大便黏、不成形、1 日 2 次，小便黄。舌红，苔黄厚腻，脉弦滑数。

既往史：既往体健。否认手术、外伤、输血史。否认食物、药物过敏史。

家族史：否认家族性精神病、遗传病病史。

婚育史：适龄结婚，育有 1 女 1 子，体健。

中医诊断：郁病（肝胆湿热证）。

西医诊断：抑郁障碍。

治疗原则：清肝利胆，宁魂安神。

处方：清肝解郁汤。

栀　子 15g	郁　金 30g	夏枯草 15g	胆南星 10g
合欢皮 25g	龙　胆 15g	白　术 15g	茵　陈 15g
天　麻 10g	白头翁 15g	败酱草 20g	蔓荆子 10g
茯　苓 20g	焦山楂 15g	焦神曲 15g	焦麦芽 15g
刺五加 30g	生石膏 20g 先煎	煅龙骨 30g 先煎	琥珀粉 3g 冲服

7 剂，每日 1 剂，水煎服，分 2 次服用。

忌食辣椒及羊肉等辛甘燥热之品。

2014 年 2 月 25 日二诊：情绪低落、疲劳乏力均改善，遇事易急躁好转，仍易出汗，出汗时全身血液上涌之感较前减轻，头发蒙及胀痛感均较前减轻，入睡时间较前缩短，需 1 小时入睡，时有噩梦，无梦中争吵及喊叫。纳差，但较前稍有饥饿感，口干口苦明显减轻，大便黏、不成形、1 日 2 次，小便黄减轻。舌红，苔黄腻，脉弦滑数。初诊方基础上减生石膏、败酱草，加天竺黄 15g、滑石 15g 包煎、陈皮 15g、远志 15g。14 剂，水煎服。

2014 年 3 月 11 日三诊：情绪低落、疲劳乏力、主动性均改善，头胀痛及发蒙感均消失，时有急躁，出汗次数减少，无出汗时不适感，需 1 小时入睡，仍梦多，无噩梦。较前有饥饿感,无口干口苦,大便黏、不成形、1日2次,小便偏黄。舌红,苔薄黄,脉滑数。二诊方基础上减龙胆、滑石、蔓荆子,加龙齿15g^{先煎}、禹余粮20g^{先煎}。14剂,水煎服。

2014年3月25日四诊:情绪平稳,疲劳乏力消失,主动性增强,可做家务活和给家人做饭,急躁易怒症状较前明显改善,约半小时可入睡,偶有梦。纳可,大便成形、1日1次,小便不黄。舌淡红,苔薄黄,脉滑。三诊方基础上减茯苓、白头翁、胆南星。7剂,水煎服。

后门诊随访,患者病情平稳,未复发。

按:肝属木,为阳脏,主升发疏泄,喜条达而恶抑郁,能调畅全身气机及情志,推动全身血、津液的运行输布。肝失疏泄则见全身气机及情志不畅之症。胆为六腑之一,又为奇恒之腑,接受肝之余气。胆气还与人的精神情志活动有关。胆有主决断的功能。肝胆密切相关,同司疏泄。肝分泌胆汁(肝之余气化为胆汁储存于胆),并调节胆汁的排泄。胆附于肝,藏泄胆汁,有利于肝气的疏泄。肝胆共主勇怯。《素问·灵兰秘典论》曰:"肝者,将军之官,谋虑出焉。胆者,中正之官,决断出焉。"《类经》云:"肝胆相济,勇敢乃成。"肝胆相互配合,情志活动正常,处事果断。若湿热内蕴肝胆,肝胆疏泄失常,则气机不能畅达,情志失调;水津输布失常,胆汁不能正常排泄;共司勇怯功能失常,谋虑决断不能。

本案患者因压力较大,性情急躁,肝失疏泄,郁而化火,克伐脾土,脾失健运,津液失于输布,湿邪内生,肝火与水湿搏结,化为湿热,蕴结肝胆,形成肝胆湿热之证。湿热蕴阻,肝胆疏泄失职,故心情压抑、谋虑不能、主动性降低、烦躁易怒。肝乃将军之官,郁则肝气不能外达,必然上冲,故觉气血上涌,情绪激动时明显。湿热熏蒸皮肤,故见易汗出之症。肝藏魂,肝胆湿热,肝魂妄动,则入睡困难,常有与人争吵之噩梦或见梦中喊叫。湿热郁阻,脾胃升降失司,运化失常,故见纳呆、疲乏懒动之症;湿热弥漫,清窍不利,故见头脑不清晰、发蒙及头胀痛。湿热熏蒸,肝胆疏泄失常,则见口干口苦;湿热循肝经下注,故见小便黄;湿热蕴结肠腑,故见大便黏、不成形。舌红,苔黄厚腻,脉弦滑数,属湿热之象。治以清利肝胆湿热、宁魂安神之法,予以清肝解郁汤。

《黄帝内经》云:"脾苦湿,急食苦以燥之。"中焦湿热郁滞,熏蒸肝胆,故肝胆湿热的治疗多选苦寒之药,用苦以燥湿、寒以清热,以龙胆、郁金、茵陈清热利湿为君。龙胆味苦性寒,具清热燥湿、泻肝胆火之功;郁金味辛、苦,性寒,归肝、心经,具有行气解郁、活血止痛、清心利胆的作用;茵陈味苦、辛,性微寒,有清利湿热、利胆之功。《神农本草经疏》云:"茵陈蒿……主风湿寒热,邪气热结,黄疸,通身发黄,小便不利及头热,皆湿热在阳明、太阴所生病也。苦寒能燥湿除热,湿热去则诸证自退矣。……除湿散热结之要药也。"夏枯草、胆南星清肝热,使肝热直折而下;"实则泻其子",肝胆湿热,心为肝之子,故用栀子清心火以泻肝之子,共为臣药。湿热蕴结中焦,熏蒸肝胆,除热邪较盛外,亦有湿邪弥漫,故在清肝热的同时,以白术、茯苓健脾利湿,刺五加健脾益气,焦三仙健脾消积,俾脾健运则湿可去、亦无所生;湿热上蒙清窍,故用天麻、蔓荆子清热平肝,清利头目;湿热循经下注,蕴结肠腑,故用白头翁、败酱草清大肠湿热;数药合用,使周身之湿热积滞得清。合欢皮解郁安神;生石膏辛寒清热,使神不受热扰;煅龙骨平肝潜阳,镇惊安神,又能收敛固涩以治汗出;琥珀镇惊安神;养心之品与金石清热重镇之品同用,可使神魂得安。肝经湿热,最忌辣椒及羊肉,而《黄帝内经》指出"肝病禁辛",故嘱患者忌食辣椒及羊肉等辛甘燥热之品,以防助湿生热。

二诊时已见效,遇事急躁、入睡困难、口干苦、小便黄等症均较前减轻,考虑湿热之证渐减,故减生石膏、败酱草;仍有噩梦及汗出等症,故治疗仍以清利肝胆湿热为法,加味甘淡性寒之滑石以清热利湿,陈皮健脾祛湿;湿热相搏,热煎熬津液可成痰,故加天竺黄清化热痰,远志化痰安神,配诸金石类药又可增强安神之力。

三诊时,头胀痛及发蒙感均消失,无噩梦,为湿热渐清、清窍得利之象,故减龙胆、滑石、蔓荆子;时有急躁、汗出、梦多,仍为湿热扰神之症,故加龙齿以清热除烦、重镇安神;仍大便黏、不成形、1日2次,故加禹余粮涩肠健脾。

四诊时,诸症渐愈,情绪平稳、疲劳感消失、主动性增强、急躁易怒症状明显改善、小便不黄、大便成形,舌淡红,苔薄黄,脉滑,考虑湿热渐除,故减胆南星、茯苓、白头翁,续服7剂。

本案患者属肝胆湿热证,是郁病中的实证。湿热熏蒸肝胆,肝失疏泄,情志失调,水津输布及胆汁疏泄失常;湿热亦可循经下注,致膀胱和大肠湿热,抑或熏蒸皮肤致汗出。治疗中以清利肝胆湿热为重,通过辨湿热的部位及多少而变化处方。应当注意的是,肝胆湿热之证,当采用化湿之法而不可径用燥湿之品,以防辛温助热之虞。见肝之病,知肝传脾,当先实脾,又肝木旺而克脾土,故清热利湿时可采用健脾利湿之法,以防水湿运化不利,湿郁日久化热。本案处方中,药多苦寒,易伤脾胃,故对脾胃虚寒之证并非所宜。若脾虚不甚,清利湿热的同时兼用固护脾胃之药,且使用不可过久,待湿热之象减退,需立即更方变化,以防脾胃受损,变生他证。

医案四

李某,女,30岁。2017年8月5日初诊。

主诉:情绪低落、疲劳懒动半年,加重2个月。

现病史:患者自幼性格内向,喜欢独处,行事犹豫不决,不欲与人交流,结婚前父母关心呵护过度,结婚后与婆婆共居,其爱人常年出差在外地。2017年2月,患者因琐碎小事与婆婆开始出现矛盾,甚至恶语互相攻击,逐渐出现情绪低落,易困倦,精神萎靡、兴趣减低,主动性减低,不欲与人交流,于某医院就诊并诊断为"躯体形式的自主神经功能紊乱""抑郁症",给予奥沙西泮、奥氮平、氢溴酸西酞普兰治疗,但患者未服用。今年6月以来,患者情绪低落症状较前加重,遂来就诊。

现症见:情绪低落,心情压抑,高兴不起来,感觉每天都很累、生活没意思,想离开这个社会,兴趣降低,主动性差,不欲与人交流,注意力难以集中,记忆力可,爱人出差时自己容易紧张害怕,自诉"不敢一个人待着",有孤独感、委屈感。上述情绪症状上午轻,下午5点以后加重。白天犯困欲睡,易疲乏,心悸胸闷,入睡可,梦多,眠浅易惊醒,醒后可以再次入睡。纳差,没有食欲,大便不成形、1日2次,小便可,舌淡苔白,脉沉细弦。

既往史:既往体健。否认外伤、手术、输血史。否认药物、食物过敏史。

家族史:否认家族性遗传病病史。

月经及婚育史:月经正常,适龄结婚,配偶体健。

中医诊断:郁病(心胆气虚证)。

西医诊断:抑郁障碍。

治疗原则:镇惊定志,益气安神。

处方:安神解郁汤。

人　参 15g	山　药 15g	刺五加 30g	远　志 10g
石菖蒲 10g	茯　神 20g	炒酸枣仁 30g	天　麻 20g
丹　参 25g	当　归 15g	珊瑚粉 0.5g 冲服	紫石英 30g 先煎
煅龙骨 20g 先煎	生牡蛎 15g 先煎	龙　齿 15g 先煎	禹余粮 15g 先煎
鸡内金 20g			

7剂,每日1剂,水煎服,分2次服用。

2017年8月11日二诊:情绪及兴趣均略有改善,仍主动性差、懒动、与人交流少、注意力不集中,仍担心、害怕、有委屈感、有孤独感。日间犯困、疲乏感及胸闷心悸症状均减轻,做梦及梦中惊醒次数均减少,纳不佳,大便成形、1日1次。舌淡苔白,脉沉细弦。初诊方基础上减禹余粮、龙齿,加黄芪30g、广枣3g、焦三仙各15g。14剂,水煎服。

2017年8月25日三诊:情绪、兴趣、注意力、主动性均改善,愿意和人交流,害怕及委屈感均减轻,暮重现象缓解,仍害怕独处。疲乏感及胸闷心悸症状均进一步减轻,偶有紧张担心之梦,无惊醒,胃口较前明显改善,二便调。舌淡红苔白,脉细。二诊方基础上减石菖蒲、丹参、焦三仙,改炒酸枣仁为15g、鸡内金为15g、天麻为10g,加柏子仁15g、炙甘草15g。7剂,水煎服。

2017年9月2日四诊：情绪低落、委屈、担心情绪均不明显，可以正常生活及与人交流，独处时不感到害怕。疲劳感不明显，无胸闷、心悸，时有多梦，纳可，大便成形。舌淡红苔白，脉缓。三诊方基础上减生牡蛎、珊瑚粉、广枣，改黄芪为15g、人参为10g、紫石英为15g，加炒白术15g、茯苓15g、陈皮10g。嘱患者续服7剂，症状平稳可停药。

按：《素问·灵兰秘典论》曰："胆者，中正之官，决断出焉。"胆属少阳，为甲木，具升发之气，内寄相火，有决断之能。若胆气不足，胆中相火虚弱，则升发无力，不能决断，则恐惧、易惊。"心者，君主之官也，神明出焉。"心藏神，心气充足则心神安宁，又"心气虚则悲，实则笑不休"，故心气不足，可见心神悲戚、自觉委屈。心胆之气相通，胆属甲木，心属火，木能生火，肝胆木升发之气足则心气亦足。心胆之气宜壮不宜虚，心胆之气充足则神安胆壮。

患者平素内向胆怯，行事犹豫不决，为心胆之气不足之体质。胆气不充，中府不守，遇小事即忧愁不解，害怕担心，不能作出决断；胆虚，心气亦不足，遇情志刺激，则神不安而心神悲戚、自觉委屈，而见心胆气虚之证。胆气不足，升发无力，故见担心、害怕、易惊醒、不能决断之症；肝胆为表里之脏，胆气不足，肝气亦虚，肝主疏泄，亦主筋，肝虚木气不升，则可见神情抑郁、疲劳懒动。木气不升，则心气必虚，心神失养，故见孤独悲伤、兴趣降低、日间犯困；晨起时得天阳之助，木气得升，心气亦得充，故见抑郁发为晨轻暮重之象；心气虚，阳不入阴，故见眠浅易醒、梦多；心气虚，胸阳不振，故见心悸胸闷、疲乏之症；心气虚，火不暖土，则纳差而大便不成形。舌淡苔白，脉沉细弦，亦心胆阳气不足之兆。《素问·举痛论》云："惊则心无所倚，神无所归，虑无所定。"《素问·至真要大论》曰："惊者平之。"心胆气虚所致之惊，当治以安神定志为要，予以安神解郁汤。

初诊方中，人参、山药、刺五加健脾益心胆之气，刺五加又能补肾益精，助木升发，俾精气充足，则神自振奋。酸枣仁炒用收敛精气，功在安神；远志入心、肾经，既能开心气而宁心安神，又能通肾气而强志不忘，为交通心肾、安神定志之佳品；配茯神以补气益胆安神，石菖蒲开窍宁神，丹参入心以养血安神定志；数药合用，共奏养心安神之功。生龙齿凉以清热、重以潜降，有伏藏之性，能安神魂，如《圣济总录》龙齿丸用之以治因惊成痫、狂言妄语，于虚人神浮惊悸用之神效，具有镇神安魂之功；珊瑚粉甘平，能镇惊安神；紫石英性温而擅安魂定魄，引浮游之神魂复归于下，可除怯弱恐惧；煅龙骨味甘涩性平，生牡蛎味咸涩，具有镇惊安神、安五脏定魂魄之功；禹余粮味甘涩，性微寒，《雷公炮炙论》载其"益脾，安脏气"；数味金石重镇之品合用，重能去怯，共奏安神定志、调神魂之乱、壮心胆之气的功效，同时配鸡内金化石护胃。肝胆互为表里，当归、天麻养血柔肝平肝，以助胆中正之用。诸药共用，共奏益气镇惊、安神定志之功,使心胆气足,神安志定。

二诊时,情绪、疲乏感及胸闷心悸症状均改善,为心胆之气得壮之象,恐寒凉重镇之金石类药久用伤正,应中病即止,故减龙齿、禹余粮;仍担心害怕,为心胆气虚之证,故加黄芪、广枣益气养心安神(其中,黄芪补心脾之气虚,亦补脾胃;广枣性平味甘酸,既养心安神,又能消积);仍纳差,故加焦三仙健脾消积。

三诊时,症状进一步改善,考虑心虚胆怯之病机渐减,故减石菖蒲、丹参,减少炒酸枣仁、天麻的用量;仍害怕独处,偶有紧张担心之梦,为心气虚所致,故加柏子仁养心安神、炙甘草益气和中;食欲改善,故减焦三仙,减少鸡内金的用量。

四诊时,诸症缓解,诸症不显,故减生牡蛎、珊瑚粉、广枣,减少黄芪、人参、紫石英的用量,加炒白术、茯苓、陈皮健脾益气收功。

本证多发生在素体虚弱之人。胆气本弱,心气不充,属胆怯多虑、优柔寡断的性格,故此证型患者在温助心胆之气的同时,应注意结合心理疏导,移情易性,方为治本之法。同时,治疗心胆气虚之郁病时,金石重镇安神之品的应用尤为重要,因为金石类药质重沉降,重以去怯,且金石通神,可调神魂之乱,是《黄帝内经》"惊者平之"治则的具体应用。此外应注意,本证虽为心胆气虚之证,病位在心、胆,但肝胆互为表里,肝脏精微入胆而化为胆汁,故温补心气、胆气之时应不忘养血柔肝,养肝体而助胆之用;脾为气血生化之源,心气足须脾气充,故治疗时应配合应用健脾益气之法。

医案五

郭某,男,32岁。2017年8月22日初诊。

主诉:情绪低落5个月。

现病史:患者平素性格内向,多疑善忧,2017年3月因去国外后工作压力大而逐渐出现情绪低落症状,高兴不起来,伴疲劳懒动,在国外精神专科医院诊断为"抑郁症",予度洛西汀、百优解等治疗,自认为改善不明显,服用半月后自行停药。2周前患者症状加重,故回国就诊。

现症见:情绪低落、难以高兴,疲劳懒动,兴趣和主动性均下降、记忆力下降,注意力不集中,自诉"觉得生活没意思",烦躁。白天嗜睡,每天睡12~16小时,多梦,有头脑发蒙感,影响工作,胁胀胸闷。食欲不佳,食后脘腹胀满,便溏、1日2次,小便可。舌淡,苔白,脉弦。

既往史:否认高血压、糖尿病、冠心病等病史。

家族史:否认家族性遗传病病史。

婚育史:未婚。

中医诊断:郁病(肝郁脾虚证)。

西医诊断:抑郁障碍。

治疗原则:疏肝健脾,解郁安神。

处方:健脾解郁汤。

郁　金 30g	贯叶金丝桃 20g	栀　子 10g	炒白芍 10g
天　麻 15g	猫爪草 20g	生酸枣仁 20g	刺五加 30g
山　药 15g	炒白术 10g	茯　苓 20g	枳　实 15g
珊瑚粉 1g^{冲服}	煅龙骨 30g^{先煎}	赤石脂 20g^{先煎}	鸡内金 20g

7 剂,每日 1 剂,水煎服,分 2 次服用。

2017 年 8 月 29 日二诊:情绪低落减轻,兴趣、主动性、注意力均改善,无轻生念头。白天困乏感仍较明显、有头脑发蒙不清晰感,睡眠 10 小时左右,烦躁感减轻,胁胀胸闷明显缓解。纳尚可,食后脘腹胀满减轻,大便成形、1 日 2 次,小便可。舌淡,苔白,脉弦。初诊方基础上减猫爪草,改生酸枣仁为 30g,加五味子 20g、红景天 15g、银杏叶 15g。14 剂,水煎服。

2017 年 9 月 12 日三诊:偶有情绪低落,有可以开心的事,疲乏感减轻,兴趣和主动性均改善,能主动社交,注意力、记忆力均可,可以顺利完成工作。每天睡 8~10 小时,时有头昏沉症状,无烦躁,无胁胀胸闷。纳尚可,无食后腹胀,大便成形。舌淡红,苔薄白,脉弦。二诊方基础上减赤石脂、银杏叶、珊瑚粉、枳实,加夏枯草 15g。14 剂,水煎服。

2017 年 9 月 26 日四诊:情绪平稳,兴趣及主动性均可,疲乏感不明显。每日约睡 7~9 小时,偶有头昏,无烦躁,无胁胀胸闷。纳可,二便调。舌淡红,苔薄白,脉弦。三诊方基础上减炒白术、茯苓、红景天,改煅龙骨为 15g,加山茱萸 15g、生牡蛎 15g^{先煎}。7 剂,水煎服。

2017 年 10 月 3 日五诊:情绪平稳,无疲劳感,每日睡 7~8 小时左右,无头发蒙及昏沉感,舌淡红苔薄白,脉弦缓,故停药。

按:肝为将军之官,为刚脏属木,主疏泄,能调畅气机与情志。肝木升发不及则肝气郁结,致气机失常。脾为仓廪之官,为后天之本、气血生化之源,主运化水谷精微,又主升清,与胃一升一降,使中焦得运。脾虚则生化之源,气血不足,脾胃升降失常。肝属木,脾属土,木能疏土,脾土得肝木则健,肝协调脾胃升降,有利于水谷精微的运化转输;土能养木,脾气健旺,气血生化有源,而肝体得养,肝气充和,气机条达,五脏神安,人自能条达舒畅。

本患者因国外工作压力大,情绪压抑,郁郁不欢,肝气郁而不畅,木壅克土,脾失健运,运化水谷精微功能失常,故致肝郁脾虚之证。肝郁气滞,疏泄功能失常,经脉气机不畅,故见情绪低落、兴趣及主动性均下降、郁闷烦躁、胁胀胸闷之症。《黄帝内经》云"脾主身之肌肉",又云"脾气虚则四肢不用"。《难经》云:"怠惰嗜卧,四肢不收,有是者脾也。"脾主四肢,在体合肉,脾虚故四肢倦怠、疲乏无力;脾主升清,脾虚清阳不升,心神失养,脑窍失充,故见头晕发蒙、昏沉、日间嗜睡、注意力不集中;脾主运化,脾虚运化失职,故见纳差、食后腹胀、便溏。舌淡苔白,脉弦,为肝郁脾虚之象。治疗以疏肝健脾、解郁安神为法,予以健脾解郁汤。

《黄帝内经》云:"脾欲缓,急食甘以缓之,用苦泻之,甘补之。"初诊方中,刺五加、山药、白术、茯苓均为甘味药,甘以补脾,其中刺五加补益肝脾、山药甘平补脾、白术燥湿健脾、茯苓渗湿健脾,脾健则运化功能正常,合赤石脂涩肠止泻以治便溏。脾既健矣,肝亦当疏。《黄帝内经》云:"肝欲散,急食辛以散之,用辛补之,酸泻之。"郁金、贯叶金丝桃辛散以疏肝,具达肝之用。其中,郁金味辛、苦,性寒,入肝经,具有行气解郁之功,《本草备要》载其"行气解郁……凉血破瘀。……凉心热,散肝郁……治吐衄尿血,妇人经脉逆行";贯叶金丝桃入肝经,具有疏肝解郁、条达肝气之功。天麻、白芍养血平肝柔肝,补肝之体;栀子入心经,苦寒清热,以泻肝之子;猫爪草入肝经,味甘、辛,性温,味辛以散,能化痰浊、消郁结;气滞津停可聚为痰结,猫爪草合郁金、贯叶金丝桃能疏肝散结,有助肝用之功。酸枣仁味甘、酸,性平,养心益肝安神,生用和炒用功效有别。《本草纲目》云:"其仁甘而润,故熟用疗胆虚不得眠,烦渴虚汗之证;生用疗胆热好眠,皆足厥阴、少阳药也。"酸枣仁炒用能收敛精气、安神,以治疗虚烦不眠、烦渴虚汗之症;生用有提神之功,能治疗胆热好眠、神昏倦怠之症,对嗜睡有较好疗效。珊瑚粉甘平,入肝经,安魂镇惊;煅龙骨镇惊安神,有安五脏、定魂魄之功;二药并用以安潜神魂,配合鸡内金化石健胃。赤石脂健脾涩肠止泻,枳实理气宽中,可解脘腹胀满之难。数药合用,共奏疏肝健脾、解郁安神之功。

二诊时,情绪低落、兴趣、主动性均改善,疏肝之法见功,故减猫爪草,仍有嗜睡、头脑发蒙,为脾虚清阳不升,心神失养,脑窍失充所致,故增加生酸枣仁的用量,加五味子酸敛宁心、红景天益气宁心、银杏叶活血养心,以共奏益火补土、充养脑窍之功。其中,红景天有解除疲劳感之功,《中华本草》载其"补气清肺、益智养心";气行则血行,气滞则血瘀,银杏叶性平味甘苦涩,归心经,具有活血之功。

三诊时,疲劳感及头昏沉症状均减轻,纳可,无食后腹胀,大便成形,为脾运得健之象,故减银杏叶、珊瑚粉、赤石脂、枳实,加夏枯草清肝散结,以增疏肝清热之力。

四诊时,诸症大减,脾虚得补,纳少腹胀已减,故减炒白术、茯苓、红景天,减少煅龙骨的用量,加山茱萸、生牡蛎平肝柔肝,以补肝之体。

五诊时,症状基本缓解,情绪平稳,无疲劳感,睡眠时间基本正常,考虑疏肝健脾法已见功,故停药。

本案患者为肝郁脾虚之证,肝气郁结为实。肝属木,脾属土,木雍则克土,脾失健运,而见肝郁脾虚之证。张仲景立实脾之法:"见肝之病,知肝传脾,当先实脾。"见木之病,知其传变克土之方向,而预为之计,故治疗时首当培土补脾,辅以疏理肝气;中期重点疏肝理气,辅以补脾健运;后期当以补肝、柔肝、疏肝为要。

医案六

李某,女,63 岁。2019 年 8 月 6 日初诊。

主诉:情绪低落伴失眠、乏力 1 个月。

现病史:1 个月前因儿媳生产来京照顾,因与儿媳理念不同而常常生气,情绪压抑,失眠,有疲劳感,未服药,为求治疗来我院就诊。

现症见:情绪低落,疲劳懒动,主动性减退,不欲与家人交流,喜独处,记忆力差,兴趣、注意力均可。入睡困难,约 2 小时入睡,眠浅易醒、醒后难复眠,有梦,无噩梦,无早醒,白日精神差,心烦易怒,时有心悸,腰膝酸软,手心热,夜间盗汗,诉"夜间醒来后汗出湿衣,须换衣"。舌有口疮,咽干,纳可,大便调,小便黄。舌红少苔,脉细数。

既往史:既往产后抑郁病史,30 年前生育儿子后在哺乳期内出现乏力、委屈、心情压抑、烦躁、失眠等症状,于当地医院诊断为"产后抑郁",治疗 2 年后痊愈。否认高血压、糖尿病、冠心病等慢性病病史。

家族史:其姐有抑郁症病史。

婚育史:已婚,育有 1 子。

中医诊断:郁病(心肾不交证)。

西医诊断:抑郁障碍。

治疗原则:滋阴清心,养脑安神。

处方:滋水解郁汤。

刺五加 50g	黄 柏 10g	山茱萸 20g	肉 桂 3g
巴戟天 30g	知 母 15g	玄 参 15g	生地黄 20g
麦 冬 15g	甘草梢 10g	黄 连 5g	莲子心 15g
炒酸枣仁 30g	鳖 甲 15g^{先煎}	龙 齿 15g^{先煎}	磁 石 20g^{先煎}
生石膏 25g^{先煎}	玳瑁粉 5g^{冲服}	鸡内金 20g	

7 剂,每日 1 剂,水煎服,分 2 次服用。

2019 年 8 月 13 日二诊:情绪较前改善,主动性较前有所提高,能主动与家人说话,记忆力较前改善。入睡时间缩短,约 1 小时入睡,睡眠深度增加,无夜间醒,有梦。心悸、腰膝酸软、手心热、心烦易怒均减轻,夜间醒后出汗减轻,不须换衣。舌上口疮已愈合,口微干,纳可,二便可。舌红少苔,脉细数。初诊方基础上减龙齿、甘草梢,加地骨皮

15g、黄精 20g、浮小麦 10g。14 剂,水煎服。

2019 年 8 月 27 日三诊:自觉情绪低落进一步改善,主动性、记忆力均基本恢复如前,入睡可,约半小时入睡,无早醒,有梦,日间精神可,腰微酸,无烦躁易怒、手心热、潮热盗汗,口不干,纳可,二便可。舌淡红少苔,脉细。二诊方基础上减麦冬、玄参、知母、肉桂,加熟地黄 20g。14 剂,水煎服。

2019 年 9 月 10 日四诊:情绪基本平稳,兴趣、主动性、记忆力、注意力均可,日间精神可,半小时内可入睡,偶有梦,偶有腰酸。纳可,二便调,舌淡红少苔,脉细。三诊方基础上加山药 20g、五味子 15g。14 剂,水煎服。

2019 年 9 月 24 日五诊:情绪及日常交往基本正常,眠可少梦,无明显腰酸。纳可,二便调,舌淡红苔薄白,脉细。四诊方继服 7 剂,水煎服。症状消失后可停药。

按:《黄帝内经》云:"心藏脉,脉舍神""心者,神之舍也""心者,君主之官也,神明出焉"。心主血,又主藏神,主司人的意识、思维、情志等精神活动。心血作为物质基础,其充足与否影响人的精神情志活动。心血充足则神机灵活,心血不足则神失所养。《黄帝内经》云:"肾者主水,受五脏六腑之精而藏之""肾为作强之官,伎巧出焉""肾藏精,精舍志"。肾为先天之本,水火之宅,寓真阴元阳,以封藏为顺,主藏精舍志。在五行中,心主火在上,肾主水在下,生理状态下,心火下降,肾水上升,使火不致过旺,水火既济,得以维持人体正常水火、阴阳之平衡。若水亏于下,火炎于上,水不得上济,火不得下降,心肾无以交通,则为水火未济。心属阳,主藏神,神全可以益精;肾属阴,主藏精舍志,蓄精可以安神。肾精与心神失调则可致精亏志减神逸。

本患者年逾花甲,年老肾精渐耗,肾水亏于下,不能上承以制心火,心火独旺,火热扰动心神,心神浮躁,又暗耗心血,致心血不足,心神失养,而形成水亏火旺之心肾不交证。心藏神,心火偏亢,扰动神明,而神失其宁,故见心悸、烦躁、入睡困难、易醒、多梦;火热伤阴,心阴心血不足,致心神失养,故见情绪低落、主动性减退;心开窍于舌,心火独亢则舌生疮疡。肾藏精舍志,肾虚志弱,故见记忆力减退;肾为作强之官,肾虚则精亏神疲,而见疲劳懒动、精神差等症;腰为肾之府,肾精亏虚,府失所养,故见腰膝酸软;肾阴亏虚,阳气不藏,虚火上炎,故见咽干、五心烦热;水亏火旺,入睡后阳入于阴加重内热,迫津外泄而为汗,故见夜间盗汗。舌红少苔,脉细数,为心肾不交之象。治疗当以滋阴养心、养脑安神为法,予滋水解郁汤。

初诊方中,以黄连、肉桂为君,其中黄连味苦性寒,能清心泻火以制偏亢之心阳,肉桂温补下元、启肾水以制元阳;黄连与肉桂同用,能使心肾交于顷刻,心火不炽则心阳自能下降,肾阳得扶则肾水上承自有动力,而呈水火既济之象。《黄帝内经》云:"肾欲坚,急食苦以坚之,用苦补之,咸泻之。"故以黄柏、知母、玄参、麦冬、生地黄滋阴降火,鳖甲能入阴分且有滋阴清热之功,诸滋阴清热药同用与王冰所谓"壮水之主,以制阳光"之义相合;莲子心清心降火,甘草梢甘寒泻火,使热邪从小便出;数药合用,以助黄连、肉桂交通心肾,而使精神得济。刺五加重用入肾,有补肾定志之功;山茱萸味酸涩,性微温,入肝、肾经,能补益肝肾之阴,又有收敛固涩之功以治汗出;巴戟天温肾阳,于阳中求阴,以期阳生阴长。炒酸枣仁养血安神,能补心火暗耗之心血;龙齿凉以清热、重以潜降,有伏藏之性,能安神魂,许叔微所谓"龙齿安魂,虎睛定魄"是也;磁石咸寒,色黑而质重,可入肾经,咸能润下,重可去怯,本身又有阴阳相引之性,能重镇安神;生石膏辛寒清热,使神不受热扰;玳瑁粉性寒,入心经,寒以清热,能清心安神,使烦躁自除;鸡内金消食化积护胃。数药共用,使神魂安宁,梦寐得安。

二诊时,情绪较前改善,口疮已愈,入睡困难、易醒、心悸、手心热、心烦易怒、盗汗均改善,考虑心火渐清,故去甘草梢、龙齿;仍口微干,考虑既往汗出较多,有热盛阴伤病机存在,故加地骨皮、浮小麦配鳖甲以增强养阴敛汗、清热除烦之功,另加黄精益气养阴。

三诊时,心火旺诸症明显缓解,热清病减,故减泻火之玄参、知母、麦冬及引火归原之肉桂,以防久用寒凉药伤胃;肾水亏缺尚需渐久补之,患者腰微酸,故加熟地黄,配山茱萸以增补肾阴之力。

四诊、五诊时,诸症不显,偶有腰酸,考虑肾水不足、心火独亢的病机已解,因患者年高肾水本虚,故四诊时加山药平补脾肾,加五味子益气生津、补肾宁心,从而加强补肾之力,以防心火再次亢旺。

本案患者证属心肾不交。患者耗伤肾阴,肾水亏于下,不能上承以制心火,致心火亢于上,而产生本病。治疗时当采用泻南补北之法,以泻心火、滋肾水为治疗原则。因本病病程较长,故应随时根据病情变化调整心肾之平衡,早期以清降心火为主,辅以滋阴益肾;中期泻火与滋阴并重;后期心火渐清,当以补肾阴为重,滋阴药中可配温补肾阳之品,于阳中求阴,以期阳生阴长;同时要注意加用健脾理气、固护脾胃之品,以防滋阴之品滋腻碍胃、泻火之剂寒凉伤胃。

三、小结

抑郁障碍属中医学"郁病"范畴,临床上常见肾虚肝郁、心脾两虚、肝胆湿热、心胆气虚、肝郁脾虚、心肾不交6种证候类型,而尤以肾虚肝郁为多见,当分别治以益肾疏肝、益气健脾、清肝利胆、镇惊定志、疏肝健脾、交通心肾之法。

对于特殊类型的郁病,在治疗上应结合该人群的病机特点制订治疗原则。青少年处于生长发育的关键期,此阶段脑功能尚不完善,心智尚未成熟,不耐事件侵扰刺激,极易受到外界不良因素的刺激而出现情志异常,因此需要重视环境因素对青少年抑郁情绪的影响,综合评估家庭、学校及社交环境,必要时进行心理干预,治疗上要注重青少年的"肝常有余"病机,在疏肝理气、畅达情志的同时,或兼清心除烦、或兼疏肝健脾。针对老年抑郁障碍患者,要认识到老年人肾气不足的病机特点,注重充实肾气,可选用益肾健脾之法以培补先后天,脾气健则气血生,肾气充则温煦有力、神机灵活。

在郁病的诊疗中,要运用精气神理论来认识郁病的病机。精、气、神是中医学形神理论中人体的三个重要层次——精是物质基础,气是能量,神是精神活动,精足则气足,气足则神足。精气神的变化在精神疾病的发生发展过程中贯穿始终。郁病存在以下共同病机:肾精亏虚、脑髓不足是基础体质;肝失疏泄、气机失调是核心机转;脑神被扰、五脏神失常是关键转归。基于精气神理论对郁病的认识:在精的层面,表现为肾精亏虚、脑髓失养;在气的层面,表现为水不涵木、肝失疏泄而致肝气郁结;在神的层面,表现为髓海不足或闭阻脑窍,神机失用,而发为情志忧郁。针对郁病的主要证候特点,临床治疗时应精气神并治,从精气神三个层面进行治疗:在精的层面,针对肾精亏虚、脑髓失养,给予益肾填精补髓;在气的层面,针对肝气郁结,给予疏达肝气、调畅气机;在神的层面,给予颐脑安神解郁,或养心以安神、或补肾以安神、或重镇以安神、或怡情以安神,务使神机如常。诸法合用,共奏益肾调气、安神解郁之效。

郁病的诊疗须辨明"因病而郁"和"因郁而病"。古人将情志之郁和病机之郁混称为郁证,至张介宾始厘清焉。《景岳全书·杂证谟》列有"郁证"专篇,分别从"《内经》五郁之治""情志三郁证治""诸郁滞治法"等方面进行阐述,奠定了后世论治郁病的基础。张介宾将五气之郁称为"因病而郁",实则涵盖外感和内伤等各种因素引起的脏腑经络气血郁滞的病证,是为病机之郁;把情志所致之郁称为"因郁而病",即郁病,是为情志之郁。对于情志之郁,又细化分为怒郁、思郁、忧郁 3 种。其中,"因郁而病"与当今社会抑郁障碍等情感障碍类疾病的特点十分吻合。因此,"因病而郁"一是指包含外感和内伤等各种因素引起的脏腑经络气血郁滞的病证,即广义郁证;二是指由脏腑经络气血郁滞不通,进而影响情志,导致郁病。临床上,常见素有喘证、痹证、中风、虚劳等痼疾的患者,产生忧思抑郁不解,气机郁滞,进而引发或伴发郁病。"因郁而病"一是指情志不遂类疾病,即郁病;二是指由情志不畅影响脏腑气血功能而导致的其他病证,诸如情志不畅、肝气犯胃可引发胃脘痛,思虑过度、耗伤心脾可出现不寐,惊恐不安可导致心悸胸痛等。正如戴原礼所言:"大抵诸病多有兼郁者,或郁久而生病,或病久而生郁,或药杂乱而成郁,故凡病必参郁治。"在临证时可将原发性抑郁障碍归属"因郁而病"范畴,继发性抑郁障碍归属"因病而郁"范畴。

抑郁障碍的症状变化常具有随昼夜节律波动的特点,典型表现为"晨重暮轻"或

"晨轻暮重",临证时可以从肝气虚实的角度来认识和诊治。从五脏阴阳应时的角度来看,抑郁障碍的这种昼夜节律与肝气疏泄受到人体阳气生长收藏的昼夜节律影响有关,由此表现为不同的症状特点。同时,部分患者的病情也具有明显的季节变化,患者常表现为秋冬季节加重或发病的情况,此时为万物的收藏和内敛之季,肝气不舒,当以疏泄为要,而患此病者情绪压抑不舒,复因在此季节肝气内收而不外展,故症状加重。肝气之升发与畅达是肝发挥其疏泄气机、调畅情志功能的生理基础。肝体阴而用阳,藏血而舍魂。正常情况下,肝气升发,气机疏泄,肝魂振奋,心情舒畅;病理情况下,肝气郁结,升发不能,气机阻滞,肝魂被郁,心情抑郁。肝气的疏泄因外界阳气的不同状态而有差异。《素问·生气通天论》曰:"平旦人气生,日中而阳气隆,日西而阳气已虚,气门乃闭。"人体的阳气与天地之阳气同步,在一天之中有生长收藏的特点,晨起阳气生发,日中阳气发散,傍晚阳气敛降,深夜阳气收藏,日复一日,循环往复。晨起阳气升发之时,肝气亦随之升发;日暮阳气敛降之时,肝气亦随之敛降。若肝气实滞、郁而不达,此类患者多因恼怒气郁而致疏泄不及、肝气郁滞而发病,多病史较短,无明显虚损之象,甚或郁而化火,蕴郁湿热。当此晨起之时,阳气升发,肝气原本郁结实滞,受天地之气影响,阳气攻冲更重,疏泄功能失于正常发挥,气机不通,郁结更甚,从而导致晨起抑郁症状加重;至暮则天地气机敛降,阳气渐有消敛之势,攻冲之力衰减,肝之疏泄、条达之力反因阳气之消敛而略缓和,从而使得抑郁症状有所减轻,故多见"晨重暮轻"之症。若肝气虚、疏泄无力,此类患者多病史较长,因肝气郁结日久而致虚损或素体不足,肝气升发之力弱,当升不升,当旺不旺。当此平旦阳气升发之时,肝气之疏泄、条达功能借助机体阳气之振奋,可以升发至其本来升达之力所不能及之状态,使肝气郁滞有所缓解,从而使抑郁症状有所减轻;至暮阳气渐虚,阴气渐盛,失去了晨间或上午阳气对肝气升达疏解之助,以致郁结更甚,从而使抑郁症状加重,故多见"晨轻暮重"之症。临床上,晨重暮轻症状表现多见于肾虚肝郁证,晨轻暮重症状表现多见于心胆气虚证,而对较为复杂的病情进行诊察时,应注意其病机虚实夹杂和兼及他脏。

郁病的治疗应依病机之虚实而有先后缓急之别。临床所见的抑郁障碍患者往往是数证并见,并非单纯一证。如肾虚肝郁证中往往兼夹湿热或痰热、食积、瘀血,因此应当"谨守病机,各司其属,有者求之,无者求之",针对不同的病机变化进行相应干预,区别治疗次序,抽丝剥茧,逐层解决,最终以益肾调气法收功。例如抑郁日久,气郁化火,热与湿合,而成肝胆湿热,此时尽管有肾虚肝郁的症状及体征,但治疗上不可一味蛮补、徒增实邪,而是应当根据患者当下的病机状态先清利湿热、调畅气机、运化水湿,待实邪已去,再伺机扶助正气、益肾填精。

金石调神法的应用是郁病治疗成功的关键。在郁病的治疗过程中,金石类药的使用在提高临床疗效方面起到了不可或缺的作用,其中应当注意不同金石类药的归经、药性和药势,根据证候的类型和病机的需要正确选用,才能最大程度地发挥其治疗作用。如煅青礞石性重坠而擅下痰,若痰热内蕴,上蒙脑窍,用之尤宜;紫石英性温而镇惊,若心胆虚怯,下焦虚寒,以之收功;龙齿性凉而擅安魂,磁石性沉而擅安神,石膏性寒而清诸热,琥珀活血而能镇惊,当依诸药之性而随证治之,则金石调神之功著矣。

第二节 产后抑郁

一、概述

产后抑郁是指女性于产褥期出现明显的抑郁症状或典型的抑郁发作。临床可见情绪低落、兴趣丧失、睡眠障碍、精力下降、无价值感、注意力不集中,甚至自杀等一系列症状。根据临床表现,产后抑郁属于中医"产后郁病"范畴。

产后是指孕妇分娩后,母体恢复至孕前状态的一段时期,西医学称"产褥期"。早在先秦时期,古人即认识到产后可出现疾病;《素问》指出情志刺激与妇产科疾病之间存在着密切的联系,如"二阳之病发心脾,有不得隐曲,女子不月",提示若情志抑郁日久,损伤心脾,可致闭经。汉代张仲景《金匮要略·妇人产后病脉证治》曰:"新产妇人有三病,一者病痉,二者病郁冒,三者大便难,何谓也? 师曰:……亡血复汗,寒多,故令郁冒。……产妇郁冒,其脉微弱,不能食,大便反坚,但头汗出。所以然者,血虚而厥,厥而必冒。"张仲景所论郁冒,乃郁闷不舒、头眩昏蒙之症,与今之产后抑郁类似。究其病机,产妇阴血亏虚,不能荣养脑神,神气不足,故见神情抑郁;血虚失敛,阳气外泄,升浮失根,故见头眩昏蒙。宋代陈自明《妇人大全良方》描述了"产后不语""产后癫狂""产后狂言谵语如有神灵""产后乍见鬼神"等产后情志异常的症状。金元朱震亨,主张产后"一切病多是血虚",提出"产后无得令虚,当大补气血为先"的理论。宋代陈素庵《陈素庵妇科补解》曰:"产后恍惚,由心血虚而惶惶无定也。心在方寸之中,有神守焉,失血则神不守舍,故恍惚无主,似惊非惊,似悸非悸,欲安而忽烦,欲静而反忧,甚或头旋目眩,坐卧不常。"清代《医宗金鉴》曰:"心静则神藏。若为七情所伤,则心不得静,而神躁扰不宁也。故喜悲伤欲哭,是神不能主情也。"上述言论,均指出血虚心神失养是本病的主要病因。

本病的发生,多由素体气血亏虚或肾精不足,加之分娩过程中气血丢失,使产后气血愈虚,血不养心,心神失养而致;或产后因家庭、社会、工作等因素所愿未遂,肝气郁结而致。本病的主要病机特点是"多虚多郁",临证时以患者"产后情绪低落"为主要辨病依据,同时根据其症状表现与舌脉象之不同,主要分为心脾两虚证、肝胆湿热证以及心肝火旺证。

二、医案

医案一

刘某,女,30岁。2019年1月8日初诊。

主诉:情绪低落伴失眠3个月。

现病史:患者形体瘦小,平素思虑较多,3个月前流产后出现情绪低落伴早醒,就诊于某医院,给予安神类药物治疗,服药半月后自觉睡眠尚可。后因停药再次出现情绪低落及失眠症状,特前来就诊。

现症见:情绪低落,觉得没有什么事情可以让其开心,常因流产而自责,认为是自己的原因,时常流泪,自觉活着无趣,有自杀想法,主动性下降,对工作及家庭日常事务没有兴趣,不愿与人交流,时有心慌心悸,记忆力减退,白天精力差,总觉得疲乏无力。入睡困难,至少需2小时,梦多杂乱,内容多消极,易早醒,醒后难眠。纳少,没有胃口,大便干、3日1次,小便正常。舌红淡嫩,苔薄白,脉沉细。

既往史:2018年4月诊断为多囊卵巢综合征,促排卵4次,生化妊娠4次。否认高血压、糖尿病、冠心病等其他慢性病病史。否认手术、外伤、输血史。否认食物、药物过敏史。

家族史:父母均有失眠病史。

月经及婚育史:平素月经周期40天,量少色淡,经期3天。适龄结婚,未育。

中医诊断:产后郁病(心脾两虚证)。

西医诊断:产后抑郁。

治疗原则:益气健脾,养心安神。

处方:参芪解郁汤。

炙黄芪 30g	党 参 15g	当 归 20g	茯 苓 20g
炒白术 15g	陈 皮 15g	丹 参 20g	远 志 15g
茯 神 15g	炒酸枣仁 20g	龙眼肉 15g	柏子仁 15g
刺五加 50g	山 药 20g	大 枣 10g	龙 齿 15g^{先煎}
紫石英 30g^{先煎}	鸡内金 15g		

7剂,每日1剂,水煎服,分2次服用。

2019年1月15日二诊：情绪较前改善，偶有自责感，时有欲哭感，出现自杀想法的次数减少，主动性及兴趣均较前改善，记忆力改善，白天有疲乏感。入睡时间缩短，1小时左右入睡，梦较前减少。纳少，没有胃口，大便稍干、2~3日1次，小便正常。舌红淡嫩，苔薄白，脉沉细。初诊方基础上加焦三仙各10g、肉苁蓉15g、合欢皮15g。7剂，水煎服。

2019年1月22日三诊：情绪较前改善，认为生活中有觉得开心的事，无独自流泪情况，未出现自杀想法，主动性可，能关心家庭事务，记忆力较前改善，白天疲劳感减轻。入睡时间半小时左右，梦多。食欲较前改善，大便不干、1日1次，小便正常。舌红淡嫩，苔薄白，脉细。二诊方基础上去肉苁蓉、柏子仁、龙齿，加广枣2g、红景天15g。7剂，水煎服。

2019年1月29日四诊：情绪稳定，无低落情绪，无自责欲哭感，无自杀想法，主动性可，愿意主动关心家庭事务及家人，愿意与家人交流，记忆力尚可，白天精力可，疲乏感不明显。入睡可，半小时内入睡，无梦。纳可，大便不干、1日1次，小便正常。舌淡红，苔薄白，脉细。症状已改善，停用药。

按：《四圣心源·妇人解·产后根原》言："盖妊娠之时，胎成一分，则母气盗泄一分，胎气渐成，母气渐泄，十月胎完，而母气耗损十倍。寻常不过数胎，而人已衰矣。母气传子，子壮则母虚，自然之理也。"指出妊娠时胎气随胎成而渐长，母气则随胎长而渐泄，十月胎成，母气被盗损十倍，故母虚子壮。妊娠时子母同气，母气虚不明显。患者素体羸弱，加之孕胎损体，小产后机体气血愈虚，心神失于荣养。《素问》言："心藏神……脾藏意""心……在志为喜。……脾……在志为思"。《类经》云："心为五脏六腑之大主，而总统魂魄，兼该志意。……思动于心则脾应。"五脏藏神，心为主导。人身以气血为本，精神为用。血气者，身之神。心主血脉，脾胃为气血生化之源、生血而又统血。血为水谷之精气，总统于心而生化于脾。血之与气，一阴一阳，两相维系，气能生血，血能化气，气非血不和，血非气不运。气血冲和，阴平阳秘，脾气健旺，化源充足，气充血盈，充养心神，则心有所主。心血运于脾，心神统于脾，心火生脾土。反之，脾弱则运化无力，气血生化不足，心血亏虚，神无所养，则神机失调。

患者流产后出现情绪低落、悲伤欲哭、入睡困难、多梦易醒等症，虽无生育过程，诊断应属西医的产后抑郁，中医辨病为"产后郁病"。患者素体瘦小羸弱、气血不足，有数次生化妊娠病史，此次流产后气血愈虚，心气虚则悲，故见情绪低落、悲伤自责之症；心血亏虚，加之脾虚气血生化不足，无以养心，心神失养，故见心慌、入睡困难、多梦易醒之症；脾主思，脾气亏虚则思无所藏，故见思虑繁多等症状；脾为后天之本、气血生化之源，又主身之肌肉，脾虚故见月经量少、疲乏、精力差等症状；脾虚运化失司，故见纳差、便干之症。结合舌红淡嫩,苔薄白,脉沉细,辨证为心脾两虚之证,治当益气健脾、养心安神,予参芪解郁汤。

初诊方中,黄芪性温味甘,党参性平味甘,二者共入脾经,补气健脾,补后天之本,共为君药。陈皮味辛苦性温,归脾经,为行气之品,补脾之时舒畅气机。《黄帝内经》言:"脾欲缓,急食甘以缓之,用苦泻之,甘补之。"刺五加、山药味甘益气健脾,茯苓、白术味甘健脾宁心。以上数药共用,加强君药健脾益气之功。当归味甘性温,入心经,有补血行血、润肠通便之功;丹参味苦微寒,入心经,《滇南本草》言其"补心生血,养心定志,安神宁心,(治)健忘怔忡,惊悸不寐",《本草汇言》指出"丹参一物,而有四物之功(补血生血,功过归、地;调血敛血,力堪芍药;逐瘀生新,性倍芎䓖),妇人诸病,不论胎前产后,皆可常用",可见用此一药,补血活血,调经除烦,养身定志;龙眼肉味甘性温,入心、脾经,具有补益心脾、养血安神之功,《本草求真》谓其"气味甘温,多有似于大枣,但此甘味更重,润气尤多,于补气之中(温则补气),又更存有补血之力(润则补血),故书载能益脾长智(脾益则智长),养心葆血(血葆则心养),为心脾要药。是以心思劳伤而见健忘、怔忡、惊悸,暨肠风下血(便血症不一端。然大要血清而色鲜,另作一派。溅出远射,四散如筛,其腹不痛,是为肠风无疑。便血而见腹痛则为热毒下注,不痛则为湿毒下注,痛而喜手谨按则为寒毒下注。并血而见鲜红为热,瘀淡为寒,瘀晦为积,鲜紫为燥为结。血如鸡肝烂肉绞痛为蛊。与夫症见面色痿黄,大便不实,声短气息,恶心呕吐,六脉沉迟浮大无力为虚。神气不爽,脉数能食,肠红下泄,腹痛便秘为实。而究不越气失所统,阴不随阳,而血自不归附耳),俱可用此为治";大枣甘温,补中益气,养血安神;数药共用,共奏补血宁心之功。酸枣仁甘酸性平,养血宁心;远志辛苦性温,安神益智;茯神甘淡性平,宁心安神;柏子仁味甘性平,养心安神,亦能润肠通便;四药合用,养血宁心,安神定志。生龙齿甘涩凉,能安神魂;紫石英甘温,擅养心神,能暖下焦而治女子不孕,引浮游之神复归于下,可安神定志;二者一凉一温,配鸡内金健脾化石,共奏重镇安神之功,使神有所归。全方兼顾心脾、气血,共奏益气健脾、养心安神之效。

二诊时,情绪较前改善,疲乏感减轻,睡眠改善,健脾养心之法初见功效,但仍入睡时间长,故加合欢皮以增宁心安神之效。《本草汇言》曰:"合欢皮……乃甘温平补,有开达五神、消除五志之妙应也。……味甘气平,主和缓心气,心气和缓,则神明自畅而欢乐无忧。"仍纳少,为脾虚不运所致,故加焦三仙健脾消食。肉苁蓉味甘咸,性温,能补肾阳,益精血,滑肠道。《黄帝内经》云:"心欲耎,急食咸以耎之,用咸补之,甘泻之""脾欲缓,急食甘以缓之,用苦泻之,甘补之"。《本草正义》云:"苁蓉为极润之品,市肆皆以盐渍,乃能久藏。……但盐能下降,滑能通肠,以主大便不爽,颇得捷效,且性本温润,益阴通阳,故通府而不伤津液。"考虑患者多次流产,素体亏虚,且大便干结,故加甘咸之肉苁蓉以润肠通便。

三诊时,情绪、睡眠、饮食均改善明显,考虑患者气血渐充,神魂渐安,故去重镇安神之龙齿;且患者大便已通,脾胃初愈,不宜久利肠胃,故去肉苁蓉、柏子仁。患者仍多梦,白天疲劳感未除,故加广枣、红景天,以补气活血、养心安神。其中,广枣味甘酸性平,可养心安神;红景天味甘性寒,可益气活血。

四诊时,患者情绪稳定,无明显不适症状,为心脾气血得养、心神安定,遂停药。

患者流产后出现情绪低落、悲伤欲哭,记忆力减退、纳差、疲乏等症,属于产后郁病之心脾两虚证。患者素体羸弱,多次小产易致气血亏虚,血虚不能养心神,气虚不能行脾运,发为本病,故治疗时当注重心脾、气血,治以益气健脾、养心安神之法,使气血充足,心脾调和,心神得养,而诸症可愈。此外,应当注意,此证型不可用燥热之品,以防劫阴伤气。

医案二

黄某,女,38岁。2017年4月29日初诊。

主诉:情绪低落伴烦躁20天,加重1周。

现病史:患者平素易紧张,易生闷气,做事犹豫,20天前正常生产二胎,产后出现情绪低落,委屈欲哭,烦躁。近1周情绪低落加重,烦躁明显,特来就诊。

现症见:情绪低落,疲劳乏力,懒动,烦躁,主动性欠佳,不想跟人说话,注意力难以集中。有头昏沉感,入睡可,梦多杂乱,夜间易醒,醒2~3次,醒后难以复眠,约1小时再次入睡。无汗出,口干口苦,食欲不佳,大便黏腻不成形、1日2~3次,小便黄。舌红,苔黄腻,脉弦数。

既往史:既往体健。否认手术、外伤、输血史。否认食物、药物过敏史。

家族史:否认家族性精神病、遗传病病史。

月经及婚育史:月经正常;已婚,10年前育有1女,身体健康。

中医诊断:产后郁病(肝胆湿热证)。

西医诊断:产后抑郁。

治疗原则:清肝利胆,宁魂解郁。

处方:清肝解郁汤。

龙 胆 10g	炒栀子 15g	贯叶金丝桃 15g	天竺黄 15g
车前草 15g	通 草 10g	茵 陈 15g	滑 石 15g^{包煎}
茯 苓 15g	柴 胡 15g	白 芍 20g	醋鸡内金 20g
煅青礞石 30g^{先煎}	磁 石 20g^{先煎}		

5剂,每日1剂,水煎服,分2次服用。

　　2017年5月4日二诊：情绪低落、烦躁均减轻，主动性较前改善，注意力稍改善，仍有疲劳。头昏沉减轻，食欲不佳，多梦易醒。服药后易腹胀，口干微苦，大便不成形、1日1~2次，小便不黄。舌红，苔黄腻，脉弦滑数。初诊方基础上减柴胡、白芍、磁石，改煅青礞石为15g、滑石为10g，加猫爪草20g、合欢皮20g、白头翁15g、郁金20g。10剂，水煎服。

　　2017年5月14日三诊：情绪低落较前明显改善，烦躁不明显，主动性较前改善，注意力改善，疲乏感减轻。头昏沉明显改善，梦较前减少，夜间醒次数减少、约1~2次。服药后无腹胀，口微干、无口苦，纳可，大便成形、1日1~2次，小便可。舌淡红，苔薄黄，脉滑。二诊方基础上减煅青礞石、白头翁、栀子、车前草、贯叶金丝桃，加山药15g、陈皮15g、白扁豆15g。7剂，水煎服。

　　2017年5月21日四诊：情绪平稳，无烦躁，主动性、注意力均可，无明显疲乏感。头昏沉消失，偶有梦，夜间醒1次，醒后可再次入睡。无口干口苦，纳可，大便成形、1日1次，小便可。舌淡红，苔薄白，脉缓滑。患者症状缓解可停药。

　　按：《黄帝内经》云："肝者，罢极之本，魂之居也""肝藏血，血舍魂"。肝的藏血功能正常，则魂有所舍；肝血不足或肝胆湿热，扰动肝魂，则魂不守舍。肝主疏泄，胆附于肝，贮藏、排泄胆汁，肝胆疏泄正常则能帮助脾胃运化功能正常发挥。《素问·灵兰秘典论》言："肝者，将军之官，谋虑出焉；胆者，中正之官，决断出焉。"《类经·藏象类》曰："胆附于肝，相为表里，肝气虽强，非胆不断。肝胆相济，勇敢乃成。"肝胆对人体精神情志具有重要调摄作用。肝胆相互配合、相互为用，人的精神意识思维活动才能正常进行。若湿热蕴结，肝胆失司，肝不藏魂，谋虑、决断不能，则人易出现犹豫不决、急躁易怒、情绪低沉等情绪异常表现。

　　本案患者平素易生闷气，犹豫不决，肝气不舒，胆失决断，加之产后气血亏虚，血虚肝郁，肝失疏泄，水液输布失常，水聚为湿，气郁化火，湿与热合，而生湿热，见肝胆湿热之证。肝失疏泄，气郁不畅，故见情绪低落、主动性欠佳；湿热内扰，扰动肝魂，魂不安则见烦躁、入睡困难、梦多易醒；湿性重浊黏腻，湿热困阻气机，上塞清窍，下聚肠腑，则见疲乏、头昏沉、纳差、口干口苦、大便黏腻等；肝主谋虑，胆主决断，肝胆失司，故见行事犹豫、委屈欲哭。结合舌红，苔黄腻，脉弦数，辨证为肝胆湿热证，治以清肝利胆、宁魂解郁，予清肝解郁汤。

　　初诊方中，龙胆苦寒，归肝、胆经，能清泻肝火，《本草易读》言其"大苦，寒，无毒，性沉。足厥阴、少阳药也。退二木之火燥，除二水之湿热，解天行之热黄，疗时气之温热"，长于清肝胆实火，又善于清下焦湿热，两擅其功。栀子苦寒，轻飘象肺，色赤入心，因轻清上浮，故泻心之邪热；心为肝之子，与龙胆配伍使用，增强其清泻肝火作用，寓实则泻其子之义,而味苦又能助其清下焦湿热,利水下行,使肝胆之火从小便排出。《证治汇补》言:"郁病虽多,皆因气不周流。法当顺气为先,开提为次,至于降火、化痰、消积,犹当分多少治之。"故以柴胡、贯叶金丝桃疏肝行气解郁,白芍平肝。《黄帝内经》言:"肝苦急,急食甘以缓之。""肝欲散,急食辛以散之,用辛补之,酸泻之。"柴胡、白芍同用,补泻同施,畅肝用、养肝体;贯叶金丝桃又有清热利湿之功,助龙胆清利湿热。湿热之邪,易生痰湿。《医学正传》载:"气郁而湿滞,湿滞而成热,热郁而成痰,痰滞而血不行,血滞而食不消化。"天竺黄甘寒,入肝经,具清热豁痰、安魂定惊之功,清已生之痰热。车前草味甘,性寒,有清热利尿之功;通草味甘淡,性微寒,清热利湿,使之从小便而去;茵陈味苦辛,性微寒,能清利湿热,《神农本草经疏》谓其"主风湿寒热,邪气热结,黄疸,通身发黄,小便不利及头热,皆湿热在阳明、太阴所生病也。苦寒能燥湿除热,湿热去则诸证自退矣。……除湿散热结之要药也";滑石甘淡寒,滑以利窍,甘以益气,淡以渗湿,寒以清热,有利尿通淋之功;茯苓淡渗利湿,合诸清热利湿和淡渗利湿之品,使肝胆之湿热从小便而出。煅青礞石,《本草便读》载"其色青碧入肝,其味咸寒润下",性寒直折以去内热,质重镇肝以安脑神;磁石,《得配本草》言其"坠炎上之火以定志",用以除烦祛热;合鸡内金化石护胃,共奏镇惊安魂之功。全方泻中有补,清利并用,共奏清肝泻火、宁魂安神之效。

二诊时,情绪低落、烦躁均较前改善,清肝利胆法初见功效,诉仍纳差、服药后易腹胀,故去磁石,减少煅青礞石、滑石的用量,以免金石类药重坠碍胃,中病即止;恐柴胡久用伤肝,故易柴胡、白芍为郁金、合欢皮,以行气解郁、宁心安神;仍有疲劳,头昏沉,多梦,纳差,口干微苦,大便黏腻不成形,乃为肝胆湿热之象,故加猫爪草、白头翁,以增清利湿热、化痰散结之效。

三诊时,情绪好转,烦躁减轻,睡眠改善,为湿热已消,神魂渐安之象,故去煅青礞石、白头翁、栀子、车前草、贯叶金丝桃;湿热渐清,诸症缓解,湿热之象不显,见肝之病,知肝传脾,当先实脾,故加山药、白扁豆、陈皮健脾和胃、理气化湿。

四诊时,情绪平稳,诸症已消,为肝胆湿热病机已解,故停药。

本案患者平素易生闷气、犹豫不决,肝气不舒、胆失决断,加之产后气血耗伤,血虚不能濡养肝脉,肝失疏泄,郁而不畅,津液运行障碍,化湿生痰,郁久化热,湿热搏结,熏蒸肝胆,则发为肝胆湿热之证,而见情绪低落、烦躁、日间疲乏,头脑昏沉,纳差多梦,大便黏腻,舌红苔黄腻,脉弦数等湿热弥漫之象,故当先治以清肝利胆、解郁安神之法,以疏肝、清利湿热为主。后期治疗应依"见肝之病,知肝传脾"之理,考虑该患者肝郁日久,必伤脾土,故当先实脾,采用疏肝健脾之法以治之。

医案三

任某,女,26岁。2018年5月27日初诊。

主诉:自觉情感低落、委屈欲哭2个月。

现病史:患者平素急躁,与一同事相处不和睦,自认为是职场竞争对手,而该患者平素做事要求完美。2个月前,患者生产满月后,竞争对手前来探望,使其回忆起平时二人之间意见不合的不高兴事情,而感到心情压抑、委屈,之后每天心烦易怒。为求治疗来就诊。

现症见:情绪低落,主动性及兴趣均下降,经常想起不高兴的事情,觉得委屈,自卑自责,急躁易怒。白天犯困,有疲劳感,生气后头痛,伴有乳房、胁肋部胀痛,目赤眵多,口干,睡眠可,食欲可,大便干、2~3日1次,小便正常。舌红少津,苔薄白,脉弦数。

既往史:既往体健。否认手术、外伤、输血史。否认食物、药物过敏史。

月经及婚育史:月经周期25天左右,痛经,色深红;适龄结婚,育有1子。

家族史:大姨、二舅有抑郁症病史。

中医诊断:产后郁病(心肝火旺证)。

西医诊断:产后抑郁。

治疗原则:清肝泻火,宁心安神。

处方:宁心解郁汤。

柴　胡 15g	栀　子 15g	夏枯草 15g	莲子心 15g
玄　参 15g	蔓荆子 15g	菊　花 15g	五味子 20g
黄　连 3g	生地黄 15g	鸡内金 15g	刺五加 30g
龙　齿 30g^{先煎}	珍珠母 30g^{先煎}	生石膏 20g^{先煎}	牛　膝 15g
知　母 15g			

7剂,每日1剂,水煎服,分2次服用。

2018年6月3日复诊:情绪低落、主动性及兴趣均较前改善,偶有委屈欲哭感及自卑自责感,急躁易怒情绪能稍控制。白天犯困、疲乏感均较前稍缓解,与人交谈时感疲乏,头痛、乳房及胸胁部胀痛均减轻,目赤及目眵消失。纳眠可,晨起口干,大便偏干、2日1次,小便正常。舌红苔薄白,脉弦数。初诊方基础上去柴胡、蔓荆子、菊花、牛膝,加丹参15g、郁金15g。14剂,水煎服。

2018年6月17日三诊:情绪低落明显缓解,主动性及兴趣均可,委屈欲哭感及自卑自责感均不明显,急躁易怒情绪能控制。无头痛、乳房和胁肋部疼痛,日间稍有疲乏感。纳眠可,无口干,大便不干、1日1次,小便正常。舌淡红,苔薄白,脉弦。二诊方基础上改莲子心为8g、栀子为10g,去生石膏、知母、珍珠母、龙齿,加淡竹叶15g、麦冬15g、生地黄15g、山茱萸15g。7剂,水煎服。嘱患者服用7天,如无不适可停药。

按:《血证论·脏腑病机论》云:"肝属木,木气冲和条达,不致遏郁,则血脉得畅。"郁不离肝,六郁之始为气郁,气郁之始为肝胆木郁。肝主疏泄,喜条达而恶抑郁,其性刚劲,若郁而不达,易化风化火;心为阳脏,主藏神,主司人的意识、思维、情志等精神活动,若火热之邪上犯于心,则扰乱神明。肝属木,心属火,火为木之子。《素问·灵兰秘典论》曰:"肝者,将军之官,谋虑出焉。""心者,君主之官也,神明出焉。"说明了心肝两脏与精神情志的紧密联系。肝之疏泄功能正常,气机畅达,气血调顺,魂安神定,精神情志方可平和;若肝木不达,郁而化火,母病及子,可致心肝火旺。

本案患者平素急躁,为心肝火旺之体,加之产后气血津液丢失,肝脉失养,疏泄失职,调畅情志的功能下降,再面对职场环境等方面的困扰,加重了心肝火旺之证。肝藏血舍魂,心主血藏神。患者产后气血亏虚,肝脉失养,肝气郁结,疏泄失调,则见情绪低落、自卑自责之症。肝在志为怒。《灵枢·本神》云:"肝气虚则恐,实则怒。"患者素体肝气郁结,心肝火旺,加之气血津液丢失,心肝之火更甚,肝火上炎,则致头痛、急躁易怒之症;壮火食气,故见日间犯困、有疲劳感;热盛伤津,故见口干。肝经上贯膈,布胸胁,连目系,气机不畅,郁结不通,不通则痛,则见乳房、胸胁部胀痛;邪火循经灼目,燔灼津液,则见目赤眵多。结合舌红少津,苔薄白,脉弦数,辨证为心肝火旺证,治当清肝泻火、宁心安神,方用宁心解郁汤。

初诊方中,柴胡归肝经,疏肝解郁,使肝气条达,正如《黄帝内经》所言"肝欲散,急食辛以散之";夏枯草味辛能散,苦寒泄热,治肝郁化火尤良,合菊花、蔓荆子又有清热明目之功,能治目赤眵多;栀子、黄连、莲子心苦寒直折,专泻心火。心肝火旺,泻心火寓实则泻其子之义。其中,栀子味苦性寒,色赤而象火,能泻心火以疗心中懊侬、颠倒而不得眠。热盛伤阴,玄参、生地黄、知母甘寒,寒以清热,甘寒能养阴,以加强平肝泻火之力,同时滋阴除烦,养已耗之阴津。刺五加味甘,补益肝肾,益气健脾,可补产后气血亏虚;五味子味酸甘,"肝欲散,急食辛以散之,用辛补之,酸泻之",可泻肝火;牛膝补肝肾,味苦善泄降,又能导热下泄,引血下行,以降上炎之火;三药合用,共奏健脾益肾、养心安神之功,着眼于患者的气血津液丢失,着重培补先后天之本,一方面助其化生气血,另一方面使气血足而火减。龙齿,凉以清热,涩以潜降,有伏藏之性,能安神魂;珍珠母性味咸寒,具有平肝潜阳、安神定惊之能;生石膏辛寒清热降火,使神不受扰;三者相须为用,可使上亢之肝阳平潜,妄动之肝魂安定,同时配鸡内金化石护胃。全方补泻相宜,升降相合,共奏清肝泻火、宁心安神之效。

二诊时,情绪改善,能主动控制情绪,头痛及乳房、胸胁部疼痛均减轻,疲乏感缓解,无目赤及眵多,仍口干、大便偏干,可见患者心肝之火渐减、头目得清,故去蔓荆子、菊花、牛膝,易柴胡为郁金,以防久用劫肝阴。郁金味辛苦,性寒,疏肝而不伐肝,行气而不伤气。偶有委屈欲哭及自卑自责感,有疲乏感,考虑患者本气血津液丢失,存在心气心血不足的病机,加之火热耗气伤阴,故加丹参养心除烦。丹参味苦色赤,直入心经,能补心生血、滋阴除烦。

三诊时,情绪进一步改善,能控制易怒情绪,无头痛、乳房及胸胁部疼痛,无口干、大便干,仍有疲乏感。考虑患者心肝之热渐除,故去石膏、珍珠母、龙齿、知母,减少莲子心、栀子的用量,改为甘寒之淡竹叶,谨防苦寒伤胃。加生地黄、山茱萸以滋肾水,一方面滋水能涵木,另一方面肾水充足,合麦冬、淡竹叶清心除烦以防心火旺于上。

心肝火旺证是产后郁病的常见证型之一,患者后天生产时的气血津液丢失,加重了患者原有的心肝火旺症状。治疗时首先应清泻心肝之火,继而疏肝养心,最后应补肾水,以制心火,以涵肝木,从而达到治病求本的目的。

三、小结

产后抑郁是以产后情绪低落为主要表现的病症,"多虚多郁"为其主要病机特点,"因虚致郁"为其基本特征。其常见证型为心脾两虚证、肝胆湿热证、心肝火旺证,在治疗上依照其病机侧重不同分别采用健脾养心、清肝利胆、解郁泻火的治疗法则。心脾两虚证患者,平素常多思虑,产后气血亏虚,不能濡养心神,心气不足,脾运失司,无法化生气血,使神魂失养,临床多见情绪低落、悲伤欲哭、心慌心悸、入睡困难等症状,治疗当益气健脾、养心安神;肝胆湿热证患者,平素多犹豫不决,产后气血亏虚,不能濡养肝脉,使肝胆失司,疏泄失常,水湿停聚,郁久化热,湿热搏结,扰动肝魂,临床多见情绪低落、烦躁易怒、犹豫不决、昏沉疲乏、口干口苦、大便黏腻等症状,治疗当清肝利胆、解郁安神;心肝火旺证患者,平素多急躁易怒,易生闷气,产后气血亏虚,血不养心,肝阴不足,无法制约心肝之火,加重其原本的心肝火旺症状,临床多见情绪低落、心烦易怒、目赤目眵、头痛,乳房、胸胁胀痛,大便干燥等症状,治疗当清肝泻火、宁心安神。

郁病有"因病而郁"和"因郁而病"之别。"因病而郁"是指脏腑经络气血郁滞不通,进而影响情志,导致郁病的发生。而产后气血亏虚,属于"因病而郁"中的"因虚而郁"。气血亏虚为先,影响脏腑功能的正常发挥:其一,气血亏虚,无法濡养心脉。"心者,君主之官也,神明出焉。"忧动于心则肺应,思动于心则脾应,怒动于心则肝应,恐动于心则肾应,无论何种情绪变化,均与心藏神相关。而心失所养,则神失所藏,心神不安,往往导致情绪低落、悲伤欲哭、思维迟缓等症状,发为郁病。其二,气血亏虚,无法濡养肝脉。"肝者,将军之官,谋虑出焉。"肝主疏泄,疏泄失职,则无法调畅情志,日久生郁,气机失调,可直接导致郁病的发生。而疏泄失职,血脉、水液输布亦受影响,水湿不运,郁久化热,湿热搏结,也可发为郁病。其三,气血亏虚,无法濡养脾脏。"心藏神……脾藏意。"脾主运化,能化生气血濡养五脏,若脾脏亏虚,气血生化乏源,则无以养肝,无以补心,无以充肾,从而出现消瘦乏力、神情疲倦、失眠多梦、健忘、注意力不集中等症状。其四,气血亏虚,精血同源,血亏则精亏。肾为水火之脏,脑为元神之府,脑为髓海,肾主骨生髓,神机思虑之正常有赖于肾精脑髓的滋润濡养,肾精足则脑髓充,肾虚则髓少而神机失用,发为郁病。

产后抑郁是发生于产后这一特殊时期的特殊疾病,在治疗时除辨证施治外,应注意到生产过程对女子气血的耗伤,要注重培补患者的先后天之本。此外,在用药时需充分考虑到哺乳期药物对婴儿的影响,避免使用有毒或药性峻烈之品,且需注意药物对乳汁的影响,避免使用影响乳汁分泌的药物。

第三节　卒中后抑郁

一、概述

卒中后抑郁是指发生于卒中后,表现出卒中症状以外的一系列以情绪低落、兴趣缺失为主要特征的情感障碍综合征,可归入"器质性精神障碍",属于"因病而郁"的继发性抑郁。卒中后抑郁的发病率很高,但识别率很低,临床往往过于关注患者的躯体神经功能损伤,而忽视其精神情感症状,以致患者主动性和顺应性下降,很难配合肢体功能康复,影响患者的临床结局和生活质量。

本病在中医学中属于"中风"与"郁病"合病的范畴。中风又名"卒中"。劳倦内伤、忧思恼怒、饮食不节等诱因,引起脏腑阴阳失调,气血逆乱,直冲犯脑,导致脑脉痹阻而发为缺血性中风,或血溢脑脉之外而发为出血性中风。病情轻浅者表现为半身不遂、口舌歪斜、言语謇涩或不语、偏身麻木等症状,病情深重者表现为猝然昏仆、不省人事等症状。中风为本虚标实之证,急性期多用祛风通络、平肝息风、化痰通腑、活血通络、清热涤痰诸法,常用方剂如大秦艽汤、天麻钩藤饮、化痰通络方、星蒌承气汤等;恢复期及后遗症期多以虚证为主,多用益气活血、育阴通络、滋阴潜阳、健脾化痰诸法,常用方剂如补阳还五汤、镇肝熄风汤、解语丹等;危急期可用安宫牛黄丸或至宝丹辛凉开窍、清肝息风,或苏合香丸辛温开窍、除痰息风,或参附汤回阳固脱。

郁病多由情志不舒、气机郁滞而致病。《素问·六元正纪大论》记载:"郁之甚者,治之奈何？"《素问·六元正纪大论》还提出"木郁""火郁""土郁""金郁""水郁"（五郁）的理论。元代朱震亨提出"六郁"理论［气郁、血郁、痰郁、热郁（火郁）、湿郁、食郁］，并创六郁汤、越鞠丸等方剂。明代张介宾《景岳全书》提出郁病概念，总结该病可分为虚证、实证、虚实夹杂证，并创造性提出"因病而郁""因郁而病"的理论。清代王清任《医林改错》提倡"因瘀致郁"论，指出"瞀闷""急躁""夜睡梦多"即是血瘀所致，治以血府逐瘀汤。郁病的治疗大法总属理气开郁，多用补肾疏肝、理气宽中、健脾养心、行气化瘀、解郁安神诸法，常用方剂如颐脑解郁汤、逍遥散、归脾汤、血府逐瘀汤、甘麦大枣汤等。

卒中后抑郁，又称中风后郁病，是中风常见的并发症。中风后形神俱损，既有偏瘫、失语等"形"受损的表现，还有情绪低落、兴趣减退等"神"不足的症状。清代王宏翰《医学原始》指出："脑颅居百体之首，为五官四司所赖，以摄百肢，为运动知觉之德。"《本草纲目》提出："脑为元神之府。"《素问·脉要精微论》曰："头者，精明之府。"上述文字均强调了脑与运动、感觉、精神的密切关系。脑居百体之巅，司神明而统四肢。思维敏捷、情感活跃、四肢运动协调均需依靠脑神的统摄，故脑窍受损，脑神失用，一则四肢百骸运动、感觉受损而成偏瘫麻木，二则精神忧郁难解而发为郁病。与原发郁病不同，此郁乃中风继发郁病。明代张介宾《景岳全书》提出"凡五气之郁，则诸病皆有，此因病而郁也"。卒中后抑郁正属"因病而郁"范畴，其病机与瘀血阻络密切相关。明代楼英《医学纲目》曰："中风皆因脉道不利，气血闭塞也。"《灵枢·本神》提出"脉舍神"，《素问·调经论》提出"神不足则悲"。卒中后脑脉痹阻，瘀血内停，血脉凝滞，脑神失养，则神机不足，情绪悲戚，郁病生焉。清代王清任《医林改错·血府逐瘀汤所治之症目》提出"瞀闷，即小事不能开展，即是血瘀""平素和平，有病急躁，是血瘀""夜睡梦多，是血瘀"，也认为瘀血阻滞是郁病的重要病机之一。

风、火、痰、瘀、气、虚等病理因素致气血逆乱、脑窍受损而发为中风，而后痰、瘀、浊毒内生，脑络痹阻，以致脑髓损伤，脑神失养——一方面中风后遗症影响患者生活功能，以致情志不畅，肝气郁结而发病；另一方面，患者素体羸弱，中风后期风、火、痰、瘀之邪渐去，邪去而正虚，气血两伤，血脉失养，神魂无所舍而发病。脏腑虚衰为其发病基础，气滞则血瘀、气虚则血停，瘀血为其主要病理产物，并且贯穿整个病程始终。因此，本病往往以气滞血瘀、气虚血瘀为主要证候类型。

二、医案

医案一

李某，男，53岁。2018年5月29日初诊。

主诉:情绪低落伴右侧肢体活动不利 3 年。

现病史:患者平素急躁易怒,2015 年饮酒后与邻居发生争执而突发中风,遗留右侧肢体活动不利,言语欠流利,无法进行体力劳动,自觉拖累家人,从而出现情绪低落、不愿与别人说话、烦躁易怒症状;2017 年再发中风后,情绪低落加重,对平素喜爱的下棋、打牌不再感兴趣;因言语不利,怕别人嘲笑而不主动讲话,言语减少。

现症见:右侧肢体活动不利,言语欠流利,懒言少动,疲乏无力,情绪低落,兴趣减退,时常自言自语"不想活了,死了得了";不愿与家人交流,注意力难以集中,烦躁易怒;入睡尚可,但夜间醒 2~3 次,多梦,每晚睡眠总时长 4~5 小时。食欲减退,大便不成形、1 日 2~3 次,小便频,夜尿 2~3 次。舌淡红、中部有裂纹,苔薄黄腻,脉沉弦。

既往史:高血压近 20 年,血压最高 175/120mmHg,目前血压控制在 140/70mmHg。患者于 2015 年、2017 年分别发生 1 次中风。

个人史:吸烟史 20 年,每天 1 包,否认酗酒史。

家族史:否认家族性遗传病病史。

婚育史:适龄结婚,育有 1 子,配偶及子体健。

中医诊断:中风后郁病(气滞血瘀证)。

西医诊断:卒中后抑郁。

治疗原则:理气活血,解郁安神。

处方:活血解郁汤。

郁　金 30g	贯叶金丝桃 20g	巴戟天 15g	山茱萸 15g
刺五加 30g	首乌藤 30g	合欢皮 15g	炒酸枣仁 30g
灯心草 10g	天　麻 20g	紫石英 30g^{先煎}	珊瑚粉 1g^{冲服}
鸡内金 15g	鸡血藤 15g		

7 剂,每日 1 剂,水煎服,分 2 次服用。

2018 年 6 月 5 日二诊:情绪低落较前改善,开始出现笑容;兴趣有所恢复,路过棋摊,下意识去关注;交流较前增多;注意力较前集中;睡眠有所改善,半夜醒 1 次,醒后可复眠;仍有疲乏、言语欠流利;右侧肢体活动不利稍有改善;食欲较前增加,大便有时成形、1 日 1 次,夜尿 1~2 次。舌暗红、有裂纹,少苔,脉沉弦。初诊方基础上减贯叶金丝桃,改巴戟天为 30g,加地龙 15g、钩藤 15g、玄参 20g、山药 20g。14 剂,水煎服。

2018 年 6 月 19 日三诊:情绪明显改善,笑容渐多;兴趣有所恢复,会参与下棋、打牌;交流较前增多,能主动与人沟通;注意力较集中,看电视能持续;仍易疲乏,右侧肢体活动不利;睡眠改善,未诉有梦,半夜醒 1 次,醒后可复眠;食欲较前增加,大便成形、

1日1次,夜尿1次。舌暗红、有裂纹,苔薄白,脉沉弦。二诊方基础上减合欢皮、灯心草,改紫石英为20g、郁金为15g,加伸筋草15g、牛膝10g。14剂,水煎服。

2018年7月3日四诊:情绪明显改善,笑容渐多;兴趣恢复;交流较前增多,言语较前流利,诊室中可自行描述病情变化;疲乏感减轻,右侧肢体活动稍有改善;睡眠改善,半夜醒1次,醒后可复眠;食欲较前增加,但食后易腹胀,大便成形、1日1次,夜尿1次。舌红、略有裂纹,苔薄白。脉沉弦。在三诊方基础上减炒酸枣仁、珊瑚粉,改首乌藤为15g。14剂,水煎服。

2018年7月17日五诊:情绪等症均好转,仍有右侧肢体活动欠佳,活动后易疲乏,纳眠可,二便调。舌淡红,苔薄白,脉滑。在四诊方基础上减鸡血藤、天麻、紫石英、首乌藤,改山茱萸为20g,加黄精15g。嘱患者续服14剂,症状平稳后可停药,后期配合康复治疗。

按:元代朱震亨《格致余论》曰:"司疏泄者肝也。"清代唐宗海《血证论·脏腑病机论》载:"肝属木,木气冲和条达,不致遏郁,则血脉得畅。"肝主疏泄,性喜条达,乃一身气机之枢纽。精神、情绪、心理等情志状态,与肝的疏泄条达正常与否密切相关。肝气调畅,既能顺遂情志,又能调畅气血运行。卒中后抑郁是在中风基础上继发而来。肝失疏泄,气机郁滞,"气为血之帅,血为气之母",气行则血行,气滞则血瘀,血脉闭阻,壅塞脑窍,发为中风;"肝藏血,血舍魂""心藏脉,脉舍神",肝郁则魂失所摄,血瘀则神失所归,气滞而血瘀,形损神衰,抑郁乃生。

本案患者素体肝阳偏亢,性情急躁易怒,酒后与人争执而卒发中风,内生气滞、瘀血,致脑络闭阻、脑神失养。气滞、血瘀互损互伤,互为因果,故患者卒中反复发作,情绪郁闷不解。《医学衷中参西录》记载肝为"元气萌芽之脏""气化发生之始"。人体气机之调畅在于肝木条达、疏泄之性,而情志的调节同样与之密切相关。情志不遂,肝气郁滞,气为血帅,气滞则血瘀。患者情志不遂,气郁日久,骤遇恼怒,气血逆乱,上冲脑络,损及清窍,发为中风,可见右侧肢体活动不利、言语不利。《素问·六节藏象论》云:"肝者,罢极之本……其充在筋,以生血气。"肝脏实为"劳倦疲劳的根本"。张介宾《类经》提出:"人之运动,由乎筋力,运动过劳,筋必罢极。"肝郁日久,气机升发不利则无以生血气,疏泄功能失职则无以荣筋骨,故常懒言少动、疲乏无力。《灵枢·本神》提出"肝藏血,血舍魂"。肝为魂之居处,气郁恼怒,瘀血横生致神魂妄动,魂不安宁,故情绪低落、兴趣下降、烦躁易怒。《中西汇通医经精义》云:"夜则魂归于肝而为寐,魂不安者梦多。"肝不舍魂,则见眠浅易醒、多梦;肝木克伐脾土,脾失运化,故见食欲减退、不思饮食、大便不成形。结合舌淡红,苔薄黄腻,中部有裂纹,脉沉弦,辨证属气滞血瘀,处以理气活血、解郁安神之活血解郁汤。

初诊方中,以郁金为君药。《黄帝内经》言:"肝欲散,急食辛以散之。"郁金味辛主入肝经,故能条达肝气,以解气机郁滞;《本草求真》记载"凡有宿血凝积,及有恶血不堪之物,先于上处而行其气",故对脑络久留之瘀血,郁金可运气上行,活血通络以除痼疾。辅以贯叶金丝桃味辛入肝,调畅肝气,以解肝之郁结;鸡血藤入肝经,味苦性温,具有活血通经、舒筋活络之功,正如《饮片新参》所云"去瘀血,生新血,流利经脉"。君臣相使,奏行气活血、解郁通络之功。气郁、败血留滞日久,暗耗精血。肝肾为精血同源之体,故用巴戟天、山茱萸入肝肾,补肾阴以滋水涵木、养肝体,补肾阳增补气力以助肝用。刺五加益气健脾,补肾安神,首乌藤、合欢皮、炒酸枣仁养血安神,灯心草清心安神,共奏解郁调神、安魂定志、怡情养性之功。天麻入肝经,平肝潜阳以制患者阳亢体质。紫石英镇心安神,《名医别录》载其"补心气不足,定惊悸,安魂魄。……令人悦泽";珊瑚粉甘、平,安神镇惊;二者共入心、肝经,重镇安神,且重可去怯,与草木安神之品配伍应用,使神有所归、魂有所舍,共奏阴阳并治、精神同调之功。鸡内金消食化积(时刻以胃气为重),防重坠之金石类药伤脾碍胃。正如张锡纯所言"鸡内金为鸡之脾胃,中有瓷、石、铜、铁皆能消化,其善化有形郁积可知"。全方共奏行气活血、解郁安神之功,寓补于通,标本兼治,使气机调匀,阴阳平衡,神安志定。

二诊时,情绪有所改善,仍有疲乏、言语欠流利,右侧肢体活动不利,参合舌诊有阴伤气耗之证,故在初诊方基础上减贯叶金丝桃以防行气太过反伤正气,并加用钩藤伍天麻清平肝阳。初诊方药服用后,气郁之征渐消,血瘀之象浮现,故加用地龙搜风活络,平抑肝阳,祛肝风、强筋骨而缓解肢体活动不利,《滇南本草》言其"祛风……强筋,治痿软"。气滞血瘀日久化热伤阴,故加玄参(咸寒质润)活血滋阴;《本草正义》称其"禀至阴之性,专主热病……味又腥而微咸,故直走血分而通血瘀",可见玄参一味,以苦泻热、以咸软坚,寓有降邪热、散郁结、活血脉之用意。大便时而成形,可见脾胃之气尚未恢复,故加用山药健脾益气,兼运诸药。重用巴戟天温壮肾气,滋助元气,以解疲劳。

三诊时,情绪明显改善,故去合欢皮、灯心草,减少紫石英、郁金的用量。仍有肢体活动不利,故加用伸筋草舒筋通络;牛膝逐瘀通经、通利关节,补益筋骨、活血通络。《滇南本草》云:"牛膝……强筋舒筋,止腰膝酸麻,破瘀……散结核。"

四诊时,情绪已明显好转,睡眠改善,故去炒酸枣仁、珊瑚粉,减少首乌藤的用量。

五诊时,症状大好,情绪稳定,睡眠良好,遂去天麻、紫石英、首乌藤。右侧肢体活动改善,遂去鸡血藤。仍觉活动后疲乏,此乃疾病后期,邪去正虚,肝郁日久,肾水耗伤所致,故增加山茱萸的用量,加用黄精以滋补肝肾、温肾填精,并嘱其配合康复锻炼,促进肢体功能恢复。

气滞血瘀型为中风后抑郁十分常见的证型。患者素有情志不遂,久则气机不畅,瘀血内生阻滞脑络而发中风,属"因郁而病";后因中风出现生活能力下降,情绪郁闷,属"因病而郁"。临证当中,初期以气机郁滞、血脉受阻为主要证候,气行则血行,采用理气活血、解郁安神之法。初诊方中,以郁金、贯叶金丝桃、天麻、合欢皮之品疏肝平肝、调畅情绪。后期病邪渐去,正虚乃现,故重用山萸肉、黄精,补肾水以滋肝木,温壮元气,恢复正气。同时,应用紫石英、珊瑚粉等重镇安神药进行安魂定惊,平肝潜阳。

医案二

张某,女,75 岁。2018 年 6 月 13 日初诊。

主诉:情绪低落伴左侧肢体麻木、无力 4 年。

现病史:患者平素易疲乏,4 年前劳累后突然出现左下肢麻木、无力,摔倒在地,同时出现左上肢抬举不能,言语欠清,就诊于某医院,诊断为"急性脑梗死",对症治疗后症状有所好转,遗留左侧肢体麻木、力弱。家属诉患者自中风后逐渐出现性情改变,由平时的乐观开朗变得情绪低落,沉默寡言,整日唉声叹气,担忧疾病的进展,兴趣减退,之前喜欢热闹,现在不愿与别人说话,喜欢独处,易委屈流泪。

现症见:情绪低落,整日皱眉,易委屈流泪,主动性下降,对平时的爱好失去兴趣,不愿与人交流,白天精力差,总觉得疲乏气短,多汗。入睡困难,至少需 1 小时,多梦、内容多消极,易早醒,约 4—5 点醒,醒后难眠。食欲差,纳少,腹胀。排便无力,大便偏干、2 日 1 次,小便正常。舌淡红、边有瘀点,苔白,脉沉细。

既往史:既往体健。否认手术、外伤、输血史。否认食物、药物过敏史。

家族史:否认家族性遗传病病史。

婚育史:适龄结婚,育有 1 子 1 女,配偶及子女体健。

中医诊断:中风后郁病(气虚血瘀证)。

西医诊断:卒中后抑郁。

治疗原则:补气活血,解郁安神。

处方:益气解郁汤。

炙黄芪 30g	党参 15g	刺五加 30g	炒白术 15g
巴戟天 20g	当归 15g	丹参 20g	赤芍 10g
茯神 30g	炒酸枣仁 25g	首乌藤 20g	龙眼肉 20g
紫石英 20g^{先煎}	龙齿 15g^{先煎}	鸡内金 20g	焦三仙各 15g

7 剂,每日 1 剂,水煎服,分 2 次服用。

2018 年 6 月 20 日二诊:情绪低落改善,委屈感减轻,流泪次数减少,可与亲人交流;

仍无精打采,担心病情,主动性不高;左侧肢体麻木、无力;易疲乏,出汗较多;食欲有所恢复,有进食欲望,饮食量也有所增加,腹胀减轻。入睡时间较前缩短,约30~40分钟入睡,做梦减少,早醒次数减少。排便困难改善,大便略干。舌淡红、边有瘀点,苔白,脉沉细。初诊方基础上减首乌藤、焦三仙、龙齿,改炒酸枣仁为15g、巴戟天为30g,加伸筋草15g、牛膝15g、蜈蚣1条。14剂,水煎服。

2018年7月4日三诊:情绪低落进一步改善,笑容渐多,心态逐步放平稳,偶有委屈感、流泪,可主动与人交流;兴趣有所恢复,会与亲友参加聚会;疲乏感、出汗均减轻;左侧肢体麻木、力弱有所改善;食欲恢复,饮食量也有所增加,偶有食后腹胀。入睡需30分钟左右,偶做梦。二便调。舌淡红、边有瘀点,苔薄白,脉沉细。二诊方基础上减炒酸枣仁、茯神,改紫石英为10g,加白豆蔻15g后下、陈皮15g。14剂,水煎服。

2018年7月18日四诊:情绪明显好转,无委屈、流泪,笑容渐多,可主动与人交流、开玩笑;兴趣爱好恢复,会与亲友参加聚会、外出游玩;疲乏感、出汗均消失;左侧肢体麻木、力弱改善;纳眠可,二便调。舌淡红,苔薄白,脉沉细。三诊方基础上减白豆蔻、紫石英、赤芍、党参,改炙黄芪为20g、鸡内金为10g,加山茱萸15g、黄精15g。14剂,水煎服。

2018年8月1日五诊:情绪低落、乏力感均消失,左侧肢体麻木、力弱明显缓解,纳可,睡眠可,二便调。舌淡红,苔薄白,脉沉滑。四诊方基础上减蜈蚣、龙眼肉、黄芪,加山药20g、玄参15g。嘱患者续服14剂,巩固疗效。

经随访,患者自诉感觉身体已基本恢复到患病前状态。遂停中药,嘱其后期可继续康复治疗。

按:《灵枢·刺节真邪》云:"虚邪偏客于身半,其入深,内居荣卫,荣卫稍衰,则真气去,邪气独留,发为偏枯。"营卫气弱,虚邪贼风趁势而入,克伐血脉,瘀血乃成,足成中风。《诸病源候论》指出:"风半身不随者,脾胃气弱,血气偏虚,为风邪所乘故也。"脾胃乃水谷之海,气血生化之源。脾胃既弱,气血乏源,故新血不生,加之气虚无力运血,败血留蓄,阻于脑络而中风。《灵枢·本神》曰:"脾愁忧而不解则伤意,意伤则悗乱。"中风日久,患者忧思过重,思则伤脾,脾意不坚则生烦乱;思则气结,脾胃之气不得鼓舞,运化失司,气血乏源,血脉失充,另有败血错占脉道,致神明失养,忧郁乃成。

本案患者素体羸弱,复因劳累,"劳则气耗",气不足则血不畅。《医林改错》载:"元气既虚,必不能达于血管,血管无气,必停留而瘀。"《医经溯洄集》载:"东垣曰:中风者,非外来风邪,乃本气病也。凡人年逾四旬气衰之际,或因忧喜忿怒伤其气者,多有此疾。"气虚为本,气虚易致血瘀,气血不行,脏腑功能失调,营卫虚衰,发为中风,表现为半身不遂、肢体麻木、无力。中风后,生活能力下降,担忧思虑过多,思则伤脾,脾胃虚弱,则九窍不通，清阳之气不能上达于脑，而脑失所养，神无所归。清代黄元御《四圣心源》指出："阴升阳降，权在中气，中气衰败，升降失职……此精神所以分离而病作也。"思则气结，脾胃升降失职，故表现为情绪低落、主动性下降、兴趣减退；中气不足，荣卫不固，故见体倦乏力、气短多汗。脾胃气机郁而不发，纳运失职，故见食欲差、纳食不馨；虚气留滞，故见腹胀、排便无力、宿便久积而便干。《景岳全书》言："盖寐本乎阴，神其主也。神安则寐，神不安则不寐。"脾胃虚弱，气血生化之源，血不藏神，魂失所舍，故难以入眠、梦多烦乱。结合舌淡红、边有瘀点，苔白，脉沉细，辨证属气虚血瘀，处以补气活血、解郁安神之益气解郁汤。

初诊方中，黄芪、党参味甘入脾经，"脾欲缓，急食甘以缓之……甘补之"，可健脾益气、行滞通痹。《日华子本草》言："黄芪……助气壮筋骨，长肉补血，破癥癖……"《本草从新》言："党参……补中益气，和脾胃。"二者合用，健运中气，补气行血，故为君药。刺五加、白术助君药益气健脾以补脾气之弱，则脾得健矣。当归、丹参养血活血，俾新血生则败血去，通利脑脉以涵养神明。赤芍直入血分，活血通经，《名医别录》载其"通顺血脉，缓中，散恶血，逐贼血"，可安中焦脾胃、除凝瘀败血。茯神、炒酸枣仁、首乌藤、龙眼肉补益心脾、养血安神，解郁助眠。龙齿、紫石英镇心安神，清热除烦。《药性论》载："龙齿……镇心，安魂魄。"《名医别录》载："紫石英……定惊悸，安魂魄。……令人悦泽。"二者合用，安魂定魄，解郁除烦。焦山楂、焦神曲、焦麦芽合称"焦三仙"，能消食化积、健脾开胃；鸡内金健胃而消金石，防沉重碍胃；巴戟天温补下焦元气，提振中气，俾气盛则郁达。全方共奏补气活血、解郁安神之功。

二诊时，情绪低落缓解，睡眠改善，故去首乌藤、龙齿，减少炒酸枣仁的用量；饮食好转，腹胀减轻，故去焦三仙；仍有疲乏、自汗，故加大巴戟天的用量，以补肾气、充营卫，增补气力，止汗护津。仍有左侧肢体麻木、力弱，故加用伸筋草以舒筋活络；蜈蚣搜风活血，通利血脉，力专善走，周行全身，以行药力；牛膝逐瘀通经以解肢体痿痹，《神农本草经》载其"主寒湿痿痹，四肢拘挛，膝痛不可屈，逐血气……久服轻身耐老"，既能活血通经，又可强壮筋骨，防止肢体不用而痿废。

三诊时，情绪改善，主动性提高，兴趣有所恢复，睡眠明显改善，故去炒酸枣仁、茯神，减少紫石英的用量；偶有食后腹胀，故加用白豆蔻行气除胀、陈皮理气健脾，寓通于补，补气助运，以解虚气留滞之弊。

四诊时，情绪明显好转，主动性、兴趣均显著提高，故去紫石英；肢体麻木、力弱缓解，舌边瘀点消失，故去赤芍；疲乏、多汗消失，故去党参，减少黄芪的用量；腹胀感消失，故去白豆蔻而留用陈皮，以防虚气留滞；邪去正虚，病久易耗伤肾精，故加用山茱萸、黄精以滋补肝肾，填精益髓，护后天之本。

五诊时,诸症缓解,补气活血法已收功,故去蜈蚣、龙眼肉、黄芪;积病日久,虚气、瘀血丛生,气阴耗伤,虚象乃现,故加用山药益气养阴、补肾健脾,顾护正气;瘀血久留,则化生热,故加玄参(咸寒质润)活血滋阴。《本草正义》称:"玄参……味又腥而微咸,故直走血分而通血瘀。"《本草纲目》称:"玄参……滋阴降火。"可见玄参一味,以苦泄热、以咸软坚、以甘滋阴,用之寓有降邪热、滋阴液、活血脉之义。

脾胃为后天之本,气血生化之源。本案患者年老体弱,备受劳累,脾胃虚损,以气虚为本,气不行血,瘀血乃成,进而发为气虚血瘀型中风。中风后出现忧思难解,此乃气血虚耗,败血凝集,血脉匮乏,"因病而郁",使得神无所舍,魂无所处。故治疗中当健脾益气治其本,如党参、炙黄芪、炒白术之品;祛瘀生新兼以活血通络治其标,如当归、赤芍、丹参、蜈蚣之品;此外,方中需稍佐行气健脾之药,如白豆蔻、陈皮,以使补而不滞,通而不伤。此外,金石之药安神定魄之力尤佳,在气虚血瘀型卒中后抑郁的治疗中,运用龙齿、紫石英既能提振元气,又能安神除烦,另配用养心安神之品,可获良效。

三、小结

中风多由内伤积损,复因劳逸失度、情志不遂、酗酒饱食或外邪侵袭等诱发。风、火、痰、瘀、气、虚等病理因素互相作用,以致脏腑阴阳失调、气血逆乱,上犯于脑,脑络受损,发为中风,而后痰、瘀、浊毒内生,脑络痹阻,以致脑髓损伤,脑神失养,神机失用而诸病丛生。

在临床上发现,中风患者在发病后一段时间内,均会逐渐出现一组以睡眠障碍、记忆力减退、注意力下降、反应迟钝、情绪烦躁、食欲改变等为核心的精神症状组群,这一组群在持续一定时间后,依患者病情演变、体质特点或轻重程度不同,发展为3种精神疾病——卒中后抑郁、卒中后焦虑和血管性痴呆(图3-1)。卒中后抑郁以情绪低落、兴趣降低、意志力下降为核心症状;卒中后焦虑以担忧、紧张、易激惹为核心症状;血管性痴呆表现在记忆、学习、执行、语言、视空间能力等方面下降,可伴有谵妄等精神症状。这三种精神疾病均对中风的神经康复、临床预后和生活质量造成了严重的影响。中风后的精神症状组群是抑郁、焦虑、痴呆3种精神疾病演变的关键环节,其病机在精的层面表现为肾精亏虚、脑髓不足,在气的层面表现为肝失疏泄、气机失调,在神的层面表现为脑神被扰、五脏神失常。临床应当针对精神症状组群及时处理、积极治疗,运用益精、调气、颐神的总体思路进行临床干预,做到未病先防、既病防变,阻断精神疾病的演变和发展。

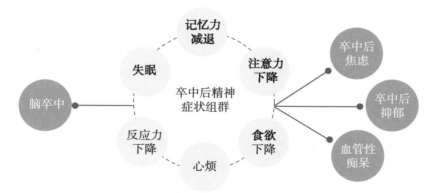

图 3-1　卒中后抑郁、卒中后焦虑和血管性痴呆

卒中后抑郁属"因病而郁"范畴,为卒中后精神症状组群的一大分支。它是脑血管意外后发生的以抑郁为主要表现的情绪障碍,表现为情绪低落、兴趣减退,也可伴有轻度认知功能减退、自主神经功能紊乱、睡眠障碍,抑或出现精神病性症状。气机不畅、脑络瘀阻是其关键病机。"气为血之帅,血为气之母。"气行则血行,气滞则血瘀,气虚则血停。卒中后抑郁患者多与气虚、气滞有关,因此临证中可大致分为气滞血瘀、气虚血瘀两大类。气滞血瘀者,乃因郁怒伤肝,情志不遂,肝失条达,则气机郁滞,气滞则血瘀,阻于脑络,瘀血不除,又反阻碍气机,加重神机郁滞而发,治疗以理气活血、解郁安神为主。气虚血瘀者,乃因平素气虚为本,气不能行血,血行无力,瘀滞不行,浊毒内生,脉络闭阻,神机失用,则忧郁不畅而发,治疗以补气活血、解郁安神为主。

第四节　广泛性焦虑症

一、概述

广泛性焦虑症又称广泛性焦虑障碍,是以持续且明显的紧张不安,并伴有自主神经功能兴奋与过度警觉为临床特征的一种常见慢性焦虑障碍。古代中医文献中没有广泛性焦虑症这一病名,但是根据临床表现,"忧虑病""惊悸""怔忡""奔豚气""灯笼病"与本病有着密切的联系。

先秦至两汉三国时期是本病理论的奠基时期,初步提出了本病的理论基础和辨证论治方案。《灵枢·经脉》云:"肾足少阴之脉……是动则病饥不欲食……心如悬若饥状,气不足则善恐,心惕惕如人将捕之。"《灵枢·四时气》云:"善呕,呕有苦,长太息,心中憺憺,恐人将捕之,邪在胆,逆在胃。"《素问·金匮真言论》云:"藏精于肝,其病发惊骇。"上述经文描述了担忧、恐惧、心悸、气短、食欲不振、恶心呕吐等与焦虑相关的临床表现。《灵枢·本神》所载"心怵惕思虑则伤神,神伤则恐惧自失",又指出了本病的病因与惊、恐、思等情志因素密切相关。汉代张仲景在《金匮要略》中指出了惊悸的脉象为"寸口脉动而弱,动即为惊,弱则为悸",从六经的角度对本病的辨证进行了论述,为后世辨证论治奠定了基础;华佗《中藏经》创立了脏腑辨证的理论体系,将本病归属于心、肝、胆,描述了易激惹、坐立不安、睡眠障碍等临床症状,认为其病机为"肝中热"。

两晋至隋唐五代时期是本病理论的萌芽时期。在这一时期,本病的病因病机、诊断及治疗方法得到了一定程度的丰富和补充,但此时完整的理论框架尚未形成。晋代王叔和在《脉经》中提到"左手寸口人迎以前,脉阴虚者,手厥阴经也,病苦悸恐不乐",认为本病与七情中的惊及忧有密切关系,并分别阐述了相应的脉象,并对诊断作出补充。隋代巢元方《诸病源候论》认为,本病由内外因相合而为病,"体虚心气不足"是发病的内在因素,而"风邪乘虚伤其经,入舍于心"则是发病的外来因素,提出心气不足和心血亏虚是其主要病机,在病因学和病机学方面都作了详尽论述。此外,《诸病源候论》对奔豚气进行了论述:"夫贲豚气者,肾之积气。起于惊恐、忧思所生。若惊恐则伤神,心藏神也。忧思则伤志,肾藏志也。神志伤动,气积于肾,而气下上游走,如豚之奔,故曰贲豚。"

宋代是本病理论的发展时期。通过对宋代以前医学文献的整理,对本病的认识达到了一个高峰。宋代王怀隐编纂的《太平圣惠方》系统总结了前代医家提出的心虚、心实热、胆虚冷、胆实热、肝实热的观点,并提出相应治疗方药。从躯体疾病伴发焦虑的方面看,认为"中风""伤寒""虚劳""产后"等病均可导致心胆等脏腑虚损、邪气内乘而出现"惊悸不安""恒常忧怕""神思昏乱""志意不定""烦闷""眠卧不安"等焦虑症状。宋代陈言将本病分为"惊悸"和"怂悸"(即"怔忡")两类,并认为前者多由"事有所大惊……惊怍心神"所致,病在心胆经;后者多由"汲汲富贵,戚戚贫贱,久思所爱,遽失所重,触事不意"所致,病在心脾经。其他医家对方药进行了补充,如许叔微的真珠丸,《鸡峰普济方》的补心汤和山药地黄丸,《太平惠民和剂局方》的牛黄清心丸、定志丸、人参养荣汤、逍遥散。他们不仅全面地总结了前代医家的理论和治疗经验,还描述了本病的病情演变规律和预后情况,补充了大量治疗方法。

金元至明清时期,是中医学理论蓬勃发展的时期。元代朱震亨力主从"血虚"或"痰饮"论治本病,认为"惊悸者,血虚","怔忡者,血虚","瘦人多因是血少,肥人属痰",主张养血安神化痰。明代的汪机、虞抟、方贤等医家始将"惊悸""怔忡""健忘"三者合称,并提出相应治法——虚则宜补,痰则宜芟,补血养心,宁神定志,无虚证者,兼理痰气;张介宾则从肾虚立论,认为本病"惟阴虚劳损之人乃有之","虽有心脾肝肾之分",然而"阳统乎阴,心本乎肾",主张心病从肾治,"所以上不宁者,未有不由乎下;心气虚者,未有不因乎精","凡治此者,速宜养气养精,滋培根本"。清代王清任独从血瘀论治本病,如"心跳心忙,用归脾、安神等方不效,用此方(血府逐瘀汤)百发百中""身外凉,心里热,名曰灯笼病,内有血瘀""俗言肝气病,无故爱生气",描述了由焦虑引发的多个系统的躯体症状,所提倡的活血化瘀治疗方法,对后世产生了巨大影响。

总之,中医学对于焦虑障碍的认识,奠基于先秦至两汉三国,萌芽于两晋至隋唐五代,发展于宋,完善于金元明清。中医学对焦虑障碍的认识源远流长,已经具有了丰富的经验和有效的治疗手段。在古代医家对广泛性焦虑症的论述中,症状繁多,病机复杂,难以用一言简而概之,但其发病总与心、肝、脾、肾等脏腑功能失调密切相关,具有形神俱病的特点。该病具有心理、躯体、行为三大方面的不同程度的变化。因此在临床上,根据不同病机和症状表现,本病常分为肝郁化火证、瘀血内阻证、痰火扰心证、心脾两虚证、心胆气虚证、肾虚肝郁证、心肾不交证。

二、医案

医案一

蒋某,女,38岁,2016年7月5日初诊。

主诉:紧张、坐立不安10个月余,加重伴失眠2周。

现病史:患者平素多思善虑、易起急,10个月前亲人去世后,出现紧张、坐立不安,常觉心中烦闷。曾就诊于当地医院,行量表测试后,诊断为焦虑障碍,予黛力新(氟哌噻吨美利曲辛片)口服,疗效欠佳。近2周因夫妻关系不和,分居后精神压力大,上述症状明显加重,遂来我处就诊。

现症见:紧张、坐立不安,心中烦闷,时有烦躁易怒,自觉身体发热明显,实测体温正常,易汗出,胸胁胀闷,偶有头痛、耳鸣,耳鸣声调低沉、呈嗡嗡声,生气后耳鸣加重。入睡困难,每晚需2小时左右才能入睡,起夜1~2次,醒后难复眠,多梦,时有噩梦,每晚睡眠时间5小时左右。晨起精神状态欠佳,时有倦怠乏力,饮食欠佳,进食量减少,口干口苦,时有打嗝反酸。小便黄,大便干、2日1次。舌质红,苔黄腻,脉弦数。

既往史:既往体健。否认手术、外伤、输血史。否认食物、药物过敏史。

家族史:其父亲性情暴躁,否认家族其他成员有类似病史。

月经及婚育史:适龄婚育,育有2女,体健。平素月经周期提前2天,月经量多,偶有少量血块。

中医诊断:忧虑病(肝郁化火证)。

西医诊断:广泛性焦虑症。

治疗原则：清肝泻火，理气畅中。

处方：清肝解虑汤。

柴 胡 12g	龙 胆 10g	焦栀子 15g	北寒水石 15g^{先煎}
生石膏 40g^{先煎}	夏枯草 15g	菊 花 15g	蔓荆子 15g
绿萼梅 15g	赭 石 30g^{先煎}	旋覆花 15g	珊瑚粉 5g^{冲服}
白 芍 10g	酸枣仁 30g	牡丹皮 15g	怀牛膝 15g
珍珠母 30g^{先煎}	鸡内金 15g		

7 剂，每日 1 剂，水煎服，分 2 次服用。

2016 年 7 月 12 日二诊：自觉紧张、坐立不安、心中烦闷明显减轻，烦躁易怒减少，体热汗出改善，胸胁胀闷，头痛、耳鸣频次减少，偶在生气后出现。入睡困难明显改善，可在 1 小时内入睡，起夜后可复眠，仍多梦，偶有噩梦，每晚睡眠时间 6 小时左右。仍觉倦怠乏力，饮食尚可，口干口苦、打嗝反酸消失。小便正常，大便偏干、2 日 1 次。舌质红，苔薄黄腻，脉弦略数。初诊方基础上减北寒水石、旋覆花、赭石、柴胡、龙胆，改生石膏为 20g，加莲子心 15g、大黄 6g。14 剂，水煎服。

2016 年 7 月 26 日三诊：自觉紧张、坐立不安、心中烦闷基本缓解，遇事偶有烦躁易怒，体热汗出消失，胸胁胀闷，头痛、耳鸣消失，睡眠基本恢复正常，可在半小时内入睡，偶有起夜，可很快复睡，多梦，无噩梦，每晚睡眠时间 6~7 小时。时有倦怠乏力，纳可，二便调。舌淡红，苔薄黄，脉弦。二诊方基础上减栀子、石膏、蔓荆子，加郁金 15g、百合 15g、玄参 20g。14 剂，水煎服。

2016 年 8 月 9 日四诊：自觉服药后诸证基本消失，偶有遇事稍紧张，可自行缓解，白天精神状态佳，眠可，纳可，二便调。未述其他不适。舌淡红，苔薄白，脉缓。改方为养肝汤。

处方：养肝汤。

天 麻 15g	玄 参 10g	夏枯草 10g	菊 花 10g
生地黄 15g	白 芍 10g	炒白术 10g	珊瑚粉 3g^{冲服}

7 剂，每日 1 剂，水煎服，分 2 次服用。

后门诊随访，患者病情平稳，未再反复。

按：《灵枢·本神》云："愁忧者，气闭塞而不行。"忧思会导致气机阻滞，郁而不畅。《医方考·郁门》说："肝木也，有垂枝布叶之象，喜条达而恶抑郁。"《灵枢·平人绝谷》说："血脉和利，精神乃居。"肝主疏泄，畅达气机，和调气血，对情志活动发挥调节作用。清代黄元御《四圣心源》卷五《杂病解上》曰："肝气不达，郁而生热，传于脾土。"肝为木脏，易化火生风。肝舍魂，魂不守舍，则紧张担心、坐立不安、烦躁易怒、失眠多梦；肝经郁热,蒸津外达,故体热汗出;两胁为肝之分野,肝气通于耳,肝气郁结,阻塞清窍及经络,则头痛、耳鸣、胸胁胀闷;肝木横逆,克伐脾土,则呃逆反酸、纳呆;热盛耗津,火热上炎,则口干口苦、便秘。本案患者因亲人去世、夫妻感情不和,情志过激,致肝调节情志、疏土助运功能失常,故而发为本病。故拟清肝解虑汤,清肝泻火,以收气火同清、气畅脾健之功。

《临证指南医案·肝火》指出:"肝者将军之官,相火内寄,得真水以涵濡,真气以制伏,木火遂生生之机,本无是症之名也。盖因情志不舒则生郁,言语不投则生嗔,谋虑过度则自竭,斯罢极之本,从中变火,攻冲激烈。"故肝在情志疾病的发病中有重要作用。

初诊方中,柴胡、栀子、龙胆共为君药,三者合用可直折肝火,清泄肝热,并对肝经郁热所致身热、汗出、头痛、胁痛、口苦有明显改善作用,在全方中可达"事半功倍"之功。北寒水石咸寒清热降火,配伍生石膏除烦泄热;二者相配,泻火除烦之力倍增。夏枯草、菊花清肝泻火,解气火之郁结;蔓荆子轻浮上行、清利头目,辛凉疏泄、外开玄府、透热出表,清中有散,《本草新编》载其"治头痛尤效,因其体轻力薄,借之易于上升也";绿萼梅疏肝和胃,行气解郁,对肝郁气滞之胸胁胀闷疗效颇佳;旋覆花平肝降逆和胃,赭石苦寒沉降,二者可引上逆之胃火下行,顺胃以降为和之性;"夫肝之病,补用酸,助用焦苦,益用甘味之药调之"(《金匮要略》),白芍一则益阴和营,以防清热太过,二则与酸枣仁合用酸甘化阴,养肝血,滋肝阴,补肝之"体阴",使阴生阳长,"体阴"足则"用阳"旺,消肝郁而复条达;珊瑚粉甘平,善于镇惊安神;栀子苦寒入心,泻心火以平肝火,寓"实则泻其子"之义;《医方辨难大成》记载"凡此气血之致乱,皆能令人窈窕之失度者也",故用酸枣仁(味酸性平)养阴血,益心肝,而长于安神("肝欲散,急食辛以散之,用辛补之,酸泻之。"肝郁化火证治宜清肝泻火,而酸枣仁味酸,在本方中除具有安神作用外,还有泻肝火之用);牛膝、牡丹皮清血中之伏火,引气血下行;珍珠母性味咸寒,平肝安魂,镇摄浮阳,安定神志;木郁则土衰,肝病易传脾,故予鸡内金健脾消食,斡旋中焦气机,不仅能实土以御木乘,亦使营血生化有源,并可防大寒过凉之药伤脾碍胃。诸药相合,使肝火得泻,肝风得平,血虚得养,脾弱得复,气血兼顾。全方疏中有养、养中有清,共奏肝脾同调、疏柔合法之效,使肝木以遂其性,则诸病得消。

二诊时,自觉紧张、坐立不安、心中烦闷明显减轻,烦躁易怒减少,可知热象已去大半,中病即止,遂减去北寒水石、龙胆;减柴胡以防久用"劫肝阴";打嗝反酸消失,故减旋覆花、赭石;体热汗出改善但仍有,遂减少石膏用量,继用以清余热;仍多梦、偶有噩梦,故加莲子心以清热除烦安神;大便仍偏干,故加大黄以增泻热通便之力。

三诊时,自觉诸症基本缓解,故减去清热泻火之栀子、石膏;头痛、耳鸣消失,故减去蔓荆子;遇事偶有烦躁易怒、多梦,故加郁金、百合,以疏肝行气、解郁安神;仍时有倦怠乏力,考虑病久热伤阴液,加玄参滋阴降火除烦,寓"滋水涵木"之义,佐之加强全方清热生津、益气和胃之效。

四诊时,诸症基本消失,偶有遇事稍紧张,可自行缓解。遂改用平肝散结安魂之养肝汤,既可散肝之郁结,又可补肝阴,防肝火伤阴。方中天麻味甘质润,气性和缓,入肝经,用其甘和缓肝木之坚韧,疏肝平肝;玄参滋阴清热不恋邪;生地黄滋阴凉血;玄参、生地黄合用,可加强清余热、滋阴液作用。珊瑚粉甘平,有安神镇惊之效;夏枯草为清火散结之要药,《本草通玄》载其"补养厥阴血脉,又能疏通结气……皆系肝症,故独建神功",合菊花则清热平肝之力倍增。白芍养血柔肝,令气机畅则肝郁疏,阴血充足则肝体养;炒白术健脾益气护胃,防止重坠之金石类药伤脾碍胃。

肝为五脏之贼,且肝为刚脏,易于侵犯他脏而为病,故应察色、诊脉、辨证、分期治疗。肝郁化火型焦虑障碍在病机演变过程中,最易火热上攻,使神魂惑乱,故在治疗早期需注重清肝泻火中草药与苦寒沉降之金石类药相结合,使肝火得泻、肝魂得安;后期应注意肝火旺易伤肝劫阴,治疗时需采用滋阴养肝之法,使肝气条达,气血得畅。本证所用之金石类药有北寒水石、生石膏、赭石、珊瑚粉,可重镇安神,降逆和胃,以达肝脾同调、魂神内守之义。

医案二

覃某,女,56岁。2015年3月2日初诊。

主诉:担心、心烦意乱2年,加重1周。

现病史:患者平素追求完美,做事严谨,2年前因孩子报考研究生时,成绩不理想,过分担心孩子成绩,读研后又担心孩子不能毕业,因此出现思虑过度,担心孩子身体状况和学业,每日心烦意乱等症状,影响到日常生活,于当地医院就诊,诊断为焦虑障碍;服用盐酸度洛西汀等药物治疗,病情稍有好转。1周前因说教孩子,并与孩子发生争吵后出现过度紧张、担心、烦躁、心慌,难以控制,遂来我处就诊。

现症见:思虑过度,无原因担心孩子身体状况和学业,平时易紧张,时有烦躁。偶觉胸闷、心慌,头部刺痛,上述症状每于担心孩子问题时加重。入睡难,需2小时以上方可入睡,多梦,时有噩梦,梦中多见与人争吵之状,夜间身热、汗出明显,早醒,每晚睡眠时间4~5小时。咽干口干,不欲饮水,纳食欠佳,食后脘胀,尿频,便干难解、2日1次。舌暗红,舌边有瘀斑瘀点,舌下络脉迂曲,苔少,脉弦涩。

既往史:既往体健。否认手术、外伤、输血史。否认食物、药物过敏史。

家族史:其父亲有焦虑病史,曾服用过精神科药物,具体不详。

月经及婚育史:适龄婚育,育有1子,体健。已绝经。

中医诊断：忧虑病（瘀血内阻证）。

西医诊断：广泛性焦虑症。

治疗原则：活血化瘀，理气通络。

处方：逐瘀解虑汤。

丹　参 30g	桃　仁 6g	红　花 15g	地　龙 15g
川　芎 10g	赤　芍 15g	当　归 10g	生地黄 15g
生石膏 30g^{先煎}	知　母 15g	龙　齿 20g^{先煎}	琥珀粉 3g^{冲服}
枳　壳 15g	天　麻 15g	蔓荆子 10g	首乌藤 15g
焦三仙各 15g			

7 剂，每日 1 剂，水煎服，分 2 次服用。

2015 年 3 月 9 日二诊：自觉过度担心、紧张、烦躁明显改善，遇事急躁时稍有加重。胸闷、心慌、头部刺痛基本消失，入睡难改善，需 1 小时以内方可入睡，多梦减少，噩梦消失，夜间身热、汗出减轻，时有早醒，每晚睡眠时间 5~6 小时。仍有咽干口干，纳食正常，食后脘胀消失，小便尚可，大便偏干、1~2 日 1 次。舌暗红，舌边有瘀斑瘀点，舌下络脉迂曲已不明显，苔少，脉弦涩。初诊方减天麻、蔓荆子、枳壳，改生石膏为 20g，龙齿为 15g，加牡丹皮 15g，郁金 15g，天花粉 15g。14 剂，水煎服。

2015 年 3 月 23 日三诊：患者此次服药期间因与孩子意见不合，再次发生争吵后，自觉诸症基本同前，偶有症状波动，但仍时有担心、紧张，急躁时明显。入睡尚可，少梦，偶有早醒，每晚睡眠时间 6~7 小时，夜间身热、汗出基本消失。咽干口干消失，纳食正常，二便调。舌暗红，苔薄白，脉弦。二诊方减桃仁、当归、首乌藤、生石膏，加山药 15g、陈皮 15g、玄参 15g、白术 15g。14 剂，水煎服。

2015 年 4 月 6 日四诊：担心、紧张基本缓解，偶有急躁、尚可自行控制。入睡尚可，少梦，无早醒，每晚睡眠时间 7~8 小时。纳食正常，二便调。舌质红，苔薄白，脉略弦。三诊方减龙齿、琥珀粉、红花、赤芍。14 剂，水煎服。

1 个月后，患者前来咨询，得知病情平稳，未再反复。诸症尽消，遂停药。

按：《临证指南医案》言："据病原起于忧郁，郁勃久而化热，蒸迫络脉，血为上溢。凝结成块者，离络留而为瘀也。"清代王清任《医林改错·血府逐瘀汤所治之症目》强调："瞀闷，即小事不能开展，即是血瘀"，"急躁，平素和平，有病急躁，是血瘀"，"俗言肝气病，无故爱生气，是血府血瘀"。王清任应用活血化瘀法治疗此证，可谓开辟了新的途径。若情志郁结，肝疏泄不及，气一息不通，则血一息不行，气滞血凝，久则化热，热扰血脉，血脉不利。本案患者情志不舒，气郁不畅，则见过度担心、紧张；瘀血阻滞脑络，则见头部刺痛；瘀久化热，瘀热扰心，则烦躁、胸闷心慌；瘀热内蕴，阴津不布，阴不敛阳，则失眠多梦、夜热汗多、早醒；瘀热伤津，则咽干口干、便秘；瘀血阻滞中焦气机，故可见纳欠佳、食后脘胀；瘀阻热郁，气化不利，开阖失司，则尿频；舌暗红，舌边有瘀斑瘀点，舌下络脉迂曲，苔少，脉弦涩，均为瘀血内阻之象。处以活血化瘀、理气通络之逐瘀解虑汤。

唐宗海指出："既有瘀血踞住，则新血不能安行无恙……故以去瘀为治血要法。"由此可知，当以消瘀为首法。初诊方在桃红四物汤基础上加用活血祛瘀通络之丹参、地龙，改白芍为赤芍以增凉血活血之力，以达活血逐瘀、破血行滞之功。川芎辛温，乃血中气药；当归活血通络，祛瘀不伤正；生地黄清热凉血，滋阴生津；地龙通经活络，力专善走，并引诸药直达络中。《医林改错·积块》述："血受热则煎熬成块。"据此又当以凉血活血为法，以防热舍于血，故用赤芍、丹参苦寒，清热凉血，以清瘀热；生石膏、知母泻热除烦，养阴生津，配伍凉血活血药可清热而养阴，祛邪扶正兼顾，并可防热与血结。龙齿甘凉、琥珀甘平，二者均质重下坠，合用则镇惊安神、定魂止惊之力著。《临证指南医案》指出："久郁气血不行，升降皆钝……用药务在宣通五郁六郁大旨。"单用清热则气滞血瘀难消，郁结不散，故配伍理气药，俾气行则营卫畅通，营卫畅通则邪无滞留。枳壳行气疏壅，宽胸除胀。天麻、蔓荆子活血通络，行气止痛。首乌藤通经活络，畅通气血而安神。焦三仙行气化滞，既解食后脘痛，又和脾胃，防寒凉败胃。上述诸药配伍，消补兼施，消中寓清，补而不滞，终使瘀消、热清、气畅，则瘀滞之证皆除。

二诊时，自觉过度担心、紧张、烦躁明显改善，仍有遇事急躁，遂减少生石膏、龙齿用量，以防苦寒太过。头部刺痛基本消失，遂减去行气止痛之天麻、蔓荆子。脘腹胀满消失，遂减枳壳。仍有入睡困难，夜间身热汗出，咽干口干，考虑瘀热未清，故加牡丹皮、郁金、天花粉，凉血散瘀、滋阴清热、润燥止渴。

三诊时，患者因与孩子争吵后，仍时有担心、紧张，急躁时明显。入睡恢复正常，夜间身热汗出、咽干口干消失，故减清热泻火之生石膏、安神助眠之首乌藤，并加玄参滋阴清热凉血，以防停用生石膏后余热未尽。头部刺痛未发作，舌脉瘀血之象大减，遂去活血散瘀之当归。大便干消失，遂减去活血祛瘀、润肠通便之桃仁。恐金石类药久用寒凉败胃，遂加山药、陈皮、白术顾护脾胃。

四诊时，诸症基本缓解，偶有急躁、尚可自行控制。纳眠可，二便调。遂减龙齿、琥珀粉、红花、赤芍，继服14剂以巩固疗效。

本案系标实之证，《黄帝内经》云"血实宜决之"，故其辨治当以活血化瘀为主，凉血活血、行气止痛为辅，除烦生津为使，使瘀血去，新血生，血络既活，斯病乃愈。

医案三

姚某，男，17岁。2018年9月3日初诊。其母伴诊。

主诉:紧张、注意力难以集中年余,加重 2 周。

现病史:患者平素易起急、内向,喜欢与人攀比。1 年前因高三升学压力大,精神持续高度紧张,后高考失利,自觉与目标分数落差太大难以接受,于是出现紧张不安、注意力难以集中,入睡困难、昼夜颠倒等情况,于当地医院就诊,诊断为焦虑障碍;予抗焦虑药(具体不详)治疗,患者拒服西药。近 2 周因开学课业较多,作息错乱后症状加重,遂来我处就诊。

现症见:紧张,注意力不集中,急躁易怒,常与他人发生口角。头昏沉,入睡困难,每晚需 2 小时以上方可入睡,甚则整夜不寐,多梦,梦的内容多为大火烧身或登高爬楼,夜晚易惊醒,难复眠,纳食量多,口干喜冷饮,口中有异味,咳痰,痰黄黏量多,小便黄,大便秘结、2~3 日 1 次。舌质红,苔黄腻,脉滑数。

既往史:既往体健。否认手术、外伤、输血史。否认食物、药物过敏史。

家族史:母亲急躁易怒。姑姑有焦虑症。

中医诊断:忧虑病(痰火扰心证)。

西医诊断:广泛性焦虑症。

治疗原则:清热涤痰,宁心安神。

处方:涤痰解虑汤。

石菖蒲 30g	浙贝母 20g	天竺黄 15g	胆南星 6g
瓜　蒌 15g	黄　连 5g	焦栀子 15g	枳　实 10g
三　棱 10g	竹　茹 10g	煅青礞石 35g^{先煎}	龙　胆 6g
生铁落 30g^{先煎}	生石膏 50g^{先煎}	北寒水石 15g^{先煎}	茯　苓 20g
朱　砂 0.5g^{冲服}	炒酸枣仁 15g	制远志 15g	合欢皮 20g
鸡内金 20g			

7 剂,每日 1 剂,水煎服,分 2 次服用。

2018 年 9 月 10 日二诊:自觉紧张、注意力不集中较前改善,急躁易怒明显减轻,与他人争吵次数明显减少。头昏沉、头脑不清利稍减轻。夜寐易惊减少,入睡困难、多梦同前。纳食量多,口干、口中异味好转,咳痰量减少,黄白相间黏痰。大便偏稀、1 日 2~3 次、不成形,小便正常。舌质红,苔黄,脉滑略数。初诊方基础上减北寒水石、朱砂,改生铁落为 15g、生石膏为 30g,加煅龙骨 30g^{先煎}、山药 15g、磁石 10g^{先煎}、莲子心 10g、珊瑚粉 3g。14 剂,水煎服。

2018 年 9 月 24 日三诊:自觉紧张、注意力不集中明显减轻,情绪较前改善,偶有情绪急躁,但不再与他人争吵。时有头昏沉、头脑不清利。入睡困难明显改善,1 小时内方可入睡,时有多梦,无噩梦,易惊醒消失。纳食正常,可自行控制进食量,口干、口中异味消失,咳痰减少,仍有白色稀痰。大便恢复正常、成形、日1次,小便调。舌淡红,苔白,脉滑。二诊方基础上减生铁落、龙骨、胆南星,改生石膏为15g、石菖蒲为15g、黄连为3g,加天麻20g、陈皮15g、郁金15g。14剂,水煎服。

2018年10月8日四诊:自觉紧张、注意力不集中基本消失,情绪平稳,无急躁易怒,头昏沉、头脑不清利消失。睡眠基本正常,少梦,无昼夜颠倒。纳可,偶有口干,咳痰基本消失,二便正常。舌淡红,苔薄白,脉缓。三诊方基础上减龙胆、三棱,加炒白术15g、五味子15g。14剂,水煎服。

2018年10月22日门诊随访,患者病情平稳,未再反复。诸症尽消,遂停药。

按:《医林绳墨》记载:"人之气道,贵乎清顺,其痰不生。"痰随气而升降流行,气滞则痰聚,气顺则痰消。《红炉点雪·痰火证治》曰:"夫痰火者……则火为痰之本,痰为火之标。"火热痰浊最易交结,热蒸火炎,阻滞气机,则诸病生也。本患者因升学压力大,精神紧张,气郁化火,炼液为痰,痰火逆乱,冲心犯脑,心神不安,故紧张、注意力不集中;痰火扰神,则烦躁易怒,易与他人争执;气郁痰结,气血不能上荣脑髓,则头昏沉、头脑不清利;《素问·脉要精微论》指出"阳盛则梦大火燔灼",痰火扰乱心神,则眠差、多梦大火;痰火损及心胆,心胆惧怯,则夜寐易惊;痰火旺盛,引动胃气上溢而口中有异味;热邪煎灼,津液亏虚,则口干喜冷饮、大便秘结;热邪灼津,炼液为痰,则咳黄黏痰、量多;心火下移小肠,则小便黄。结合舌质红,苔黄腻,脉滑数,辨证为痰火扰心证,处以清热涤痰、宁心安神之涤痰解虑汤。

《医方集解》指出:"气有余则为火,液有余则为痰,故治痰者必降其火,治火者必顺其气也。"初诊方中,石菖蒲开窍豁痰,浙贝母化痰散结,天竺黄泄热涤痰,胆南星清热化痰,瓜蒌涤痰散结,诸药配伍使痰消火散气顺、气机升降自如;黄连入上焦、清心火,心火宁则诸火自降;栀子清泻三焦之火,导热下行;枳实、三棱破气化痰,内泄热结;竹茹清胆和胃,清热化痰;龙胆、煅青礞石合用,入肝泻肝、清火除烦、降逆坠痰之力倍增;生铁落清心安神,镇惊坠痰,《医林纂要》载其"宁心神,泻妄火,坠涌痰",《医方考》指出"怒者,肝木之志也。铁落,金之体也。木欲实,金当平之。此其所以用铁落也";生石膏、北寒水石直折泻火,清热除烦。上述诸药配伍,既清化痰热,又镇惊除烦。《证治汇补·痰症》言:"脾虚不运,清浊停留,津液凝滞,变为痰饮。"痰热互结,缘于中虚失运,升降失常,故取茯苓益气健脾、渗湿祛痰、和中培土,朱砂清心镇惊安神,酸枣仁养心安神,远志开心窍、益心志安神,合欢皮解郁安神;上五味相配,清心开窍,化痰安神,补泻兼施,补中兼行,可增强祛痰清热醒神之力。鸡内金健脾胃,并防金石碍胃。上述诸药相伍,温凉兼进,令全方不寒不燥,清热化痰,泻火除烦。全方健脾胃以截生痰之源,化痰浊以安心神之本。

二诊时,自觉紧张、注意力不集中较前改善,急躁易怒明显减轻,考虑痰火已去大半,仅心神不安,故去北寒水石、朱砂之重剂,减少生铁落、生石膏用量。仍入睡困难、多梦,治宜镇惊安神,故加磁石、煅龙骨重镇安神、安魂定惊,以治多梦纷纭;加莲子心、珊瑚粉清心安神,且二药佐之使心神得以潜藏,加强全方镇心安神之效。大便偏稀,故加山药以健脾益气,而煅龙骨亦可增收敛固涩之力。

三诊时,自觉紧张、注意力不集中明显减轻,情绪较前改善,故减重镇坠痰之生铁落、龙骨;口干、口中异味消失,遂减少生石膏、黄连用量;入睡困难、咳痰减轻,遂减少豁痰之石菖蒲用量,并减去胆南星;仍时有头昏沉、头脑不轻利,遂加天麻平肝通络、健脑醒神;偶有情绪急躁,故加郁金、陈皮以增疏肝行气开郁之力。

四诊时,诸症基本消失,情绪平稳,眠可,纳可,偶有口干,故在三诊方基础上减龙胆、三棱,以防破血耗气;加炒白术、五味子健脾益气,通调水道,输布津液,运化水湿。

本案以实证为主,其病机是火热痰浊蕴结,扰乱心神,为火热与痰湿相结所致。治疗时应抓住心、火、痰、神四方面进行处方用药。痰火上扰神窍,以致神机错乱,草木难以取效,非金石不能为功。其中,煅青礞石重坠消痰;北寒水石清热泻火,除烦止渴,发汗解肌,透邪外达;生铁落常配伍清热涤痰之品,如配生石膏以治热邪扰心之证,配煅青礞石以治痰火扰神之证。方中生铁落、北寒水石、生石膏、煅青礞石等不可久用,待痰热之象减退,需立即更方,以防脾胃受损,又生变证。

医案四

禹某,女,35 岁。2017 年 5 月 2 日初诊。

主诉:担心,紧张不安伴入睡困难 6 个月余,加重 3 天。

现病史:患者素体消瘦,近半年体重减轻 5kg。6 个月前因工作调动,难以适应大强度脑力劳动和工作环境,与上级、同事常常处于难以沟通、关系紧张的状态,出现担心、易紧张,思考问题易将事情复杂化,伴入睡困难。3 天前因工作失误被领导训斥后出现担心、紧张加重、入睡困难。欲求中医调理,遂来就诊。

现症见:易紧张、担心自己的工作能力和身体状况,遇事敏感,时有心慌、头晕,休息欠佳后明显。入睡困难,睡前思虑重,眠浅易醒,少梦。身倦乏力明显,面色、口唇淡白无华,食欲不振,大便不成形、1 日 3 次,小便可。舌淡,苔薄,脉细弱。

既往史:既往低血压病史。否认外伤、手术、输血史。否认食物、药物过敏史。

家族史:父母内向,不善沟通。

月经及婚育史:适龄婚育,育有 1 女,体健。平素月经周期正常,月经量少,颜色淡红,无血块。

中医诊断:忧虑病(心脾两虚证)。

西医诊断:广泛性焦虑症。

治疗原则:益血健脾,宁心解虑。

处方:健脾宁心汤。

黄　芪 20g	党　参 15g	龙眼肉 15g	当　归 12g
炒酸枣仁 20g	茯　神 10g	远　志 10g	煅龙骨 30g^{先煎}
磁　石 20g^{先煎}	首乌藤 10g	白　术 10g	茯　苓 15g
陈　皮 15g	禹余粮 20g^{先煎}	川　芎 9g	升　麻 6g

7剂,每日1剂,水煎服,分2次服用。

2017年5月9日二诊:自觉易紧张、担心、思虑重明显改善,心慌、头晕、身倦消失,入睡困难稍改善,仍眠浅易醒。食欲改善、食量稍增多,大便不成形缓解、1日1次,小便可。舌质淡,苔薄,脉细弱。初诊方基础上减禹余粮、升麻、川芎,改炒酸枣仁为30g,加珊瑚粉2g^{冲服}。14剂,水煎服。

2017年5月23日三诊:自觉易紧张、担心、思虑重基本缓解,偶有压力大时善思多疑,可自行控制。半小时内即可入睡,眠浅易醒消失。纳食较正常量仍偏少,二便调。舌质淡,苔薄,脉沉细有力。二诊方基础上减龙骨、磁石,改酸枣仁为20g,加鸡内金15g。14剂,水煎服。

2017年6月6日四诊:自觉诸症基本消失,情绪平稳,无担心、紧张,面色、口唇红润有光泽,舌淡红,苔薄白,脉缓有力。遂停药。

按:《素问·五脏生成》说:“诸血者皆属于心。”《素问·痿论》说:“心主身之血脉。”《素问·玉机真脏论》谓:“脾为孤脏,中央土以灌四傍。”《灵枢·本神》载:“心藏脉,脉舍神”“脾藏营,营舍意”。本患者忧愁思虑日久,损伤心脾,心神不安,则易紧张、担心、失眠易醒;气血日耗,神失所养,则心慌;气血衰少,形体失养,则面色口唇无华、倦怠乏力;脾胃虚弱,清阳不升,故见头晕、食少、大便不成形。结合舌淡,苔薄,脉细弱,辨为心脾两虚证,处以益血健脾、宁心解虑之健脾宁心汤。

《素问·经脉别论》曰:“食气入胃,浊气归心,淫精于脉。”心脾相资相依。初诊方中,黄芪、党参、龙眼肉使脾气得健,心血得充。《类经》云:“思动于心则脾应。”当归补血养心,酸枣仁宁心安神,茯神养心安神,远志益智宁神,煅龙骨镇惊安神,磁石重镇安神;上六药相伍,使心阴得养、心气得固、心神得安。首乌藤通络安神,使诸药补而不滞。《丹溪心法》云:“脾土之阴受伤,转运之官失职……而成天地不交之否。”茯苓、白术、陈皮渗湿健脾。禹余粮味甘涩性微寒,归大肠经,与煅龙骨合用以涩肠止泻。《伤寒来苏集》言:“石脂、余粮,助燥金之令,涩以固脱。”《古今名医方论》曰:“余粮色黄入戊,实胃而涩肠,急以治下焦之标者,实以培中宫之本也”。升麻、川芎引诸药达上。李杲谓升麻"升胃中清气""引甘温之药上升"。上述诸药配伍,补中兼行,气血并补,心脾同调,共奏益气补血、养心健脾之功效。

二诊时,易紧张、担心明显改善,心慌、头晕、身倦消失,遂减升提之升麻、川芎;大便不成形基本缓解,遂减涩肠之禹余粮。仍眠浅易醒,故重用酸枣仁养心安神;珊瑚粉味甘性平,入心肝二经,具有镇惊安神的作用。

三诊时,自觉紧张、担心、思虑重基本缓解,偶有压力大时善思多疑,可自行控制,遂减龙骨、磁石,以防久用败胃;半小时内即可入睡,眠浅易醒消失,遂减少酸枣仁用量;纳食较正常量仍偏少,遂加鸡内金健脾以助运化。

四诊时,自觉诸症基本消失,未诉其他不适,遂停药。

心脾两虚型焦虑患者以虚证为主,脾虚血亏,心失所养,治以健脾养心、益气补血为法。临床用药应注意恢复脾之运化、心之生血,使气血生成与运行通畅。在金石类药的选用中,可加用镇惊安神、收敛固涩之重剂,如煅龙骨、珊瑚粉、磁石等。其中,煅龙骨安神志、涩肠胃、固精、养阴血。《本草经解》云:"龙骨味甘可以缓肝火,气温可以达清气,甘平可以藏肝血也。"此外,药物使用上应注意在补益基础上辅以行气活血醒脾之药,一则避免滋腻之品碍脾胃之运化,二则活血之品还可助补益之剂随气血而行,从而达到补而不滞、滋而不腻的目的。

医案五

邹某,女,42岁。2023年9月4日初诊。

主诉:易紧张、担心害怕年余,加重6天。

现病史:患者平素易受惊吓,多疑善虑,1年前因父亲去世,自觉心中空虚,无依无靠,出现易紧张、担心害怕,时有心慌、自汗,后逐渐失眠、入睡困难,曾于当地中医馆行针灸治疗后略缓解。6天前自家公司经营不善、巨额亏损后,出现紧张、担心害怕加重,难以控制,时有心慌、自汗,遂来我处就诊。

现症见:易紧张、担心害怕,遇事加重。思虑重,做事犹豫不决,时有心慌、气短、自汗,自觉注意力时有不集中。入睡困难,需2~3小时方可入睡,眠浅易醒,梦多,内容多为身处险境、自身安全受到威胁等,无噩梦,每晚仅睡3~4小时。晨起精神状态欠佳,食欲差,食量少,大便稀溏、1日2~3次,小便调。舌质淡,苔薄白,脉沉弦。

既往史:胆囊切除术后5年余,否认外伤、输血史。否认食物、药物过敏史。

家族史:父亲曾诊断为焦虑障碍,现已故。

月经及婚育史:适龄婚育,育有1子,体健。平素月经周期规律、量少,无血块,无痛经。

中医诊断:忧虑病(心胆气虚证)。

西医诊断：广泛性焦虑症。

治疗原则：镇惊定志，宁心安神。

处方：定志解虑汤。

人　参 10g 单煎	茯　神 15g	白　芍 15g	炒白术 15g
朱　砂 0.5g 冲服	石菖蒲 15g	远　志 10g	龙　齿 15g 先煎
磁　石 20g 先煎	紫石英 30g 先煎	煅龙骨 20g 先煎	莲子心 15g
鳖　甲 15g			

7 剂，每日 1 剂，水煎服，分 2 次服用。

2023 年 9 月 12 日二诊：自觉易紧张、担心害怕较前稍缓解，仍有遇事加重。仍有思虑重，但做事犹豫好转。心慌、气短、自汗基本缓解，注意力较前改善。入睡时间缩短，需 1~2 小时方可入睡，眠浅易醒、多梦明显减少，每晚可睡 5~6 小时。晨起状态较前改善，纳食一般，进食量偏少，大便溏稀改善、1 日 1 次，小便调。舌质淡，苔薄白，脉沉略弦。初诊方基础上减朱砂，加琥珀粉 3g 冲服、炒酸枣仁 30g、鸡内金 15g。14 剂，水煎服。

2023 年 9 月 26 日三诊：自觉易紧张、担心害怕明显缓解，偶有遇事加重。思虑重，做事犹豫明显改善。心慌、气短、自汗基本消失，注意力较前改善。入睡时间缩短，需 1 小时左右方可入睡，眠浅易醒、多梦基本消失，每晚可睡 6~7 小时。晨起状态好转，纳食改善，进食量增多，二便调。舌质淡，苔薄白，脉沉。二诊方基础上减煅龙骨、鳖甲，改龙齿为 10g，加山药 10g、焦三仙各 15g。14 剂，水煎服。

2023 年 10 月 10 日四诊：自觉易紧张、担心害怕基本消失。已无思虑重、做事犹豫。注意力尚可。入睡可，半小时以内可入睡，每晚可睡 7 小时左右。晨起状态尚可，纳食恢复正常，进食量可，二便调。舌质淡，苔薄白，脉沉。三诊方基础上减茯神、紫石英，改磁石为 10g、莲子心为 8g。14 剂，水煎服。

后门诊随访，患者病情平稳，自述已无莫名紧张、担心害怕等情况，每日工作效率提高，生活节奏规律，纳眠正常，二便调。诸症尽消，遂予停药。

按：《济生方·惊悸怔忡健忘门·惊悸论治》谓："夫惊悸者，心虚胆怯之所致也。"《黄帝内经》云："胆者，中正之官，决断出焉。"胆气虚怯者，则心无所倚，神无所归，虑无所定，故心虚胆怯、神魂不宁。本患者素体心胆气弱，思虑善忧，再遇惊恐悲忧等不良刺激，则心气更虚，胆气不充，中府不守，谋虑决断之力不足，魂神妄动则担心害怕、多疑善虑、坐立不安；心神失养，神不明则魂不安，魂不守舍则少寐多梦；心气不足，胸中宗气运转无力，卫外不固，则心慌气短、自汗出。宋代陈言《三因极一病证方论·泄泻叙论》曰："惊则动，脏气隔绝，精神夺散，必致溏泻。"惊则气乱，君相火虚，火不暖土，脾胃运化功能减退则食欲差、食量少、大便溏。结合舌质淡,苔薄白,脉沉弦,辨证为心胆气虚,处以镇惊定志、宁心安神之定志解虑汤。

《辨证录·怔忡门》谓:"心与胆为子母,补胆而兼补心者,子强而母自不弱也。"故胆虚之治,必从心胆同治。初诊方中,人参、茯神益心以壮胆;白芍养血,助胆中正之用;配白术健脾益气,气血充足则心胆自强。清代李梴《医学入门》提出"心胆相通"理论,认为胆主决断要在心主神明的统领下才能进行,故加朱砂、石菖蒲、远志,集重镇安神、开窍醒神、定志宁神于一体;龙齿性味涩凉,奏收摄浮阳、镇神安魂之功;磁石咸寒,紫石英甘温,二者重用,一凉一温,使镇心安魂定惊之力倍增,并可达"重可去怯"之义。配伍煅龙骨,重镇安神,收敛固涩。莲子心味苦性寒,可清心火、安心神。鳖甲味咸质重,可滋阴潜阳、止骨蒸自汗。诸药共用,使心胆气足,达安神定魂之效。

二诊时,自觉易紧张、担心害怕较前稍缓解,仍有遇事加重。仍有思虑重。恐朱砂有毒不可多服久用,遂减朱砂,加甘平之琥珀粉镇惊安神。仍入睡困难,时有眠浅易醒,故重用炒酸枣仁增养心安神之力。仍纳食一般,进食量少,遂加鸡内金以健脾消食。

三诊时,自觉易紧张、担心害怕明显缓解,偶有遇事加重。思虑重、做事犹豫、心悸自汗明显改善,遂去鳖甲,减龙齿用量。大便溏稀消失,遂减收涩固肠之煅龙骨。纳食改善,食量增多,加焦三仙以助运化,并配合山药健脾益气,补益中气,使脾健、气足、决断自明。

四诊时,诸症尽消,遂减去茯神、紫石英,并减少莲子心、磁石用量,以防久用伤及脾胃。继服14剂,巩固疗效。

本案患者以虚证为重点,其辨治当以补心益胆为大法,辅以镇惊安神、健脾养血,使心气充、胆气足、神魂安,则诸证除。心胆气虚则胆怯易惊、神魂游离,此时金石类药在其中可发挥重要作用。琥珀粉甘平,善于安五脏、定魂魄,镇惊安神。朱砂善于清心重镇安神,《本草从新》谓其"重,镇心,定惊,泻热"。龙齿性味涩凉,为远古化石,有伏藏之性,能安神魂,于虚人神浮惊悸用之神效,具有镇神安魂之功,如《圣济总录》龙齿丸用之以治因惊成痫、狂言妄语。磁石咸寒,益阴潜阳,镇摄心神;紫石英甘温,色紫入心,镇心安神;二者重用,一凉一温,使镇心安魂定惊之力倍增,并可达"重可去怯"之义。

医案六

郝某,男,56岁。2013年11月2日初诊。

主诉:心烦、坐立不安3年余,加重2个月。

现病史:患者平素性格内向,不善与人沟通,自述3年前因独生子结婚后与自己联系日益减少,却与亲家来往密切,于是出现心烦、坐立不安,担心儿子与自己疏远,老无所养。2个月前,因儿媳生产,未请自己前去照料,遂出现心烦、坐立不安加重。现为求中医治疗,在夫人陪同下来我处就诊。

现症见:心烦、坐立不安,总是忍不住担心儿子、儿媳与自己的关系疏远,时有叹气、胸闷不舒,甚至对老伴烦躁发怒。乏力懒动,反应稍迟钝,腰膝酸软,眠差,多梦,早醒,每日凌晨2点多醒后难再复眠,每晚睡眠时间3~4小时。纳食尚可,大便1日1~2次,小便频。舌质淡,苔白,脉沉弦。

既往史:既往体健。否认手术、外伤、输血史。否认药物、食物过敏史。

家族史:否认家族性遗传病病史。

婚育史:适龄婚育,育有1子,体健。

中医诊断:忧虑病(肾虚肝郁证)。

西医诊断:广泛性焦虑症。

治疗原则:益肾调气,解虑安神。

处方:颐脑解虑汤。

山茱萸 20g	刺五加 30g	黄　精 15g	贯叶金丝桃 20g
郁　金 30g	栀　子 15g	夏枯草 15g	白　芍 15g
炒酸枣仁 20g	生磁石 20g 先煎	生龙骨 20g 先煎	紫石英 30g 先煎
鸡内金 15g			

7剂,每日1剂,水煎服,分2次服用。

2013年11月9日二诊:自觉心烦、坐立不安稍改善,仍忍不住担心儿子、儿媳与自己的关系疏远。叹气、胸闷不舒、烦躁易怒明显减轻,自诉心里较前平静些了。乏力懒动较前减轻,反应迟钝改善,腰膝酸软,仍眠差,多梦,早醒、但次数减少,每晚睡眠时间3.5~4.5小时。纳食可,二便调。舌质淡,苔白,脉沉弦。初诊方基础上改炒酸枣仁为30g,加首乌藤20g。14剂,水煎服。

2013年11月23日三诊:自觉心烦、坐立不安明显减轻,偶有担心儿子、儿媳与自己关系疏远,但可自行疏导。叹气、胸闷不舒、烦躁易怒基本消失,自诉心里平静了。乏力懒动缓解,反应性尚可,腰膝酸软,眠差,多梦、早醒,可复眠,每晚睡眠时间5小时左右。纳食可,二便调。舌质淡,苔薄白,脉沉。二诊方基础上减郁金,改生磁石为10g、紫石英为20g,加合欢皮15g。14剂,水煎服。

2013年12月6日四诊:自诉心烦、坐立不安未再出现,不再担心儿子与自己的关系问题。偶有腰膝酸软、乏力懒动,睡眠恢复正常,少梦,无早醒。纳食正常,二便调,舌质淡,苔薄,脉缓。三诊方基础上加山药15g、白术10g。14剂,水煎服。

2013 年 12 月 20 日五诊：情绪平稳，无明显心烦、坐立不安，偶有腰酸乏力，睡眠可，纳食可，二便调，舌质淡，苔薄白，脉缓。四诊方基础上加巴戟天 20g、熟地黄 20g、杜仲 20g。7 剂，水煎服。

后门诊复诊，患者病情平稳，未再反复，遂停药。

按：朱震亨《格致余论·阳有余阴不足论》提出："主闭藏者肾也，司疏泄者肝也。"肾主封藏，肝主疏泄，肝肾藏泄互用，相辅相成，相互协调，维持机体正常生理功能。本案患者肾精本已不足，肾水亏则肝木失于涵养，复因情志不舒，肝气不畅，藏泄失司，则心烦、坐立不安，时有叹气、胸闷胁胀。《圣济总录》载："盖肾主腰，肝主筋，筋聚于膝。若肾脏虚损，肝元伤惫，则筋骨受病，故腰膝为之不利。"故肾精不足，则乏力懒动、腰膝酸软；精不养魂，魂志不安，则眠少、多梦、早醒；肾虚气化不利，则小便频。结合舌质淡，苔白，脉沉弦，辨证为肾虚肝郁，处以益肾调气、解虑安神之颐脑解虑汤。

《石室秘录》云："肝为木脏，木生于水，其源从癸。"肝肾母子相生，初诊方中山茱萸味酸涩性微温，补益肝肾；刺五加味辛微苦性温，健脾益气、补肾安神，合山茱萸以补肾填精，充真阴之不足；黄精味甘性平，可补肾精、养阴气。三药共使精血充则肾精足。贯叶金丝桃味辛性寒，疏肝解郁，清热利湿，用治心胸郁闷之症；郁金"宣，行气解郁；泻，凉血破瘀。……凉心热，散肝郁。……治吐衄尿血，妇人经脉逆行"（《本草备要》）；栀子清热除烦安神；夏枯草清肝泻火，消肿散结。四药共用以解肝郁，清肝火。白芍性微寒味酸，可养血敛阴、柔肝止痛；酸枣仁性平味酸甘，可养心安神；二药合用，泻肝火以安魂，并寓"肝欲散，急食辛以散之，用辛补之，酸泻之"之义。生磁石咸寒，质重入肾，滋肾水补肾精、潜降肝阳而安神；生龙骨、紫石英重镇安神；鸡内金补脾健胃，固护后天之本。上述诸药，壮水养阴、调和阴阳，共奏补肾填精、解郁安神之功。

二诊时，自觉心烦、坐立不安稍改善，仍忍不住担心儿子、儿媳与自己的关系疏远。叹气、胸闷不舒、烦躁易怒明显减轻，自诉心里较前平静。仍眠差，多梦，早醒，遂增酸枣仁用量，并加首乌藤安神。

三诊时，自觉心烦、坐立不安明显减轻，偶有担心，但可自行疏导，叹气、胸闷不舒、烦躁易怒基本消失，遂减疏肝解郁之郁金；眠差、多梦较前改善，仍有早醒，但可复眠，遂减少磁石、紫石英的用量。患者凌晨 2 点多易醒，此为丑时，丑应肝，肝失疏泄，则肝郁不畅而失眠早醒，故加合欢皮解郁安神。

四诊时，考虑诸症基本消失，偶觉腰膝酸软、乏力懒动，故加山药、白术益气健脾，顺应"肾为先天之本，脾胃为后天之本""先天生后天，后天济先天"之理，佐之以加强全方健脾益肾、补养精血之功。

五诊时,尚有乏力腰酸症状,考虑肾为真阴元阳之脏,阴阳互生互根,故加巴戟天、熟地黄、杜仲以补肾阴肾阳。

本案系本虚标实之证,其辨治早期当以疏肝解郁为主,之后再以滋补真阴为主,疏肝理气为辅,补中寓疏,使精充、气顺、神旺、志安,则诸证并除。治疗时,根据五脏苦欲补泻原则给予补肾疏肝,并根据金石类药的性味归经选择磁石、龙骨、紫石英等重镇之品,以达安魂定志之效。

医案七

王某,女,63岁。2017年7月10日初诊。

主诉:担心、烦躁伴失眠5年余,加重半月。

现病史:患者平素多愁善感,5年前因儿子年过35岁仍然单身,多次安排其相亲,但儿子始终谈不成,并逐渐拒绝相亲,致母子关系紧张,发生多次拌嘴,遂心急、烦躁,担心自家后继无人,有时整夜不寐;于当地医院就诊,诊断为"焦虑障碍",服用西药(具体不详)后,症状改善不明显,遂停药。近半月,患者看到朋友抱双胞胎孙子后,受到刺激,自觉整日担心,烦躁,失眠明显加重,为求中医治疗遂来我处就诊。

现症见:常常担心自己身体健康,担心儿子婚姻问题,认为自己身体不好了,以后儿子怎么办。遇事烦躁易急,自觉胸中莫名烦闷不舒,时有心慌,头有晕沉感、耳鸣、声音细小,情绪烦闷时明显加重。自觉手足心发热,腰膝酸软,入睡困难,睡前易反复想今晚怎么入睡,担心睡不着怎么办,需2~3小时左右方可入睡,甚则彻夜难寐,多梦,易醒,夜间盗汗,晨起疲乏感明显,食欲一般,纳食量少,口干,大便干、1日1次,小便黄。舌质红,苔薄黄,脉沉细数。

既往史:既往体健。否认手术、外伤、输血史。否认食物、药物过敏史。

家族史:否认家族性遗传病病史。

月经及婚育史:适龄婚育,育有1子,体健。已绝经。

中医诊断:忧虑病(心肾不交证)。

西医诊断:广泛性焦虑症。

治疗原则:滋阴清心,养脑安神。

处方:清心解虑汤。

黄　连 9g	黄　芩 10g	盐黄柏 15g	鸡子黄 2枚^{冲服}
地骨皮 20g	刺五加 30g	山茱萸 20g	磁　石 20g^{先煎}
龙　齿 15g^{先煎}	紫石英 30g^{先煎}	煅龙骨 20g^{先煎}	莲子心 15g
甘草梢 15g	柏子仁 15g	鸡内金 20g	

7剂,每日1剂,水煎服,分2次服用。

2017 年 7 月 17 日二诊：自觉担心、烦躁明显减轻。偶有心慌,头晕,耳鸣、声音细小,情绪烦闷时明显。仍自觉手足心发热,腰膝酸软。入睡困难明显改善,睡前担心减少,需 2 小时左右方可入睡,无整夜不寐,多梦、易醒、夜间盗汗减少,晨起疲乏感减轻,食欲一般,纳食量少,口干减轻,大便调,小便黄。舌质红,苔薄黄,脉沉细数。初诊方基础上减煅龙骨,改黄连为 5g,莲子心为 10g,加知母 12g、玄参 9g、焦三仙各 15g。14 剂,水煎服。

2017 年 8 月 3 日三诊：自觉担心、烦躁基本缓解,心慌、头晕、耳鸣基本消失。手足心发热感明显减轻,腰膝酸软缓解,入睡困难明显改善,睡前已不再胡思乱想,需 0.5~1 小时左右方可入睡,多梦、易醒、夜间盗汗消失,仍觉晨起略有疲乏,食欲改善,纳食量增多,口干消失,二便调。舌质红,苔薄白,脉沉细。二诊方基础上减甘草梢、黄芩、黄柏、地骨皮,改紫石英为 15g^{先煎},加黄精 15g、山药 15g。14 剂,水煎服。

2017 年 8 月 17 日四诊：已无明显担心、烦躁,手足心发热感、晨起疲乏感基本消失,睡眠恢复正常,纳可,二便调,舌质红,苔薄白,脉沉细。未述其他不适。三诊方基础上减黄连、柏子仁、紫石英、知母、鸡子黄、焦三仙,改刺五加为 15g、磁石为 15g、鸡内金为 15g。7 剂,水煎服。

后门诊随访,患者病情平稳,未再反复。诸症尽消,遂停药。

按：《冯氏锦囊秘录·调护水火论》载："水之精为志,火之精为神。然水火宜平不宜偏,宜交不宜分。"即水火乃精之神志,宜交通平衡,不宜分离偏颇。本案患者因长期担忧儿子婚姻大事,且年岁已高,水亏于下,引动心火,水火未济,心神为虚热所扰,则担心、烦躁;心肾失和,上下不济,则心慌、自觉胸中烦闷不舒;腰为肾之府,相火旺盛,煎灼肾阴,则腰膝酸软、晨起疲乏;肾开窍于耳,肾水不足,不能上充脑髓,故头晕、耳鸣;肾水不能上济于心,心火独亢,则失眠、多梦、易醒;相火不藏,迫津外泄,则手足心发热、夜间汗出;母病及子,心火独亢,耗灼胃阴,则不饥不纳、口干;心与小肠相表里,心火下移小肠,则小便黄。结合舌质红,苔薄黄,脉沉细数,辨证为心肾不交,处以滋阴清心、养脑安神之清心解虑汤。

《世医得效方》述："肾水枯竭,不能上润,心火上炎,不能既济,煎熬而生心烦燥渴。"初诊方中,黄连、黄芩苦降心火。盐黄柏清小肠之火并能坚阴,《药品化义》载其"专泄肾与膀胱之火";鸡子黄上以养心,下以补肾,并能安中;二药配伍,滋阴填精,交通乾坤,恢复心肾升降。地骨皮清虚热,滋阴除烦。刺五加、山茱萸补肾填精安神,益髓强壮筋骨;磁石、龙齿、紫石英、煅龙骨镇惊安神;莲子心、甘草梢清心安神,利尿引热下行;柏子仁养心安神,并可润肠通便、止汗。诸药集镇惊安神、清心安神、养心安神于一体,引心肾相交,恢复君相本位。佐鸡内金,健脾消食,防金石碍胃。诸药配伍,苦寒以降心火,酸甘以滋肾水,升降兼顾,交通心肾,扶土助运,共奏滋阴清心、养脑安神之功。

二诊时,自觉担心、烦躁明显减轻,遂减镇惊安神之煅龙骨,并减少黄连、莲子心用量;仍自觉手足心发热,腰膝酸软,遂加知母、玄参清热泻火,滋阴润燥;仍纳食欠佳,进食量少,遂增焦三仙以助脾胃运化。

三诊时,自觉担心、烦躁基本缓解,遂减清热泻火之黄芩;手足心发热感明显减轻,夜间盗汗消失,遂减清退虚热之地骨皮;小便黄消失,遂减清心肾之火、利尿之甘草梢、黄柏;睡眠明显改善,遂减少入肾经偏温且具有重镇安神作用的紫石英的用量;仍感腰膝酸软、晨起疲乏,遂加滋阴填精补肾之黄精、山药。

四诊时,诸症尽消,未述其他不适,遂减黄连、柏子仁、紫石英、知母、鸡子黄、焦三仙,并减少刺五加、磁石、鸡内金用量。嘱继服1周,以巩固疗效。

心肾不交内涵广泛,不仅包括通常意义上的心火不降、肾水不济,还应包括心肾本身的阴阳水火、气血精液、神志失调等方面。故临证应从多角度考虑,应注重金石类药在交通心肾方面的重要作用,用药时应根据药性特点及临床症状选用。磁石能镇摄浮阳,交融水火,使心肾相交,精气得以上输,心火不致上扰,则神志归于安宁。《古今名医方论》曰:"磁石禀北方之黑色,入通于肾……坠炎上之火以定志。"同时注重龙齿、龙骨、紫石英的使用,镇清并用,清中兼补,以建滋阴培本、降火清源之功。

三、小结

广泛性焦虑症是以精神性焦虑、躯体性焦虑、运动性不安、心理性警觉和睡眠障碍为主要临床表现的精神障碍性疾病。精神性焦虑是焦虑症的核心症状,以缺乏明确对象和具体内容的提心吊胆和紧张不安,或对现实生活中的某些问题过分担心或烦恼为特征,而患者明知这是一种主观过虑,但不能控制;躯体性焦虑主要为自主神经功能亢进的表现,症状涉及多个系统,如呼吸系统、神经系统、泌尿生殖系统、心血管系统等;运动性不安与肌紧张有关,表现为坐立不安、颤抖、不能放松、头和肩背部疼痛;心理性警觉表现为易激惹、注意力下降、对噪声敏感,常伴记忆力减退;睡眠障碍表现为入睡困难、易醒、噩梦、夜惊等。这五大方面的症状既可以分别出现,也可以同时出现,因此临床上症状表现多样化。该病临床诊断时应进行鉴别诊断,排除抑郁障碍、恐怖性焦虑障碍、惊恐障碍、强迫障碍等。

广泛性焦虑症往往由思虑过度、耗精伤血,肝血亏虚、肝失疏泄、气郁化火,上扰神明、脑神不安导致,临床上表现为多忧多虑、神魂不宁、烦躁不安、失眠多梦,而以担心和过度思虑为关键临床特征,符合中医学"忧"和"虑"的表现,可归属于"忧虑病"范畴。

本病存在精气神不同层次的病机。在精的层面,表现为肾精亏虚、脑髓失养;在气的层面,表现为郁热不得疏达,气郁化火,进而木旺克土;在神的层面,表现为肾水亏虚,肝火上扰,神明不安。治疗上,在精的层面,给予益肾填精补髓;在气的层面,给予疏达郁热、调畅气机、健运脾胃;在神的层面,给予清热安神,共奏益肾填精、疏肝清热、颐脑安神之效。

精气神之中,以神为主导,而辨神应从五神脏入手。神、魂、魄、意、志,包括了人体的主要精神活动。其中,神起主导作用,统率魂魄意志的运行,发动思维,调摄情志,主导和监督精神活动运行。神藏于心,如实邪扰动或心神失养,则心神不安,出现担忧紧张、焦虑烦躁、坐立不安等精神焦虑症状。魂则属于人体潜意识和情感反应。魂藏于肝,若肝火扰动或血虚失养,则肝魂妄动,魂不守舍,夜不能寐,噩梦纷纭,或情绪不稳,喜怒无常,杂念纷扰,无法自制。魄相当于非条件反射的较为低级精神活动,以及自主神经系统的调节作用。魄舍于肺,肺虚则魄无所舍,自主神经功能紊乱,而现胸闷、心悸、多汗、腹胀、腹痛、腹泻、尿频尿急等躯体焦虑症状。意是人的思维和注意力。意藏于脾,若肝木克土,脾受其累,脾虚则意念不藏,思虑纷繁,注意力不能集中。志是人的记忆力和认知功能。志藏于肾,志者记也,主记忆,肾主藏精,精舍志,若肾精亏虚,不能舍志,则记忆力下降,认知功能减退。五脏藏神,累及某脏,则某神必病而现某症,当依所病之脏、所伤之神,而对证治之。

本病的主要病机特点是本虚标实、虚实夹杂。其发病总与心、肝、肾三脏功能失调关系密切,具有精气神俱病的症状特点。本病以神志异常为核心症状,同时伴有复杂的躯体表现。根据不同病机,分肝郁化火证、瘀血内阻证、痰火扰心证、心脾两虚证、心胆气虚证、肾虚肝郁证、心肾不交证。然而,每一证型除了广泛性焦虑症具有的共同症状外,又因其体质、外界环境因素影响而出现症状不同及好转时间各有差异。往往复发者、受外界恶劣环境影响者、病位涉及肾者疗程较长,且难以完全治愈。

治疗方面,除了脏腑辨证,予以养心、柔肝、补肺、益肾,以及活血、化痰、行气、利湿,补虚祛实,平衡神、魂、魄。另一方面,安神、宁魂、定魄离不开金石类药的灵活应用,如生赭石平肝安魂,生磁石摄纳定魄,龙齿、紫石英镇惊安神,煅青礞石坠痰宁神,生铁落清热涤痰安神,朱砂清心镇惊安神,琥珀甘平定魂止惊,北寒水石咸寒清热降火,石膏清热泻火、除烦止渴、清肺宁魄等等。

第五节　惊恐发作

一、概述

惊恐发作又称急性焦虑症,发作时可见明显的心血管、神经、精神、呼吸等方面的症状,典型表现为濒死感、失控感,可产生极度的担心感,发作时间通常为5~20分钟,少数人可持续半小时。惊恐发作如不治疗会出现反复的、有时为不可预料的发作性焦虑、紧张或恐惧。中医学中并无"惊恐发作"之病名,根据其临床表现,当归属"惊""恐""悸"等范畴,亦散见于骇、惧、怵、惕、畏、怯、怔忡、奔豚等。

依据《说文解字》所载"惊,马骇也","惊"意为马由于突受刺激而惊骇以致行走失常。《说文解字》载:"恐,惧也。"恐,即害怕、畏惧、恐惧。除惊、恐二字可分别直译为惊慌、恐惧外,《黄帝内经》中的怵、惕、惮、惧等也可表示相关含义。《说文解字》载:"悸,心动也,从心,季声。""悸"形容心跳加速不安之状,也可引申为害怕恐惧、思念忧虑。《红炉点雪·惊悸怔忡健忘》言:"惊者,心卒动而不宁也;悸者,心跳动而怕惊也。"《金匮要略》曰:"寸口脉动而弱,动即为惊,弱即为悸。"《医学正传·怔忡惊悸健忘证》曰:"惊悸者,蓦然而跳跃惊动而有欲厥之状,有时而作者是也。"惊悸者,有无故自惊而悸动不宁之证,亦有因惊而悸之证,还有突然心跳欲厥之证。其发病有因于内因者,亦有因于外因者,还有因于七情不遂者。

心主神明,情志过极首先伤心。《素问·举痛论》所载"惊则心无所倚,神无所归,虑无所定,故气乱矣",指出大惊可伤心胆之气,常使人惶惶惕惕,神不自主而发生心悸等病变。《素问·经脉别论》亦有"惊而夺精,汗出于心"的论述,谓大惊而夺失心精,神气依附而浮越,液失收纳而汗出。《三因极一病证方论》曰:"惊悸,则因事有所大惊……遂使惊悸,名曰心惊胆寒。"《诸病源候论》认为:"心藏神而主血脉。虚劳损伤血脉,致令心气不足,因为邪气所乘,则使惊而悸动不定。"朱震亨曰:"人之所主者心,心之所养者血,心血一虚,神气不守,此惊悸之所肇端也。"心气虚、心血不足,也易发生惊悸等病变。

《素问·金匮真言论》曰:"东方青色,入通于肝,开窍于目,藏精于肝。其病发惊骇。"邪气侵扰肝脏,使魂不安,惊恐的状态便会出现。《灵枢·本神》言:"肝藏血,血舍魂,肝气虚则恐,实则怒。"肝气虚衰则神魂不安,发生恐惧。《诸病源候论》曰:"风惊恐者,由体虚受风,入乘脏腑,其状如人将捕之。心虚则惊,肝虚则恐。足厥阴为肝之经,与胆合;足少阳为胆之经,主决断众事。心肝虚而受风邪,胆气又弱,而为风所乘,恐如人捕之。"陈士铎《辨证录》指出"心气怦怦上冲,有不能自主之势……然而心虚由于肝虚……故补心必须补肝",认为肝虚是心悸动的重要病机,并创立制忡汤以治疗。《医学正传》言:"夫怔忡惊悸之候,或因怒气伤肝,或因惊气入胆,母能令子虚,因而心血为之不足。又或遇事繁冗,思想无穷,则心君亦为之不宁,故神明不安而怔忡惊悸之证作矣。"大惊卒恐,易伤肝脏所藏之魂而不能处事精详,或惶惶然如人将捕之,或见惊悸怔忡之症;惊则气乱动肝,而出现气喘腹胀、心悸不寐、神识蒙昧以及抽搐等症。

《三因极一病证方论》提出"惊伤胆"理论。胆为中正之官,主决断。胆气亏虚,则丧失镇惊决断之力,故触事易惊或无故惊吓,噩梦纷纭。《灵枢·邪气脏腑病形》曰:"胆病者,善太息……心下淡淡,恐人将捕之。"胆病,会出现仿佛将被人抓捕的心动悸感觉。《儒门事亲》曰:"胆者敢也,惊怕则胆伤矣。"肝胆实则易怒而勇敢,肝胆虚则惊悸而不敢也。《血证论》曰:"胆气不壮,故发惊惕。"陈士铎《辨证录》认为:"脏腑之气,皆取决于胆,胆气一虚,而脏腑之气皆无所遵从,而心尤无主,故怦怦而不安者,乃似乎怔忡,而实非怔忡也。"

《素问·宣明五气》云:"精气……并于脾则畏。"畏是一种担心、害怕。惊恐之人平时常常会出现思虑过度的表现。思则伤脾。《素灵微蕴》言:"惊悸之证,阳败土湿。"黄元御认为,脾胃阳虚受湿所累,中土运转气机之能不畅,则浊阴塞于上,肝气升发受阻,郁肝而生心悸。龚居中亦指出"痰饮惊悸属脾土",治以小建中汤。

《素问·六节藏象论》曰:"肺者,气之本,魄之处也。"肺主气,司呼吸,通过"治节"作用,使全身之气充养脏腑官窍。肺主魄。《灵枢·本神》云:"并精而出入者谓之魄。"《类经》言:"魄之为用,能动能作,痛痒由之而觉也。"魄随精气出入周身,可使活动自如,知觉感受灵敏。若肺魄不安,魄之出入失常,则感知之能易受袭扰,致反应过度,而见坐立不宁。肺气虚损,魄失所阳则不能安舍于肺,可致惕惕然如惊,寐中惊悸。

肾藏精,精化气,气生神,精气神本为一体。惊则气乱。惊也可影响肾藏志的功能,甚则伤肾而志不能藏。《素问·示从容论》所云"时惊……是肾不足也",说明惊也是肾气不足的一种表现。《医碥》卷之四《杂症》载:"悸者……(亦有肾火上冲者)火主动也,幸血不虚,故但动而不惊。"由此可知,心悸除血虚导致外,也可由肾火引动。

惊悸的发生发展与水饮、瘀血、痰火及脏腑功能失调等有关。历代医家或从脏腑、或从气血痰饮等多个方面论述了惊悸的病因病机,不一而足。《仁斋直指方论》认为心血虚、痰饮可致惊悸:"心血一虚,神气不守,此惊悸之所肇端也。曰惊曰悸……心虚而郁痰,则耳闻大声,目击异物,遇险临危,触事丧志,心为之怵,使人有惕惕之状,是则为惊。心虚而停水,则胸中渗漉,虚气流动,水既上乘,心火恶之,心不自安,使人有怏怏之状,是则为悸。"《诸病源候论》则强调肾精亏虚、体虚风惊之病因:"失精者,令人怅怅,心常惊悸""风惊者,由体虚心气不足,为风邪所乘也"。严用和认为:"夫惊悸者,心虚胆怯之所致也。"《古今医统大全·惊悸门》所载"治惊悸必先以养心安神之剂,随后豁痰",强调了痰饮对惊悸的影响。黄元御《金匮悬解》指出"惊悸之家,风木郁动,营血失敛……不溢不泄则蓄结而内瘀",认为惊悸可致瘀血内结而加重病情。五脏六腑互为一体,任何一脏病变都会影响他脏,出现气血逆乱,阴阳失衡,情志病变。因此,临证时根据具体症状,本病可划分为肝郁脾虚证、心肾不交证、肾虚肝郁证、心胆气虚证、肝胆湿热证等。

二、医案

医案一

王某,男,40岁。2017年2月22日初诊。

主诉:间断心慌、害怕年余,伴入睡困难2个月。

现病史:患者平素性格内向、易生闷气,1年前在家中常因琐碎事情与妻子发生争吵,后又因父亲住院,长期晚上下班后去医院照料。1个月后常常感到易烦躁、心慌,但未去医院检查,某日下午在办公室无任何原因突然出现心慌、害怕、胸闷、憋气、汗出,5分钟后缓解,前往当地医院急诊检查未见明显异常。后间断发作,平均每2周发作1次,症状基本同前,休息片刻缓解,曾前往当地医院诊治,诊断为"惊恐发作",予药物(具体不详)未服用。1个月前又出现惊恐发作,心慌、汗出、濒死感明显,持续5~20分钟缓解,伴血压升高(175/100mmHg),自行前往当地专科医院,诊断为"焦虑障碍",予丁螺环酮10mg、日3次,症状稍有改善,仍约每周发作1次,每次发作约5~10分钟,为求中医治疗就诊于我处。

现症见:情绪紧张,常有莫名担心、害怕,时有烦躁易怒,叹气明显,两胁胀痛感明显,白天常常易思考问题,时有将问题思考复杂化。入睡困难,需1小时左右方可入睡,凌晨2~3点早醒,醒后约20分钟可再复睡,起夜1次,多梦,无噩梦,每晚睡眠时间约5~6小时,晨起精神状态欠佳。食欲下降,饭后时有腹胀肠鸣。大便1日2次、不成形,小便尚可,紧张时常有腹泻、尿频。舌淡红,苔白腻,舌体稍胖,脉弦滑。近2个月体重下降4kg。

既往史:既往高血压病史5年余,平素血压为130/80mmHg,服降压药后血压控制尚可。否认外伤、手术、输血史。否认食物、药物过敏史。

家族史:其母性情急躁,否认家族其他成员有精神类疾病史。

婚育史：适龄婚育，育有1子，体健。

中医诊断：惊悸（肝郁脾虚证）。

西医诊断：惊恐发作。

治疗原则：疏肝健脾，镇惊安神。

处方：疏肝镇静汤。

柴　胡 15g	白　芍 15g	栀　子 10g	龙　齿 15g先煎
煅青礞石 30g先煎	刺五加 30g	合欢皮 20g	炒酸枣仁 30g
广　枣 2g	绿萼梅 15g	煅龙骨 30g先煎	鸡内金 15g
焦三仙各 15g	赤石脂 20g	山　药 20g	炒白术 20g
陈　皮 15g			

7剂，每日1剂，水煎服，分2次服用。

2017年3月1日二诊：自觉紧张、担心、害怕感减轻，前天无明显诱因出现惊恐发作，持续约3分钟，自觉此次程度较前减轻，自行休息后缓解。情绪较前平稳，烦躁易怒稍有改善，胁胀减轻，叹气减少。入睡困难较前改善，需半小时左右方可入睡，仍有早醒，夜醒1次，夜梦减少，每晚睡眠时间约6~7小时。食欲不振改善，食量增多，腹胀肠鸣明显减少。大便1~2次/d，时有不成形，小便尚可，仍紧张时有腹泻、尿频。舌淡红，苔白腻，舌体稍胖，脉弦滑。初诊方减柴胡、绿萼梅，改炒酸枣仁为40g、煅青礞石为35g先煎，加郁金30g、禹余粮15g、茯苓15g。14剂，水煎服。改丁螺环酮5mg、日3次。

2017年3月29日三诊：自觉服药后紧张、担心、害怕感明显减轻，自行在当地继抓药14剂。此次复诊，诉服药期间未见惊恐发作，紧张、担心、害怕、烦躁全部缓解，无胁胀叹气。入睡困难明显改善，半小时内方可入睡，无夜醒，时有早醒，可很快复睡，夜梦减少，每晚睡眠时间约7小时。食欲可，纳食增多，腹胀肠鸣消失。大便1日1次、成形，小便尚可，紧张时腹泻、尿频缓解。舌淡苔白，脉弦。二诊方改炒酸枣仁为20g、合欢皮为10g，减陈皮、煅青礞石、禹余粮、赤石脂。14剂，水煎服。改丁螺环酮5mg、晨服。

2017年4月12日四诊：诉服药期间未见惊恐发作，紧张、担心、害怕、烦躁消失，眠可，纳食正常，二便调。舌淡苔白，脉缓。在三诊方基础上减栀子、龙齿，改炒酸枣仁为15g、白术为15g、山药为15g。7剂，水煎服。嘱患者停用丁螺环酮。

2017年4月19日门诊随访，患者病情平稳，未见反复。

按：《素问·金匮真言论》云："东方色青，入通于肝……其病发惊骇。"《医述》曰："肝藏魂，魂不安则惊骇。"肝藏血，血舍魂。肝疏泄功能正常，肝气调畅，则魂归于肝；肝失疏泄,气血失调,则魂不安,发为惊恐。《灵枢·本神》云:"脾藏营,营舍意。"脾伤则气血生化乏源,脾意失养,发为忧愁思虑。

患者因亲人住院、家庭内部矛盾等原因,忧思多虑,肝气郁结,失于疏泄,情志失畅,进而郁结之肝气横逆犯脾,脾失健运而脾气亏虚。肝不舍魂,则发为惊恐、紧张、害怕;脾气亏虚,则思绪不宁,平时思虑该病何时降临。肝气郁结,则烦躁、叹气;肝气阻络,则发为胁痛;木克土,肝郁犯脾,脾失健运,故食欲下降、时有腹泻;"夜则魂归于肝而为寐,魂不安者梦多"(《中西汇通医经精义》),肝不舍魂,则失眠多梦。病机为肝气郁结,脾气虚弱,治疗以疏肝补脾、镇惊安神为法,予以疏肝镇静汤。

初诊方中,柴胡、栀子共为君药,清肝疏肝,调畅气机;煅青礞石咸、平,平肝镇惊,《本经逢原》载其为"厥阴之药,其性下行,治风木太过,挟制脾土,气不运化,积滞生痰,壅塞膈上,变生风热诸病,故宜此药重坠以下泄之,使木平气下而痰积通利,诸证自除矣";龙齿甘凉,为远古化石,有伏藏之性,能安神魂;煅龙骨甘涩平,镇惊安神,收敛固涩,《名医别录》载其"养精神,定魂魄,安五脏",《日华子本草》载其"健脾,涩肠胃,止泻痢",《景岳全书》载其"能安神志,定魂魄,镇惊悸,涩肠胃"(龙骨可与煅青礞石、龙齿共同镇惊安神,而煅龙骨的收涩之力增强,可与赤石脂共增收涩固肠止泻之功);白芍养血柔肝,缓解胁间胀痛感;刺五加补肝健脾;合欢皮、炒酸枣仁、广枣安神助眠,且炒酸枣仁、广枣味酸,又可泻肝平肝;绿萼梅归肝、胃经,疏肝解郁,理气和胃;山药、炒白术、陈皮益气健脾,祛湿化痰;鸡内金、焦三仙健脾护胃,防止重坠之金石类药伤脾。全方疏肝健脾,补中有疏,使阴阳平衡,魂安思定。

二诊时,自觉紧张、担心、害怕感减轻,惊恐发作1次,自行休息后缓解,自觉此次程度较前减轻。恐柴胡久用劫肝阴,故减柴胡,改用郁金以疏肝解郁。情绪较前平稳,烦躁易怒稍有改善,胁胀减轻,叹气减少,故减疏肝解郁之绿萼梅。入睡困难较前改善,需半小时左右方可入睡,仍有早醒,夜醒1次,夜梦减少,每晚睡眠时间约6~7小时,故增加炒酸枣仁、煅青礞石的用量,以增强镇惊安魂之功。食欲不振改善,食量增多,腹胀肠鸣明显减少,故减行气开郁之绿萼梅。大便1~2次/d、时有不成形,小便尚可,仍紧张时有腹泻、尿频,故加禹余粮、茯苓,增加收涩固肠、健脾利水之功效。

三诊时,诸证明显减轻,无惊恐发作,故减平肝镇惊力峻之煅青礞石;大便已成形,减涩肠止泻之禹余粮、赤石脂;食欲可,腹胀好转,故减理气健脾之陈皮;睡眠好转,故减少炒酸枣仁、合欢皮的用量。

四诊时,自觉服药后诸症基本消失,未见惊恐发作,故减清肝镇惊之栀子、龙齿;纳可便调,故减少健脾益气之白术、山药等的用量;眠可无梦,故减少安神助眠之炒酸枣仁的用量。

肝郁脾虚型惊恐发作属虚实夹杂之证,宜采用疏肝补脾之法。治疗时应注意以疏肝安魂为主,健脾益气为辅,配以重镇宁神之品,以减担心、害怕、惊恐等症状,使肝气得疏,脾胃得健,惊恐之症得安。

医案二

孟某,男,42岁。2016年9月15日初诊。

主诉:胸闷憋气,心慌,濒死感间断发作2年,加重1天。

现病史:患者平素性格易紧张,2年前因工作压力大,长时间在电脑前深夜加班时突然出现胸闷憋气,心慌,站立不能,濒死感明显,意识清楚,持续15分钟左右缓解,濒死感消失,仍有心慌、担心、害怕感;急救车送至医院,完善检查后未见明显异常,未服药治疗。1年前又因出差期间休息不好间断出现2次惊恐发作,症状同前。1天前晚上9点,患者用电脑工作加班,因劳累再次出现胸闷憋气,心慌,濒死感,汗出明显,持续20分钟左右症状自行缓解,遂就诊于我处。

现症见:紧张、担心、害怕明显,担心自己再次出现惊恐发作。时有胸闷、心慌,休息不好时明显。自觉心烦、手足心热,易汗出。入睡困难,需1~2小时方可入睡,重则整夜不寐,时有夜醒,醒后难复眠,梦多,偶有梦遗。晨起精神状态欠佳,自觉乏力,腰膝酸软。纳食欠佳,口干,大便干,2~3日1次,小便黄,舌红少苔,脉细数。

既往史:既往体健。否认外伤、手术、输血史。否认药物、食物过敏史。

家族史:爷爷有类似症状,未确诊。否认家族其他成员有类似病史。

婚育史:适龄婚育,育有1子,体健。

中医诊断:惊悸(心肾不交证)。

西医诊断:惊恐发作。

治疗原则:滋阴降火,交通心肾。

处方:清心镇静汤。

黄 连 5g	莲子心 10g	磁 石 20g^{先煎}	朱 砂 0.3g^{冲服}
柏子仁 15g	地骨皮 15g	鳖 甲 15g	银柴胡 15g
浮小麦 15g	阿 胶 5g^{烊化}	刺五加 30g	远 志 15g
山茱萸 20g	鸡内金 15g	玄 参 20g	龙 齿 15g^{先煎}

7剂,每日1剂,水煎服,分2次服用。

2016年9月22日二诊:自觉紧张、担心、害怕感减轻,服药期间因熬夜出现1次惊恐发作,症状同前,持续5分钟左右,自觉程度较前减轻,平时偶有胸闷心慌,自觉心烦、手足心热、汗出缓解,仍有入睡困难,约1小时方可入睡,夜醒、夜梦减少,梦遗消失。晨起精神状态可,自觉乏力、腰膝酸软缓解,进食量增多,口干缓解,大便略干、1~2日1次,小便略黄,舌略红苔白,脉细数。初诊方减朱砂、银柴胡,改黄连为 3g、玄参为 10g,加琥珀粉 2g^{冲服}、酸枣仁 30g、麦冬 20g。14 剂,水煎服。

2016 年 10 月 6 日三诊:自觉紧张、担心、害怕感明显缓解,服药期间未见惊恐发作,胸闷心慌消失,心烦、手足心热、汗出消失,入睡困难明显改善,约半小时可入睡,夜醒消失,少梦。乏力、腰膝酸软消失,纳食可,口干基本消失,大便正常、1 日 1 次,小便调,舌淡红苔白,脉细。二诊方减浮小麦、地骨皮、鳖甲、玄参、磁石。14 剂,水煎服。

2016 年 10 月 20 日四诊:自觉紧张、担心、害怕感缓解,服药期间未见惊恐发作,情绪平稳,眠可,纳食可,二便调,舌淡红苔白,脉缓。嘱其停药,进行适当运动,如游泳、八段锦。

按:《素问·灵兰秘典论》曰:"心者,君主之官也,神明出焉。"《素问·调经论》曰:"心藏神。"故心主神明,心气虚则神不安。《中西汇通医经精义》曰:"肾存志,为作强之官。肾虚不能作强,则为恐矣。"故肾主恐,肾虚则恐怯。《格致余论》云:"人之有生,心为火居上,肾为水居下,水能升而火能降,一升一降,无有穷已,故生意存焉。"水火交合得度,心神与肾志才能安居。

本案患者因工作压力大、长期熬夜加班,耗伤阴液,心失所养,心肾水火共济失调,故发为心肾不交型惊恐发作。阴液不足,不能上济于心,故胸闷憋气;心火亢盛,神机荡惮,则心悸、怔忡、濒死感明显;心火耗灼肾精,故自觉疲乏困倦。心主火在上,肾主水在下,在正常情况下,心火下降,肾水上升,水火既济,得以维持人体水火、阴阳之平衡。水亏于下,火炎于上,水不得上济,火不得下降,心肾无以交通,故心烦不寐;汗为心之液,心火旺则手足心热、易汗出;肾阴亏虚,故腰膝酸软、梦遗;口干、舌红少苔、脉细数,均为阴虚内热之象。应以滋阴降火、交通心肾为法,治以清心镇静汤。

初诊方中,黄连、莲子心清心安神;朱砂甘微寒,入心经,《药性论》载其"镇心",能安神定惊,但其有毒,不宜长期服用;磁石咸寒,入心、肾经,寓《黄帝内经》"心欲耎,急食咸以耎之,用咸补之"之义,《本草从新》称其治"恐怯怔忡",《神农本草经疏》载其"咸能润下,重可去怯",用之咸以济肾水、寒以清心火、重以去恐怯。朱砂、磁石共奏重镇安神、祛怯定惊之功。龙齿甘凉,为远古化石,有伏藏之性,能镇惊安神;地骨皮、鳖甲、银柴胡清虚热、疗骨蒸,合浮小麦加强止汗之功;阿胶滋阴润燥,《本草正》载其"实腠理,止虚汗";刺五加、山茱萸补肾填精,使肾水得以滋养;远志安神益智,交通心肾,《本草正》载其"功专心肾,故可镇心止惊,辟邪安梦,壮阳益精,强志助力……交接水火";玄参滋阴降火,如《本草纲目》指出"法宜壮水以制火,故玄参与地黄同功";柏子仁养心安神、润肠通便,止汗;鸡内金健脾护胃,防止重坠之金石类药伤脾。全方交通心肾,清补结合,使阴阳平衡,神安志定。

二诊时,诸症减轻,镇惊安神之功已建,仍有入睡困难,故减有毒之朱砂,加琥珀粉,《名医别录》载其"安五脏,定魂魄",亦能安神定惊;加酸枣仁安神助眠,增强宁心安神之力。手足心热、汗出减轻,故去银柴胡,减玄参剂量;仍然口干,故加麦冬滋阴清热;为避免黄连苦寒伤胃,故减少黄连用量。

三诊时,汗出消失,故减浮小麦;虚热症状消失,故减地骨皮、鳖甲、玄参等清虚热之品;紧张担心明显缓解,故减磁石。

四诊时,惊恐未再发作,担心、紧张已明显缓解,故停药,嘱患者开展体育锻炼。

心肾不交型惊恐发作多为虚实夹杂证,采用滋阴降火、交通心肾之法。心属火,肾属水,水升火降则阴阳平衡,气定神安。肾水不足,心火浮越,乃心肾不交型惊恐发作的病理变化。《辨证录·惊悸门》曰:"心肾两交,则心气通于肾,而夜能安;肾气通于心,而日亦安也。心肾交而昼夜安,即可久之道也。"此证心火亢盛于上,肾水亏虚于下,治当清补结合,同时采用"重可去怯"之法,予磁石、朱砂、琥珀、龙齿等重镇安神药,以安魂定志。

医案三

王某,女,36岁。2017年6月14日初诊。

主诉:恐惧、害怕、濒死感发作年余。

现病史:患者平素性格内向,1年前生育后出现急躁易怒,常感双胁胀满。在产后的第25天无原因突然出现恐惧、担心、害怕、濒死感,持续10分钟左右缓解,急送医院检查未见明显异常,诊断为惊恐发作。后时有情绪激动时出现惊恐发作,症状基本同前。近半个月发作频繁,平均每2天发作1次,每次持续10~20分钟后可自行缓解。为求中医诊治,遂来我处求诊。

现症见:担心、害怕,惊恐发作时加重,急躁易怒,记忆力减退,时有胸闷胁胀,善叹息。入睡困难,入睡需2小时,夜醒2~3次,醒后很快复睡,多梦,晨起困乏明显,腰膝酸软,饮食欠佳,大便正常,小便清长,舌淡苔白,脉弦,左关脉动甚,双尺脉弱。

既往史:既往体健。否认外伤、手术、输血史。否认药物、食物过敏史。

家族史:否认家族性遗传病病史。

月经及婚育史:已婚,育有1子。月经周期正常,量少,无血块,无痛经,经前腹胀明显。

中医诊断:惊悸(肾虚肝郁证)。

西医诊断:惊恐发作。

治疗原则:益肾调肝,安神定志。

处方:益肾镇静汤。

郁　金 20g	炒栀子 10g	玄　参 15g	刺五加 30g
贯叶金丝桃 20g	天　麻 20g	山茱萸 15g	五味子 20g
巴戟天 20g	生龙齿 15g^{先煎}	紫石英 30g^{先煎}	煅青礞石 30g^{先煎}
石菖蒲 30g	合欢皮 20g	炒酸枣仁 30g	菟丝子 15g
鸡内金 15g	白　芍 15g		

7 剂，每日 1 剂，水煎服，分 2 次服用。

2017 年 6 月 21 日二诊：担心、害怕、恐惧感稍有缓解，服药 7 天期间，仅昨天发生 1 次惊恐发作，自觉程度和持续时间较前减轻，仅 5 分钟即缓解。急躁易怒减轻，记忆力减退稍改善，胸闷心慌缓解，善叹息好转，夜眠较前好转，入睡约 1 小时，夜醒、多梦减少，仍觉困乏、腰膝酸软，纳食好转，大便正常，小便清长已缓解，舌淡苔白，脉弦、左关脉为著，双尺脉弱。初诊方基础上改巴戟天为 30g，加磁石 15g。7 剂，水煎服。

2017 年 6 月 28 日三诊：担心、害怕、恐惧感明显改善，服药 7 天期间无惊恐发作，偶有急躁，记忆力减退明显改善，胸闷心慌缓解，善叹息消失。入睡仍有困难，入睡需半小时左右，无夜醒、多梦，困乏、腰膝酸软减轻，纳可，二便正常，舌淡红苔白，脉弦，左关脉已无动甚之感，双尺脉弱。二诊方基础上减合欢皮，改紫石英为 15g、煅青礞石为 15g，加熟地黄 20g。7 剂，水煎服。

2017 年 7 月 5 日四诊：担心、害怕、恐惧感基本缓解，近期无惊恐发作，情绪平稳，记忆力尚可，入睡困难明显改善，20 分钟内即可入睡，少梦、无夜醒。困乏、腰膝酸软缓解。舌淡红苔白，脉缓，双尺脉稍弱。三诊方基础上减栀子、石菖蒲、磁石、龙齿、紫石英、煅青礞石、鸡内金，加山药 15g、黄精 15g。7 剂，水煎服。

2017 年 7 月 12 日五诊：担心、害怕、恐惧感消失。未再出现惊恐发作。情绪平稳，眠可，纳食可，二便调，舌红苔薄白，脉缓。嘱其停药。

按：《医述》曰："肝藏魂，魂不安则惊骇。"肝疏泄功能正常，肝气调畅，则魂归于肝；肝失疏泄，魂则不安。肾在志为恐。肾中精气充足则处事平静，肾气虚弱则意志不坚。本案患者胎产期间情绪不稳定，产后肾阴亏虚，水不涵木，肝失所养，疏泄功能失常，魂不安宁，故发为肾虚肝郁型惊恐发作。肾主恐，肾精亏虚则易担心、害怕、恐惧；肾主骨生髓，上充于脑，肾虚精亏则善忘；肝气郁滞，气机不畅，故易担心、善叹息；"夜则魂归于肝而为寐，魂不安者梦多"（《中西汇通医经精义》），肝不舍魂，则失眠多梦、易醒；腰为肾之府，肾虚则府不充，故乏力、腰膝酸软；肾阳不足，膀胱气化失司，故小便清长。脉象亦具有典型特点——关弦尺弱。左关候肝，肝郁则弦，尺脉候肾，肾虚而弱，故可见关脉弦、双尺脉弱。本案病机为肾阴不足、阴水不能涵养肝木，肝失所养，疏泄失常，肝气郁滞,治疗以益肾调肝、安神定志为法,给予益肾镇静汤。

初诊方中,刺五加、巴戟天、山茱萸、菟丝子四味,补益肝肾,使精血充足则志定神安;煅青礞石咸、平,平肝镇惊,《本草备要》载其"能平肝下气,为治惊利痰之圣药"。生龙齿甘凉,为远古化石,有伏藏之性,能安神魂;紫石英甘温,擅安魂定魄,引浮游之神魂复归于下;二者共入肝肾经,重镇安神、引药入肾,取"重可去怯"之义,与补肾填精之刺五加、巴戟天、山茱萸、菟丝子配伍应用,使神有所归、魂有所舍,共奏阴阳并治、精神同调之功。郁金、贯叶金丝桃味辛,归肝经,疏肝解郁,使肝气条达,寓"肝欲散,急食辛以散之"之义;栀子味苦性寒,可泻火除烦;玄参滋阴清热不恋邪,如《本草纲目》指出"法宜壮水以制火,故玄参与地黄同功";天麻味甘质润,入肝经,平抑肝阳,《药性本草》载其"治语多恍惚、善惊失志";石菖蒲味辛而苦,《本草新编》载其"能开心窍,善通气……能治善忘";炒酸枣仁酸平,《本草正》载其"安神养血,益肝补中,收敛魂魄";合欢皮能解郁安神,合炒酸枣仁可增疏肝宁心、安神助眠之力;五味子味酸,性温,具有补肾涩精、收敛止泄、宁心安神之功;白芍养血柔肝,平抑肝阳;鸡内金健脾护胃,促进金石类药的消化吸收。全方补肾疏肝,补中有疏,母子同治,使阴阳平衡,神安志定。

二诊时,担心、害怕、恐惧感稍有缓解,服药期间仅有 1 次惊恐发作。肾主恐,故在初诊方基础上加强补肾之力而增巴戟天用量,加磁石以增去怯之力。

三诊时,担心、害怕、恐惧感大减,左关脉象无动甚之感,肝郁得以疏解,病情明显好转,但患者夜眠仍欠佳,故在二诊方基础上减合欢皮,减紫石英、煅青礞石用量,加熟地黄滋阴补血、填精益髓。

四诊时,诸症基本缓解,中病即止,故去栀子、石菖蒲、磁石、龙齿、紫石英、煅青礞石、鸡内金;双尺脉仍弱,故继续加强补肾之力,在三诊方基础上加黄精补肾填精、山药健脾益肾,合巴戟天以阴阳并长,使肾精得充,肾气得复。

五诊时,各症状基本消失,惊恐发作未再反复,故停药。

肾虚肝郁型惊恐发作为虚实夹杂之证,治疗时当先采用补肾调肝之法,补中寓疏,后期重在补肾,填精益髓。

医案四

宋某,女,31 岁。2018 年 4 月 18 日初诊。

主诉:担心、害怕年余,濒死感 1 周。

现病史:患者平素体质虚弱,胆小怕事,在单位做会计工作,1 年前因失误导致单位经济受到损失,每天工作时出现担心、害怕,紧张感明显,工作时不能放松。1 周前被领导批评后当晚突然出现心慌、心悸,面色苍白,大汗出,站立不能,濒死感明显,持续 20

分钟左右自行缓解。后每天间断不定时出现,症状基本同前,每次均要求到医院检查,但均未见明显异常,被诊断为"惊恐发作"。

现症见:担心、害怕明显,担心自己身体出大问题,担心惊恐发作的出现,心慌心悸,气短、易汗出,夜寐不佳,眠浅,多梦,易惊醒,醒后能复睡,纳食欠佳,进食量少,大便不成形、1日1~2次,小便调,舌淡,苔薄白,脉弦细。

既往史:既往体健。否认外伤、手术、输血史。否认药物、食物过敏史。

家族史:否认家族成员有类似病史。

中医诊断:惊悸(心胆气虚证)。

西医诊断:惊恐发作。

治疗原则:益气镇惊,安神定志。

处方:参琥镇静汤。

人　参 10g	磁　石 20g^{先煎}	琥珀粉 2g^{冲服}	生龙齿 15g^{先煎}
灯心草 20g	莲子心 10g	生龙骨 20g^{先煎}	龙眼肉 15g
茯　神 15g	酸枣仁 30g	刺五加 30g	醋五味子 20g
醋鸡内金 20g	天　麻 20g		

7剂,每日1剂,水煎服,分2次服用。

2018年4月25日二诊:担心害怕、遇事易惊症状减轻,服药1周期间无惊恐发作,偶有心慌心悸、气短,仍易汗出,眠浅易惊醒稍减轻,纳食改善,大便偏稀、1日2~3次,小便调,舌淡,苔薄白,脉弦细。初诊方基础上改生龙骨为煅龙骨,加赤石脂15g^{先煎}、山药15g、炒白术15g。7剂,水煎服。

2018年5月2日三诊:担心害怕、遇事易惊症状明显缓解,自觉心中已平静,就诊半个月期间未再出现惊恐发作。心慌心悸、汗出消失,大便成形、1日1~2次,小便调,舌淡红,苔薄白,脉细。患者未再出现惊恐发作,担心害怕已缓解,故停药。

按:《灵枢·本神》云:"心藏脉,脉舍神,心气虚则悲,实则笑不休。"《素问·灵兰秘典论》曰:"胆者,中正之官,决断出焉。"《类证治裁·不寐论治》曰:"惊恐伤神,心虚不安。"本案患者平素体质虚弱,心气不足,心神失养,遇事受惊,神无所主,故紧张、害怕,发为惊恐;胆气亏虚,决断失司,故惊慌失措、胆怯恐惧;神不守舍,故入睡困难、眠浅易惊醒;心气亏虚,则心悸、气短、易汗出;舌淡,脉弦细,均为心胆气虚之征。诊断为心胆气虚型惊恐发作,治疗以益气镇惊、安神定志为主,予以参琥镇静汤。

初诊方中,人参性微温,味甘、微苦,大补元气、补脾益肺,《神农本草经》言其"补五脏,安精神,定魂魄,止惊悸,除邪气,明目,开心益智"。磁石味咸性寒,入心、肾经,咸能润下,重可去怯,以重坠之性安肾虚所致恐怯怔忡之症;琥珀粉入心、肝经,镇惊安神,

《玉楸药解》载其"凉肺清肝……止惊悸";生龙齿甘凉,安魂定志;生龙骨甘涩平,镇惊安神,收敛固涩,《本草正》载其"能安神志,定魂魄,镇惊悸,涩肠胃"。生龙骨可与琥珀粉、生龙齿共同镇惊安神,止惊定志。灯心草、莲子心清心安神;酸枣仁、茯神、龙眼肉益气养血安神;醋五味子收敛止泄,宁心安神;天麻味甘质润,入肝经,疏肝平肝;刺五加补益肝脾。醋鸡内金健脾护胃,消食化积。全方益气养血,宁心安神,使气血充足,心神内守,气充神明,惊恐症状可得以缓解。

二诊时,担心害怕、遇事易惊症状减轻,眠浅易惊醒稍改善,仍易汗出,大便仍偏稀,故改生龙骨为煅龙骨,因为煅龙骨的固涩收敛作用更强。加山药、炒白术健脾益气、运化水湿,赤石脂增强健脾涩肠之力。

三诊时,诸症减轻,服药期间未再出现惊恐发作,大便恢复正常,故停药。心胆气虚型惊恐发作多为虚证,采用益气镇惊、安神定志之法,予参琥镇静汤治之。

医案五

李某,男,42岁。2018年3月6日初诊。

主诉:恐惧伴濒死感反复发作半年。

现病史:患者平素性情易急躁,半年前在高速路上开车时突然出现恐惧、心慌且濒死感明显,持续15分钟左右,当即停车,无法继续开车;被同事急送医院,检查未见明显异常。近半年常担心上述症状突然出现,再也不敢开车。为求进一步诊治,来我处就诊。

现症见:紧张害怕,烦躁易怒,易与人发生争吵,时有胸闷心慌,惊恐发作间断出现,怕热明显,汗多,入睡困难,夜醒1~2次,多梦,偶有噩梦,晨起精神状态欠佳,自觉肢体困重,时有头昏沉感,食欲旺盛,喜食冷饮,口黏口苦,小便黄,大便黏滞不爽、1日1~3次。舌红,苔黄厚腻,脉滑数。

既往史:既往体健。否认外伤、手术、输血史。否认药物、食物过敏史。

家族史:其母性情暴躁,否认家族成员有类似病史。

中医诊断:惊悸(肝胆湿热证)。

西医诊断:惊恐发作。

治疗原则:清利肝胆,化湿祛热。

处方:龙滑镇静汤。

龙　胆 10g	胆南星 10g	栀　子 15g	煅青礞石 30g 先煎
天竺黄 15g	莲子心 10g	天　麻 15g	石菖蒲 30g
瓜　蒌 15g	滑　石 15g	合欢皮 25g	茯　苓 15g
鸡内金 20g	珊瑚粉 2g 冲服		

7剂,每日1剂,水煎服,分2次服用。

2018年3月13日二诊：紧张害怕、烦躁易怒较前减轻，在家人陪同下可驾车行驶在市区内，未出现惊恐发作，偶有胸闷心慌，怕热、汗多减轻，入睡困难、多梦较前减轻，肢体困重、头昏沉不清利感减轻，食欲旺盛，口黏口苦、小便黄缓解，大便仍黏滞不爽、每日1次。舌红，苔黄腻，脉滑数。初诊方基础上改合欢皮为15g、煅青礞石为15g，加泽泻15g、瞿麦15g、炒薏苡仁20g、佩兰15g。14剂，水煎服。

2018年3月27日三诊：紧张害怕、烦躁易怒明显减轻，自觉心情放松，身体轻松，本次服药期间在同事陪同下驾车（在高速公路行驶）去近郊区办事，3小时后又驾车返回市区，未出现担心害怕感，无惊恐发作。胸闷心慌、汗出缓解，怕热减轻，入睡困难、多梦缓解，无噩梦，纳可，无口黏口苦，大小便正常。舌红，苔薄黄，脉滑。二诊方基础上减滑石、煅青礞石，改石菖蒲为15g、鸡内金为15g，加泽兰15g、炒白术15g。7剂，水煎服。

后门诊随访，病情平稳，未见反复。

按：《素问·灵兰秘典论》曰："肝者，将军之官，谋虑出焉。胆者，中正之官，决断出焉。"胆主决断，与人的勇怯有关，而决断又基于肝之谋虑。肝胆相照，相互配合，情志活动正常，则处事果断不惊。《类经·藏象类》曰："胆附于肝，相为表里，肝气虽强，非胆不断。肝胆相济，勇敢乃成。"肝胆的谋虑和决断相辅相成。在病理情况下，肝胆疏泄失常，肝气郁滞，胆湿热扰，故惊恐胆怯、急躁易怒。

本案患者平素性情急躁，肝失疏泄，木郁克土，脾失健运，酿湿化热，蕴结肝胆，形成肝胆湿热之证。湿热蕴结肝胆，疏泄失常，谋虑决断受阻，故紧张、害怕，遇事易惊，甚则惊恐发作。湿热内蕴，气机不畅，邪热扰神，故烦躁易怒；湿热蕴于少阳，枢机不利，上扰心神，故胸闷心慌；肝胆湿热，扰动肝魂，则入睡困难、梦多；肝胆湿热之气上溢，则口黏口苦；湿热熏蒸，迫津外出，故怕热汗多；湿热上扰清窍，故头昏沉不清利；湿热循经下注，故肢体困重；湿热移于下焦，则小便发黄；湿热郁阻，脾胃升降失司，故大便黏滞不爽；舌红，苔黄厚腻，脉滑数，属湿热之象。辨为肝胆湿热型惊恐发作，当以清利肝胆、化湿祛热，兼重镇安神为法，治以龙滑镇静汤。

初诊方中，龙胆、胆南星清利肝胆湿热。煅青礞石甘咸平，归心、肝经，有坠痰下气、平肝镇惊之效，《医学入门》载其"性好沉坠……能利湿热痰积从大肠而出"；二者合用，能增平肝镇惊、泄热除湿之功。天竺黄清心豁痰，凉心定惊；珊瑚粉安神镇惊。协栀子、莲子心清泻心肝之火，加强泻火除湿之力。滑石清热解暑，利尿通淋；茯苓健脾渗湿，宁心安神。天麻疏肝平肝，潜降肝阳；瓜蒌清化痰热；石菖蒲味辛而苦，理气祛湿，豁痰开窍，《本草备要》载其"宣，通窍，补心……利九窍……去湿逐风，除痰消积"；合欢皮解郁安神；鸡内金健脾护胃。全方标本兼顾，使肝胆疏泄正常，则有勇有谋，处事果断不惊。

二诊时,紧张害怕、烦躁易怒较前减轻,大便仍黏滞不爽,故加炒薏苡仁、佩兰、瞿麦、泽泻,以增清热利湿之功。夜寐欠佳、梦多已好转,故减合欢皮、煅青礞石的剂量。

三诊时,诸症明显减轻,开车可去高速公路。服药期间未见惊恐发作。加泽兰活血利水、炒白术健脾益气。汗出缓解,口黏口苦消失,舌苔薄黄,表明湿热之证已去大半,故停祛痰利湿之煅青礞石、滑石,减石菖蒲用量;金石重坠之品已减,故减鸡内金用量。

肝胆湿热型惊恐发作多为实证。肝胆一表一里,乃决断谋虑之脏腑。湿热之罹患,病情缠绵,日久伤阴耗气,久病难愈。故采用清利肝胆、化湿祛热之法,主用龙胆清肝胆湿热,合胆南星清火化痰、治惊痫邪气,配栀子、瓜蒌、天竺黄等祛湿除热,同时予煅青礞石(借重坠之性)平肝下气、除热治惊,滑石化湿热、通六腑,珊瑚粉镇惊安神,从而合奏祛湿泄热、镇惊安魂之效。

三、小结

惊恐发作的临床特点是反复的、突然的、强烈的害怕、恐惧或不适,可有濒死感或失控感,发作时伴有明显的心血管系统、呼吸系统、神经系统症状,而患者平时会反复思考何时突然再次发作,从而引起担心、害怕、思虑过度等,给患者造成心理负担,影响工作和生活。

在惊恐发作的治疗上,根据其发作时的表现与患者平时担心害怕的特点,配合中医心理治疗可发挥独特作用。在接诊过程中,可采用言语开导法,对患者进行科普宣传和健康教育,和患者共同分析疾病产生的原因,讲解疾病的特点。通过对疾病的讲解,结合表情、语气等非语言表达,营造轻松的氛围,缓解患者对疾病的畏惧心理,帮助患者将忧虑情绪慢慢转移到理性思考。其内容有二:一是讲解疾病发作时的表现及持续时间,让患者不必惊慌,立即转移注意力,卧床休息;二是针对患者惊恐发作后产生的担心、害怕、恐惧,以及不知何时何地再次出现惊恐发作的情绪,采用中医心理学中的情志相胜法干预。情志相胜法是以七情学说、五行相克理论为基础而创立;它采用一种情志活动去克制因某种不良刺激而引起的情志疾病。根据《素问·阴阳应象大论》所载"恐伤肾,思胜恐"理论,脾在志为思,思虑可引动脾气,而五脏相克,脾土克肾水,继而制约惊恐之情。因此,对于患者平时的惊恐情绪,可引导患者对疾病进行分析思考,挖掘内心体验与周围处境的不适,梳理疾病的产生和过程,认识到病态恐惧的独立存在,从而缓解过度恐惧的情绪,降低发作频率;引导患者在平时生活中,移情易性、怡情养神,在思虑惊恐发作出现时,将注意力转移到能够放松心身的另一思考内容或文娱活动中。

在药物治疗方面,应根据症状表现和证候变化而辨证,在疏肝、补肾、清心、泻热等治法基础上,灵活运用煅青礞石、龙齿、龙骨、朱砂、磁石、琥珀等金石类药,助全方药物发挥更大疗效,以达安五脏、镇惊悸、定魂魄、宁心神之功。

第六节　社交恐惧症

一、概述

社交恐惧症又称社交焦虑障碍,是指在人前表演、操作或在社交场所中存在的持续的、显著的恐惧和担忧,感觉自己被关注,担心会面临窘境,害怕在小团体中被人审视,一旦发现别人注意自己就不自然,不敢抬头、不敢与人对视,甚至觉得无地自容,不敢在公共场合演讲,集会不敢坐在前面,并伴随着脸红发热等生理反应,从而极大地影响患者正常的生活和社交活动。社交恐惧症患者常常害怕自己到一个新环境中,如换了新工作、换了新学校,这些都会让他们感到恐惧。中医学并无"社交恐惧症"这一病名,但有"喜惊""易恐""胆怯"等与社交恐惧症的症状相似的描述,故可将其归属中医学"喜惊""恐证"范畴。

《黄帝内经》阐述了社交恐惧症的病因病机和临床表现,认为其致病原因是多方面的,涉及多个脏腑,且有气血、虚实的不同。《灵枢·本神》所云"心怵惕思虑则伤神,神伤则恐惧自失",提示心神耗伤,神气不固,可以发为恐惧;《灵枢·经脉》所云"肾足少阴之脉……气不足则善恐,心惕惕如人将捕之",认为肾气亏虚,精气耗损,则肾志不强,且不能上煦心神,故发为恐惧。《素问·调经论》云:"肝藏血……血有余则怒,不足则恐。"《灵枢·邪气脏腑病形》云:"胆病者,善太息,口苦,呕宿汁,心下淡淡,恐人将捕之。"肝主谋虑,胆主决断,如胆气不足或胆受邪气所扰,则胆气不清,胆主勇敢之功能减弱,必然出现恐惧害怕的种种表现。《素问·宣明五气》云:"胃为气逆,为哕,为恐。"由此可知,胃腑与恐惧之间存在着密切的关系。

唐代王焘《外台秘要》有"心怯恐惧""心怯健忘"的记载,指出心气不足易生恐惧、健忘。唐代陈藏器《本草拾遗》提出"重可去怯",首次提出胆怯的治疗用药——磁石、铁浆之属。孙思邈还提出"獐无胆,所以怯弱多惊恐",说明胆与怯密切相关,无胆则怯弱多惊恐。宋代陈言《三因极一病证方论》卷之八《七气叙论》提出"恐伤肾,其气怯",《七气证治》提出"恐伤肾者,上焦气闭不行,下焦回还不散,犹豫不决,呕逆恶心",揭示了恐伤肾致犹豫不决的病机。金代刘完素《素问玄机原病式·热类》所载"惊,心卒动而不宁也。火主于动,故心火热甚也。虽尔,止为热极于里,乃火极似水,则喜惊也。反兼肾水之恐者,亢则害、承乃制故也。所谓恐则喜惊者,恐则伤肾而水衰,心火自甚,故喜惊也",详细描述了喜惊的病因病机。明代王肯堂认为,恐证与心、肝、胆、肾、胃的关系密切,其发病基于"内外所因","于火热二淫属感邪之外,余者之惊恐皆因人气之阴阳所动而内生者也",并指出"耳闻大声,目击异物,遇险临危,触事丧志,心为之忤,使人有惕惕之状";详细描述了社交恐惧症患者常由内外因刺激,造成心之惊惕等相关临床症状。清代陈士铎《石室秘录》卷三所载"凡人胆怯不敢见人者,少阳胆经虚也。而所以致少阳胆经之虚者,肝木之衰也。而肝木之衰,又因肾水之不足。法当补肾以生肝木。方用熟地一两,山茱萸四钱,芍药五钱,当归五钱,柴胡一钱,茯神五钱,白芥子一钱,生枣仁一钱,肉桂一钱",阐述了该病的病因病机和治法方药。

临诊时,常发现患者除了具有社交恐惧的特殊表现外,尚有其他躯体症状、心理行为等。因此,根据临床表现,本病可分为肝胆湿热证、心胆气虚证、肾虚肝郁证等。

二、医案

医案一

贾某,男,33岁。2018年2月19日初诊。

主诉:与人交往时有担心、恐惧感月余。

现病史:患者自幼父母教养极其苛责,性格内向,不愿与人交往,喜欢独处,在单位搞设计工作,不愿与上下级、同事等沟通。1个月前,因工作失误被单位负责人严厉批评后,不敢面对领导、同事,在大家一起讨论工作方案时出现担心、害怕、心慌,伴有脸红、汗出、尿频,难以控制,发言时喉头有紧缩感。在当地医院诊为"社交恐惧症",给予黛力新(氟哌噻吨美利曲辛片)治疗,因担心有副作用,未服用。现为求中医治疗,来到我处。

现症见:不敢去公司,不敢面对领导、同事,领导与其沟通时担心、害怕、心慌,伴有脸红、汗出、尿频,难以控制,发言时喉头有紧缩感。时有烦躁易怒,胸胁胀痛,怕热,汗多,入睡困难,夜醒1~2次,多梦,偶有噩梦,晨起精神状态欠佳,自觉时有头昏沉不清晰感,食欲旺盛,喜食冷饮,口黏口苦,小便短赤,大便黏滞不爽、1日1~2次。舌红,苔黄腻,脉弦滑。

既往史:既往体健。否认手术、外伤、输血史。否认食物、药物过敏史。

家族史:否认家族成员有类似病史。

中医诊断:喜惊(肝胆湿热证)。

西医诊断:社交恐惧症。

治疗原则:清利肝胆,化湿祛热。

处方:利胆镇怯汤。

龙　胆 15g	胆南星 10g	栀　子 10g	合欢皮 20g
生石膏 20g^{先煎}	玳瑁粉 6g^{冲服}	生铁落 30g^{先煎}	煅青礞石 15g^{先煎}
滑　石 15g^{包煎}	天　麻 15g	茯　苓 15g	鸡内金 15g

贯叶金丝桃 20g

3剂,每日1剂,水煎服,分2次服用。

2018年2月22日二诊:与领导、同事沟通时,担心、害怕、心慌减轻,脸红、汗出、尿频、喉头紧缩感亦随之减轻。烦躁易怒、胸胁胀痛、怕热、汗多明显减轻。入睡困难、多梦、易醒改善,无噩梦。头昏沉不清晰消失,食欲旺盛、口黏口苦减轻,小便偏黄,大便不成形、1日2~3次。舌红苔黄腻,脉弦滑。初诊方基础上减生石膏、栀子,改生铁落为15g,加陈皮15g、煅龙骨30g^{先煎}、茵陈15g。5剂,水煎服。

2018年2月27日三诊:与领导、同事沟通时,担心、害怕、心慌明显减轻,脸红、汗出、尿频、喉头紧缩感等消失。烦躁易怒、胸胁胀痛、怕热、汗多基本缓解。仍时有入睡困难、多梦、易醒。食欲旺盛、口黏口苦基本消失,小便偏黄,大便较前成形、1日1~2次。舌红苔薄黄,脉弦略滑。二诊方基础上减龙胆、煅青礞石,加琥珀粉2g^{冲服}、泽兰15g。5剂,水煎服。

2018年3月4日四诊:可与领导、同事正常沟通,不再出现担心、害怕等。烦躁易怒、胸胁胀痛、怕热、汗多消失。入睡困难、多梦、易醒基本缓解。纳可,二便调。舌红苔薄白,脉弦。三诊方基础上减胆南星、滑石。5剂,水煎服。

患者服药5剂后门诊随访,病情平稳,故停药。

按:《太平圣惠方》曰:"若肝气有余,胆实,实则生热,热则精神惊悸不安。"《儒门事亲》曰:"胆者,敢也。惊怕则胆伤。"肝与胆分属脏与腑,胆附于肝,肝胆的谋虑和决断相辅相成,胆主决断与人的勇怯有关,而决断又基于肝之谋虑,肝胆相互配合,则处事果断不惊。在病理情况下,肝胆疏泄失常,津不输布,胆不传化,湿热内蕴,则胆怯不安、烦躁易怒等。

本案患者自幼内向、不愿与人交往,复因工作失误被领导严厉批评,肝气不舒、气机不畅,郁而化热,湿热相搏,蕴结肝胆,故发为肝胆湿热型社交恐惧症。肝为厥阴,胆火居之,是以阴尽阳生,阴中含阳,阳气发动,谋虑出焉。湿热蕴结,阳气不升,肝胆之气必然虚弱,谋虑决断失用,故胆怯回避,不敢与人交流;肝郁日久,最易化火,肝火拂逆,冲激肝魂,则魂摇而烦躁易怒、睡卧不宁、梦多;肝胆湿热内蕴,迫津外出,故怕热、汗多;肝之经脉循胁下,湿热阻滞经络,则见胸胁胀痛;湿性重浊,清气不升,故头昏沉不清晰;湿热蕴于肝胆,胆气上溢则口黏口苦;小便短赤、大便黏滞不爽、舌红、苔黄腻、脉弦滑,均属湿热之象。治以清利肝胆、化湿祛热,兼以重镇安神,处以利胆镇怯汤。

初诊方中,龙胆苦寒,归肝、胆经,"退肝经邪热,除下焦湿热之肿,泻膀胱火"(李杲),《名医别录》载其"益肝胆气,止惊悸";栀子治"心中烦闷,胃中热气"(《名医别录》);二者合用,既可清利气分、血分之湿热,又可补肝胆心气而止惊悸。胆南星味苦、微辛,性凉,功善清热化痰,定惊息风,"(天南星)前人以牛胆制之,名曰胆星。牛胆苦寒而润,有益肝镇惊之功"(《本草汇言》),《药品化义》载其"属阳中有阴……气和……能升能降……为肝胆性气之风,调和之神剂也"。合欢皮解郁安神;贯叶金丝桃性寒味辛,入肝经,疏肝解郁;两药合用以疏达肝气,解肝之郁结,且寓"肝欲散,急食辛以散之"之义。生石膏辛寒质重,其寒善清热泻火,质重能镇气降逆,辛能透热化湿,《本草新编》载其"发狂可安,谵语可定。乃降火之神剂,泻热之圣药也";煅青礞石甘咸平,归心、肝经,为治惊利痰之圣药,《医学入门》载其"性好沉坠……能利湿热痰积从大肠而出";生铁落最善下气镇惊,以之重镇去怯、降逆泻火;玳瑁粉入心、肝经,《本草纲目》载其"镇心神,急惊客忤,伤寒热结,狂言。……解毒清热之功,同于犀角[1]",《饮片新参》载其"淡平。……平肝镇惊,定心气"。生石膏、煅青礞石、生铁落、玳瑁粉四者合用,能增平肝镇惊、泻热除湿之功。佐以滑石、茯苓清热利湿;天麻甘平,气性和缓,《黄帝内经》曰"肝苦急,急食甘以缓之",故用其甘和缓肝木之坚劲,定惊息风;鸡内金健脾护胃。全方标本兼顾,使肝胆疏泄正常,湿热得清,则胆怯逃避自除。

二诊时,与领导、同事沟通时,担心、害怕、心慌等减轻。烦躁易怒、胸胁胀痛、怕热、汗多明显减轻,故减去清热除烦之生石膏、栀子;入睡困难、多梦易醒改善,故减少重镇安神之生铁落用量;仍有食欲旺盛、口黏口苦、小便偏黄等湿热之象,故加陈皮、茵陈健脾清利湿热。《神农本草经疏》曰:"茵陈蒿……苦寒能燥湿除热,湿热去则诸证自退矣。……除湿散热结之要药也。"大便不成形,故加涩肠止泻之煅龙骨。

三诊时,与领导、同事沟通时,担心、害怕、心慌明显减轻,脸红、汗出、尿频、喉头紧缩感等消失,烦躁易怒、胸胁胀痛、怕热、汗多基本缓解,遂减龙胆、煅青礞石,以防苦寒药应用过久,造成伤阴之弊。仍时有入睡困难、多梦易醒,故加琥珀粉镇惊安神。仍小便偏黄,故加泽兰活血利水、清热祛湿。

四诊时,可与领导、同事正常沟通,不再出现担心、害怕等。无明显急躁易怒,睡眠、饮食恢复正常,考虑胆南星、滑石寒凉败胃,不可久服,故减去。患者继服5剂后,病情

---

[1]　犀角:现为禁用品。

平稳,未再反复,遂停药。

肝胆湿热型社交恐惧症多为实证。湿热之罹患,病情缠绵,日久伤阴耗气,故应采用清利肝胆、化湿祛热之法。《圣济经》曰:"怯则气浮,欲其镇也,如神失守而惊悸,气上厥而瘨疾,重剂所以镇之。"结合本案临床特征,配合使用金石类药,应注重生石膏、玳瑁粉、生铁落、煅青礞石的使用,共增平肝镇惊、泻热除湿之功,使志定魂安。

医案二

郭某,男,20岁。2017年6月3日初诊。

主诉:与群体沟通时紧张半年余。

现病史:患者平素体质虚弱,内向而敏感,道德羞耻感强烈。3年前上高中时发现自己性格比较内向,但因每天忙于学习尚未关注。自上大学住集体宿舍以来,发现自己在人多时交往沟通出现紧张、害怕、不知所措,伴心慌、汗出、身体发紧的感觉,而独处或与同学单独交往时尚无此症状。近半年未予诊治,症状未改善,现为寻求中医治疗,故来我处就诊。

现症见:每逢与群体沟通时会出现易紧张、害怕、难以放松感,不敢与他人交流,伴有心慌、汗出、身体发紧的感觉。独处或与同学单独交往时尚无上述症状。平素遇事易受惊吓,眠浅易醒,纳食欠佳,进食量少,大便不成形、1日1~2次,小便调,舌质淡,苔薄白,脉细。

既往史:既往体健。否认手术、外伤、输血史。否认食物、药物过敏史。

家族史:否认家族成员有类似病史。

中医诊断:喜惊(心胆气虚证)。

西医诊断:社交恐惧症。

治疗原则:补益心胆,安神镇怯。

处方:益气镇怯汤。

黄　芪30g	白　术15g	党　参15g	山　药20g
刺五加30g	龙眼肉15g	茯　神15g	远　志15g
生龙齿15g 先煎	煅龙骨20g 先煎	紫石英15g 先煎	朱　砂0.5g 冲服
石菖蒲20g	鸡内金20g	炙甘草15g	

7剂,每日1剂,水煎服,分2次服用。

2017年6月10日二诊:与群体沟通时仍会出现易紧张、害怕、难以放松感,可与他人简单交流几句,仍伴有心慌、汗出、身体发紧的感觉,程度较前稍减轻。独处或与同学单独交往时无上述症状。遇事易惊、眠浅易醒改善,仍纳食欠佳,进食量少,大便不成形、1日1~2次,小便调,舌质淡,苔薄白,脉细。初诊方基础上减朱砂,改煅龙骨为30g、刺五加为 40g,加琥珀粉 3g^{冲服}、茯苓 15g、白扁豆 15g、诃子 10g、赤石脂 15g^{先煎}。14 剂,水煎服。

2017 年 6 月 24 日三诊:与群体沟通时易紧张、害怕、难以放松感明显减轻,可与他人适当交流,紧张时心慌、汗出、身体发紧感等消失。独处或与同学单独交往时无上述症状。遇事易惊、眠浅易醒缓解,纳食改善,进食量增多,大便成形、1 日 1 次,小便调,舌质淡,苔薄白,脉细。二诊方基础上减煅龙骨、诃子、赤石脂,加焦三仙各 15g。7 剂,水煎服。

1 周后,患者来门诊检查,病情平稳,未再反复,嘱停药。

按:《素问·灵兰秘典论》曰:"胆者,中正之官,决断出焉。"《类证治裁》载:"惊恐伤神,心虚不安。"心气不足,心神失养,胆气怯弱,决断失司,从而导致心虚胆怯,惴惴不安,治当补心胆之气。

本案患者平素体质虚弱,心气亏虚,心神失养,神无所主,故易紧张、害怕;胆气不足,决断失司,故遇事易受惊吓;心失所养,神不守舍,故眠浅易醒;心气推动心血运行,气血不充,形体失养,故见心悸、身体发紧感;汗为心之液,心气虚则易汗出;舌质淡,苔薄白,脉细,均为心胆气虚之征。四诊合参,诊断为心胆气虚型社交恐惧症。治以补益心胆、安神镇怯为法,给予益气镇怯汤。

初诊方中,党参补中益气、安神益智,为治疗心胆气虚第一要药,《本草从新》载其"补中益气,和脾胃,除烦渴。中气微虚,用以调补,甚为平妥"。黄芪甘温益气,大补元气,《本草新编》载其"味甘,气微温,气薄而味厚,可升可降,阳中之阳也。无毒,专补气。入手太阴、足太阴、手少阴之经"。白术为"补气健脾第一要药",山药补脾养胃、气血同调,二者合用,补脾胃后天之本,使脾胃得健,气血得充,心胆气足。重用紫石英、生龙齿、朱砂、煅龙骨等金石类药,取其沉降下行之性,重镇安神。《汤液本草》引《圣济经》曰:"怯则气浮,重则所以镇之,怯者亦惊也。"紫石英甘温,擅安定神之怯弱,《本草蒙筌》载其"定惊悸且补心虚,填下焦尤安魂魄";龙齿性味甘涩凉,为远古化石,有伏藏之性,能安神魂,《药性论》载其"镇心,安魂魄";《本草从新》谓朱砂"重,镇心,定惊",善于重镇安神;煅龙骨安神志,涩肠胃,固精,养阴血。上述药物多苦寒质重,故配伍鸡内金健运脾胃,固护中焦。龙眼肉补益心脾,养血安神;刺五加填精益气,养心神;茯神健脾宁心,醒神益智;远志、石菖蒲开心窍,益心志安神,《本草备要》载其"宣,通窍……益心,开心孔"。炙甘草益气补中,调和诸药。全方益气镇怯,安神定志,使心胆气足,心神内守,气充神明,社交恐惧症得以缓解。

二诊时,可与他人简单交流几句,仍会出现紧张、害怕、难以放松感,伴心慌、汗出、身体发紧感,故加甘平之琥珀粉以镇惊安神,并增加刺五加用量以填精益气、养心安神。

恐朱砂有毒，不可多服久用，遂减朱砂。仍大便不成形，佐加茯苓、白扁豆健脾益气、淡渗利湿，诃子、赤石脂收敛涩肠，并增加煅龙骨用量。龙骨甘涩平，镇心收敛安神，煅后收涩之力增强。

三诊时，可与他人适当交流，易紧张、害怕、难以放松感明显减轻，心慌、汗出、身体发紧感等基本消失。遇事易惊、眠浅易醒基本缓解，纳食改善，进食量增多，大便成形，遂减去收敛涩肠之煅龙骨、诃子、赤石脂。考虑金石类药久用苦寒败胃，遂加焦三仙健脾护胃。

后门诊随访，患者病情平稳，未再反复。嘱其多跟家人、朋友交流沟通，适当参加社交活动。

心胆气虚型社交恐惧症为虚证。心胆气虚则胆怯易惊，神无所归，故采用补益心胆、安神镇怯之大法，辅以健脾益气，使心气充、胆气足、神魂安，则怯自除。在辨证用药时，金石类药在其中发挥了重要作用，其重以去怯、重以安神的效果优于草木类药物。

医案三

周某，女，56岁。2016年4月19日初诊。

主诉：开会时心慌、担心、害怕1年，加重半年。

现病史：患者平素性格内向、胆小、易受惊吓，在当地某银行工作努力，得到一定的成绩。一年半前，上级领导谈话，提议患者去单位总部任领导职务，当时其认为此是意外惊喜，但考虑自己能力有限、不能胜任而欲推辞，但公司已决定令其任职，不能更改。1年前，患者任新职务后在总部开会发言时，内心总担忧自己的工作能力，不自主出现心慌、担心、害怕，语言表达不利落，伴面红、汗出、喘气、手微抖动、喉痒、干咳等。半年前因工作强度加大，需要频繁会见陌生人员，上述症状加重，遂在女儿带领下前来就诊。

现症见：在会见陌生人员时不自主出现心慌、担心、害怕，语言表达不利落，伴面红、汗出、喘气、手微抖动、喉痒、干咳等。平素情绪尚稳定，善太息，时有担心害怕，疲乏无力，腰膝酸软，夜眠欠佳，多梦，偶有噩梦，食欲减退，进食量少，喜食热饮，大便不成形、1日2~3次，小便清长，舌淡、边有齿痕，苔白，脉沉弦。

既往史：既往体健。否认手术、外伤、输血史。否认食物、药物过敏史。

月经及婚育史：适龄婚育，育有1女，体健。已绝经。

家族史：否认家族性遗传病病史。

中医诊断：喜惊（肾虚肝郁证）。

西医诊断：社交恐惧症。

治疗原则:益肾调肝,安魂定志。

处方:益肾镇怯汤。

刺五加 30g	巴戟天 30g	山茱萸 20g	天　麻 20g
合欢皮 25g	炒酸枣仁 30g	珊瑚粉 1g^{冲服}	贯叶金丝桃 15g
生龙齿 15g^{先煎}	紫石英 30g^{先煎}	磁　石 15g^{先煎}	白　芍 15g
焦三仙^各15g	鸡内金 15g	山　药 15g	

7 剂,每日 1 剂,水煎服,分 2 次服用。

2016 年 4 月 26 日二诊:自觉会见陌生人员时心慌、担心、害怕感减轻,语言表达不利落、面红、汗出、喘气、手微抖动、喉痒、干咳等亦随之减轻。善太息、担心害怕改善,仍觉疲乏无力、腰膝酸软,夜眠欠佳改善,多梦减少,噩梦消失。食欲好转,进食量增多,喜食热饮。大便仍不成形、1 日 2~4 次,小便清长,舌淡、边有齿痕,苔白,脉沉弦。初诊方基础上改巴戟天为 40g,加夏枯草 15g、赤石脂 15g^{先煎}、补骨脂 20g、杜仲 15g。14 剂,水煎服。

2016 年 5 月 10 日三诊:自觉会见陌生人员时心慌、担心、害怕感明显减轻,语言表达不利落、面红、汗出、喘气、手微抖动、喉痒、干咳等基本缓解。善太息、担心害怕消失,疲乏无力、腰膝酸软改善,入睡仍有困难,少梦。饮食尚可,大便成形、1 日 1~2 次,小便可,舌淡苔白,边有齿痕减轻,脉沉。二诊方基础上减赤石脂、龙齿;改紫石英为 15g、磁石为 10g,加枸杞子 15g、首乌藤 15g。14 剂,水煎服。

2016 年 5 月 24 日四诊:自觉会见陌生人员时心慌、担心、害怕感消失,不再出现语言表达不利落、面红、汗出、喘气、手微抖动、喉痒、干咳等。情绪尚可,疲乏无力、腰膝酸软明显减轻,入睡困难消失,少梦。纳可,食后稍有腹胀、矢气后减轻,二便调。舌淡苔白,边有齿痕改善,脉沉。三诊方基础上减合欢皮、炒酸枣仁、首乌藤、紫石英、磁石、补骨脂、杜仲,改巴戟天为 20g,加白术 15g、枳壳 10g。14 剂,水煎服。

2016 年 6 月 7 日五诊:已无对会见陌生人员的担心感。情绪尚可,疲乏无力、腰膝酸软消失,眠可,纳可,食后无腹胀,二便调。舌淡苔白,脉沉缓。效不更方,继服 1 周后停药。

后门诊随访,患者病情平稳,未见反复。

按:《素问·六节藏象论》云:"肾者主蛰,封藏之本,精之处也。"《灵枢·本神》谓:"肾藏精,精舍志。"上述经文道出了人的意志和肾精的关系。肾在志为恐,肾精充足则恐惧有度。若肾精亏虚,肾志不舍,则内生恐惧,"恐则气下",导致肾之精气失于封藏而不固。生理活动下,精气充沛,脏腑经络功能正常,精神内守,志和无恐;病理条件下,肾之藏精不足,精亏神少,志乱恐生。《医述》曰:"肝藏魂,魂不安则惊骇。"肝疏泄功能正常,肝气调畅,则魂归于肝;肝失疏泄,魂则不安,过则郁而怒,不及则虚而恐。《素问·经脉别论》曰:"凡人之惊恐恚劳动静,皆为变也……有所堕恐,喘出于肝。"肝气升发于上,恐则气下,二者气机正好反向行之,若惊恐过度,气机向下,则伤肝,使肝气不得升发而郁滞、畅闷不舒。《针灸甲乙经》载:"肝虚则恐,实则怒,怒而不已,亦生忧矣……故恐发于肝而成于肾。"肝为肾之子,精血同源,肝之虚若损及肾母,子盗母气,则善惊恐。此为肾精亏虚,水不涵木,肝失疏泄,发为肾虚肝郁之病。

本案患者为中老年,肾精亏虚、肾不藏志,又因工作升迁,恐不胜任,忧虑过度。肾在志主恐,精弱志衰,则胆怯逃避、不敢会见陌生人员;乙癸同源,肾水亏则肝木不生,失于条达,则善太息。《圣济总录》曰:"肾主腰,肝主筋,筋聚于膝。若肾脏虚损,肝元伤惫,则筋骨受病,故腰膝为之不利。"肾精不足,则疲乏无力、腰膝酸软;精不养魂,魂志不安,则失眠多梦;肾虚气郁,中土不运,则大便不成形、小便清长。本证病机为肾精不足、肝气郁结,治疗以益肾调肝、安魂定志为法,方选益肾镇怯汤。

初诊方中,刺五加补益肝肾,山茱萸填精益髓、滋补肝肾,巴戟天补肾助阳、强筋壮骨,三药共奏补益肝肾、填精益髓之功,使志有所定、魂有所舍;贯叶金丝桃味辛,归肝经,疏肝解郁,使肝气条达,寓《素问·脏气法时论》"肝欲散,急食辛以散之"之义;天麻甘平,气性和缓,《黄帝内经》曰"肝苦急,急食甘以缓之",故用其甘和缓肝木之坚劲;白芍养血柔肝,消肝郁而复条达。生龙齿甘凉,紫石英甘温,一温一凉,清热潜降,安神镇惊,使浮游之神魂复归于下,且取"重可去怯"之义;磁石重镇降逆、镇惊安神,且李中梓《医宗必读》卷之四《本草征要下·金石部》记载磁石"治肾虚之恐怯,镇心脏之怔忡";珊瑚粉甘平无毒,镇惊安神而无损身害体之弊;数药合用,以增重镇去怯之效。炒酸枣仁养肝宁心安神,合欢皮解郁安神,共奏安神助眠之效;山药健脾益肾,滋养先后天之本;鸡内金、焦三仙健脾护胃。全方补肾疏肝,补中有疏,母子同治,使阴阳平衡,志定魂安。

二诊时,自觉会见陌生人员时心慌、担心、害怕感减轻,语言表达不利落、面红、汗出、喘气、手微抖动、喉痒、干咳等亦随之减轻。善太息、担心害怕虽减仍有,故加夏枯草清肝泻火,解气火之郁结。仍觉疲乏无力、腰膝酸软,故增加巴戟天用量,并加补骨脂、杜仲补肾助阳、强筋骨,寓补肾良方"青娥丸"之义,使肾精充足则筋骨强健。大便仍不成形,故加赤石脂,以增涩肠止泻之力。《本草纲目》载:"赤石脂……涩而重,故能收湿止血而固下;甘而温,故能益气生肌而调中。"

三诊时,自觉会见陌生人员时心慌、担心、害怕感明显减轻,语言表达不利落、面红、汗出、喘气、手微抖动、喉痒、干咳等基本缓解,故减去龙齿,以防苦寒败胃,并减少重镇安神之紫石英、磁石用量。仍有疲乏无力、腰膝酸软,故加枸杞子补肾填精。入睡仍有困难,故加首乌藤通络安神。大便不成形消失,故减涩肠止泻之赤石脂。

四诊时,自觉会见陌生人员时心慌、担心、害怕感消失,不再出现语言表达不利落、面红、汗出、喘气、手微抖动、喉痒、干咳等,考虑用药后肾精渐足,则恐自消,故减少温肾助阳之巴戟天用量,减去补肾强筋之补骨脂、杜仲,并减紫石英、磁石,以防金石类药质重久服伤胃。入睡困难消失,故减安神助眠之合欢皮、炒酸枣仁、首乌藤。食后稍有腹胀,矢气后减轻,故加白术、枳壳行气疏壅、理气除胀。

五诊时,已可正常与陌生人沟通交流。情绪尚可,无担心、害怕,疲乏无力、腰膝酸软消失,眠可,纳可,食后无腹胀,二便调。舌淡苔白,脉沉缓。效不更方,继服1周以巩固疗效。

肾虚肝郁型社交恐惧症为虚实夹杂之证,宜采用补肾疏肝之法,首先以疏肝理气、重镇去怯为主,佐以补肾填精之品,后期应注重肾的阴阳双补,并配合养血柔肝之法,以达去怯之用。

三、小结

社交恐惧症是目前普遍存在的一种疾病,在临床中又被称为社交焦虑症;其主要特征是对1个或多个特定社交人员表现出持续的恐惧,产生本人不可控制的、莫名其妙的恐惧与紧张不安,可致心慌、担心、害怕、汗出、疲乏无力、脸红,甚至昏厥等,因而患者出现逃避性反应,且患者意识清楚,明知这种反应极不合理,但自己难以控制。临床上患者的体质不同、疾病发生发展不同阶段的患者心理和行为表现不同,由此带来不同症状的差异性,再根据舌象、脉象变化可辨为不同证型,主要包括肝胆湿热证、心胆气虚证和肾虚肝郁证。因而,在治疗时亦应辨证施治。在社交恐惧症的治疗过程中,应注重肝、胆、心、肾等主要相关脏腑的生理、病理变化,根据五神脏所主功能而辨证治之。

第七节　强　迫　症

一、概述

强迫症又称强迫障碍、强迫-强制性障碍,是一种以强迫行为和/或强迫思维为主要临床特征的精神疾病。其特点是,有意识的强迫和反强迫并存。强迫思维是以刻板形式反复进入患者意识领域的想法或冲动,患者体验到的观念和冲动来源于自我,但违反了自己的意愿,虽极力抵抗却无法控制;强迫行为是患者屈从于强迫观念、力求减轻内心痛苦的结果。强迫症患者大多知道症状没有意义,有摆脱的愿望,但不能控制,因而常继发焦虑痛苦情绪,进而影响学习工作、人际交往,甚至生活起居各方面。中医学中并无"强迫症"这一病名,但根据临床症状及其他表现,可将其归属"百合病"等范畴。

《黄帝内经》虽未直接提及强迫症,但《素问·阴阳应象大论》所载"怒伤肝""喜伤心""思伤脾""忧伤肺""恐伤肾",表明了情志过度对五脏的影响;这与强迫症患者因过度思虑、恐惧而导致的脏腑功能失调状态不谋而合。汉代张仲景在《金匮要略》中虽未专论强迫症,但其所论"百合病"的症状("意欲食复不能食,常默默,欲卧不能卧,欲行不能行"),以及治疗所用百合地黄汤等方,对于后世理解强迫症的阴虚内热、心神不宁的病机有重要启示。宋代《太平圣惠方》中,有诸多方剂用于治疗心虚胆怯、烦躁不安等,如茯神丸、镇心丸等。清代叶桂在《临证指南医案》中,对心神不安、烦躁不宁的证治有诸多独到见解,提出的"养心安神""重镇安神"等治法为后世治疗强迫症提供了宝贵经验。

强迫症多与心、肝、胆、肾等脏腑功能失调密切相关,多由于原本肝旺或体质素弱,复加情志所伤引起肝失疏泄、心失所养、胆失决断、肾精失藏,脏腑阴阳气血失调而成。临诊时,常发现患者除了具有强迫症的特殊表现外,尚有不同的躯体和心理行为表现。因此,临证时根据症状和舌脉,可将其划分为肝郁化火证、肾虚肝郁证、心胆气虚证。

二、医案

医案一

靳某,男,36岁。2017年7月29日初诊。

主诉:反复擦拭桌面2年余。

现病史:患者平素急躁易怒,做事要求完美。2年前,因工作忙碌经常熬夜加班,常与客户、同事发生争执,遂提出辞职,但与公司发生合同纠纷,反复上诉至法院索赔无果。后于另一家公司就职,工作期间仍反复回忆起曾经在前公司不愉快的经历,出现反复擦拭办公桌的行为,总有想与旁人争吵的冲动,遂于当地医院诊断为"强迫症",并予舍曲林口服,但自认为效果欠佳,病情反复,故自行停药。现为求进一步诊疗,在妻子的陪同下来我处就诊。

现症见:患者自诉工作期间做事要求完美,常反复擦拭办公桌,反复回忆不愉快经历,情绪急躁易怒,常控制不住脾气而与家人争吵,时有头昏脑胀,双目干涩,自觉胁肋部有气流样窜胀痛。入睡困难,1~2小时可入睡,多梦、噩梦明显,常梦见与人发生争吵、打架等事件,食欲旺盛,进食量多,口苦口干,大便干燥、2~3 日 1 次,尿色黄。舌红,苔薄黄,脉弦数。

既往史:既往体健。否认手术、外伤、输血史。否认食物、药物过敏史。

家族史:母亲脾气暴躁,有严重洁癖。

婚育史:适龄婚育,育有 1 子,体健。

中医诊断:百合病(肝郁化火证)。

西医诊断:强迫症。

治疗原则:清肝泻火,镇惊安神。

处方:清肝定魂汤。

柴　胡 15g	白　芍 15g	煅青礞石 30g^{先煎}	生石膏 20g^{先煎}

柴　胡 15g　　白　芍 15g　　煅青礞石 30g^{先煎}　　生石膏 20g^{先煎}

知　母 20g　　栀　子 15g　　牡丹皮 15g　　当　归 15g

生龙骨 30g^{先煎}　　生牡蛎 30g^{先煎}　　龙　胆 15g　　灯心草 15g

炒酸枣仁 30g　　五味子 20g　　鸡内金 20g

7 剂,每日 1 剂,水煎服,分 2 次服用。

2017 年 8 月 5 日二诊:反复擦拭办公桌行为、反复回忆不愉快经历等较前减轻,情绪急躁易怒较前改善,能短暂控制住脾气,与家人争吵次数减少,偶有头昏脑胀,胁肋部气流样窜胀痛明显减轻,且有矢气排出。入睡时间减少至 1 小时以内,仍做梦但无噩梦,双目干涩不减,饮食尚可、能自觉控制进食量,口苦消失,口略干,大便稍干、1~2 日 1 次,小便偏黄。舌红,苔薄黄,脉弦数。初诊方基础上减柴胡,改龙胆为 10g,加郁金 30g、天麻 15g、玄参 15g、菊花 15g。14 剂,水煎服。

2017 年 8 月 19 日三诊:反复擦拭办公桌、反复回忆不愉快经历等基本缓解,情绪较前平稳,偶有急躁时与家人争吵,头昏脑胀、胁肋胀痛感消失。入睡需 0.5~1 小时,时有多梦,双目干涩减轻,纳可,口干口苦消失,大便成形、1 日 1 次,小便调。舌红,苔薄黄,脉弦。二诊方基础上减灯心草、龙胆、生石膏、知母,改煅青礞石、生龙骨、生牡蛎各为 15g,加首乌藤 30g、合欢皮 25g。14 剂,水煎服。

2017 年 9 月 3 日四诊:反复擦拭桌面行为可自控,反复回忆不愉快经历于每到办公室时会出现、但休息片刻可消失。情绪平稳,偶有想与家人争吵的冲动,但可自行控制。双目干涩未再出现。眠可纳可,二便调。无其他不适症状。舌淡红,苔薄白,脉缓。三诊方基础上改首乌藤为 15g、炒酸枣仁为 15g,加银柴胡 15g、生地黄 20g、夏枯草 15g。14 剂,水煎服。

2017 年 9 月 17 日五诊:到办公室擦桌子行为已消失,不愉快的事情不再脑海中反复出现。自觉心中比较平静,对别人的话语可以理解,然后再交谈。无故争吵烦躁消失,无双目干涩,眠可纳可,二便正常,舌淡红,苔薄白,脉缓。四诊方基础上减郁金、首乌藤、合欢皮、菊花,加刺五加 30g、天冬 15g。7 剂,水煎服。

半个月后,患者来门诊复查,病情平稳,诸症消失,未见反复。

按:人的精神活动中的谋虑、决断是由肝和胆分别主管的。《黄帝内经》云:"肝者,将军之官,谋虑出焉;胆者,中正之官,决断出焉""肝热病者……手足燥,不得安卧"。《医贯·郁病论》言:"木者生生之气,即火气。空中之火,附于木中,木郁则火亦郁于木中矣。"气属阳,肝气郁结日久,郁而化热,就形成了肝郁化火证。肝舍魂,肝气郁结,则魂不守舍,表现为多虑烦躁而犹豫不决,因而产生强迫性的盲目多思虑,却得不出肯定的决断。

本案患者情志不遂,肝失疏泄,郁而化热,故发为肝郁化火型强迫症。火性炎上,上扰神明,谋虑、决断失司,轻则急躁易怒、反复思虑,甚则发展为强迫行为。阳升风动,上扰清窍,故见头昏脑胀;肝气不疏,气机阻滞肝络,故胁肋窜胀痛;肝开窍于目,肝火上炎,上扰目候,故双目干涩。《类证治裁·不寐论治》云:"阳气自动而之静,则寐;阴气自静而之动,则寤。"肝阳浮动,扰动神魂,阴阳气不能平衡,而致入睡困难、噩梦纷纭。火迫胆汁,妄行上逆,煎灼津液,故口干口苦。郁火灼伤阴液,热灼津伤,故大便干燥;火热下移小肠,故小便黄。结合舌红,苔薄黄,脉弦数,辨为肝郁化火证,处以清肝泻火、镇惊安神之清肝定魂汤。

初诊方中,柴胡为君,味辛,归肝经,疏肝解郁,使"木郁达之",取《黄帝内经》"肝欲散,急食辛以散之"之义;龙胆大苦大寒,主入肝、胆二经,泻肝胆实火;栀子善泻三焦郁火,导热下行,清上导下,《本草备要》载其"治心烦懊侬不眠,五黄五淋,亡血津枯,口渴目赤";牡丹皮清热凉血,活血祛瘀,功擅入血分而善于清透阴分伏热,《本草纲目》载其"治血中伏火,除烦热";四药合用,气血两清,清热凉血、清泻肝热之功更著。白芍养血柔肝,补肝体、和肝用,令气机畅则肝郁疏,阴血充则肝体养;当归甘温,养血和血,且其味辛散,是血中气药;两药同用,可补肝体、养肝血,助肝用、行气郁。生龙骨入手少阴心经,生牡蛎入足少阴肾经,是为龙牡之配,相须相使,可平调阴阳,使魂安宁。煅青礞石"味微甘、微咸,其性下行,降也,阴也,乃肝脾之药"(《本草正》),禀刚猛之性,体重而降,重用可重镇安神、镇纳虚阳;此药致密重坠、药性峻烈,有重坠伤胃之弊,用之应注意固护胃气,故加鸡内金健脾护胃。生石膏性大寒,既可清实热,又能解虚烦,为清热之良药,能治"中风寒热,心下逆气惊喘,口干舌焦"(《神农本草经》);炒酸枣仁可养心安神,治疗虚烦不眠;五味子味酸,既能收敛耗散之心气,又可生津止渴,且"酸咸入肝而补肾"(《本草纲目》),与炒酸枣仁相伍,更增安眠之效。至于酸味泻肝,乃因酸味入肝,能收能涩,且根据《黄帝内经》"酸苦涌泄为阴"的理论,酸味药可以疏泄肝气,达到泻肝之目的。知母味甘苦性寒,滋阴润燥;灯心草清心降火,与知母合用,既可清热泻火,又可滋阴护液。诸药合用,共奏清肝泻火、镇惊安神之功。

二诊时,反复擦拭办公桌行为、反复回忆不愉快经历等较前减少,情绪急躁易怒较前改善,因柴胡味辛性微寒、龙胆大苦大寒,久用燥烈伤阴,故改用郁金,并减龙胆用量。仍偶有头昏脑胀,遂加天麻缓肝木之坚劲,定惊息风。仍口略干、大便稍干,故加玄参,以滋阴润燥、除烦止渴。双目干涩不减,故加菊花,以清肝明目。菊花性微寒而味甘苦,能疏散风热、平抑肝阳,对目涩目痛之症尤为适宜,与前方诸药相伍,更增滋阴润燥、舒缓肝气之功。

三诊时,自觉反复擦拭办公桌、反复回忆不愉快经历等基本缓解,故减少具有安神作用的煅青礞石、生龙骨、生牡蛎的用量,以防久用碍胃。情绪较前平稳,烦躁大减,遂减苦寒之灯心草、龙胆;热象已除,故停用清热之生石膏、知母。仍入睡困难,故加合欢皮、首乌藤以助眠。

四诊时,强迫症状基本消失,反复擦拭桌面行为可自控,反复回忆不愉快经历于每到办公室时会出现、但休息片刻可消失。情绪平稳,偶有想与家人争吵的冲动。肝郁日久,缠绵难愈。予夏枯草清肝散结,并加银柴胡、生地黄清热滋阴。睡眠好转,故减首乌藤、炒酸枣仁用量。

五诊时,患者内心平静,睡眠正常,故停用郁金、首乌藤、合欢皮。双目干涩消失,故减菊花。加刺五加补益肝肾、天门冬补肾滋阴,二者合用,更增滋水涵木之力,使肝木得养而情志自安。

综观其证,皆由气郁而起,气郁化火,伤津耗营。治疗时当先调畅气机、疏肝解郁,清肝火、安神魂。治疗后期,由于肝火灼津,日久亦可下及肾阴,且肾阴滋养一身之阴,故肾阴日久亦可致肝阴不足,如此反复,病难痊愈。此时应以养阴生津为主,滋补肾阴、清肝火、安神为辅,阻断火旺与阴虚的恶性循环;然病起于气机郁结,须辅用疏肝气,镇肝魂、摄浮阳,宽中气诸品,恢复肝经疏泄条达功能。处方时应注重金石类药如紫石英、煅青礞石、生龙骨、生石膏的使用。

医案二

薄某,女,56 岁。2023 年 9 月 15 日初诊。

主诉:反复洗手年余。

现病史:患者平素性格内向、胆小。1 年前因疫情管控导致同小区住户被拉走隔离,害怕担心自己也被隔离,遂出现不敢出门、强迫性洗手、反复消毒门把手等行为,总是担心害怕被病毒感染,担心自己和家人的身体健康,严重影响自己的生活起居。解封后,在家人的劝说下于当地医院就诊,服用氟伏沙明,效果不明显。为求进一步治疗,在家人陪同下于我处就诊。

现症见：强迫性洗手明显，一天可洗手数次，双手皮肤可见明显泛白、褶皱，已有两处反复洗手所致破溃，反复消毒门把手，反复清洗蔬菜，担心自己和家人的身体健康。精神欠佳，疲乏明显，紧张害怕明显，烦躁易怒，记忆力减退，自觉胸闷、善太息，腰膝酸软。入睡困难，1~2 小时方可入睡，睡前思虑重，夜醒 2~3 次，夜尿频。食欲下降，进食量少，食后腹胀，打嗝。大便质干难排、2~3 日 1 次，小便清长。舌淡红，苔薄白，脉沉弦。

既往史：子宫全切术后 5 年余。否认食物、药物过敏史。

家族史：否认家族性遗传病病史。

婚育史：适龄婚育，育有 1 子 1 女，均体健。

中医诊断：百合病（肾虚肝郁证）。

西医诊断：强迫症。

治疗原则：益肾疏肝，健脑安神。

处方：补肾定魂汤。

贯叶金丝桃 20g	赭 石 15g^{先煎}	刺五加 30g	紫石英 30g^{先煎}
磁 石 15g^{先煎}	巴戟天 30g	山茱萸 20g	鸡内金 20g
山 药 15g	炒酸枣仁 20g	琥珀粉 2g^{冲服}	

14 剂，每日 1 剂，水煎服，分 2 次服用。

2023 年 9 月 29 日二诊：强迫性洗手程度稍改善，洗手次数较前减少，双手皮肤仍可见泛白、褶皱及洗手所致破溃，仍有反复消毒门把手、反复清洗蔬菜行为。精神欠佳，紧张害怕较前稍缓解，仍有记忆力减退，胸闷、善太息减轻，仍有疲乏、腰膝酸软。入睡基本同前，1~2 小时方可入睡，睡前思虑重，夜醒 2~3 次，夜尿频减轻。烦躁消失，食欲下降，进食量稍增多，食后腹胀打嗝消失，大便仍偏干、1~2 日 1 次，小便清长缓解。舌淡红，苔薄白，脉沉弦。初诊方基础上减赭石，改炒酸枣仁为 30g，加生龙齿 15g^{先煎}、枸杞子 15g、焦三仙^各15g。14 剂，水煎服。

2023 年 10 月 15 日三诊：强迫性洗手程度明显减轻，洗手次数明显减少，双手皮肤泛白、褶皱减少，手部破溃基本愈合，反复消毒门把手、反复清洗蔬菜行为较前减少。时有紧张害怕，听到坏消息时明显。记忆力减退稍改善，胸闷、善太息基本缓解，疲乏、腰膝酸软明显减轻。入睡改善，1 小时左右方可入睡，睡前思虑重减轻，夜醒次数减少，夜尿频基本消失。食欲改善，进食量增多，大便 1 日 1 次，小便调。舌淡红，苔薄白，脉沉略弦。二诊方基础上减琥珀粉，改巴戟天为 40g，加黄精 15g。14 剂，水煎服。

2023 年 10 月 30 日四诊:强迫性洗手行为基本缓解,反复消毒门把手、反复清洗蔬菜行为基本消失。情绪平稳,已无明显紧张害怕感。记忆力减退基本缓解,胸闷、善太息、疲乏、腰膝酸软基本消失。入睡明显改善,0.5~1 小时内方可入睡,睡前偶有思虑重,夜醒 1 次。纳食恢复正常,二便调。舌淡红,苔薄白,脉沉。三诊方基础上减紫石英,改贯叶金丝桃为 15g,加制首乌 15g、炒白术 15g。14 剂,水煎服。

2023 年 11 月 15 日五诊:自诉生活已恢复正常,已无强迫性洗手、消毒门把手、清洗蔬菜等行为。诸症尽消,情绪平稳,眠可纳可,二便调。舌淡红,苔薄白,脉缓。改用补肾益脑汤。1 周后可停药。嘱其调节情绪,多与家人交流沟通。

处方:补肾益脑汤。

| 刺五加 20g | 山茱萸 20g | 巴戟天 15g | 玄 参 15g |
| 山 药 15g | 琥珀粉 2g^{冲服} | 生地黄 15g | 五味子 15g |

7 剂,每日 1 剂,水煎服,分 2 次服用。

按:肾者,先天之本,内藏先天之精。志藏于肾。肾精充足,肾志得以充养,志坚而不移,则遇事沉稳而不慌,意念坚定而不移,行事果决而不恐,筋骨强健而不拙。若肾精亏乏,志失濡养,不能收藏潜静,则会出现自我控制、约束的失常,表现为恐慌胆怯、遇事决断不定、思绪杂乱、说东忘西、动作反复等。肝藏血,血舍魂,魂居于肝,肝魂安则疏泄条达,方有五脏调,七情和,心平意静,思维迅捷,动作灵敏,果敢决绝。若肝魂不守,疏泄失常,则情绪、思维、行为、睡眠等均会出现异常。肝肾同源,同居下焦,肝血与肾精互相滋养,息息相通,相互滋生,相互制约,正如《素问·五运行大论》所言"北方生寒,寒生水,水生咸,咸生肾,肾生骨髓,髓生肝"。肾水的滋润,能够防止肝火的亢烈,即滋水涵木之义。

患者年老精亏,志失所舍,复因惊吓导致肝气不舒,魂不守舍,从而引起思维、行为异常,产生强迫性观念和动作。《灵枢·本神》云:"肾盛怒而不止则伤志,志伤则喜忘其前言。"故志亦有记忆功能,志气不足则记忆力减退,喜忘前事。肝气郁结日久,疏泄不及,气机不畅,故见胸闷、善太息,遇事不遂,烦躁易怒。《圣济总录》载:"盖肾主腰,肝主筋,筋聚于膝。若肾脏虚损,肝元伤惫,则筋骨受病,故腰膝为之不利。"故肾精不足,四肢、腰府无以濡养则见疲乏、腰膝酸软。肝肾同源,精血互化,肾精亏虚,水不涵木,魂志不安,则失眠、思虑重。肝郁乘脾,脾失健运,则食后腹胀、食欲下降。气机郁滞,日久化热,热灼津液,大肠传导失司,则见大便质干难排。肾精亏虚,阴损及阳,气化失司,则小便清长、夜尿频。结合舌淡红,苔薄白,脉沉弦,辨为肾虚肝郁证,治以益肾疏肝、健脑安神,予补肾定魂汤。

肝实久郁,子盗母气,故治疗应以疏泄肝子、兼补肾母为主,正如《医宗必读》所言

"东方之木，无虚不可补，补肾即所以补肝；北方之水，无实不可泻，泻肝即所以泻肾"。故初诊方中，以贯叶金丝桃疏肝理气，调畅气机。贯叶金丝桃味辛，归肝经，可疏肝解郁，使肝气条达，寓《素问·脏气法时论》"肝欲散，急食辛以散之"之义。刺五加、山药合用，益气健脾。其中，刺五加兼以补肾安神益智，山药补脾养胃力强，二药合用可增强补益脾肾、固本培元之功。木性喜条达，而山茱萸得木气最厚，酸收之中具开通之力，味虽酸敛而性仍调畅，凡肝气不能调畅者，服之可以奏效；巴戟天温阳解郁，补肝肾，填精益髓，《神农本草经疏》载其"能补助元阳，而兼散邪，况真元得补，邪安所留，此所以愈大风邪气也"。刺五加、巴戟天、山茱萸、山药四药合用，使肾精得充、志有所归、魂有所舍，于是神宁则魂谧。《汤液本草》引《圣济经》曰："怯则气浮，重则所以镇之，怯者亦惊也。"金石类药具有"重可去怯"的特性。磁石色黑而质重，可入肾经，镇惊定志，《本草纲目》称其"治肾家诸病……盖磁石入肾，镇养其精"。琥珀粉质重而色赤，入心、肝、膀胱经，能镇惊安神、活血散瘀，《名医别录》称其"安五脏，定魂魄……消瘀血"，与方中诸药合用，既助金石之药镇心安神，又能活血化瘀，以防久病入络，瘀血内停；同时，其重镇之性，也有助于平抑肝气之过亢，使肝木得以宁静。紫石英甘温，入肾经，镇惊安神，配以赭石，取其沉降下行之性，可降逆止呕，镇惊安神除烦热。上述金石类药多质重，故配伍鸡内金健运脾胃，固护中焦。炒酸枣仁味酸性平，功能养阴血、安心神。全方阴阳并治，精血同调，使肾精得充，气机条达，共奏益肾疏肝、健脑安神之功。

二诊时，强迫性洗手程度稍改善，洗手次数较前减少，仍有反复消毒门把手、反复清洗蔬菜行为，故加生龙齿镇惊安神、定志纳魂。仍有疲乏、腰膝酸软，而枸杞子味甘性平，加用以补肝肾、益精血，使精血充则肾精足。仍入睡困难、睡前思虑重，遂增加炒酸枣仁用量，以安神助眠。食欲仍欠佳，故加焦三仙健脾消食、助运化。食后腹胀基本消失，而赭石质重坠，久用恐伤胃气，故减去。

三诊时，强迫性洗手程度明显减轻、频率明显降低，反复消毒门把手、反复清洗蔬菜较前减少。考虑主症已明显减轻，故减琥珀粉。记忆力减退，故增加巴戟天用量，同时加用黄精，以补肾助阳、填精益髓。

四诊时，已无明显紧张害怕感，故减贯叶金丝桃用量，停紫石英以防金石类药久用苦寒败胃。予制首乌补肾阴、添精髓，取阴阳双补之义。见肝之病，知肝传脾。肝郁已久，脾气渐虚，故加炒白术补脾益气，防脾伤之弊。

五诊时，诸症悉除。肾主骨生髓，上充于脑。肝木得肾水而能调畅气机。该患者以肾虚为本，水不涵木，则肝失条达，气机郁滞。遂以补肾益脑汤调理善后。方中刺五加、山药、巴戟天温补脾肾之阳；生地黄、山茱萸滋补肾阴；玄参滋阴降火，补中有清；五味子益气生津、收敛宁心,与琥珀粉共奏安神之功。全方以肾阴阳双补为基,辅以清热降火、收敛固涩、镇惊安神之品,助疏肝补肾之功得以巩固。

"七情内起之郁,始而伤气,继必及血,终乃成劳"(《类证治裁》),而"久病必虚,穷必及肾"。本案患者,肾精不足为本,气机阻滞为标,治病必求于本,故溯其本源,治疗应以补肾为主,辅以疏肝,重补兼疏。同时,根据金石类药的性味归经,结合本案临床特征,应注重磁石、赭石、紫石英、琥珀粉等的使用,共增益肾疏肝、健脑安神之功,使志定魂安。

医案三

刘某,女,17岁。2018年1月12日初诊。

主诉:反复检查门锁半年余。

现病史:患者体质瘦弱,平素胆小,性格内向。半年前因目睹同班好友在厕所中遭遇霸凌,受到惊吓,随后经常害怕自己也会遭遇霸凌,在家中反复检查屋内门锁是否锁好,精神紧张,无法专注学习,阶段考试成绩下降严重。1个月后又出现反复摆自己和家人的鞋的位置,走路时反复去数马路边的石头。在父母带领下,于当地医院诊断为"强迫症",予百优解治疗,疗效不佳。为求进一步治疗,于我处求诊。

现症见:反复检查门锁是否锁好,担心自身安全,精神紧张,胆怯易惊,时有心悸,注意力不集中,白天精神欠佳,疲劳乏力。入睡尚可,时有眠浅易醒,偶有噩梦。食欲不佳,进食量少,大便1日1~2次、不成形,小便尚可。舌淡红,苔薄白,脉细弱。

既往史:既往体健。否认手术、外伤、输血史。否认食物、药物过敏史。

家族史:否认精神疾病家族史。

月经及婚育史:未婚。平素月经周期正常,月经量少,颜色较浅。

中医诊断:百合病(心胆气虚证)。

西医诊断:强迫症。

治疗原则:镇惊定志,养心安神。

处方:安神定志汤。

生龙齿 15g 先煎	琥珀粉 2g 冲服	朱　砂 0.5g 冲服	远　志 15g
茯　神 15g	丹　参 20g	人　参 15g	炒酸枣仁 20g
鸡内金 20g	龙眼肉 15g		

7剂,每日1剂,水煎服,分2次服用。

2018年1月19日二诊:反复检查门锁行为稍改善,但仍在家反复摆鞋的位置、在外走路时反复数石头,精神紧张、胆怯易惊稍缓解,仍注意力不集中、精神欠佳、疲劳乏力。入睡尚可,眠浅易醒改善,偶有噩梦。食欲改善,进食量稍增多,大便1日2~3次、不成形,小便尚可。舌淡红,苔薄白,脉细弱。初诊方基础上减朱砂,加煅龙骨30g^{先煎}、禹余粮15g^{先煎}、炒白术15g、焦三仙^各15g、黄芪20g。14剂,水煎服。

2018年2月4日三诊:反复检查门锁行为明显减轻,精神紧张、胆怯易惊明显缓解,摆鞋后自觉可放弃念头,外出走路不数石头了(认为"没必要"),注意力不集中、精神欠佳、疲劳乏力均改善。入睡尚可,眠浅易醒基本缓解,无噩梦。食欲尚可,进食量明显增多,时有饭后腹胀,大便1日1~2次、基本成形,小便尚可。舌淡红,苔薄白,脉细。二诊方基础上减禹余粮,加陈皮15g、白豆蔻15g^{后下}、茯苓15g。14剂,水煎服。

2018年2月18日四诊:反复检查门锁行为消失,偶有精神紧张、胆怯易惊。注意力尚可,精神欠佳、疲劳乏力缓解。眠可纳可,饭后腹胀消失,大便1日1次、成形,小便调。舌淡红,苔薄白,脉细。三诊方基础上改人参为10g、鸡内金为15g,加柏子仁15g、当归15g。7剂,水煎服。

1个月后,患者随其父亲来门诊复查,诸症尽消,未在反复。自诉可以正常上学。

按:《素问·灵兰秘典论》言:"胆者,中正之官,决断出焉。"胆禀受少阳春生之气,为三阳之枢,主决断。胆气充实则行事果断,勇敢刚毅;胆气不足则谋虑反复、终不可断,表现为盲目多虑而胆怯易惊。《素问·灵兰秘典论》谓:"心者,君主之官也,神明出焉。"心者,五脏六腑之大主也。人的精神、意识、思维活动总属于心,判断事务、作出决断又取决于胆,故心和胆在情志活动上的关系密切。

清代唐宗海《中西汇通医经精义·脏腑通治》强调:"心与胆通,心病怔忡,宜温胆为主。胆病战栗癫狂,宜补心为主。"本案患者暴受惊恐,伤及心胆则神不守舍,决断失职,出现反复检查门锁、走路反复数石头、在家反复摆鞋的位置。日久暗耗心血,心神涣散,故注意力难以集中;心气不足,母病及子,脾失健运,气血生化乏源,故精神欠佳、疲劳乏力、食欲不振;神不内守,魂不得藏,故眠浅易醒、时有噩梦。结合舌淡红,苔薄白,脉细弱,辨为心胆气虚证,治予镇惊定志、养心安神之安神定志汤。

初诊方中,人参甘微苦微温,专入心经大补心气。人参乃大补元气之品,补元气以益心胆之气,气足则心定,心定则神志安。《本草汇言》云:"人参,补气生血,助津养神之药也。"茯神宁心益智,安魂魄,养精神;远志性善宣泄通达,交通心肾,能开心气而宁心安神。人参与茯神并用,可宁心益智,安魂魄,养精神。又,茯神能通肾气而强志不忘,治疗注意力不集中。如《药论·补剂·安神》言:"茯神入心,启善忘,开心志,安魂魄,养心神……因其善养心血,用以远志为佐。""远志入肺、肾。补肾以兴阳道之痿,安心以保神气之疲。耳鸣梦遗莫徘徊,惊悸多忘应洽浃。"茯神、远志配伍炒酸枣仁,共奏养心安神之功。丹参味苦,微寒,可凉血清心、养血安神。龙眼肉味甘性温,益心脾,补气血,安神益智。生龙齿性凉味涩,入心、肝二经,《药性论》载其"镇心,安魂魄",可镇惊安神、清热除烦。朱砂甘微寒,色赤入心,为心经药也,可清心镇惊,安神摄魂,《神农本草经》载其"养精神,安魂魄,益气,明目";琥珀甘平,入心、脾、小肠经,与龙齿、朱砂合用则镇惊安神、定魂止惊之力著。《雷公炮制药性解》曰:"服琥珀则神室得令,五脏安,魂魄定,邪何所附,病何自生邪?"复以鸡内金健脾护胃,正如张锡纯所言"鸡内金为鸡之脾胃,中有瓷、石、铜、铁皆能消化,其善化有形郁积可知,且其性甚和平,兼有以脾胃补脾胃之妙,故能助健补脾胃之药特立奇功,迥非他药所能及也"。

二诊时,反复检查门锁行为稍改善,但仍在家反复摆鞋的位置、在外走路时反复数石头,仍注意力不集中、精神欠佳、疲劳乏力。考虑到朱砂有毒,不宜长期服用,故减去朱砂,以避免潜在的毒性积累。同时,加入黄芪补气升阳,用以缓解疲劳乏力之感。大便2~3次/d,仍不成形,故加禹余粮涩肠止泻;便溏、疲劳乏力、舌淡苔白、脉细弱,均为脾气虚弱之象,故加炒白术、焦三仙、黄芪。其中,炒白术可健脾益气、化湿利水,增强脾胃运化之功;焦三仙消食化积,醒脾开胃;黄芪补脾益气,举阳升清;三药合用,可使脾胃健、气血和。加用煅龙骨,可增安神、涩肠之功。

三诊时,诸症均明显好转。反复检查门锁、摆鞋、数石头之强迫症状已减,精神紧张、胆怯易惊明显缓解。注意力不集中、精神欠佳、疲劳乏力均改善。入睡尚可,眠浅易醒基本缓解,无噩梦。食欲尚可,进食量明显增多,时有饭后腹胀,大便已成形,故减禹余粮。加用陈皮理气健脾,白豆蔻行气宽中,茯苓健脾渗湿,以增健脾和胃、行气消胀之功。

四诊时,病情已大为好转,强迫行为消失,偶有精神紧张、胆怯易惊,但已不影响日常生活。注意力尚可,精神欠佳、疲劳乏力缓解,纳眠均可,舌淡红、苔薄白、脉细。减少人参用量,避免过度补益致气机壅滞;脾胃功能已好转,故减少鸡内金用量。加柏子仁、当归,增强养心安神、补血活血之力,以巩固疗效。

张介宾《类经》言:"心为君主之官,统神灵而参天地,故万物皆其所任""心为五脏六腑之大主,而总统魂魄,兼该志意"。心主神明功能正常,则脑神清明,神思敏捷,心思通透,博闻强识;若心有病变,神受其累,则精神、意识、思维、行为等方面会出现异常。《素问·灵兰秘典论》曰:"胆者,中正之官,决断出焉。"胆主决断,胆气充实则行事果断、勇敢刚毅;胆气亏虚则反复思虑、犹豫不决,出现反复的思维或行为,常常难以控制,自知强迫症状对精力的消耗却难以停止,并产生对正常事物、环境不可理解的恐惧感。胆主决断的正常发挥是在心主神明的统率下进行的,正所谓"主明则下安……主不明则十二官危"。又,胆气通于心。严用和《重订严氏济生方》言:"心气安逸,胆气不怯,决断思虑得其所矣。"胆为中精之府,凡至精至微之处必藏神,精藏而不泄则神藏而不散。胆尽其决断之责,而助心藏神;心胆相辅,共主于神志而谋决断。

三、小结

强迫症是以强迫观念和强迫行为为主要临床表现的神经症性障碍,已经逐渐被大众所认知。在其众多证型中,肝郁化火证、肾虚肝郁证、心胆气虚证尤为常见,且病情初期往往难以察觉。随着病程迁延,患者就诊时经常呈现出虚证或虚实夹杂的复杂情况,这无疑增加了治疗难度。在治疗这类疾病时,虚实兼顾的策略显得尤为重要。金石类药,如朱砂、琥珀、磁石、煅青礞石、紫石英、生龙齿、龙骨等,因其独特的药理特性,被应用于强迫症的治疗中。与草木之品相比,金石类药以其重坠之性,达到安神定志、摄魂纳魄的效果。这种"重以去怯、金石通神"的特征,使得金石类药在应对强迫症时具有不可替代的优势。此外,生石膏除实热与虚热、禹余粮涩肠止泻、赭石降逆之特性,应随症加减而灵活运用。

第八节　躁　狂　发　作

一、概述

躁狂发作是一种以情绪高涨、思维奔逸、意志行为增强为特征的极端情绪状态。情绪高涨为躁狂发作的原发症状,患者常自我感觉良好,主观体验特别愉快,部分患者表现为易激惹,动辄暴跳如雷,甚至出现破坏或攻击行为。思维奔逸是躁狂发作患者的主要思维形式障碍。躁狂发作时,患者思维联想速度加快、数量增多以及转换加速,常常特别健谈,说话滔滔不绝,语速快、语量多,注意力分散,讲话主题常出现随境转移、音联、意联。意志行为增强为躁狂发作时的协调性精神运动性兴奋,患者常自觉精力旺盛、无疲倦感,喜欢交际,行为鲁莽,做事不计后果。躁狂发作严重者可有短暂的、片断的幻听,还可有妄想、行为紊乱伴发冲动行为,也可短暂出现意识障碍,如错觉、幻觉及思维不连贯等。依据临床表现,躁狂发作可对应《国际疾病分类第十一次修订本(ICD-11)》所载传统医学病证中的躁病。

《说文解字》云:"趮,疾也。从走喿声。"《说文解字注》云:"趮,疾也。《考工记》:'羽丰则遟,羽杀则趮。'郑云:趮,窍掉也。按今字作躁。从走喿声。"由上可知,"躁"为疾速之义。

《管子·心术上》云:"趮者不静。"《周易·说卦》云:"震为雷……为决躁……""巽为木,为风……其究为躁卦"。此处"躁"为动而不止之义。

《素问·平人气象论》云："一吸脉三动而躁。"《素问·疟论》云："病在阳,则热而脉躁。"《灵枢·五禁》云："热病脉静,汗已出,脉盛躁,是一逆也。"《金匮要略》云："按之益躁疾者。"《史记·扁鹊仓公列传》云："……而脉躁,躁者有余病。"上述记载均以"躁"的疾速之义来描述脉疾。

《素问·刺热》云："肝热病者……手足躁。"《灵枢·热病》云："热病面青,脑痛,手足躁,取之筋间。"汉代张仲景《伤寒论》中有许多关于躁的描述:"太阳病,二日反躁。凡熨其背而大汗出,大热入胃""太阳病,以火熏之,不得汗,其人必躁""阳明病,脉浮而紧,咽燥口苦,腹满而喘,发热汗出,不恶寒,反恶热,身重,若发汗则躁""少阴病,四逆,恶寒而身蜷,脉不至,不烦而躁者死""伤寒,脉微而厥,至七八日肤冷,其人躁,无暂安时者……"《金匮要略》云:"上气喘而躁者,属肺胀,欲作风水,发汗则愈。"宋代许叔微《伤寒九十论》述一患者服破阴丹后"不半时,烦躁狂热,手足渐温,谵语躁扰"。上述记载均以"躁"的动而不止之义来描述手足肢体的动摇不定之症。

《素问》云:"诸躁狂越,皆属于火""心热烦躁"。《伤寒论》《金匮要略》中多次出现"烦躁"或"躁烦",更详细论述了"脏躁"的症状。唐代孙思邈《千金翼方》云:"心躁者梦火。"唐代王焘《外台秘要》中有"躁愦欲死""性行躁暴,唯多忽恚"等描述。金代刘完素《素问玄机原病式》云:"躁动烦热,扰乱而不宁,火之体也。"元代罗天益《卫生宝鉴》云:"烦为烦扰,躁为躁愦,皆为热证。"元代朱震亨《丹溪手镜》云:"躁为愦躁而躁阴也,为热之重者。"上述记载均以"躁"的动而不止之义来描述情志不安之症,并认为躁的病机与火热密切相关。

由上可知,中医学中"躁"的内涵大致可分为3类——脉疾者、肢体动摇不定者、情志不安者。其中,"躁"最常用来指情志不安之症。中医古籍中对"躁"的情志不安之症的描述,与躁狂发作的情绪高涨、易激惹、精力旺盛、不知疲惫等临床表现相似,所以可以将躁狂发作归为情志不安之躁病。

躁病的核心病机为火热。《黄帝内经》云:"诸躁狂越,皆属于火。"金代刘完素《素问玄机原病式》云:"躁动烦热,扰乱而不宁,火之体也。"火为温热之气所化生,故火热多混称。人体之火大致可分为生理之火(少火)和病理之火(壮火)。少火与壮火始载于《素问·阴阳应象大论》:"壮火之气衰,少火之气壮。壮火食气,气食少火。壮火散气,少火生气。"气食温和之少火得生,气足则五脏安和,精神情志活动协调。但少火盛极则化为壮火,壮火扰神,致神机躁乱不宁,发生神志改变,症见精神兴奋等躁病表现。亢烈之壮火更可食气。李杲《脾胃论》云:"壮火食气,故脾胃虚而火胜,则必少气。"壮火食气,致脾胃虚弱,津液失运,火热之邪趁机煎液成痰,痰随火升,痰火扰神,蒙蔽神明,可见躁动多言,甚至妄言妄行,出现攻击性行为。火热随发作渐得宣泄,躁狂随之渐解,但气已被壮火"食"伤,升降出入受阻,神机郁结于内,而成抑郁发作。此时阳气虚弱郁滞不行,少火欲生气,却引得阴液亏虚更甚,虚火妄动,壮火复燃,躁狂复现,如是反复循环,难以休止。综上可见,躁病与壮火密不可分。

五志均可化火。《素问玄机原病式·热类》言:"五脏之志者,怒、喜、悲、思、恐也……若志过度,则劳伤本脏。凡五志所伤,皆热也。"人的喜、怒、忧、思等情志变化均可内生火热之邪。躁狂发作与心、肝、脾及肾密切相关。肝为风木之脏,司疏泄,性条达,忌郁滞。肝木疏泄不及,日久郁而化火,致心火炽盛,在内表现为情绪高涨、思维奔逸,在外表现为活动增多。心肝所生壮火邪气极易伤脾生痰,痰火相结,扰心乱神,则躁狂更甚。同时,心火需赖肾水承制,肾水上承使心火不至过亢,若肾水竭于下,不能上承以制心火,心火亢于上,也会引起神志异常。根据躁病的临床表现和病机,可将其分为心肝火旺证、痰火扰心证。

二、医案

医案一

赵某,男,30岁。2014年3月11日初诊。

主诉:间断易怒发作3年,再发2个月。

现病史:患者平素性格要强,人际关系一般。3年前在筹备婚礼期间因工作繁忙与同事发生争吵,后逐渐出现易怒,话多,兴奋,花钱大手大脚,不停给对象买东西。家人发现其性情较前明显变化,于是带患者就诊于精神专科医院,诊断为"躁狂发作",规律服用8个月德巴金(丙戊酸钠缓释片)、碳酸锂,症状缓解,后因备孕而自行停药。停药后病情时有波动,2个月前因工作调动压力较大,再次出现明显情绪高涨、易怒心烦、精力过旺。为求进一步诊治就诊。

现症见:情绪高涨、兴奋易怒,时有心慌、自汗出。入睡困难,需1~2小时方可入睡,半夜醒2~3次,醒后难以再次入睡,多梦。头胀痛,目赤眼涩,口干口渴,喜饮冷水,食欲旺盛,大便干,3日1次,小便黄。体型偏瘦,舌红少津,苔黄,脉弦数。

既往史:既往体健。否认手术、外伤、输血史。否认食物、药物过敏史。

家族史:否认家族性精神病、遗传病病史。

婚育史:适龄结婚,无子,配偶体健。

中医诊断:躁病(心肝火旺证)。

西医诊断:躁狂发作。

治疗原则:疏肝清心,泻火安神。

处方:清心解躁汤。

柴　胡 15g	白　芍 15g	炒栀子 15g	郁　金 20g
黄　连 5g	莲子心 15g	灯心草 10g	甘草梢 10g
知　母 15g	麦　冬 20g	鸡内金 15g	丹　参 25g
朱　砂 0.5g^{冲服}	磁　石 20g^{先煎}	龙　齿 15g^{先煎}	炒酸枣仁 30g
生石膏 30g^{先煎}			

7剂，每日1剂，水煎服，分2次服用。

2014年3月18日二诊：情绪高涨、兴奋易怒较前改善，心慌、汗出缓解。睡眠较前改善，入睡时间缩短，约1小时入睡，夜间醒1~2次，醒后可再次入睡，多梦减少。头胀痛、目赤眼涩较前缓解，口干口渴、食欲旺盛较前减轻，大便干缓解、2日1次，小便黄减轻。舌红苔黄，脉弦数。初诊方基础上减柴胡、朱砂，改生石膏为45g，加夏枯草15g、牡丹皮10g、琥珀粉3g^{冲服}、淡竹叶10g。14剂，水煎服。

2014年4月2日三诊：近期情绪高涨、兴奋易怒较前明显改善，出现易怒情绪时能自控，无心慌汗出。入睡时间1小时左右，夜间醒1次，醒后可再次入睡，无梦，无头胀目赤，口微渴，不欲冷饮，食量基本正常，能知饥饱，大便稍干、1日1次，小便不黄。舌红，苔薄黄，脉弦。二诊方基础上减麦冬、甘草梢、黄连、栀子，改生石膏为15g、炒酸枣仁为20g，加茯神15g、柏子仁10g。7剂，水煎服。

2014年4月16日四诊：近日情绪基本平稳，无易怒，日间稍有疲乏感。可正常入睡，夜间醒1次，醒后可再次入睡。口不渴，食量正常，大便不干、1日1次，小便不黄。舌淡红，苔薄白，脉弦。三诊方基础上减淡竹叶、炒酸枣仁、灯心草、琥珀粉、柏子仁、生石膏、龙齿、牡丹皮，改磁石为10g、莲子心为10g，加山茱萸20g、生地黄15g、黄精15g。7剂，水煎服。

嘱患者服用7剂后，若症状稳定，可停中药。

按：肝体阴而用阳，主疏泄，性刚劲。肝气郁则实，易化火生风，木火不得宣泄则郁而生躁。肝又为将军之官，谋虑出焉。肝气足则勇而能断，肝气过盛则善怒急躁、好动不宁。《素问》曰："心者，君主之官也，神明出焉""心者，生之本，神之变也"。心为阳脏，主藏神，主司人的意识、思维、情志等精神活动。火热之邪上犯于心，则扰乱神明。五行中，肝属木，心属火，火为木之子，肝木不达，日久可化火，可致心肝火旺。

本案患者为青年男性，因生活和工作压力刺激，致情志不畅，气机郁滞，肝气郁而化火，木盛火炽，致心肝火旺之证。肝主疏泄，情志不畅，郁而化火，心肝火旺，神明被扰，故见情绪高涨、兴奋易怒；热邪扰动，阳不入阴，故见入睡困难、梦多易醒；热扰心神，故见心慌；汗为心之液，火热迫津液外泄，故见汗出；实火上攻于头部，则头胀痛；肝系于目，肝火上犯，则目赤眼涩；火热伤津耗液，则见口渴欲饮冷水、大便干、小便黄。体型偏瘦,舌红少津,苔黄,脉弦数,均为心肝火旺之象。治当疏肝清心、泻火安神,以解心肝之火旺,予以清心解躁汤。

初诊方中,柴胡、郁金疏肝行气泻火。吴崑《黄帝内经素问吴注》言:"肝木喜条达而恶抑郁,散之则条达,故食辛以散之。……顺其性为补,反其性为泻,肝木喜辛散而恶酸收,故辛为补而酸为泻也。"柴胡苦辛微寒、入肝经气分,郁金辛香不燥,二药均味辛能行能散,疏肝行气,顺应肝喜条达之性;白芍味酸入肝,平肝柔肝,养肝之体。黄连味苦性寒,清心泻火;丹参微寒,入心经,有清心安神之效;炒栀子、甘草梢、灯心草、莲子心清心,利小便,泻火除烦;生石膏辛寒清热,使神不受热,可除烦止渴;朱砂清心安神,镇神明之躁,与诸药共泻心火,亦助清肝火,寓"实者泻其子"之义;磁石味咸性寒,入心、肝、肾经,可除烦安神;龙齿味涩性凉,入心、肝经,《日华子本草》载其"治烦闷、癫痫、热狂";鸡内金化石护胃。炒酸枣仁味酸泻肝,养心安神;火盛迫津液外泄,伤及阴液,出现口渴等症,故用知母、麦冬清热养阴。全方以疏肝清心、泻火安神为主,滋养阴液为辅。

二诊时,情绪高涨、兴奋易怒较前改善,头痛目赤、口渴及食欲旺盛减轻,大小便均较前改善,为火热之邪稍去。药证对应,故减柴胡以防劫肝阴,减朱砂(中病即止)以防久用中毒。仍有情绪高涨、兴奋易怒,可见壮火仍盛,仍当以泻火为先,故增生石膏用量,以增清热泻火之功;加用夏枯草清肝火、散郁结,淡竹叶、牡丹皮、琥珀粉清心泻火除烦。其中,淡竹叶味甘淡性寒,琥珀粉味甘性平,可使心火从小便而去。琥珀"主安五脏,定魂魄……消瘀血,通五淋"(《名医别录》)。

三诊时,情绪高涨、兴奋易怒较前明显改善,无心慌汗出,小便不黄,为心肝之火渐清之象,故减麦冬、甘草梢、黄连、栀子等寒凉之品,减少生石膏用量;睡眠较前改善,故减少味酸之炒酸枣仁用量,加甘平之茯神宁心安神;大便偏干,故予柏子仁润肠通便,兼具养心安神之功。

四诊时,情绪基本平稳,眠可,大小便可,为心肝之壮火已清、躁怒之心神得平之象,故减生石膏、龙齿、淡竹叶、灯心草、琥珀粉、牡丹皮、柏子仁、炒酸枣仁,减少磁石、莲子心用量。有日间疲惫感,为壮火食气,火热耗伤气阴所致,故加黄精健脾益气养阴;另加山茱萸酸敛补肾,生地黄甘寒养阴、苦寒泄热、入肾经而滋阴清热,二药共奏滋水涵木之效。

患者躁狂发作,情绪高涨,兴奋易怒,头胀痛、目赤眼涩,大便干,小便黄,体型偏瘦,舌红,苔黄,脉弦数,辨为心肝火旺证,故治疗当先以疏肝清心、泻火安神为主。在治疗思路方面,前期根据患者躁热之主症,急则治其标,故治以疏肝清心之法;因心肝之火易耗伤阴液,待心肝之火平息后,再根据缓则治其本的原则,及时加用滋补肾水之品以滋水涵木,肾水足则肝用畅达。同时兼顾使用寒凉之品,以达清热凉营之目的。

医案二

管某,女,46岁。2015年4月18日初诊。

主诉:间断兴奋话多、易激惹5年余,复发半年。

现病史:患者平素急躁,2010年在某公司从事业务推销工作,常年在外奔波,平时工作压力较大。逐渐出现兴奋,爱聊天,常在领导或客户面前说大话,爱吹牛,常承诺自己办不到的事情,入睡困难,甚至整夜不眠,于精神专科医院诊断为"躁狂发作",予德巴金、碳酸锂、劳拉西泮等治疗,服药后症状减轻,自觉病情稳定后便不规律服用药物。半年前,患者因家庭琐事再次出现情绪亢奋,为求治疗来诊。

现症见:情绪亢奋,讲话滔滔不绝,急躁易怒,不能自控。花钱无度,喜欢购物,反复给丈夫购买牛仔裤,到附近学校去无休止捐款,声称丈夫是大企业家(其实丈夫是某一饭店厨师),后被学校发现如数退还给其丈夫。入睡难,需2~3小时方可入睡,多梦,梦境多为与人冲突,晨起困难,白日困乏。时有头晕昏沉感,心慌,纳可,脘腹胀满,口黏,大便黏滞不爽、2日1次,小便偏黄。舌暗红,苔黄厚腻,脉弦滑数。

既往史:卵巢囊肿术后3年,否认其他疾病病史。否认药物、食物过敏史。

家族史:否认家族性精神病病史。

月经及婚育史:月经周期正常,量多,有血块。适龄结婚,育有1女,配偶及女儿体健。

中医诊断:躁病(痰火扰心证)。

西医诊断:躁狂发作。

治疗原则:清火豁痰,镇惊安神。

处方:涤痰解躁汤。

浙贝母 40g	煅青礞石 30g^{先煎}	生石膏 50g^{先煎}	生铁落 30g^{先煎}
瓜 蒌 15g	天竺黄 20g	竹 茹 10g	石菖蒲 30g
制远志 15g	龙 胆 15g	黄 连 3g	莲子心 10g
陈 皮 15g	茯 苓 15g	鸡内金 20g	三 棱 10g

7剂,每日1剂,水煎服,分2次服用。

2015年4月25日二诊:情绪亢奋减轻,语量较前减少,急躁易怒能自控,家属安抚后可逐渐安静下来。入睡尚可,约1小时可入睡,与人冲突梦境较前减少,晨起困难改善,白日困乏减轻。心慌、头晕昏沉感缓解,口稍黏,脘腹胀满减轻,大便稍黏、1日1次,小便不黄。舌暗红,苔厚腻转薄,脉弦滑数。初诊方基础上减龙胆,改生铁落为15g、生石膏为20g,加胆南星10g、蒲公英20g、猫爪草30g、鲜竹沥20ml。14

剂,水煎服。

2015年5月9日三诊:情绪较平稳,可正常与人交谈,偶有急躁易怒。入睡不难,1小时以内可入睡,梦不多,无与人冲突的梦境,晨起正常,白日稍感困倦。无心慌、头晕昏沉感,无口黏、腹胀,大便不黏、1日1次,小便可。舌稍红,苔薄腻,脉弦滑。二诊方基础上减三棱、生铁落、生石膏、鲜竹沥,改浙贝母为30g,煅青礞石为20g,加炒白术15g、泽兰15g、佩兰15g。14剂,水煎服。

2014年5月23日四诊:情绪平稳,偶有急躁情绪。入睡可,约半小时入睡,偶有梦,白日精力可,无困乏。纳可,大便成形、1日1次,小便可。舌淡红,苔薄白,脉滑。三诊方基础上减煅青礞石、黄连、泽兰、佩兰,改猫爪草为15g、石菖蒲为15g、浙贝母为20g、天竺黄为10g、鸡内金为10g,加山药15g、白扁豆15g、砂仁8g^{后下}。7剂,水煎服。

后患者来门诊复诊,情绪平稳,纳眠可,嘱停药。

按:人体水液的正常代谢需要气的推动。气行则水行,气滞则水停。痰饮是人体水液代谢障碍形成的病理产物。若七情内伤,气机紊乱、气化失司,水液运行输布失常,则水湿停蓄而为痰浊。五志皆可化火。情志过极易产生火热之邪,而火热邪气亦可影响水液代谢,炼液成痰。火热邪气与痰相胶结,化生痰火,上扰心神,神明失用,发为痰火扰心之证。

患者为中年女性,平素急躁,素有肝气郁滞之患,肝郁日久,克伐中土,致使脾运不健,津液代谢失常,水湿停蓄,聚为痰浊,痰湿阻碍气机,故见口黏、脘腹胀满、大便黏滞之症;痰湿蒙蔽清窍,清窍不利,故见日间困乏、头昏沉之症;晨起为辰巳之时,脾胃之经当令,痰湿困阻,脏腑经气不利,故见晨起困难;肝郁不畅,日久气郁化火,故见情绪亢奋、急躁易怒;舌为心之苗,痰火扰心,故见喜善言谈;痰火扰动,阳不入阴,故见入睡困难;魂神不宁,可见多梦、心慌。舌暗红,苔黄厚腻,脉弦滑数,均属痰火之象。应采用清火豁痰、镇惊安神之法,予以涤痰解躁汤。

初诊方中,浙贝母重用为君,味苦性寒,具有清热化痰散结之功;《本经逢原》载贝母"同青黛治人面恶疮,同连翘治项上结核,皆取其开郁散结、化痰解毒之功也",足见其清热化痰力强。天竺黄、瓜蒌、竹茹清热化痰。其中,天竺黄性寒,清热豁痰、凉心定惊,《本草正》载其"善开风痰,降热痰。治中风失音,痰滞胸膈,烦闷癫痫。清心火,镇心气,醒脾疏肝";瓜蒌清热涤痰,宽胸散结;竹茹味甘性微寒,有清热化痰除烦之功。石菖蒲味辛、芳香辟秽,善豁痰开窍,化痰浊,且辛味散,能顺应肝气升散之性而为补,使肝木舒展、肝气条达。石菖蒲、远志相伍,辛散肝而香舒脾,既开心孔而利九窍,又化湿豁痰。痰火扰心之躁,仅用草木之品难以取效,非金石重剂不能为功。煅青礞石具剽悍之性,《本草便读》载"其色青碧入肝,其味咸寒润下",最善降逆坠痰,化顽痰之锢结。生铁落一味，最善下气镇惊，《神农本草经疏》载其"本出于铁，不离金象，体重而降，故《素问》有生铁落饮以疗病狂怒者，云生铁落下气疾也。又，狂怒属肝气暴升，故取金气以制之也"。煅青礞石、生铁落合用，共增重镇降逆、坠痰泻火之功，并含"重可安神"之义，合鸡内金化石护胃。陈皮、茯苓健脾以助痰化。诸药合用，共为臣药，从清热化痰、豁痰醒神、重镇坠痰、健脾化痰等多角度以治痰火。石膏辛寒质重，既可苦寒直折泻火，又可清热除烦生津，乃泻火之要药；黄连、龙胆、莲子心清心泻火。三棱味辛，行气破气散结；《神农本草经疏》载其"从血药则治血，从气药则治气。老癖癥瘕积聚结块，未有不由血瘀、气结、食停所致。苦能泄而辛能散，甘能和而入脾，血属阴而有形，此所以能治一切凝结停滞有形之坚积也"，故用三棱破气之力以增消痰之功。全方共达清火豁痰、镇惊安神之效。

二诊时，情绪亢奋减轻，急躁情绪能控制，为痰火渐清之象，故减龙胆，减少生铁落及石膏的用量，防止过于寒凉。仍有情绪亢奋等症，病机仍为痰火扰神，故加胆南星、鲜竹沥以清热化痰，加猫爪草、蒲公英，合浙贝母既增化痰之力，又可散痰聚之结。

三诊时，症状较前明显减轻，为痰火进一步减轻之象，故减三棱、生铁落、生石膏、鲜竹沥，减少浙贝母、煅青礞石用量，加炒白术助脾之健运，泽兰、佩兰理气化湿醒脾。《本草便读》云："佩兰……功用相似泽兰，而辛香之气过之，故能解郁散结，杀蛊毒，除陈腐，濯垢腻，辟邪气。至于行水消痰之效，二物亦相仿耳，但泽兰治水之性为优，佩兰理气之功为胜，又为异也。"脾健则绝生痰之源。

四诊时，情绪平稳，周身无明显不适，为痰火得清之象，故减煅青礞石、黄连、泽兰、佩兰，减少猫爪草、石菖蒲、浙贝母、天竺黄、鸡内金用量，加山药、扁豆、砂仁进一步加强健脾醒脾之力，从痰之根本论治，使旧痰得化，新痰不生。

本案患者为中年女性，表现为情绪亢奋、言语行为增多、易激惹，属于痰火扰心之证，当以治痰火为先。降痰火之要，重在治痰，而治痰需分先后次序；痰火旺盛之时先以理痰为要，可采用化痰、涤痰、豁痰之法。痰与火胶结，单用草木药物难获佳效，需借金石类药重镇之性以降逆坠痰、泻火安神，因此治疗躁病时可适当选用。但金石类药多寒凉，久服易损脾胃，故临证时应加固护中焦之品，在中病后及时减少用量。痰乃湿聚而成，故后期治疗时，健脾化湿是巩固疗效的关键。在痰火得清后，及时给予补脾化湿之品，起防微杜渐之功。

三、小结

躁狂发作属于中医学"躁病"范畴，其病位在脑，主要责之于心、肝，涉及脾、肾。多由五志过极，所欲不遂，致气机郁滞，郁久化为火热之邪，肝木旺而心火炽，壮火亢盛，可导致情绪高涨等狂躁表现；郁火日久，煎液化痰，发为痰火，上扰神明，亦可导致情绪高涨等狂躁之症。

躁狂发作以心肝火旺证、痰火扰心证多见。心肝火旺患者，神志症状多见易怒、多言善谈，躯体症状多见失眠多梦、头胀痛、目赤口干、小便赤、大便干等，治疗应清心肝之实火，可选用夏枯草、黄连、莲子心、龙胆等苦寒之品；因心肝之火易耗伤阴液，可酌加麦冬、生地黄等滋阴清热之品；肾水亏则心火自甚，故清降心火时，可添加补下焦肾水之品，使肾水和心火相济，可选用山茱萸、黄精等。痰火扰心患者，神志症状多见情绪高涨、兴奋多言、易激惹，治疗应以化痰泻火散结为先，以破胶结之痰浊，清亢盛之火邪，使神明得安，可选用浙贝母、瓜蒌、天竺黄等治痰之品，必要时可选用质重性凉之煅青礞石、生铁落、朱砂、磁石、龙齿、生石膏等金石重剂以取速效。痰由湿化，治本之要在于杜绝生痰之源，所以治疗痰火扰心证时，要防止寒凉药物伤阳碍脾，同时添补健脾化湿散结之品，方使脾运得健、痰浊得化。

躁狂发作的症状与中医古籍中"躁""狂"病的相关描述类似。但是，"狂"的症状表现与西医学的精神分裂症谱系疾病相似，"躁"的相关描述则与躁狂发作的临床表现相吻。躁病与郁病循环、交替发作，表现为双相情感障碍。除躁狂发作外，双相情感障碍还包括轻躁狂发作和抑郁发作。躁狂、轻躁狂、抑郁可独立发病，亦可混合同时发作，也可以循环反复发作。轻躁狂发作也表现为情绪高涨、思维奔逸及意志行为增强，但程度比躁狂发作轻，社会功能通常不会受损。抑郁发作时，患者主要表现为情绪低落、思维迟缓、意志行为减退，与郁病表现非常相似，可参考本书"郁病"章节治疗。

在双相情感障碍的发病过程中，火热之邪是躁病的根本病机，同时也是躁病和郁病的转化之机，根源在于壮火和少火的动态变化。躁狂发作时，壮火扰神，神机躁乱不宁，症见兴奋高涨；此时火热之邪耗气伤阴，火热随发作渐得宣泄，狂热随之渐解，气为火食而耗伤，升降出入受阻，神机郁结于内，而成抑郁发作，症见悲伤忧戚；此时阳气虚弱郁滞不行，若得少火引动，则气机复旺，火势复生，顺热上炎，渐成壮火，又转为躁狂发作。如是反复循环，壮火、少火转化，而其核心则是火热郁积，郁极乃发。火热加重之因素，或因五志化火扰动，或因四季阳气升发诱发，或因抗抑郁药作用，或因温热药刺激。躁狂之治，当以苦寒泻壮火以复神机；抑郁之治，当用温煦培少火以振神机，同时谨防温热药诱发壮火而复发躁狂；而治躁、郁转化之关键，在于辛开苦降以散郁结，使火热得泄，则少火不至于郁结而化壮火。

第九节　精神分裂症

一、概述

　　精神分裂症是一种常见的精神类疾病,临床表现为认知、思维、情感、行为等方面的功能障碍。偏执型精神分裂症是精神分裂症中最常见的一种类型,患者在病理基础上产生歪曲的观念、错误的推理和判断,是以妄想与幻觉为主要症状的疾病。根据感觉器官的不同,幻觉可分为幻听、幻视、幻嗅、幻味、幻触、内脏幻觉、前庭幻觉以及运动幻觉。其中,幻听、幻视与精神分裂症关联紧密且表现纷繁多样。妄想是精神疾病思维内容障碍的主要表现形式,是在病态推理和错误判断基础上形成的牢固信念。妄想有 3 个特征:①妄想内容与事实不符,缺乏客观现实基础,甚至有相反的证据,但患者仍坚信不疑;②妄想内容是个体的心理现象,不为相同背景或信仰的人群所共有,并非集体信念,但文化背景和个人经历对妄想内容的表达会有所影响;③妄想内容涉及患者本人,且与个人有利害关系。妄想的分类一般根据起源、结构、内容等进行归纳。其中,从内容方面归纳,妄想又包含以下 4 种类型:被害妄想类(关系妄想、被害妄想、影响妄想、释义妄想、被窃妄想、嫉妒妄想、附体妄想)、夸大妄想类(夸大妄想、钟情妄想、非血统妄想、赦免妄想)、自责妄想类(罪恶妄想、疑病妄想、虚无妄想、贫穷妄想)、其他妄想(被洞悉感、后遗性妄想、感应性妄想、扮演妄想)。精神分裂症这一病名在中医古籍中没有明确记载,但其临床症状在"癫狂""狂证""风癫""心风""鬼交""失志"等不同疾病中有所描述。

　　陆德明《经典释文》云:"颠,丁田反,倒也。"癫之言颠,义谓颠倒,在隋唐以前,原指形体颠倒之疾,而在唐以后,又转指心神颠倒之病。狂在《说文解字》中释为"狾犬也",意为发疯的狗;多用其引申义来形容人,指"人的精神失常"。《难经·二十难》载:"重阳者狂,重阴者癫。"重阳者狂人,气机多升发外越,神气活动多露于外,表现为精神亢奋、躁扰不宁、多言善动等痰热之象;重阴者癫人,气机多含蓄内敛,神气活动多隐藏于内,表现为少言懒语、沉默痴呆、喜静懒动等痰浊之象。

　　历代医家对癫狂的研究较为深入和系统。《灵枢·癫狂》所载"癫疾始生,先不乐,头重痛,视举目赤,甚作极已而烦心""狂始生,先自悲也,喜忘、苦怒、善恐者,得之忧饥……狂始发,少卧不饥,自高贤也,自辩智也,自尊贵也,善骂詈,日夜不休",描述了"癫狂"的病因及临床表现。

唐代《备急千金要方》卷十四《风癫·针灸法》云:"凡诸百邪之病,源起多途,其有种种形相,示表癫邪之端,而见其病。或有默默而不声,或复多言而谩说,或歌、或哭、或吟、或笑、或眠,坐沟渠,啖食粪秽,或裸形露体,或昼夜游走,或嗔骂无度,或是蛊蛊精灵、手乱目急,如斯种类癫狂之人。"此处的"癫邪"可指心神颠倒之病。上述记载显示,癫狂病因复杂,临床表现纷繁多样。

宋代《鸡峰普济方》所载"癫者,精神不守,言语错乱,甚则登高骂詈或至狂走",与精神分裂症极为相似。

元代朱震亨《丹溪心法·癫狂》云:"癫属阴,狂属阳,癫多喜而狂多怒,脉虚者可治,实则死。大率多因痰结于心间,治当镇心神、开痰结……狂病宜大吐下则除之"。朱震亨不仅提出癫狂的发病与"痰"有关,还指出运用吐下法治疗狂病,这对于现代临床具有重要指导意义。后世医家多遵循痰邪致病说。如《赤水玄珠》认为:"狂为痰火盛实。"《明医指掌》谓:"若抚掌大笑,语言不伦,左顾右盼,如见鬼神,片时正性复明,深为赧悔,少倾而状态如故者,此为上膈顽痰泛滥洋溢,塞其道路,心为之碍。痰少降则正性复明,痰复升则又发,名之曰癫。法当利肺安心,安神滚痰丸主之。"《景岳全书》载:"凡狂病多因于火……当以治火为先,而或痰或气,察其甚而兼治之""癫病多由痰气。凡气有所逆,痰有所滞,皆能壅闭经络,格塞心窍""张子和曰:……甚则火炽,心血日涸,脾液不行,痰迷心窍,以致癫狂"。《临证指南医案》描述:"狂由大惊大怒,病在肝胆胃经,三阳并而上升,故火炽则痰涌,心窍为之闭塞。癫由积忧积郁,病在心脾胞络,三阴蔽而不宣,故气郁则痰迷,神志为之混淆。"此后医家多从痰火盛实、痰浊壅塞、痰气阻闭、迷乱神窍等角度论治癫狂。

清代郭传铃集前人所述痰邪致病之大成,著《癫狂条辨》专论精神疾病。书中以痰为核心病机,提出精神疾病痰热传变脏腑经络的病变规律,运用温中化痰法治疗癫证、清热化痰法治疗狂证,尤其是根据所传之脏腑进行五脏分治,并指出了癫狂的相互转化和善后调护方法。

癫狂之病,病因复杂多端,主要病因为邪实正虚、阴阳失调、七情内伤及外感六淫,且其核心病机要素与"痰""火""气"及"瘀"等有关。根据其临床表现,可辨证划分为痰火扰神证、气滞血瘀证、阴虚火旺证、心肝火旺证、痰蒙神窍证、心脾两虚证、肾虚肝郁证和脾肾阳虚证等。

二、医案

医案一

东某,女,16岁。2017年9月1日初诊。其母伴诊。

主诉：疑人害己、凭空闻语4个月余。

现病史：患者平素性格内向暴躁，嗜食辛辣，声音高亢洪亮。自觉上下学路上有人监视自己，是一名穿黑色衣服、戴眼镜的男人要害自己，并且要在食物中投毒毒死自己。凭空听到对话明显，一天数次，每次持续1~2分钟，内容为一男一女站在不同角度谈论自己，对其和家人批评谩骂贬低，并发出"滚开！滚开！"的声音。因不满2年前母亲再婚，多次与家人争吵打骂，甚则离家出走数次，并扬言要拿刀砍掉继父。4个月前因得知母亲怀孕，与家人发生激烈争吵后离家出走7天，被母亲接回家后出现情绪暴躁，经常破口大骂、烦躁不安，情绪失控时偶有毁物伤人行为。无自觉脑子反应速度快，言语增多等。被母亲带到当地专科医院就诊，诊断为"精神分裂症"，并住院治疗2周，但疗效欠佳，遂自行出院，来我处求诊。

现症见：被害妄想明显，自觉被人监视跟踪，意图谋害自己，为一名穿黑衣、戴眼镜的男子所为。幻听明显，内容为他人对自己及家人进行批评辱骂，并自行与其对骂，言语激烈。情绪暴躁，偶有情绪失控、攻击他人，注意力无法集中，记忆力下降，坐立不安，小动作频繁，常有头胀、头发蒙感，情绪急躁时明显，自觉身体燥热，长年喜食冷饮。夜眠欠佳，入睡困难，需1~2小时方可入睡，多噩梦，噩梦的内容多为被人追杀等，易惊醒。面色红赤，纳可，食欲旺盛，痰多、黄黏难咳，口臭，大便秘结，需开塞露辅助通便、2~3日1次，小便黄赤。舌红苔黄厚腻，脉滑数。

既往史：既往体健。否认手术、外伤、输血史。否认食物、药物过敏史。

家族史：母亲性情暴躁，未明确诊断。否认其他成员家族性遗传病病史。

月经及婚育史：未婚未育。平素月经提前2~3天，月经量偏多，颜色鲜红，无血块。

中医诊断：狂证（痰火扰神证）。

西医诊断：精神分裂症。

治疗原则：泻火涤痰，醒神开窍。

处方：涤痰醒神汤。

生铁落 30g ^先煎	煅青礞石 30g ^先煎	生石膏 60g ^先煎	朱　砂 0.3g ^冲服
石菖蒲 30g	浙贝母 40g	瓜　蒌 15g	天竺黄 15g
山　药 15g	醋鸡内金 15g	三　棱 15g	天　麻 20g
刺五加 50g	制远志 15g	陈　皮 15g	莲子心 10g
灯心草 10g			

14剂，每日1剂，水煎服，分2次服用。

2017年9月15日二诊：自觉被害妄想稍有减轻，妄想频次较前减少，幻听仍明显，内容同前。情绪暴躁较前改善，近2周未出现情绪失控、攻击他人，注意力、记忆力基本同前,坐立不安稍有缓解,仍小动作较多,头胀、发蒙感减轻,仍觉体热,喜冷饮。入睡困难改善,需1小时左右方可入睡,噩梦减少,惊醒次数减少。面色稍红,食欲旺盛,仍痰多、黄黏难咳,口臭基本缓解,大便稍干、1~2日1次,小便偏黄。舌红苔黄腻,脉滑数。初诊方基础上减朱砂、生铁落,改生石膏为40g、煅青礞石为35g,加炒白术15g、鲜竹沥30ml^{后下}、龙齿15g^{先煎}、珊瑚粉3g^{冲服}。21剂,水煎服。

2017年10月8日三诊:被害妄想明显减轻,被人监视迫害的想法减少,幻听次数较前明显减少、持续时间缩短。情绪整体平稳,遇事仍易急躁易怒,未出现情绪失控或攻击他人。注意力可集中,记忆力改善。坐立不安、小动作多等基本缓解,头胀、发蒙感基本消失,已无体热,偶有手足心发热。睡眠较前明显改善,入睡需半小时左右,多梦、偶有噩梦,已无惊醒。纳食尚可,偶有少量黄色黏痰,口臭消失,二便调。舌红苔薄黄,脉滑略数。二诊方基础上加白花蛇舌草15g、生甘草10g、银柴胡15g、白薇15g。28剂,水煎服。

2017年11月5日四诊:被害妄想、幻听基本缓解,偶有被监视迫害感,但能自行控制。情绪平稳,偶有急躁易怒,注意力、记忆力尚可。已无坐立不安,手足心热消失。入睡尚可,少梦、无噩梦。纳食可,咳痰消失,二便调。舌红苔薄白,脉缓。三诊方基础上减生石膏、煅青礞石。28剂,水煎服。

嘱患者母亲密切观察其病情变化和心理活动,在患者情绪平稳时与其耐心交谈。规律饮食,忌食辛辣燥热之品等。

2017年12月5日五诊:在母亲陪伴下,患者前来复诊,自述停药后情绪平稳,心情愉悦,已无被害妄想、幻听发生,学习、日常生活恢复正常。

按:《景岳全书·杂证谟·癫狂痴呆》载:"凡狂病多因于火。"《医学衷中参西录》曰:"癫狂之证,乃痰火上泛,瘀塞其心与脑相连窍络,以致心脑不通,神明皆乱。"由上可知,从痰论治癫狂是历代医家所用的重要方法之一。从精神分裂症患者的体质上看,部分患者对痰的产生及变化具有易感性。自降生起,无论外感或内伤疾病,均易使脏腑功能紊乱,酿湿生痰,甚则痰湿郁久化热生火,上犯于心,扰乱神明而起病。其临床表现为精神亢奋、狂躁刚暴、喧扰不宁、毁物打骂、动而多怒等,结合舌红苔黄厚腻,脉滑数,辨证当属痰火扰神,宜采用泻火涤痰、醒神开窍之法,予涤痰醒神汤治疗。

此证应围绕痰火论治,而草木之品难以取效,非金石重剂不能为功。初诊方中,煅青礞石最善降逆坠痰,《泰定养生主论》所载滚痰丸(即礞石滚痰丸)、《明医指掌》所载安神滚痰丸均以其为君药,取其善化顽痰锢结之功,且《汤液本草》引《圣济经》曰"怯则气浮,重则所以镇之,怯者亦惊也"。生铁落最善下气镇惊,《素问》载有"有病怒狂者……生铁落为饮",以之重镇祛怯、降逆泻火。朱砂清心镇惊,安神解毒。煅青礞石、生铁落、朱砂合用,共增重镇降逆、坠痰泻火之功,并含"重可去怯"之义。生石膏辛寒质重,既可苦寒直折泻火,又可清热除烦生津,乃泻火之要药。石菖蒲味辛、芳香辟秽,善豁痰开窍,化痰浊,且辛味散,能顺应肝气升散之性而为补,使肝木舒展、肝气条达、肝脉舒畅。浙贝母味苦性寒,具有化痰散结之功,此处重用强其清热化痰之力。瓜蒌性寒味甘、微苦,清热涤痰、宽胸散结、润燥滑肠,以解热盛痰多、大便秘结等标实之证。天竺黄味甘性寒,可清热化痰,尤善清心定惊。石菖蒲、浙贝母、瓜蒌、天竺黄合用,共同发挥涤痰化浊开窍、疏肝清心镇惊之功。莲子心苦寒,清心安神,尤善泻火除烦、清热安神;灯心草泻心火而利小便,引火热下行而上下并清。天麻平肝清肝,条达肝气,行气开郁。远志祛痰开窍,解郁安神,交通心肾。三棱味辛,行气破气,散结,疏达肝木。山药甘平,以"甘味"缓肝木之急,即"肝苦急,急食甘以缓之"之理,以期尽快恢复肝之柔软、舒展的生理特性。刺五加性温味辛、微苦,健脾益气,补肾安神;配伍陈皮健运脾胃,杜生痰之源治其本。鸡内金化食积,乃时刻以胃气为重。张锡纯言:"鸡内金为鸡之脾胃,中有瓷、石、铜、铁皆能消化,其善化有形郁积可知。"全方上下兼顾、标本同治,共奏泻火涤痰、醒神开窍之功。

二诊时,自觉被害妄想稍有减轻,幻听仍明显,情绪暴躁较前改善,坐立不安稍有缓解,入睡困难改善。初诊时以重拳出击化痰火、安心神,成效已见。但朱砂有毒(《本草从新》认为朱砂"独用多用,令人呆闷"),生铁落乃重坠之品、久服易伤脾胃,故在初诊方基础上减二者而改用龙齿、珊瑚粉,并稍增加煅青礞石用量。龙齿涩凉而敛,可敛神宁心;珊瑚粉甘平无毒,镇惊安神而无损身害体之弊。仍觉体热,但生石膏辛甘大寒、质重性猛,易伤胃气,故减量改为40g。头胀、发蒙感减轻,仍痰多、黄黏难咳,考虑仍属痰火,故加甘寒之竹沥豁痰。《本草汇言》载:"《本草衍义》云:竹沥行痰,通达上下百骸毛窍诸处,如痰在巅顶可降、痰在胸膈可开、痰在四肢可散、痰在脏腑经络可利、痰在皮里膜外可行,又如癫痫狂乱、风热发痓者可定,痰厥失音、人事昏迷者可省,为痰家之圣剂也。"由此可见,竹沥行痰豁痰无处不到,皮里膜外、四肢百骸、脏腑经络皆有,实为良药。脾为生痰之源,应时时以固守中焦、健脾祛痰为治,故加炒白术甘温健脾,理中祛痰。

三诊时,被害妄想明显减轻,幻听次数较前明显减少,情绪整体平稳,遇事仍易急躁易怒。白花蛇舌草甘、微苦而寒,根据五脏苦欲补泻理论(如"心欲耎,急食咸以耎之,用咸补之,甘泻之""脾欲缓,急食甘以缓之"),在此既可泻心火,又可健脾祛痰,正合清热涤痰醒神之旨。偶有手足心发热,故加白薇、银柴胡退虚热而不苦泻。偶有少量黄色黏痰,故佐以生甘草,止咳祛痰。

四诊时,诸症明显缓解,考虑煅青礞石、石膏性寒质重,不可久服,故减二药,并嘱患者续服以巩固疗效。后门诊复诊时,患者自述被害妄想完全消失,情绪平稳,日常生活恢复正常。

痰火扰神型精神分裂症应围绕"痰火"论治。元代朱震亨指出:"癫属阴,狂属阳……大率多因痰结于心间。"单用草木药物恐难获佳效,而金石之品在其治疗过程中可起到不可忽视的作用。方中煅青礞石、生铁落、朱砂具有重镇降逆、坠痰泻火之功,并取"重可去怯"之义;石膏辛寒质重,既可苦寒直折泻火,又可清热除烦生津,乃泻火之要药。本案患者的症状、舌脉有虚实夹杂之象,病程较久,恐灼津而生虚热,故配伍银柴胡、白薇清虚热,养阴生津。用药多苦寒,且含金石重镇之品,恐久服易损脾胃,故临证时应加固护中焦之品。

医案二

靳某,女,36岁。2017年3月25日初诊。其母伴诊。

主诉:疑人恋己、凭空闻语、行为异常9年余。

现病史:患者平素性格急躁易怒。做事要求严格,工作好胜。9年前因感情受挫、工作中与领导发生矛盾等,失业在家后出现疑心、凭空闻声,自觉原单位男同事钟情于自己,并已登记结婚,自称两人以夫妻名义"同居"生活,每天"朝夕相处",将随身怀抱的"玩偶"视作"老公"。自述可经常听到"老公"与其对话,内容多为流氓低俗之语。情绪烦躁,易生闷气,不与家人沟通,入睡困难,昼夜颠倒。生活需父母陪伴照料。多次于当地医院住院治疗,诊断为"精神分裂症",予服氯氮平、阿立哌唑等,效果欠佳、病情反复。现为求进一步诊疗,在母亲陪同下来我处求诊。

现症见:患者钟情妄想明显,仍将随身怀抱的"玩偶"视作"老公",并"朝夕相处"。自述可经常听到"老公"与其对话,内容多为流氓低俗之语。情绪烦躁,易生闷气,情绪变化受月经影响明显。注意力、记忆力减退。入睡困难,昼夜颠倒,夜间易汗出,胸前常有烘热感。面部有暗斑,皮肤稍粗糙。纳少,口干不欲饮,大便秘结、2日1次,小便正常。舌暗红、有瘀斑,苔薄白,脉弦涩。

既往史:既往体健。否认手术、外伤、输血史。否认食物、药物过敏史。

家族史:父母均体健,否认家族性遗传病病史。

月经及婚育史:未婚未育。平素月经错后5~7天,量少,色暗,有少量血块。

中医诊断:狂证(气滞血瘀证)。

西医诊断:精神分裂症。

治疗原则:理气活血,宁心安神。

处方:活血安神汤。

紫石英 30g^{先煎}	煅青礞石 30g^{先煎}	煅磁石 20g^{先煎}	珊瑚粉 3g^{冲服}
柴　胡 15g	天　麻 20g	赤　芍 15g	浙贝母 30g
石菖蒲 30g	黄　连 5g	制远志 15g	刺五加 60g
玄　参 20g	银杏叶 15g	鳖　甲 15g	益母草 30g
丹　参 20g	醋鸡内金 20g		

14 剂,每日 1 剂,水煎服,分 2 次服用。

2017 年 4 月 8 日二诊:自述钟情妄想、幻听频率较前降低。情绪稍有好转,仍时有生闷气。睡眠较前改善,偶有入睡困难,无早醒,仍有夜间易汗出,胸前烘热感减轻。面部有暗斑,皮肤稍粗糙。纳食稍增多,口干不欲饮减轻,大便仍秘结、2 日 1 次,小便正常。舌暗红、有瘀斑,苔薄白,脉弦涩。初诊方基础上减柴胡,改醋鸡内金为 30g,加郁金 15g、地骨皮 15g。21 剂。

2017 年 5 月 1 日三诊:自述钟情妄想、幻听频次明显减少,每次持续时间缩短。情绪整体平稳。眠可,自觉胸前烘热感基本缓解,时有夜间汗出。面部暗斑变淡,皮肤较前细腻。纳食改善,口干不欲饮消失,二便调。舌暗红、有少许瘀斑,苔薄白,脉弦。服药期间月经来潮,量可,色暗红,血块多。二诊方基础上改煅青礞石为 20g、紫石英为 20g,加生地黄 15g、浮小麦 15g。28 剂。

2017 年 6 月 1 日四诊:自述心中较平静,偶有妄想、幻听出现,情绪平稳,偶有烦闷,纳眠可,面部仅有少量色素沉着,月经正常,二便调,舌淡红,苔薄白,脉缓。三诊方基础上减地骨皮、浮小麦、鳖甲、珊瑚粉、益母草、赤芍,改刺五加为 30g。28 剂。

2017 年 6 月 30 日五诊:自述觉得心中平静,感觉回到发病前的状态,已无妄想、幻听出现,情绪平稳,纳眠可,面色光泽、无斑点,月经正常,二便调,舌淡红,苔薄白,脉缓。遂停药。

按:癫狂之证多与情志内郁有关,或思虑不遂,或悲喜交加,或恼怒惊恐,均可导致气机郁滞。春季应肝木升发之气,肝性喜条达而恶抑郁,若肝气郁结则升发不畅,易在春季郁而为病;心主血脉而藏神,血脉受阻,心神失养,则神思不宁。《类证治裁》载:"七情内起之郁,始而伤气,继必及血,终乃成劳。"气机失畅,血脉不利,故而神失所养,思绪不宁。

本案患者平素性情急躁,肝气郁结,而在病情演变过程中,气郁往往影响全身津血运行,致脏腑失和,诸病乃生。气机不利则血脉不通,血不养心,故见神乱不定、妄思妄见;肝藏魂,肝失疏泄,魂不安宁,则多思多梦;"心藏脉,脉舍神"(《灵枢·本神》),心血瘀阻,则神不守舍,故入寝难眠。结合舌暗红,苔薄白,脉弦涩,辨证属气滞血瘀,处以理气活血、宁心安神之活血安神汤。

初诊方中，紫石英镇心安神、降逆气，《名医别录》载其"补心气不足，定惊悸，安魂魄。……令人悦泽"；煅青礞石咸平无毒，主坠痰下气、平肝镇惊，周志林认为其"善化老痰癖积……独入肝家，治惊痫痰涎胶黏不化，不外咸能软坚、重以镇邪之意"；煅磁石重镇降逆，镇惊安神；珊瑚粉安神镇心。紫石英、煅青礞石、煅磁石、珊瑚粉合用，可增降逆气安神之效。柴胡、天麻平肝疏肝、调畅气机，且柴胡引药入肝经，使之清肝经郁热。赤芍善活血散瘀，为肝家血分要药。缪希雍称："木芍药色赤，赤者主破散，主通利，专入肝家血分。"柴胡、天麻、赤芍合用，可增行气理气、活血散瘀之功。气机失调易影响全身津血运行，恐湿聚成痰，易蒙清窍，故加浙贝母、石菖蒲化湿行气、开窍豁痰。黄连清心安神，制远志宁心安神、祛痰开窍，刺五加补益肝肾、填精益髓、养心宁神。玄参咸寒质润，降火除烦。《本草正义》称："玄参，禀至阴之性，专主热病。味苦则泄降下行，故能治脏腑热结等证。色黑入血，味又腥而微咸，故直走血分而通血瘀。"可见玄参一味，以苦泄热、以咸软坚，寓有降邪热、散郁结之用意；"心欲奥，急食咸以奥之"，奥即柔软之义，以其咸味上济心火，使心火柔和而不亢，心脉通利而不凝。银杏叶活血行瘀，化浊通络，治善忘。鳖甲功专软坚散结，善治血瘀发热，配益母草、丹参以活血调经。丹参走窜有余，重在祛瘀滞，故有"丹参一味，功同四物"之称。人身之气血依赖水谷精微滋养，由脾胃化生，故用鸡内金健运脾胃，使气血充足，更防金石类药久服损伤中焦。全方主以理气活血、宁心安神为大法，旨在使肝气条达，津血通利，则心神内守，魂自安宁，症状可得缓解。

二诊时，钟情妄想、幻听频率较前降低，考虑过用温燥之品阴津更加亏损，故在初诊方基础上减柴胡以防劫阴；仍有入睡困难，面部有暗斑，皮肤稍粗糙，舌暗红、有瘀斑，故加郁金理气活血；仍有夜间汗出，故加地骨皮清虚热、敛阴止汗，防汗多而津伤；食欲欠佳，故增加鸡内金用量，以强消食化积功效。

三诊时，症状明显好转，妄想、幻听频率较前明显降低，情绪整体平稳，故减少紫石英、煅青礞石用量；但仍有间断汗出，考虑病程后期虚热仍在，故加浮小麦益气除热以敛汗止汗。血瘀尚存，故加生地黄凉血活血。

四诊时，自述诸症基本缓解，偶有妄想、幻听出现，情绪平稳，偶有烦闷，面部仅有少量色素沉着，月经正常，血瘀之象已减，活血行瘀之功已建，破血耗气之品不可久服，遂减益母草、赤芍；血瘀发热已清，故减地骨皮、浮小麦、鳖甲；气血调和、心神已安，遂减珊瑚粉，减少刺五加用量。

五诊时，症状消失，情绪平稳，纳眠可，面色淡红，月经正常，舌淡红，苔薄白，脉缓，遂予停药。

气血二者在生成、运行上密切相关，相互为用，气行则血行，气滞则血瘀。故临证治疗时理气药与活血药常常并用,气机调畅则血脉通利,血行无阻则心神得养,神安魂定。《医林改错》言:"癫狂一症……乃气血凝滞,脑气与脏腑气不接,如同作梦一样。"治疗上,当疏达气机、调畅气血,从而调和阴阳,达到"阴平阳秘,精神乃治"。本案中,所用刺五加具有补肾健脾、活血安神的作用,治疗初期大剂量使用可达到通脑络、调神明的作用;银杏叶有活血行瘀、化浊通络的作用,对于痰浊血瘀所致善忘等脑络闭阻之象尤为适用。

医案三

张某,男,49 岁。2018 年 6 月 20 日初诊。

主诉:认为自己能力超众、凭空闻味 3 年余,加重半年。

现病史:患者 3 年前与人合伙投资被骗损失数百万后,认为自己能力超人,有"统治世界"的本领,全天下的财富都由自己支配,经常嗅到自己身上有异味,认为可能沾染了不干净的东西,每天洗澡 2~3 次,反复问家人"我身上为什么有一股血腥味",而在多次得到家人否定的回答后,认为家人串通起来欺骗自己,情绪烦躁易怒,注意力欠佳。其母述其近半年经常用红参泡水喝,病情加重,出现情绪躁动,常常出现自笑。去年 12 月曾在当地医院就诊,诊断为"精神分裂症",予药物治疗(具体不详),但患者拒服西药,遂来我处求诊。

现症见:夸大妄想明显,认为自己在美国存有数亿资产,家人不让去美国生活。自觉身上有浓浓的"血腥味",每日洗澡 2~3 次后仍不能去除,情绪烦躁易怒,经常自言自语,逻辑混乱,注意力不集中,记忆力减退,自觉手足心热,偶有头发蒙感,耳鸣、声低不清。入睡难,多梦,夜间时有盗汗。性欲减退,遗精,早泄。食欲亢进,口干多饮,大便偏干、5~6 日 1 次,小便黄赤。舌红苔薄黄,中有裂纹,脉沉细数。

既往史:既往体健。否认手术、外伤、输血史。否认食物、药物过敏史。

个人史:形体消瘦。3 年前因夫妻不睦,开始手淫至今。

家族史:否认家族性遗传病病史。

婚育史:适龄婚育,育有 1 子,体健。

中医诊断:狂证(阴虚火旺证)。

西医诊断:精神分裂症。

治疗原则:滋阴降火,镇惊安神。

处方:滋阴安神汤。

磁　石 20g^{先煎}	生石膏 20g^{先煎}	刺五加 30g	酒萸肉 20g
玄　参 20g	醋五味子 20g	知　母 15g	黄　柏 15g
地骨皮 15g	龟　甲 15g^{先煎}	莲子心 10g	炒栀子 10g

麦　冬 15g　　　　玉　竹 15g　　　　生地黄 15g　　　醋鸡内金 20g

14 剂,每日 1 剂,水煎服,分 2 次服用。

2018 年 7 月 4 日二诊:自觉妄想、幻嗅较前改善,洗澡频率较前降低,但仍觉身上有异常味道,不可名状,影响心情。其余诸症稍有改善,烦躁情绪减少,自言自语减少。入睡可,多梦,手足心热减轻,仍有夜间汗出,纳可,仍口干,大便成形、1 日 1 次,小便黄,药后晨勃较前增多,性欲改善。舌红苔薄黄,中有裂纹,脉沉细数。初诊方基础上减生石膏、炒栀子、莲子心,加首乌藤 20g、酸枣仁 30g。21 剂。

2018 年 7 月 25 日三诊:自觉症状明显减轻,身上"血腥味"已不明显,服药期间洗澡频率明显降低,现每日 1 次。偶有情绪急躁,但可自行控制情绪变化,注意力可,主动性可。已无入睡困难,无夜间汗出。口干缓解,食欲欠佳,二便调,性生活时勃起正常。舌红苔薄黄,脉略细。二诊方基础上减知母、地骨皮、龟甲,加焦三仙各 20g、炒白术 15g、白扁豆 15g。28 剂。

续服 4 周后,诸症尽消,舌淡红,苔薄白,脉缓,遂停药。

按:《素问·灵兰秘典论》云:"肾者,作强之官,伎巧出焉。"筋骨劲强、动作敏捷、思考解决问题的办法,均依赖肾精充足、肾气充沛。《重广补注黄帝内经素问》载:"肾藏志(专意而不移者也)。""专意而不移"指人的思维、注意力集中于某一事物,精神专注;说明肾的功能与注意力有关。若肾精亏虚日久,则肾不藏精、主志,可见精神涣散、动作迟缓、思维迟钝、注意力无以集中。而肾水亏则水不涵木,易致肝肾阴虚,日久阴虚火旺,可见肝魂妄动,魂不安宁。

患者平素手淫频繁,日久肾精亏耗,肾水不足而致肝肾阴虚,阴虚火旺,加之情志不畅,郁而化火。《素问·至真要大论》载:"诸躁狂越,皆属于火。"五志过极皆可导致脏腑气郁化火,凡此种种最易损伤阴精,正如朱震亨所言"火起于妄,变化莫测,无时不有,煎熬真阴,阴虚则病,阴绝则死"。结合舌红苔薄黄,中有裂纹,脉细数,辨证属阴虚火旺,处以滋阴降火、镇惊安神之滋阴安神汤。

初诊方中,重用磁石重镇安神,镇肝宁魂。磁石本身有阴阳相引之性,色黑而质重,可入肾经,镇惊安神(咸能润下,重可去怯,是以主之)。生石膏清热泻火,除烦止渴,《长沙药解》载其"清心肺而除烦躁,泻郁热而止燥渴……疗热狂,治火嗽……收热汗,消热痰,住鼻衄……调口疮,理咽痛,通乳汁,平乳痛,解火灼,疗金疮"。刺五加益气健脾,补肾安神。酒萸肉滋补肾精而不腻,具有填精益髓之功,配玄参、醋五味子益肾阴、滋肾水;法宜壮水以制火,使肾水上济于心而心火不亢,三药合用以达益肾阴、滋肾水之效。知母、黄柏清热泻火,养阴生津;二者苦寒,"肾欲坚,急食苦以坚之,用苦补之,咸泻之",坚即坚守、封藏固密之义,苦味能坚即顺应肾的固密之性而为补(泻火、潜阳、益阴)。地骨皮善清虚热除蒸;龟甲滋阴潜阳、益肾健骨,《本草蒙筌》载其"专补阴衰……善滋肾损"。莲子心清心安神,配炒栀子以泻火除烦;口干渴明显,故以麦冬养阴清心除烦,玉竹养阴润燥、除烦止渴。对于玉竹,《日华子本草》曰:"除烦闷,止渴,润心肺,补五劳七伤,虚损,腰脚疼痛,天行热狂。"生地黄滋阴补血,补肾除烦;醋鸡内金健脾消食,顾护脾胃。诸药合用,滋阴降火,宁心安神,使神安魂定,则精神症状可得以缓解。

二诊时,妄想、幻嗅频率降低,性欲好转,故减生石膏、炒栀子、莲子心。仍觉身上有异常味道,多梦,夜间汗出,故加用酸枣仁、首乌藤改善睡眠。酸枣仁与五味子配伍,敛心气、宁心神以增除烦安神之功,且酸敛之性亦可助收敛固涩止汗;首乌藤又称夜交藤,功能养心安神。

三诊时,症状明显减轻,洗澡频率明显下降,性生活正常,五心烦热、盗汗已解,故减知母、地骨皮、龟甲。但食欲欠佳,故加用焦三仙、炒白术、白扁豆健运脾胃。后随诊,诸症尽消,情绪改善,性生活已恢复正常。

阴虚火旺型癫狂病程较长,治疗当以滋阴降火、镇惊安神为主。五脏养神,气郁化火则易耗损阴津,津血亏耗则神魂不定、思绪不宁。以炒栀子、莲子心等上清心火,玄参、醋五味子等下滋肾水、宁心神,配以生石膏、知母清虚热而不伤阴,磁石重镇降逆、安神定志;诸药合用,上下兼顾、心肾并调,和五脏而安神魂。

医案四

吴某,女,19岁。2016年10月20日初诊。

主诉:疑人害己、凭空闻语1年。

现病史:患者自幼与母亲关系不和,高中时成绩一直名列前茅,但2015年高考失利,被一所专科学校录取,因无法接受现状,并与舍友发生矛盾,甚至互相之间因意见不一而多次争吵后,便总觉得舍友在背后议论自己并指示别人跟踪、迫害自己,还可听到脑海中另外一个不认识的女人与自己对话,内容多为告诫自己远离舍友等。该症状已持续1年,1周前被家人得知,遂来我处求诊。

现症见:每天常常能听到脑海中另外一个不认识的女人与自己对话,并且总认为舍友在背后议论自己并指示别人跟踪、迫害自己。情绪急躁易怒,易冲动。双目干涩,偶有头胀痛、以颞部为主。入睡难,需1小时。纳可,口苦,口干喜饮,唇红,大便秘结、2~3日1次,小便黄赤。舌红苔黄燥,脉弦数。

既往史:既往体健。否认手术、外伤、输血史。否认食物、药物过敏史。

家族史:父母均体健,无类似病史可询,否认家族性遗传病病史。

月经及婚育史:未婚未育。平素月经周期不规律,常提前3~5天,月经量偏多、颜色较深,无血块。

中医诊断：狂证（心肝火旺证）。

西医诊断：精神分裂症。

治疗原则：清心平肝，定志安神。

处方：泻火安神汤。

生石膏 40g^{先煎}	煅青礞石 30g^{先煎}	珍珠母 30g^{先煎}	天　麻 20g
柴　胡 15g	瓜　蒌 15g	黄　连 3g	莲子心 10g
龙　齿 15g^{先煎}	珊瑚粉 3g^{冲服}	浙贝母 15g	石菖蒲 30g
醋五味子 15g	制远志 15g	蔓荆子 15g	山　药 15g
醋鸡内金 15g			

7 剂，每日 1 剂，水煎服，分 2 次服用。

2016 年 10 月 27 日二诊：自述幻听频率较前降低，担心别人监视自己行为的程度减轻，自觉心情较平稳些。情绪较前改善，偶有急躁易怒。双目干涩程度减轻，头痛频率降低、程度减轻。睡眠未见改善，口苦减轻，唇色淡红，仍口干多饮。大便 1 日 4 次、不成形，无腹痛，小便黄赤。舌红苔薄黄，脉弦数。初诊方基础上减瓜蒌、黄连，改生石膏为 20g、煅青礞石为 15g，加焦三仙各 15g、赤石脂 15g、炒白术 15g。14 剂。

2016 年 11 月 10 日三诊：幻听已基本消失，自述在外走路时仍有时常回头看人的动作，担心被人监视感程度减轻。情绪较前平稳，未见明显急躁易怒，可与母亲沟通交流感兴趣的内容。偶有自言自语。已无头痛、口苦，仍有口干喜冷饮，可在半小时入睡。纳可，大便成形、1 日 1 次，小便频数、色黄。舌红苔薄黄，脉弦。二诊方基础上减蔓荆子、柴胡、煅青礞石，加淡竹叶 15g、玄参 15g。21 剂。

2016 年 12 月 1 日四诊：幻听基本消失，已无被害妄想。情绪整体平稳，偶有急躁，无自言自语。口干喜饮减轻，睡眠明显改善，纳可，大便 1 日 1 次，小便频数、色黄。舌红苔薄黄，脉弦。三诊方基础上减五味子、赤石脂、珍珠母、生石膏，加甘草梢 10g、夏枯草 15g、灯心草 10g。21 剂。续服 3 周，并嘱其父母多与其沟通交流，避免情绪激动，精神紧张。

半年后复诊时，患者自述幻听消失，被害妄想消失，情绪整体平稳，学习、日常生活恢复正常。

按：《荀子·解蔽》曰："心者，形之君也，而神明之主也。"心藏神，主神志而为君主之官、神明之主。《景岳全书》载："至若情志之郁，则总由乎心，此因郁而病也。"肝木性条达而恶抑郁，主疏泄。

患者平素性情急躁，心火旺盛，复因家庭关系紧张，精神压力较大，情志不舒则肝失疏泄，气机郁滞，郁而化火。肝火心火交织则火热扰神，故见魂神不安、妄想妄闻、眠差多梦；肝经循行于头面两侧，肝火逆于上而见头胀痛，以两侧明显；肝开窍于目，肝阴虚则双目干涩；心肝火旺而见唇红；火热灼津则见口干喜饮。结合舌红苔黄燥，脉弦数，辨证属心肝火旺，处以清心平肝、定志安神之泻火安神汤。

初诊方中，天麻、柴胡入肝经，疏肝平肝，养肝体而助肝用。天麻甘平，《药性论》载其治"语多恍惚，多惊失志"，与柴胡合用可增清肝泄热、平抑肝阳之功。瓜蒌清热涤痰，宽胸散结；黄连、莲子心善清心火。黄连苦寒，"主心病逆而盛，心积伏梁"（王好古），配煅青礞石、生石膏等金石类药，以重镇安神定志；煅青礞石色青入肝，尤善泻肝热。龙齿、珊瑚粉清热潜降，安神镇惊。珍珠母性味咸寒，具有平肝潜阳、安神魂、定惊痫之能。上药合用，可使上亢之肝阳平潜，妄动之肝魂安定。生石膏甘、辛、大寒，以其甘缓之性缓肝木之急，以其辛散之性疏肝木之郁，即合《素问》"肝苦急，急食甘以缓之""肝欲散，急食辛以散之"之义。浙贝母、石菖蒲合用，可增清热豁痰安神之功。吴崑说："心以长养为令，志喜而缓，缓则心气散逸，自伤其神矣，宜急食酸以收之。"故以醋五味子之酸敛心气、宁心神，合"心苦缓，急食酸以收之"之旨。制远志益智安神，配蔓荆子以清利头目。佐醋鸡内金、山药顾护脾胃，以防金石类药损脾碍胃。全方主以清心平肝、定志安神，肝火清、心火降则症状可得以缓解。

二诊时，幻听频率降低，但仍有眠差烦躁、口干喜饮、小便黄，且服药期间出现腹泻，考虑初诊方苦寒泻利之品较多，故减瓜蒌、黄连，减少生石膏、煅青礞石用量，加焦三仙、赤石脂、炒白术健运脾胃、固护中焦。

三诊时，幻听基本消失，情绪较前平稳，睡眠改善，头痛消失，故减煅青礞石、柴胡、蔓荆子。仍有热象，故加淡竹叶、玄参清热利尿、滋阴泻火。

四诊时，幻听基本消失，仍有小便频数、色黄，故减五味子、赤石脂、生石膏、珍珠母，加灯心草、夏枯草、甘草梢清心火、安神志，泄热利小便，使热邪从上下而出。后随诊，患者已无被害妄想，幻听消失，情绪平稳，学习、日常生活恢复正常。

心肝火旺型癫狂，治疗当以清心平肝、定志安神为主。病机上心火旺与肝火亢盛往往相兼为病，且可相互影响、相互为用，故以天麻、柴胡等疏肝平肝，莲子心、黄连等清心安神，配以煅青礞石、生石膏等金石类药重镇安神，并清热除烦醒神，以达清心平肝、定志安神之目的。

医案五

申某，女，33岁。2021年11月19日初诊。其母伴诊。

主诉：怀疑有人迫害、监控自己4年余。

现病史：患者性格多疑，易胡思乱想。2016年12月突然与男友失联，2个月后又与男友联系上，并发现男友已出国，同时男友（说谎）否认出国事实，遂与男友发生激烈争执并分手,于是情绪受到打击,思绪混乱,经常哭泣。2017 年 2 月起,觉得自己被人监控,认为他人得到关于自己的信息都是从家中泄露出去的,有人在附近盯着自己。起初患者拒绝社交,并且不能工作。曾于 2020 年 5 月在当地医院就诊,诊断为"妄想症",因担心被人谋害,拒绝服药。现为求进一步诊疗,遂来我处求诊。

现症见:自觉有人监控、跟踪自己,马路上听到的声音也是针对自己,担心自己的隐私被泄露,认为有人意图伤害自己。神情呆滞,思维混乱,喜独处,自觉体胖疲乏,头昏沉不清,少动懒言。多寐,每晚睡眠约 10~11 小时。多梦,常梦见死去的亲人。纳差,呃逆频频,痰多黏白,食欲不佳,大便不成形、1 日 1~2 次,小便正常。舌淡红,苔白厚腻,脉滑有力。

既往史:既往体健。否认手术、外伤、输血史。否认食物、药物过敏史。

家族史:否认家族性遗传病病史。

月经及婚育史:未婚未育。平素月经周期正常,月经量少、颜色较浅,无血块。

中医诊断:癫证(痰蒙神窍证)。

西医诊断:精神分裂症。

治疗原则:化痰开窍,定志安神

处方:豁痰醒神汤。

煅青礞石 30g^{先煎}	赭 石 15g^{先煎}	磁 石 20g^{先煎}	清半夏 10g
石菖蒲 30g	浙贝母 30g	竹 沥 20ml^{后下}	炒鸡内金 15g
焦三仙^各15g	麸炒枳实 15g	砂 仁 10g	白扁豆 15g
陈 皮 15g	炒白术 15g	山 药 15g	制远志 20g

14 剂,每日 1 剂,水煎服,分 2 次服用。

2021 年 12 月 3 日二诊:自述妄想减少,情绪明显好转,内心感觉安静,思维较前清晰。仍感觉有人跟踪,但不再去想自己被跟踪的事情,能自行控制妄想行为。仍觉疲劳,多寐多梦,每晚可睡 9~10 小时。食欲改善,呃逆减少,纳尚可,大便稍不成形,小便正常。舌淡红,苔白腻,脉滑。初诊方基础上减磁石,改煅青礞石为 20g,加茯苓 15g、桂枝 15g。14 剂。

2021 年 12 月 17 日三诊:诸症减轻,自述已无被人跟踪的感觉,能自行控制妄想行为,情绪明显改善,能主动与人交流。疲劳感缓解,偶有白天精神差,容易犯困,多梦减少,每晚可睡 8~9 小时,纳食可,已无呃逆,二便调。舌淡红,苔白腻,脉滑。二诊方基础上减砂仁、赭石,加泽兰 15g、炒薏苡仁 15g。21 剂。

2022 年 1 月 7 日四诊:自述外出时不再担心有人监视自己,白天疲劳感明显减轻。可主动与家人沟通,自觉头发蒙感消失,每晚睡眠 8 小时左右,偶有梦。舌淡红,苔薄白,脉滑。三诊方基础上减煅青礞石、麸炒枳实,加刺五加 20g、巴戟天 15g。14 剂。

2022 年 1 月 21 日五诊:症状完全改善,已无胡思乱想、担心焦虑的想法,舌淡红,苔薄白,脉缓,遂停药。

按:《癫狂条辨》载:"癫证专主乎痰""癫之痴迷昏愦,由忧思郁结,痰迷心窍也"。忧思之情影响气机的疏泄,气机郁滞,津液停蓄而为痰。痰浊是人体脏腑气血失和,津液运化失常的病理产物,同时又是一种危害甚广的致病因素。痰浊上蒙清窍,则致癫致狂、神思受扰。

本案患者平素性格多疑善虑,情志失畅,气机受阻,津液失于输布,故湿痰内生,痰湿搏结,上蒙清窍而成痰蒙神窍之证。清窍失养,心神不宁,故见思绪混乱、妄闻妄见;痰浊内阻,气滞津停而易感疲劳;痰滞于脑窍,则眠差多寐、清窍失用;痰阻于胃脘,则呃逆频频;脾胃虚弱,无以运化水谷精微,故见纳差便溏。舌淡红,苔白腻,脉滑,均为痰湿不化之象,故辨为痰蒙神窍证,治以化痰开窍、定志安神,予豁痰醒神汤。

初诊方中,石菖蒲、浙贝母涤痰开窍,清半夏燥湿豁痰、降逆止呃,竹沥清心化痰、镇惊开窍。《本草汇言》载:"《本草衍义》云:竹沥行痰,通达上下百骸毛窍诸处,如痰在巅顶可降、痰在胸膈可开、痰在四肢可散、痰在脏腑经络可利、痰在皮里膜外可行,又如癫痫狂乱、风热发痉者可定,痰厥失音、人事昏迷者可省,为痰家之圣剂也。"其中,石菖蒲尤善醒神益智,《本草正义》载其"开心孔、补五脏者,亦以痰浊壅塞而言;荡涤邪秽,则关窍通灵而脏气自得其补益,非温燥之物能补五脏真阴也……且清芬之气能助人振刷精神,故使耳目聪明、九窍通利"。上药合用,以达涤痰开窍醒神之功。煅青礞石、磁石、赭石等金石类药重用,取其沉降下行之性,镇惊安神除烦。其中,赭石平肝降逆止惊,下气降痰止呃。上述金石类药多苦寒质重,故配鸡内金、焦三仙健运脾胃,固护中焦。枳实破气,散结消积,配砂仁、白扁豆、陈皮理气和中,健脾化痰。张元素《医学启源·用药备旨》认为:"脾苦湿,急食苦以燥之,白术。"脾土喜燥恶湿,主运化水湿,故以白术之苦味燥中焦脾湿而治其标,健中焦脾气绝生痰之源而治其本。佐以山药补脾止泻,远志祛痰开窍。全方标本兼顾,使脏腑功能协调,气机条达,以化痰浊。

二诊时,妄想减少,情绪明显好转,思维较前清晰,但仍觉疲劳困倦,恐煅青礞石、磁石性重沉降之力太过,故去磁石,减煅青礞石剂量,以免重镇伤气。考虑患者仍觉疲劳、多寐,舌淡红,苔白腻、脉滑,大便稍不成形,偶有呃逆之象,故加茯苓健脾利水、渗湿化饮,桂枝助阳化气,取苓桂术甘汤温化水饮之法。

三诊时,诸症减轻,能自行控制妄想行为,呃逆已除,但仍偶有白天犯困,精神欠佳,恐病程日久。砂仁性温味辛,不可久用,应中病即止,以防燥湿伤阴。故在二诊方基础上减砂仁、赭石,加泽兰、炒薏苡仁活血利水祛湿,巩固疗效。

四诊时,减煅青礞石、麸炒枳实,加刺五加以补脾肾、巴戟天以温补肾而不燥,合用以振奋其阳解疲劳兼以温化祛湿。嘱患者坚持服用,病情平稳,诸症尽消,未再反复。

脏腑功能失调、气机不利等皆可产生痰湿。痰湿之邪既是病理产物,又可作为病因致他脏发病。故临证时往往需多脏兼治,诸法同用。本病治疗上以化痰开窍、定志安神为大法,行气化痰法和温化寒痰法合用,并配伍磁石、赭石、煅青礞石等金石类药,以重镇降逆、安神定志。煅青礞石坠痰下气、清热平肝镇惊,磁石镇惊安神,赭石降逆祛浊下痰,三药合用,以其重镇之性降逆安神,兼以祛痰宁心。

医案六

王某,女,21岁。2016年7月2日初诊。其母伴诊。

主诉:敏感多疑、凭空闻语、与电波交流3年,加重1年。

现病史:患者素体羸弱,自幼性格偏内向、敏感。3年前与同学发生矛盾后,总觉他人在背后评论自己、说自己坏话,但频率较低,每年1~2次,未予重视。近1年来,在大学学习电影分析课程,常鉴赏各类电影,自觉精神受到影响,疑心、凭空闻声加重,认为自己可以接收到外界异常电波,并能与之交流。父母劝说无果,且坚信不疑。报警后,警察建议到医院就诊治疗,遂来我处求诊。

现症见:时有幻听,幻听内容以评论性言语为主,有人在背后议论自己,因为自己可以接收到外界电波并能与之产生联系,认为有坏人要对自己做不好的事情并伤害自己。精神欠佳,思虑重,多愁善感,不喜与人交流,担心害怕,语声低微。易感疲劳,时有气短自汗,偶有心悸。眠差,入睡困难,约需2~3小时入睡,易早醒,醒后难以复眠。纳差,食欲欠佳,食后腹胀,大便不成形、1日2~3次,小便正常。舌淡红,苔少,脉细弱。

既往史:既往体健。否认手术、外伤、输血史。否认食物、药物过敏史。

家族史:否认家族性精神病病史。

月经及婚育史:未婚未育。平素月经周期正常,月经量少、颜色较浅,无血块。

中医诊断:癫证(心脾两虚证)。

西医诊断:精神分裂症。

治疗原则:补益心脾,宁心安神。

处方:宁心安神汤。

煅磁石 20g 先煎	紫石英 20g 先煎	炒白术 15g	刺五加 60g
山　药 15g	茯　苓 15g	当　归 10g	龙眼肉 15g
酸枣仁 30g	木　香 15g	黄　连 5g	石菖蒲 30g

琥珀粉 3g^{冲服}　　　鸡内金 15g　　　白豆蔻 10g

14剂,每日1剂,水煎服,分2次服用。

2016年7月16日二诊:自述与外界电波联系减少,幻听到评论性言语明显减少。但常一想到他人对自己做不好的事情,心情易烦躁,情绪容易激动。仍易感疲劳,与人交流增多。睡眠明显改善,入睡快,无多梦,无早醒。仍纳差食少,口干,腹胀减轻,大便不成形,小便正常。舌淡红,苔薄白,脉细。初诊方基础上减木香,加焦三仙各20g、生地黄15g。14剂,水煎服。

2016年7月30日三诊:自述脑内的外界电波时有出现,幻听次数较前减少、频率降低,已无明显被害妄想。情绪整体平稳,能自行控制冲动情绪。乏力、疲劳感减轻,能主动与人交流。入睡可,但半夜醒未见改善,纳尚可,食欲增加,口干消失,二便调。舌淡红,苔薄白,脉缓。二诊方基础上改龙眼肉为20g,加黄芪20g、熟地黄20g。14剂,水煎服。

2016年8月13日四诊:情绪平稳,服药期间幻听未再出现,自己认为脑中无异物,偶有半夜醒。二便调。舌淡红,苔薄白,脉缓。三诊方基础上减黄连、琥珀粉,改刺五加为30g,加红景天15g。14剂,水煎服。

2016年12月,患者在母亲陪伴下前来复诊,其母述停药后幻听消失,已无被害妄想,情绪平稳,学习、生活已恢复正常。

按:《灵枢·本神》指出:"心藏脉,脉舍神。"张介宾《类经》说:"心为五脏六腑之大主,而总统魂魄,兼该志意。"心为五神脏之统领。人身气血是精神活动的重要物质基础。脾为后天之本而化生气血。气血亏虚,或心血不足,则心神失养,而精神情志皆可受其影响。

本案患者禀赋不足,平素性格内向、敏感多思。心脾两虚,气血不能濡养心神,则神无所主,故见忧思多虑、妄闻妄见;脾为仓廪之官,运化失司,则见纳差、便溏,月经量少色淡;心脾气血皆亏,则少语懒言、易感疲乏。结合舌淡红,苔少,脉细弱,辨证属心脾两虚,处以补益心脾、宁心安神之宁心安神汤。

初诊方中,刺五加、山药益气健脾。其中,刺五加兼以补肾安神益智(肾藏先天之精,是生命之本原,为先天之本),山药补脾养胃力强(《神农本草经》载其"补中益气力,长肌肉,久服耳目聪明"),两药合用,可增补脾养气血之功,并助先后天之本。当归入心经,甘温助心血,调益荣卫、滋养气血,为血中之圣药。炒白术、茯苓健脾益气安神,并防脾土为湿邪所扰;酸枣仁、龙眼肉补益心脾,养血安神;木香行气健脾,防诸补益之品滋腻碍胃,配黄连除烦安神。石菖蒲开窍豁痰、醒神益智,以其辛温芳香之性开九窍、辟秽浊,祛阴霾不正之气。磁石味咸色黑入肾经而养肾脏、益肾气;紫石英"定惊悸且补心虚,填下焦尤安魂魄"(《本草蒙筌》);琥珀粉甘平,镇惊安神,《名医别录》载其"主安五脏,定魂魄"。佐以鸡内金、白豆蔻,健脾消食、温中行气。全方主以补益心脾、宁心安神,俾脾气健、心血充则神安得养,精力充沛。

二诊时,幻听频率下降,但仍有妄想,心情易烦躁,口干明显,故减木香,以免燥性太过劫其阴津;仍纳差食少,故加焦三仙健脾胃、消食除胀。易感疲劳,恐气血亏虚日久而生虚热,故加用生地黄滋阴清热、凉血补血。脾土以温厚和缓为健运,甘味能补能缓以和中州,并顺应脾之温厚之性,而生地黄甘苦寒,用之即合《素问》"脾欲缓,急食甘以缓之"之义。

三诊时,诸症改善,已无明显被害妄想。黄芪味甘性微温,入脾、肺经,具有补中益气的功效,《名医别录》载其"补丈夫虚损,五劳羸瘦,止渴,腹痛泄利,益气,利阴气"。熟地黄滋阴养血、填精益髓,《药性赋》认为"其用有四:活血气,封填骨髓;滋肾水,补益真阴;伤寒后,腰骨最痛;新产后,脐腹难禁"。两药合用,具有阴阳双补之功。入睡可,但半夜醒未见改善,故增加龙眼肉用量,以加强补益心脾、养血安神之力。

四诊时,未见火热之象,故减黄连、琥珀粉。红景天"补气清肺,益智养心"(《中华本草》),用以益气宁心。心脾两虚之象明显减轻,故减少刺五加用量。

心脾两脏在气血的生成、运行方面密切相关。气血之间相互为用、相互转化。本案治疗时以补益心脾为原则,常常益气药和补血药并用。脾运化水谷精微,为气血生化之源,故用刺五加、山药、炒白术、茯苓等益气健脾,当归、龙眼肉、酸枣仁养心血、和血脉,焦三仙、鸡内金、白豆蔻既充养脾胃、消食除胀又防金石类药过用损伤中焦。此外,配以煅磁石、紫石英、琥珀粉重镇安神定志。本案方药主以补益心脾、宁心安神,上调脑神,下和心脾,使气血充养,脏腑调和,脑窍清利,心神得安。

医案七

刘某,女,54 岁。2015 年 10 月 24 日初诊。

主诉:疑被盗窃 5 年,伴凭空闻声半月。

现病史:5 年前父亲去世后,患者与兄长因家产分割问题产生纠纷,遂出现被窃妄想。5 年间症状反复出现,未予系统治疗。半月前,家庭矛盾激化后,患者症状加重明显,认为兄长家人在背后计划偷窃她的财产,并常听到别人与自己对话,警示自己即将面临财产危机。因此,将大额现金存至家中,并随身带刀预防,甚至夜晚在家中也不敢关灯,将家中所有柜子锁上,不愿相信家人解释。为求治疗,在家人带领下来我处求诊。

现症见:被窃妄想明显,怀疑他人计划偷窃自己财产,并常听到别人警示自己即将面临财产危机的对话。记忆力减退,注意力无法集中。烦躁易怒,喜叹息,咽部如有物阻,易感疲劳,懒动,日间精神差。夜寐差,多梦。纳差食少,口干明显,大便不成形、1日2~3次,小便正常。舌淡红少津,苔薄黄,脉沉弦。

既往史:既往体健。否认手术、外伤、输血史。否认食物、药物过敏史。

家族史:否认家族性遗传病病史。

月经及婚育史:适龄婚育,育有1女,体健。已绝经。

中医诊断:癫证(肾虚肝郁证)。

西医诊断:精神分裂症。

治疗原则:益肾疏肝,解郁安神。

处方:守魂汤。

巴戟天 30g	紫石英 30g 先煎	山茱萸 15g	刺五加 30g
炒酸枣仁 30g	柴 胡 15g	白 芍 15g	炒栀子 10g
天 麻 20g	贯叶金丝桃 20g	石菖蒲 30g	浙贝母 30g
醋鸡内金 15g	煅龙骨 20g 先煎	瓜 蒌 15g	

14剂,每日1剂,水煎服,分2次服用。

2015年11月7日二诊:自述被害妄想、凭空闻声减轻,时有怀疑自己被监视。情绪较前改善,偶有脾气急躁,疲劳感减轻,记忆力改善。入睡时间缩短,但仍有睡前担心、害怕,常于凌晨4—5点左右醒,自述醒后仍担心家中财产被盗,想如何去防范。已无咽部不适感。口干改善。眠差多梦。食欲差,食后易腹胀,大便每日2次、不成形,小便调。舌淡红,苔薄黄,脉沉。初诊方基础上减柴胡、白芍,改巴戟天为40g,加郁金20g、磁石20g 先煎、龙齿10g 先煎、黄柏15g、珊瑚粉2g 冲服。14剂,水煎服。

2015年11月21日三诊:自述被盗窃的想法及凭空闻声已减轻,每天时有时无,能分清现实与想象的内容,每当出现被盗窃想法时自己试图转移注意力。情绪整体较前平稳,已无急躁情绪,能主动出门活动及与人交流,注意力可,记忆力明显改善。白天精神可,乏力疲劳,偶有口苦口干。睡眠较前明显改善,无早醒。食欲改善,纳可易饥,大小便调。舌淡红,苔薄黄,脉缓。二诊方基础上改黄柏为10g。14剂,水煎服。

2015年12月5日四诊:被盗窃感减轻,被监视感减轻,凭空闻声减轻,可与家人沟通,每遇不顺心事时易烦躁,相信家人对自己的看法,自觉心烦较前减轻,心理有些平静感。咽部异物感减轻,晨起仍觉疲劳,睡前担心、害怕减轻且时间缩短。大便每日2~3次、不成形。小便可。舌红,苔薄黄,脉沉。三诊方基础上改紫石英为35g,加黄精20g、山药15g、炒白术15g、五味子20g。14剂,水煎服。

2015年12月19日五诊:烦躁明显减少,怀疑自己被监视、凭空闻声在近2周未再出现,但被盗窃感还似有似无。咽部不适感消失,自觉心中已有平静感,不为财务被盗所担心、害怕。疲劳感减轻,自觉精力足。眠可,二便调。舌红,苔薄白,脉缓。四诊方基础上减黄柏、瓜蒌、磁石、龙齿、贯叶金丝桃,改紫石英为20g、刺五加为15g。21剂,水煎服。

2016年1月9日六诊:情绪平稳,烦躁易怒现象未再出现,被监视感、凭空闻声消失,被盗窃感未再出现。自己现已认为家中财产数量不多,可数。将柜中钥匙交给丈夫,让其存到银行。疲劳感消失。眠可。舌淡红,苔薄白,脉缓。另予益肾健脑汤,7剂后可停药。

处方:益肾健脑汤。

刺五加 15g	山茱萸 20g	巴戟天 20g	浙贝母 20g
石菖蒲 20g	天 麻 15g	贯叶金丝桃 15g	五味子 15g

7剂,每日1剂,水煎服,分2次服用。

按:《灵枢·本神》言:"肝藏血,血舍魂……肾藏精,精舍志。"肝为刚脏,属木,性喜条达而恶抑郁,主疏泄,调节气机,主情志。肾为作强之官,为先天之本,贮藏精气,主水,助发育生殖,并通脑生髓。肝在志为怒,若其条达之性被遏不疏,则气机郁滞、升降失常,情志不遂,发为情绪低落、抑郁沉闷、善太息等。肾在志为恐(惊)。《灵枢·经脉》言:"气不足则善恐,心惕惕如人将捕之。"若肾气不足,则惊恐更易乘之,致恐则气下,或发为二便不调,或惊惕使人气机逆乱,形神失调,神机失用。肝木有赖于肾水滋养,方能疏泄气血津液。若惊恐伤肾,则肾精不藏,脑髓失养,可见反应迟钝、神茫健忘。肾水不济,则肝木无以舒畅,魂不守舍,可见多疑恍惚、失眠太息。肝失疏泄,气机郁滞,则气血津液输布失常,可生痰生湿,使咽部如有异物感。日久则病邪萌生幻妄,渐为癫证。

初诊方中,山茱萸填精益髓,滋补肝肾;巴戟天甘温补肾,"肾者,作强之官,伎巧出焉";刺五加益气健脾,补肾安神;天麻味甘性平,气性和缓,"肝苦急,急食甘以缓之",故用其甘和缓肝木之坚劲;栀子善治心中懊侬而不得眠,除烦安神;柴胡疏肝行气;白芍平肝止痛;贯叶金丝桃入肝经,疏肝解郁,条达肝气。上药合用,以疏条肝气,解肝之郁结。炒酸枣仁养心补肝、安神生津,煅龙骨平肝潜阳,紫石英镇惊安神、"安心安神,养血去湿"(《本草再新》)。瓜蒌、浙贝母、石菖蒲涤痰开窍、醒神益智,与健脾助运之鸡内金配伍应用,固护中焦,防重坠之金石类药伤脾。全方主以益肾疏肝、解郁安神,补中有疏,使阴阳平衡,魂安思定。

二诊时,仍有不切实际的想法和凭空闻声,过度紧张恐惧,因肾在志主恐,故加用龙齿以镇惊、安魂魄,《神农本草经》载其"主小儿大人惊痫,癫疾狂走"。肾虚肝郁之证宜平补平疏。患者现性情急躁,舌淡红苔薄黄,宜用黄柏之苦寒以清相火、安神魂,郁金行气散肝郁。对于郁金,《医方考》载:"白金丸:白矾三两,郁金七两(须四川蝉腹者为真)。二共为末,糊丸梧桐子大,每服五六十九,温汤下。《本事方》云:昔有一妇人癫狂失心,数年不愈,后遇至人授此方,初服觉心胸有物脱去,神气洒然,再服顿愈。至人云:此病因忧郁得之,痰涎包络心窍,此药能去郁痰。"珊瑚粉味甘性平,归肝经,《无误蒙药鉴》载其"清肝热,祛毒热",《中药大辞典》载其"去翳明目,安神镇惊"。部分症状缓解,但多数尚未改善,故加用磁石以增疗效。柴胡味辛性烈,疏肝力强,久用可伤阴,而白芍养血柔肝,用以防柴胡太燥,故同时去柴胡、白芍。

三诊时,诸症缓解,偶有口干口苦,故稍减黄柏剂量。

四诊时,仍有疲劳气虚之象,且见脾虚泄泻,故加黄精、山药、炒白术健脾益气,另加五味子收敛固涩、补肾宁心。增加紫石英用量,以镇心安神。

五诊时,烦躁、多疑、凭空闻声大减,舌苔转白,可见热象已除,心神得安,故停用黄柏、瓜蒌、磁石、龙齿、贯叶金丝桃,紫石英、刺五加亦减量。

六诊时,自觉诸症悉除,舌脉平和,遂予巴戟天、山茱萸、刺五加补肾益精,天麻、石菖蒲、浙贝母、贯叶金丝桃清热痰、疏肝气、通脑窍,五味子补肾宁心。

肾虚肝郁型癫狂主以益肾疏肝、解郁安神之法,临证时需肝肾同治、气血并调。治疗方药中,山茱萸、巴戟天益精填髓、滋补肝肾、阴阳并补,天麻、柴胡、郁金、栀子平肝清肝散郁结,同时应用紫石英等金石类药,以其重镇之性定志宁神,兼以除烦化痰、醒神开窍等法,以调阴阳,安五脏,宁心神。

医案八

刘某,男,15岁。2019年5月7日初诊。其母伴诊。

主诉:疑被附体、凭空见人3个月余,加重10天。

现病史:患者平素性格内向,胆小易惊,多疑善虑。3个月前,无意间看到一群学生在杂物间内对本班同学拳打脚踢而受到惊吓,不断在脑海中回忆当时场景,自述时常可见模糊光芒及人物,虽然无法看清面目但其坚信此人附在自己体内,有时鼓励他,有时批评他,有时对他说一些听不懂的话。家长未予重视。10天前,症状明显加重,完全不注意个人卫生,不梳洗打扮,上学期间注意力无法集中,无法与人交流而停课在家,故在母亲带领下求诊于我处。

现症见:幻视,内容为模糊光线及陌生人物。整日待在家中,不与父母沟通,多疑善虑,思维、反应迟钝,对他人问题不能当即回应,行动迟缓,表情呆滞,精神欠佳,面色㿠白,暗淡无神,记忆力减退明显,有头发蒙感,自觉脑袋似乎蒙一层布,对外界事物有不清晰感。常感疲乏,腰膝酸冷,怕冷明显。莫名担心害怕,自觉心慌,常有困意、嗜睡,有噩梦,梦中常现掉到水火里或深山之中,每晚约睡 4~5 小时。纳差食少,大便不成形、1 日 1~2 次,小便清长。舌淡胖,苔薄白,脉沉,尺脉弱。

既往史:既往体健。否认手术、外伤、输血史。否认食物、药物过敏史。

家族史:祖母有精神病病史。

婚育史:未婚未育。

中医诊断:癫证(脾肾阳虚证)。

西医诊断:精神分裂症。

治疗原则:温补脾肾,定志安神。

处方:补肾定志汤。

紫石英 30g^{先煎}	阳起石 10g^{先煎}	磁 石 20g^{先煎}	巴戟天 30g
杜 仲 30g	肉 桂 8g	补骨脂 15g	菟丝子 15g
刺五加 50g	浙贝母 30g	山 药 15g	焦三仙^各20g
生酸枣仁 20g	合欢皮 15g	远 志 15g	

7 剂,每日 1 剂,水煎服,分 2 次服用。

2019 年 5 月 14 日二诊:幻觉减少,稍有些不切实际的想法。情绪好转,面色好转,在父母陪同下出门活动增加,能与人交流,注意力、记忆力较前改善。腰酸缓解,偶有白天浑身乏力,嗜睡,易紧张害怕,夜间需父母陪同睡觉,想法较多。怕冷感缓解,仍食欲差,大便稍不成形,小便正常。舌淡苔薄白,脉沉。初诊方基础上改紫石英为 40g、阳起石为 15g、刺五加为 30g,加肉苁蓉 10g。14 剂,水煎服。

2019 年 5 月 28 日三诊:自觉幻觉在情绪紧张时出现,偶出现模糊光线及陌生人物。情绪较前明显好转。疲劳、腰膝酸冷已减轻。自觉头发蒙感消失,无嗜睡,时有多梦,无噩梦,睡前担心害怕程度减轻。食欲好转,服药期间出现腹泻,小便正常。舌淡苔薄白,脉略沉。二诊方基础上减合欢皮、生酸枣仁,加茯苓 15g、炒白术 15g、赤石脂 15g、淫羊藿 10g。14 剂,水煎服。

2019 年 6 月 11 日四诊:自述心中担心害怕感未再出现,日常起居无需父母协助,可主动与家人沟通交流。疲劳感、腰膝酸软感明显缓解,多梦减少,自述醒后梦中事情记不住,二便调。舌淡红,苔薄黄,脉缓。三诊方基础上减阳起石、紫石英、淫羊藿、肉桂、赤石脂,加陈皮 15g、党参 10g。14 剂,水煎服。

2019 年 6 月 25 日五诊:能主动与家人沟通,自觉无疲劳感,担心害怕感未再出现。注意力集中,记忆力尚可,偶有梦,食欲尚可,二便调。舌淡红,苔薄白,脉缓。四诊方基础上减茯苓、焦三仙、菟丝子,改浙贝母为 15g。7 剂,水煎服。嘱药后诸症平稳后可停药。

按:《素问·生气通天论》载:"阳气者,精则养神,柔则养筋。"阳气充足则能畅情志、安五脏、养筋骨。若阳气不足,神失温养,则表现为精神不振、兴趣下降、反应迟钝、意志消沉、情感淡漠等。肾为先天之本,内藏真阴元阳。脾为后天之本、气血生化之源。脾阳有赖于肾阳的温煦推动,肾阳可助脾阳运化水湿、输布津液。

患者素体虚弱,阳气不足,五脏失于温煦。肾主志,脾主思,脾肾虚弱则见忧思多虑、妄闻妄见;脾主肉,脾气虚,故见疲劳倦怠;腰为肾之府,肾阳虚则见腰膝酸冷;肾主骨生髓、上充于脑,脑窍失养,则见记忆力减退;脾阳失运,则纳差便溏;结合舌淡胖,苔薄白,脉沉,辨为脾肾阳虚证,治以温补脾肾、定志安神,予补肾定志汤。

初诊方中,重用刺五加健脾益气、补肾安神;阳起石味咸入肾,功专补肾壮阳;山药益肾气,健脾胃;菟丝子、巴戟天、杜仲补益肝肾而固精;补骨脂温补脾肾之阳;远志入肾经,功专强志益精,《本草正》载其"功专心肾,故可镇心止惊,辟邪安梦,壮阳益精,强志助力"。上药合用,以增温补脾肾、安神益智之功。合欢皮、生酸枣仁养血解郁安神。其中,合欢皮和心志,所谓"合欢蠲忿,萱草忘忧"。酸枣仁,熟用则收敛精气,功在安神,治疗虚烦不眠、烦渴虚汗之症;生用则导虚热,功在提神,治疗胆热好眠、神昏倦怠之症,对嗜睡者有很好的疗效。肉桂辛甘大热,可温中散寒、暖肾通阳,此即《黄帝内经》所谓"肾苦燥,急食辛以润之";因肾为水火之脏,内藏真阴与元阳,对五脏有温煦滋养作用,且脾阳的运化需依靠肾阳助力才能运行。磁石色黑而质重、可入肾经,紫石英性温、归肾经;二药均能做引经之药,引诸药入肾而补益精气,亦有重镇安神去怯之效。金石类药质密重坠、药性峻烈,有重坠伤胃之弊,故配伍焦三仙健运脾胃,以防重镇之品久服损脾碍胃。另,脾阳不足,健运失职,生湿生痰,上蒙清窍,故用浙贝母化痰。

二诊时,仍有怕冷、乏力,故加用肉苁蓉补肾阳,益精血,润肠通便,《本草汇言》载其"温而不热,补而不峻,暖而不燥,滑而不泄"。同时,增加紫石英、阳起石用量,以温补肾阳。部分症状如注意力、记忆力改善,能与人交流,乏力腰酸缓解,故减刺五加用量。

三诊时,无嗜睡,头发蒙感消失,故减合欢皮、生酸枣仁。"肾者,作强之官,伎巧出焉。"淫羊藿补肾阳、强筋骨,可消除疲劳感。患者服药期间出现腹泻,故用炒白术健脾、茯苓利湿、赤石脂涩肠止泻,共奏健脾渗湿止泻之功。

四诊时,阳虚之象已去,故减阳起石、紫石英、淫羊藿、肉桂;腹泻已止,故停赤石脂。佐以健脾益气之党参、陈皮,以助脾气运化。

五诊时,情绪稳定,幻听、担心害怕已消失,注意力集中,记忆力尚可,嗜睡已退,精力较为充沛。痰蒙清窍不再,故减少浙贝母用量,减茯苓、焦三仙、菟丝子。余下诸药,补肾健脾、化痰降浊、醒脑安神。

本案患者发病年龄早,先天禀赋不足,见脾肾阳虚之面色㿠白、健忘疲乏、腰膝酸冷、纳差便溏之象,治疗当以补肾阳、健脾胃为主,加以镇惊安神之品。脾肾为先后天之本,而滋养一身气血。《黄帝内经》言:"阳化气,阴成形。"若阳气亏虚,则气化不行,五脏精神失于温养。程文圃《医述》云:"脑为髓海……髓本精生,下通督脉,命火温养,则髓益充。"精髓的化生有赖于命门之火温养,故肾阳不足则肾精亏虚,不能生髓,脑髓空虚,元神失控,而致癫致狂。本案的治疗,强调在温补脾肾、助阳益气、定志安神的同时,佐加性温质重之金石类药以降逆安神,使阳气充、精神健而气血阴阳复归于平衡。

三、小结

精神分裂症的临床特征包括阴性症状和阳性症状,中医学统称为"癫狂"。阴性症状多见情感淡漠或不协调、语言和思维内容匮乏、意志行为减退、社会功能下降,属于中医学"癫证"范畴;阳性症状多见幻觉、妄想、思维形式障碍、行为紊乱,属于中医学"狂证"范畴。癫狂之证均与情志有关。情志过度则劳伤五脏,情志内郁则气阻邪生。情志为病,或思虑不遂,或悲喜交加,或恼怒惊恐,均可导致气机紊乱,神机失用。

对于精神分裂症来说,先天禀赋不足而脑髓亏虚、脑神失养是其发病基础,后天痰热扰神或痰湿蒙窍造成神机失用是其发病关键,因此临床表现为思维杂乱、认知减退、情感异常等精神症状。在精的层面,表现为肾精亏虚、脑髓失养。在气的层面,肾阳亏虚,气化失司,脾失温煦,生湿生痰,上蒙清窍;或肾阴失滋,水不涵木,木旺克土,脾失健运,生湿生痰,肝火与痰湿相搏而生痰热,上扰神明。在神的层面,表现为痰蒙神窍或痰火扰神。在精的层面,针对先天禀赋不足,给予益肾填精补髓;在气的层面,给予疏肝健脾、行气化湿,畅利中焦气机;在神的层面,给予豁痰安神或泻火涤痰,从而共奏祛痰开窍、宁神安魂之效。

痰是精神分裂症的核心病理产物。元代朱震亨提出"百病中多有兼痰者,世所不知也"。清代程文圃在《医述》中也指出了癫狂与痰的密切关系——痰蒙心窍,则"无端见鬼,似祟非祟",此"悉属痰候",并运用王隐君滚痰丸治疗。《癫狂条辨》也认为"癫之痴迷昏愦,由忧思郁结,痰迷心窍也","狂之初起,痰在肝,热在胆","痰火夹攻则狂也"。精神疾病的症状奇特,变化多端,与痰之为病的特点十分相似。痰之为病,病程较长,病势缠绵,反复发作,变化多端,可随气四处流窜,内入脏腑筋骨,外达肌表腠理。痰在心则悸,在头则眩,在肺则咳,在肠则泻,在背则冷,在胸则痞,在胁则胀,在胃则呕,在经络则肿,在四肢则痹,在脑窍则昏蒙谵妄。故痰饮致病,种类繁多,证候复杂,危害较广。因此,在癫狂的临床识证中应注意:癫证的病机关键是痰湿,实证多为神机不利,而见痰蒙神窍之证;痰湿之邪、伤阳耗气,故其虚证多为阳气亏虚,表现为心、脾、肾之阳气不足,而见心脾两虚、脾肾阳虚和肾虚肝郁之证。狂证的病机关键是痰火,实证多为神机逆乱,而见痰火扰神、气滞血瘀之证;痰火之邪、炼液伤阴,故其虚证多为火热伤阴、阴精亏虚、心肝之火独亢,而见心肝火旺、阴虚火旺之证。

在痰的治疗上,应分清次序,治癫者主以温中化痰,治狂者则主以清热涤痰;针对癫证之痰气郁结,不可先用补气化痰的方法,以免痰邪"阻塞经络",加重病情,至"不可救药";针对狂证之痰火扰神,又不可"遽用硝、黄,以致痰为寒凉所陷,凝结不散",而应以理痰为先,其他治法为后,"依各条主方治之","或随症变通,或随方加减",最后健脾益气养阴、清除余邪。然而脾为生痰之源,肺为贮痰之器,肾为生痰之本,故欲治痰之本者,必从温补脾肾收功。根据病邪传变而分脏论治,诸法兼顾,或配伍"金石重镇"之品以达重镇降逆、安神定惊之效。如磁石、龙齿镇惊安神定悸;生石膏清热泻火除烦;紫石英性温而安魂定魄,引浮游之神魂复归于下;赭石平肝镇逆降火;琥珀、龙骨镇惊安神,安五脏,定魂魄;朱砂重镇安神,定惊痫;煅青礞石坠痰下气,平肝定惊;生铁落平肝镇惊,可宁心神、泻妄火、坠涌痰;珊瑚粉入心、肝二经,味甘性平,重可镇怯,安神止惊等。金石类药大多药性峻猛,善治痼疾怪证,对于神志类疾病尤有奇效,正如《本草纲目》所云"金石虽若顽物,而造化无穷焉"。此外,金石类药质密重坠、药性峻烈,有重坠伤胃之弊,脾胃素体虚弱者用之宜谨慎,体强之人也应注意固护胃气,以防金石伤胃。

第十节　进食障碍

一、概述

　　进食障碍是一种以进食行为异常,伴有对食物和体重、体型的过度关注为主要临床特征的精神障碍,主要包括神经性厌食、神经性贪食和暴食障碍。其中,神经性厌食表现为刻意地限制进食量和进食种类,造成显著的消瘦,恐惧体重增加;神经性贪食则是以反复发作的、无法控制的大量进食为特征的进食紊乱,并使用自我诱吐、导泻或过度运动等手段补偿性地抵消摄入的热量。这两种临床类型之间具有密切的关系,往往能够相互转化。进食障碍往往伴有精神心理层面的异常,同时合并抑郁、焦虑、强迫、恐惧、易激惹等精神症状。本节医案展示了神经性厌食和神经性贪食的治疗。

　　神经性厌食属于中医学"厌食病"范畴。明代李中梓《医宗必读》所载"不能食而瘦"，与神经性厌食的行为表现类似。本病除与脾胃虚弱有关外，情志不舒是其主要病因。王士雄云："七情之病，必由肝起。"《临证指南医案》认为"肝为起病之源，胃为传病之所""醒胃必先制肝""培土必先制木"。本病病位在肝、胃。情志不舒，肝失疏泄，木郁克土，则胃失和降；胃喜润而恶燥，若胃失濡润和降，则见厌食。故本病的病机为肝胃阴虚，治宜养肝益胃。

神经性贪食属于中医学"食亦"范畴。因"七情"致病，肝失疏泄，肝气久郁化火，横逆犯胃，肝胃郁火，则胃腐熟功能亢进。如《素问·气厥论》云："善食而瘦人，谓之食亦。"胃火亢盛，消磨、腐熟饮食水谷的能力亢进，故消谷善饥；脾主肌肉，赖阳明胃土的滋养，若津液被灼，不能滋养肌肉，故能食而形瘦。故本病的病机为肝胃郁热，治宜清肝泻胃。

二、医案

医案一

于某，女，28岁。2019年9月29日初诊。

主诉：厌食、体重下降3年，加重半年。

现病史：患者2016年于职场工作矛盾、家庭纠纷后，追求身材完美，使用减肥药品，并减少食量以控制体重，逐渐出现食量少、无饥饿感、体重下降。约2个月后，出现对饮食无兴趣、拒绝吃饭，在其母控制下才每天吃一两饭。在某专科医院诊断为"神经性厌食"，服用西酞普兰1个月后，症状改善不明显，随即自行停药。为求中医治疗，遂来我院就诊。

现症见：饮食量少，食欲不振，善嗳气，打嗝时伴泛酸烧心，食后腹胀，形体消瘦。疲乏困倦，少气懒言。面色白，无光泽，口干，双目干涩。眠浅易醒，醒后难以再入睡，夜间总睡眠时长4~5小时。二便调。舌淡苔薄白，脉沉细弦。

既往史：既往体健。否认外伤、手术、输血史。否认药物、食物过敏史。

家族史：否认家族性精神病、遗传病病史。

月经及婚育史：月经延后，经期2~3天，量少色淡。未婚。

中医诊断：厌食病（肝胃阴虚证）。

西医诊断：神经性厌食。

治疗原则：养肝益胃。

处方：养胃汤。

甘　松 15g	绿萼梅 15g	菊　花 15g	石决明 15g 先煎
赭　石 20g 先煎	旋覆花 15g	黄　连 9g	吴茱萸 5g

北沙参20g	刺五加30g	炒酸枣仁20g	石　斛20g
鸡内金20g	熟地黄20g	当　归20g	稻　芽15g
玉　竹15g	海螵蛸15g	麦饭石30ml①	

7剂,每日1剂,水煎服,分2次服用。

2019年10月6日二诊:纳差,晨起无食欲,需服开胃之品或味重食物引起食欲,嗳气、食后腹胀、泛酸烧心好转。睡眠改善,醒来次数减少,睡眠时长可至6小时。大便每日1次,小便调,舌淡红,苔薄白,脉沉弦。体重增加1kg。初诊方基础上去黄连、吴茱萸、绿萼梅、赭石、旋覆花、海螵蛸,改刺五加为50g、炒酸枣仁为15g,加山药20g、陈皮15g、白扁豆15g、炒白术15g。14剂,水煎服。

2019年10月20日三诊:食欲有所改善,进食量少,喜食味重之品。疲乏懒动较前改善。小便黄,大便每日1次、成形。舌淡红,苔薄白,脉沉弦。体重较初诊时增加2kg。二诊方基础上加生牡蛎15g先煎、黄精15g、太子参20g、山茱萸15g。7剂,水煎服。

1个月后门诊随访,患者病情平稳,未见反复。

按:《临证指南医案》指出"肝为起病之源,胃为传病之所""醒胃必先制肝""培土必先制木"。《素问·宝命全形论》云:"土得木而达。"意为肝主疏泄,是促进脾胃正常运化的重要环节;肝的疏泄功能畅达,气机升降正常,脾胃才能受纳运化水谷转化为人体所需的精微物质,从而维持人体正常的生理功能,如此方能知饥欲食,食而能化。肝郁气滞,肝木克脾土,脾胃升降失职,肝胃气滞,则不思饮食;厌食日久,则气血生化无源。胃喜润而恶燥,亦有赖于水谷精微化生气血滋养,若气血不足,胃阴失养,则可见口干舌燥、语声低微、肢体乏力、面色无华。如大地干裂,无以生草木,载物不能,类比于人则厌恶饮食,无以生化,气血俱亏,形体消瘦。

本案患者时有繁杂事务侵扰,情志内伤,气机失畅,遂发为厌食病;肝气郁滞,气机不畅,故善嗳气;"夜则魂归于肝而为寐,魂不安者梦多"(《中西汇通医经精义》),肝不舍魂,则失眠、易醒;肝藏血,开窍于目,肝受血则能视,若气血亏虚,肝脏失养,则肝阴不足,可见双目干涩。肝气郁结,失于疏泄,横逆脾胃,日久则耗伤胃阴,饮食之物无以润化,故表现为不思饮食、不知饥、纳谷不馨、进食量少;脾胃为后天之本,运化气血以灌溉周身,现饮食不能,气血生化乏源,中气亏虚,四肢肌肉失养,故表现为精神萎靡、疲乏困倦、少气懒言、形体羸弱。本证病机为肝气郁结,胃阴耗伤,治疗以养肝益胃为法,予以养胃汤。

初诊方中,甘松为君药,性温味辛甘,归肝、脾、胃经,可疏肝解郁,使肝气条达,醒脾

---

① 取1份麦饭石,加6~8份开水,冷浸4~6小时,取30ml加入汤药中。

和胃,寓《黄帝内经》"肝欲散,急食辛以散之""脾欲缓,急食甘以缓之"之义。绿萼梅入肝、胃二经,助甘松疏肝解郁、和胃纳食而为臣药。菊花、石决明入肝经,皆可清肝火、明目。赭石性寒味苦,归肝、胃、心经,可平肝潜阳、重镇降逆;旋覆花降气消痰,行水止呕;两药相配,降胃气、止呃逆,正如《本草撮要》所言"代赭石⋯⋯得旋覆治心下痞硬噫气"。黄连、吴茱萸(取左金丸辛开苦降之法)相配,泻肝而扶土,治肝火犯胃之泛酸烧心。炒酸枣仁味酸甘,入心、肝经,可养心安神,《名医别录》载其"主治烦心不得眠";刺五加味辛微苦,益气健脾、补肾安神,助炒酸枣仁安神助眠。熟地黄性微温味甘,《本草从新》载其可"滋肾水,封填骨髓,利血脉,补益真阴",协当归滋阴养血。玉竹、北沙参、石斛性味相近,甘而微寒,且皆入胃经。其中,玉竹可"除烦闷,止渴,润心肺,补五劳七伤,虚损,腰脚疼痛,天行热狂"(《日华子本草》);北沙参"养肺阴,清肺热,祛痰止咳。治虚劳发热,阴伤燥咳,口渴咽干"(《中药志》);石斛"清胃除虚热,生津已劳损,以之代茶,开胃健脾"(《本草纲目拾遗》);三药合用,养阴益胃、生津止渴,以补肝胃之阴,缓解口干纳差。稻芽、鸡内金健脾开胃、和中消食,以治脾胃虚弱、不饥食少;麦饭石益肝健胃,助脾胃运化的同时梳理胃气,以防滋腻之品碍胃。海螵蛸味咸涩,制酸止痛。全方养肝益胃,俾肝木条达,则胃土得安。

二诊时,仍纳差,晨起无食欲,纳食不馨,故加山药益气养阴补脾、陈皮理气健脾开胃、白扁豆健脾化湿、炒白术健脾益气,合用以增脾胃运化之功。重用刺五加,以补益肝脾、益气安神。睡眠改善,半夜醒未完全消除,故减少炒酸枣仁用量。嗳气好转,故去疏肝和胃之绿萼梅,和胃降逆之赭石、旋覆花。泛酸好转,故减黄连、吴茱萸、海螵蛸。

三诊时,食欲不振改善,仍进食量少,情绪改善。黄精入脾、肺、肾经,可益精填髓、补益脾气,故加之以增补益气力。加用生牡蛎平肝潜阳而敛阴,如《名医别录》载其治"烦满,止汗",《海药本草》载其"主男子遗精,虚劳乏损,补肾正气,止盗汗"。太子参益气健脾、生津润肺,善治病后虚弱,气阴不足之食欲不振、乏力、汗出等。山茱萸性微温味酸涩,能补益肝肾、涩精固脱。

患者为虚实夹杂之证,情志不畅而肝郁气滞,肝木横犯脾土,脾胃因之气机不畅,日久阴液不能濡养,且水谷不纳,气血生化无源,阴虚更甚。治疗上采用养肝益胃、解郁安神之法,予甘松、绿萼梅以使肝气得疏、胃气得和,疏理肝胃气机而复其和降之顺,开其食欲,同时以北沙参、石斛、玉竹等补阴之品助生津液。因脾胃受损而见泛酸、呃逆、腹胀等,当据症加减,并适时增用补脾益气之山药、白术等,巩固治疗成果,助进食运化之功。治疗全程根据患者临床症状的改善,及时增减金石类药,使之能充分发挥功效的同时不至于碍胃伤脾。如二诊时患者嗳气缓解,故及时去降逆气之赭石。患者胃气虚弱,特入重剂鸡内金助运化,以防重坠金石之药碍胃。

医案二

李某,女,33 岁。2021 年 3 月 16 日初诊。

主诉:发作性不可控制进食 3 年,加重伴失眠 2 个月余。

现病史:患者 2018 年工作压力大,出现不愿与人交流,喜独处,时有紧张、担心、急躁易怒,饮食量较之前增加 2~3 倍。患者平素关注自身形象,过量饮食后必须催吐,否则有负罪感,且吐后腹胀感方能缓解,一直未予治疗。近 2 个月,每隔 2~3 日出现 1 次突然饥饿感,不能控制进食欲望,需立即吃掉现有食物或于附近购买的食物,片刻后去卫生间或无人处用手指进行催吐。同时,无明显诱因出现间断性失眠,入睡困难,严重时需要 3 小时方可入睡。夜醒,每晚可睡 3~4 小时,少梦,无噩梦。白天精神状态欠佳,周身疲乏无力。

现症见:饮食不规律,食欲亢进,不能自制,进食量大,直至感觉恶心欲吐、腹痛腹胀才停止进食,随后陷入深深自责、负罪感,并自行催吐。易紧张、担心,疲乏困倦。入睡需 2~3 小时,每晚可睡 5~6 小时,多梦,无噩梦。口干口苦。大便干燥、排便费力、3 日 1 次。小便正常。舌红苔黄腻,中有裂纹。脉弦滑数。

既往史:既往有高脂血症、脂肪肝病史。否认外伤、手术、输血史。否认药物、食物过敏史。

家族史:否认家族性遗传病病史。

婚育史:已婚,未育。

中医诊断:食亦(肝胃郁热证)。

西医诊断:神经性贪食。

治疗原则:疏肝泄热,清胃泻火。

处方:清胃汤。

龙 胆 20g	郁 金 20g	生石膏 30g^{先煎}	栀 子 15g
北寒水石 20g^{先煎}	升 麻 10g	莱菔子 10g	瓜 蒌 15g
鸡内金 15g	山 药 15g	天竺黄 20g	磁 石 20g^{先煎}

7 剂,每日 1 剂,水煎服,分 2 次服用。

2021 年 3 月 23 日二诊:食欲不可控制感略减,3 天前出现突然饥饿感,但自觉进食欲望可控,未立即寻找食物。急躁易怒、紧张担心稍有改善,睡眠有所改善,入睡稍困难,入睡需 1 小时左右,少梦。白天疲乏困倦减轻,大便 1~2 日 1 次、成形、排便费力。舌红,苔黄略腻,中有裂纹,脉滑。初诊方基础上减莱菔子、北寒水石,改生石膏为 15g,加合欢皮 25g、炒酸枣仁 20g、刺五加 30g、生龙齿 20g、淡竹叶 10g、知母 15g。7 剂,水煎服。

2021年3月30日三诊：服药后，诸症减轻，未出现突然饥饿感，每日三餐均正常。情绪平稳，睡眠可。大便1日1次、成形。舌红，苔薄黄，稍有裂纹，脉滑。二诊方基础上减炒酸枣仁、合欢皮、生石膏，加炒白术15g、西洋参10g、石斛15g。7剂，水煎服。

1个月后门诊随访，情绪稳定，食欲正常，未再复发。

按：《黄帝内经》云："脾胃者，仓廪之官。"饮食入胃，如入仓库，故胃又称"太仓"。纳食多少，在于胃气强弱。《临证指南医案》云："肝为起病之源，胃为传病之所。"神经性贪食多由情志不调，气机郁滞引起。肝气郁久化火，横逆犯胃，肝胃郁火，则胃腐熟功能亢进，表现为口干口苦、食欲亢进、消谷善饥。

本案患者因工作压力大，情志郁结，郁而不发，久则化火，故见急躁易怒。肝藏魂，心藏神，肝火扰心，则神魂不安，发为入睡困难、眠浅易醒；肝胃不和，肝热移胃，胃热炽盛，故见消谷善饥；胃热腑实，故大便干燥。《黄帝内经》载："壮火之气衰……壮火食气……壮火散气。"同样《类经》记载："亢烈之火反害物，故火太过则气反衰。"肝胃郁火滋生，耗伤津液、正气，故表现为疲乏倦怠。舌红苔黄腻，中有裂纹，脉弦滑数，为肝胃不和、胃热炽盛之象。治以疏肝泄热、清胃泻火为法，予以清胃汤。

初诊方首在疏肝清热。夜卧魂归于肝，肝热则魂不安。"肝欲散，急食辛以散之。"龙胆、郁金均入肝经。其中，郁金味辛，达肝之郁，《本草衍义补遗》载其"治郁遏不能散者"；热者治之以寒，龙胆之苦寒以清肝之热，《名医别录》载其"除胃中伏热……益肝胆气，止惊惕"。初诊方另在于清胃泻火。胃热则食欲亢进、消谷善饥。《素问·至真要大论》言："热淫于内，治以咸寒，佐以甘苦。"北寒水石咸寒清热降火，配伍生石膏甘寒除烦泻热；二者相配，泻火之力倍增，且北寒水石具清降之力，可引胃中亢逆之火下行，顺胃以降为和之性，以直折胃热，清降阳明。栀子味苦性寒，可泻火除烦，"去热毒风，除时疾热……解消渴，明目"（甄权）。贪食、失眠、担心、紧张之症，乃魂不守舍，肝不藏魂之象。磁石入肝经，取其质重祛怯之性而镇惊安魂。胃为水谷之海，胃热则水谷之道实，胃腑不通，故以瓜蒌润燥滑肠、清热通腑。莱菔子"下气宽中，消膨胀，消痰涎，消宿食"（《滇南本草》），此处取其消食除胀之功。天竺黄清热豁痰，凉心定惊。升麻为阳明经之引经药，可引大队清热药达病所，具升散之力，有"火郁发之"之妙用。顾护胃气，便留得一分阴液。鸡内金、山药健运脾气、消积化滞，以制金石之沉降碍胃。

二诊时，食欲不可控制感有所下降，可知胃热减轻，故减北寒水石，减少生石膏用量。大便较前改善，故减莱菔子。急躁易怒、紧张担心仍在，入睡稍困难，乃胃不和则卧不安，热扰神魂之象。生龙齿色白性凉，具肃杀之力，可敛周身浮游之火，助磁石平肝潜阳、镇惊安神。合欢皮、炒酸枣仁养血解郁,安神助眠。其中,合欢皮和心志,所谓"合欢蠲忿,萱草忘忧";炒酸枣仁收敛精气,功在安神,治疗虚烦不眠之症。加淡竹叶清心火、去胃热、除烦止渴,知母清热泻火、滋阴润燥。热邪渐清,虚证渐现,故加刺五加健脾益气,以助运化。

三诊时,火热之邪大清,胃热消失,故减生石膏。睡眠可,故减炒酸枣仁、合欢皮。残留气阴耗伤,故见舌红、有裂纹。胃喜润而恶燥。石斛"主伤中,除痹,下气,补五脏虚劳羸瘦,强阴,久服厚肠胃"(《神农本草经》),用之以养胃补虚,滋阴生津;炒白术"温中一也,去脾胃湿二也,除脾胃热三也,强脾胃、进饮食四也,和胃生津液五也,主肌热六也,四肢困倦、目不欲开、怠堕嗜卧、不思饮食七也,止渴八也,安胎九也"(《医学启源》);西洋参"补阴热退,姜制益元,扶正药配"(《药性考》);三药合用,共奏健脾益气养阴之效。

神经性贪食病位在胃,病因在肝。情志不遂多导致肝气郁滞,郁久化火,肝热引动胃火,则胃气亢盛,消谷善饥。循《黄帝内经》"胃不和则卧不安"之理,本病之病机为胃火炽盛,火性炎上,其气不得下行而阳明逆,故失眠。治疗上以清泻肝胃之火为主,予龙胆、栀子等,取苦寒直折,并用解郁、行气、升散之品,如郁金、莱菔子、升麻等,使火热之邪有出路。生石膏、北寒水石皆性寒,擅泻胃中火热,尤适合解本案贪食、烦躁等症。本病特点在于肝魂不得安,一则气机逆乱,脾胃升降失常,而见纳食不宁、饮食不可控制;二则疏泄失常,情志不得调畅,而见紧张、担心。磁石性寒味咸,可平肝阳、安肝魂,故能减其贪食、安其心绪不宁。金石之药多质重碍胃,宜辅以鸡内金、山药等健脾护胃之品。

(附:神经性贪食的行为和心理症状具有一定特征,在问诊中本案患者自诉存在如下心理过程:①在进餐时有非常开心的感觉,但餐后会马上出现自责感,认为这样的行为对不起父母;②在进餐时如果认为吃不开心,大脑会告诉自己还没有吃爽、还没有吃饱,应该继续吃,直到胃脘胀痛时才停止。针对患者的心理特点,在治疗过程中宜加用适当的心理辅导)

三、小结

进食障碍是以异常的进食行为和心理失衡为特征,伴发显著的体重改变,并影响社会功能的一类精神疾病。该病以神经性厌食、神经性贪食为临床多见。神经性厌食的基本病机为肝气郁结,木土不和,肝胃阴虚。神经性贪食的基本病机为肝热移胃,胃热炽盛。临证中,当首先疏肝解郁,其次斡旋中焦脾胃;益胃阴、补脾气以增进食欲,或泻肝火、清胃热以减轻食欲过旺。金石类药的使用为临床疗效的提高起到了不可或缺的作用,所用生龙齿、磁石等金石类药均有重镇降逆、安神定惊之效,以平肝之克伐;生石膏、北寒水石具有清泻胃火、清降阳明之效,以顺胃之通降;麦饭石可益肝健胃。

第十一节　拔　毛　癖

一、概述

拔毛癖又称拔毛狂,是一种人工性牵拉导致的外伤性脱发性疾病,常常由于患者自身反复牵拉、扭转或摩擦毛发引起脱落。除了影响个人容貌,部分患者常伴有一定程度的心理问题,甚者可影响生活、工作、学习和社交。

拔毛癖多始于孩童与青少年阶段,随着年龄增长,部分患者的症状有所改善。精神压力大是拔毛癖的一项重要发病原因;家庭因素、学业因素等是导致拔毛癖发病及症状持续存在的重要因素。每当患者焦虑、紧张时,拔毛发行为的频率和严重程度也随之升高,而其目的是缓解精神压力。本病可能是一个单独的症状,也有部分患者与某些神经精神疾病相关。本病呈慢性病程,发病隐匿,不易察觉,除拔毛动作外,还常有捻发、梳发和手指绕卷毛发等行为。最常累及的是头发,也可发生于眉毛、睫毛、胡须、腋毛、胸毛和阴毛等,表现为不规则脱发斑。可分为完全性脱发和不完全性脱发。完全性脱发表现为脱发斑边界较清、形状怪异;不完全性脱发表现为脱发斑边界不清,毛发长短不一,部分毛发迂曲盘折。脱发区头皮可见外伤性表皮剥脱和点状出血。

拔毛癖的发病多与心、肝两脏密切相关。患者每因情志刺激或压力过大,出现肝气不舒,郁而化火,心火燔炎,扰动神明,轻则爪甲不宁,重则躁扰拔毛。心主血脉,肝藏血,发为血之余,血足则发长,血虚则发脱。心肝火旺,耗灼阴血,日久耗伤肾精阴液,水不济火,毛发失于固拖,从而加重拔毛所致脱发。

二、医案

范某,女,13岁。2018年8月18日初诊。其母伴诊。

主诉:拔头发1年,加重半月。

现病史:患者1年前无明显诱因出现习惯性抓头发,本人及家属未予重视。半月前自述"心里难受"后难以控制地拔头发,多在紧张、做作业时拔头发的动作频率升高。曾于2018年8月4日在当地医院做头颅磁共振检查,未见异常,因用西药治疗(具体不详)未见好转,遂来我处求诊。

现症见:时有拔头发动作出现,且拔头发行为常发生在情绪紧张、做作业时,自诉实施动作后感到心情舒畅。现头顶部可见一约 2cm×2.5cm 的不规则脱发区域,边界不整齐,脱发处有残留的部分毛发及断发。自述时有烦躁易怒,胸闷心悸,常在紧张、失眠后明显。入眠难,需半小时到 2 小时方可入睡,多梦,无早醒,每晚睡眠时间约 6~7 小时。食欲一般,时有反酸烧心,大便干,小便黄。舌尖红,苔薄黄,脉弦数。

既往史:既往体健。否认手术、外伤、输血史。否认食物、药物过敏史。

家族史:否认家族成员有拔毛癖病史。其母性急、易烦,做事情要求完美。

月经及婚育史:月经周期规律,量尚可,无痛经。未婚未育。

中医证型:心肝火旺证。

西医诊断:拔毛癖。

治疗原则:清心平肝,镇惊安神。

处方:清心平肝汤。

柴　胡 10g	莲子心 6g	黄　连 3g	炒栀子 10g
灯心草 5g	甘草梢 15g	夏枯草 10g	煅青礞石 20g^{先煎}
磁　石 15g^{先煎}	生龙齿 15g^{先煎}	珊瑚粉 2g^{冲服}	玄　参 15g
白　芍 10g	炒酸枣仁 20g	首乌藤 15g	合欢皮 15g
焦三仙^各10g	醋鸡内金 15g		

14 剂,每日 1 剂,水煎服,分 2 次服用。

2018 年 9 月 1 日二诊:情绪较前稳定,烦躁减少,拔头发行为稍有减少,仍于情绪紧张、烦躁时有拔头发冲动。胸闷心悸基本消失,入睡困难较前稍有改善,食欲好转,食后易打嗝,偶有反酸烧心,大便干,小便正常。舌尖红,苔薄黄,脉弦数。初诊方基础上减柴胡,加砂仁 8g^{后下}、旋覆花 10g^{包煎}、赭石 10g^{先煎}、远志 10g、石菖蒲 20g。14 剂,水煎服。

2018 年 10 月 6 日三诊:其母认为有疗效,又自行继服原方 21 剂。其母述拔头发行为明显改善,抓头发次数明显减少,可自行控制拔头发冲动。自述已无"心里难受"感,仍时有入睡困难,多梦。纳食可,打嗝消失,大便正常,小便正常,舌尖红,苔薄白,脉弦数。二诊方基础上减焦三仙、夏枯草、旋覆花、赭石、砂仁,改炒栀子为 5g、莲子心为 10g、生龙齿为 10g,加山茱萸 10g、生熟地黄各 10g。28 剂,水煎服。

2018 年 11 月 6 日四诊:情绪整体较前平稳,但因近期学习紧张,烦躁情绪时有反复,上厕所时控制不住拔头发,症状多于月经前、考试前出现。仍时有入睡困难,多梦。纳食可,大便正常,小便调。舌尖红,苔薄白,脉弦。三诊方基础上减甘草梢,加桑椹子

10g、五味子 10g^{先煎}。28 剂,水煎服。

2018 年 12 月 4 日五诊:情绪平稳,拔头发行为明显减少,拔头发在做作业、上厕所时偶有出现。睡眠较前明显改善,入睡增快,多梦减少。饮食正常,二便调。舌淡红,苔薄白,脉弦。四诊方基础上减生龙齿、首乌藤、合欢皮、煅青礞石、远志、石菖蒲,加生牡蛎 10g^{先煎}、黄精 10g、刺五加 15g、女贞子 10g。28 剂,水煎服。

2019 年 1 月 5 日六诊:拔头发行为较前明显减少,偶有拔头发冲动,多在晚上、写作业时拔头发。自述头顶瘙痒,原拔头发所致脱发区域可见新生毛发长出。考前未见心慌、紧张、烦躁情绪已基本消失。睡眠基本恢复正常,入睡快,无早醒,少梦。纳食可,二便调,舌淡红,苔薄白,脉缓。五诊方基础上减白芍、灯心草、炒栀子,加墨旱莲 10g、泽泻 5g、制何首乌 8g。21 剂,水煎服。

2019 年 1 月 26 日七诊:拔头发次数明显减少,后因临近考试,虽无拔头发,但抓头发次数稍增多。偶有烦躁情绪,考试结束后基本消失。睡眠尚可,偶有眠浅易醒,纳食可,二便调。舌淡红,苔薄白,脉缓。六诊方基础上减黄连、珊瑚粉、醋鸡内金。21 剂,水煎服。

2019 年 2 月 16 日八诊:拔头发行为基本消失,已无拔头发冲动,原拔头发所致脱发区域可见新生毛发长出。情绪平稳,烦躁、紧张感基本消失。眠可,纳食可,二便调。舌淡红,苔薄白,脉缓。嘱其常服黑芝麻、百合等乌发养心之品;嘱父母对其多加关爱与交流;慎起居,形成良好睡眠作息,劳逸适度,调畅情志,避免压力过大、精神紧张。

2019 年 12 月 28 日九诊:在母亲陪伴下前来复诊。其母述患者停药后,情绪平稳,精神愉悦,拔头发动作完全消失。拔头发所致脱发区域已长出乌发,未见任何异常。学习、日常生活已恢复正常。

按:心主藏神而为精神之所舍,肝主疏泄而调畅情志,故心肝二脏与神志安宁有着密切关系。《类经》载:"五神藏于五脏而心为之主。"心主藏神,为五脏六腑之大主。又,《灵枢·邪客》载:"心者……精神之所舍也。"心五行属火,心火上炎,则心神不安。肝木主疏泄,喜条达而恶抑郁,具有通滞散郁的生理功能。《读医随笔》载:"肝者,贯阴阳……握升降之枢者也。"《格致余论·阳有余阴不足论》载:"司疏泄者肝也。"由此可见,肝气疏泄得当,气机调畅,则心情愉悦、情绪安宁;肝失疏泄,肝气郁结或久而化火致肝火亢盛,则烦躁郁怒、情绪紧张。

本案患者年幼,平素压力较大,精神紧张,心火待发,又多思忧虑而致肝气郁结,日久郁而化火,心肝火旺,则烦躁易怒,时常有拔头发行为而无法控制。另,心藏脉、脉舍神,肝藏血、血舍魂,心不藏神、肝不舍魂、神魂不宁,故眠差多梦。肝之气机不畅,则胸闷不舒;心火偏旺,则心悸;肝木克土,横犯脾胃,故时有反酸烧心、大便干;心火旺,移热于下焦，则小便黄；结合舌尖红、脉弦数，辨为心肝火旺证，治以清心平肝、镇惊安神为大法，处以清心平肝汤。

初诊方中，柴胡、莲子心共为君药，共达清心疏肝之功，俾心火得清、气机条达，则神魂安宁。黄连苦寒善清心火，灯心草、甘草梢清心火、利小便，三药合用可增泻火安神之力；配伍炒栀子清解郁热，夏枯草清肝泻火、行气开郁，白芍平抑肝阳、柔肝敛肝，共奏清心平肝安神之功。生龙齿甘凉，归心、肝经，能安神魂，定神志，善宁心安神；煅青礞石甘咸，归心、肝经，"色青者入肝力胜"（《本经逢原》），禀石中刚猛之性，体重而降，善平肝镇惊；磁石咸寒，入肝、心、肾经，善潜阳纳气、镇惊安神；珊瑚粉味甘平，善于镇惊安神，《日华子本草》载其"镇心，止惊，明目"。生龙齿、煅青礞石、磁石、珊瑚粉合用，重剂入心、肝经而镇惊安神。玄参咸寒，凉血除烦，解毒消肿散结，《医学启源》载其"治心懊恼烦而不得眠，心神颠倒欲绝，血滞小便不利"，又滋阴泻火除烦，且疏散郁结，行气血，气血得行则毛发新生。首乌藤、合欢皮、炒酸枣仁均入肝经，三药合用，可行经络、通血脉、调肝宁心、解郁安神。鸡内金、焦三仙助运化，顾护脾胃，防止重坠之金石类药久服伤脾碍胃。全方以清心平肝、镇惊安神为大法，在强调疏肝气、清心火的同时，重滋肾水，佐加金石类药以降逆气、重镇安神，兼以散瘀结、行气血为要。

《素问·脏气法时论》载："心苦缓，急食酸以收之。"方中炒酸枣仁味酸，酸者能收能敛，善敛心气、宁心神而安神魂。"心欲耎，急食咸以耎之。"咸味为水之味，能使心火上亢之力变柔和，有助于水火既济。方中煅青礞石、磁石、玄参味咸，入心、肝、肾经，取其"咸以耎之"之功以缓躁急坚劲之性，使得心肾交通，水火既济。此外，《素问·脏气法时论》载："肝欲散，急食辛以散之，用辛补之，酸泻之。"肝性喜条达而恶抑郁，顺其性为补，若疏泄失职而逆其条达之性即为病。方中柴胡、夏枯草味辛，取之辛味以畅气机，复条达，行气血；白芍苦酸，酸味入肝，故以其收敛之性而泻肝气亢逆，以其柔敛之性而平肝调肝。"肝苦急，急食甘以缓之。"珊瑚粉、灯心草、甘草梢甘平，可缓肝之躁急，且甘味入脾，可实土以御木乘，寓防肝病传脾之义。

二诊时，仍有控制不住拔头发的冲动，情绪较前稳定，已无胸闷心悸，食欲好转，食后易打嗝。因柴胡疏肝时易劫阴而燥，故减柴胡，加砂仁、旋覆花以加强消食除胀、化湿开胃之力，加赭石平肝降逆、下气清火。砂仁、旋覆花、赭石合用，具有降逆止呃之功。远志苦辛温，入心经，安神益智，佐之以加强整方安神宁心之功；石菖蒲善理气、开窍、醒神，《重庆堂随笔》载其"舒心气、畅心神、怡心情、益心志，妙药也"。远志、石菖蒲合用，共奏开窍醒神之功。

三诊时，拔头发行为明显改善、次数明显减少，情绪好转，打嗝消失，纳食可，但仍有眠差多梦，入睡困难。因夏枯草清肝降火功效较强，又鉴于肝火亢盛之势已折，纳食恢复正常,恐过用寒凉重伤脾胃,故减夏枯草、焦三仙、旋覆花、赭石、砂仁,减少栀子、生龙齿用量。仍有眠差,故增加莲子心用量,清心安神。至此治疗过程已转入中期,应在疏肝清心大法基础上,辅以补肾滋阴之法,故加山茱萸、生地黄、熟地黄。山茱萸、生地黄、熟地黄均入肝、肾经,通过滋肾水以涵肝阴、降肝火,寓"滋水涵木"之法;另,水克火,滋肾水以克心火,则肾水充,心火清,神志安。

四诊时,仍于压力大时容易出现拔头发冲动,情绪整体较前平稳,时有入睡困难、眠差多梦。考虑久病易伤阴耗血,故加桑椹子、五味子。其中,桑椹子滋阴养血,补肝肾阴以养血安神,并能养气血,乌须发;五味子之酸柔肝、敛肝,宁心安神;两药合用,以滋阴养血安神、柔肝宁心安神为功。甘草梢清心利尿,心火旺之象已明显减轻,故去之。

五诊时,拔头发行为明显减少,情绪平稳,睡眠明显改善,故减生龙齿、首乌藤、合欢皮、煅青礞石、远志、石菖蒲。自觉烦躁情绪减少,邪气已去大半,此时宜通经络、养气血、散瘀结,故加黄精、刺五加、女贞子,以益气养阴安神、乌须发。生牡蛎咸凉质重,除敛阴潜阳外,尚具滋阴重镇之长,既能导心火下交于肾,又能滋敛不足之肾阴,并可配伍玄参增强软坚散结之功。

六诊时,拔头发行为较前明显减少,偶有拔头发冲动,烦躁情绪已基本消失。此时已至治疗后期,故减白芍、灯心草、炒栀子,佐以泽泻,与地黄、山茱萸相配以增泻相火之力,加用墨旱莲、何首乌以增滋肝肾、益气血、乌须发之功。

七诊时,拔头发次数明显减少,因临近考试,情绪时有紧张,抓头发次数稍增多,偶有烦躁情绪,考试结束后基本消失,睡眠尚可,偶有眠浅易醒,故减珊瑚粉,同时减黄连以防苦寒太过;纳食可,故减醋鸡内金。

八诊时,拔头发行为基本消失,原拔头发所致脱发区域可见新生毛发长出,情绪平稳,眠可,纳食可。嘱其常服黑芝麻、百合等乌发养心之品。

三、小结

拔毛癖从病名上可理解为难以克制地拔除自己毛发的冲动和行为,从症状上表现为自身反复牵拉、扭转或摩擦毛发引起脱落,临床上以心肝火旺证较为多见。在诊疗过程中,应根据病因、病程、症状表现及其影响因素综合判断,采用"急则治其标、缓则治其本"的基本原则。治疗上,初期应以清心疏肝、镇惊安神大法为主;待病情缓解后,中期以疏肝清心法为主、补肾滋阴法为辅;后期以滋肾水、散瘀结、畅通气血为要。其中,滋补肝肾作用有三:一则滋水涵木,防木之升发、疏泄太过;二则水克心火,直折火势,以防生变;三则肾其华在发,肾精充则毛发生而不枯,乌发渐长。

金石类药的使用在治疗拔毛癖的过程中可起到不可忽视的作用。金石类药可以平肝阳、清心火,具有重镇安神之效,且取其重镇之性,发挥安神志、定魂魄之用。本案患者治疗过程中,病情反复,病程漫长,为虚实夹杂之证,在金石类药的具体选择上,应根据其性味归经、功效主治而配合应用。本案中所用生龙齿、磁石、赭石主入心、肝经,功能镇惊安神、清心除烦、平肝潜阳;煅青礞石色青入肝,沉降下行,具有除热泄结、平肝镇惊之效;珊瑚粉甘平,小量应用可达镇惊安神除烦之效。

第十二节　灼口综合征

一、概述

灼口综合征又称舌痛症,是指以舌部、口腔黏膜或齿龈烧灼样疼痛为主要临床表现的一组综合征;患者可伴有舌麻、味觉减退、口干等表现,但一般无病理学改变及器质性病变。该病的病因及发病机制尚不明确,目前认为与局部刺激、内分泌失调、精神心理因素等相关。中医学中并无"灼口综合征"这一病名,根据临床表现,其当属"舌痹""舌麻""木舌""舌痛"等范畴。

清代郑钦安《医法圆通》言:"按舌证虽有数端,不外阴阳两法。如肿痛与重者,气之有余也。气有余,便是火,必有火形可征。如缩与强,麻木者,气之不足也。气不足,便是寒,定有阴寒情形可验。"本病以显著的舌灼热感、疼痛、麻木等为特点,当为郑钦安所言火形之属。《说文解字》言:"灼,炙也。"由此可知,"灼"为火热之义。本病多因火热而发,有舌痛、齿龈痛之不同,故辨其灼痛部位而治之。

舌为心之苗窍。《灵枢·经脉》言:"手少阴之别……循经入于心中,系舌本。"心与舌体通过经脉相系。《灵枢·脉度》言:"心气通于舌,心和则舌能知五味矣。"心血上荣,司舌之感知、运动。《素问·至真要大论》言:"诸痛痒疮,皆属于心。"《疡科心得集·辨舌喑舌痹论》指出:"舌痹者,强而麻也,乃心绪烦扰,忧思暴怒,气凝痰火所致。"《经验喉科紫珍集》称:"木舌原因心火盛,舌如木硬紫多疼。"若忧思烦劳、纳眠不调,致心气不和,心火上炎,血气沸腾,热邪上壅,舌体失养,灼伤舌络,易致口舌出现痛、热、麻等不适感。

齿龈为胃所主。叶桂《温热论》言:"齿为肾之余,龈为胃之络。"胃络通于齿龈。齿龈的形态、颜色、感觉可反映胃气的变化。齿龈是温病学派的重要辨证依据。《冯氏锦囊秘录》言:"齿者,骨之余,肾之标,寄于龈,养于气血,上龈属足阳明胃,下龈属手阳明大肠……龈者,肉也,本乎坤元以资生,譬之木生于土,借土以为养也。"阳明运水谷精微以滋全身,齿龈为其外候,可反映阳明之虚实。若饮食失节、肝郁化热、食积不化等,致胃火炽盛,邪气上攻,燔灼齿龈,则可出现齿龈灼热疼痛、肿胀麻木等表现。

根据灼痛部位,本病分为 2 个证型——心火上炎证、胃火炽盛证。

二、医案

医案一

王某,女,54 岁。2019 年 6 月 19 日初诊。

主诉:舌头灼热疼痛 3 个月余,加重 1 周。

现病史:患者平素嗜食辛辣。3 个月前无明显诱因出现舌头灼热感,未予重视,后逐渐加重并伴疼痛。20 天前就诊于当地医院,查血、尿、便常规未见异常,后自服维生素 B_1,未见明显改善。1 周前,上症加重并伴有肿胀感,故就诊于我院。

现症见:舌头灼热疼痛,偶有肿胀感,自觉味觉减退,口干欲饮,饮凉水后症状可稍缓,心烦,紧张、担心,时有心悸,汗出频频,入睡难,常在夜间 1~2 点方可入睡,梦多,纳食一般,大便干、2~3 日 1 次,小便黄。舌红苔黄少津,脉数。

既往史:既往体健。否认手术、外伤、输血史。否认食物、药物过敏史。

家族史:父母均体健,无类似病史可询,否认家族性遗传病病史。

月经及婚育史:适龄婚育,育有 1 女,体健。现已停经。

中医诊断:舌痛(心火上炎证)。

西医诊断:灼口综合征。

治疗原则:清热泻火,凉血安神。

处方:清心泻火汤。

黄　连 10g	栀　子 12g	荆　芥 12g	玄　参 15g
甘草梢 10g	磁　石 15g^{先煎}	鳖　甲 15g^{先煎}	生石膏 30g^{先煎}
淡竹叶 8g	丹　参 12g	槐　花 10g	莲子心 10g
赭　石 20g^{先煎}	鸡内金 20g	浮小麦 15g	

14 剂,每日 1 剂,水煎服,分 2 次服用。

2019 年 7 月 3 日二诊:自觉舌痛灼热、疼痛感、肿胀明显改善,口干,但已不思凉饮,汗出频频缓解,仍偶尔心慌、心烦,睡眠好转,可在半小时内入睡,时有多梦,纳食一般,大便通、1 日 1 次,小便正常。舌红,苔薄黄,脉滑。初诊方基础上去荆芥,加生地黄 12g、天花粉 12g。14 剂,水煎服。

2019 年 7 月 17 日三诊:自觉舌头灼热、疼痛、肿胀基本缓解,心烦、心慌缓解,偶觉倦怠乏力,睡眠可,纳食一般,二便调。舌淡红,苔薄白,脉略数。二诊方基础上去生石膏、赭石、磁石,加山药 15g、白术 15g。7 剂,水煎服。

2019 年 7 月 24 日四诊:倦怠乏力缓解,纳食正常。舌淡红,苔薄白,脉缓。诸症尽消而停药。

按:《医学摘粹》云:"盖舌之疼痛热肿,专责君火之升炎。"心主火,心火以内敛、含蓄、温和为常态,以上炎、亢逆、暴露为病态。舌为心之苗窍,火热燔烁,灼伤舌络,故舌部有灼热、疼痛感;火郁于此,不得宣泄,故舌体肿胀不适。本案患者平素嗜食辛辣,素体火热内郁,上灼舌体,逐渐出现灼热疼痛感,未予重视,且不忌饮食,致火毒蓄结,燔灼津液,故口干、喜凉饮。火热伤津耗血,舌体失荣,则味觉减退。火邪亢逆,扰动心神,故心烦、心悸,甚则失眠多梦。心火下移小肠,故大便干、小便黄。故予清心泻火汤,以达清热泻火、凉血安神之功。

初诊方中,黄连、栀子为君,苦寒直折,清心泻火。莲子心取类比象,引药入心经,助君药泻火之功;淡竹叶、甘草梢引心火下移,利小便而祛邪外出,共为臣药。《素问·六元正纪大论》言:"火郁发之。""发"为宣发、发泄之义。苦寒直折之中,略伍辛温发散之药,即以荆芥之辛温,散心经之郁热,使火邪不致郁而为患,可消舌体肿胀之势。心主血脉,火邪扰动,血脉不安,故用丹参、槐花凉血活血以安血脉。浮小麦甘凉以清心除热、益气敛汗。《素问·脏气法时论》言:"心欲软,急食咸以软之。"心者以平和柔顺清明为本。本案患者心火亢盛,躁急坚劲,心神受扰,背离"心欲软"之生理特性,当益水之源以制阳光,故取玄参、鳖甲咸寒之品,补肾水以济心火,肃邪热以复"软"之性。磁石咸寒入心肾经,色黑入肾以济肾水,咸寒软坚以清心火,镇惊安神以和形神。赭石色红入心经,苦寒可清邪热,质重能引火下行并安心神,故既可凉血清热,又能安神定志,以减轻心烦、心慌、寐差等症状。生石膏既可直折泻火,又可除烦清心,乃治疗心火上炎之要药。虑金石类药质重碍胃,故予鸡内金消石和胃化滞。本方合泻火、散火、敛火、降火之功为一体,消弭心火以除舌体之灼热感,清散心经郁热以治肿胀,收敛浮火以安心神。

二诊时,舌头灼热、疼痛、肿胀感明显改善,仍有口干、多梦,考虑清热泻火已建功,然体内燔灼多日,消耗津液,且前方多苦寒之品伤阴,故去辛温之荆芥,加生地黄、天花粉,以养阴清热。

三诊时,诸症基本缓解,偶有倦怠乏力,纳食仍一般,考虑治疗已逾月,服药多用苦寒、金石质重之品,恐耗伤胃气,故去生石膏、赭石、磁石,加白术、山药健脾和胃,俾脾健气足以收工。再服 7 剂后,倦怠乏力缓解,纳食正常,病情平稳,未再反复。

医案二

刘某,男,39 岁。2018 年 10 月 8 日初诊。

主诉:齿龈灼热疼痛 2 周,加重 1 周。

现病史:患者平素嗜食烟酒,2 周前饮酒后出现齿龈灼热、疼痛,自服牛黄上清片未见明显改善,1 周前上症加重并伴有反酸、烧心,遂就诊于当地医院,做口腔科检查及血、尿常规未见异常,予服半夏和胃颗粒,疗效欠佳。

现症见:齿龈灼痛,伴有肿胀和麻木感,连及腮部,自觉齿摇,口渴、喜凉饮,反酸、烧心,胃胀,胃部有灼痛感,每因齿龈不适时出现难以入睡,纳差,无饥饿感,口中有异味,大便干、气味臭秽,小便黄。舌红苔黄厚腻,脉滑数,尺脉不足。

既往史:既往体健。否认手术、外伤、输血史。否认食物、药物过敏史。

家族史:父母均体健,无类似病史可询,否认家族性遗传病病史。

月经及婚育史:适龄婚育,育有 1 子,体健。

中医诊断:齿痛(胃火炽盛证)。

西医诊断:灼口综合征。

治疗原则:清胃泻火,滋阴增液。

处方:清胃泻火汤。

生石膏 50g^{先煎}	黄 连 9g	生地黄 18g	牡丹皮 15g
升 麻 10g	生甘草 10g	麦 冬 12g	牛蒡子 15g
知 母 12g	鸡内金 15g	石 斛 15g	山 药 15g
吴茱萸 3g	海螵蛸 15g^{先煎}	龙 齿 15g^{先煎}	北寒水石 20g^{先煎}

7 剂,每日 1 剂,水煎服,分 2 次服用。

2019 年 10 月 15 日二诊:自觉齿龈灼热、疼痛、肿胀、麻木感减轻,仍有齿摇感,腮部仍有肿胀感,反酸、烧心、胃胀痛缓解,口渴喜凉饮减轻,入睡困难改善,纳食好转、有饥饿感,仍口中有异味,二便调,舌红苔薄黄腻,脉滑数。初诊方基础上去吴茱萸、海螵蛸,改北寒水石为 15g,加夏枯草 12g、蒲公英 10g、芦根 12g、藿香 12g。14 剂,水煎服。

2019 年 11 月 1 日三诊:诉服药后齿龈灼热、疼痛、肿胀、麻木感全部缓解,齿摇感明显改善,腮部肿胀不适感缓解,口渴喜冷饮、口中有异味基本消失,偶有心烦,睡眠明显好转,纳食增多,二便调。舌淡红苔薄黄,脉略数。二诊方基础上去藿香、当归、蒲公英、夏枯草,改生石膏为 15g,加炒白术 15g。7 剂,水煎服。

2019 年 11 月 8 日四诊:齿摇感缓解,无特殊不适。舌淡红,苔薄白,脉缓。诸症尽消而停药。

按:《冯氏锦囊秘录·方脉齿病合参》言:"肠胃伤于美酒厚味,以致湿热上攻,则牙床不清,为肿为痛……由是齿不得而安。如地土不坚而树木为之摇动矣。此宜泻阳明之湿热,则牙床清宁,齿自安固。"足阳明胃经上行头面,入上齿中。本案患者因酒后湿热留于胃肠,郁而化火,胃火循经上攻,故牙龈灼热、肿胀、麻木。火性炎上,上冲头面,故痛连腮部。火盛伤阴,故口渴、喜凉饮。邪热夹湿,弥漫中焦,浊气流连,致胃气失和,故口臭、胃痛、胃胀、纳差、便干臭秽;胃气上逆,故反酸、烧心。火热燔灼,扰动心神,故入睡困难。尺脉不足,少阴肾水亏虚,不能固齿,又遇火邪燔炽,故齿摇。治疗上以清胃泻火、滋阴增液为法,故予清胃泻火汤。

《素问·至真要大论》言:"热淫于内,治以咸寒,佐以甘苦。"初诊方中,北寒水石咸寒清热降火,伍生石膏除烦泻热,二者相配,泻火之力倍增,且北寒水石具清降之力,可引胃中亢逆之火下行,顺胃以降为和之性,以消胃火而止龈痛。龙齿色白性凉,具肃杀之力,可敛周身浮游之火。黄连、生甘草、知母、麦冬合用,苦以泻火祛邪,甘以滋阴补液。牡丹皮清热凉血,生地黄凉血滋阴。牛蒡子辛苦寒,入肺、胃经,消肿疗疮。升麻为阳明经之引经药,辛甘微寒,可引大队清热之药达病所,并具升散之力,有"火郁发之"之妙用。山药、石斛益胃阴以清热。吴茱萸、海螵蛸制酸止痛,其中吴茱萸与黄连合用又寓左金丸之义。鸡内金消石和胃,以制金石之沉降。本方以胃火炽盛为核心病机,上下并举,标本兼治,寓泻火、散火、凉血、养阴为一体。

二诊时,热势已大减,中病即止,故减少北寒水石用量;反酸、烧心已缓解,故去制酸之吴茱萸、海螵蛸。腮部时有不适感,虑患病已久,湿热结聚,故加夏枯草、蒲公英清热解毒、消肿散结。口干仍有,乃火热伤阴,故加芦根清热生津;口中有异味,予加藿香化浊祛湿,以香治臭。"齿摇感"属肾精亏虚之象,但填精补肾非速功,故仍以生地黄、石斛、山药三药补肾水,待水足肾坚则齿可固。

三诊时,齿龈灼痛、肿胀、麻木全部缓解,腮部不适、口渴喜冷饮、口中有异味基本消失,齿摇感明显改善,故减藿香、当归、蒲公英、夏枯草,改生石膏为15g以清余热,加炒白术健脾补中以收功。再服7剂后,诸症尽消,病情平稳,未再反复。

三、小结

"灼口综合征"是以舌部或口腔黏膜、齿龈烧灼样疼痛为主要临床表现的一组综合征,火热炽盛为其核心病机。"火曰炎上。"脏腑火热燔灼,循经上扰,便于其相应部位发生灼热疼痛感。临证之中,当先辨其灼热部位,多以心火亢盛灼伤舌络、胃火炽盛灼伤齿龈为多见。治疗上以凉血泻火为主,参以散火、敛火、降火,既速制亢盛之火势,又不致伏藏为患。组方宜顺应脏腑所欲,注重因势利导,在心以凉血清心安神为要,在胃以清胃降气化浊为主。其中,生石膏凉而能散,其力常在上焦、中焦,故在本病的治疗中堪以重用。本病多用大寒之品,治当中病即止,以防苦寒败胃。火邪伤阴,苦寒之品亦伤阴,故伍大队甘寒之品滋阴生津。待邪去大半,当予山药、白术等调补中气以图全功。所用金石类药,如磁石、赭石、生石膏、北寒水石、龙齿等,应根据其性味归经所属而斟酌用之。

第十三节　药源性疾病

药源性疾病总论

药源性疾病是指在药物使用过程中(预防、诊断、治疗等),药物通过各种途径进入人体后导致的病理性功能紊乱或结构变化,是药物作用于人体的副作用或不良反应的结果。药源性疾病可分为四大类。第一类是由于药物毒副作用或药物超时间、超剂量、超范围使用导致的药理作用;第二类是药物的过敏反应或特异反应;第三类是多种药物之间相互作用所产生的反应;第四类是患者的身体状况、精神状态、特殊体质对药物代谢的影响所致。药源性疾病对人体造成的损害可能是功能性的,也可能是器质性的;可能是短暂性不需要处理的或需要处理的,也可能是永久性甚至是终身性的。

抗精神病药导致的药源性疾病在临床十分常见,如泌乳、闭经、阳痿、静坐不能、肌肉跳动、头痛头晕、肥胖、便秘、药疹、脱发、肝损伤等。其作用因患者体质、服药时长、药物剂量、药物种类等的差异而有所不同。目前,西医学对药源性疾病的治疗手段有限,往往采用增加拮抗药物、调整药物剂量、更换药物种类或剂型等手段,以期尽量减轻患者的不良反应,但因长年甚或终生服药,以致药物蓄积,很难完全消除,成为目前精神科临床十分棘手的瓶颈问题。

药源性疾病是药物毒性(简称"药毒")蓄积作用于人体的病理反应。西药不同于中药,有一种较为猛烈的化学偏性。张介宾《类经》言:"药以治病,因毒为能。所谓毒者,以气味之有偏也。盖气味之正者,谷食之属是也,所以养人之正气;气味之偏者,药饵之属是也,所以去人之邪气。其为故也,正以人之为病,病在阴阳偏胜耳。"大凡药物,皆有偏性,如用之得当,则为治病良将;用之不当,可成坏病之源。抗精神病药的偏性是其发挥治疗作用和引起人体不良反应的关键。"有诸内者必形诸外,视其外应,则知其病所。"通过对药物作用于人体之后的多种表现进行归纳,可以探索"药毒"致病的特点和规律。

药毒发病取决于元气强弱。人体是一个复杂的组织系统。人体生命活动与脏腑协调、阴阳平衡、气血津液畅达、五行相生相克、精气神充沛、经络畅通等息息相关。《医宗金鉴·痘疹心法要诀》载："气胜毒,则毒为气驭,其毒解矣,故顺也;毒胜气,则气为毒蚀,其气竭矣,故逆也。"人体元气与浊毒关系失衡是药源性疾病发生的关键。若禀赋强盛,元气充足,则正气存内,邪不可干,药毒难侵;若禀赋不足,元气亏损,则正不胜邪,药毒损焉。

药毒致病导致气血津液失衡。《素问·六微旨大论》曰："出入废则神机化灭,升降息则气立孤危。故非出入,则无以生长壮老已;非升降,则无以生长化收藏。是以升降出入,无器不有。"人体的气机升降出入与生命活动息息相关。"气为血之帅",气行则水行,血液的运行、津液的输布均有赖于气机的畅达。朱震亨提出："气血冲和,万病不生,一有怫郁,诸病生焉。"气机升降失司,脏腑气血及脉络功能失常,血脉瘀阻、痰饮停滞,体内代谢紊乱,药物浊邪蓄积,久则酿而生毒。药毒者,其性峻烈,内蚀于脏腑,外腐于脉络,横窜于经隧,流注于肢节,伏藏于膜原,蒙蔽于清窍,致病复杂多变。抗精神病药作用于神经通路,因其阻滞之效,而有镇惊之功,其性重浊凝滞,易阻滞气机,故服后困倦而昏沉。药毒阻滞气机,气机不畅则胸闷、腹胀、便秘;气滞则血瘀,冲任受阻,妇人经水不能下行,势必上走,出乳头而化为乳汁,则闭经,兼见泌乳;药毒重浊之性,耗气伤脾,脾失运化,痰浊内生,则肥胖困倦;久则伤阳,阳气亏虚,必及于肾,不能作强,则宗筋痿软,而见阳痿;肾精亏虚,失于濡养则脱发;阳虚则痰饮生焉,上冲于心则心悸气短,阻滞于中则头昏目眩,下流于肠则腹痛腹泻,外注四肢则肢体"振振欲擗地",而见震颤或肌肉紧张等表现。药毒为害,以禀赋为本,气血为基,脉络为径,实处益之,虚处损之,易生虚、火、痰、湿、郁、瘀等病理产物,更与浊毒相合,损人元气,成虚虚实实之恶性循环,甚则痰邪、浊毒相害,扰神蒙窍,病疴且痼,加重原有精神疾病。

药毒之治当以解毒排毒为原则。《诸病源候论》言："但毒有大小,自可随所犯而救解之。"治疗时应依据药毒的性质、侵害部位、相兼或附生之邪气,以及药物对人体作用后表现的阴阳、表里、寒热、虚实变化,施以相应治法。当或化浊以断毒之源,或祛邪以阻化毒之路,或解郁以畅排毒之机,或活血以通毒损之络,或化痰以利毒蒙之窍,以求五脏气机协调、气血通调和顺、精气神充沛、阴阳自和则毒解。然元气内虚则药毒存留,必培补元气则药毒不生,方是治本之道。

本章介绍药源性泌乳、药源性闭经、药源性肝损伤、药源性皮炎、药源性脱发、药源性静坐不能、药源性弄舌、药源性便秘的中医学认识及治疗验案。抗精神病药治疗中还可导致失眠、抑郁、焦虑、头部不适、口腔不适、眼肌痉挛、斜颈、震颤等,可参考相关章节进行辨治。

药源性泌乳

一、概述

高催乳素血症又称"高泌乳素血症",系指各种原因引起血清催乳素水平持续显著高于正常值,并出现以性腺功能减退、泌乳或不孕不育为主要临床表现的综合征。催乳素水平升高是西药抗精神病药常见的不良反应。血催乳素浓度高于 25ng/ml 或 880U/L 时,应视为高催乳素血症。

本病属于中医"乳泣"范畴。《景岳全书·杂证谟·乳出》记载:"若未产而乳自出者,以胎元薄弱,滋溉不全而然,谓之乳泣,生子多不育。"《本草纲目·乳汁》言:"盖乳乃阴血所化,生于脾胃,摄于冲任。未受孕则下为月水,既受孕则留而养胎。"故泌乳多与闭经、月经不调同时出现。《冯氏锦囊秘录》言:"其足阳明之脉,自缺盆下于乳。又冲脉者,起于气街,并足阳明夹脐上行,至胸中而散,故乳房属足阳明胃经,乳头属足厥阴肝经。"因此,本病与肝、脾胃、肾、冲脉相关。

中医学认为,药物对机体产生损害并引起不良反应的特性,称为药毒。高催乳素血症也是抗精神病药之药毒积聚的常见表现。药物治疗疾病之余,未能及时排出体外,郁而化热,变生毒邪,损伤肾 - 天癸 - 冲任 - 胞宫轴,致本病发生。

《道德经》言:"万物负阴而抱阳,冲气以为和。"冲脉为十二经脉之海。冲脉之气以"冲和"为常。冲脉起于胞中,上行与足少阴并行,而与足阳明会于气街,故受先、后天精气的滋养,是维系全身气血的要冲。在经络方面,冲脉与肝、肾、脾胃相关。肾之封藏、肝之疏泄、脾胃之升降均是冲脉"冲和"之态的关键。若肾气不足,封藏失守,加之肝失疏泄,郁而化火,或脾胃失调,胃气上逆,又与药毒之郁热相协,则致冲和失调,乳汁、经水的生成、分泌不循其道而乳泣。

本病按病机分为肾虚肝郁证、肝气犯胃证。

二、医案

医案一

刘某,女,30 岁。2021 年 9 月 11 日初诊。

主诉:服用抗精神病药 6 年,泌乳 4 个月。

现病史:患者平素嗜食辛辣,2015 年与交往 1 年的男友争吵分手后出现幻听,幻听内容为同事说自己的坏话,有被监视感,自觉有监视器在头顶监视自己,思维混乱,言语欠逻辑,在当地医院诊断为精神分裂症,给予抗精神病药治疗,具体药物不详。2018 年起,将治疗方案调整为氨磺必利 400mg/d+ 阿立哌唑 15mg/d+ 苯海索 4mg/d,服用 2 个月后,思维混乱、言语欠逻辑基本消失,幻听、被监视感较前减少。近 3 年来,规律用药,偶有调整,月经周期不规律,4 个月前开始泌乳,遂就诊于我处。

现症见:双侧乳房少量泌乳,乳汁色白,乳房胀痛,时有急躁易怒,头目胀痛,月经来潮前 1 天加重,注意力不集中,健忘,腰酸,入睡可,梦多,早醒,纳食一般,口干口苦,大便干、2 日 1 次,小便调。舌红,苔薄黄,脉沉弦数。

既往史:既往体健。否认手术、外伤、输血史。否认食物、药物过敏史。

家族史:父母均体健,否认家族性遗传病病史。

月经及婚育史:未婚,月经延迟,40 天左右,量少,色暗。

辅助检查:性激素检查:催乳素(PRL)86.5ng/ml。

中医诊断:乳泣(肾虚肝郁证)。

西医诊断:药源性泌乳。

治疗原则:益肾疏肝,解毒调冲。

处方:消泌汤。

牛　膝 30g	赭　石 20g^{先煎}	紫石英 30g^{先煎}	郁　金 30g
山茱萸 20g	白　芍 20g	炒栀子 10g	炒麦芽 50g
丝瓜络 10g	蒲公英 15g	金银花 15g	益母草 30g
杜　仲 15g	五味子 15g	枸杞子 15g	鸡内金 20g

14 剂,每日 1 剂,水煎服,分 2 次服用。

2021 年 9 月 25 日二诊:自觉乳房胀痛较前改善,泌乳减少,头目胀痛、口干口苦减轻,多梦减少,纳食一般,大便 1 日 1 次,小便正常。舌红,苔薄黄,脉沉弦数。初诊方基础上减金银花、蒲公英,改郁金为 15g,加夏枯草 15g、牡蛎 15g^{先煎}。14 剂,水煎服。

2021 年 10 月 9 日三诊:泌乳、乳房胀痛、头目胀痛、口干口苦消失,急躁易怒缓解,睡眠可,纳可,二便调,舌淡红,苔薄白,脉略弦数。性激素检查:PRL 21.3ng/ml。二诊方基础上去炒栀子,改炒麦芽为 30g、紫石英为 20g^{先煎}、赭石为 15g^{先煎},加桑椹 10g、生地黄 20g。14 剂,水煎服。

2019 年 10 月 23 日四诊:已无泌乳,1 周前月经已至、持续 5 天、量可、色红,腰酸、注意力不集中较前缓解,纳食正常。舌淡红,苔薄白,脉缓。三诊方基础上去炒麦芽、丝瓜络、紫石英,加熟地黄 15g。7 剂,水煎服。

按:肝主疏泄,肾主收藏,肝肾二脏在调和气血方面相辅相成。肾为水火之脏,内存真阴元阳;肝为木脏,主升发疏泄。《素问·上古天真论》云:"女子七岁,肾气盛,齿更发长;二七而天癸至,任脉通,太冲脉盛,月事以时下,故有子。"肾精充盈,气血渗灌,则荣养冲脉,况冲脉下起于胞宫,上连乳房,肝气条达则气血冲和,藏泻有度。冲脉之血下行胞中则为经血,上行乳房则化生乳汁。

清代王泰林认为:"乳房属胃,乳汁血之所化。无孩子而乳房膨胀,亦下乳汁,非血之有余,乃不循其道为月水,反随肝气上入乳房,变为乳汁。"本案患者平素肾气不足,封藏失司,又遇精神刺激,肝气不舒,郁而化火,则肝肾藏泻失调,冲脉气血失和。《素问·骨空论》云:"冲脉为病,逆气里急。"逆气并走于上,加之服抗精神病药6年,药毒郁积化热,故循经上扰,而见泌乳。腰酸、健忘、注意力不集中等为肾虚之征,泌乳、乳房胀痛、头目胀痛、急躁易怒、口苦等缘于肝郁化火。消烁津液,故口干、便干。治宜益肾疏肝、解毒调冲,予消泌汤。

初诊方中,牛膝味苦性平,归肝、肾经,有补肝肾、通经络之功,可引冲脉之气下行;赭石苦寒,有平肝降逆之功;二者相伍,清降冲脉逆气,故为君。紫石英质重以趋下,引冲脉逆气下行,且色紫性温入血分,可补肾调经。《素问·脏气法时论》言:"肝苦急,急食甘以缓之……肝欲散,急食辛以散之,用辛补之,酸泻之。"肝气不舒,郁而化火,循经上扰,体用皆伤,故予辛散之郁金疏达肝气,味酸之山茱萸、白芍敛肝柔肝,佐炒栀子以清泻肝火,体用兼顾。《医学衷中参西录》言:"大麦芽性平,味微酸……至妇人之乳汁为血所化,因其善于消化,微兼破血之性,故又善回乳。"炒麦芽乃妇人回乳之要药,此案中大剂量用之,乃取其回乳之特效。又恐炒麦芽回乳,致乳络郁滞,故予丝瓜络以络通络,解毒祛瘀,取其通乳络之功,使乳络通而乳汁回。蒲公英入肝胃二经,既能清热解药毒,又可通络散结消乳胀;金银花尤善解毒,《本草新编》载其"妙在补先于攻,消毒而不耗气血,败毒之药,未有过于金银花者也"。益母草既可活血通经,又有清热解毒之功,佐金银花、蒲公英解药毒之热。杜仲、五味子、枸杞子补肾填精,俾精足则渗灌诸经,荣养冲脉。鸡内金和胃化石,防金石类药碍胃。全方旨在清降逆气以调冲,益肾疏肝以调体,清热解毒以治病,回乳通络以消症,体用同调,病证兼治。

二诊时,乳房胀痛较前改善,泌乳减少,头目胀痛、口干口苦减轻,多梦减少,可知郁滞化火之证渐消,清热解毒之品亦解其病因,故减金银花、蒲公英以防久用苦寒伤胃,改郁金为15g,加夏枯草、牡蛎清肝散结解毒。

三诊时,乳房胀痛、泌乳等症状消失,故减炒麦芽用量;头目胀痛、口干口苦消失,故去清肝泻火之炒栀子,减降逆敛冲之紫石英、赭石等用量,加桑椹、生地黄以益肾填精。

四诊时,已无泌乳,故去炒麦芽、丝瓜络、紫石英等治标之药,予熟地黄加强补肾益精之功,并合生地黄、枸杞子、桑椹等药,调补肾中元阴元阳,"积精以全神",恢复气血之冲和。

本病为本虚标实之证,治疗上当攻补兼施,然或攻或补,当分期用之。治疗初期审因论治,以清热解毒、疏肝理气、消肿散结为主,从而减轻患者主诉症状;中期把握核心病机,以益肾疏肝、降冲脉逆气为主;后期强调补肾益精、荣养冲脉、调和气血。

医案二

王某,女,42岁。2019年3月7日就诊。

主诉:服用抗精神病药2年,泌乳3个月。

现病史:患者2017年在单位与同事发生争执后出现被害感、被监视感,觉得有人盯着自己看,幻听,幻听内容是模糊的男女对话声,具体情况听不清,于是就诊于当地医院精神科,予服舒必利600mg/d+阿立哌唑15mg/d+奥氮平20mg/d+苯海索4mg/d,服药后幻听、被害感消失。3个月前开始出现泌乳。

现症见:双侧乳房少量泌乳,乳汁色白,乳头色红,乳房胀痛,双侧胁部胀痛,眠可,偶有心烦,纳差,口干欲饮,嗳气,反酸烧心,大便干燥、4~5日1次,小便调。舌红苔黄少津,脉数。

既往史:既往体健。否认手术、外伤、输血史。否认食物、药物过敏史。

家族史:否认家族性遗传病病史。

月经及婚育史:已婚,育有1子,配偶及儿子均体健。月经无变化。

辅助检查:性激素检查:PRL 75.3ng/ml。

中医诊断:乳泣(肝气犯胃证)。

西医诊断:药源性泌乳。

治疗原则:疏肝理气,清胃解毒。

处方:清胃调冲汤。

赭　石30g^先煎　　生石膏40g^先煎　　煅青礞石30g^先煎　　鸡内金15g

菊　花10g　　金银花20g　　青　蒿15g　　柴　胡15g

白　芍15g　　石　斛12g　　知　母15g　　芒　硝10g^冲服

竹　茹20g　　炒麦芽60g　　海螵蛸15g

14剂,每日1剂,水煎服,分2次服用。

2021年3月21日二诊:泌乳减少,口干、纳差较前改善,烧心消失,仍有呃逆、反酸,睡眠可,二便调。舌红苔薄黄,脉略数。初诊方基础上减柴胡、白芍、竹茹、煅青礞石、芒硝,加旋覆花15g^包煎、夏枯草15g、绿萼梅15g、香附15g、佛手15g。14剂,水煎服。

2021年4月6日三诊:泌乳消失。2021年4月2日所查PRL为25ng/ml。呃逆、反酸、心烦缓解,二便调。舌红苔薄白,脉缓。二诊方基础上去炒麦芽、生石膏、海螵蛸、旋覆花,改赭石为15g,加陈皮15g、山慈菇15g。14剂,水煎服。

2019年4月20日四诊:诸症减轻,舌淡红苔薄白,脉缓。三诊方基础上减金银花、青蒿、知母,加玄参15g、炒白术20g、沙参20g。7剂,水煎服。

按:《四圣心源》言:"木生于水而长于土,土气冲和,则肝随脾升,胆随胃降……木邪横侵,土被其贼,脾不能升而胃不能降。"忧思郁怒,积气于肝胃两经,肝木郁而横犯脾胃,冲脉又与足阳明夹脐上行,至胸中而散,若土失斡旋之功,冲脉气血逆乱,遇火热之邪则变证丛生。

本案患者因与人争执,郁怒发病,久之克伐脾胃,又服抗精神病药已2年,药毒蓄积,郁而化热,伤及脾胃,升降失调,纳运失济,冲脉失于滋养,毒邪循经上扰,致冲脉气血失衡。脾胃失和,胃热熏蒸,故纳差、口干欲饮、反酸烧心、大便干燥;胃气上逆,则呃逆频频;热扰心神,而见心烦;舌红苔黄少津,为脾胃失调、阳明蕴热之征。治宜疏肝理气、清胃解毒,方选清胃调冲汤。

《医学衷中参西录》言:"是以胃中之气,以息息下行为顺,果其气能息息下行,则冲气可阻其上冲。……而降胃之药,固莫赭石若也。"初诊方中,赭石、生石膏为君,清胃火而降胃气;煅青礞石,其性阴也、沉也,既可利痰消积以治原发精神疾病,又为厥阴之药,以消风木过盛克伐脾土。以上金石三药,奠定本方清降之大法。又予菊花、金银花、青蒿等轻清上浮之品引药入病所,清肝胃之热,解药毒之郁。"青蒿平胃火,兼能平肝火"(《石室秘录》),实为本方之巧匠。柴胡辛散以疏肝郁之气,白芍酸敛以和肝血,二者配合,调肝气、更畅肝血。石斛、知母清阳明之热,更滋胃肠之阴,又佐芒硝,以润燥通便。炒麦芽重用,专以回乳;竹茹为竹之络,用以通乳络,乃仿《金匮要略》竹皮大丸之用,消泌乳而通乳络。鸡内金健脾和胃、消石化积,海螵蛸制酸止痛。全方立足于清降之法,顺肝胃之性以调气降胃,调和冲脉气血。

二诊时,泌乳减少,口干、纳差较前改善,烧心消失,仍有呃逆、反酸,可知胃火渐清,逆气作乱,故减柴胡、白芍,防柴胡久用截阴;去竹茹、煅青礞石、芒硝,中病即止,防金石败胃;加旋覆花和胃降气消呃逆,夏枯草、绿萼梅、香附、佛手疏肝理气通络、解毒散结。

三诊时,泌乳消失,故去炒麦芽;呃逆、反酸、心烦缓解,故去降胃气之旋覆花、清胃热之生石膏、制酸止痛之海螵蛸,减赭石用量,加健脾理气之陈皮、清热解毒之山慈菇。

四诊时,诸症减轻,故减金银花、青蒿、知母;恐余热作祟,故加玄参、沙参清热养阴,炒白术健脾和胃。

本案治疗上以清降之法贯穿全程,先以清肝胃之火为主,继则疏肝和胃,调气和冲,恢复肝胃生理功能,最后以健脾胃、清余热、养胃阴收功。

三、小结

催乳素水平升高是抗精神病药常见的不良反应之一。临床上，催乳素水平升高可造成泌乳现象，或伴月经不调甚至闭经。泌乳属于中医学"乳泣"范畴。中医认为，乳汁的形成、分泌与冲脉相关，冲脉赖肾精荣养，肝、胃两经既连系冲脉，又相络乳房，故本病的病位在肝、脾胃、肾、冲脉。冲脉以气血阴阳"冲和"为常，而泌乳是"冲和"失常的典型表现。病机上，肝、脾胃、肾、冲脉气机失调是本病发生的关键。故治疗当以清降逆气为主，疏通乳络为辅，并着眼于回乳，使乳回而络通，方能治之无虞。同时，当考虑到药毒之弊，予以清热解毒之法。治疗全程慎用或禁用温燥药，防其引动逆气，加重病情。案中所用金石类药，如煅青礞石、紫石英、芒硝、生石膏、赭石，当根据其性味归经所属辨证选用。

药源性闭经

一、概述

药源性闭经是指由于药物的影响，而停止行经达 6 个月以上或 3 个周期者。抗精神病药的使用剂量、种类与闭经发生的可能性相关，这在很大程度上影响了女性患者服药的依从性，降低了患者治疗疾病和生存的信心，从而影响治疗效果。

闭经属于中医学"月事不来""不月""血闭""月闭""经水不通""经水断绝""经闭"范畴。《济阴纲目·论经闭总因血滞血枯》载："李氏曰：妇人以血为主，天真气降，壬癸水合，肾气全盛，血脉流行，当以三旬一见，以象月盈则亏，故曰月经。"冲任二脉皆起于胞宫。"冲为血海"，冲脉为十二经脉气血汇聚的要冲；任脉为"阴脉之海"，总司精、血、津、液等物质。冲任二脉经气畅达，气血调和，胞宫之阴阳协调，血海盈满，则月事按时而下。中医认为，女性月经是脏腑、气血、天癸、冲任共同协调作用的结果。

月经生理的正常运行与五脏六腑功能关系密切。《灵枢·逆顺肥瘦》云："夫冲脉者，五脏六腑之海也，五脏六腑皆禀焉。"《景岳全书》云："经本阴血，何脏无之。"五脏六腑功能正常、关系协调，方有"有余之血"蓄于血海；血海按时满溢，方月事有信。抗精神病药进入人体后，其毒性损害人体禀赋体质，致使经络气血运行紊乱、水谷津液运化失职，浊毒内生，影响人体脏腑阴阳平衡，使实者更实，虚者益虚。脏腑、天癸、气血、冲任中任何一个环节发生功能失调，都可引起血海不能满溢而月经失调，甚则闭而不行。肾藏精,主生殖,为先天之本;胞络者,系于肾,而肾乃冲任之本。肾气充盛,渗灌诸经,则冲任充盈调畅,天癸应时而下。《医学正传·妇人科》云:"况月经全借肾水施化,肾水既乏,则经血日以干涸。"肾虚精竭,经血不充,渗灌冲任不足,则致经水淋漓,渐至闭塞。《陈素庵妇科补解》言:"若脾胃虚,水谷减少,血无由生,始则血来少而色淡,后且闭绝不通。"脾胃气虚,生化乏源,转运失司,脾无精可散,冲任失养,则可致经断不至。《素问·腹中论》言:"若醉入房中,气竭肝伤,故月事衰少不来也。"肝伤血失其藏,血竭经枯,则经闭矣。《素问·评热病论》云:"月事不来者,胞脉闭也。胞脉者,属心而络于胞中。今气上迫肺,心气不得下通,故月事不来也。"情志抑郁,肝失疏泄,胞脉血行不畅而阻闭,月事断矣。《陈素庵妇科补解》所云"经水不通有属积痰者……痰久则下流胞门,闭塞不行,或积久成块,占住血海,经水闭绝",指出痰湿停聚,阻滞冲任,胞宫壅滞,可导致闭经。

药源性闭经的发病机制可以概括为虚、实两方面。实者主要为郁、痰、瘀、湿壅滞经脉,冲任不畅,胞脉不通;虚者系脏腑功能失调,精亏血少,冲任不充,胞宫失养。虚可致实,实亦可致虚。闭经多系虚实夹杂之证,临床之中当明辨病因,方能有的放矢。

二、医案

医案一

张某,女,39 岁。2023 年 10 月 7 日初诊。

主诉:服抗精神病药 4 年,闭经 1 年。

现病史:2018 年换工作单位后,患者担心同事瞧不起自己,总感觉别人在议论、关注自己,后逐渐出现凭空闻语,内容为他人议论、嘲笑自己,每日出现 10 余次。2019 年 3 月就诊于当地医院,考虑为"精神分裂症",入院治疗 2 个月,其间行无抽搐性电休克治疗,幻听逐渐减少;出院后予口服丙戊酸钠缓释片 750mg/d+ 碳酸锂 0.5g/d+ 利培酮 4mg/d+ 奥沙西泮 70mg/d,近 4 年规律用药。2 年前,月经周期开始延长,经量减少,颜色偏暗。近 1 年来逐渐闭经。

现症见:偶有乳房胀痛,腰酸,紧张,烦躁易怒,莫名生气,注意力不能集中,记忆力差,入睡需 30 分钟,多梦易醒,可复睡,每晚睡 7~8 小时左右,觉周身乏力,纳可,口干口苦,大便偏干,小便调。舌淡暗,苔薄黄,脉沉弦涩。

既往史:既往体健。否认手术、外伤、输血史。否认食物、药物过敏史。

家族史:父亲高血压,母亲体健,否认其他家族性遗传病病史。

婚育史:适龄婚育,育有 1 子,体健。

中医诊断:闭经(肾虚肝郁证)。

西医诊断:药源性闭经。

治疗原则:益肾疏肝,活血通经。

处方:益肾调经汤。

菟丝子 20g	生地黄 20g	山　药 30g	山茱萸 15g
牛　膝 20g	柴　胡 12g	炒栀子 10g	郁　金 15g
紫石英 30g 先煎	赭　石 15g 先煎	当　归 20g	白　芍 15g
鸡内金 15g	全　蝎 3g		

7剂,每日1剂,水煎服,分2次服用。

并嘱其每日食用海参1条。

2023年10月14日二诊:月经未至,乳房胀痛较前改善,烦躁易怒、莫名生气较前改善,入睡较前顺利,仍有腰酸、记忆力差、注意力不能集中,口干口苦减轻,二便调。舌淡暗,苔薄黄,脉沉弦。初诊方基础上减柴胡,加女贞子20g、五味子15g、刺五加30g。14剂,水煎服。

2023年10月28日三诊:月经仍未至,自觉腰酸减轻,烦躁、注意力不集中、记忆力差、睡眠较前改善。舌淡红,苔薄白,脉沉。二诊方基础上减炒栀子、赭石,加覆盆子15g、车前子15g、枸杞子15g、桑椹15g、地龙10g。28剂,水煎服。

2023年11月25日四诊:1周前月经来潮、经血色暗、量较少,腹部稍有疼痛感,腰酸消失,自觉精力较前提高,情绪平稳,无烦躁易怒,注意力、记忆力较前改善,纳眠可。舌淡红,苔薄白,脉缓。三诊方基础上减全蝎、鸡内金,改紫石英为15g,加熟地黄20g、黄精15g、夏枯草15g、炒白术20g。28剂,水煎服。嘱患者可逐渐停用海参。

2023年12月23日五诊:本月月经按期而至,经血色略暗、量可,无痛经,纳眠可。舌淡红,苔薄白,脉缓。四诊方基础上减地龙、紫石英、当归,加桑寄生10g、巴戟天15g、杜仲10g。28剂,水煎服。

2024年1月20日六诊:3天前月经来潮、色可、量可,无其他不适感,纳眠可。舌淡红,苔薄白,脉缓。嘱继服五诊方14剂后停药。

按:《临证指南医案》云:"血海者,即冲脉也,男子藏精,女子系胞。不孕、经不调,冲脉病也。"《重广补注黄帝内经素问》言:"肾气全盛,冲任流通,经血渐盈,应时而下。"月经的产生以肾气为主导,并在天癸作用下,冲任受脏腑气血资助,方能满溢于胞宫。肾精盈满,天癸充盛,冲任通畅,胞宫得以濡养,月经方可定期而至。本案患者情志不畅,服用抗精神病药已逾4年,药物影响气血津液输布,而化为浊毒损及肝肾,致肝主疏泄、肾主藏精功能失常,肝肾藏泻失常,破坏肾-天癸-冲任-胞宫轴之协调。本案患者腰酸、乏力,乃肾虚之象;情志不畅,多有烦躁、易怒、眠差等表现。肾精生化不足,肝郁气血津液输布不能,水谷精微不能下行血海而为经水。本案为本虚标实之证,治当补泻有度,治宜益肾疏肝、活血通经,方用益肾调经汤。

初诊方中,菟丝子气味甘平,为"子中之最有脂膏者"(《神农本草经百种录》),以补精血之不足,《得配本草》载其"无根,假气而生,元精衰者,以此补之",故用其补肾益精填髓为君。生地黄、山药、山茱萸取六味地黄丸三补之义。因患者郁热未解,故以生地黄代熟地黄之用。徐大椿言:"地黄色与质皆类血,故入人身则专于补血。"血足则能化精。山药健脾益气,益精之源;山茱萸味酸主敛,既能固肾封藏,亦可补罢极之本。生地黄、山药、山茱萸补益精血而具流通之性,补而不滞。牛膝味酸性平,既能补肾益气,又善引气血下行而为经水。《素问·脏气法时论》言:"肝苦急,急食甘以缓之……肝欲散,急食辛以散之。"柴胡、郁金具辛散之性,顺应肝之所欲,疏肝解郁;白芍滋肝血,当归养血活血,是以肝之体用兼而调之,使肝血足而肝脉畅,补而不滞。患者气郁日久,有口干口苦、烦躁易怒等化热之象,故予炒栀子泻肝经之火。肝为肾之子,肝火旺则子盗母气,消烁肾水,故泻肝火实为补肾水之法,且炒栀子更有清热解毒之功,以除药物浊毒。紫石英味甘性温,主"女子风寒在子宫,绝孕十年无子",色紫入心肾而补血,质重可达于胞宫,为妇科调经之良药,在方中亦具"阳中求阴"之能。赭石色红性寒入血分,有降气引血下行之功,与紫石英寒热相济。全蝎色青味咸性平,善入肝经,有活血通络祛风之功。张锡纯谓:"加鸡内金于滋补药中,以化其经络之瘀滞而病始可愈……盖以其能助归、芍以通经,又能助健补脾胃之药,多进饮食以生血也。"故鸡内金于本方中有和胃化石、活血通经等多种功用。并嘱患者每日食用海参1条。《本草纲目拾遗》谓:"海参……生北海咸水中,色又黑,以滋肾水……生百脉之血……其生血之功,捷于归芍也。"故用药食同源之海参,以益肾养血。

二诊时,乳房胀痛较前改善,口干口苦减轻,烦躁易怒、莫名生气较前改善,入睡较前顺利,仍有腰酸、记忆力差、注意力不能集中,故减疏肝解郁之柴胡,加女贞子以达"益肝肾,安五脏,强腰膝"之功、刺五加补肾养肝,而五味子味酸养肝、咸以益肾,用之可强阴益气。

三诊时,月经仍未至,自觉腰酸减轻,烦躁、注意力不集中、记忆力差、睡眠较前改善。肝气调畅,肝火渐消,故减清肝泻火之炒栀子、凉血降气之赭石,加覆盆子、车前子、枸杞子、桑椹,与五味子、菟丝子相合寓五子衍宗丸之义,取益肾填精之用;加地龙以加强活血通络之力。

四诊时,月经来潮、经血色暗、量较少,腹部稍有疼痛感,纳眠可,腰酸消失,自觉精力较前提高,情绪平稳,注意力、记忆力较前改善。肾精得补,冲任渐充,故经水来潮。方中去活血通络之全蝎、鸡内金,减少紫石英用量,一者月经已通,可稍减引血下行之品,二者防久用质重碍胃;加熟地黄、黄精以并补肾中阴阳之精,加夏枯草通络散冲任之郁结,加炒白术健脾益气,从而先后天同调,以益精血之源;并嘱患者可逐渐停用海参。

五诊时,本月月经如期来潮,经血色略暗、量可,故减通经活血之地龙、当归和引血下行之紫石英,加桑寄生、巴戟天、杜仲加强益肾养精之功。《本草崇原》言:"寄生感桑气而寄生枝节间,生长无时,不假土力,夺天地造化之神功。"《本草新编》谓:"巴戟天温而不热,健脾开胃,既益元阳,复填阴水。"杜仲禀阳气之厚而性温,专入肝、肾二经。此三药与方中补肾之药相合,并补肾中水火之气、阴阳之精,使阴得阳助则气化不息,阳得阴养则泉源不竭。

六诊时,本月月经如期来潮,且无其他不适,嘱继服五诊方2周后停药。

本案治疗全程以益肾疏肝、调补冲任为中心,先以疏肝理气、行气解郁、解毒散结为主,调畅情志并消药物浊毒,辅以补肾之法;再以补肾益精、疏肝通络为主,辅以软坚散结;最后以补肾阴阳之精、健脾益气而收功。

医案二

李某,女,21岁。2015年3月3日初诊。

主诉:服抗精神病药2年,闭经4个月。

现病史:2013年,患者与同宿舍同学发生矛盾后,出现自言自语,认为同学议论、嘲笑自己,遂于当地医院诊断为"精神分裂症",予口服利培酮口服液2ml/d治疗,服药后被害感、自言自语基本控制。5个月前月经延迟10天、量少、色暗,后月经至今未至。

现症见:情绪基本无波动,表情呆滞,偶有烦躁易怒,记忆力下降,白天精力欠佳,嗜睡,困倦感明显,每晚睡10小时仍觉不解乏,睡醒后疲乏懒动,胸闷,面垢,纳食一般,无饥饿感,时感恶心,口黏口苦,大便黏腻,舌暗红、边有齿痕,苔薄黄腻,脉滑。近半年体重增加10kg。

既往史:既往体健。否认手术、外伤、输血史。否认食物、药物过敏史。

家族史:父母体健,否认其他家族性遗传病病史。

月经及婚育史:13岁初潮,月经周期28~30日,经期持续4日,月经量中等,无凝血块,无痛经。未婚未育。

中医诊断:闭经(痰瘀互结证)。

西医诊断:药源性闭经。

治疗原则:化痰祛湿,活血通经。

处方:化痰调经汤。

浙贝母30g	天竺黄15g	竹茹20g	胆南星10g

白　术 20g	陈　皮 15g	滑　石 12g^{包煎}	泽　兰 12g
黄　芩 20g	蒲公英 20g	地　龙 15g	猫爪草 20g
牡丹皮 12g	红　曲 12g	生山楂 15g	郁　金 20g
三　棱 10g			

7剂,每日1剂,水煎服,分2次服用。

2015年3月10日二诊:月经未至,恶心、胸闷较前改善,仍有嗜睡、疲乏、面垢、腰酸,纳食、口黏口苦改善,有饥饿感,二便调。舌暗红,苔薄黄腻,脉滑。初诊方基础上去黄芩、蒲公英、猫爪草,加益母草30g、路路通15g、刺五加30g。28剂,水煎服。

2015年4月8日三诊:10天前月经来潮,量少、色暗、血块较多,腰酸,少腹有坠胀感,情绪无波动、表情呆滞较前改善,面垢减轻,嗜睡、困倦感减轻。舌红苔薄黄,脉滑。二诊方基础上去三棱、红曲、牡丹皮、滑石,加茵陈15g、杜仲15g、车前子15g。28剂,水煎服。

2015年5月6日四诊:4月28日月经如期而至,量可、色偏暗、血块较前减少,经期觉偶有乏力,现情绪稳定,已无嗜睡。舌淡红,苔薄白,脉缓。三诊方基础上去郁金、胆南星、泽兰、地龙,加黄芪30g、泽泻10g。28剂,水煎服。

2015年6月6日五诊:5月30日月经来潮,量可、色红、偶有少量血块,乏力感减轻,现情绪可。舌淡红,苔薄白,脉缓。四诊方基础上减天竺黄、路路通、茵陈、生山楂,改益母草为15g。28剂,水煎服。

2015年7月5日六诊:患者诉本次月经来潮,色可、量可,无其他不适感,纳眠可。舌淡红,苔薄白,脉缓。五诊方基础上减益母草、竹茹,改浙贝母为15g、白术为15g、黄芪为20g。14剂,水煎服。

按:《女科切要》曰:"肥白妇人,经闭而不通者,必是湿痰与脂膜壅塞之故也。"患者服用抗精神病药后多思睡、少动,形体日渐肥胖,久卧伤气,痰湿积聚,气机阻塞,药物浊毒更可伤气积痰化浊,久之致痰湿渐重,阻碍冲任气血流行,冲任不畅,气血郁滞,痰、瘀、浊交阻,渐至经闭。治疗上宜化痰祛湿、活血通经,方用化痰调经汤。

浙贝母"善解肝脏郁愁,亦散心中逆气,祛肺痿肺痈痰脓喘嗽"(《景岳全书》);天竺黄"气味与竹沥同功而性稍和缓,无寒滑之患"(《本草害利》),可豁痰泄热而安五脏;竹茹为竹之络,清热化痰而通人之脉络;胆南星"苦则善燥,辛则善散,温则开通"(《冯氏锦囊秘录》),故善散痰结。以上四药合用,善祛脏腑经络间顽痰。朱震亨言:"善治痰者,不治痰而治气,气顺则一身之津液亦随气而顺矣。"故取白术健脾益气以除湿郁,陈皮辛以理气祛痰、宽中顺气,与上述四药合用,有辛开苦降之妙。滑石淡渗利湿,利小便予痰湿以去路。生山楂、红曲健脾化浊降脂,又有活血之功;李时珍指出"红曲有治脾胃营血之功"，张锡纯指出山楂"化瘀血而不伤新血，开郁气而不伤正气"；牡丹皮凉血活血，《冯氏锦囊秘录》载其"赤色象离，能泻阴中之火，使火退而阴生"；三药色红入血分，可清血分之浊毒郁热。泽兰辛香温散，活血破瘀以通脉，利水化痰以祛湿。郁金苦辛，功善降气开郁，引血归经，凉血破瘀。三棱"以治男子痃癖，女子癥瘕，月闭不通，性非猛烈而建功甚速"（《医学衷中参西录》），地龙性味咸寒、可软坚宣散络脉瘀热，二药可通人体幽微处之瘀；黄芩清热解毒，猫爪草、蒲公英泄热散结，既能散冲任经络痰瘀之结气，又可清解药物浊毒。

二诊时，恶心、胸闷较前改善，纳食、口黏口苦改善，有饥饿感，可知理气化痰略见成效，故去化痰散结解毒之黄芩、蒲公英、猫爪草。仍有嗜睡、疲乏、面垢、腰酸，月经未至，可知痰瘀阻滞日久，耗伤正气，邪气结聚，冲任血脉仍有阻滞，故加益母草、路路通活血通经，活血而不伤血；加刺五加补肾益精，精足则渗灌冲任。

三诊时，已有月经来潮、量少、色暗、血块较多，腰酸，少腹有坠胀感，示肾之精气尚虚，冲任仍有败血阻滞，而情绪不兴、身体困着等较前改善，示痰湿困阻较前好转，故去淡渗利湿之滑石，去活血化瘀之三棱、牡丹皮、红曲。宜加强益肾养血之力，故加杜仲益肾填髓、调养冲任。所加车前子集强阴益精与利水除湿于一体，补中兼泻；予茵陈以化湿，而具推陈出新之功。

四诊时，月经如期而至，量可、色偏暗、血块较前减少，无嗜睡，示痰湿已去大半，故去化痰通络之胆南星、泽兰，去血肉有情之品地龙；经期偶有乏力，示痰瘀胶结，耗伤正气，故去理气之郁金，转投补中益气之黄芪、淡渗利湿之泽泻（二者升清而降浊，以恢复人体之周流气化）。

五诊时，月经正常来潮，有少量血块，乏力感减轻，无其他不适，故去天竺黄、路路通、生山楂、茵陈等化痰活血之药，减少益母草用量，继予活血调经，以除脏腑、冲任之败血。

六诊时，月经已恢复正常，故减化痰祛瘀之益母草、竹茹，减少浙贝母用量；已无乏力感，故减少黄芪、白术用量。

本案治疗全程以祛邪为主，兼以扶正。先理气化痰、破血养血、解毒散结以解痰瘀交结之病态，继而健脾利湿、活血散结以调畅冲任之气血，最后健脾益气、益肾养血以荣养人体而收功。全程以祛邪为先，防止补而助邪，后以扶正为要，使邪去而正不伤。

三、小结

月经是女性生殖功能正常的标志。月经规律对于维持女性生理和心理健康有着重要的意义。药源性闭经是女性精神病患者服用抗精神病药后常见的不良反应之一。由于药物导致脏腑功能失调,气血津液失衡,脉络功能失常,痰、郁、瘀、湿等病理产物阻塞经络,郁而生浊,胶结脉络,使冲任不畅,经血不能按时而下或伴泌乳现象,或脏腑精血亏虚,不能渗灌诸经,冲任不充,胞宫失养,而致闭经。临床上,本病多虚实夹杂,病情复杂。故在治疗时不可见闭即通,妄用活血之品,以防竭泽而渔。更要慎用温补,以防热邪与病理产物相合消烁精血而致血枯。立足虚实两端,虚中夹实者以补益脏腑精气、充养冲任为主,通调血脉为辅;实中夹虚者以祛除致病邪气、畅达冲任气血为主,荣养脏腑精气为辅。

药源性肝损伤

一、概述

药源性肝损伤又称药物性肝病,主要表现为食欲减退、恶心、腹胀、肝区疼痛、黄疸等症状,和/或肝功能检查结果提示转氨酶等升高。

在古代中医文献中没有"药源性肝损伤"这一病名,但是有关于药物毒性和其对肝脏影响的记载。金代张从正《儒门事亲》曰:"凡药皆毒也……虽甘草、苦参,不可不谓之毒。"金代李杲《医学发明》指出:"血者,皆肝之所主,恶血必归于肝,不问何经之伤,必留于胁下,皆肝主血故也。"人身之血营周不休,至卧则血归于肝,其浊气借肝以外泄。这些论述揭示了肝与"恶血"的关系,也指明了肝的解毒功能,即"浊气借肝以外泄"。

明代张介宾《类经》曰:"药以治病,因毒为能。所谓毒者,以气味之有偏也。……是凡可辟邪安正者,均可称为毒药,故曰毒药攻邪也。"清代黄宫绣《本草求真》曰:"昔人云:肝无补。非无补也,实以肝气过强,则肝血不足,补之反为五脏害,故以无补为贵。"清代魏之琇《柳洲医话》曰:"凡肝郁病误用热药,皆贻大患。"清代尤怡《伤寒贯珠集》载:"经曰:不宜下而更攻之,诸变不可胜数……或胁痛发黄。"清代林珮琴《类证治裁》曰:"大抵肝为刚脏,职司疏泄,用药不宜刚而宜柔,不宜伐而宜和,正仿《内经》治肝之旨也。"上述记载明确了药物使用不当,或过刚或过伐,都可导致肝损伤。

药物剂量也是药源性肝损伤的重要因素。《黄帝内经》曰:"衰其太半而止,过者死。"宋代《圣济总录》曰:"凡服药多少,要与病患气血相宜,盖人之禀受本有强弱,又贵贱苦乐,所养不同,岂可以一概论,况病有久新之异,尤在临时以意裁之。"上述记载强调药物剂量要根据自身情况和正气盛衰而定。

根据临床症状,药源性肝损伤可归属于中医学"胁痛""黄疸"等范畴。药能治病,亦能致病;药治病而为药,药致病即为毒。药物作用于人体,扰乱人体正常生命活动,造成气血阴阳失调、脏腑功能紊乱,变生痰、瘀,蓄积体内,久酿成毒,若浊毒直中脏腑,损伤肝脏,则出现肝损伤诸证。

二、医案

姜某,男,40岁。2020年5月12日初诊。

主诉:胁肋胀满疼痛1个月。

现病史:患者平素性情急躁易怒,10个月前因工作压力大,无故打骂他人,自觉自己具有超能力、无所不能等,被诊断为精神分裂症,目前口服利培酮2mg、每日2次,精神症状基本稳定。但是,近1个月来患者出现胁肋胀满疼痛,饮食减少,时有恶心,厌食油腻。5月7日肝功能检查提示谷丙转氨酶153U/L(7~40U/L)、谷草转氨酶95U/L(3~35U/L)、碱性磷酸酶160U/L(35~135U/L)、总胆红素60μmol/L(0~21μmol/L)、结合胆红素20μmol/L(0~6.8μmol/L),肝胆B超未见异常,感染四项(乙型肝炎病毒表面抗原、丙型肝炎病毒抗体、梅毒螺旋体抗体和艾滋病病毒抗体)阴性,考虑为药源性肝损伤。但患者家属担心停用利培酮后出现精神症状加重,故未停西药,现求中医药诊治。

现症见:面色晦暗,轻度目黄,无身黄,急躁易怒,胁肋胀满疼痛,胸闷,倦怠乏力,入睡困难,1~2小时才能入睡,多梦,纳呆,时有恶心,厌食油腻,口苦口黏,大便黏滞、2日1行,小便黄少。舌暗红,苔黄腻,脉弦滑数。

既往史:既往体健。否认手术、外伤、输血史。否认食物、药物过敏史。

家族史:爷爷有精神分裂症病史。

婚育史:适龄结婚,育有1子,体健。

中医诊断:胁痛(肝胆湿热证)。

西医诊断:药源性肝损伤。

治疗原则:清肝利湿,化浊解毒。

处方:清肝化浊汤。

龙　胆 15g	茵　陈 15g	黄　连 6g	郁　金 20g
鸡骨草 20g	虎　杖 15g	猫爪草 20g	蒲公英 20g
山慈菇 10g	佩　兰 15g	白豆蔻 10g	薏苡仁 20g
赭　石 15g先煎	滑　石 10g包	茯　苓 20g	五味子 30g
鸡内金 15g			

7剂,每日1剂,水煎服,分2次服用。

2020年5月19日二诊：胸胁胀满疼痛稍减轻，仍面色晦暗，目黄稍减轻，急躁易怒稍减轻，胸闷减轻，仍倦怠乏力，入睡困难稍好转，1小时可入睡，仍多梦，饮食稍好转，无恶心，无明显厌食油腻，口苦口黏缓解，大便1日1行，小便正常。舌暗红，苔黄略腻，脉弦滑。初诊方基础上减赭石、蒲公英、山慈菇，加溪黄草30g、金钱草30g。7剂，水煎服。

2020年5月26日三诊：胸胁胀满疼痛明显减轻，面色晦暗好转，无目黄，无明显急躁易怒，无胸闷，仍倦怠乏力，入睡困难明显好转，半小时可入睡，多梦减轻，饮食可，大便1日1行，小便正常。舌暗红，苔黄，脉弦。二诊方基础上减滑石、鸡内金、猫爪草，改溪黄草为15g，加炒酸枣仁30g、炒白术10g、山药15g。7剂，水煎服。

2022年6月2日四诊：胸胁胀满缓解，偶有隐隐作痛，面色如常，倦怠乏力减轻，睡眠可，梦不多，饮食可，大小便正常。舌暗红，苔薄黄，脉弦。三诊方基础上减龙胆、茵陈、黄连、虎杖，改鸡骨草为15g、金钱草为15g，加玄参15g、生地黄15g、丹参15g、白芍15g、生甘草15g。7剂，水煎服。

2022年6月9日五诊：无胸胁部疼痛，稍有倦怠乏力，睡眠可，饮食可，大小便正常。舌红，苔薄黄，脉弦。四诊方基础上减佩兰、白豆蔻、薏苡仁、鸡骨草、金钱草，改炒白术为15g，加黄芪30g、陈皮15g。7剂，水煎服。

2022年6月16日六诊：无特殊不适，倦怠乏力缓解，睡眠可，饮食可，大小便正常。舌淡红，苔薄白，脉弦。6月15日复查肝功能示谷丙转氨酶32U/L（7~40U/L）、谷草转氨酶29U/L（3~35U/L）、碱性磷酸酶100U/L（35~135U/L）、总胆红素18.5μmol/L（0~21μmol/L）、结合胆红素5.3μmol/L（0~6.8μmol/L），均已正常。患者症状已全部缓解，复查肝功能正常，故可停用中药。

后门诊随访，患者病情平稳，未见反复。

按：《素问·调经论》云："肝藏血。"《格致余论》曰："司疏泄者肝也。"肝主疏泄，调畅全身气血。《灵枢·本输》曰："胆者，中精之府。"《东医宝鉴》曰："肝之余气，溢入于胆，聚而成精。"肝主疏泄，胆主通降。《读医随笔》曰："凡脏腑十二经之气化，皆必借肝胆之气化以鼓舞之，始能调畅而不病。"肝胆位于胁肋。《医宗金鉴》曰："胸骨……其两侧自腋而下，至肋骨之尽处，统名曰胁。"《医方考·胁痛门》曰："胁者，肝胆之区也。"《灵枢·经脉》曰："肝足厥阴之脉……属肝络胆，上贯膈，布胁肋。""胆足少阳之脉……络肝属胆，循胁里……循胸过季胁。"故胁痛与肝胆关系密切。《素问·刺热》曰："肝热病者，小便先黄……胁满痛。"《灵枢·五邪》曰："邪在肝，则两胁中痛。"《素问·缪刺论》曰："邪客于足少阳之络，令人胁痛不得息。"《景岳全书·杂证谟·胁痛》曰："胁痛之病，本属肝胆二经，以二经之脉皆循胁肋故也。"

本患者平素急躁易怒,肝胆火旺,又因精神分裂症长期服用抗精神病药,使浊毒留连肝胆经络,气血运行不畅,不通则痛,故胸胁胀满疼痛;肝失疏泄,肝气郁结,气机不畅,故胸闷;肝失疏泄,横逆克脾,脾失健运,胃失和降,则恶心、纳呆、厌食油腻;浊毒内阻,清阳不升,浊气上泛,气血不畅,则面色晦暗;脾失健运,湿邪内生,蕴久化热,湿热浊毒兼夹熏蒸肝胆,胆液不循常道,上溢于目,则目黄;湿热浊毒蕴于肝胆,胆气上溢,则口黏口苦;肝为罢极之本,主一身筋脉及肢体运动,湿热毒邪内蕴于肝,故常倦怠乏力;肝藏魂,肝胆湿热浊毒内蕴,肝魂妄动,则入睡困难、梦多。湿热浊毒下注膀胱,则小便黄少;阻于肠道,肠道传导失司,则大便黏滞。舌红,苔黄腻,脉弦滑数,为湿热浊毒内蕴之象。治疗以清肝利湿、化浊解毒为主,予以清肝化浊汤。

初诊方中,龙胆味苦,性寒,归肝、胆经,清肝胆实火、泻肝胆湿热,泻火除湿而两擅其功;茵陈味苦、辛,性微寒,归肝、胆经,苦寒下降,善于清利肝胆湿热,《神农本草经》载其"主风湿寒热邪气,热结、黄疸",《本草再新》载其"泻火,平肝,化痰,止咳发汗,利湿,消肿,疗疮火诸毒";黄连味苦,性寒,归心、肝、胆经,清热燥湿、泻火解毒,尤善于泻心火,取"实则泻其子"之义。龙胆、茵陈、黄连合用,清利肝胆湿热浊毒。少阳为表里之枢,厥阴为阴阳之枢,肝主疏泄,胆主通降,以气机条达为贵,故治肝胆之病,应重视调畅气机。郁金味辛、苦,性寒,归肝、胆经,疏肝利胆,行气活血止痛。《神农本草经疏》曰:"郁金本入血分之气药。"鸡骨草味甘、微苦,性凉,归肝经,疏肝止痛、清热解毒、利湿退黄,《岭南草药志》载其"能清郁热,舒肝,和脾",《梧州地区中草药》载其"清热利湿,治湿热黄疸"。虎杖味微苦,性微寒,入肝、胆经,清热解毒、利湿退黄、散瘀止痛,"利小便,压一切热毒"(甄权),《滇南本草》载其"攻诸肿毒……利小便,走经络"。郁金、鸡骨草、虎杖合用,疏肝理气、活血止痛、利湿退黄。《格致余论》曰:"血受湿热,久必凝浊。"《金匮要略心典》载:"毒者,邪气蕴蓄不解之谓。"故本病治疗应加入清热解毒散结之品。猫爪草味甘辛,性温,入肝经,解毒、化痰、散结,《广西中药志》载其"去火化痰结,治痰火瘰疬"。蒲公英味甘、苦,性寒,入肝经,清热解毒、利尿散结,《山东中药》载其"为解毒、消炎、清热药。治黄疸,目赤,小便不利,大便秘结"。山慈菇味甘、微辛,性寒,入肝经,清热解毒、化痰散结,《本草新编》载其"乃散毒之药也",《本草正义》载其"能散坚消结,化痰解毒,其力颇峻"。猫爪草、蒲公英、山慈菇合用,相辅相成,清热解毒散结,使蕴积于肝胆之湿热浊毒清除。佩兰味辛,性平,辟秽化湿和中,《本草便读》载其"功用相似泽兰,而辛香之气过之,故能解郁散结,杀蛊毒,除陈腐,濯垢腻,辟邪气";白豆蔻味辛,性温,芳香行气化湿,《本草通玄》载"其功全在芳香之气";薏苡仁味甘淡,性凉,健脾清热利湿,《本草正》载其"气微凉,性微降而渗,故能去湿利水"。佩兰、白豆蔻、薏苡仁芳香辛散,宣畅气机,清利湿热,畅中渗下,使湿热浊毒分消。赭石味苦,性寒,入肝、胃经,可重镇降逆止呕,《本经逢原》指出"赭石之重,以镇逆气",《本草正》载其"下气降痰清火",《长沙药解》载其"驱浊下冲,降摄肺胃之逆气,除哕噫而泄郁烦";赭石与佩兰、白豆蔻相伍可加强降逆止呕之效。滑石清热利湿、利小便,使湿热浊毒从小便排出;茯苓味甘淡,性平,健脾利水渗湿,《用药心法》载其"淡能利窍,甘以助阳,除湿之圣药也。味甘平,补阳,益脾逐水。湿淫所胜,小便不利。淡味渗,泄阳也。治水缓脾,生津导气",《本草崇原》载其"禀木气而枢转,则胸胁之逆气可治也",《神农本草经》载其"主胸胁逆气……利小便"。肝体阴而用阳,清热枯燥渗利之品易伤肝阴。五味子味酸、甘,性温,入肝经,酸能入肝,酸甘则益气生津,敛阴柔肝,培肝补肝,《本草汇言》载其为"敛气生津之药也",《神农本草经》载其"主益气……补不足,强阴"。全方寒凉药居多,并有金石重剂,恐其伤脾胃,故配伍鸡内金固护脾胃。本案以实证为主,故全方以攻邪为主,清肝利湿、化浊解毒,辅以健脾利湿,从而达到邪去正安的目的。

二诊时,胸胁胀满疼痛减轻,目黄稍减轻,饮食稍好转,无恶心,故减赭石、蒲公英、山慈菇,但患者肝胆湿热证候仍明显,故加溪黄草、金钱草清热利湿解毒。溪黄草味苦,性寒,归肝、胆经,清热利湿,《本草再新》载其"清肝胆湿热";金钱草味甘、咸,性微寒,归肝、胆经,清利湿热,《本草纲目拾遗》载其"味微甘,性微寒,祛风,治湿热",《中药大辞典》载其"清热,利尿,解毒……治黄疸"。溪黄草苦寒,金钱草味甘,前者功专苦泻,后者兼有甘补,两药合用,既清肝胆湿热,又可和脾护胃,以防苦寒败胃,损伤中阳脾土。

三诊时,胸胁胀满疼痛明显减轻,面色晦暗好转,无目黄,饮食可,大便通,小便正常,提示湿热浊毒已部分祛除,故减滑石、鸡内金、猫爪草,减少溪黄草剂量;睡眠时仍梦多,故加炒酸枣仁养血安神,炒白术、山药益气健脾利湿。炒白术味甘、苦,性温,健脾益气、燥湿利水,《医学启源》载其"能除湿益燥,和中益气……其用有九:温中一也,去脾胃湿二也,除脾胃热三也,强脾胃、进饮食四也,和胃生津液五也,主肌热六也,四肢困倦、目不欲开、怠堕嗜卧、不思饮食七也,止渴八也,安胎九也";山药味甘,性平,补脾健胃,《神农本草经》载其"主伤中,补虚羸,除寒热邪气,补中益气力"。

四诊时,面色如常,胸胁部偶有隐隐作痛,此湿热浊毒内蕴日久,损伤肝之阴血之象,故加玄参、生地黄滋阴清热,加白芍、生甘草养阴柔肝止痛;湿热浊毒已祛大半,恐寒凉之品久用伤正,故减龙胆、茵陈、黄连、虎杖,减少鸡骨草、金钱草用量;舌仍暗红,提示血瘀之征象,故加丹参活血祛瘀。

五诊时,诸症缓解,稍有倦怠乏力,提示湿热浊毒已除,正气仍未复,故减佩兰、白豆蔻、薏苡仁、鸡骨草、金钱草,增加炒白术用量,加黄芪以加强健脾益气扶正之力,加陈皮理气健脾和中,使补而不滞,正所谓"损其肝者,缓其中""四季脾旺不受邪",扶正方能祛邪。

六诊时,无特殊不适,倦怠乏力缓解,睡眠可,饮食可,大小便正常,舌淡红,苔薄白,脉弦。复查肝功能正常,故可停用中药。

本案患者,药毒侵袭机体,湿热浊毒胶着内蕴,直中肝脏,肝失疏泄,影响胆之通利、脾胃运化功能,又加重湿热浊毒邪气。湿热浊毒是本病的病理基础。邪毒迁延持续,耗伤阴血,损伤阳气。本病虚实错杂、本虚标实。湿热浊毒内盛,弥漫三焦,"急则先治标",故治疗上重用清热利湿、化浊解毒之品,以迅速清除体内药毒为关键,邪去则正安;待湿热浊毒清除,加滋阴养血、益气健脾之品扶助正气,标本兼顾,攻补兼施,补中寓化。标本缓急循序渐调,以恢复肝主疏泄藏血之功能。

三、小结

药源性肝损伤是抗精神病药作用于人体后引起气血阴阳失调、脏腑功能紊乱,导致浊毒损伤肝脏而出现的一种疾病。浊毒既是一种因脏腑功能紊乱、气血运行失常,机体内产生的代谢产物不能及时正常排出,蕴积体内而化生的病理产物,也是对人体脏腑经络及气血阴阳均能造成严重损害的致病因素。浊者,不清也。《丹溪心法》曰:"浊主湿热,有痰,有虚。"毒者,害人者也。《金匮要略心典》曰:"毒者,邪气蕴蓄不解之谓。"浊毒互结、毒依浊生、浊因毒用,两者相合,常胶结难解,阻塞经络,造成邪气不散、气血运行不畅、津液不布,进而化生瘀血痰浊等其他病理产物。

体质因素决定了承受浊毒之能力。《灵枢·论痛》谓:"黄帝曰:人之胜毒,何以知之? 少俞曰:胃厚、色黑、大骨及肥者,皆胜毒。故其瘦而薄胃者,皆不胜毒也。"体质虚弱、先天禀赋异常者,浊毒不能正常排出、蕴积体内,导致气血运行失常、脏腑功能紊乱,从而变生诸证。本病治疗时不仅要清化浊毒,还应扶助正气,提高机体驱逐浊毒之能力。

药源性皮炎

一、概述

药源性皮炎是指应用药物后,皮肤黏膜出现急性炎症反应,且其皮疹呈多样化。轻者皮肤瘙痒,面部、颈部、前胸及后背散在红色粟粒样皮疹;重者皮肤潮红、剧烈瘙痒,周身密布红色丘疹,甚至出现水疱、糜烂、剥脱,可伴有机体各个系统损伤。

在古代中医文献中,药源性皮炎常被称为"中药毒""药毒""药物疮""风肿毒""药毒发斑""湿毒疡"等。东汉许慎《说文解字》曰:"毒,厚也。害人之草,往往而生。从中从毒。"《诸病源候论》曰:"凡药物云有毒及有大毒者,皆能变乱……或利无度是也。"此病多由于机体对某种药物禀赋不耐,不相融洽,异类相斥,使药物产生毒性,变成致病邪毒。

关于药源性皮炎的治疗,《素问·至真要大论》所载"诸痛痒疮,皆属于心",指出了皮肤瘙痒等的治疗从"心"论治;明代陈实功《外科正宗》描述了药物引起的皮肤红斑、瘙痒等,并提供了相应的治疗方剂,如"黄连解毒汤""普济消毒饮""犀角地黄汤"等;清代《医宗金鉴》中也有相关记载,如"外用烧酒浸百部,以蓝布蘸酒擦之""黄连膏""五味消毒饮"等。

药源性皮炎的治疗总目标主要是清除体内的药毒,使脏腑功能恢复正常、肌肤恢复常态。但本病的发生与药物的性质、用量、用法以及患者本身的体质等因素密切相关。因此,在治疗药源性皮炎时,应根据患者的具体病情和体质情况而灵活遣方用药。

二、医案

吕某,男,30 岁。2019 年 6 月 10 日初诊。

主诉:头面部鲜红色斑丘疹 1 个月。

现病史:半年前,患者妻子发现患者每天在家中从网上购买同一品牌、同一款式电饭煲,持续 1 周。同时,患者妻子接到患者单位领导电话,称患者在单位的性格由内向变为外向,对单位的人很热情,称家中有钱,并且每天中午请大家去饭店吃饭,吃饭时滔滔不绝给大家讲自己认识北京某领导,能让单位每人有 20 倍收入;起初大家并未理会,信以为真,且 1 周来每日重复该内容。患者妻子与患者单位领导商量后,带患者就诊于当地医院,被诊断为"躁狂发作";给予口服碳酸锂(0.5g,2 次 /d)、丙戊酸钠(0.4g,2 次 /d)治疗后,上述症状减轻。近 1 个月来,头面部出现鲜红色斑丘疹,无明显瘙痒,曾间断服用西替利嗪、牛黄解毒片,外用膏药(具体不详)等,效果欠佳。

现症见:颜面及头顶皮肤见密集鲜红色斑丘疹,米粒大小,发疹致密,均呈红色,突出皮肤,压之不退色,无渗出,无明显瘙痒。烦躁,口干口渴,睡眠欠佳,入睡困难,纳食一般,大便干燥、3 日 1 行,小便黄。舌红苔黄,脉弦滑数。

既往史:既往体健。否认手术、外伤、输血史。否认食物、药物过敏史。

家族史:父母体健,无类似病史可询,否认家族性遗传病病史。

婚育史:已婚未育。

中医诊断:药疹(热毒内蕴,灼伤营血证)。

西医诊断：药源性皮炎。

治疗原则：清热解毒，凉血和营。

处方：清热消疹汤。

黄　芩 20g	黄　连 5g	栀　子 10g	金银花 15g
大青叶 10g	连　翘 15g	白鲜皮 15g	地肤子 10g
牡丹皮 10g	玄　参 10g	柏子仁 15g	北寒水石 20g[先煎]
龙　齿 15g[先煎]	滑　石 10g[先煎]	甘草梢 10g	

3 剂，每日 1 剂，水煎服，分 2 次服用。

2019 年 6 月 13 日二诊：面部、头顶皮肤上密集鲜红色斑丘疹减少，无口干口渴，时有烦躁，睡眠可，纳食一般，大便干、2 日 1 行，小便正常。舌红苔黄，脉弦滑。初诊方基础上减北寒水石、栀子、连翘、大青叶，加麦冬 15g、生地黄 20g、北沙参 25g、蝉蜕 10g、山药 15g。7 剂，水煎服。

2019 年 6 月 27 日三诊：面部、头顶皮肤上鲜红色斑丘疹明显减少，个别丘疹颜色消退并脱屑，头面部的部分皮损呈暗红色，无烦躁，睡眠可，纳食可，大便调、1 日 1 次，小便正常。舌红，苔薄黄，脉弦滑。二诊方基础上减滑石、甘草梢、柏子仁、龙齿、牡丹皮、地肤子、白鲜皮，加夏枯草 15g、地龙 15g、鳖甲 10g[先煎]。5 剂，水煎服。

2019 年 7 月 2 日四诊：面部、头顶皮损恢复正常，睡眠可，纳食可，二便正常。舌淡红，苔白，脉弦。嘱停汤药。

2 周后，患者门诊复查，病情平稳，未见反复。

按：《素问·五脏生成》曰："诸血者皆属于心。"《素问·痿论》曰："心主身之血脉。"《素问·六节藏象论》曰："心者，生之本，神之变也，其华在面，其充在血脉，为阳中之太阳。"《素问·至真要大论》曰："诸痛痒疮，皆属于心。"《素问·刺热》曰："心热病者颜先赤。"《外科精要》曰："诸痛痒疮疡，皆属心火。"《疡医准绳》曰："面游风毒……此积热在内，或多食辛辣厚味……以致热壅上焦，气血沸腾而作。"

本案患者素体阳热偏盛，加之药物毒邪侵犯机体（《重订通俗伤寒论》言："火盛者，必有毒。"《成方便读》曰："毒者，即火邪之盛也。"），内外热毒炽盛，互相搏结，灼伤营血。心为火脏，主血脉，其华在面，若心火亢盛，灼伤心之血脉，肌肤气血壅滞，则见头面部密集鲜红色斑丘疹。叶桂《温热论》云："营分受热，则血液受劫，心神不安。"营血火热内扰心神，故可见烦躁、入睡困难；热盛伤津，故见口干口渴；火热下行肠道，劫灼津液，肠道津液枯燥，故大便干；火热下移小肠，故可见小便黄。舌红苔黄，脉弦滑数，为热毒内蕴、灼伤营血之象。治疗以清热解毒、凉血和营为主，处以清热消疹汤。

初诊方中，黄芩苦寒，泻实火，"治热毒"（甄权），《珍珠囊》载其"除阳有余，凉心去热"，《本草正》载其"治斑疹"；黄连苦寒，入心经，泻火解毒，《汤液本草》载其"泻心火"，《本草备要》载其可治"痈疽疮疥"；栀子苦寒，通泻三焦之火、导火热下行，使之从小便而去，亦可解郁热，《医学启源》载"其用有四：心经客热一也，除烦躁二也，去上焦虚热三也，治风（热）四也"。黄芩、黄连、栀子相须为用，通泻三焦，可清泻心经之火热毒邪。金银花甘寒，连翘苦微寒，均清热解毒。《滇南本草》载："金银花……清热，解诸疮。"《本草正》曰：连翘……以其味苦而轻，故善达肌表，散鼠瘘、瘰疬、瘿瘤、结热、蛊毒、痈毒、斑疹，治疮疖，止痛消肿排脓，疮家号为圣丹。"连翘轻清宣透，可清透气分表里之热毒。金银花、连翘相须为用，以增强透营转气、清热解毒之用。白鲜皮、地肤子苦寒清热解毒，善于治疗皮肤风疹疮毒。《本草原始》曰："白鲜皮……治一切热毒风，恶风，风疮疥癣赤烂，眉发脱脆，皮肌急，壮热恶寒。"《名医别录》曰："地肤子……主去皮肤中热气，散恶疮……使人润泽。"热邪"入血就恐耗血动血，直须凉血散血"。牡丹皮辛苦、微寒，入心经，善清血中伏热，《本草纲目》载其"和血生血凉血，治血中伏火，除烦热"。玄参苦咸、微寒，凉血滋阴、泻火解毒，《本草纲目》载其"滋阴降火，解斑毒"；大青叶苦寒，入心经，清热解毒、凉血消斑，入血分，可搜血分之邪热，《本草纲目》载其"能解心胃热毒"，《本草正》载其可治"风热斑疹，痈疡肿痛，除烦渴"。牡丹皮、玄参、大青叶合用，清热凉血消斑。龙齿甘涩凉，入心经，重镇安神。北寒水石辛咸寒，入心经，走血分，辛寒以清热，咸寒以制阳热，辛咸以软坚，善于清热益阴凉血。滑石甘淡寒，清热利尿，使热毒从小便排出。《本草从新》曰："滑石……淡渗湿，滑利窍，寒泻热。"《汤液本草》曰："滑石……滑能利窍，以通水道，为至燥之剂。"滑石还能止渴，缓解口干口渴。《本草蒙筌》曰："滑石治渴，非实能止渴也。资其利窍，渗去湿热，则脾气中和，而渴自止尔。"甘草梢甘寒，入心经，泻火解毒、利尿通淋，助滑石使热毒从小便排出，《医学入门》载其"解热毒，除胸中积热"。热毒灼伤营血，营阴易受损，故在清心火时应护心阴。柏子仁甘平，入心经，养心安神、润肠通便。《本草纲目》曰："柏子仁，性平而不寒不燥，味甘而补，辛而能润，其气清香，能透心肾，益脾胃，盖仙家上品药也，宜乎滋养之剂用之。"《药品化义》曰："柏子仁……香气透心，体润滋血。"《日华子本草》载其"润皮肤"。全方以寒凉药为主，"急则治其标"，直折火势，清热解毒、凉血和营、透疹消斑。

二诊时，面部、头顶皮肤上密集鲜红色斑丘疹减少，烦躁减轻，睡眠可，提示热毒已清除大半，故减北寒水石、栀子、连翘、大青叶。热毒久羁，耗伤阴血，故加蝉蜕散热透疹，杨栗山称其"轻清灵透，为治血病圣药"；加麦冬、生地黄、北沙参（甘寒之品）滋阴生津，缘津血同源，津液充则阴血足，且生地黄入心经，《药鉴》载其"凉心火之血热"，《本草新编》载其"凉头面之火",可清热毒余邪;加山药(甘平)健脾益气养阴,补后天气血生化之源,亦可健脾胃而防寒凉药伤及脾胃。

三诊时,面部、头顶皮肤上鲜红色斑丘疹明显减少,个别丘疹颜色消退并脱屑,头面部的部分皮损呈暗红色,无烦躁,提示热毒已熬血成瘀,气血瘀滞,故减滑石、甘草梢、柏子仁、龙齿、牡丹皮、地肤子、白鲜皮,加夏枯草、地龙、鳖甲等通络散结之品,以助皮疹之瘀结处消散。夏枯草辛苦寒,清热散结,《神农本草经》载其"主……头疮",《本草正义》载其"顺利气血之运行。凡凝痰结气,风寒痹着,皆其专职",《本草衍义补遗》载其"补养血脉",《重庆堂随笔》载其"微辛而甘,故散结之中,兼有和阳养阴之功"。地龙咸寒,属"血肉有情""虫蚁飞走"之品,具有独特的生命活性,性喜攻逐走窜,通经达络,搜剔疏利,无所不至,并且咸能软坚,通络散结。鳖甲咸、微寒,养阴清热、软坚散结,《日华子本草》载其"去血气,破癥结"。

四诊时,面部、头顶皮损恢复正常,无特殊不适,遂停药。

本案患者热毒内蕴,灼伤营血,充斥肌肤,且热毒之邪入血易耗血动血,治需凉血,故清热解毒药与凉血和营药同用,又"乍入营分,犹可透热转气",故辅以清热透疹药;热毒久羁,伤阴耗血,苦寒之品亦伐其阴液,故当热毒清除之时,阴虚为主,热毒留恋,治疗时应紧扣病机,减去苦寒清热之品,配伍麦冬、沙参、生地黄、山药等甘润之品滋阴养血、清解余邪;皮肤长期受到热毒煎灼,失去了营血的润养,气血瘀滞,故红疹消退后皮损部位皮肤暗红、脱屑,遂加用活血通络、软坚散结之品,使血脉通、气血畅,标本兼顾,达到治病求本目的。

三、小结

药源性皮炎是药物作用于人体后,脏腑经络气血的失衡发生在肌肤的一种表现形式。"有诸内必形诸外",因此应根据皮疹的变化表现,掌握发生发展的规律而选择内服用药。在治疗初期以清热解毒、凉血和营为主,直折血分热毒,同时利小便,给火热毒邪以出路。疾病后期,热毒邪气久羁,耗伤阴血,所谓"开泄下夺,恶候皆平,正亦大伤",故应减去苦寒之品,加滋养阴血之品,濡润肌肤;又因热毒易熬血成瘀,形成阴虚血瘀之象,故应配伍活血通络散结之品,使气血通畅,肌肤润泽。

治疗过程中,北寒水石、滑石、龙齿等金石类药对临床疗效的提高起到了重要作用。北寒水石辛寒清热凉血;滑石清热利尿,给热毒之邪出路;龙齿重镇安神,使心神安宁。

药源性脱发

一、概述

药源性脱发是指在应用药物治疗中,出现毛囊萎缩,毛发脆弱、很容易折断或脱落,从而引起毛发稀疏、毛发干枯等表现的一种疾病。

中医学中没有"药源性脱发"这一病名,但古代医家对脱发多有论述。中医学对脱发的记载见于《黄帝内经》,描述为"发堕""发落""毛发残"等;东晋葛洪《肘后备急方》将"发秃"作为症状名;隋代巢元方《诸病源候论》将"发秃落"作为证候名,并且首次记载了"鬼舐头";唐代王焘《外台秘要》将脱发归为"头风白屑";明代陈实功《外科正宗》首次记载"油风"之名;清代王清任《医林改错》提出"无病脱发,亦是血瘀",首次将"脱发"作为正式的病症名并沿用至今。

古代医家对脱发的病机多有论述。《素问·上古天真论》所载"女子七岁,肾气盛,齿更发长……五七,阳明脉衰,面始焦,发始堕;六七,三阳脉衰于上,面皆焦,发始白……丈夫八岁,肾气实,发长齿更……五八,肾气衰,发堕齿槁;六八,阳气衰竭于上,面焦,发鬓颁白",指出头发的生长与肾气盛衰密切相关。隋代巢元方《诸病源候论》所载"冲任之脉,为十二经之海,谓之血海,其别络上唇口。若血盛则荣于须发,故须发美;若血气衰弱、经脉虚竭,不能荣润,故须发秃落",强调毛发的生长需血液濡养。明代朱橚《普济方》所载"夫足少阴之经,血所荣也,气盛则发长而美,若虚则发不长",清代冯兆张《冯氏锦囊秘录·杂症大小合参》所载"发乃血之余,焦枯者,血不足也。……发落者,精血耗损,无以荣养所致也……然乌须黑发,无出乎滋补精血二者而已",清代唐宗海《中西汇通医经精义》所载"发虽血之余,实则血从气而化,外达皮毛,上至颠顶而生发也……血在血室之中,得肾气之化,外达则为皮毛,上行则生头发……所以发名血余,而又为肾水之荣也,故乌须发之药皆补肾",均提示精血亏虚可致头发失于荣养而脱落。

药物作用于人体,在治疗疾病的同时也造成气血阴阳失调、脏腑功能紊乱,变生痰、瘀,致浊邪蓄积体内,久酿成毒,若浊毒损伤脏腑功能,无以上荣头发,则出现头发干枯、脱发等。《疡医大全》所载"《医鉴》云:过服辛热药而眉发脱落者,乃肝血受伤而火动,非风也。宜四物汤、六味地黄丸,以滋肝血,生肾水",指出了药源性脱发的治疗应从肾脏辨证论治。临床上,根据疾病发生的机制,常从补肾填精入手进行论治。

二、医案

黄某,男,20 岁。2018 年 5 月 25 日初诊。

主诉:脱发 2 个月。

现病史:患者素体羸弱,平素性格内向,胆小易惊,遇事易紧张。4 个月前,学校同宿舍同学因嫉妒患者获得国家奖学金,故意偷其手机并毁坏之,于是患者与该同学发生激烈争吵并动手打架,之后出现紧张恐惧、疑心被害,总是听到"你就该被揍"等声音,情绪低落,表情呆滞。父母发现其精神异常后,带患者就诊于当地医院,被诊断为"精神分裂症",给予口服阿立哌唑 10mg、1 次 /d 后,精神症状基本控制。近 2 个月来,头发脱落逐渐加重,局部甚至出现斑秃,曾更换洗发水、外用生发剂(具体药物不详),但效果欠佳。

现症见:头发稀疏,每次洗头或梳头时有大把头发脱落,发缝变宽,头顶部头发稀少,右侧头顶部可见 2 处约 2cm×2cm 脱发区,头皮暴露,边界清楚,伴瘙痒脱屑,头发枯黄、无光泽、易打结,眉毛也较前稀少,头晕耳鸣,五心烦热,腰酸,乏力易疲劳,睡眠欠佳,梦多,纳食一般,大便干、3 日 1 次,小便黄。舌红,苔少,脉沉细。

既往史:既往体健。否认手术、外伤、输血史。否认食物、药物过敏史。

家族史:否认家族性遗传病病史。

婚育史:未婚未育。

中医诊断:脱发(肾精亏虚证)。

西医诊断:药源性脱发。

治疗原则:滋阴填精,解毒生发。

处方:益肾生发汤。

熟地黄 30g	制首乌 15g	女贞子 15g	墨旱莲 15g
菟丝子 10g	巴戟天 10g	黑芝麻 15g	紫石英 20g[先煎]
黄　柏 10g	黄　芩 15g	金银花 15g	木蝴蝶 5g
泽　泻 10g			

7 剂,每日 1 剂,水煎服,分 2 次服用。

2018 年 6 月 2 日二诊:洗头和梳头时头发脱落减少,头发未见明显增多,右侧头顶部仍有 2 处斑秃,头皮瘙痒脱屑,头发枯黄、无光泽,近期没有眉毛脱落,头晕耳鸣减轻,五心烦热减轻,仍有腰酸、乏力易疲劳,睡眠稍好转,梦多,纳食一般,大便 1 日 1 次,小便正常。舌红,苔少,脉沉细。初诊方基础上减黄芩、金银花、木蝴蝶,加山茱萸 15g。14 剂,水煎服。海参,每日 1 条,煮熟服用。

2018年6月16日三诊：洗头和梳头时无明显头发脱落,右侧头顶斑秃处逐渐长出纤细棕黄色绒毛,头皮瘙痒脱屑缓解,头晕耳鸣、五心烦热缓解,仍有腰酸乏力,睡眠仍多梦,纳食一般,大便通、1日1次,小便正常。舌淡红,苔少,脉沉细。二诊方基础上减黄柏,改熟地黄为15g,加杜仲15g、牛膝15g、桑寄生15g、炒酸枣仁15g。14剂,水煎服。

2018年6月30日四诊：无脱发,头发逐渐增多、色泽日见加深,斑秃部位绒毛增多、颜色加深,腰酸乏力减轻,睡眠可,纳食一般,二便正常。舌淡红,苔少,脉沉细。三诊方基础上减海参、黑芝麻、炒酸枣仁,加山药15g、炒白术10g。14剂,水煎服。

2018年7月14日五诊：头发继续增多、色泽较前乌润,斑秃部位绒毛变粗变黑,无腰酸乏力,自觉筋骨强劲有力,睡眠可,纳食增加,二便正常。舌淡红,苔薄白,脉沉。予九味丸,继续服用1个月。

处方：九味丸。

熟地黄20g	制首乌15g	黄　精15g	刺五加15g
山茱萸15g	墨旱莲15g	山　药10g	泽　泻10g
黄　柏10g			

上药研末过筛,炼蜜为丸,梧桐子大,每次1丸,每日2次。

2018年8月14日六诊：无特殊不适,头发已生长满头,斑秃部位头发也已经长满,头发色泽乌润,眉毛也较前又多又黑,睡眠可,纳食增加,二便正常。舌淡红,苔薄白,脉沉。脱发症状缓解,嘱停用中药。

2周后门诊复查,病情平稳,未见反复。

按:《素问·六节藏象论》曰:"肾者主蛰,封藏之本,精之处也,其华在发。"《灵枢·经脉》曰:"人始生,先成精,精成而脑髓生,骨为干,脉为营,筋为刚,肉为墙,皮肤坚而毛发长。"《素问·五脏生成》曰:"肾之合骨也,其荣发也。"《灵枢·阴阳二十五人》曰:"血气皆少则无毛,有则稀枯悴。"《读素问钞·藏象》曰:"肾者水也,出高原,宜其华在发也,抑发者血之余,血者水之类。"《普济方·眉发须不生》载:"夫足少阴之血气,其华在发……若血气虚少枯竭,则变黄白而不生。"肾为先天之本、水火之脏,孕育真阴真阳,化生元气,促进毛发生长;肾性潜藏,藏精纳气、化生血液,营养毛发;肾为水脏,主津液而恶燥,输布津液于发,使之滋润有光泽。

本案患者先天禀赋不足,肾精不足,形体消瘦,易受惊吓,又因精神分裂症服用抗精神病药,药毒损伤脏腑功能,造成气机升降失职,气血津液运化输布失常而化毒邪为浊毒,进而损伤肾生精、藏精功能。肾精亏虚,无以充养毛发,则毛发失去精血濡养、津液滋润而脱落枯萎,故可见头发稀疏,局部斑秃,发质枯黄、无光泽,眉毛脱落稀少;肾阴亏虚,阴虚火旺灼津,肌肤失去濡养,故头皮瘙痒脱屑,正如清代许克昌《外科证治全书·头部证治》所载"头上渐生秃斑,久则运开,干枯作痒,由阴虚热盛"。脑为髓海,肾开窍于耳,肾精亏虚,髓海不足,脑窍失养,故眩晕、耳鸣。肾精亏虚,人体生命活动根本物质不足,故乏力易疲劳;腰为肾府,肾虚不能主骨,故腰酸。肾阴不足,虚火内生,故五心烦热;肾阴不足,阴虚不能纳阳,虚火扰神,则睡眠欠佳、多梦。肾司二便,肾精充足则津液有所化,若肾精亏虚,肠道津液不足,不能濡润大便,则大便干;阴虚内热,灼伤津液,故小便黄。舌红,苔少,脉沉细,为肾精亏虚之征。治疗以滋阴填精、解毒生发为主,予以益肾生发汤。

初诊方中,熟地黄味甘,性微温,入肝、肾经,益精填髓,滋阴补血,养发乌须。《本草从新》曰:"熟地黄……滋肾水,封填骨髓,利血脉。补益真阴,聪耳明目,黑发乌须……为壮水之主药。"《医学启源》云:"熟地黄……虚损血衰之人须用,善黑须发。"制首乌味苦、甘、涩,性微温,入肝、心、肾经,益肾敛精,滋阴养血,祛风解毒。《药品化义》载:"何首乌……能益肝,敛血,滋阴。"《证类本草》载:"何首乌……益血气,黑髭鬓,悦颜色。"《本草纲目》曰:"何首乌……此物气温,味苦涩,苦补肾,温补肝,能收敛精气。所以能养血益肝,固精益肾,健筋骨,乌髭发,为滋补良药。不寒不燥,功在地黄、天门冬诸药之上。"熟地黄、制首乌合用,重在益精养血,使精血充足,毛发得以营养,则浓密有光泽。女贞子味甘、苦,性凉,入肝、肾经,益肾乌发,清虚热,《本草蒙筌》载其"黑发黑须,强筋强力……多服补血去风",《本草纲目》载其"强阴,健腰膝,变白发,明目",《本草正》载其"能养阴气,平阴火,解烦热骨蒸"。墨旱莲味甘、酸,性寒,入肾、肝经,滋补肾阴,《本草纲目》载其"乌髭发,益肾阴"。女贞子、墨旱莲相须为用,滋补肾阴、乌须发。《医方集解》云:"二至丸……此足少阴药也。女贞甘平,少阴之精,隆冬不凋,其色青黑,益肝补肾;旱莲甘寒,汁黑入肾补精,故能益下而荣上,强阴而黑发也。"菟丝子味辛、甘,性平,补肾阳、益肾精;巴戟天味甘、辛,性微温,补肾阳、强筋骨;于上述补阴药之中加入补阳药,取"阳中求阴"之义,使阴得阳生而源泉不竭。黑芝麻味甘,性平,入肾、大肠经,能补肾益精血,润肠燥,可润五脏,补气填髓,《神农本草经》载其"主伤中虚羸,补五内,益气力,长肌肉,填脑髓"。紫石英味甘,性温,入肾经,温肾暖宫、镇惊安神,《神农本草经疏》载"其性镇而重,其气暖而补",《本草蒙筌》载其"填下焦尤安魂魄"。肾阴亏虚,不能制阳,则阴虚火旺,需配伍滋阴泻火之品。黄柏味苦,性寒,入肾、膀胱经,滋肾阴,降虚火,《神农本草经疏》载其"乃足少阴肾经之要药,专治阴虚生内热诸证,功烈甚伟,非常药可比也",《得配本草》载其"补水,以其能清自下泛上之阴火,火清则水得坚凝,不补而补也"。药毒化为浊毒,损伤肾脏肾精,故应配伍清热解毒、清泄浊毒之品。黄芩味苦,性寒,入肺、胆、脾、大肠、小肠经,清热燥湿、泻火解毒,

《神农本草经疏》载"其性清肃所以除邪,味苦所以燥湿,阴寒所以胜热,故主诸热"。金银花味甘,性寒,入肺、胃、大肠经,清热解毒,《本草新编》载其乃"消毒之神品也……但其味纯良,性又补阴,虽善消毒,而功用甚缓,必须大用之"。木蝴蝶味苦、甘,性凉,入肺、肝、胃经,清热解毒,《本草纲目拾遗》载其"治下部湿热"。泽泻味甘、淡,性寒,入肾、膀胱经,利水泄热化浊,《本草纲目》载其"气平,味甘而淡,淡能渗泄,气味俱薄,所以利水而泄下",《本草正义》载其"最善渗泄水道,专能通行小便"。黄芩、金银花、木蝴蝶、泽泻合用,相辅相成,分消走泄,促进浊毒排出体外。全方滋阴填精养血,滋而不腻,补而不燥,滋补之中又含清凉之性,以充足生发源泉,使头发乌黑、根基坚固而不脱。

二诊时,脱发减少,头皮仍瘙痒脱屑,故减黄芩、金银花、木蝴蝶,加山茱萸、海参以加强滋补肾精之功。山茱萸味酸、涩,性微温,入肝、肾经,补肾涩精,《雷公炮炙论》载其"能壮元气,秘精",《名医别录》载其"强阴,益精"。海参味咸,性平,入肾经,补肾益精,《本草求原》载其"润五脏,滋精利水"。

三诊时,脱发症状进一步好转,有新头发生长出来,头皮瘙痒脱屑缓解,故减少熟地黄用量;五心烦热缓解,故减黄柏,但仍有腰酸乏力,故加杜仲、牛膝、桑寄生补肾强筋骨。桑寄生还有治疗脱发的作用,如《神农本草经》载其"主腰痛……坚发齿,长须眉"。睡眠仍多梦,故加炒酸枣仁养血安神。酸枣仁味甘、酸,性平,入肝、胆、心经,养血宁心安神,《本草汇言》载其"敛气安神,荣筋养髓,和胃运脾"。

四诊时,无脱发,头发日见增多变黑,睡眠可,故减海参、黑芝麻、炒酸枣仁。纳食一般,故加山药、炒白术益气健脾。山药味甘,性平,补脾健胃,《神农本草经》载其"主伤中,补虚羸……补中益气力"。炒白术味甘、苦,性温,健脾益气,《医学启源》载其"和中益气……强脾胃"。脾运化水谷精微,化生气血,为后天之本。"后天为先天之源"。脾健运,肾之精血才能源源不断。

五诊时,诸症缓解,头发继续增多,故调整方药为九味丸,以益肾填精之丸药巩固疗效。方中熟地黄益精填髓、滋阴补血、养发乌须,制首乌益肾敛精、滋阴养血,黄精补脾益气、滋肾填精,刺五加益气健脾、补肾安神,山茱萸补肾涩精,墨旱莲滋补肾阴,山药补脾健胃,七药合用则脾肾双补,扶正固本,俾肾精充足,则藏而不泻;泽泻利湿泄浊,防补益药滋腻;伍少量黄柏滋阴降火,平衡阴阳。全方益肾填精,补而不腻,使肾脏恢复生精、藏精功能,则生发源泉充足。

六诊时,头发已正常,无特殊不适,可停中药。患者病情平稳,未再反复。

本案患者先天禀赋不足,加之药毒损伤肾脏,肾精亏虚,无以滋养头发,正如贫瘠的土壤不利于草木生长。头发犹如草木,欲得生长繁茂、固而不脱,需提供充足的水分与养分,即肾之精华宜充足。故本案的治疗以滋阴填精、解毒生发为主,佐加健脾益气之品,运化水谷精微,扶正固本,以供肾生精、藏精之来源,从而使肾之气化功能得以发挥,从根本上改善脱发症状。

三、小结

药源性脱发是药物作用于人体后,脏腑经络气血失衡发生在头发上的一种表现形式。"有诸内必形诸外","失精家发落",只有肾盛精足,头发才能坚韧粗壮有光泽。故治疗早期,在滋阴填精生发的同时,亦需清热解毒之品,以祛浊毒之害;治疗后期,在补肾填精养发的同时,应注意健脾益气,只有水谷精微不断化生,源源不断充填肾精,才能生发、长发。

药源性静坐不能

一、概述

药源性静坐不能是指应用药物后出现的锥体外系不良反应表现之一;表现为无法控制的强烈活动欲望,出现坐立不安、两腿不停地移动,不能静坐或站着不动,心神不宁等症状;以主观体验上想静坐和客观上腿和脚不停息的运动状态为特征。

中医古籍中没有明确记载"药源性静坐不能"这一病名,但根据不能静坐或站着不动、心神不宁等症状,其属于中医学"躁动"等范畴。《素问·阴阳应象大论》言:"阴静阳躁……阴在内,阳之守也;阳在外,阴之使也。"阴阳互根互用,阴主静,阳主动,人体阴阳平衡,才能动静协调,如《素问·生气通天论》所说"阴平阳秘,精神乃治"。倘若阴阳失衡,阴不能使抑阳而动有余,阳不能持守阴而静不足。阳躁有余,阴静不足,则出现一些动作行为失常、情志异常等病变。躁动的主要病机为火热。《素问·至真要大论》曰:"诸躁狂越,皆属于火。"金代刘完素《素问玄机原病式》云:"躁动烦热,扰乱而不宁,火之体也。"明代王绍隆《医灯续焰》曰:"若热甚于外,则肢体躁扰。"清代吴贞《伤寒指掌》曰:"身为热动而不安,谓之躁。心为热扰而不宁,谓之烦。烦扰于内,躁动于外也。"

药物浊毒作用于人体,扰乱人体正常生命活动,造成气血阴阳失调、脏腑功能失衡,气血津液输布失常,生痰生湿,变生浊毒,蕴久化热,内热蒸腾,引动肝风,上扰清窍,神机失用,故出现静坐不能;痰热互结,上扰心神,神明被扰,故心神不宁、躁动不安。本病病位在脑,与心、肝、脾、肾密切相关,在临床中常见心肝火旺证、痰火扰神证。

二、医案

医案一

王某,男,32 岁。2023 年 11 月 18 日初诊。

主诉:服用抗精神病药 5 年,静坐不能 1 年。

现病史:患者平素性格内向、易紧张,5 年前上大学后,学习压力大,遂出现烦躁易怒,疑人害己,凭空闻语,被诊断为"精神分裂症",给予口服阿立哌唑 10mg、1 次 /d 治疗后,上述症状缓解。近 1 年来,出现坐立不安。

现症见:坐立不安,就诊时在诊室里来回踱步,家属诉其乘车时约每 10 分钟要求停车下来走动,烦躁易怒,摔东西,时有头晕,入睡困难,多梦,时有噩梦,纳食可,口干口渴、时时欲饮,大便干、3 日 1 行,小便黄。舌红少津,苔黄,脉弦数。

既往史:既往体健。否认手术、外伤、输血史。否认食物、药物过敏史。

家族史:父母体健,无类似病史可询,否认家族性遗传病病史。

婚育史:未婚未育。

中医诊断:躁动症(心肝火旺证)。

西医诊断:药源性静坐不能。

治疗原则:泻心平肝,解毒止躁。

处方:泻火平躁汤。

柴　胡 10g	白　芍 15g	黄　连 5g	栀　子 15g
莲子心 10g	黄　芩 20g	蒲公英 20g	生石膏 30g^{先煎}
磁　石 20g^{先煎}	琥珀粉 3g^{冲服}	天　麻 20g	炒酸枣仁 20g
合欢皮 25g	鸡内金 15g		

7 剂,每日 1 剂,水煎服,分 2 次服用。

2023 年 11 月 25 日二诊:其母诉患者在家仍坐立不安,但明显活动减少。就诊时患者在诊室里来回踱步,乘车时每 10 分钟要求停车下来走动,烦躁易怒减轻,近 1 周未摔东西,时有头晕,入睡困难好转,多梦,时有噩梦,纳食可,口渴减轻,大便干、2 日 1 行,小便黄。舌红,苔黄,脉弦数。初诊方基础上减黄芩、蒲公英,改炒酸枣仁为 40g、生石膏为 50g,加甘草梢 10g。7 剂,水煎服。

2023 年 12 月 3 日三诊:坐立不安好转,就诊时可安静坐着,现乘车时约每 20 分钟要求停车下来走动,烦躁易怒减轻,情绪尚可,时有急躁,但可控,无摔东西现象,无头晕,睡眠尚可,无噩梦,纳食可,无口干口渴,大便不成形、每日 2~3 次。舌红,苔白,脉弦。二诊方基础上减炒酸枣仁、合欢皮、柴胡,改生石膏为 20g,加禹余粮 10g^{先煎}、五味子

20g。14 剂,水煎服。

2023 年 12 月 17 日四诊:坐立不安进一步好转,可安静坐车 1 小时、中间只需要停 1 次,情绪尚可,烦躁易怒明显减轻,无摔东西现象,无头晕头痛,自觉思维较前敏捷。去精神病专科医院复诊时,精神科医师诉其病情较前好转,于是阿立哌唑减量。睡眠可,纳食可,大便不成形、每日 1~2 次,小便调。舌红,苔白,脉弦。三诊方基础上减生石膏、黄连、磁石,加珍珠母 30g^先煎、炒白术 15g、茯苓 15g。14 剂,水煎服。嘱患者(按兴趣)每日游泳半小时。

2023 年 12 月 31 日五诊:病情稳定,可安静坐车 1.5 小时以上,情绪稳定,无急躁易怒,睡眠可,纳食可,大便正常,小便调。舌红,苔白,脉弦。四诊方基础上加玄参 15g、麦冬 15g。14 剂,水煎服。

2024 年 1 月 14 日六诊:病情稳定,可安静坐车 2 小时以上,情绪稳定,无急躁易怒,睡眠可,纳食可,大便正常,小便调。舌淡红,苔薄白,脉弦。病情平稳,嘱患者可停用中药。

后门诊随访,患者病情平稳,未见反复。

按:《素问·灵兰秘典论》曰:"心者,君主之官也,神明出焉。"《素问·至真要大论》曰:"诸风掉眩,皆属于肝……诸躁狂越,皆属于火。"《素问·阴阳应象大论》曰:"风胜则动……风气通于肝。"《素问·五运行大论》曰:"风以动之。"

本案患者为青年男性,因学习压力大,情志不遂,肝失疏泄,郁而化火,加之长期服用抗精神病药,药毒蓄积体内,化为浊毒,蕴积生热,上扰神明,神机失用,故可见静坐不能;肝为风木之脏,其性主动主升,肝火引动肝风,导致肢体多动;心肝火旺,故烦躁易怒、摔东西;肝火上扰清窍,可见头晕;心藏神,肝藏魂,心肝火旺,神魂妄动,则入睡困难、噩梦多;火热伤津,则口干口渴、时时欲饮;火热下行肠道,胃肠积热,劫灼津液,肠道津液枯燥,故大便干;心火下移小肠,故可见小便黄。舌红少津,苔黄,脉弦数,为心肝火旺之象。治疗应以泻心平肝、解毒止躁为主,予以泻火平躁汤。

初诊方中,柴胡味辛、苦,性微寒,入肝经,《药品化义》载其"性轻清,主升散,味微苦,主疏肝",寓《黄帝内经》"肝欲散,急食辛以散之"之义,以疏肝解郁,使肝气条达;白芍味苦、酸,性微寒,归肝经,敛阴柔肝。柴胡辛散,疏肝解郁;白芍酸收,敛阴和营;二药合用,一散一收,疏肝之中兼敛肝,疏柔相济,相得益彰。黄连、栀子、莲子心清心泄热安神。其中,黄连味苦,性寒,入心、肝经,清热泻火,《汤液本草》载其"泻心火";栀子味苦,性寒,入心、肝经,通泻三焦之火、导火热下行,使之从小便而去,亦可解郁热,《医学启源》载其疗"心经客热……除烦躁";莲子心味苦,性寒,入心经,清心安神,《本草再新》载其"清心火,平肝火"。黄芩味苦,性寒,泻实火,"治热毒"(甄权);蒲公英味甘、苦,性寒,入肝经,清热解毒、利尿散结,《山东中药》载其"为解毒、消炎、清热药",《本草衍义补遗》载其"化热毒"。黄芩、蒲公英合用,清热解毒,并散药物浊毒。生石膏味甘、辛,性大寒,凉而能散,具有清热透邪、除烦安神之功,《本草新编》载其为"降火之神剂,泻热之圣药"。磁石味咸,性寒,入心、肝经,重镇安神、平肝潜阳。琥珀粉味甘,性平,镇惊安神,《名医别录》载其"主安五脏,定魂魄"。天麻味甘,性平,入肝经,平肝疏肝,潜降肝阳,《本草汇言》载其"主头风头痛,头晕虚旋"。肝体阴而用阳,为实火所伤,阴血亦随之损伤,并且方中寒凉清火之品居多,故取炒酸枣仁、合欢皮养血柔肝、舍魂安神。炒酸枣仁味甘、酸,性平,入肝、胆、心经,养血宁心安神,《本草汇言》载其"敛气安神,荣筋养髓,和胃运脾";合欢皮味甘,性平,入心、肝经,解郁和血宁心,《神农本草经》载其"主安五脏,利心志,令人欢乐无忧"。鸡内金味甘,性平,健脾护胃。全方清泻心肝之火,解毒止躁,重镇安神。

二诊时,仍然静坐不能,但烦躁易怒减轻,可知药物浊毒已渐清,故减黄芩、蒲公英,但热象仍明显,故增加生石膏用量,以加强清热作用;睡眠好转,但仍有噩梦,故增加炒酸枣仁用量,以加强养肝舍魂;仍小便黄,故加甘草梢清热解毒利尿。甘草梢味甘,性寒,入心经,泻火解毒、利尿通淋,可使热毒从小便排出,《医学入门》载其"解热毒,除胸中积热"。

三诊时,静坐不能好转,可安静坐车20分钟,情绪尚可,烦躁易怒减轻,故减柴胡;睡眠尚可,无噩梦,故减炒酸枣仁、合欢皮;舌苔由黄转白,示热象较前减退,故减少生石膏用量;大便不成形,考虑脾胃偏虚,又复用寒凉重剂所致,故加用禹余粮、五味子涩肠止泻。禹余粮味甘、涩,性微寒,涩肠止泻,《本草纲目》载其"固大肠";五味子味酸,性温,入肺、肾经,涩精止泻,《本草新编》载其"止泻痢有神"。

四诊时,静坐不能进一步好转,可安静坐车1小时,烦躁易怒明显减轻,睡眠尚可,提示药物浊毒已去大半,故减生石膏、黄连、磁石,加珍珠母平肝潜阳。珍珠母味咸,性寒,平肝潜阳,《饮片新参》载其"平肝潜阳,安神魂"。大便仍不成形,故加炒白术、茯苓健脾利湿。炒白术味甘、苦,性温,健脾益气,《医学启源》载其"和中益气……强脾胃";茯苓味甘、淡,性平,健脾利水渗湿,《用药心法》载其"淡能利窍,甘以助阳,除湿之圣药也。味甘平,补阳,益脾逐水。湿淫所胜,小便不利。淡味渗,泄阳也。治水缓脾,生津导气"。

五诊时,病情进一步好转,可静坐1.5小时以上,情绪稳定,故加玄参、麦冬滋阴,以防火后劫阴。玄参味苦、咸,性微寒,滋阴清热,《本草纲目》载其"滋阴降火";麦冬味甘、微苦,性微寒,养阴清心、益胃生津,《本草正义》载其"寒润,补阴解渴,皆为必要之药"。

六诊时,可静坐 2 小时以上,无特殊不适,可停中药。患者病情平稳,未再反复。

本案患者为青壮年男性,情志过激,引动肝火,冲心犯脑,神机失用而发为精神分裂症,服用抗精神病药后幻觉等症状缓解,但是药物浊毒蕴积生热,加重心肝火旺,神机失用,遂出现静坐不能等不良反应。治疗先以泻心平肝、解毒止躁为法,后予滋阴降火之品以防火后劫阴,又予补脾胃之品以应对治疗早期苦寒药伤脾胃之弊。

医案二

周某,男,51 岁。2016 年 8 月 19 日初诊。

主诉:服用抗精神病药 27 年,静坐不能 2 年。

现病史:患者平素性格内向、易紧张,27 年前因工作不顺而出现心烦易怒、凭空闻语、自觉自己被监控、有被害感、时有毁物伤人,被诊断为精神分裂症,先后给予氨磺必利、利培酮等药物后,幻听缓解,不再毁物伤人。近 2 年出现静坐不能。

现症见:静坐不能,来回在屋里踱步,也不能安静站立,自觉腿部不自主地要活动,烦躁易怒,妄称自己要去某国当国务卿,但国家不允许,自觉自己被监控,头痛、胸闷心悸,睡眠可,纳食欠佳,时有恶心,大便秘结、3~4 日 1 行,小便黄赤。舌红,苔黄厚腻,脉滑数。

既往史:既往体健。否认手术、外伤、输血史。否认食物、药物过敏史。

家族史:父母体健,无类似病史可询,否认家族性遗传病病史。

婚育史:已婚未育。

中医诊断:躁动症(痰火扰神证)。

西医诊断:药源性静坐不能。

治疗原则:清热涤痰,解毒止躁。

处方:涤痰平躁汤。

龙　胆 15g	胆南星 10g	天竺黄 20g	浙贝母 30g
石菖蒲 30g	瓜　蒌 15g	蒲公英 20g	猫爪草 20g
生铁落 20g^{先煎}	煅青礞石 30g^{先煎}	龙　齿 15g^{先煎}	莲子心 10g
茯　苓 15g	焦三仙^各15g		

7 剂,每日 1 剂,水煎服,分 2 次服用。

2016 年 8 月 26 日二诊:仍静坐不能,就诊时在诊室里来回踱步,自觉腿部不自主地要活动,烦躁易怒稍减轻,仍有被害妄想,自觉自己被监控,头痛、心悸减轻,睡眠可,纳食欠佳,时有恶心,大便干、2~3 天 1 次,小便黄。舌红,苔黄厚腻、多津,脉滑数。初诊方基础上减蒲公英、猫爪草,加佩兰 15g、泽兰 15g、陈皮 15g。14 剂,水煎服。

2016 年 9 月 9 日三诊:静坐不能稍好转,能安静坐 15 分钟左右,自觉腿部不自主地要活动减轻,仍心烦,但发脾气频率明显降低,仍有被害妄想、自觉自己被监控、但每日出现次数减少,头痛心悸缓解,睡眠可,纳食可,无恶心,大便干、1日1次,小便黄。舌红,苔黄腻,脉滑。二诊方基础上减佩兰。14剂,水煎服。

2016年9月23日四诊:静坐不能明显好转,能安静坐30分钟左右,自觉腿部不自主地要活动明显减轻,可自己控制住,心烦较前好转,近2周无明显发脾气,偶有妄想、被监视感,睡眠可,纳食可,大便干、1日1次,小便黄。舌红,苔黄,脉滑。三诊方基础上减胆南星、生铁落、龙齿,改天竺黄为15g、石菖蒲为15g、煅青礞石为15g。14剂,水煎服。

2016年10月8日五诊:病情稳定,可静坐30分钟以上,腿部不自主活动感减轻,情绪稳定,无明显心烦易怒,偶有妄想,无被监视感,自认为国家管控很严、本人是中国人、不适合去国外,睡眠可,纳食可,大便正常、1日1次,小便正常。舌淡红,苔薄白,脉滑。四诊方基础上减龙胆、瓜蒌,加山药15g、白扁豆15g、白豆蔻15g^{后下}。14剂,水煎服。

2016年10月22日六诊:病情稳定,可静坐1小时以上,腿部无不自主活动,无心烦易怒,无妄想,无被监视感,睡眠可,纳食可,大便正常、1日1次,小便正常。舌淡红,苔薄白,脉滑。病情平稳,嘱患者可停用中药。

后门诊随访,患者病情平稳,未见反复。

按:《素问病机气宜保命集》所载"火性燥动,其明于外",《类经》所载"阳用躁动,火之性也",指出"躁动"的病机为"火"为"阳"。

本案患者因工作不顺遂,受到精神刺激,气机失调,郁而化火,炼液为痰,痰火胶结,加之长期服用抗精神病药,药物浊毒蓄积体内,蕴积生热,痰热互结,形成痰火,火性属阳,阳性主动,痰火扰神,神机失用,故见静坐不能;痰火扰乱心神,神机失用,则出现妄想、被监视感;痰火扰神,则烦躁;痰火上扰清窍,故头痛;痰火内壅胸中,气机不畅,故胸闷心悸;痰火阻滞中焦,胃气失降,故恶心、纳食欠佳;火热灼伤津液,故便秘、尿黄;舌红,苔黄厚腻,脉滑数,为痰火扰神之象。治以清热涤痰、解毒止躁为主,予以涤痰平躁汤。

初诊方中,龙胆味苦,性寒,归肝、胆经,清热燥湿,《本草新编》载"其功专于利水,消湿……退热"。胆南星味苦、微辛,性凉,入肝经,清热化痰,息风定惊,《本草正》载其"降痰因火动如神……总之,实痰实火壅闭上焦,而气喘烦躁、焦渴胀满者,所当必用。较之南星,味苦性凉,故善解风痰热滞";天竺黄味甘,性寒,入心经,清热豁痰,凉心定惊,《神农本草经疏》载其"能除热养心,豁痰利窍,心家热清而惊自平,君安而五脏咸得滋养,故诸证悉除也";浙贝母味苦,性寒,入心经,清热化痰,《本草纲目拾遗》载其"解毒利痰";石菖蒲味辛、苦,性温,入心经,芳香辟秽,豁痰开窍,《本草便读》载其"开心窍以祛邪";瓜蒌味甘、微苦,性寒,入肺、胃、大肠经,清热涤痰、宽胸散结、润燥滑肠,以解热盛痰多、大便秘结等标实之证,促进痰热排出体外。胆南星、天竺黄、浙贝母、石菖蒲、瓜蒌合用,相辅相成,加强清热涤痰之功。蒲公英味甘、苦,性寒,入肝经,清热解毒、利尿散结,《本草衍义补遗》载其"化热毒";猫爪草味甘、辛,性温,入肝经,解毒、化痰、散结,《广西中药志》载其"去火化痰结,治痰火瘰疬"。蒲公英、猫爪草合用,化痰散结,以解药物浊毒。生铁落质重性平,《医林纂要》载其"宁心神,泻妄火,坠涌痰",可坠热下气,镇心宁神;煅青礞石坠痰下气,《医宗说约》载其"辛,荡涤宿痰,消磨食积,其功不凡",《神农本草经疏》载其"禀石中刚猛之性,体重而降,能消一切积聚痰结……消积滞,坠痰涎",对痰火扰神证尤为适宜,与生铁落合用,可使上扰神机之痰火毒邪坠降;龙齿性凉,《药性论》载其"镇心,安魂魄",助煅青礞石、生铁落重镇安神。莲子心味苦,性寒,入心经,清心除烦安神。茯苓味甘、淡,性平,健脾渗湿和胃,宁心安神,《名医别录》载其"益气力,保神守中",《药性论》载其"开胃,止呕逆,善安心神"。焦三仙焦香醒脾、健脾和胃。茯苓、焦三仙合用,健脾益气以化痰湿。全方共奏清热涤痰、解毒止躁之功效。

二诊时,仍静坐不能,但烦躁易怒稍减轻,示药物浊毒已渐清,故减蒲公英、猫爪草;饮食仍欠佳,时有恶心,故加用佩兰、泽兰、陈皮芳香醒脾、理气健脾化湿。其中,佩兰味辛,性平,入脾、胃经,芳香化湿醒脾,《名医别录》载其"除胸中痰癖";泽兰味苦、辛,性微温,利水消肿,《本草求真》载其"入肝脾行水";陈皮味苦、辛,性温,入脾经,理气健脾,"夫人以脾胃为主……如欲调气健脾者,橘皮之功居其首焉"(李杲)。

三诊时,静坐不能稍好转,每日妄想次数减少,纳食可、无恶心,故减佩兰。

四诊时,症状进一步缓解,能安静坐30分钟左右,偶有妄想,提示痰火已祛除大半,故减胆南星、生铁落、龙齿,减少天竺黄、石菖蒲、煅青礞石用量。

五诊时,诸症明显缓解,为防苦寒之品久用伤及脾胃,故减龙胆、瓜蒌,加山药、白扁豆、白豆蔻健脾益气化湿。其中,山药味甘,性平,补脾健胃,《神农本草经》载其"主伤中,补虚羸,除寒热邪气,补中益气力";白扁豆味甘,性平,入脾、胃经,健脾和中化湿,《本草纲目》载"其气腥香,其性温平,得乎中和,脾之谷也。入太阴气分,通利三焦,能化清降浊,故专治中宫之病";白豆蔻味辛,性温,芳香行气化湿,《本草通玄》载"其功全在芳香之气"。

六诊时,病情稳定,能静坐1小时以上,无特殊不适,可停用中药。

本案患者痰火内盛,上扰心神,神机失用,致躁动不静之症,治疗时先重用涤痰解毒、清心安神之品,以清除痰热为关键,邪去则正安;然后再化痰清心,调和脏腑功能,减少痰热生成;最后待痰热清除,给予益气健脾化湿之药扶助正气,以绝生痰之源,标本兼顾,攻补兼施。

三、小结

对于药源性静坐不能患者来说,由于应用药物时产生的药物浊毒伏于体内,引起脏腑、经络功能紊乱,气血津液运化失常,生湿、生痰或化火生风,造成阴不主静、阳者更躁,实者更实、虚者更虚,从而出现躁动不安、腿部不能自主地活动、不能静坐。本病病位在脑,总病机为阴阳失调,阳燥有余,阴静不足,故治疗以平肝、清心、涤痰、解毒、安神等为主,调整内脏功能,平衡阴阳,消除症状。

药源性弄舌

一、概述

药源性弄舌是指服用药物后出现的伸舌、舐舌、舌颤、努嘴、吸吮、鼓腮等一系列表现,严重者可伴有肢体震颤、抽搐、项背僵直、斜颈等,属于锥体外系反应的范畴。

药源性弄舌的生理病理与心、脾、肝、肾相关。从经脉循行来看,《灵枢·经脉》载:"手少阴之别……循经入于心中,系舌本。""脾足太阴之脉……连舌本,散舌下。""肾足少阴之脉……循喉咙,挟舌本。""肝足厥阴之脉……环唇内。"就经筋而言,《灵枢·经筋》言:"足太阳之筋……其支者,别入结于舌本。""手少阳之筋……其支者,当曲颊入系舌本。"就经别而言,《灵枢·经别》言:"足少阴之正……直者,系舌本。""足太阴之正……上结于咽,贯舌中。"清代傅松元《舌胎统志·自序》曰:"盖舌为五脏六腑之总使,如心之开窍为舌,胃咽上接于舌,脾脉挟舌本,心脉系于舌根,脾络系于舌傍,肾肝之络脉亦上系于舌本。"弄舌之病在成人与小儿均可发生,小儿发病记载较多。秦伯未《中医临证备要》曰:"小儿时时伸舌,上下左右,有如蛇舔,多因心胃蕴热,挟有肝风。"宋代《小儿卫生总微论方》载:"小儿弄舌者,其症有二:一者心热,心系舌本,热则舌本干涩而紧,故时时吐弄舒缓之;二者脾热,脾络连舌,热则舌亦干涩而紧,故时时吐弄舒缓之,皆欲饮水。心热则发渴,脾热则津液耗,皆引饮。二症相似,宜加审别。心热者面赤,睡即口中气热,时时烦躁,喜就其冷,咬牙上窜,治宜退热。脾热者大便稠硬、赤黄色,面黄,身亦微黄,治宜微导之。"近代曹炳章《辨舌指南》云:"若心火亢盛,肾阴不能上制,所以舌往外舒,肝火助焰,风主动摇,胃热相煽,舌难存放,故舌如蛇舔,左右上下,伸缩动摇,谓之弄舌。"弄舌多与心脾有热、肾阴亏虚、胃热上扰等有关。清代陈复正《幼幼集成》言:"大病后精神困倦,饮食少思而弄舌者,凶候。盖气血两虚,精神将脱。"

在多种危重症患者中,弄舌也为凶险之象。

药物入体,导致阴阳平衡失调、气血津液运行失常,痰、湿、热、瘀等病理产物阻于脏腑经络,郁而生浊,浊毒内聚,影响脏腑气血运行,筋脉肌肉受邪或失养,则见诸多异常病证。浊毒邪热蕴积脾胃,循经上犯,唇舌受扰,舌络干涩微紧,故时时吐弄以缓之;灼热袭扰,唇舌不宁,故可见努嘴、吸吮、鼓腮;热耗津液,口舌干燥,故时时舔舐以润之;浊毒内蕴,败坏形体,暗耗肾阴,水不涵木,故木不宁而生风,又木失疏泄,郁而化火,风火相扇,循经上扰,则舌体颤动、口唇如咀嚼状、面部抽搐。

二、医案

医案一

李某,男,26岁。2023年10月18日初诊。

主诉:服用抗精神病药5年,伸舌、舐舌1年。

现病史:患者平素性格内向、易紧张,5年前上大学后与同学谈恋爱,半年后与女朋友分手,出现疑心被害,怀疑女友时时监视自己,有被洞悉感,心烦易怒,凭空闻语,内容为他人嘲笑、指责自己,学校发现异常后带其去专科医院就诊,诊断为"精神分裂症",给予阿立哌唑等药物治疗后,被害妄想、被洞悉感、幻听缓解,情绪基本稳定。近1年来,出现伸舌、舐舌、努嘴。

现症见:时时伸舌、舐舌、舔唇,努嘴,偶有鼓腮、吸吮,嘴角抽动,有口疮,心烦易怒,摔东西,头部闷痛,自觉头部不清晰,寐可,乏力,食欲亢进,唇干口燥,饮水量多,大便干、3日1次,小便黄。舌红,苔薄黄,脉弦数。

既往史:既往体健。否认手术、外伤、输血史。否认食物、药物过敏史。

家族史:父母体健,否认家族性遗传病病史。

婚育史:未婚未育。

中医诊断:弄舌(心脾积热证)。

西医诊断:药源性弄舌。

治疗原则:清心泻脾,解毒安神。

处方:清心泻脾汤。

生石膏50g^{先煎}	知　母15g	黄　连5g	栀　子15g
金银花15g	黄　芩20g	木蝴蝶5g	川牛膝15g
伸筋草15g	威灵仙15g	葛　根25g	丹　参20g
玄　参15g	莱菔子15g	太子参15g	

7剂,每日1剂,水煎服,分2次服用。

2023 年 10 月 25 日二诊：伸舌、舐舌、努嘴、舔唇较前减少，鼓腮、吸吮、嘴角抽动同前，情绪烦躁较前减轻，头部闷痛减轻，乏力、食欲亢进较前改善，口唇干，大便 1 日 1 次、质干。舌红，苔薄黄，脉滑数。初诊方基础上减金银花、黄芩、木蝴蝶、莱菔子，加石斛 15g、藿香 10g、升麻 5g。14 剂，水煎服。

2023 年 11 月 8 日三诊：伸舌、舐舌、努嘴、舔唇消失，鼓腮、吸吮、嘴角抽动减少，近日未起口疮，情绪稳定，头部闷痛减轻，纳食较前减少，口干减轻，大便 1 日 1 次、质略干。舌红，苔薄黄，脉数。二诊方基础上减栀子、黄连、升麻，改生石膏为 15g，加北沙参 15g、生地黄 20g、玉竹 15g。14 剂，水煎服。

2023 年 11 月 22 日四诊：鼓腮、吸吮、嘴角抽动消失，情绪稳定，纳眠可，二便调。舌淡红，苔薄黄，脉缓。三诊方基础上减生石膏、知母、丹参，加山药 20g、麦冬 15g。14 剂，水煎服。

后门诊随访，患者病情平稳，未见反复。

按：本案患者服用抗精神病药已逾 5 年，药物浊毒积聚，扰乱人体气血津液运行，且浊毒郁久化热。舌为心之苗窍，脾开窍于口、其华在唇，若浊热之气侵于心脾，循经上犯，火热上炎，热灼筋脉，致舌络微紧，则见唇周或胀、或干、或麻，时时吐弄、舔舐等唇舌受扰之象。清代余霖《疫疹一得》云："舌者心之苗，心宁则舌静，心乱则舌动。"心经热蕴，时时扰神，则见心烦、口疮、小便黄等。脾热不已，邪热消谷，故食欲亢进；热邪伤津耗气，则见乏力、大便干；热邪伤津动风，则见嘴角抽搐。《灵枢·经脉》言："脾足太阴之脉……连舌本，散舌下；其支者，复从胃，别上膈，注心中。"《医宗金鉴》言："弄舌时时口内摇，心脾发热口唇焦；烦热舌干大便秘，泻黄导赤并能疗。"本案患者为心脾有热之证，故治当清心泻脾、解毒安神，方用清心泻脾汤。

初诊方中，生石膏凉而能散，解肌透热，为君药；栀子色红性寒，泻心经之火而除烦，质轻上扬，引诸药升浮而清头面唇舌之火，与生石膏合用取"泻黄散"泻脾胃伏火之义。知母味苦，性寒，液浓而滑，壮水以制火，增液以润筋。《素问·脏气法时论》言："心欲耎，急食咸以耎之，用咸补之，甘泻之。"心以柔和清明为欲。舌为心之苗窍，与心之喜恶相和。舌以柔软灵活为欲，以刚劲躁扰为恶。《素问·至真要大论》言："热淫于内，治以咸寒，佐以甘苦。"玄参味苦、甘、咸，性微寒，有清热解毒、凉血养阴之功，清热凉血以软坚，滋阴降火以润舌，从而恢复舌体柔软灵活之态。威灵仙味辛、咸，性温，入膀胱、胃、肺、肾经，解毒利咽消肿。黄连味苦而性燥，与心之性相合，泻火解毒。丹参色红入血以凉血，热清则血宁，血宁则神安。伸筋草有舒筋活络之功，可缓僵紧之舌络。葛根味甘、辛，性凉，体轻清，用之起阴气而上散火邪，清郁热又布津润舌，以缓舌络被灼之困。川牛膝引火下行，降浊澄清。葛根、牛膝合用，升降得宜，宣畅郁火。《金匮要略》言："夫诸病在脏,欲攻之,当随其所得而攻之。"因药物浊毒损害日久,脾失运化,胃肠失于传化,故此时便秘者,不可强用通腑泻下,当予莱菔子降气以开郁,顺气以消导,使浊降而清升。金银花、黄芩、木蝴蝶清解浊毒,以除病因。太子参益气健脾,养阴生津。全方重在清心泻脾,清心重在凉血软坚复心"耎"之欲,泻脾重在泻火降浊合脾主运化之功,从而使浊降清升。

二诊时,伸舌、舐舌、努嘴、舔唇较前减少,情绪烦躁较前减轻,食欲亢进较前改善,示心脾热邪已有消减之象。虽然心脾积热渐清,但仍有津伤动风之象(鼓腮、吸吮、嘴角抽动、口唇干同前),故去金银花、黄芩、木蝴蝶等清解浊毒之品;大便较前通畅,故去降气消导之莱菔子。加藿香醒脾(香味入脾。藿香清和芬烈,可复脾运),加升麻(气平微寒)升发火郁、开提清气以愈口舌之疮,加石斛滋养脾胃阴液。

三诊时,唇舌症状消失,情绪稳定,偶有口干便干,示火邪渐消,然津伤未愈,故去清火之栀子、黄连、升麻,减生石膏用量,加北沙参、玉竹滋阴和脾以顺脾喜润之性,加生地黄滋阴凉血养心。

四诊时,诸症减轻,故减生石膏、知母、丹参,加麦冬、山药滋阴健脾以收功。《医学衷中参西录》言:"麦冬味甘,性凉,气微香,津液浓厚,色兼黄白。能入胃以养胃液,开胃进食,更能入脾以助脾散精于肺。"山药有"补中、益气力,长肌肉、强阴"之效。二者健脾益气,复脾生化之职。

本案从患者唇舌的异常表现入手,厘定病位、病性、病机,治疗全程以清心泻脾为要,先清郁热浊毒,以解唇舌之因;后佐养阴凉血之品以安神、醒脾健脾之品以复用等,改善因药物浊毒害于心脾所生诸症;最后滋阴健脾,以恢复脾胃运化之职收功。

医案二

贺某,男,49岁。2022年5月19日初诊。

主诉:服用抗精神病药7年,伸舌、舌颤2年。

现病史:患者平素性格内向、易紧张,7年前家庭发生变故后,出现自言自语,与人无端争吵,砸打物品,心烦易怒,凭空闻语,内容模糊,自觉有人跟踪自己,时有可能伤害自己,于当地医院诊断为精神分裂症,先后给予氯氮平、氨磺必利、丙戊酸钠等药物后,症状缓解。近2年出现伸舌、舌颤。

现症见:时时伸舌,舌颤,舌体发僵,口唇时有咀嚼状表现,自诉时有眼睛发紧感,眼干眼涩,挤眉弄眼,眨眼频繁,面部肌肉抽搐,偶有手抖,偶有急躁易怒,头胀,头晕目眩,耳鸣,寐可,口干口苦,纳可,大便2~3日1次、质干,小便黄。舌红苔黄厚,脉弦数。

既往史:既往体健。否认手术、外伤、输血史。否认食物、药物过敏史。

家族史:父母体健,无类似病史可询,否认家族性遗传病病史。

婚育史:已婚未育。

中医诊断:弄舌(肝风内动证)。

西医诊断:药源性弄舌。

治疗原则:清热息风,养血柔筋。

处方:息风柔筋汤。

柴　胡 15g	白　芍 15g	栀　子 15g	金银花 15g
蒲公英 20g	黄　芩 20g	川牛膝 15g	伸筋草 15g
菊　花 15g	蒺　藜 10g	磁　石 20g先煎	生铁落 20g先煎
夏枯草 15g	五味子 20g	决明子 15g	玄　参 20g

7剂,每日1剂,水煎服,分2次服用。

2022年5月26日二诊:伸舌、挤眉弄眼较前减少,仍有舌颤、手抖、频繁眨眼、面部肌肉抽搐,急躁易怒、头胀、头晕目眩、耳鸣较前改善,纳可,口干口苦减轻,大便2日1次、质干。舌红苔黄,脉弦。初诊方基础上减生铁落、蒲公英、金银花、黄芩,加珊瑚粉0.5g冲服、天麻 20g、钩藤 10g后下、当归 20g。14剂,水煎服。

2022年6月9日三诊:伸舌、挤眉弄眼进一步改善,舌僵、舌颤、手抖减轻,偶有眼睛发紧感,眨眼减少,面目肌肉抽搐减少,情绪稳定,头胀、头晕、眼干眼涩、耳鸣较前改善。纳可,无口干口苦,大便1日1次、质可。舌淡红,苔薄黄,脉滑。二诊方基础上减钩藤、磁石、柴胡、白芍、五味子,加生地黄 20g、麦冬 20g、地龙 10g。14剂,水煎服。

2022年6月23日四诊:伸舌、舌颤、挤眉弄眼、手抖消失,眼睛发紧感改善,偶有眨眼,纳眠可,二便调。舌淡红,苔薄黄,脉缓。三诊方基础上减菊花、决明子、蒺藜,加山茱萸 20g。14剂,水煎服。

后门诊随访,患者病情平稳,未见反复。

按:本案患者因家庭变故,受到精神刺激,肝气不舒,郁而化火,思虑动怒,加之长期服用抗精神病药,药物浊毒积聚于内,有碍气血运行,蕴积生热,耗血伤津,热邪暗耗肝阴、肾水,引动肝风,致诸筋不荣。《灵枢·经脉》言:"肝足厥阴之脉,起于大指丛毛之际,上循足跗上廉……上入颃颡,连目系,上出额,与督脉会于巅。"北宋《小儿药证直诀》言:"凡病或新或久,皆引肝风,风动而上于头目,目属肝,肝风入于目,上下左右如风吹。"肾精不足,不能濡目,则眼睛发紧、眼干眼涩;肝藏血主筋,肝风上动,风火相扇,扰于目系,则挤眉弄眼、频繁眨眼;筋脉失养,浊热内扰,则面部肌肉抽搐、舌体颤动;肝风挟热上冲头面,则头晕头胀、眼干眼涩、耳鸣;肝火内炽,则见伸舌、口干口苦、便干。故治疗当以清热息风、养血柔筋为主,方用息风柔筋汤。

肝体阴而用阳。初诊方中,白芍养阴柔肝,柴胡疏肝解郁,二者散敛相宜,是为君药。《本草思辨录》言:"凡肝郁则火生,胆火外扬,肝火内伏,栀子解郁火,故不治胆而治肝。"《医学衷中参西录》言:"黄芩……又善入肝胆清热……兼能调气,无论何脏腑,其气郁而作热者,皆能宣通之。……又善清躯壳之热,凡热之伏藏于经络、散漫于腠理者,皆能消除之。"栀子、黄芩具条达之性,善清肝胆之火,治火以救风。金银花、蒲公英散结解毒,尤善解药物浊毒以除病因。《玉楸药解》言:"铁落镇伏肝胆,收摄神魂,止惊除狂,是所长也。"生铁落味辛气平以散肝风,质为金以制木,木平则火降。《冯氏锦囊秘录》言:"磁石……辛能散结,寒能泄热,黑而法水,咸而入肾,故为软坚清热润下补肾之用。"磁石既有引热下行之功,又具滋水涵木之能。蒺藜"疏木祛风";菊花禀秋金清肃之气,能治风木火热之证,得天地之清芳,其性轻扬,故可清利头目,养血明目,疗头晕目眩之疾。决明子益肾养精,清肝降火,缓目系之急;夏枯草散肝经郁火而解内热,补肝血而疗目疾。川牛膝引热下行缓肝风,补肝益肾养肝体,一物具肝体、用之二能。伸筋草有舒筋通络治标之功,可舒缓舌络因肝火灼热所致异常。《神农本草经读》言:"五味子温以遂木气之发荣,酸以敛木气之归根。"玄参苦咸微寒,色黑入肾,能壮水以制火,滋水以涵木。全方重在平肝息风以止痉,清解药毒以除因,通络舒筋以缓急。

二诊时,伸舌、挤眉弄眼较前减少,仍有舌颤、手抖、频繁眨眼、面部肌肉抽搐,急躁易怒、头胀、头晕目眩、耳鸣较前改善,示肝火渐息,风气仍盛,故减生铁落、蒲公英、金银花、黄芩等降火平肝之品,加珊瑚粉、天麻、钩藤以息风止痉。《得配本草》言:"肝虚则劲,胆不滋养,则风动于中,此肝胆性气之风,非外感天气也。天麻定肝胆之内风。但血虚者,畏其助火,火炽则风益劲。"《本草新编》言:"钩藤……去风甚速,有风症者,必宜用之……于补阴药中少用钩藤,则风火易散。倘全不补阴,纯用钩藤以祛风散火,则风不能熄,而火且愈炽矣。"天麻、钩藤的息风之力,均需养血补阴之品相佐,故加当归养血益肝柔筋,助二药息风;再予少量珊瑚粉明目镇心,止惊痫抽搐。

三诊时,伸舌、挤眉弄眼进一步改善,舌僵、舌颤、手抖减轻,眨眼减少,面目肌肉抽搐减少,示动风之证已减,故减钩藤、磁石、柴胡、白芍、五味子,加地龙搜风通络,清热息风,宣散络脉瘀热,定瘛疭抽搐;加生地黄、麦冬清热养阴,滋水涵木。

四诊时,伸舌、舌颤、挤眉弄眼、手抖消失,故减菊花、决明子、蒺藜等药,加山茱萸养肝。《医学衷中参西录》言:"山萸肉……因得木气最厚,收涩之中兼具条畅之性。"山茱萸之酸以养肝体,用其畅以调气血,借其温以防诸凉药之弊。

肝郁化火,肝风内动,风火相扇,挟浊毒上犯,灼伤诸筋,故在治疗初期当清热解毒、平肝息风以缓筋脉之急,治疗中期当平肝息风、滋水涵木以荣筋脉之体,治疗后期重在滋水涵木以复筋脉之职。全程平肝以息风,清肝以解热,养肝以润筋,疏肝以调气,从而多角度、多层次治疗本病。

三、小结

抗精神病药在治疗精神疾病靶症状时,也不可避免地产生了一系列不良反应。药源性弄舌属于较为严重的"迟发性运动障碍"范畴。本病责之于心、脾、肝、肾,多与浊毒热邪耗伤津液,舌络失养,风动于内有关,然归于何脏何腑则需审证而论。心脾积热者,以伸舌、舐舌、舔唇、口疮等热扰唇舌之象为主,治疗时当重在清热泻火以解浊毒,养阴凉血以柔舌络;肝风内动者,以伸舌、舌颤、舌体发僵,口唇时有咀嚼状表现、挤眉弄眼、眨眼频繁、面部肌肉抽搐等面部筋脉拘急僵直为特征,治疗时当解毒与息风并举,降火与育阴同施,以恢复唇舌柔顺灵活之性。治疗时避免使用温燥类药,否则助火动风而加重病情。

药源性便秘

一、概述

药源性便秘是发生率最高的西药抗精神病药不良反应之一,多在服药早期即可出现,在服药全程频繁发生。其临床表现为大便秘结,排便周期延长,或周期不长,但粪质干结,或粪质不硬,虽有便意,但排出困难,严重影响患者的服药依从性和原精神疾病的治疗效果。若处理不当或不及时,可能会导致肠梗阻,严重者可引发心脑血管疾病。

《素问·灵兰秘典论》言:"大肠者,传道之官,变化出焉。"《素问·五脏别论》言:"六腑者,传化物而不藏,故实而不能满也。"六腑以通为用,主传化水谷糟粕和排泄五脏浊气。便秘的发生发展是脏腑功能失调,气机紊乱,腑气不通所致。津液耗伤,肠燥津亏,或气机郁滞,腑失通利,或湿热蕴结,肠腑阻滞,或气血亏虚,传导无力,或阴寒凝滞,气化不行等,均可使肠腑失和,大便不通。便秘之病性有寒、热、虚、实之分。《圣济总录》言:"大便秘涩,盖非一证,皆荣卫不调,阴阳之气相持也。若风气壅滞,肠胃干涩,是谓风秘;胃蕴客热,口糜体黄,是谓热秘;下焦虚冷,窘迫后重,是谓冷秘;或因病后重亡津液,或因老弱血气不足,是谓虚秘;或肾虚小水过多,大肠枯竭,渴而多秘者,亡津液也;或胃实燥结,时作寒热者,中有宿食也。"

精神病患者一般需要长时间或者终生用药。抗精神病药在治疗精神症状的同时,也不可避免地产生了一些不良反应,这与素体禀赋、服药剂量、服药时间长短相关。药物入体,引起阴阳平衡失调、气血津液运行失常,与痰、湿、热、瘀等病理产物相互作用,使实者更实,阻滞气机,影响胃肠的通利,或虚其虚,害已虚之脏腑气血,致肠道传导无力,或津液耗伤,肠燥便结。故治疗时当立足于通便的目的,辨证施以清热、化湿、理气、养阴、补气等法,标本同治。

二、医案

医案一

李某,男,23岁。2021年5月11日初诊。

主诉:服用抗精神病药3个月,便秘2个月余。

现病史:患者平素嗜食辛辣。3个月前与室友起冲突后,每日能听到数次他人指责、猜疑自己,有被人监视感,造成心烦急躁,易怒,失眠,时口出秽语,思维混乱,社交回避,遂就诊于当地医院精神科,诊断为"精神分裂症",予口服氯氮平200mg/d+利培酮4mg/d。服药1个月后,幻听较前减少,被监视感、口出秽语减少,思维混乱减轻。2个月前,出现大便干燥、5~6日1次。

现症见:每日用开塞露1支可出现大便,2日1次,粪质干硬。多食易饥,脘腹胀满拒按,口干,口中有异味,时有呃逆,声音洪亮有力,喜冷饮,头前额部胀闷,头汗多,乏力,时有心烦,易怒,小便短赤。舌红苔黄燥,脉滑数。

既往史:既往体健。否认手术、外伤、输血史。否认食物、药物过敏史。

家族史:父母均体健,无类似病史可询,否认家族性遗传病病史。

婚育史:未婚。

中医诊断:便秘(胃火上逆,腑气不通证)。

西医诊断:药源性便秘。

治疗原则:清胃泻火,降逆通便。

处方:清胃通秘汤。

生石膏30g 先煎	北寒水石20g 先煎	芒　硝10g 冲服	酒大黄10g 后下
厚　朴10g	虎　杖15g	蒲公英10g	金银花10g
玄　参12g	麦　冬15g	竹　茹10g	谷　芽10g
鸡内金20g			

3剂,每日1剂,水煎服,分2次服用。

2021年5月14日二诊:排便较前顺畅,2日1次,质干。多食易饥、口干、口中有异味、心烦易怒较前减轻,仍有呃逆、头部胀闷、多汗,小便稍有短赤。舌红苔黄,脉滑数。初诊方基础上减蒲公英、北寒水石,加胡黄连5g(单包单煎后,混入汤剂中服用)、枇杷叶10g。7剂,水煎服。

2021年5月21日三诊：大便每日1次、质可，口干、口中有异味、心烦易怒消失，呃逆、头部胀闷、多汗较前减轻，仍有乏力。舌红苔薄黄，脉数。二诊方基础上减芒硝、酒大黄、胡黄连，改生石膏为20g、玄参为20g，加焦三仙各15g。7剂，水煎服。

2021年5月28日四诊：大便每日1次、质可，倦怠乏力缓解，纳食正常。舌淡红，苔薄白，脉缓。诸症尽消而停药。

按：《灵枢·平人绝谷》云："胃满则肠虚，肠满则胃虚。更虚更满，故气得上下，五脏安定，血脉和利，精神乃居。"六腑以通降为顺，传化饮食水谷。药物摄入人体，会导致脏腑功能失调。胃失和降，浊气上攻，故见胃胀、呃逆等胃气失和之症；气血逆乱，浊毒蓄积，郁而生热，耗伤胃肠阴液，肠燥津亏，故见口干、便干等郁热阴伤表现；阳明蕴热，火热上炎，故头目胀闷；热迫津液，故头汗外出；阳明郁热内扰心神，则心烦易怒。治宜清胃泻火、降逆通便，予清胃通秘汤。

初诊方中，生石膏、北寒水石合用，辛寒以清阳明之热，质重以降胃腑逆气。生石膏"禀阳明金土之精，而为阳明胃府之凉剂"（《本草崇原》），北寒水石"却胃中大热，五脏伏热亦可祛解"，二药合用为君，以定本方清降之基调。芒硝咸苦寒，泻火软坚通便，《长沙药解》载其"泻火救焚，软坚破积……结热瘀蒸，非此不退；宿痰老血，非此不消。寒泻之力，诸药不及。"大黄荡涤肠腑，泻下通便，酒制之则先升后降，荡全身之热。《蠡子医》言："大黄见酒，则性平，盖酒能升提。用酒煎，则不即下行，而先上升。待将头病治住，至下行时，性已不峻矣。大黄用酒煎，斯为有制之兵。"大黄与芒硝、厚朴相伍，取大承气汤急下存阴之功。金银花、蒲公英、虎杖清热解毒，以除药毒之病因。玄参味苦、咸，性微寒，于清热之中更有养阴之功；麦冬气平味甘，益胃养阴降逆气，可通胃络。玄参、麦冬合用，养阴润肠燥，达"增水行舟"之功。竹茹凉而能降，清热除烦荡邪气，《医学衷中参西录》载其"善开胃郁，降胃中上逆之气，使之下行"。厚朴行气以顺腑，宽肠以通便；鸡内金消石和胃，防金石类药性寒败胃、质重坠气；谷芽"开胃快脾，下气和中，消食化积"（《本草备要》），用于大队清降药之中，健脾胃生生之气。全方以通便为目的，熔降逆、解毒、清热、养阴、护胃为一炉，重推陈而佐以出新，去邪气而不忘护正。

二诊时，便秘较前改善，多食易饥、口干、口中有异味、心烦易怒等胃火炽盛之象较前减轻，但仍有胃气上逆之呃逆、头胀闷等，故减北寒水石以防寒太过而败坏胃气，减清热解毒之蒲公英；加枇杷叶降胃止逆，《冯氏锦囊秘录》载其"性凉而善下气，故降火而清肺胃，以治呕哕消渴"，与竹茹、麦冬相配，降胃气而畅上中下三焦之气机；加胡黄连，单煎混入汤剂中服用，功专通便。胡黄连性寒味苦，入肝、胃、大肠经，《雷公炮制药性解》载其"性寒无毒……治小儿惊疳霍乱……能泻三经之火，小儿多热证最宜"；多用于小儿疳积,故其泻火通便力强而不伤正气可知。

三诊时,便秘显著改善,口干、口中有异味、心烦易怒消失,呃逆、头部胀闷、多汗较前减轻,胃火上逆等表现改善,仍有乏力,示邪热伤气,故减泻火通便之芒硝、酒大黄、胡黄连,减生石膏用量继清余热,加玄参用量以清全身浮游之余热而养阴,加焦三仙健脾和胃消积而复中焦斡旋之功。

四诊时,诸症尽消,嘱停药。

医案二

胡某,女,42 岁。2018 年 9 月 3 日初诊。

主诉:服用抗精神病药 6 个月,便秘 5 个月余。

现病史:患者平素嗜食肥甘厚味。6 个月前无明显诱因出现情绪不稳定,倾诉欲强,消费欲强,不能自控,易激惹,心烦易怒,时想高歌一曲,时有情绪低落,于当地医院精神科诊断为"双相情感障碍",予服丙戊酸钠缓释片 0.5g/d+ 阿立哌唑 15mg/d;服药后情绪逐渐平稳,近半年体重增加 10kg。5 个月前出现排便困难,大便 4 日 1 次,先后服用便通胶囊、乳果糖等辅助排便,初期有效,后渐渐效果不佳。

现症见:排便困难,大便 3 日 1 次、质黏、气味臭秽、有排不尽感,脘腹痞满,时纳差,时暴饮暴食,恶心欲吐,口干不欲饮,口苦,乏力,觉身体沉重,眠可,小便黄,舌红苔黄腻,脉滑数。

既往史:既往体健。否认手术、外伤、输血史。否认食物、药物过敏史。

家族史:父母均体健,否认家族性遗传病病史。

婚育史:已婚,育有 1 子,配偶及儿子体健。

中医诊断:便秘(湿热内蕴证)。

西医诊断:药源性便秘。

治疗原则:清热化湿,和胃消痞。

处方:化湿通秘汤。

黄　连 10g	黄　芩 10g	酒大黄 10g^{后下}	龙　胆 15g
炒栀子 15g	焦槟榔 10g	枳　实 10g	佩　兰 10g
金银花 10g	茵　陈 10g	谷　芽 20g	赭　石 20g^{先煎}
滑　石 15g^{包煎}			

5 剂,每日 1 剂,水煎服,分 2 次服用。

2018 年 9 月 8 日二诊:排便较前顺畅,现 2 日 1 次,质黏较前改善,脘腹痞满、恶心欲吐较前改善,仍有纳差、乏力、身重,眠可,小便量多。舌红,苔薄黄略腻,脉滑数。初诊方基础上减黄连、赭石、枳实,加枳壳 10g、白豆蔻 10g^{后下}。7 剂,水煎服。

2018年9月15日三诊：大便1日1次、质可，纳差、乏力、身重较前改善，小便调。舌淡红，苔薄黄，脉缓。二诊方基础上减酒大黄、滑石、茵陈、龙胆，加炒薏苡仁30g、炒白术20g。7剂，水煎服。

2018年9月22日四诊：大便日1次、质可，纳差、乏力改善，无特殊不适。舌淡红，苔薄白，脉缓。患者诸症尽消而停药。

按：《素问·奇病论》曰："肥者令人内热，甘者令人中满。"患者平素喜食肥甘厚味，滋腻难消，留滞体内，痰湿生热，加之服抗精神病药6个月，药物已致气血津液紊乱，浊毒内生，郁积生热，湿、热、浊毒胶结胃肠，致胃肠通降失司，清阳不升，浊气不降，津液传输、布散失常。浊邪壅滞，湿热之邪搏结于下焦，大肠传导失司，糟粕内停，故大便黏腻臭秽而排出不畅。明代徐春甫《古今医统大全·秘结候》言："凡人大便秘结，皆由房劳过度，饮食失节，或恣饮酒浆，过食辛热……湿秘者，湿热郁结，津液不行而秘涩也。"湿阻气机，故脘腹痞满、纳差、恶心欲吐；胃热消谷，故时有食欲亢进、暴饮暴食；热邪伤津，故口干；湿邪弥漫，故不欲饮、身重；湿热胶结，浊气不降，故口苦。治宜清热化湿、和胃消痞，予化湿通秘汤。

吴瑭在《温病条辨》中指出"徒清热则湿不退，徒祛湿则热愈炽"，并提出"气化则湿化，小便利则火腑通而热自清"的治疗原则。由此可知，本病的治疗当注重调理脾胃气机。初诊方中，酒大黄、黄连、黄芩相伍，取泻心汤荡涤邪热之功，且黄芩、黄连既可清热解毒，又有燥湿之效；炒栀子味苦性寒，善清气分、血分壅塞之热毒。《玉楸药解》言："槟榔味苦辛涩，气温……降浊下气，破郁消满，化水谷之陈宿，行痰饮之停留。"焦槟榔、枳实调理脾胃气机，气化则湿热易化。佩兰于肠腑湿热毒积滞浊气中利湿化浊，与金银花相伍，更可清解药毒所害。龙胆味苦性寒，有清热燥湿之功。茵陈既可清热利湿、推陈致新，又有解毒之功。《药笼小品》言："茵陈……发汗利水，泄脾胃湿热，为治阳黄之主药。"赭石性寒质重，主通降上逆之气；滑石淡渗湿热，通利大便，俾浊气降而清气自升。《神农本草经百种录》载："滑石体最滑润，得石中阴和之性以成，故通利肠胃。"茵陈、龙胆、滑石合力除三焦之湿热，排肠腑之浊毒。谷芽者，快脾开胃，消食和中，且芽者均有生生之气蕴其中，取推陈致新之力。

二诊时，便黏、脘腹痞满、恶心欲吐较前改善，示湿热阻滞气机诸症减轻；湿从小便去，故小便量增多。仍有乏力、身重，示火热易消而湿邪难逐，故减清热之黄连、降气之赭石，加行气祛湿化浊之白豆蔻。《玉楸药解》言："白豆蔻清降肺胃，最驱膈上郁浊。"枳壳易枳实，乃因"宽中下气，枳壳缓而枳实速也"。枳实性急而速行，荡肠腑积滞；枳壳性缓而宽中，行滞理气以祛湿。

三诊时，大便已调，故减去酒大黄、滑石、龙胆、茵陈等清热祛湿通便之品，加炒薏苡仁、炒白术健脾理气。炒薏苡仁、炒白术均为药食同源之品,可平补脾胃,安受邪之地。

医案三

张某,男,58岁。2019年5月10日初诊。

主诉:服用抗精神病药10年,便秘8年余。

现病史:患者10年前因债务问题被人打骂、威胁,随后出现被人监视感,经常感觉有人要害自己,每天听见数次被人威胁的内容,害怕,紧张,不喜外出,喜欢独居暗室,社交回避。10年前就诊于北京回龙观医院,诊断为"精神分裂症",予服利培酮2mg/d+阿立哌唑15mg/d;服药后情绪逐渐平稳,幻听、被监视感逐渐减少。8年前出现排便困难,大便4~5日1次,先后使用便通胶囊、番泻叶、开塞露等辅助排便。

现症见:排便困难,大便5日1次,无便意,大便难下,质干。纳少,无饥饿感,脘腹胀满,偶有打嗝,口干,偶有口苦,疲乏无力,气短,时有心慌、心烦,多汗,小便调。舌红,苔薄黄少津,脉沉细。

既往史:既往体健。否认手术、外伤、输血史。否认食物、药物过敏史。

家族史:父母均体健,否认家族性遗传病病史。

婚育史:已婚,育有1子,配偶及儿子体健。

中医诊断:便秘(气阴两虚证)。

西医诊断:药源性便秘。

治疗原则:益气养阴,增液通便。

处方:增液通秘汤。

黄　芪 30g	肉苁蓉 30g	当　归 20g	生地黄 20g
火麻仁 20g	瓜　蒌 15g	玄　参 20g	麦　冬 15g
莱菔子 15g	枳　壳 20g	赭　石 15g^{先煎}	金银花 15g
蒲公英 15g			

3剂,每日1剂,水煎服,分2次服用。

2019年5月13日二诊:服药后大便较前顺畅,现2日1次,质略干。乏力、气短、汗出改善,打嗝消失,仍口干。舌淡红,苔薄黄,脉细。初诊方基础上减赭石、枳壳,改黄芪为20g,加陈皮15g、生石膏15g^{先煎}、浮小麦15g、地骨皮15g。7剂,水煎服。

2019年5月20日三诊:服药后大便1日1次、质可,心烦较前改善,出汗、口干消失。舌淡红,苔薄白,脉缓。二诊方基础上减生石膏、火麻仁、地骨皮、浮小麦、莱菔子、金银花、蒲公英,加白术20g、熟地黄15g。7剂,水煎服。

2019年5月27日四诊:大便1日1次、质可,无汗出,纳差、无饥饿感改善,无特殊不适。舌淡红,苔薄白,脉缓。方选扶正通腑汤。

处方:扶正通腑汤

| 党 参 15g | 白 术 15g | 陈 皮 15g | 白扁豆 15g |

当 归 20g　　　肉苁蓉 15g　　　麦饭石 20ml　　　熟地黄 15g

焦三仙^各 15g

7 剂,每日 1 剂,水煎服,分 2 次服用。

患者服用 7 剂后,随诊诸症尽消而停药。

按:《医学正传》言:"肾实则津液足而大便滋润,肾虚则津液竭而大便燥结。"本案患者年老脾肾亏虚,传导无力,气机不畅,以致排便艰难。患者年近甲子,脾肾失于调养,先天精血暗耗,后天气血生化乏源,血虚津亏,传导无力,阴液不能下润肠道,糟粕内结难解,排便困难。糟粕不解,郁久化热生浊,与药物浊毒相合,耗气伤阴。脾气亏虚,清气不升,浊气不降,故疲乏无力、出汗;脾虚不运,则纳少、无饥饿感,甚则无便意。故治宜益气养阴、增液通便,方选增液通秘汤。

《景岳全书·杂证谟·秘结》:"秘结证,凡属老人、虚人、阴脏人,及产后、病后、多汗后,或小水过多,或亡血失血、大吐大泻之后,多有病为燥结者,盖此非气血之亏,即津液之耗。凡此之类,皆须详察虚实,不可轻用芒硝、大黄、巴豆、牵牛、芫花、大戟等药,及承气、神芎等剂。虽今日暂得通快,而重虚其虚,以致根本日竭,则明日之结必将更甚,愈无可用之药矣。"初诊方中,黄芪为君,助脾运化,以行使升清降浊之职;肉苁蓉、当归益肾养血,润肠通便;瓜蒌有润燥滑肠之力;火麻仁润肠通便,《本草害利》载其"甘平,入脾胃,润五脏,通大肠,滑利下行,走而不守"。便结日久,肠燥津亏,故予玄参、生地黄、麦冬增液养阴,行"增水行舟"之功。《温病条辨》云:"增液汤……妙在寓泻于补,以补药之体,作泻药之用,既可攻实,又可防虚……元参味苦咸微寒,壮水制火,通二便,启肾水上潮于天,其能治液干……其并能解热结可知。麦冬……亦系能补能润能通之品。生地亦主寒热积聚……取其补而不腻,兼能走络也。三者合用,作增水行舟之计。"赭石具清降之力,以缓打嗝之疾,同时引药下行以通腑气。气阴两虚,致腑气不能以通为用,故取枳壳理气畅腑,莱菔子顺气通腑、消胀除满。张锡纯谓:"莱菔子……消食顺气,转不伤气,因其能多进饮食,气分自得其养也。"金银花、蒲公英质轻以达上焦,宣散肺经之郁热,缘肺与大肠相表里,肺气清肃则可利肠腑;二者更理脏腑之浊毒。全方以补为主,以通为用,辅以养阴、润燥、解毒之法,使补而不恋邪,攻而不伤正。

二诊时,便秘较前改善,乏力、气短、汗出改善,打嗝消失,示中气渐充,津液渐足,肠腑渐通,故稍减补气之黄芪用量,去理气、降气之枳壳、赭石,加生石膏、浮小麦、地骨皮清解郁热,加陈皮健脾宽中、行气泄浊。

三诊时,郁热已清,大便调,心烦、口干等改善,故减生石膏、火麻仁、地骨皮、浮

253

小麦、莱菔子、金银花、蒲公英,加白术健脾益气,加熟地黄益肾养血,以补先后天之不足。

四诊时,诸症改善,予扶正通腑汤善后。《素问·脏气法时论》言:"脾欲缓,急食甘以缓之,用苦泻之,甘补之。"脾为土脏,主万物之生化,其性敦厚和缓。甘味能和能缓,蕴补脾之能。脾者喜燥恶湿,若湿邪壅盛,困遏脾气,易致气机不畅,肠腑失和。方中党参、白术、白扁豆味甘缓补脾之体,陈皮味苦气香燥湿以健脾之用,麦饭石益肝健胃。中土健运,斡旋如常,方有生生之气。《素问·阴阳应象大论》云:"精不足者,补之以味。"当归、肉苁蓉气味皆厚,可益气生精、养血通便。《医学衷中参西录》云:"熟地黄……其性微温,甘而不苦,为滋阴补肾主药……各脏腑阴分虚损者,熟地黄皆能补之。"焦三仙健脾和胃,消食化滞,顺肠胃泻而不藏之性。全方先后天并补,气血津液兼顾,使补精气而不滞,通腑气而泻浊。

三、小结

《诸病源候论》言:"大便不通者,由三焦五脏不和,冷热之气不调,热气偏入肠胃,津液竭燥,故令糟粕痞结,壅塞不通也。"药源性便秘是主要的药源性疾病之一,是药物打乱了人体阴阳平衡、损伤气血津液、破坏传导之职所致。肺与大肠相表里,肺宣发肃降与大肠传导变化之官的功能密切相关。水谷糟粕与五脏浊毒停留于胃肠,易生痰、生湿、生瘀、生热、生火。故在治疗上,当"急则治其标",以通秘祛结为着眼点,燥者增液,湿者利湿,虚者补亏,辅以泄热、润肠、消导、降气等法缓解患者大便秘结之苦,再视气血逆乱之程度轻重、脾气之虚实、津液之盛衰予以清热解毒、健脾益气、益阴生津,从而复脾胃升清降浊、胃肠"泻而不藏"之常。嘱患者禁食滋腻、温燥、助热之品。所用金石类药,如生石膏、北寒水石、赭石、滑石、芒硝、麦饭石等,当根据其属性、归经而择时机选用之。

第十四节 梅 核 气

一、概述

梅核气是以咽部异物感,如有梅核梗阻,咯之不出,咽之不下,症状可间歇或持续发作,不影响进食,无明显器质性病变为特征的疾病。西医学中的咽神经症、咽异感症、癔球症,可按此病诊治。

早在东汉张仲景《金匮要略》中就有关于梅核气症状表现的相关论述："妇人咽中如有炙脔,半夏厚朴汤主之。"炙脔,乃干肉也。唐代孙思邈《备急千金要方》所载"妇人胸满,心下坚,咽中帖帖,如有炙肉脔,吐之不出,咽之不下",描述了咽中梗涩不利的表现。梅核气作为病名,首见于宋代杨士瀛《仁斋直指方论》。《仁斋直指方论》所载"梅核气者,窒碍于咽喉之间,咯之不出,咽之不下,如梅核之状者是也。始因恚怒太过,积热蕴隆,乃成厉痰郁结,致有斯疾耳。治宜导痰开郁,清热顺气",明确指出此病与七情郁结密切相关——情志不遂,肝气郁结,与痰相结,则成痰气郁结。明代陈实功《外科正宗》所载"梅核气,乃痰气结于喉中,咽之不下,吐之不出,如毛草常刺作痒。新则吐酸妨碍,久成闭塞",指出了除咽部异物感外,梅核气亦常见咽痒、吐酸症状。清代沈善谦《喉科心法》详细论述了梅核气的病因病机及证治,称"此症咽喉不痛,不红肿。患者自觉咽中如有物状,或如破絮咽不下,咯不出,似硬非硬,窒碍不舒,乃由七情气郁,郁则生涎,结聚于胸膈之间,甚则膈间痞满,恶心呕逆。治不如法,防成膈噎。法当散郁开结,宣畅胸膈。先进四七汤,次用六君子汤加砂仁、白蔻仁调理,多服自愈",指出了梅核气由气郁痰阻所致,当治以散郁开结、宣畅胸膈之法,须防噎膈之变。梅核气的产生亦与脾胃斡旋失司相关。清代黄元御《四圣心源·劳伤解·中气》云:"中气者,和济水火之机,升降金木之轴。"脾主升清,中气斡旋。脾胃升降运化功能异常,导致水谷精津运行输布失常,郁而产生痰湿,湿痰之气上逆于咽喉,痰气郁结,则咽喉不利,而致梅核气。足少阴肾经循喉咙、挟舌本。东汉张仲景《金匮要略》认为:"阳衰之后,荣卫相干,阳损阴盛,结寒微动,肾气上冲,喉咽塞噎。"肾阳不足,无根之火客于咽喉,炼液为痰,而成结滞,咽喉不利,也是梅核气的重要病机。

本病多由饮食失宜或情志内伤等导致气机失常,气郁痰阻,痰气上逆互结于咽喉而发。本病的主要病机是痰气互结,临证时主要以患者"咽中异物感"的表现为主要依据,同时根据其症状表现与舌脉象之不同,常分虚实论治,实则见痰气互结,虚则常见脾肾亏虚等。

二、医案

医案一

周某,男,40岁。2017年7月22日初诊。

主诉:情绪易紧张伴咽部堵塞感2年。

现病史:患者平素易紧张,做事追求完美,2年来因工作压力大,常与领导发生争吵而出现遇事时情绪易紧张,伴咽部堵塞、胸口不适感,遂前来就诊。

现症见:平时易紧张,情绪波动,伴咽部堵塞感,自觉喉中有痰,咳吐不爽,实无痰可咳,胸部闷塞感,平静及自我调节后可逐渐缓解。时有头昏沉感,胁肋胀满,长舒气后可缓解,容易生闷气,纳眠可,二便调,舌淡胖,苔白腻,脉弦滑。

既往史:否认高血压等慢性病病史。2015年行胆囊切除术。否认药物、食物过敏史。

家族史:否认家族性遗传病病史。

中医诊断:梅核气(痰气互结证)。

治疗原则:行气散结,降逆化痰。

处方:化痰散结汤。

柴　胡 15g	炒栀子 10g	清半夏 9g	夏枯草 20g
浙贝母 30g	天竺黄 20g	瓜　蒌 15g	陈　皮 15g
厚　朴 10g	茯　苓 20g	刺五加 50g	鸡内金 20g
赭　石 20g^{先煎}	煅青礞石 30g^{先煎}	生龙齿 15g^{先煎}	

7剂,每日1剂,水煎服,分2次服用。

2017年7月29日二诊:情绪较前改善,紧张感明显减轻,无明显胸闷及咽部堵塞感,自觉较以前头部清亮,无明显昏沉感,胁肋胀满减轻,长舒气次数减少。舌淡胖,苔薄白,脉弦滑。初诊方基础上减柴胡、赭石、炒栀子,改煅青礞石为15g,加青皮15g、郁金30g、猫爪草20g、白扁豆15g。7剂,水煎服。

后门诊随访,患者病情平稳,诸症缓解,故停药。

按:《素问·举痛论》所载"余知百病生于气也,怒则气上,喜则气缓,悲则气消,恐则气下,寒则气收,灵则气泄,惊则气乱,劳则气耗,思则气结,九气不同,何病之生?岐伯曰:……思则心有所存,神有所归,正气留而不行,故气结矣",指出了情志活动对人体气运行的影响——情志太过,可致人体气机失常,百病生焉。同时,也应认识到气的运行对情志活动的影响,二者相互影响,互为因果。思则气结,气结者亦多思,即忧思过多可致气机失畅而郁滞,此谓"因郁而病";同样,人体气机郁滞不畅,亦易生忧思之情,此谓"因病而郁"。总而言之,情志活动与人体气的运行相互影响,在病理上互为因果,一病俱病。此外,气与津液运行关系密切,所谓气行水亦行,气滞则津凝。七情内郁,气滞而不行,津液失布,聚而为湿,凝而为痰,或为水肿,或为癃闭,或为痰饮,痰气交阻聚于咽喉,发为梅核气。

患者平素忧思多虑,容易紧张,思则气结,情志不畅,肝木不能条达,气行则津行,气滞则津凝,津聚为痰,痰气互结,阻于咽喉及胸膈,发为梅核气——咽中如有物阻,咽之不下,咳之不出,可有咽部堵塞及胸闷感。结合舌淡胖,苔白腻,脉弦滑,辨为痰气互结证,治以行气散结、降逆化痰,予化痰散结汤。

　　初诊方中，柴胡味辛，能行能散，疏肝而不伐肝，行气而不伤气，顺应肝喜条达之性。肝郁日久易化火而炼津凝痰，故取苦寒之炒栀子、夏枯草清肝火以防炼液凝痰，甘寒润下之瓜蒌荡涤胸膈壅滞之结痰，甘寒之天竺黄清热豁痰、凉心定惊，苦寒之浙贝母化痰散结，辛温善散之清半夏燥湿化痰、降逆止呕、消痞散结，数药合用，共奏化痰散结之功。煅青礞石、生龙齿、赭石为金石之品，既重镇安神，又能重以去怯。《汤液本草》引《圣济经》曰："怯则气浮，重则所以镇之，怯者亦惊也。"重镇之性，能安定神之怯弱。紧张为恐惧之渐，其本质仍为神气怯弱。其中，煅青礞石能治顽痰，《神农本草经疏》载其"禀石中刚猛之性，体重而降，能消一切积聚痰结……消积滞，坠痰涎"，合瓜蒌以增清痰之功。赭石味苦性寒，善平肝潜阳、重镇降逆，具坠降之性，可引痰下行，制肝木之恣，使其气不上逆。鸡内金化石健脾，以防金石类药碍胃。陈皮、厚朴理气化痰，芳香醒脾，俾气顺则痰降，气行则痰化。痰由湿生，故以刺五加益气健脾、茯苓渗湿健脾，治其生痰之源。诸药合用，共奏行气散结、降逆化痰之功。

　　二诊时，紧张感明显减轻，无明显胸闷及咽部堵塞感，胁胀减轻，考虑痰气交阻之证渐减。因栀子苦寒、赭石重坠易伤胃气，不可久服，故减二药；煅青礞石性寒，因顽痰已消大半，故减其量；柴胡久用易致燥，故改用青皮、郁金，以行气消积；加用辛温之猫爪草以增化痰散结之力，甘温之白扁豆以增补脾和中、化湿祛痰之功，从而绝生痰之源。

　　患者平素工作压力大，易紧张，忧思多虑，肝郁气结，肝失疏泄，气滞津停，津聚为痰，痰气互结于胸膈咽喉，故治疗时一方面应疏肝解郁，另一方面应化痰散结，使气畅痰消，后期当予健脾之法以截生痰之源，脾运得健则痰无所生。

医案二

宁某，女，79 岁。2018 年 5 月 12 日初诊。

主诉：左胸前区间断闷痛 2 年，加重伴咽部堵塞感 2 周。

现病史：患者平素易急躁，2 年前无明显诱因出现胸闷，时有心前区疼痛，间断发作，医院心脏检查等未见异常；近 2 周无明显诱因再次出现胸部闷痛，伴有咽部堵塞不适感，遂前来就诊。

现症见：左胸前区憋闷疼痛，气短，咽部堵塞感，周身乏力，畏风寒，腹部、后背及足部凉感，纳少，食后胃脘不适，大便先干后溏、1 日 1 次。舌暗淡，苔白多津，脉沉细滑。

既往史：既往体健。否认手术、外伤、输血史。否认食物、药物过敏史。

家族史：否认家族性遗传病病史。

月经及婚育史：已绝经，适龄婚育，育有 1 子，体健。

中医诊断：梅核气（痰气互结、脾肾亏虚证）。

治疗原则：益肾健脾，化痰安神。

处方：温阳散结汤。

刺五加 50g	巴戟天 30g	酒萸肉 15g	山　药 15g
肉　桂 6g	浙贝母 30g	炒白术 15g	茯　苓 20g
党　参 20g	生牡蛎 20g^{先煎}	煅磁石 20g^{先煎}	紫石英 35g^{先煎}
生龙骨 20g^{先煎}	鸡内金 20g		

7剂，每日1剂，水煎服，分2次服用。

2018年5月19日二诊：胸前区闷痛及气短明显减轻，稍有咽部堵塞感，疲乏感减轻，后背及足部无明显凉感，腹部凉，纳少，大便先干后溏。舌淡，苔白，脉细滑。初诊方基础上减煅磁石，改生龙骨为煅龙骨，改紫石英为20g，加夏枯草15g、焦山楂15g、焦神曲15g、焦麦芽15g。7剂，水煎服。

2018年5月26日三诊：无胸前区闷痛及咽部堵塞感，自觉身上较前有劲儿，腹部发凉不明显，食欲较前改善，大便成形。舌淡，苔薄白，脉缓滑。二诊方基础上减紫石英、肉桂、党参、夏枯草、生牡蛎，加淫羊藿15g、仙茅10g、骨碎补15g、补骨脂15g。嘱服7剂后可停药。

按：生理情况下，气与津液运行的关系密切。气能布津。津液运行输布全身以及水液的排泄，需靠气的推动、布散作用，包括脾气的运化、转输作用，肺气的宣发肃降、通调水道作用，肾的气化、升清降浊作用，三焦气化运行元气、蒸化水液、疏通水道作用，以及膀胱气化排尿作用。正如《素问·经脉别论》所论："饮入于胃，游溢精气，上输于脾。脾气散精，上归于肺，通调水道，下输膀胱。水精四布，五经并行。"津液在脏腑气化功能的作用下，输布全身，不致滞留，即所谓"气行则水行"。《血证论》所载"气之所至，水亦无不至焉。故太阳之气达于皮毛则为汗，气挟水阴而行于外者也。太阳之气，上输于肺，膀胱、肾中之水阴，即随气升腾而为津液，是气载水阴而行于上者也。气化于下，则水道通而为溺，是气行水亦行也"，也指出了气的推动作用是津液运行的原动力。脾居中焦，主运化水谷精微，喜燥而恶湿，为生痰之源。肾居下焦，主司水液气化，若气化失职，则水湿停滞，酿为痰浊，为生痰之本。同时，水停生湿生痰，亦可阻碍气机输布。故脾肾亏虚，津液运行失常，聚而成饮成痰，痰气交阻，聚于咽喉，发为梅核气。

患者年老体弱，肾阳不足，脾阳亦不足，脾肾之气不足，致气化失司，不能温化及推动津液的运行输布，于是津液停聚为痰为饮，使水停气阻，痰气互结，阻于咽喉胸膈，故见咽部堵塞感；阳气虚衰，故周身乏力；阳气不足，不能温养周身，故不任风寒侵扰；脾胃亏虚，运化失常，升降失宜，不能磨谷消食，故纳少、食后胃脘不适、便溏。《针灸大成》云：

"（脾经）脉起大指之端……上循膝股内前廉,入腹,属脾络胃,上膈……其支别者,复从胃别上膈,注心中。"脾经属脾络胃,其循行经过腹部后向上穿过膈肌,注入心中。脾阳不足,故腹部有凉感,胸前区有憋闷感、甚或疼痛。《针灸大成》载:"（肾经）脉起小指之下,斜趋足心,出然谷之下,循内踝之后,别入跟中……贯脊,属肾,络膀胱""（膀胱经）脉起目内眦……循肩膊内侠脊抵腰中,入循膂,络肾属膀胱……以下贯腨内,出外踝之后"。肾与膀胱互为表里,后背及足跟部为足太阳膀胱经、足少阴肾经循行部位。肾阳不足,故后背及足部有凉感。结合舌淡暗,苔白多津,脉沉细滑,辨为痰气互阻、脾肾亏虚证,治当益肾健脾、化痰安神,给予温阳散结汤。

肾为真阴元阳之脏。初诊方中,重用刺五加补脾肾,巴戟天温补肾阳,肉桂引火归原,酒萸肉补肾阴,山药平补脾肾,党参甘平健脾、补中益气,数药合用以补脾肾之不足。茯苓甘淡平,健脾渗湿;炒白术甘苦温,可化湿健脾利水。《本草通玄》载:"白术……补脾胃之药,更无出其右者。土旺则能健运,故不能食者、食停滞者、有痞积者,皆用之也。"白术之苦味可燥中焦之痰湿,健中焦之脾气,与茯苓相佐,使脾胃气机条达以化痰浊。浙贝母味苦而性寒,长于化顽痰,可使咽中痰气得化。生龙骨、生牡蛎重镇安神。生牡蛎还有软坚散结之功,能散痰结,《本草从新》载其"咸以软坚化痰,消瘰疬结核,老血瘕疝"。紫石英性温入肾,能温肾阳、助气化,合煅磁石一热一寒而安神潜魂。诸金石类药共奏安神之功,配鸡内金以固护脾胃。诸药合用,共奏益肾健脾、化痰安神之功。

二诊时,胸前区闷痛、气短、咽部堵塞感明显减轻,考虑益肾健脾、化痰安神法已初步建功,故减煅磁石,减少紫石英用量以防金石类药久用伤脾,加用夏枯草以散痰聚之结;仍纳少,大便不调,为脾虚失运所致,故加焦山楂、焦神曲、焦麦芽健脾消积以助运化,改生龙骨为煅龙骨以增涩胃肠之力。

三诊时,脾肾得温,气行痰化,而诸症不显,考虑患者年高体弱,脾肾亏虚之本仍存,故减紫石英、肉桂、党参、夏枯草、生牡蛎,加用仙茅、淫羊藿、补骨脂、骨碎补温补脾肾之阳,固本以绝生痰之源,继服巩固收功。

本案患者年高体弱,脏腑之气虚衰,脾肾之气不足,气虚津液失布,痰气互结,阻于咽喉胸膈而见梅核气,兼见胸痛、失眠。此患者既有脏腑虚衰、阳气不足之虚体,又有痰气交阻之实邪,为虚实兼夹之证,病机复杂,故治疗时补虚与祛实兼顾、理气与祛痰同施。

三、小结

梅核气是以患者自觉"咽中有异物感"为主要表现的病证。"气机失调"为其主要病机特点,主要包括阳气虚及气郁;"痰气交阻"乃其基本特征。梅核气有因郁所致者,亦有因虚所致者。上述 2 则医案,患者虽均以咽部堵塞不适为主诉来诊,然其病因病机却不同。医案一中,患者的病因为情志不畅,除咽部堵塞感外,伴有胁肋胀满、易生闷气等气滞的实证表现,为气滞津凝、津聚为痰,痰气交阻所致;而医案二的患者,年老体衰,脏腑之气不足,表现为胸闷胸痛及咽部堵塞感,伴有疲乏、畏风寒、后背及足部凉感等虚寒之象,为脾肾阳虚,水湿凝痰,阻碍气机,痰气交阻所致。故治疗时需辨明虚实,实证常见痰气互结证,当采用散结解郁、行气化痰之法;虚证多见脾肾亏虚证,当采用补肾健脾、运化水湿之法。

第十五节　灯　笼　病

一、概述

灯笼病是基于中医学取象比类的思维和认识方法,以比拟法命名的中医证候名,是内伤发热中瘀血内停所致里热外凉之证。

"灯笼病"这一病名首载于清代王清任《医林改错》。灯笼病主要表现为患者自觉胸中燥热难耐,触之皮温却无异常。这一临床表现可形象地比喻为冬季灯笼(点火后)所呈现的里热外凉状态。正如《医林改错》所述:"身外凉,心里热,故名灯笼病,内有血瘀。认为虚热,愈补愈瘀;认为实火,愈凉愈凝。"不难看出,王清任所述灯笼病之发病非虚热、实火,乃瘀血停积于胸中,郁久而化热所致。恰如《灵枢·痈疽》所云:"营卫稽留于经脉之中,则血泣而不行,不行则卫气从之而不通,壅遏而不得行,故热。"而《血证论》亦有相关论述:"瘀血在腠理,则荣卫不和,发热恶寒。腠理在半表半里之间,为气血往来之路,瘀血在此,伤荣气则恶寒,伤卫气则恶热,是以寒热如疟之状……瘀血在肌肉,则翕翕发热……瘀血在经络脏腑之间,被气火煎熬,则为干血。气者,肾中之阳。阴虚阳亢,则其气上合心火,是以气盛即是火盛。瘀血凝滞,为火气所熏,则为干血。其证必见骨蒸痨热。"

气机运行失调而气滞血瘀,或气虚血行无力而血瘀,或阴津耗损、生化不足而阴亏血行不畅等,致瘀血内停,郁久化热,上扰心神,故心里热;瘀血内阻,阳气郁遏不达肌肤,而致身外凉。本病的主要病机特点是瘀血内阻,临证时主要以患者"内热外凉"的表现为主要诊断依据。根据症状表现与舌脉象之不同,本病可辨为气滞血瘀证、气虚血瘀证、阴虚血瘀证等。

二、医案

医案一

刘某,女,38 岁。2019 年 4 月 21 日初诊。

主诉:自觉发热伴烦躁 8 个月余,加重 2 周。

现病史:患者平素易起急,8 个月前因家庭琐事与家人发生争执,随后自觉身体内部发热,伴有烦躁,怕冷,偶尔出现心慌、汗出。6 个月前曾就诊于当地医院,查血、尿、便常规及心电图均未见异常,遂诊断为"内伤发热";经服用劳拉西泮治疗 2 周后,症状略有改善而停药。近 2 周来,复因工作变动而致情志不遂,再次出现上述症状并加重。

现症见:恶风,自觉肢体冷而穿着羊毛衫、毛裤,但却感觉体内发热,心慌,汗出,上述症状于下午较为明显,遇事紧张时加重。形体消瘦,面色晦暗,善忘,神思不聚,善太息,胁肋胀痛,伴烦躁,坐立不安,易紧张,遇事易急躁,常有莫名担心,害怕自己及家人身体健康出现问题。入睡难,每晚需 2 小时以上方能入睡,夜间醒 2~3 次,多梦,时有噩梦,梦中多见与人吵闹争斗之事。口干不欲饮,纳食不佳,尿频,大便略干。

查体:精神差,表情焦虑,体温 36.5℃,血压 110/70mmHg,心率 79 次/min,律齐。舌暗红,少苔,脉弦涩。

既往史:既往体健。否认手术、外伤、输血史。否认食物、药物过敏史。

家族史:父母均体健,无类似病史可询,否认家族性遗传病病史。

月经及婚育史:适龄婚育,育有 1 子,体健。平素月经周期正常,月经量偏少、颜色较深、中有血块。

中医诊断:灯笼病(气滞血瘀证)。

治疗原则:行气活血,镇惊安神。

处方:理气化瘀汤。

柴 胡 15g	栀 子 15g	郁 金 20g	桃 仁 6g
红 花 10g	白 芍 10g	莲子心 10g	煅青礞石 30g[先煎]
黄 连 3g	槐 花 15g	赤 芍 10g	首乌藤 15g
炒酸枣仁 20g	生石膏 20g[先煎]	磁 石 30g[先煎]	鸡内金 15g

14 剂,每日 1 剂,水煎服,分 2 次服用。

2019 年 5 月 5 日二诊:自觉发热及焦虑情绪明显改善,精神可,仍偶尔心慌、心烦,汗出消失,可在半小时内入睡,半夜醒消失,但仍多梦,食欲不振,二便调。舌红,苔薄白,脉涩。初诊方基础上去柴胡、白芍,加玄参 15g、枳实 15g、山药 15g、炒白术 15g、陈皮 15g。14 剂,水煎服。

2019年5月19日三诊：自觉发热、心烦、多梦等基本消失，白天精神可，但自觉疲倦。舌淡红，苔薄白，脉略滑。二诊方基础上减生石膏、煅青礞石，加五味子15g、山茱萸20g。7剂，水煎服。

2019年5月26日四诊：食欲正常，已无明显疲倦。舌淡红，苔薄白，脉缓。诸症尽消而停药。

按：《素问·脉要精微论》曰："夫脉者，血之府也。"然清代王清任《医林改错》载："血府即人胸下膈膜一片，其薄如纸，最为坚实，前长与心口凹处齐，从两胁至腰上，顺长如坡，前高后低，低处如池，池中存血，即精汁所化，名曰血府。""膈膜以上，满腔皆血，故名曰血府。"王清任所述之"血府"虽有别于《黄帝内经》所载，但"脉"为血液运行的隧道，血脉布人周身，血液在血管中运行不息，贯通五脏六腑、四肢百骸，也必无例外地布于胸中。而肝主疏泄，其功能直接影响着气机的调畅，气行则血行，气滞则血停，故肝气郁结可使气不行血，血流不畅。本案患者因情志不遂，肝失疏泄，气机郁滞，气滞血瘀，郁滞日久而化热，气滞、血瘀、郁热胶结，致内热不宣，外阳难至，而呈内热外寒之状。故拟理气化瘀汤行气活血、镇惊安神，以收血气疏达、身心同调之功。

初诊方中，桃仁、红花共为君药，以行活血之功，使气血畅达以绝郁热之源。《素问·脏气法时论》言："肝欲散，急食辛以散之。"辛味药能行能散，顺应肝喜条达之性而为补。肝不得散所生诸症，可治以柴胡、郁金之品，疏肝而不伐肝，行气而不伤气。"用辛补之，酸泻之"，酸者能收能敛，为肝之本味，与肝之所欲相悖。方中赤白二芍同用，可补肝体、敛肝火、畅肝血，辛酸合用，使肝气疏而不耗，肝血调而不燥，辅以栀子清妄动之相火。生石膏甘寒，凉而能散，《本草蒙筌》载其"气味俱薄，体重而沉，降也，阴中阳也"，具有清热透邪、除烦安神之功；黄连、莲子心、槐花凉血除烦，清解郁热；数药合用，清散气血郁滞所生内外邪热。首乌藤、炒酸枣仁养血安神以助眠。煅青礞石、磁石合用，性寒直折以去内热，质重镇肝以安脑神。《本草便读》载："青礞石，其色青碧入肝，其味咸寒润下。"《中华本草》载："青礞石……坠痰下气，平肝定惊，消食攻积。主治顽痰咳喘，癫痫发狂，烦躁胸闷，惊风抽搐，宿食癥积，癥瘕。"《得配本草》载："磁石……坠炎上之火以定志，引肺金之气以入肾（水得金而自清，火不攻而自伏）。除烦闷，逐惊痫，聪耳明目。"鸡内金和胃化石，防金石类药伤脾碍胃。全方从调气、活血、清热、重镇、安神等层面标本同治，形神兼调。

患者先后共诊疗4次，用中药治疗月余，停药后自觉焦虑情绪及躯体症状明显改善，之后上述症状未再反复。患者平素易起急，情志刺激反应较为强烈，则首先伤肝，正如《素问（遗篇）·本病论》所云"人或恚怒，气逆上而不下，即伤肝也"。肝伤则气机阻滞，运血不畅，瘀血内停，久则内郁化火，上扰神明而发为烦躁，寒热错杂，阳热内郁而内热外凉,故初诊时以自觉体内发热而身外发凉为主要临床表现。此症状特点恰符合王清任所述"身外凉,心里热"之"灯笼病"特征,同时根据患者面色晦暗,口干不欲饮,舌暗红,少苔,脉弦涩等证候要点,辨证为气滞血瘀。治宜行气活血、镇惊安神,给予理气化瘀汤。诸药配伍,既能行血中瘀滞,又可散气分郁结,活血而不伤正,使气行血活,故内热、外凉随之而解,伴随诸症亦随之而消。

二诊时,自觉发热及焦虑情绪已明显改善,乃去柴胡、白芍,但仍偶尔心慌、心烦、多梦,故保留郁金以疏理肝气;仍有食欲不振等不适,考虑病久肝气郁滞较重,横逆犯脾,脾虚失运,故加山药、炒白术固脾土之体用,陈皮、枳实助行气之功,玄参以凉血活血、除烦安神。

三诊时,自觉发热、心烦、多梦等基本消失,自觉疲倦,示邪气已去大半,此时当偃旗息鼓,休养生息,故减生石膏、煅青礞石等,加五味子酸以柔肝而养肝之体,山茱萸补肾填精而益髓健脑,意在柔肝、敛肝,补肾水以滋肝木,使肝气畅而肝血得养,肝之体用和合。

以行气活血、镇惊安神为治疗大法之"理气化瘀汤",是在灯笼病"血府血瘀"病机特点之上用药的进一步引申,其配伍强调在行气活血的同时,佐加寒凉之金石类药以清实热、镇肝安神,且全方注重调整气血阴阳之平衡。本方虽以"活血化瘀"为手段,但其治疗目标乃以气血"平和"、神气"宁平"为要,最终血活神安而病已。

医案二

张某,女,29 岁。2020 年 8 月 12 日初诊。

主诉:自觉体内发热、四肢畏寒 1 年,加重伴心悸 10 余天。

现病史:患者素体羸弱,形体瘦小,1 年前剖宫产时伴汗出过多,产后逐渐自觉体内发热,以心胸内发热为明显,发作时伴有坐卧不安,心情烦躁,汗出,疲劳乏力,且上述症状常于劳累后明显加重。曾就诊于当地中医诊所,考虑"气虚",予补气养血中药口服后,自觉症状能稍有改善,但近 1 年来仍有间断发作。10 余天前由于工作繁忙,遂感体内发热明显加重,常伴心悸,心神不宁,畏惧较大声响。

现症见:面色萎黄,周身疲乏,懒动,稍有怕冷,皮肤粗糙。夜眠一般,入睡尚可,但夜梦纷纭,经常梦见已故亲人。食欲下降,无口苦口干,无明显脘腹胀满,大便溏泄,排出无力,小便尚可。

查体:精神萎靡,面色萎黄,体温 36.7℃,血压 106/66mmHg,心率 82 次 /min,律齐。舌淡暗,舌下脉络迂曲,苔少,脉涩缓。

既往史:既往体健。剖宫产术后。否认外伤、输血史。否认食物、药物过敏史。

家族史:父母均体健,否认家族性遗传病病史。

月经及婚育史:适龄婚育,育有1女,体健。平素月经周期正常,月经量少、颜色较浅、中有少量血块。

中医诊断:灯笼病(气虚血瘀证)。

治疗原则:益气活血,清热定悸。

处方:益气活血汤。

人　参 15g	黄　芪 20g	当归身 15g	丹　参 15g
茯　苓 15g	山　药 20g	炙甘草 10g	远　志 15g
酸枣仁 15g	石　膏 20g^{先煎}	禹余粮 15g	琥珀粉 3g^{冲服}
紫石英 30g^{先煎}	生龙齿 30g^{先煎}		

14剂,每日1剂,水煎服,分2次服用。

2020年8月26日二诊:自觉体内发热、心悸明显改善,仍有汗出、怕冷,皮肤粗糙无明显变化,面色萎黄稍有改善,周身疲乏减轻,偶有心悸,无明显心神不宁,仍惧声响。夜眠较前改善,尤其噩梦明显减少。食欲较前有所改善,大便溏泄情况基本同前,小便调。舌暗,舌下脉络轻度迂曲,苔薄白,脉涩缓。初诊方基础上加煅龙骨 30g^{先煎}、炒白术 15g。7剂,水煎服。

2020年9月2日三诊:偶觉体内发热,无明显坐卧不安、心情烦躁,无畏声响,疲乏、汗出、怕冷较前减轻,面色稍红润,皮肤粗糙好转。夜眠基本正常,无明显夜梦。食欲一般,时有腹胀,大便略不成形,小便尚可。舌淡红,舌下脉络迂曲不明显,苔薄白,脉涩稍缓。二诊方基础上去琥珀粉、禹余粮,改人参为10g,加鸡内金15g。7剂,水煎服。

2020年9月9日四诊:自觉体内发热、心烦、坐卧不安消失,对声响已无畏惧表现,无明显疲乏、汗出,稍怕冷,面色红润,皮肤粗糙不明显,纳眠基本正常,二便调。舌淡红,苔薄白,脉略滑。三诊方基础上去石膏、茯苓。7剂,水煎服。

2020年9月16日五诊:经1周调理,诸症尽消,舌淡红,苔薄白,脉缓,遂停药。

按:心乃君主之官,主血脉;脾胃乃仓廪之官,主运化而生气血。在气血生成方面,心与脾发挥着至关重要的作用。如《灵枢·玉版》谓:"胃者,水谷气血之海也。"《医法圆通》云:"阳明为五脏六腑之海,生精生血,化气行水之源也。"《侣山堂类辩·辩血》则曰:"血乃中焦之汁,流溢于中以为精,奉心化赤而为血。"又如《证治准绳·幼科·心脏部二·痘疮上·气血》载:"脾胃者,气血之父也;心肾者,气血之母也。"《医碥》云:"《经》谓营气出于中焦,又谓心生血。不过以胃受谷气,蒸化成血。血色之赤,禀于心火为言耳。"而针对气血的输布运行,《素问·五脏生成》有"诸血者皆属于心"之记载,唐宗海《血证论·脏腑病机论》亦指出"血之营运上下,全赖乎脾"。由此可见,气血的生成与运行,皆离不开心脾二脏气血之正常运转,犹如《诸病源候论》对气血运行生理状况之概括——"血之在身,随气而行,常无停积"。然气为血帅,血液的正常运行,亦有赖于气的正常推动,若脾气亏虚、心气不足,无力行血,则血行缓慢,停留而瘀。正如《医林改错》所云:"元气既虚,必不能达于血管,血管无气,必停留而瘀。"

脾为后天之本。本案患者素体羸弱,脾胃欠佳,向来气虚血少,故面色萎黄、懒动、周身疲乏而于劳累后明显;气虚而卫阳不足,则四肢畏寒;气虚固摄无权,则易汗出;"病久入深,荣卫之行涩,经络时疏,故不通"(《素问·痹论》),又恰逢生产时过于汗出,气随津脱,气虚则行血乏力,以致瘀血停滞益甚,则见皮肤粗糙;瘀血停滞不行,郁而化热,乃致自觉心胸内发热明显,正如《冯氏锦囊秘录》所载之"瘀之日久,则发而为热,热涸其液,则干枯于经络之间,愈干愈热,愈热愈干,而新血皆损"。脾虚不充,则纳食欠馨进一步加重,大便溏泄、排出无力;"脾藏营,营舍意,脾气虚则四肢不用,五脏不安……心藏脉,脉舍神"(《灵枢·本神》),"心者,五脏六腑之大主也,精神之所舍也"(《灵枢·邪客》),脾气不足,血脉不充,通畅失和,则致心神失养,心不藏神,故心神不宁,畏惧声响,睡后易惊醒,夜梦纷纭,常梦见已故亲人。结合舌淡暗,舌下脉络迂曲,苔少,脉涩缓,辨为气虚血瘀证,处以益气活血、清热定悸之益气活血汤。

初诊方中,人参、黄芪甘温益气,共为君药;当归身养血活血,丹参既活血化瘀又益气宁心安神,共为臣药;君臣相伍,以达益气养血、活血散瘀之功,俾气血充盈、运行畅达则郁热遂以开解。山药、茯苓健脾益气,炙甘草和中益气,三药合用,共奏益气健脾之效,以开气血生化之源。禹余粮味甘、涩,性微寒,补中降气、涩肠止泻,善治久泻久痢,《本草纲目》载"其性涩,故主下焦前后诸病"。酸枣仁、远志养心安神。石膏乃退热之良剂,味辛、甘,性大寒,《主治秘诀》载其"性寒,味淡,气味俱薄,体重而沉降,阴中之阳也",《名医别录》载其"除时气,头痛,身热,三焦大热,皮肤热,肠胃中鬲热,解肌,发汗,止消渴,烦逆,腹胀,暴气喘息,咽热,亦可作浴汤",《神农本草经疏》载其"禀金水之正,得天地至清至寒之气,故其味辛甘,其气大寒而无毒。阴中之阳,可升可降。入足阳明,手太阴、少阳经气分。辛能解肌,甘能缓热,大寒而兼辛甘则能除大热"。大部分中医古籍载述石膏具有清解气分实热之功,然石膏者非实热所独属,如《长沙药解》载其"研细,绵裹,入药煎。虚热,煅用",而诸多早期的中医古籍中亦有许多"非实热证"应用石膏之记载,如《金匮要略》白虎加桂枝汤中生石膏与桂枝同用以治疗阳虚畏寒而发热,《金匮要略》竹皮大丸中生石膏与白薇配伍以治产后虚热、心烦不安、恶心呕吐,《景岳全书》玉女煎中生石膏与熟地黄、麦冬同用以清退阴虚发热。由此可见,石膏并非仅可应用于实热证当中,若配伍得当亦可发挥其清退虚热之良功。生龙齿味涩、甘,性凉,归心、肝经,《药性论》载其"镇心,安魂魄";琥珀粉味甘,性平,归心、肝、膀胱经,《名医别录》载其"主安五脏,定魂魄";紫石英味甘,性温,归肾、心、肺经,《本草再新》载其"安心安神,养血去湿",《名医别录》载其"主治上气心腹痛,寒热、邪气、结气,补心气不足,定惊悸,安魂魄,镇下焦,止消渴,除胃中久寒,散痈肿"。生龙齿、琥珀粉、紫石英均质重下坠,合用具有镇惊安神之功。上述诸药配伍,共奏益气活血、清热定悸之功。此外,本案患者证属气虚血瘀,在辨证过程中仍需注意与阴(血)虚血瘀相辨别。

二诊时,自觉体内发热、心悸明显改善,仍有汗出、怕冷、皮肤粗糙、大便溏泄无明显变化。舌暗,舌下脉络轻度迂曲,苔薄白,脉涩弱。故加炒白术补脾止泻,与黄芪相伍另助敛汗之功。煅龙骨味涩、甘,性平,归心、肝、肾经,《本草纲目》载其"益肾镇惊,止阴疟,收湿气脱肛,生肌敛疮",《日华子本草》载其"健脾,涩肠胃,止泻痢,渴疾,怀孕漏胎,肠风下血,崩中带下,鼻洪,吐血,止汗",佐之乃加强整方镇心安神之功,另借其收涩之性以敛汗。

三诊时,体内发热已明显改善,心烦、畏惧声响基本消失,面色不华、疲乏、汗出、怕冷、皮肤粗糙进一步改善,睡眠可,无明显夜梦,大便溏泄较前改善。舌淡红,舌下脉络迂曲不明显,苔薄白,脉涩稍弱。考虑患者已心静神安,且大便溏泄向愈,故去琥珀粉、禹余粮,并减少人参用量。鉴于患者素体后天不足,脾胃之气仍处于相对羸弱之态,故佐以鸡内金化积护胃以消金石之碍。

四诊时,二便已调,其他症状亦平,舌淡红,苔薄白,脉略滑,故去石膏、茯苓。继服1周后,诸症尽消,遂停药。

本案患者先天禀赋不足,素体气虚较甚,营卫不充,既往曾以"健脾益气"之法诊治,但均收效甚微。患者虽为气虚体质,但绝非单纯本虚使然;此"内热外凉"之证,乃气虚所致血瘀之故,岂纯以补气可治耳?正如《医学入门》所云"人知百病生于气,而不知血为百病之胎也",亦如王清任所言"始而滋阴,继而补阳,补之不效,则云虚不受补,无可如何。……查外无表症,内无里症,所见之症,皆是血瘀之症",故临证之时,需审慎视之。本案系本虚标实之证,治当以扶正益气补虚为主,以活血化瘀为辅,以清热定悸为使,俾气充、血活、热清,则寒热之象并除。

医案三

李某,男,44岁。2021年2月17日初诊。

主诉:自觉心胸内部发热3个月。

现病史:患者素体消瘦,为政府单位文秘职员,长期使用电脑并经常熬夜。3个月前,因工作繁忙加班熬夜,随后自觉心胸内部发热,并伴有怕风怕冷表现,扪其体表温度正常,自诉该症状于夜间较甚,并有手足心热,情绪尚可。

现症见：消瘦,常常困倦乏力,时有心悸,面色晦暗,双目干涩,皮肤粗糙,口干渴而不欲饮。纳眠尚可,大便干燥,小便稍黄赤。

查体：精神欠佳,面色晦暗,体温 36.7℃,血压 134/86mmHg,心率 84 次 /min,律齐。舌暗红少津,舌体瘦小,舌中有较深裂纹,苔薄白,脉沉细涩。

既往史：既往体健。否认手术、外伤、输血史。否认食物、药物过敏史。

家族史：否认家族性遗传病病史。

婚育史：适龄婚育,育有 1 子 1 女,均体健。

中医诊断：灯笼病(阴虚血瘀证)。

治疗原则：滋阴清心,养血活血。

处方：滋阴化瘀汤。

当　归 15g	赤　芍 15g	生熟地黄^各20g	淡竹叶 12g
麦　冬 15g	五味子 15g	玄　参 12g	石　膏 20g^{先煎}
芒　硝 5g^{冲服}	西洋参 10g	地骨皮 12g	鳖　甲 15g
银柴胡 15g	黄　连 5g	甘草梢 9g	

7 剂,每日 1 剂,水煎服,分 2 次服用。

2021 年 2 月 24 日二诊：自觉心胸内部发热及怕风怕冷较前减轻,夜间手足心热好转,困倦乏力稍减,仍时有心悸,双目稍感发涩,皮肤粗糙较前无明显变化。口干渴较前减轻,纳眠可。大便仍干,小便基本正常。舌暗红,舌体仍瘦小,舌中有裂纹,苔薄,脉沉细涩。初诊方基础上去黄连、甘草梢,改石膏为 30g^{先煎},加桃仁 10g、天冬 15g。14 剂,水煎服。

2021 年 3 月 10 日三诊：自觉心胸内发热进一步减轻,怕风怕冷及困倦乏力已不明显,夜间手足心热、心悸基本消失,无明显双目发涩感,皮肤粗糙进一步改善,皮肤有弹性及光泽。夜间稍感口干,纳食可,二便调。舌淡红,舌体稍瘦小,舌中有较浅裂纹,苔薄白,脉沉。二诊方基础上减芒硝,改石膏为 20g^{先煎},加山茱萸 15g。14 剂,水煎服。

2021 年 3 月 24 日四诊：症状均基本改善,舌淡红,舌中有较浅裂纹,苔薄白,脉沉略滑,嘱将三诊方易汤为丸(滋阴化瘀丸),缓缓图之。

2 个月后,诸症尽消,遂停药。

处方：滋阴化瘀丸。

当　归 15g	赤　芍 15g	生熟地黄^各20g	淡竹叶 12g
麦　冬 15g	五味子 15g	玄　参 12g	石　膏 20g^{先煎}
山茱萸 15g	西洋参 10g	地骨皮 12g	鳖　甲 15g

银柴胡 15g　　　　桃　仁 10g　　　　天　冬 15g

上药研末过筛,炼蜜为丸,梧桐子大,每次 2 丸,每日 2 次。

按:早在《金匮要略·血痹虚劳病脉证并治》中即载"五劳虚极羸瘦,腹满不能饮食,食伤,忧伤,饮伤,房室伤,饥伤,劳伤,经络营卫气伤"等致素体损伤,势必引起"内有干血"的发生。正如《伤寒恒论》所述:"五劳所伤,虚火久蒸,干血内结,瘀滞不通,久则瘀血不去,新血难生,津血不能外荣。"

本案患者素体偏于瘦弱,阴血不足,加之长期伏案,劳作熬夜,久视伤血,血属阴,阴亏故血行不畅而致瘀,瘀血内停,郁久化热,故觉心胸内部发热、手足心热(五心烦热),此正是《素问·疟论》所述"阴虚则内热"的典型表现,而随太阳落山,自然界阳气渐衰、阴气渐盛,故上述症状常于夜间尤甚。血瘀停滞重着,阳气不得通达于外,失于温煦,则身外发凉并惧风袭。体内阴津不足则困倦乏力,心阴亏耗则心悸频发。然心主血脉,其华在面,又血属阴,若心脉不畅、阴血不充,则面色晦暗。阴虚而燥热,灼伤阴津,则双目干涩;阴血亏耗,瘀滞不行,故肌肤不荣,皮肤粗糙。瘀血在里,郁久化热,热甚伤津,另不能载水津上乘,故口干渴;此恰如《血证论》所载"瘀血在里,则口渴。所以然者,血与气本不相离,内有瘀血,故气不得通,不能载水津上升,是以发渴"。心火旺则尿黄赤;阴虚内燥致肠道津亏,则便干难解。结合舌暗红少津,舌体瘦小,舌中有较深裂纹,苔薄白,脉沉细涩,辨证属阴虚血瘀,处以滋阴清心、养血活血之滋阴化瘀汤。

初诊方中,当归、赤芍活血散瘀,共为君药;生熟地黄滋阴养血,为臣药;佐以淡竹叶、石膏清透热邪,西洋参、麦冬、五味子滋阴生津。此外,地骨皮、鳖甲、玄参、银柴胡均为养阴清热之佳品,尤其银柴胡一味,《本草正义》载其"退热而不苦泄,理阴而不升腾,固虚热之良药",而《证治准绳》清骨散更是银柴胡应用之典范。银柴胡味甘微寒,善清虚热,为退虚热、除骨蒸之常用药,常与地骨皮、鳖甲、青蒿等同用,以增强治疗阴虚火热、骨蒸劳热、盗汗潮热之功效。黄连、甘草梢可清泻心火,使邪热随小便而去;芒硝泻下通便,润燥软坚,《神农本草经》载其"味苦,寒。主百病,除寒热邪气,逐六腑积聚,结固留癖"。方中药味配伍之精髓,亦在于金石类药——石膏之应用。石膏被公认为清热良品,而于本案之应用,乃取其寒润和解、辛散透邪之性,尤其伍用清散虚热、滋阴补益之品,更为突出其清虚热之良功,使之可直捣阴虚生热之源,凉润素体燥热之标,促邪清透则诸脏乃安。又《素问·脏气法时论》曰:"心苦缓,急食酸以收之。……心欲奥,急食咸以奥之,用咸补之,甘泻之。"本案应用酸味药收敛之特性,可收敛涣散之心,故予五味子宁心以敛聚心神;应用甘味药舒缓之特性,恰是心之"所苦"而为泻,故予西洋参、当归、甘草等缓和偏亢之心火。酸甘合用,一敛一缓,亦使心气收而不散,阴血滋而不滞。上述诸药合用,共奏滋阴清心、养血活血之功;其配伍之道,也恰如《读医随笔》所云"阴虚之治,药取其味,味重在酸,而总须重佐之以活血,何者? ……阴虚血必滞,非此无以通其道也"。

二诊时,自觉心胸内部发热及怕风怕冷较前减轻,夜间手足心热好转,困倦乏力、双目发涩、口干渴喜冷饮等较前有所改善,小便短赤消失,心悸、皮肤粗糙、便干无明显变化。考虑病久阴虚较甚而虚热明显,热灼津亏而瘀滞不通,故加用桃仁以加强活血之力,佐用天冬以助滋阴养血,另重用石膏以增强清虚热之功。心火亢盛之象已不著,故去黄连、甘草梢。

三诊时,上述诸多不适均已明显改善,舌淡红,舌体稍瘦小,舌中有较浅裂纹,苔薄白,脉沉。考虑阴虚内热渐减,故略减少石膏用量;大便已调,故减芒硝;唯脉尚沉,故加山茱萸。山茱萸味亦酸,酸甘可化阴,又顺应心之"所欲"而补之。

四诊时,病情渐稳,恐痼疾再复,遂易汤为丸,缓缓图之。2个月后,诸症尽消,遂停药。

本案证属阴(血)虚血瘀,其要点重在阴津耗伤(五心烦热、潮热盗汗、咽干口渴、溲黄便干,舌干红、少苔、脉细),其病机根本在于虚火久蒸,干血内结,久瘀不去,而新血难生。而气虚血瘀证,其要点重在脾胃气虚(乏力、自汗、纳呆、便溏,舌淡、苔薄、脉弱),其病机根本多为心脾两虚,乃气虚鼓动无力而致血行缓慢,瘀阻停滞。由此可见,二者虽均有"内热外凉"之表现,亦属因"虚"致"瘀"之证,但此二证所偏重之特点各不相同。辨证过程中应准确把握气虚与阴虚病机之差别,厘清气虚与阴虚主要临床表现与辨证要点,慎从《素问·至真要大论》所述之"谨守病机,各司其属"。

三、小结

"灯笼病"是以患者自觉"内热外凉"为主要表现的病证;"寒热错结,虚实夹杂"为其主要病机特点,"瘀血内阻"乃其基本特征。本病常见证型有气滞血瘀证、气虚血瘀证、阴虚血瘀证,故在治疗上务必揣测真假、厘清病机,而分别采用行气活血、补气活血和滋阴活血等治疗法则。在化瘀的同时,需兼顾导致"血瘀"之本源(气滞、气虚、阴虚),以及"血瘀"化生之热邪而辨证施治,必以调和气血阴阳为要,辅以清热为助;亦可根据疾病的病因病机、发生发展与转归,而伍用如石膏、磁石、煅青礞石、龙齿、龙骨、紫石英、禹余粮、芒硝等金石类药,往往可起到事半功倍之效。尤其石膏清退热邪之功,乃借用其性而使邪热清解,可通过合理配伍实现遇实热清实热、遇虚热退虚热。此外,辨治过程中当时刻明辨标本之轻重,牢记本病之血瘀为标,气滞、气虚、阴虚为本的特点;同时,亦需注意攻补兼施,补虚亦不忘祛邪(瘀血、邪热),攻实而兼顾扶正(气虚、阴虚）。另需注意的是,治疗初期当度量攻邪,中病即止;治疗后期亦应注重瘥后扶正。

第十六节　卑　慄

一、概述

卑慄是自怯畏惧之病证,表现为痞塞不饮食,心中常有所怯,爱处暗或倚门后,见人则惊避,似失志状。

据《中医百病名源考》所载,汉代有"陴堞"而无"卑慄"。《康熙字典》载:"堞……《说文》作堞。"《说文解字》载:"陴,城上女墙俾倪也。""堞,城上女垣也。"城上女墙称陴堞者,指墙之状,既低且薄;人之疾病名卑慄者,指病之状,意志薄弱。卑慄借陴堞的意义,指志薄而胆怯,心中常歉而畏惧见人等。

《黄帝内经》对卑慄已有初步描述。《素问·脉解》所载"恶人与火,闻木音则惕然而惊者,阳气与阴气相薄……所谓恐如人将捕之者……阴阳相薄,故恐也",与后世所谓卑慄极为相似。《难经·五十一难》更为具体地描述了此病的病性及特征:"阴病欲得温,又欲闭户独处,恶闻人声。"这一时期多是对一些相似症状的零散描述,缺乏系统性与专指性,更没有特定的病名定义。

金代成无己《注解伤寒论》提出:"慄者,心中气动迫怯。卫出上焦,弱则上虚,而心中气动迫怯也。……卑者,心中常自羞愧。"即"慄"表现为胆怯,"卑"表现为心中经常羞愧。

明代戴原礼首次将卑慄作为一个独立病名在《证治要诀》中详细描述:"有痞塞不饮食,心中常有所怯,爱处暗或倚门后,见人则惊避,似失志状,此名为卑慄之证,以血不足故。"所谓失志,《证治要诀》云:"失志者,由所求不遂,或过误自咎,懊恨嗟叹不已,独语书空,若有所失。"

清代沈金鳌《杂病源流犀烛》曰:"卑慄……其证胸中痞塞,不能饮食,如痴如醉,心中常有所歉,爱居暗室,或倚门后,见人即惊避无地。"清代对本病病性特征的论述基本同戴氏,但在证候辨治及具体用药方面有所发展。如李用粹《证治汇补》提出:"有胸中痞塞,不欲饮食,心中常有所歉,爱居暗室,或倚门见人,即惊避无地,似失志状,此为卑慄之病。由心血不足者,人参养荣汤;脾胃不和者,六君子汤加益智、远志治之。"至此,医家认为卑慄为气血不足、脾胃不和所致。张璐《张氏医通》认为治疗卑慄应分虚实:

"胸中痞塞,不能饮食,心中常有歉,爱居暗处,或倚门后,见人则惊避无地,此卑慄之病,藿香正气散;虚者,人参养荣汤。"

现在临诊时常发现患者除具有卑与慄的特殊表现外,尚有其他躯体症状和心理行为的表现及舌脉象的不同。因此,临证可辨为肾虚肝郁证、肝胆湿热证、痰火扰心证、心血亏虚证等。

二、医案

医案一

李某,女,61 岁。2021 年 4 月 9 日初诊。

主诉:懒动少语、胆怯恐惧、畏惧见人、喜暗居住 8 个月余。

现病史:患者平素性格内向、易紧张,近 1 年来无明显诱因逐渐出现情绪低落,于 2020 年 8 月开始明显出现懒言少语、疲乏懒动、不喜出门。

现症见:近日来情绪愈加低落,担心害怕,主动性降低,不愿做事,面无表情、呈无欲状,懒动不语,回避与人的交流,患病前每周必去儿孙家 1 次,患病后不愿与儿孙见面,喜暗居住,家里客厅、卧室的窗户开始都贴纸,后又加用泥砖堵窗户,不在卧室居住,只在客厅里居住,不愿出门,善叹息,腰膝酸软,夜眠欠佳,多梦,饮食欠佳,大便正常,小便清长。舌淡苔白,脉弦,左关脉动甚,双尺脉弱。

既往史:既往体健。否认手术、外伤、输血史。否认食物、药物过敏史。

家族史:父母已去世,无类似病史可询,否认家族性遗传病病史。

月经及婚育史:已绝经。适龄婚育,育有 1 子,体健。

中医诊断:卑慄(肾虚肝郁证)。

治疗原则:益肾调肝,颐神定志。

处方:滋水清肝祛慄汤。

刺五加 30g	巴戟天 20g	山茱萸 15g	天　麻 20g
柴　胡 15g	贯叶金丝桃 10g	生龙齿 15g[先煎]	紫石英 30g[先煎]
焦三仙[各]15g	鸡内金 15g		

7 剂,每日 1 剂,水煎服,分 2 次服用。

2021 年 4 月 16 日二诊:接触的主动性增强,进诊室主动将座椅搬靠诊桌旁,可自己诉说病情,称心里略感踏实,能尝试与人交流,仍感觉紧张害怕,在家人劝说下将卧室、客厅窗户上的泥砖拆掉,但仍贴纸,有疲劳感,腰膝酸软,夜眠较前好转,大便正常,小便清长已缓解。舌淡苔白,脉弦,左关脉为著,双尺脉弱。初诊方基础上去柴胡,改巴戟天为 30g,加郁金 30g。7 剂,水煎服。嘱患者调畅心情,适当活动。

2021 年 4 月 23 日三诊:主动与医师交流,面容舒缓,语量较前增多,称自觉心中安静,客厅、卧室的窗户不用贴纸,可以回卧室睡觉,能主动去儿孙家与人交流,腰膝酸软明显减轻,入睡仍有困难,饮食可,二便均正常。舌淡苔白,脉弦,左关脉已无动甚之感,双尺脉弱。二诊方基础上加首乌藤 15g、炒酸枣仁 30g、远志 15g。14 剂,水煎服。

2021 年 5 月 7 日四诊:主动前来就诊,诉略有疑惧、疲劳感,可与他人交流,睡眠好转,饮食正常,二便调。舌淡苔薄白,脉弦,双尺脉弱。三诊方基础上加黄精 15g。14 剂,水煎服。

2021 年 5 月 21 日五诊:已无担心、恐惧心理,能自己做家务,可与他人正常交流,每隔 3~5 天欲去儿孙家,见面甚欢,夜眠可,饮食正常,二便调。舌淡苔薄白,脉弦。四诊方基础上去首乌藤、炒酸枣仁、远志。14 剂,水煎服。

后门诊随访,患者病情平稳,未见反复。

按:《中西汇通医经精义》曰:"肾存志,为作强之官,肾虚不能作强,则为恐矣。"肾主恐,肾虚则恐怯。《格致余论》曰:"司疏泄者肝也。"《医述》曰:"肝藏魂,魂不安则惊骇。"肝疏泄功能正常,肝气调畅,则魂归于肝;肝失疏泄,魂则不安。

本案患者年老,肾精亏虚、肾不藏志,又因肾精亏虚,水不涵木,肝失所养,疏泄功能失常,肝不舍魂,则魂不安,故发为肾虚肝郁型卑慄。肾为作强之官。肾精不足,肾阳亏虚,阳气不振,故疲劳懒动、主动性降低、不愿做事;肝气郁滞,气机不畅,故善叹息;"夜则魂归于肝而为寐,魂不安者梦多"(《中西汇通医经精义》),肝不舍魂,则失眠多梦;腰为肾之府,肾虚则府不充,故腰膝酸软;肾阳不足,膀胱气化失司,故小便清长。脉象亦具有典型特点——关弦尺弱。左关候肝,肝郁则弦,尺脉候肾,肾虚而弱,故可见关脉弦、双尺脉弱。本案病机为肾精不足、肝气郁结,治疗以益肾调肝、颐神定志为法,方用滋水清肝祛慄汤。

初诊方中,刺五加、巴戟天、山茱萸补益肝肾,使精血充足;柴胡、贯叶金丝桃味辛,归肝经,疏肝解郁,使肝气条达,寓《黄帝内经》"肝欲散,急食辛以散之"之义。生龙齿甘凉,为远古化石,有伏藏之性,能安神魂;紫石英甘温,擅安魂定魄,引浮游之神魂复归于下;二者共入肝肾经,重镇安神、引药入肾,取"重可去怯"之义,与补肾填精之品刺五加、巴戟天、山茱萸配伍应用,使神有所归、魂有所舍,共奏阴阳并治、精神同调之功。天麻味甘质润,入肝经,平肝潜阳;鸡内金、焦三仙健脾护胃,防重坠之药伤脾。全方补肾疏肝,补中有疏,母子同治,以使阴阳平衡,神安志定。

二诊时,仍有过度紧张恐惧、腰膝酸软,缘肾在志主恐,故在初诊方基础上加强补肾之力;巴戟天温补而无燥热,故可加量以补肾阳。此患者证属肾虚肝郁,本虚标实,初诊时脉弦,"急则治其标",宜用疏肝之力较强之柴胡疏肝解郁,但柴胡久用易劫阴生燥,加之该患者肾虚为本,故待病情稍缓解后可易柴胡为郁金,继续疏肝理气而无伤阴之弊。

三诊时,主动性增强,语量增多,紧张恐惧之情大减,左关脉无动甚之感,示肝郁得以疏解,症状明显好转,但夜眠仍欠佳,故加首乌藤、炒酸枣仁、远志安神助眠。

四诊时,仍略有疑惧、疲劳感,乃肾精不足所致,故加黄精补肾填精,合巴戟天以阴阳并长,使肾精得充,肾气得复,则魂定志收,行动语言如常。

五诊时,自觉诸症悉除,睡眠好转,故去首乌藤、炒酸枣仁、远志。嘱患者坚持服用2周。

肾虚肝郁型卑慄为虚实夹杂证,根据其临床症状及金石类药"重可去怯"的药性特点,宜在采用补肾调肝之法的同时重用金石类药进行治疗。

医案二

李某,女,87岁。2022年5月6日初诊。

主诉:胆怯自卑、优柔寡断、喜居暗屋6年,加重半年。

现病史:患者平素性情易急躁。6年前无明显诱因出现胆怯,易受惊吓,自卑,自觉自己不如别人,做事优柔寡断,易思虑,担心害怕,怕光,平时家里白天都要挂上窗帘,喜居暗屋,家中有外人来时躲避而不愿意见。近6年来上述症状反复出现,半年前逐渐加重。

现症见:紧张害怕,回避与人交流,窗户不仅要挂上窗帘、还要贴报纸,神情疑虑,急躁易怒,怕热,汗多,自觉双下肢乏力发沉,入睡困难,半夜醒,多梦,每晚都有噩梦,纳呆,口黏口苦,咽中有异物感、不能咯出,大便黏滞不爽。舌红,苔黄腻,脉弦滑。

既往史:既往体健。否认手术、外伤、输血史。否认食物、药物过敏史。

家族史:父母已去世,无类似病史可询,否认家族性遗传病病史。

月经及婚育史:已绝经。适龄婚育,育有1子1女,体健。

中医诊断:卑慄(肝胆湿热证)。

治疗原则:清利肝胆,化湿祛热。

处方:清利肝胆祛慄汤。

龙　胆 6g	胆南星 10g	栀　子 15g	黄　连 3g
莲子心 10g	槐　花 15g	黄　柏 15g	瓜　蒌 15g
玄　参 20g	天　麻 15g	石菖蒲 30g	生石膏 20g^{先煎}
煅青礞石 30g^{先煎}	首乌藤 15g	合欢皮 25g	炒酸枣仁 30g
山　药 20g	鸡内金 20g		

7剂,每日1剂,水煎服,分2次服用。

嘱患者饮食宜清淡,忌食辛辣刺激之品,调畅情志,适当活动。

2022年5月13日二诊:紧张害怕减轻,能主动诉说自己病情,怕光、喜居暗屋好转,客厅白天可拉开窗帘,卧室仍需要挂上窗帘,双下肢发沉减轻,出汗减少,急躁易怒稍减轻,口黏口苦明显减轻,夜寐仍欠佳,噩梦多。纳食好转,大便偏稀,舌红,苔薄黄,脉弦滑。初诊方基础上改炒酸枣仁为40g、生石膏为35g、煅青礞石为35g,加赤石脂20g。14剂,水煎服。

2022年5月27日三诊:紧张害怕减轻,表情自然,能主动诉说自己病情,怕光、喜居暗屋进一步好转,窗户纸可以去除,做事仍犹豫不决,咽中异物感缓解,入睡困难减轻,噩梦减少。出汗、口黏口苦症状消失。大便较前好转。舌红,苔薄黄,脉弦滑。二诊方基础上减黄柏,加茵陈10g、郁金20g。14剂,水煎服。

2022年6月10日四诊:主动就诊,诉诸症明显缓解,家里白天不再挂窗帘,自卑感减轻,做事犹豫减轻,睡眠明显好转,无噩梦,纳食正常,二便调。舌淡红,苔薄白,脉滑。三诊方基础上减赤石脂、龙胆、茵陈,改栀子为10g。14剂,水煎服。

后门诊随访,病情平稳,未见反复。

按:《素问·灵兰秘典论》曰:"肝者,将军之官,谋虑出焉。胆者,中正之官,决断出焉。"《类经·藏象类》曰:"胆附于肝,相为表里,肝气虽强,非胆不断。肝胆相济,勇敢乃成。"肝胆的谋虑和决断相辅相成,肝胆病变常引起精神情志异常,如胆怯易惊、优柔寡断、多疑善虑等。

本案患者平素性情易急躁,肝失疏泄,木郁克土,脾失健运,津液失于输布,湿邪内生,肝火与水湿搏结,化为湿热,蕴结肝胆,形成肝胆湿热之证。湿热蕴阻肝胆,肝胆疏泄失职,胆气不宁,谋虑决断之官难司其职,故胆怯、优柔寡断,紧张害怕,回避与人交流,怕光,喜居暗屋,家里白天都要挂上窗帘,做事犹豫,神情疑虑。肝藏魂,肝胆湿热,肝魂妄动,则入睡困难、噩梦多;湿热蕴于肝胆,胆气上溢,则口黏口苦;肝胆湿热内蕴,迫津外出,故怕热、汗多;肝气郁结,湿郁生痰,痰气交阻上逆咽喉,故咽中有异物感、不能咯出;湿热循肝经下注,故双下肢发沉乏力;湿热郁阻,脾胃升降失司,故纳呆、大便黏滞不爽;舌红,苔黄腻,脉弦滑,属湿热之象。辨为肝胆湿热型卑慄,治以清利肝胆、化湿祛热,兼以重镇安神,方予清利肝胆祛慄汤。

初诊方中,龙胆、胆南星清泻肝胆湿热;黄连、栀子、莲子心、槐花清泻心肝之火,加强泻火除湿之力;黄柏清利下焦湿热;瓜蒌清化痰热;玄参滋阴清热不恋邪;天麻疏肝平肝,使肝气条达,肝阳潜降;石菖蒲理气祛湿,豁痰开窍;煅青礞石、生石膏清热涤痰,重镇安神。肝乃藏血之脏,体阴而用阳,若为实火所伤,阴血亦随之消耗,故用首乌藤、炒酸枣仁、合欢皮养肝柔肝,舍魂安神。山药、鸡内金健脾护胃。全方标本兼顾,使肝胆疏泄正常,临事自有决断。

二诊时,紧张害怕、怕光喜居暗屋减轻,但仍夜寐欠佳,噩梦多,故增加炒酸枣仁用量,以加强养肝安神之力,改善睡眠;大便偏稀,考虑患者年龄大,脾胃偏虚,又复予重剂所致,"急则治其标",故加酸涩甘温之赤石脂涩肠止泻;出汗多、急躁易怒减轻但仍存在,故增加生石膏、煅青礞石用量,以加强清热重镇安神之力。

三诊时,胆怯、自卑减轻,但做事仍犹豫不决,舌红,苔薄黄,脉弦滑,故减黄柏,加茵陈、郁金以增强去湿热、疏肝之力。

四诊时,诸症明显减轻,大便正常,舌淡红,苔薄白,脉滑,示肝胆湿热之象明显减轻,故减赤石脂、龙胆、茵陈,减少栀子用量。

在肝胆湿热型卑慄病机的演变过程中,肝胆之火热最易与体内痰湿之邪胶合,致肝胆湿热内蕴,神魂惑乱,需用生石膏、煅青礞石等清热化痰、重镇安神之药,以使魂神安宁。煅青礞石甘咸平,归肺、心、肝经,有坠痰下气、清热平肝镇惊之效。《本草纲目》曰:"青礞石气平味咸,其性下行,阴也,沉也,乃厥阴之药。肝经风木太过,来制脾土,气不运化,积滞生痰,壅塞上中二焦,变生风热诸病,故宜此药重坠……而痰积通利,诸证自除。"《医学入门》曰:"青礞石……性好沉坠……能利湿热痰积从大肠而出。"生石膏性大寒味辛,不仅能清大热,还能辛散透热化湿,临床中常与他药配伍治疗湿热内郁之证;陈士铎称生石膏为"降火之神剂,泻热之圣药";张锡纯认为生石膏"凉而能散",为清热泻火之圣药。临床重用生石膏,泻火宁神,可清上扰脑神之热邪。二者合用,清热涤痰,镇肝安魂。

医案三

陈某,男,21岁。2023年2月9日初诊。

主诉:担心害怕、畏惧见人、易急躁2年。

现病史:患者平素胆小、内向,不自信,容易受惊。2年前,因学习压力大出现担心、害怕,将自己锁至屋内怕见人。

现症见:神情紧张,似惊恐貌。其母诉其紧张时语言表达受限,行为节奏变慢,双手紧握,莫名担心害怕,平时将自己锁在屋里怕见人;遇有家里来亲属,惊恐不安,躲避小屋里不肯外出见人,多思多虑,注意力不集中,心烦易怒,易与母亲争吵,甚则大喊大叫、摔东西,夜寐易惊,纳食可,大便干、3~4天1次。舌红苔黄厚腻,脉弦滑数。

既往史:既往体健。否认手术、外伤、输血史。否认食物、药物过敏史。

家族史:父母均体健,无类似病史可询,否认家族性遗传病病史。

中医诊断:卑慄(痰火扰心证)。

治疗原则:清热涤痰,重镇安神。

处方:涤痰清心祛慄汤。

胆南星 10g	天竺黄 10g	竹 茹 10g	浙贝母 30g
石菖蒲 30g	瓜 蒌 15g	黄 连 3g	莲子心 15g
槐 花 15g	煅青礞石 30g^{先煎}	磁 石 20g^{先煎}	山 药 20g
鸡内金 20g	焦三仙^各15g		

14 剂,每日 1 剂,水煎服,分 2 次服用。

嘱患者饮食宜清淡,忌食辛辣刺激之品,调畅情志,适当活动。

2023 年 2 月 23 日二诊:症状未明显改善,仍担心害怕,怕见人,心烦意乱,注意力不集中,纳可,大便干、3~4 日 1 次。舌红,苔黄腻。脉滑数。初诊方基础上改煅青礞石为 35g、浙贝母为 40g,加枳实 15g、生石膏 20g。14 剂,水煎服。

2023 年 3 月 8 日三诊:紧张、担心、易惊较前改善,多思多虑减少,心烦易怒减轻,家里来外人时可简单沟通,但仍立即回小屋躲避,纳可,大便干、3~4 日 1 次,夜寐易惊减轻。舌红,苔黄腻,脉滑数。二诊方基础上减山药,改生石膏为 30g,加玄参 15g、酒大黄 15g。14 剂,水煎服。

2023 年 3 月 22 日四诊:担心易惊、怕出去见人较前改善,自诉心情较前平静,可自己骑车去大姨家(路程需 20 分钟左右),夜寐尚可,纳可,大便干、2~3 天 1 次。舌红,苔黄,脉滑数。三诊方基础上减焦三仙,改生石膏为 50g、槐花为 20g、玄参为 20g。14 剂,水煎服。

2023 年 4 月 6 日五诊:诸症明显减轻,情绪稳定,表情自然,自己骑车去大姨家每周 2~3 次,夜寐可,无夜间惊醒,纳食可,大小便调。舌淡红,苔白,脉滑。四诊方基础上减瓜蒌、胆南星、酒大黄,改生石膏为 15g。14 剂,水煎服。

后门诊随访,患者担心害怕、怕见人逐渐缓解,与人沟通逐渐增加,情绪稳定,无明显急躁易怒,病情平稳。

按:《素问·灵兰秘典论》曰:"心者,君主之官也,神明出焉。"《素问·调经论》曰:"心藏神。"可见,心主神明。心主神明功能正常,则精神健旺、神志清楚,反之则精神神志异常。

本案患者学习压力大,思虑过度,耗伤心脾,脾虚生湿化痰,郁久化热,痰热内扰心神,故担心害怕、怕见人、惊恐不安、夜寐易惊、急躁易怒;心神妄动,则心烦意乱,注意力不能集中;痰热伤津,大肠津亏,可见大便干。舌红苔黄厚腻,脉弦滑数,均为痰热之征。本案患者惊恐胆怯、神情疑虑、精神惶惑,不能自主等,诊断为痰火扰心型卑慄,治以清热涤痰、重镇安神,方用涤痰清心祛慄汤。

初诊方中,胆南星、竹茹、天竺黄、浙贝母、石菖蒲、瓜蒌清热化痰,黄连、莲子心清心安神,槐花性凉、可清血中之热,煅青礞石坠痰下气,磁石性寒以助煅青礞石清热涤痰、重镇安神之力,山药、焦三仙、鸡内金健脾护胃。全方共奏清热涤痰、重镇安神之功。

二诊时,症状未见明显改善,恐药力不够,故增加煅青礞石、浙贝母用量,以增强清热涤痰之效。初诊已用较多寒凉药,恐伤脾胃,但痰热腑实症状仍未解,故加生石膏增强清热之力,加枳实破气通便、助痰热排出体外。

三诊时,诸症减轻,但仍大便干,故加玄参滋阴清热通便、酒大黄通腑推陈,增加生石膏用量以增强清阳明热邪之力,减去山药以免滋腻阻碍通便。

四诊时,病情稳定,但热象仍明显,大便干,故增加生石膏、槐花、玄参用量,以增强清热通便之效。

五诊时,诸症进一步减轻,恐寒凉药久用损伤脾胃,故将生石膏减至15g,同时减去瓜蒌、胆南星、酒大黄。

痰火扰心属于卑慄中较为常见的证型。此证型一般病情较重,以实证为主,核心病机为痰火内扰心神。临床以莫名担心害怕,将自己锁在屋里、怕见人,惊恐不安,心烦意乱,注意力不集中,夜寐易惊,大便干燥,舌红苔黄厚腻,脉弦滑数为证治要点。此证型应围绕"痰火"论治。恐单用草木之品不能胜任清热涤痰之功,故加用金石重剂。临床可法礞石滚痰丸之义,取煅青礞石30~90g重用以治之。青礞石"禀石中刚猛之性,体重而降,能消一切积聚痰结……消积滞,坠痰涎"(《神农本草经疏》),用于痰热胶结之证尤为适宜。磁石咸寒,入肝、心、肾经,镇惊安神。《神农本草经疏》载:"磁石……小儿惊痫,心气怯,痰热盛也。咸能润下,重可去怯,是以主之。"本案患者的症状、体征(舌脉表现)提示内有大热,故配伍大寒之生石膏清热。磁石、生石膏共助煅青礞石清热涤痰、重镇安神。该证型患者易出现腑实证,据证可用大黄,但须中病即止。本案方药多苦寒之品,且多金石重镇之品,如生石膏、煅青礞石、磁石,长期服用易伤脾胃,故临证时应加用补脾健胃之品。

医案四

朱某,女,23岁。2020年7月8日初诊。

主诉:自卑羞怯、不愿出门2年,加重1个月。

现病史:2年前无明显诱因出现自卑羞怯,不愿见人,喜独居偏暗室内,在家里不开灯,不愿出门。1个月前,患者自觉上述症状加重。

现症见:羞怯畏缩,担心害怕,如有来人,心慌心悸加重,语声低微,面色㿠白,疲劳懒动,手脚不温;就诊时身着黑纱,戴帽子及手套,仅露出眼睛;夜寐不佳、易惊醒,纳食一般,大便调。舌淡,苔薄白,脉沉细。

既往史：既往体健。否认手术、外伤、输血史。否认食物、药物过敏史。

家族史：父母均体健，无类似病史可询，否认家族性遗传病病史。

月经及婚育史：平素月经周期正常，月经量偏少、颜色较淡。未孕育。

中医诊断：卑慄（心血亏虚证）。

治疗原则：益气养血，宁心安神。

处方：补血益心祛慄汤。

黄　芪 30g	白　术 15g	党　参 15g	山　药 20g
刺五加 30g	熟地黄 15g	茯　神 15g	炒酸枣仁 30g
当归身 15g	丹　参 20g	珊瑚粉 3g^{冲服}	磁　石 20g^{后下}
天　麻 15g	合欢皮 15g	鸡内金 20g	

14 剂，每日 1 剂，水煎服，分 2 次服用。

2023 年 7 月 22 日二诊：有自卑感，不愿说话、不愿出门减轻，易疲劳，心慌心悸，担心害怕，眠浅易醒，纳食一般，大便偏稀。舌淡红，苔白，脉沉细。初诊方基础上改刺五加为 40g，加诃子 10g、赤石脂 15g^{先煎}、煅龙骨 15g^{先煎}。14 剂，水煎服。

2023 年 8 月 6 日三诊：主动性增强，可以摘帽子、手套，可以露出脸面，易疲劳、心慌心悸减轻，仍眠浅易醒，纳食好转，食欲增加，大便调。舌淡红，苔白，脉沉。二诊方基础上减诃子、赤石脂，改炒酸枣仁为 40g。14 剂，水煎服。

2023 年 8 月 20 日四诊：自卑羞怯减轻，愿意与他人沟通，能主动出门活动，面色红润，无心慌心悸，眠浅易醒好转，纳食可，二便调。舌淡红，苔白，脉沉。三诊方继续服用 14 剂。

后门诊随访，患者病情平稳，未再反复。

按：心主血脉，心藏神，二者相互为用。《素问·八正神明论》曰："血气者，人之神，不可不谨养。"心血不足，心神失养，神气怯弱，可诱发卑慄。《证治准绳·杂病·神志门》曰："卑慄之病，以血不足故耳。"

本案患者平素体质虚弱，气血不足，不能上奉于心，心血亏虚，心神失养，神无所主，故羞怯自卑，全身包裹严实，不愿外出，心慌心悸；心血不足，神易扰而惊，神不守舍，故不易入睡、眠浅易惊醒；气血不充，形体失养，故疲劳乏力懒动；心主血脉，其华在面，心血不足，故面色㿠白；舌淡，苔薄白，脉沉细，均为心血亏虚之象。四诊合参，诊断本病为心血亏虚型卑慄。治疗以益气养血、宁心安神为主，方用补血益心祛慄汤。

心血来源于水谷精微，由脾胃化生。《灵枢·决气》云："中焦受气取汁，变化而赤，是谓血。"脾为气血生化之源，故初诊方中取黄芪、党参、白术、山药益气健脾，使气血充足。脾运化水谷精微，化生气血，为后天之本；肾藏先天之精，是生命之本原，为先天之本。脾之运化水谷,有赖于肾精资助和促进,始能健运。故初诊方中取刺五加、熟地黄补肾,以增强脾运化水谷之力。另外,刺五加还有益气健脾之功,熟地黄益精养血而为补血之要药。炒酸枣仁、茯神益气养血安神。当归"味甘而重,故专能补血;其气轻而辛,故又能行血"(《本草正》);丹参归心经,"补心,生血,去瘀"(《本草备要》);二者合用,补血而不瘀滞,生血养心安神。磁石咸寒,入肝心肾经,寓《黄帝内经》"心欲耎,急食咸以耎之,用咸补之"之义,《本草从新》称其治"恐怯怔忡",《神农本草经疏》载其"咸能润下,重可去怯,是以主之";珊瑚粉甘平,入心肝经,《日华子本草》载其"镇心,止惊,明目";二者合用,镇惊安神。合欢皮甘平,入心肝肺经,解郁和血,宁心安神;天麻味甘质润,入肝经,疏肝平肝;鸡内金健脾护胃,防重坠之金石类药伤脾。全方益气养血,宁心安神,使气血充足,心神内守,神充神明,则卑慄症状可得以缓解。

二诊时,有自卑感,不愿说话、不愿出门减轻,故增加刺五加用量,以加强补肾益气安神之功;大便偏稀,故加用诃子、赤石脂收敛涩肠止泻。龙骨甘涩平,入心肝肾大肠经,镇惊安神、收敛固涩,《药性论》载其"安心神,止冷痢及下脓血",《日华子本草》载其"健脾,涩肠胃,止泻痢",《本草纲目》载其"益肾镇惊"。经炮制后的煅龙骨,收涩之力增强,故加用之,不仅收涩固肠止泻,还可与磁石、珊瑚粉共同镇惊安神。

三诊时,主动性增强,羞怯自卑减轻,但仍眠浅易醒,故增加炒酸枣仁用量,以增强养血安神之效。大便调,故减诃子、赤石脂。

四诊时,诸症持续好转,服药后无不适感,且患者证候属虚,宜徐徐补之,故继予前方以收功。

心血亏虚型卑慄一般病程较长,当徐徐图之,治疗以益气养血、宁心安神为主。气为血之帅,血为气之母,气能生血,血能载气,故治疗时益气药和补血药并用;脾为后天之本,肾为先天之本,脾肾二脏互为协用,脾的运化需要肾气推动,故治疗时不仅用益气健脾之品,还应加入补肾之品,以增强脾运化水谷精微之力;心血亏虚,神无所养,神明失常,在补心血基础上,应配以磁石、珊瑚粉、煅龙骨等金石类药重镇安神,使神明正常,则自卑羞怯等卑慄症状可消除;治疗过程中,患者出现大便偏稀,故临时加用赤石脂涩肠止泻。赤石脂甘酸涩温,入胃、大肠经,《日华子本草》载其"治泻痢……除烦,疗惊悸,壮筋骨,补虚损",《本草纲目》载其"补心血,生肌肉,厚肠胃,除水湿,收脱肛"。因此,赤石脂既可涩肠止泻,又有补心血、安心除烦之功,对伴有大便偏稀的心血亏虚型卑慄尤为适用。

三、小结

卑慄从病名上可以理解为：卑，自卑愧疚之感；慄，恐惧怯懦之貌。本病以畏缩害怕、喜暗居或独居、不愿与人交往等为主要核心症状。但由于体质不同、疾病发生发展不同阶段的心理和行为表现不同，以及舌脉象不同，临床上可有不同证型。本病有虚者、有实者、有虚实夹杂者，因此，临证时不可不辨。

在卑慄的治疗过程中，金石类药的使用对临床疗效的提高起到了不可或缺的作用。《汤液本草》引《圣济经》曰："怯则气浮，重则所以镇之，怯者亦惊也。"《汤液本草》云："重：可以去怯。"金石类药具有重镇之性，故能安定神之怯弱。金石类药在千万年演变过程中，与人类同样禀受于大自然生生之气，具有通神之功能。因此，应掌握不同金石类药的性味归经和功效，根据疾病发生发展中出现的不同证型而选用具有不同功效的金石类药。

第十七节 失 眠

一、概述

失眠是指患者对睡眠时间和/或质量不满足并影响日间社会功能的一种主观体验，其临床表现包括入睡困难（入睡时间超过 30 分钟）、睡眠维持障碍（整夜觉醒次数 ≥ 2 次）、早醒、睡眠质量下降和总睡眠时间减少（少于 6 小时），同时伴有日间功能障碍。根据症状表现，常将失眠归属于中医学"不寐""少寐""不眠""少睡""不得睡""不得卧""不得眠""卧不安""卧不安席""寝卧不安""目不瞑""夜不瞑"等范畴。其病因总属心神失养或不安，轻者入睡困难，或寐而不酣，时寐时醒，或醒后不能再寐，重则彻夜不寐。

马王堆汉墓出土的帛书《足臂十一脉灸经》中即有"不卧""不得卧"及"不能卧"等描述，是失眠相关病症表现的现存最早记载。

《黄帝内经》中与失眠相关的病名亦有"不能眠""目不合""目不瞑""卧不安""不得安卧""卧不得安""不夜瞑""夜不瞑""少卧""不时卧"等。如《灵枢·营卫生会》载："老者之气血衰，其肌肉枯，气道涩，五脏之气相搏，其营气衰少而卫气内伐，故昼不精，夜不瞑。"《灵枢·大惑论》云："卫气不得入于阴，常留于阳。留于阳则阳气满，阳气满则阳跷盛，不得入于阴则阴气虚，故目不瞑矣。"《灵枢·脉度》曰："气并相还则为濡目,气不荣则目不合。"《素问·逆调论》述:"阳明者胃脉也,胃者六腑之海,其气亦下行,阳明逆不得从其道,故不得卧也。"《难经·四十六难》则记载了"不寐"一证:"老人血气衰,肌肉不滑,荣卫之道涩,故昼日不能精,夜不得寐也。"

汉代张仲景在《伤寒论》《金匮要略》中则将此类疾病称为"不得眠""不能卧""卧起不安""不得睡""不得卧"等。如《金匮要略·血痹虚劳病脉证并治》云:"虚劳虚烦不得眠,酸枣仁汤主之。"《金匮要略·百合狐惑阴阳毒病脉证治》云:"百合病者……欲卧不能卧,欲行不能行……如有神灵者,身形如和,其脉微数。""狐惑之为病……卧起不安……甘草泻心汤主之。"《伤寒论·辨太阳病脉证并治中》云:"下之后,复发汗,昼日烦躁,不得眠,夜而安静,不呕不渴,无表证,脉沉微,身无大热者,干姜附子汤主之。""伤寒下后,心烦腹满,卧起不安者,栀子厚朴汤主之。"《金匮要略·黄疸病脉证并治》云:"腹满,舌痿黄,躁不得睡,属黄家。"《金匮要略·水气病脉证并治》云:"心水者,其身重而少气,不得卧,烦而躁,其人阴肿。"《金匮要略·惊悸吐衄下血胸满瘀血病脉证治》云:"衄家不可汗,汗出必额上陷,脉紧急,直视不能眴,不得眠。""夫吐血,咳逆上气,其脉数而有热,不得卧者,死。"

而有关"失眠"这一病名的记载,则首见于唐代王焘《外台秘要》:"夫今诊时行,始于项强赤色,次于失眠发热,中于烦躁思水,终于生疮下痢,大齐于此耳。"

由上可知,古籍中有关失眠症状的描述,大体不离"卧""睡""瞑""眠""寐"等,而从字义本义来看:①"卧,休也。从人臣,取其伏也"(《说文解字》),"睡,坐寐也"(《说文解字》),提示"卧"与"睡"更强调身体的姿势;②"瞑,翕目也"(《说文解字》),"翕,起也。《释诂》《毛传》皆云:'翕,合也。'许云起也者,但言合则不见起,言起而合在其中矣。翕从合者,鸟将起必敛翼也"(《说文解字注》),"合目曰眠,眠而无知曰寐"(《说文通训定声》),"瞑……《正字通》:古无眠字,瞑即眠"(《康熙字典》),提示"瞑"与"眠"表达闭眼的动作;③"寐者,眜也,目闭神藏"(《增修互注礼部韵略》),提示"寐"真正描述了睡眠本身。由此可知,不寐是针对失眠的较规范的表述,故明清以来多以"不寐"命名,逐渐建立了较为完善的诊疗体系并沿袭至今。

纵观古今医家论述,不寐之病因无外乎外感与内伤,而随着时代的发展以及生活方式的变化,长期熬夜导致的昼夜节律紊乱、思虑过度导致的精血亏虚、情志不调导致的神魂不藏逐渐成为内伤不寐的主要原因。不寐之病机,总属阳盛阴衰、阴阳失交,一为阴虚不能纳阳,一为阳盛不得入于阴;其病位主要在心,并与肝(胆)、脾(胃)、肾密切相关。盖心主神明,神安则寐,神不安则不寐。然阴阳气血之来源,由水谷之精微所化,统摄于脾,纳化于胃,脾胃为枢轴,四维为车轮,升降浮沉,则生化不息,志意顺遂,阴阳如常。升发于肝,则肝体柔和、肝魂得养;充实于胆,则胆气旺盛、决断有力;上奉于心,则心血充足、心神得养;润降于肺,则肺气顺降、肺魄得藏;下藏于肾,则肾精充沛、神志安宁。五脏升降失调,五神功能紊乱,则神、魂、魄、意、志各失其常,而出现失眠。肾藏精属水,肾精上承于心;心藏神属火,心气下交于肾。水火既济,心肾相交,则睡眠如常;水火未济,心肾不交,则睡眠紊乱。其病机总归于虚实两端,虚者多见于气、血、阴、阳之亏损,实者常有心(肝)火、气郁、痰热、湿蕴、瘀血之不同。若心肝火旺、肝胆湿热或痰热内扰,致神不安者,以实证为主;若心脾两虚、心肾不交或心胆气虚,致心神不宁者,多属虚证。若肝郁脾虚致心神难安者,多属虚实夹杂。故其治法应根据病机之不同,分别予以补气养血、滋阴助阳、平肝降火、疏肝理气、化痰利湿、清热活血等。临床常见心肝火旺证、肝胆湿热证、痰热内扰证、肝郁脾虚证、心脾两虚证、心肾不交证、心胆气虚证等。

二、医案

医案一

梁某,女,39 岁。2023 年 3 月 2 日初诊。

主诉:烦躁不寐、多梦 2 年。

现病史:患者平素情绪急躁。2 年前因工作及家庭事宜忙碌,倍感压力,遂出现夜眠欠安,起初仅为入睡困难,需卧床 1 小时以上方可入睡,睡后夜梦较多,且易醒。随着病情进展,夜眠不佳情况愈甚,严重时彻夜不眠。因长期夜眠不佳,次日常有头晕、头胀等不适,曾就诊于当地医院,给予佐匹克隆、劳拉西泮口服,但效果不甚明显,故自行停用药物。现为求中医治疗来诊。

现症见:入睡困难,平均卧床 2 小时左右才能入睡,睡后易醒,夜梦纷繁,时有噩梦,梦境均为紧张、激烈的场景,每晚平均可睡眠 3~4 小时。伴有头晕头胀,胸闷胁痛,口干口苦,口渴欲饮,纳食一般,便秘、2 日 1 次,溲赤。舌红,苔黄,脉弦数。

既往史:既往体健。否认外伤、手术、输血史。否认食物、药物过敏史。

家族史:否认家族性遗传病病史。

月经及婚育史:适龄婚育,育有 1 子。平素月经量多,周期正常。

中医诊断:不寐(心肝火旺证)。

西医诊断:失眠。

治疗原则:疏肝泻火,镇心安神。

处方:泻火安眠汤。

| 柴 胡 12g | 白 芍 12g | 栀 子 15g | 夏枯草 20g |
| 黄 连 6g | 合欢皮 25g | 炒酸枣仁 30g | 牡丹皮 10g |

磁　石 20g^{先煎}　　　珊瑚粉 1g^{冲服}　　　鸡内金 20g　　　　　甘草梢 15g

龙　齿 15g^{先煎}

7 剂,每日 1 剂,水煎服,分 2 次服用。

2023 年 3 月 9 日二诊:情绪急躁减轻,入睡困难好转,卧床 1~2 小时可入睡,睡后仍易醒,夜梦仍多,噩梦减少,每晚可睡眠 4~5 小时。头晕头胀好转,胸闷胁痛减轻,口苦明显改善,口干、口渴基本同前,纳食尚可,大便仍偏干、1 日 1 次,小便黄。舌尖红,苔薄黄,脉弦数。初诊方基础上加生石膏 20g^{先煎}、灯心草 10g、天花粉 15g、珍珠母 30g^{先煎}。7 剂,水煎服。

2023 年 3 月 16 日三诊:偶有烦躁,卧床 1 小时内可入睡,睡后易醒及夜梦多较前好转,每晚可睡眠 5~6 小时。头晕头胀、胸闷胁痛进一步好转,口苦消失,口干渴较前好转,纳食可,二便正常。舌红,苔薄白,脉弦。二诊方基础上减柴胡、白芍,改生石膏为 10g、炒酸枣仁为 15g、合欢皮为 15g,加淡竹叶 15g、山茱萸 15g。7 剂,水煎服。

2023 年 3 月 23 日四诊:情绪较前平稳,卧床 0.5~1 小时可入睡,睡后易醒及夜梦多进一步改善,每晚可睡眠 6 小时左右。偶有头晕头胀感、程度较轻,胸闷胁痛消失,稍感口干,纳食可,二便正常。舌稍红,苔薄白,脉弦。三诊方基础上减生石膏、珊瑚粉、甘草梢、合欢皮,改磁石为 10g、鸡内金为 10g、珍珠母为 15g,加玳瑁粉 10g^{冲服}。7 剂,水煎服。

2023 年 3 月 30 日五诊:情绪平稳,无烦躁,睡眠已正常,无入睡困难及夜梦,无早醒,每晚可睡眠 6~7 小时。无头晕头胀、胸闷胁痛等不适,无口干、口苦,纳可,二便调。舌淡红,苔薄白,脉滑。四诊方基础上减灯心草、龙齿、炒酸枣仁,改黄连为 3g,加黄精 10g、生地黄 15g、玄参 12g。7 剂,水煎服。

2023 年 4 月 6 日六诊:情绪平稳,睡眠安稳,每晚可睡眠 6 小时以上。余未诉不适,纳可,二便正常。舌淡红,苔薄白,脉缓。不适诸症均已改善,乃停药。嘱患者忌食辛辣刺激之物。

按:肝主疏泄,喜条达而恶抑郁,斡旋全身阴阳气血。《金匮要略心典》曰:"肝喜冲逆而主疏泄,水液随之而上下也。"《丹溪心法》言:"气顺则一身之津液,亦随气而顺矣。"《儒门事亲》云:"夫愤郁而不得伸,则肝气乘脾,脾气不化,故为留饮。"张锡纯言:"肝气能下达,故能助肾气之疏泄。"由上可知,肝之疏泄功能正常,则全身脏腑气机调畅,恰如《杂病源流犀烛·肝病源流》所云"肝和则生气,发育万物,为诸脏之生化",进而乃有"血脉和利,精神乃居"(《灵枢·平人绝谷》)之状态。肝气疏泄,气机调畅,气血调和,则心情开朗,心境平和,情志活动适度;若肝气郁结或亢逆,疏泄失职或太过,甚而木郁生火,母病及子,扰动心神,则可导致不寐。

本案患者平素情绪急躁,肝火偏旺,易起急而暴怒,加之工作及家庭琐事劳碌,压力繁重,以致肝气失于疏泄,气机运行不畅。肝气不舒,则胸闷胁痛;心藏神,肝藏魂,肝失疏泄,气郁不畅,久而化火蕴于肝中,或母病及子致火邪郁于心经,可导致心神被扰而神不舍心,肝魂不宁而魂不归肝,神魂颠沛,而见心烦不寐;火热上冲头面,则头晕头胀;火邪稽留于肝经,上至口咽则口干渴而欲饮,移热于胆则口苦,横逆于胃肠则纳呆、便秘;心火偏旺,故小便短赤。结合舌红,苔黄,脉弦数,辨为心肝火旺证,治当疏肝泻火、镇心安神,方选泻火安眠汤。

初诊方中,柴胡疏肝解郁,取其辛散之性而使肝气得以条达,即"肝欲散,急食辛以散之";黄连苦寒,清泻心火,与柴胡共为君药。白芍酸苦微寒,养血敛阴,柔肝缓急,与柴胡相伍,可养肝之体,利肝之用,且防诸辛香之品耗伤气血,是为臣药。甘而和缓、苦亦能泄、性缓平和之合欢皮,入心、肝经,尤善解郁而安神,《神农本草经》载其"主安五脏,利心志,令人欢乐无忧",此亦应《黄帝内经》"肝苦急,急食甘以缓之""心欲奭……甘泻之"之理;炒酸枣仁养心安神,宁心补肝。又因肝气郁滞不行,久而化火,乃予牡丹皮、栀子清热凉血;夏枯草苦泄辛散寒清,专入肝经,以清肝火、散郁结;甘草梢泻火解毒、利尿通淋,与黄连合用以使亢盛之心火从小便而去。磁石咸寒镇坠,善镇惊安神、平肝潜阳,《中华本草》载其"平肝潜阳,安神镇惊",《本草从新》载其治"恐怯怔忡";珊瑚粉甘平,安神镇惊,《日华子本草》载其"镇心,止惊,明目";龙齿甘凉而涩,清心安神、除烦镇惊,《药性论》载其"镇心,安魂魄",《日华子本草》载其"治烦闷、癫痫、热狂";三药均可入心、肝经,合用可奏清心平肝、镇惊安神之效。然诸多金石类药共用,恐碍胃伤脾,故予鸡内金消石化积,健脾助运。全方共奏疏肝泻火、镇心安神之功。

二诊时,自觉情绪烦躁已减轻,入睡困难好转,但仍睡后易醒,夜梦偏多,头晕头胀、胸闷胁痛均有所减轻,口苦明显改善,口干渴而喜冷饮同前,小便黄,大便偏干。舌尖红,苔薄黄,脉弦数。心肝火旺之象较前有所改善,火盛伤阴而口渴、便干仍著,故加生石膏辛散逐热、清泻邪火,天花粉清热泻火、生津止渴,灯心草加强清泻心火之效,珍珠母加强安神定惊之效。对于珍珠母,《中国医学大辞典》云:"此物兼入心、肝两经,与石决明但入肝经者不同,故涉神志病者,非此不可。"

三诊时,偶有烦躁,入睡困难、睡后易醒及夜梦多均进一步改善,头晕头胀、胸闷胁痛减轻,口干渴好转,余未感明显不适,纳食可,二便正常。舌红,苔薄白,脉弦。心肝火旺之象进一步减轻,故减柴胡、白芍疏肝柔肝之品,减少辛寒透热之生石膏用量,加淡竹叶清热除烦;减少安神之炒酸枣仁、合欢皮用量,配合酸涩入肾之山茱萸,亦取"酸甘化阴"之义,以滋肾水而固本。

四诊时,睡眠不佳较前进一步好转,故减安神之珊瑚粉、合欢皮,并减少珍珠母、磁石用量;心烦、小便黄消失,故减清心泻火之甘草梢、生石膏;金石药味逐步减少,故减鸡内金用量;仍感头晕头胀,乃阴不敛阳、肝阳浮越之象,故予平肝镇肝之玳瑁粉以收涩浮越之阳。

五诊时,睡眠已正常,纳可,二便调。舌淡红,苔薄白,脉滑。病情平稳,遂减灯心草、龙齿、炒酸枣仁,并减少黄连用量;另予黄精、生地黄补肾阴,玄参清郁热,以取固本安神之效。

六诊时,诸症已消,舌淡红,苔薄白,脉缓,可谓临床治愈,故予停药。患者病情亦为情绪所累,故嘱后期注意调畅情志;因辛辣肥甘刺激之品易生火生痰,故宜忌之。

心肝火旺型不寐总为肝气郁滞,郁而化火,母病及子,肝火扰动心火而成。辨治时,早期应以清泻心肝之火为主,辅以安神,多予疏肝清热、清心降火之品,此亦《素问·六元正纪大论》"木郁达之,火郁发之"之理;中期以清泻心肝、安神为主,滋阴为辅;后期心肝之火渐消,而本虚之候渐现,当以补肾阴、滋肾水为要,一则肾水充足可涵养肝木而使肝木勿过发散,二则在下之肾水充盈亦可上乘于心,肾水与心火既济而使水火阴阳平衡,同时兼施安神之法。上述辨治过程亦充分体现了八法中"清"法(清泻、清热)之应用,但需注意此法多采用苦寒直折之品,易损及脾胃、耗伤正气,故用药不宜太久,应中病即止,以防他变。

医案二

周某,男,39 岁。2017 年 6 月 10 日初诊。

主诉:急躁伴睡眠不佳 3 年,加重 1 个月。

现病史:患者平素脾气急躁,3 年前因工作原因而饮食起居无常,经常熬夜,晚饭时间不规律且喜食辛辣肥甘之品,遂出现入睡困难且易醒,醒后不易再次入睡,噩梦纷繁,并伴有胁肋胀满灼热,口苦,口气大,食欲不振,时有恶心,欲呕,自觉阴囊处潮湿瘙痒,大便黏腻不爽,每日排便 1~2 次,小便黄。曾就诊于当地中医院,予中药汤剂(具体不详)治疗,诉疗效不明显。1 个月前,因工作原因连续 1 周大量饮用白酒,而致入睡困难、易醒明显加重,需 2 小时以上方可入睡,且整夜噩梦纷纭,平均每晚仅能休息 2~3 小时,已严重影响工作生活。为求治疗,遂来诊。舌红,苔黄厚腻,脉滑。

既往史:既往体健。否认外伤、手术、输血史。否认食物、药物过敏史。

个人史:平素急躁易怒,嗜食辛辣肥甘之品。饮酒史 20 余年,每周饮白酒 2~3 次,每次约 400~500ml。

家族史:否认家族性遗传病病史。

婚育史:适龄婚育,育有 1 女,体健。

中医诊断:不寐(肝胆湿热证)。

西医诊断:失眠。

治疗原则:清利湿热,宁心安神。

处方:除湿安眠汤。

龙　胆 15g	黄　连 6g	黄　芩 15g	栀　子 10g
合欢皮 15g	茵　陈 15g	瓜　蒌 15g	茯　苓 20g
首乌藤 15g	苦　参 15g	陈　皮 15g	磁　石 15g^{先煎}
焦三仙^各15g	远　志 15g		

7剂,每日1剂,水煎服,分2次服用。

2017年6月17日二诊:情绪急躁减轻,入睡困难好转,卧床1小时左右可入睡,但睡后仍易醒,夜梦多,噩梦减少,每晚可睡眠4~5小时。两胁仍胀满但灼热感消失,口苦、口气大减轻,食欲有所改善,偶有恶心,无欲呕感,阴囊处潮湿、但已无瘙痒感,大便黏腻不爽改善,每日排便1次,小便稍黄并自觉有灼热感。舌红,苔黄腻,脉滑。初诊方基础上减栀子,改苦参为10g,加滑石15g^{包煎}、胆南星10g、车前子15g。7剂,水煎服。

2017年6月24日三诊:无烦躁,卧床1小时内可入睡,睡后易醒及梦多较前好转,已无噩梦,每晚约睡眠5小时以上。两胁无胀满,无口苦,稍有口气,纳食一般,无恶心欲呕感,阴囊处潮湿感好转,大便稍黏、每日1排,小便正常。舌红,苔黄白偏腻,脉滑。二诊方基础上减黄连、苦参、合欢皮,加炒白扁豆15g、炒白术15g、竹茹10g。7剂,水煎服。

2017年7月1日四诊:情绪平稳,约半小时可入睡,睡后偶醒,无夜梦,每晚可睡眠6.5小时以上。余未诉明显不适,纳食可,二便调。舌淡红,苔黄白,脉滑。三诊方基础上减滑石、胆南星、车前子、远志,加蒲公英15g、刺五加20g、泽泻10g、山药15g。7剂,水煎服。

2017年7月8日五诊:睡眠如常,未诉其他不适,纳可,二便调。舌淡红,苔薄白,脉缓。予停药。嘱其清淡饮食,忌辛辣刺激与肥甘之品。

按:肝主疏泄,既可分泌胆汁,又能调畅胆腑气机以促进排泄胆汁;胆为六腑之一,附于肝,贮存胆汁而泄于肠中,以助饮食之消化。肝所化生之精汁充盈,疏泄功能正常,胆方能贮藏足够的胆汁并适度排泄胆汁;胆汁排泄通畅,亦有利于肝主疏泄功能的有效发挥。此外,肝为将军之官,主谋虑;胆为中正之官,主决断。肝胆相互配合、相互为用,以使精神意识思维活动能正常进行,遇事果断。诚如《类经·藏象类》所云:"胆附于肝,相为表里,肝气虽强,非胆不断。肝胆相济,勇敢乃成。"

本案患者为青年男性,作息无常,长期饮酒并嗜食肥甘辛辣之品,损伤脾胃,使后天之本运化失常,湿浊内生,蕴久郁而化热,阻遏肝胆而成不寐。肝之疏泄功能失调,气机郁滞，化火而逆冲于上，则见烦躁、胁肋胀满；肝藏魂，魂属阳，然肝胆为湿热所困，肝魂受外邪袭扰而无所舍乃致妄自浮越，又母病及子，肝火引动心火，心神被扰，神魂无所依附，魂飞神游，故不易入睡、夜寐欠安且噩梦纷纭；肝胆横逆犯于脾胃，导致脾失健运、胃气上逆，而见纳差、恶心欲吐；湿热结于脾胃，则口气大；胆气上逆，则口苦；湿热循经下注，聚于两胁而有灼热，蕴于阴囊则生湿痒；湿热蕴结于下焦，则见小便黄而大便黏腻不爽。舌红，苔黄厚腻，脉滑，均为肝胆湿热之象。治当清利湿热、宁心安神，方予除湿安眠汤。

初诊方中，龙胆大苦大寒，能清利肝胆实火；茵陈辛苦微寒，善清利湿热，与龙胆共为君药。黄芩、黄连、栀子苦寒泻火，燥湿清热，共为臣药。然痰因湿聚，湿自脾来，故予茯苓健脾化湿、陈皮健脾理气，以助脾之运化而绝生湿之源；另予甘寒微苦之瓜蒌以清热开结涤痰，又取焦三仙焦苦之性消积化滞以泄热。肝胆实火传于心经，扰动神明，故予咸寒归心肝经之磁石，以达重坠安神、定惊助眠之效。合欢皮、首乌藤（又名夜交藤）、远志解郁安神，安和五脏。《神农本草经》曰："合欢……主安五脏，利心志，令人欢乐无忧。"《药品化义》云："远志，味辛重大雄，入心开窍宣散之药……暂以此豁痰利窍，使心气开通，则神魂自宁也。"《本草正义》谓："夜交藤……治夜少安寐。"另佐以苦寒之苦参，清燥降利下行，使湿热从内而解。诸药配伍，共奏清利湿热、宁心安神之功，俾火降肝平则心神乃安。

二诊时，情绪急躁减轻，入睡困难好转，睡后仍易醒，噩梦减少，两胁胀满但无灼热感，口苦、口气大减轻，纳食改善，恶心减轻，无欲呕感。考虑中焦脾胃之湿热、心经过亢之火邪较前好转，故减栀子；阴囊处潮湿、但瘙痒感消失，故减清燥降利、杀虫止痒之苦参用量；湿热携痰之象仍较甚，故加胆南星，与瓜蒌相伍，以加强清热开结涤痰之功；仍有小便黄且便时有灼热感，大便黏腻不爽，故加滑石、车前子清热利湿，利窍通利。

三诊时，已无烦躁，夜眠不佳进一步改善，两胁胀满、口苦消失，口气进一步减轻，纳食一般，自觉阴囊处潮湿感好转，小便调，大便稍黏。舌红，苔黄白偏腻，脉滑。肝胆稽留之湿热较前明显减轻，夜眠不佳逐渐改善，故减清利湿热之黄连、苦参，以及解郁安神之合欢皮，加竹茹以助胆南星、瓜蒌清热化痰；肝胆湿热携痰日久，邪实壅盛，木壅土郁，故加炒白扁豆、炒白术益气健脾以利湿。

四诊时，睡眠明显改善，湿浊痰热已衰其大半，故减滑石、胆南星、车前子、远志，加蒲公英、泽泻以加强清热利湿之功。其中，蒲公英味苦甘，性寒，归肝胃经，具有清热利尿之能；泽泻味甘淡，性寒，归肾、膀胱经，能利水清湿热，泻肾火；二药合力，可肃清残余湿热。另伍用刺五加、山药，健脾益气以助运化。

五诊时，诸症尽消，肝胆湿热尽去，乃停药。因辛辣刺激与肥甘之味易生湿生痰，化生湿热，导致失眠反复，故嘱患者瘥后宜清淡饮食。

肝胆湿热证为失眠较为常见的证型之一，属于实证。治疗初期，常以清利肝胆湿热为主要大法，另可佐以安神通络之品。辨治过程体现了"八法"中"清"法（清热、清利）之灵活应用。对于该证型，多数患者所需疗程均较短，湿热祛除后，病情即得以明显改善。然治疗肝胆湿热证之药味多苦寒直折而易耗气伤阳，故不宜久用，当中病即止。治疗中期，湿热渐祛，脾胃虚弱之象逐现，故当以益气健脾为主而绝水湿生化之源，另可配合清肝利胆、安神、散结之法。治疗后期，湿热之象悉除，则应以健脾、散结、利湿为法，以求固本。

医案三

杨某，男，27 岁。2022 年 6 月 28 日初诊。

主诉：夜寐不安、多梦 1 年。

现病史：患者平素饮食时间不规律，时饥时饱，1 年前因工作繁忙经常熬夜，逐渐造成睡眠规律紊乱，每至深夜仍无困意，需至凌晨 2~3 点方能入睡，梦多，早晨 6~7 点即醒，自觉头重、目眩，日间精力不足。曾在社区医院诊治，服用西药艾司唑仑 1 片 /d，服药后入睡困难情况尚可改善，但近半年由于持续服药，自觉药效逐渐欠佳，目前已加量至 3 片 /d 方觉有效，故寻求中医综合诊治。

现症见：入睡困难，晚间毫无困意，需至次日凌晨方能入睡，睡后梦多，时有噩梦，时有莫名的烦躁易怒，说话语速快，时常急于表述，时有头昏沉感，胸闷脘痞，泛恶嗳气，伴口苦口黏，大便秘结、2~3 日排便 1 次，小便短赤。舌红，苔黄腻，脉滑数。

既往史：既往体健。否认外伤、手术、输血史。否认食物、药物过敏史。

个人史：性情易急躁，平素饮食、作息不规律，喜食肥甘生冷之品，烟酒成癖。吸烟饮酒史 7 年，每日吸烟 20~30 支，每日饮酒 150ml 以上。

家族史：否认家族性遗传病病史。

婚育史：未婚。

中医诊断：不寐（痰热内扰证）。

西医诊断：失眠。

治疗原则：清化痰热，和中安神。

处方：化痰安眠汤。

天竺黄 20g	胆南星 10g	瓜 蒌 15g	远 志 15g
猫爪草 30g	竹 茹 15g	煅青礞石 20g^{先煎}	鸡内金 15g
生石膏 25g^{先煎}	龙 齿 15g^{先煎}	蒲公英 20g	

7 剂，每日 1 剂，水煎服，分 2 次服用。

2022 年 7 月 5 日二诊：晚间稍有困意，入睡困难好转，夜梦减少，烦躁易怒减轻，头昏沉改善,胸闷脘痞、泛恶嗳气较前改善,口苦口黏同前,大便干、小便短赤均较前改善。舌红,苔黄微腻,脉滑。初诊方基础上加夏枯草 15g、首乌藤 15g、茯苓 15g、浙贝母 20g。7 剂,水煎服。

2022 年 7 月 12 日三诊:入睡困难较前有所改善,晚间 12 点前可入睡,夜梦进一步减少,已无噩梦。情绪较前平稳,偶有心烦,自觉头脑较前清醒,偶有头昏沉感,口苦减轻,纳食较前改善,胸闷脘痞、泛恶嗳气消失,大便略稀、每日 2~3 次,小便可。舌红,苔薄黄,脉滑。二诊方基础上减生石膏、胆南星,改猫爪草为 15g、蒲公英为 10g,加陈皮 15g、炒白术 15g。7 剂,水煎服。

2022 年 7 月 19 日四诊:入睡困难较前明显好转,少有夜梦,情绪稳定,无头部昏沉,口苦消失,纳食正常,大便稀较前明显改善,小便正常。舌红,苔薄白,脉滑。三诊方基础上减瓜蒌、猫爪草、龙齿、夏枯草、蒲公英,改天竺黄为 10g、煅青礞石为 10g,加山药 20g、鲜竹沥 20ml。7 剂,水煎服。

2022 年 7 月 26 日五诊:情绪稳定,夜眠状况可,每晚基本于 11 时左右可入睡,已无夜梦,纳可,二便调。舌淡红,苔薄白,脉缓。入睡困难及夜梦多等症状均已改善,余未诉不适,遂停药。嘱患者调整作息,规律饮食,戒烟戒酒。

按:胃主纳,脾主运,共司后天水谷消磨,生成津液、精血以奉养人体,禀中央土气。胆主降,能疏胃土,故胃土以清通下降为顺;肝主升,能疏脾阳,故脾土以升运刚健为常。肝胆脾胃气机常升降相因相制,相互之间亦如影之随形、声之应响。若饮食不节,过食肥甘厚味,久之必致脾胃受损而运化失常、肝胆气郁而升降失序,进而土壅湿聚而生痰、木郁化火而酿热。然痰饮致病广泛,变化多端,素有"百病多由痰作祟""人之诸疾悉出于痰"之说。《景岳全书·杂证谟·痰饮》亦指出:"痰即人之津液,无非水谷之所化……但化得其正,则形体强,营卫充,而痰涎本皆血气;若化失其正,则脏腑病,津液败,而血气即成痰涎。"而此"痰"与"热"又相互胶结,酿生痰热,气火合邪而壅遏于中,痰热上扰,逼扰心宫,遂致心神扰动而不安,神游不羁,乃生不寐之证。《景岳全书·杂证谟·不寐》曰:"如痰如火,如寒气水气,如饮食忿怒之不寐者,此皆内邪滞逆之扰也。"《证治要诀·不寐》亦云:"有痰在胆经,神不归舍,亦令不寐。"《血证论·卧寐》也指出:"盖以心神不安,非痰即火。"《古今医统大全·不寐候》亦载:"痰火扰乱,心神不宁,思虑过伤,火炽痰郁,而致不寐者多矣。"若中焦受阻,胃气失和,宿食停滞,乃使痰浊内生,久则酿成痰热,壅遏于中,痰火上扰,犯于上焦,阻于中焦,气机不畅,枢机不利,使阳不入于阴,亦可发为不寐。此即《素问·逆调论》所载:"阳明者胃脉也,胃者六腑之海,其气亦下行,阳明逆不得从其道,故不得卧也。《下经》曰:胃不和则卧不安。此之谓也。"张介宾也有类似主张:"不安,反复不宁之谓。今人有过于饱食或病胀满者,卧必不安,此皆胃气不和之故。"《张氏医通·不得卧》亦云:"脉数滑有力不眠者,中有宿滞痰火,此为胃不和则卧不安也。"张三锡《医学六要》也持相同观点:"脉数实滑有力而不眠者,中有宿滞痰火,所谓胃不和则卧不安也。"由此可见,痰热内扰型不寐常与肝胆气机郁滞、肝胃失和相关,若痰热不除,则心烦失眠之症久久难瘥。

本案患者平素饮食不节,暴饮暴食、恣食肥甘生冷之品、烟酒成癖,加之起居不时、作息无常,导致脾胃受损,运化失司,湿聚生痰;肝胆气机升降失常,气郁化火而急躁易怒;火与痰结,痰热上扰心神致心神不宁,则心烦不寐;神无所依,则夜间毫无困意,并噩梦纷纭;清阳被蒙,故头昏沉;痰湿壅遏于中,气机不畅,胃失和降,故胸闷脘痞、泛恶嗳气、口黏;邪热稽留于少阳胆经,则口苦;痰热壅于下焦,则见小便短赤、大便秘结。结合舌红,苔黄腻,脉滑数,辨证为痰热内扰,治疗以清化痰热、和中安神为法,方选化痰安眠汤。

初诊方中,甘寒之天竺黄清热化痰、清心定惊,可清解一身内外之痰热,《本草正》载其"善开风痰,降热痰",《神农本草经疏》载其"能除热养心,豁痰利窍,心家热清而惊自平,主君安而五脏咸得滋养";苦寒之瓜蒌、辛苦性燥之胆南星清化热痰,与天竺黄共为君药。竹茹甘寒以清热化痰,除烦止呕,能以竹之脉络通人之脉络,《本草汇言》载其"清热化痰……此药甘寒而降,善除阳明一切火热痰气为疾,用之立安",且与瓜蒌、胆南星配伍,倍增化痰除烦之力。质重坠降而味咸软坚、善治顽痰之煅青礞石,坠痰下气,重镇以安神魂,可引浮游之神魂复归于下,亦可豁痰开窍,与瓜蒌同用可策应其清热化痰、清心定惊之效,共为臣药。蒲公英、猫爪草清热散结,生石膏辛散逐热泻火,远志宁心安神兼祛痰,龙齿安神镇惊、逐热除烦。鸡内金善化金石之滞,可助运以防脾胃损伤;《滇南本草》载其"宽中健脾,消食磨胃",《本草再新》载其"健脾开胃,消食化痰,理气利湿"。《医学衷中参西录》更为详细地描述:"鸡内金,鸡之脾胃也……中有瓷、石、铜、铁皆能消化,其善化瘀积可知。"诸药配伍,共奏清化痰热、和中安神之效。全方标本兼施,形神同调,使痰消热清、脾运胃和,"通其道而去其邪",则神宁而眠安。

二诊时,痰热之象较前减轻,睡眠改善,夜梦减少,然稽留于少阳胆经之邪热仍甚,故加夏枯草清泻肝火兼以散结,配苦寒之浙贝母加强清热化痰、开郁散结之功;另予茯苓健脾渗湿,以杜生痰之源,又可宁心安神,佐首乌藤而取通络安神之效。

三诊时,情绪进一步平稳,入睡困难、夜梦多等进一步改善,说明痰热之邪已衰,且因应用大量清热化痰及金石之药味,影响脾胃而出现便溏之状,故减生石膏、胆南星,并减清热散结之猫爪草、蒲公英用量,另予炒白术、陈皮益气健脾、理气和胃。

四诊时,鉴于痰热之象已基本消除,诸症持续向好,为避免过用大队寒凉药损伤脾阳、金石类药阻碍中焦纳运,故减瓜蒌、猫爪草、龙齿、夏枯草、蒲公英,并减少天竺黄、煅青礞石用量,另予鲜竹沥续奏清热化痰之功以巩固疗效。《本草纲目》云:"竹沥性寒而滑,大抵因风火燥热而有痰者宜之。"考虑病久正气耗伤,故予山药健脾益气,以固后天之本。

五诊时,情绪稳定,睡眠已恢复正常,说明痰热已清,心神得安,遂停药。

本证乃因素体情绪急躁,久而影响肝胆升降之气机,使肝胆失和,气机阻滞,枢机不利,进而导致脾胃运化失司,酿湿生痰,又湿蕴生热,痰与热相互胶着并蕴结于内,扰动心神而致。其病机关键在于肝胆失调、脾胃失和,此亦即"胃不和则卧不安"之义也。其整体辨治总纲领遵从八法中"和"法(调和气机、和解中焦)之用。而在"和"法之总领纲要指导下,针对本病不同时期亦应采取不同治法。初期当以化痰、清热泻实之法为主,兼以安神,而且此期辨治过程中散结药味之应用(八法中之"消"法)亦尤为重要,盖顽痰不化、水湿内停,久必邪壅而结聚,可配合蒲公英、夏枯草、猫爪草、山慈菇等散结之品以助痰湿之消散。中期痰热渐消、心火渐降,则应以化痰、安神、健脾、通络为主。至后期,邪实悉祛而虚赢之本渐现,乃以健脾、安神之法培元固本。

医案四

陈某,女,33 岁。2021 年 11 月 27 日初诊。

主诉:睡眠不佳半年,加重 1 个月。

现病史:患者平素性格内向,半年前与丈夫意见不合(家庭琐事),因不善表达而"生闷气",开始出现夜寐不安,夜梦多,伴纳食欠佳。1 个月前,又因工作不顺心导致失眠加重,就诊于当地医院,服用安眠类药(具体不详)自觉效果不佳,为求中医治疗来诊。

现症见:入睡尚可,睡后易醒,夜梦繁多,面色不华,伴气短乏力,胸中烦热,时有两胁闷胀感,善太息,脘腹胀满,食欲欠佳。大便 1 日 3 次、偏溏,时有肠鸣矢气,小便尚可。口唇偏暗。舌暗,苔白,脉弦涩。

既往史:既往体健。否认外伤、手术、输血史。否认食物、药物过敏史。

家族史:否认家族性遗传病病史。

月经及婚育史:适龄婚育,育有 1 子,体健。平素月经正常。

中医诊断:不寐(肝郁脾虚证)。

西医诊断:失眠。

治疗原则:疏肝健脾,养血安神。

处方:解郁安眠汤。

贯叶金丝桃 20g	白　芍 15g	郁　金 15g	刺五加 30g
煅龙骨 30g^{先煎}	珊瑚粉 1g^{冲服}	焦三仙^各15g	合欢皮 25g

禹余粮 15g^{先煎}　　　茯　苓 15g　　　炒酸枣仁 30g

7 剂,每日 1 剂,水煎服,分 2 次服用。

2021 年 12 月 4 日二诊:睡后易醒、夜梦繁多较前有所改善,气短乏力较前减轻,胸中烦热有所改善,两胁肋胀闷、善太息减轻,脘腹胀满较前减轻,食欲较前恢复,大便可、1 日 1 次,无肠鸣矢气,小便调。舌暗红,苔薄白,脉弦。初诊方基础上减白芍、郁金、禹余粮,改煅龙骨为 20g^{先煎},加炒白术 15g、炒白扁豆 15g、麦饭石 30ml(取 1 份麦饭石,加 6~8 份开水,冷浸 4~6 小时,取 30ml 加入汤药中)、佩兰 15g。14 剂,水煎服。

2021 年 12 月 18 日三诊:自诉睡眠欠佳进一步改善,夜梦少。情绪尚可,乏力进一步减轻,稍感两胁肋不适,善太息消失。纳食可,二便正常。舌红,苔薄白,脉滑。二诊方基础上减珊瑚粉,改贯叶金丝桃为 10g、合欢皮为 15g。14 剂,水煎服。

2022 年 1 月 2 日四诊:夜寐较平稳,偶有夜醒,无夜梦,纳可,二便调。舌淡红,苔薄白,脉缓。三诊方基础上减佩兰、煅龙骨,改刺五加为 50g,加山药 15g、百合 15g。14 剂,水煎服。

2022 年 1 月 16 日五诊:睡眠已正常,无早醒及夜梦,纳食佳,二便调。舌淡红,苔薄白,脉缓。诸症均已瘥复,遂停药。

按:肝主疏泄,分泌胆汁,输入肠道,以助脾胃纳运;脾得肝之疏泄,则升降协调,而运化功能健旺,所谓"土得木而达""脾土赖肝木之疏达之性"。此也正如《医碥·五脏生克说》所谓"木疏土而脾滞以行"。《读医随笔·承制生化论》亦载:"脾主中央湿土,其体淖泽……其性镇静,是土之正气也。静则易郁,必借木气以疏之。土为万物所归,四气具备,而求助于水与木者尤亟……故脾之用主于动,是木气也。"脾主运化,为气血生化之源。脾气健运,水谷精微充足,方能源源不断地输送精微并滋养于肝,而使肝之功能得以正常发挥,所谓"木赖土以培之""肝木亦靠脾土灌溉而升"。《医宗金鉴·删补名医方论》云:"盖肝为木气,全赖土以滋培,水以灌溉。"《杏轩医案辑录》云:"木虽生于水,然江河湖海无土之处,则无木生。是故树木之枝叶萎悴,必由土气之衰。一培其土,则根本坚固,津汁上升,布达周流,木欣欣以向荣矣。"肝主藏血,脾主生血统血。脾之运化,赖肝之疏泄,而肝藏之血,又赖脾之化生。脾气健运,血液的化源充足,则生血统血功能旺盛。脾能生血统血,则肝乃有所藏,一方面,肝血充足,方能根据人体生理活动的需要来调节血液;另一方面,肝血充足,则疏泄正常,气机调畅,乃使气血运行无阻。此外,肝属木,脾胃属土,在疾病的传变上,一方面木克土,肝脏疾患会累及脾胃;另一方面土壅木郁,脾胃异常亦可反过来影响肝。正如《金匮要略》所云:"夫治未病者,见肝之病,知肝传脾,当先实脾。"《医学衷中参西录》亦曰:"独至黄坤载,深明其理谓:'肝气宜升,胆火宜降。然非脾气之上行,则肝气不升;非胃气之下行,则胆火不降。'旨哉此言,诚窥《内经》《金匮》之精奥矣。由斯观之,欲治肝者,原当升脾降胃,培养中宫,俾中宫气化敦厚,以听肝木之自理。"

本案患者素来性格内向,因情志不遂,郁怒伤肝,肝失条达,横乘脾土,损伤脾气,脾失健运,湿壅木郁,肝失疏泄而成痼疾。肝气郁滞,血气不调,肝魂外浮而无以依附,故睡眠不佳;气郁扰神,故夜梦繁多;肝失疏泄,经气郁滞,则胸胁胀闷、善太息;肝气郁滞,郁久而生热,则胸中烦热;肝气横逆犯脾,脾气虚弱,不能运化水谷,则气短乏力、食少腹胀;脾失健运,则肠鸣矢气、便溏不爽。结合面色不华,口唇偏暗,舌暗,苔白,脉弦涩,辨证属肝郁脾虚,治疗当以疏肝健脾、养血安神为大法,方选解郁安眠汤。

初诊方中,贯叶金丝桃、郁金疏肝解郁,使肝气得以条达,共为君药,此亦合《黄帝内经》"肝欲散,急食辛以散之"之论;白芍酸苦微寒,养血敛阴,柔肝缓急,为臣药。又,贯叶金丝桃、白芍一疏一敛,相得益彰,既可疏肝解郁,又能养肝补血,疏肝而不伤阴血,敛肝而不滞气机。刺五加辛而微苦、茯苓甘淡,二药合用,取其味甘补益中焦,用其味苦健脾燥湿,可健脾益气兼以祛湿,使气血生化有源,水湿运化有权,此亦合《黄帝内经》所载"脾欲缓,急食甘以缓之,用苦泻之,甘补之""脾苦湿,急食苦以燥之"之理,也为五脏苦欲补泻理论应用的延伸。炒酸枣仁、合欢皮养心安神,与茯苓伍用可酸甘化阴,以助滋阴养血之功;甘涩微寒之禹余粮健脾涩肠止泻而急则治标,方有执《伤寒论条辨》载其"甘平,消痞硬而镇定其脏腑",配以焦苦之焦三仙消食化积、泄里热而散瘀滞。甘涩性平而入心肝经之煅龙骨,质重而宁心,可镇心安神,《名医别录》载其"养精神,定魂魄,安五脏",《药性论》载其"逐邪气,安心神";珊瑚粉味甘性平,亦入心肝经,具有安神镇惊、清肝泄热之效,《日华子本草》载其"镇心,止惊",《本草择要纲目》载其"明目镇心,止惊痫"。诸药配伍,共奏疏肝健脾、养血安神之功效。

二诊时,睡后易醒、夜梦繁多、胁肋胀闷、善太息等肝郁之象,以及气短乏力等脾气亏虚之象均较前有所好转,故减白芍、郁金、禹余粮,并减少煅龙骨用量,加炒白术、炒白扁豆健脾益气,麦饭石益胃散结,佩兰醒脾助运。

三诊时,睡眠欠佳进一步改善,稍感两胁肋不适,善太息消失,说明肝郁进一步减轻,故减珊瑚粉,并减少贯叶金丝桃、合欢皮用量。

四诊时,夜眠状况逐步平稳,偶有夜醒,无夜梦,故减佩兰、煅龙骨,增加刺五加用量,并配山药以增强健脾益气之功,另予百合清心安神。

五诊时,诸症尽消,肝郁得疏,脾气健运,乃停药。

本案为肝气疏泄失常、气机不调所致肝气郁结证,与肝木过盛而乘脾土、脾失健运所致脾气亏虚证之组合,故辨治时应兼顾疏肝与健脾之权重,亦即八法中"和"法(调和脏腑)与"补"法(补气健脾)的合理运用。初期常以疏肝为主、安神健脾为辅,使邪去而眠安；后期乃以健脾为主、安神为辅,补益正气,使神安而眠稳。

医案五

林某,女,48岁。2023年5月12日初诊。

主诉:失眠多梦伴心悸3年,加重2个月。

现病史:患者3年前作为高中班主任首次负责高中一年级,由于工作压力较大,经常加班甚至熬夜,遂逐渐出现睡眠不佳,时有夜醒及夜梦,无明显噩梦。曾去当地中医院就诊,给予补气养血中药口服,症状稍有改善,但每遇期末压力较大时,仍会出现失眠加重。2个月前,时值高考冲刺备战,因思虑过重再次出现失眠明显加重,遂来诊。

现症见:精神一般,面色无光泽,入睡困难,睡后极易醒,夜梦多,噩梦纷繁,经常早醒,醒后不能再次入睡,近2个月来压力较大,平均每晚仅能睡眠3~4小时,于次日神疲困倦,周身乏力,自觉头晕目眩,心悸,脘闷纳呆,腹胀,大便1日2~3次、便溏,小便清。舌淡,苔薄,舌边有齿痕,脉细无力。

既往史:既往体健,但身体较瘦弱。否认食物、药物过敏史。

家族史:否认家族性遗传病病史。

月经及婚育史:适龄婚育,育有1女,体健。平素月经量少、色淡,月经周期经常延后。

中医诊断:不寐(心脾两虚证)。

西医诊断:失眠。

治疗原则:补益心脾,养血安神。

处方:养血安眠汤。

人　参 15g	炒白术 20g	炙甘草 15g	当　归 15g
黄　芪 20g	刺五加 30g	炒酸枣仁 20g	茯　神 15g
龙眼肉 15g	砂　仁 5g	阿　胶 5g^烊化	焦三仙^各 15g
煅龙骨 30g^先煎	琥珀粉 3g^冲服		

14剂,每日1剂,水煎服,分2次服用。

2023年5月26日二诊:入睡困难及睡后易醒较前有所改善,夜梦多仍同前,噩梦较前减少,仍有早醒、但次数较前减少,醒后亦可再次少时入睡,睡眠时间较前有所延长。神疲困倦、周身乏力、头晕目眩、心悸等均有所改善,纳呆较前好转,脘闷、腹胀减轻,大便仍不成形、1日1~2次,小便可。舌淡红,苔薄白,舌边齿痕好转,脉细。初诊方基础上改炒酸枣仁为30g,加丹参20g、诃子15g、白豆蔻15g^后下。14剂,水煎服。

2023年6月10日三诊:面色较前有光泽,睡眠不佳情况进一步改善,偶有入睡困难,入睡时间亦较前缩短,睡后易醒减少,夜梦较前明显改善,每晚平均可睡眠5~6小时。神疲倦怠、周身乏力已不明显,无头晕目眩,偶有心悸,纳食尚可,无明显脘闷腹胀,二便基本正常。舌淡红,苔薄白,脉滑。二诊方基础上减诃子、煅龙骨、阿胶,改砂仁为3g,加熟地黄20g、大枣3枚、生姜8g。14剂,水煎服。

2023年6月24日四诊:面色红润,已无入睡困难、睡后易醒不适,夜梦消失,每晚可睡眠6小时以上,周身乏力、头晕目眩、心悸不适明显改善,纳眠可,二便调。舌淡红,苔薄白,脉缓。三诊方基础上减琥珀粉、黄芪、炙甘草,加玄参15g。7剂,水煎服。

2023年7月1日五诊:诸症已消,舌淡红,苔薄白,脉缓。遂停药。

按:《类经》载:"心为五脏六腑之大主,而总统魂魄,兼该志意。……思动于心则脾应。"五脏藏神,心为主导。人身以气血为本,精神为用。血气者,身之神。心生血而主血脉;脾胃为气血生化之源,生血而又统血。血为水谷之精气,总统于心而生化于脾。如《济阴纲目》所载"脾气化液而生血,即水入于经,其血乃生之义,此荣出中焦也,故曰生化之源。心统血者,脾气化液入心而变见为血也,故虽心之所主,亦借脾气化生,故不可不知",又如《医碥·五脏生克说》所述"脾之所以能运化饮食者,气也。气寒则凝滞而不行,得心火以温之,乃健运而不息,是为心火生脾土"。血之与气,一阴一阳,两相维系,气能生血,血能化气,气非血不和,血非气不运。气血冲和,阴平阳秘,脾气健旺,化源充足,气充血盈,充养心神,则心有所主。心血运于脾,心神统于脾,心火生脾土,脾强则能主运化,而生血统血。恰如《张聿青医案》所载"血所以丽气,气所以统血。非血之足以丽气也,营血所到之处,则气无不丽焉;非气之足以统血也,卫气所到之处,则血无不统焉,气为血帅故也"。

本案患者为高中教师,平素工作压力较大,经常熬夜,又思虑过度,气结不运,久则耗伤心脾。此即《景岳全书·杂证谟·不寐》所言:"劳倦思虑太过者,必致血液耗亡,神魂无主,所以不寐。"亦如《类证治裁·不寐论治》所载:"思虑伤脾,脾血亏损,经年不寐。"心为君主之官,主血脉亦藏神;脾为生血之源,主运化而升清。心脾亏虚,血不养心,神不守舍,故入睡困难、多梦易醒、健忘心悸;气血亏虚,不能上奉于脑,清阳不升,则头晕目眩;血虚不能上荣于面,故面色少华、舌色淡;脾失健运,则饮食无味、脘闷便溏,苔薄且舌边有齿痕;气虚血少,无以健运,故神疲困倦、周身乏力、脉细无力。以上舌脉及诸症表现皆为心脾两虚之象,治疗当以补益心脾、养血安神为大法,方予养血安眠汤。

初诊方中,黄芪(甘,微温)益气补脾,龙眼肉(甘温)既补脾气又养心血以安神,共为君药。人参、炒白术、刺五加补脾益气助黄芪益气生血,当归补血养心助龙眼肉养血安神,共为臣药。阿胶滋阴补血;茯神、炒酸枣仁宁心安神;焦三仙消食化积;砂仁辛能行散,芳香温化,可化湿醒脾、行气温中,与大量益气健脾药配伍,补而不滞,滋而不腻;

炙甘草补气调中。甘平之煅龙骨、琥珀粉,均入心经而共奏镇惊安神之功。方药布阵犹如《医方集解·补养之剂》所言:"此手少阴、足太阴药也。血不归脾则妄行,参、术、黄芪、甘草之甘温,所以补脾;茯神、远志、枣仁、龙眼之甘温酸苦,所以补心。心者,脾之母也……气壮则能摄血,血自归经,而诸证悉除矣。"诸药配伍,共奏补益心脾、养血安神之功,使心脾得补、气血得养,则诸症自除。

二诊时,入睡困难、睡后易醒、睡眠时长均较前改善,噩梦减少,早醒次数减少,神疲困倦、周身乏力、头晕目眩、心悸等亦有所减轻,纳呆、脘闷、腹胀好转,大便溏泄改善,说明补益心脾、养血安神之法初步建功,故增加炒酸枣仁用量,增强养心安神之功,以巩固疗效;另予丹参养血活血,白豆蔻健脾化湿,诃子涩肠止泻。

三诊时,睡眠不佳进一步改善,纳食尚可,已无便溏,遂减诃子、煅龙骨、阿胶,并减少砂仁用量。为求巩固疗效,故加大枣、熟地黄益气养血,佐生姜温通经脉,三药同用亦可使补而不腻,温而不燥。

四诊时,面色红润,已无入睡困难、睡后易醒不适,夜梦消失,每晚可睡眠 6 小时以上,困倦乏力、头晕目眩、心悸不适明显改善,表明气血不足之象已明显改善,故减琥珀粉、黄芪、炙甘草,另加玄参凉血散结以佐制大量补益之剂所生之壅滞与郁热。

五诊时,诸症已消,补益心脾、养血安神之法已建全功,遂停药。

本证乃因脾胃后天之本失于健运,气血生化乏源,使气血生成不足,最终心神失养所致。故于辨治时虽心脾同治,但重在调脾,使脾旺则气血生化有源;虽气血并补,而又重在补气,意即气为血之帅,气旺则血自生,血足则心有所养。其治疗主要运用八法中之"补"法(补益气血),但在辨治过程中亦应有所偏重。初期气血亏虚明显,当以补益心脾、安眠为主;后期气血不足得以填补,则应以养心醒脾、安眠为法予以善后,如此则病证乃瘥。此外,在应用补气养血药味时需佐以理气醒脾之品,乃使补而不滞。本证病程缠绵,常日久迁延,耗伤气血严重,以致虚羸之候凸显,心神失养之证显著,治疗时非草木之品能所及,故多配合应用金石类药,临证时可予煅龙骨、琥珀等镇惊安神之品,以使心神得养而有所藏,则不寐乃安。

医案六

杨某,男,38 岁。2019 年 4 月 22 日初诊。

主诉:心烦不寐 1 年。

现病史:患者为网络工程师,设计工作繁重,常常需加班至晚上 10 点左右,1 年前因承接项目劳累明显,逐渐出现夜眠欠安,表现为入睡困难,伴烦躁,尤以睡前躁热为著,并自觉腰膝酸软,经休息后上述症状无改善,遂前往当地中医院就诊,给予中成药(具体不详)口服后仍自觉睡眠无明显好转,为求治疗来诊。

现症见:精神不振,面色发暗。入睡困难,睡前易烦躁,担心这一晚睡不着该怎么办,通常需 1~2 小时才能入睡,夜间易醒,多梦,时有噩梦,伴盗汗。时有心悸不安,手足心易出汗,腰膝酸软,时有梦遗。纳食尚可,易出现口舌生疮。大便 1 日 1 次、质偏干,小便短赤。舌尖红少津,少苔,舌中有裂纹,脉细数。

既往史:高血压 5 年,高脂血症 8 年,否认其他慢性病病史。否认食物、药物过敏史。

家族史:否认家族性遗传病病史。

婚育史:适龄婚育,育有 1 女,体健。

中医诊断:不寐(心肾不交证)。

西医诊断:失眠。

治疗原则:交通心肾,滋水安神。

处方:滋水安眠汤。

生地黄 20g	山茱萸 15g	黄　连 9g	肉　桂 3g
丹　参 20g	玄　参 15g	刺五加 30g	炒酸枣仁 20g
柏子仁 15g	琥珀粉 3g^{冲服}	生石膏 15g^{先煎}	甘草梢 10g
鸡子黄 1 个^{冲服}			

7 剂,每日 1 剂,水煎服,分 2 次服用。

2019 年 4 月 29 日二诊:精神一般,面色稍发暗。睡前烦躁担心以致入睡困难好转,夜间仍易醒,夜梦较前减少。心悸不安减轻,腰膝酸软略有改善,仍有梦遗,夜间盗汗,手足心仍有发热感且易汗出。纳食尚可,大便偏干、小便短赤亦较前好转。舌红,少苔,舌中裂纹变浅,脉细稍数。初诊方基础上减甘草梢,改黄连为 5g、生石膏为 10g^{先煎},加鳖甲 15g^{先煎}、地骨皮 15g、菟丝子 15g。14 剂,水煎服。

2019 年 5 月 13 日三诊:精神尚可,面色正常。心烦、入睡困难进一步改善,睡前烦躁担心减轻,偶有夜醒,夜梦进一步减少,无心悸不安,手足心发热且易汗出好转,盗汗减少,仍感腰膝酸软,偶有梦遗。纳食可,二便正常。舌红,苔薄,舌中裂纹较浅,脉细。二诊方基础上减生石膏、鸡子黄、肉桂,改刺五加为 15g、丹参为 15g,加黄精 20g、煅龙骨 30g^{先煎}、煅牡蛎 30g^{先煎}、熟地黄 15g。14 剂,水煎服。

2019 年 5 月 27 日四诊:睡前烦躁担心较前明显改善,无夜醒及夜梦,手足心热且易汗出、盗汗已消失,腰膝酸软较前好转,无梦遗,纳可,二便调。舌稍红,苔薄,脉细缓。三诊方基础上减琥珀粉、地骨皮、鳖甲、丹参,改炒酸枣仁为 10g、刺五加为 10g、煅龙骨为 10g^{先煎}、煅牡蛎为 10g^{先煎},加泽泻 15g。14 剂,每日 1 剂。

2019 年 6 月 10 日五诊:睡眠已恢复正常,自诉事务繁多时偶有烦躁,已无担心感,未再出现夜醒,夜梦消失。劳累后尚有腰膝酸软感,余无不适。纳可,二便调。舌淡红,苔薄,脉缓。四诊方基础上减黄连、煅龙骨、煅牡蛎、炒酸枣仁,加制首乌 15g、山药 10g。7 剂,水煎服。

2019 年 6 月 17 日六诊:诉夜眠正常,自觉身体状况良好,舌淡红,苔薄白,脉缓。诸症尽消,遂停药。

按:心在上焦,属火;肾在下焦,属水。正常情况下,心中之阳下降至肾,可温养肾阳;肾中之阴上升至心,则能涵养心阴。心火和肾水之间相互升降、交通协调,彼此保持着动态平衡。正如《傅青主男科重编考释》所载:"肾,水脏也。心,火脏也。是心、肾二经为仇敌,似乎不宜牵连而一治之。不知心肾虽相克而实相须,无心之火则成死灰,无肾之水则成冰炭。心必得肾气以滋养,肾必得心火而温暖。"肾水上升,心火下降,则心肾交泰。

本案患者素体阴虚,肾水不足,加之劳心过度,日久心阴暗耗,又因房事不节,不知持满,终由肾水不足无以上济心火,而致心火独亢于上,肾水虚亏于下,水火不能相济,神无所附而致不寐发生。恰如《景岳全书·杂证谟·不寐》所云:"总属真阴精血之不足,阴阳不交,而神有不安其室耳。"盖久病必虚,气血不足,肝肾精亏,故精神不振、腰膝酸软;劳心伤神,故心悸不安、入睡困难、噩梦多;阴精封藏失司,肾水不足而阴亏火旺,则五心烦热、盗汗;龙雷之火奔腾僭越,扰动肾精,封藏不固,则有遗精,亦如《金匮要略心典》所载"阴阳并乖,而伤及其神与精也,故男子失精……沈氏所谓劳伤心气,火浮不敛,则为心肾不交,阳泛于上,精孤于下,火不摄水,不交自泄,故病失精"。此外,心火充盛于上焦则见口舌生疮,移热于下焦蒸腾津液则小便短赤、大便偏干。结合舌红少津,少苔,舌中有裂纹,脉细数,辨为心肾不交证,当以泻心火、滋肾阴、交通心肾为要,故处以交通心肾、滋水安神之滋水安眠汤。

初诊方中,重用味苦之黄连(为君药)泻心火而不使其炎上,使心气下交于肾,正所谓"阳有余,以苦除之",又顺合肾之五脏苦欲补泻之法("肾欲坚,急食苦以坚之");肉桂(为臣药)辛甘大热,入少阴肾经,暖水脏而不使其润下。佐以鸡子黄,上以养心,下以补肾,并能安中;生地黄滋阴补肾,填精益髓;炒酸枣仁养血生津,宁心安神;山茱萸补养肝肾,并能涩精;刺五加补益脾阴,亦能益肾固精;柏子仁养心安神、养血滋阴,并可润肠通便。又燥热明显,乃予味辛大寒之生石膏,与生地黄、柏子仁相伍,共同发挥清解虚热之功(此法亦应《长沙药解》所载"石膏……研细,绵裹,入药煎。虚热,煅用");另予玄参治无根浮游之火,有清上澈下之功,《医学启源》载其"治心懊恼烦而不得眠,心神颠倒欲绝";丹参、甘草梢兼以凉血清心。甘平而入心经之琥珀粉,安魂定魄,且属重坠金石之品,安神效果甚佳,正如《神农本草经疏》所载"从金石镇坠药则镇心安神"。诸药相伍,共奏交通心肾、滋水安神之功。全方亦突出寒热并用、上下同调之特点,使水升火降,则水火既济、心肾交合,故不寐自安。

二诊时,睡前烦躁担心以致入睡困难好转,夜梦亦减少,此心火偏旺之象渐减,故减清泻心火之甘草梢,并减少清降心火之黄连、清泄邪热之石膏的用量;肾阴耗伤,肾水失养而虚热过甚,手足心热、盗汗等燥热之象仍著,故加鳖甲、地骨皮滋阴清热,并予菟丝子补肾阳以助肾阴滋生。

三诊时,频频出现之烦躁担心、手足心热、盗汗、腰膝酸软、梦遗等肾水不足而失于滋养之象较前得以控制,故减鸡子黄、肉桂、生石膏,并减少补肾健脾、凉血清心之丹参、刺五加的用量;仍有腰膝酸软及梦遗,故加黄精、熟地黄、煅龙骨、煅牡蛎,以增强补肾益精、收涩固摄之效。

四诊时,睡眠不佳状况已明显改善,故减安神镇心之琥珀粉;阴虚燥热之象亦显著减轻,故去地骨皮、鳖甲、丹参等养阴清热之味,并减少养血滋阴、补肾固涩之炒酸枣仁、刺五加、煅龙骨、煅牡蛎的用量,另加泽泻以奏泄热化浊之效。

五诊时,睡眠已恢复正常,于事务繁多时偶有烦躁,劳累后尚有腰膝酸软感,此仍属肾阴不足,故减黄连、煅龙骨、煅牡蛎、炒酸枣仁,加制首乌、山药滋补肾阴以巩固疗效。

六诊时,诸症尽消,水火既济,心神安宁,睡眠正常,遂停药。

本案属肾水不足,心火亢盛,水火不济,阴阳失调之证。针对心肾不交,应疏以滋阴降火、交通心肾之品。本案辨治之根本重在心肾二脏,不论是温养宁神,还是滋阴清降,均要着眼于阴阳水火之调节,使水火既济,心肾相交,阴阳平衡,则无不寐之作。此外,也应注意治疗过程中所处病程阶段之辨识。初期辨治应以清心火为主,补肾阴、安神为辅;中期心火虽渐消,然肾水亦渐亏,辨治则当以补肾为主,安神为辅;后期虽邪实去,但正气亦虚,水火虽既济而肾之阴阳不足,并以肾阴亏虚为著,故当以补肾水为要。另,本证所表现出的阴虚火旺之象较著,虽可少用苦寒直折之品,但亦应中病即止,以免过度伤阴,使阴愈虚而火愈旺,以致心肾不交更甚。倘病久不愈而阴损及阳,出现心肾阳虚或心肾阴阳俱虚之证,则当以平调阴阳为要。此调整阴阳之治法乃为滋水泻火与协调阴(肾精)阳(肾气)的综合权衡,亦体现"八法"中"和"法(和解阴阳)之治疗特点,盖"阴阳和而万物得"(《礼记》),"万物各得其和以生,各得其养以成"(《荀子·天论》),如此则可达"内外调和,邪不能害"(《素问·生气通天论》)之态。

医案七

刘某,女,46岁。2019年10月9日初诊。

主诉:睡眠时时被惊醒伴心悸害怕半年。

现病史:患者平素胆小,经常担心自己的身体健康,时有心悸,稍有较大动响即感到心慌不安,并久久不能平复。半年前,外出旅游时遭遇车祸,虽无明显外伤,但精神受到惊吓,随之出现夜晚睡眠时时被惊醒,并总有惊险的梦境。近半年来,上述症状有加重趋势,为求系统治疗来诊。

现症见:自觉睡眠浅,有似睡非睡的感觉,稍有声音立即能听到,每晚容易醒 2~3 次,醒后片刻又进入到似睡非睡的状态,多梦,每周约有 4~5 次做噩梦,多为惊险处境之梦,白天自汗,疲劳乏力,时有头发蒙感,饮食尚可,二便正常。舌淡红,苔薄白,脉弦细。

既往史:既往体健。否认外伤、手术、输血史。否认食物、药物过敏史。

家族史:否认家族性遗传病病史。

月经及婚育史:适龄婚育,育有 1 子,体健。平素月经量稍少、色正常,月经周期前后不定。

中医诊断:不寐(心胆气虚证)。

西医诊断:失眠。

治疗原则:益气镇惊,安神定志。

处方:祛怯安眠汤。

人　参 15g	炒酸枣仁 30g	柏子仁 15g	朱　砂 0.5g^{冲服}
琥珀粉 3g^{冲服}	茯　神 15g	炙甘草 15g	丹　参 20g
磁　石 20g^{先煎}	鸡内金 15g	地骨皮 15g	浮小麦 10g
生铁落 20g^{先煎}			

7 剂,每日 1 剂,水煎服,分 2 次服用。

2019 年 10 月 16 日二诊:睡眠浅、似睡非睡之感觉较前好转,遇声响易醒之状改善,夜梦尤其较为惊险之梦境减少、每周 3~4 次。白天自汗减轻,自觉疲劳乏力、时有头发蒙感较前无变化,纳食可,二便正常。舌淡红,苔薄白,脉弦细。初诊方基础上减朱砂,改生铁落为 10g^{先煎},加五味子 15g、麦冬 15g、煅龙骨 30g^{先煎}、煅牡蛎 20g^{先煎}、龙齿 15g^{先煎}。14 剂,水煎服。

2019 年 10 月 30 日三诊:睡眠浅、夜间遇声响易惊醒较前进一步好转,每晚醒 1~2 次,且晚间醒来后似睡非睡的感觉减轻,噩梦次数明显减少、每周 1~2 次。无自汗,疲劳乏力、头昏发蒙感减轻。纳食可,二便调。舌淡红,苔薄白,脉细滑。二诊方基础上减生铁落、地骨皮、浮小麦,改炒酸枣仁为 20g,加太子参 15g、山药 15g、炒白术 15g。14 剂,水煎服。

2019 年 11 月 13 日四诊:情绪平稳,无担心感,无听到声响后心悸不适,自觉睡眠浅逐步好转,偶尔有夜间惊醒、隔 3~4 日出现 1 次,醒后似睡非睡感不明显,噩梦消失,疲劳乏力、头昏发蒙感进一步好转。纳食佳,二便调。舌淡红,苔薄白,脉细。三诊方基础上减龙齿、煅龙骨、煅牡蛎,改磁石为 10g,加龙眼肉 15g。7 剂,水煎服。

2019 年 11 月 20 日五诊:近 1 周睡眠平稳,夜醒及噩梦消失,无头昏沉发蒙感,活动量较大时仍感疲乏。纳食佳,二便正常。舌淡红,苔薄白,脉细缓。四诊方基础上减炙甘草、丹参,改人参为 8g、鸡内金为 10g,加山茱萸 10g、当归 15g、枸杞子 15g。7 剂,水煎服。

2019 年 12 月 24 日六诊:睡眠正常,已不惧声响,无心悸害怕,无疲劳乏力、头昏发蒙、自汗等不适。纳食佳,二便正常。舌淡红,苔薄白,脉缓。症状皆消,乃予停药。

按:"心者,君主之官也,神明出焉。"(《素问·灵兰秘典论》)"心者,五脏六腑之主也……心动则五脏六腑皆摇。"(《灵枢·口问》)心乃五脏之主,在机体的一切生理、心理活动中起主导作用,有总统之义,主宰意识、思维、情感等精神活动。"胆者,中正之官,决断出焉。"(《素问·灵兰秘典论》)胆似刚正不阿的官员,其性刚直,有担事之力,不偏不倚,能够判断事物、作出决定;胆形似腑而功似脏,其气可沟通阴阳,并协调表里、内外、上下气机,与其他脏腑相互制约、协作,所谓"凡十一脏,取决于胆也"(《素问·六节藏象论》),故胆亦可决断其他脏腑之神志而与人的精神活动有关。然心胆相通,二者统一于神志。《灵枢·本神》所载"所以任物者谓之心",指出接触外来事物并围绕其发生思维活动这一过程是心的作用,人的精神活动都受心神的调节。胆主决断同样是精神活动,是对事物作出判断决定的能力,其功能的正常发挥是在心主神的前提下进行的。心胆各自气机调畅,相须为用,正如《重订严氏济生方》所云"心气安逸,胆气不怯,决断思虑得其所矣"。同时,心任物又需胆决断,二者相辅相成。心胆失司,胆失决断,则心主神明功能不能正常发挥,从而导致情志异常变化。如《医学心悟》曰:"心惊然后胆怯,乃一定之理。"又如《伤寒论三注》云:"烦惊虽系乎心,未有不因于胆,何者?为将军之官,失荣则多畏也。"此外,心与胆之经络相连。如《灵枢·经脉》曰:"心手少阴之脉,起于心中……是主心所生病者,目黄胁痛。""胆足少阳之脉……其支者……以下胸中,贯膈络肝属胆,循胁里……其直者,从缺盆下腋,循胸过季胁……是动则病口苦,善太息,心胁痛不能转侧。"《灵枢·经别》云:"足少阳之正,绕髀入毛际,合于厥阴;别者,入季胁之间,循胸里属胆,散之上肝贯心,以上挟咽。"《医贯·〈内经〉十二官论》云:"凡脾、胃、肝、胆、两肾、膀胱,各有一系,系于包络之旁,以通于心。"

本案患者体弱,心胆素虚,善惊易恐,夜寐不宁,此即《杂病源流犀烛》所载"心胆惧怯,触事易惊,梦多不详,虚烦不寐"之症;又因暴受惊骇,情绪紧张,终日惕惕,以致心虚胆怯愈加明显而夜梦不寐日渐严重,亦如《类证治裁·不寐论治》所载"惊恐伤神,心虚不安"之变。此先天胆虚气弱与后天常常发生惊恐事件相互影响又互为因果,最终导致不眠善恐易惊而久久不能平复,也恰如《重订严氏济生方》所述"惊悸者,心虚胆怯之所致也。且心者君主之官，神明出焉；胆者中正之官，决断出焉。心气安逸，胆气不怯，决断思虑得其所矣。或因事有所大惊，或闻虚响，或见异相，登高陟险，惊忤心神，气与涎郁，遂使惊悸"。盖心主神明，心虚则心神不宁，夜寐不安；胆虚则善惊易恐，多梦易醒，心慌怵惕；倦怠、乏力自汗，头晕发蒙，皆为气虚之象；舌淡红，苔薄白，脉弦细，均为气血不足之征。纵观症舌脉，辨为心胆气虚证，治疗当以益气镇惊、安神定志为大法，方选祛怯安眠汤。

　　初诊方中，甘温补益之人参大补元气，甘淡性平之茯神益胆安神，共为君药。朱砂、琥珀粉质重而下坠，而达养心镇惊、重镇安神之功，共为臣药。心气虚则心气散逸，神失固摄；又气为血帅，气虚则血虚，血虚不敛阳而阳气浮越，神机涣散。故配炒酸枣仁，以其甘酸质润，入心、肝之经，而奏养血补肝、宁心安神之效，此亦顺合《黄帝内经》"心苦缓，急食酸以收之"之言；又以甘平入心经之柏子仁补血养心安神，苦寒入心肝经之丹参清心除烦兼以养血活血；上三味药合用，使阴血补而不滞，神明所舍乃安。气虚亦可使津液失于固摄，又津气同源，久必损伤阴津，故予甘凉归心经之浮小麦益气固表、收涩止汗，配合甘寒清降而益润、既入血分又入气分之地骨皮凉血生津。《汤液本草》云："重：可以去怯，磁石、铁浆之属是也。"磁石"重以去怯而镇固之"（《本经逢原》），生铁落"宁心神"（《医林纂要》）、"平肝去怯"（《本草纲目》），二药合用，共达镇惊去怯之效。另根据"惊者平之"的治疗大法，虽宜施以重镇安神之剂，但此类药物多以金石类药为主，皆易耗伤脾胃，故配伍鸡内金健胃化石，以免碍胃伤脾。佐炙甘草以补中气之虚，并调和诸药。诸药相伍，共奏益气镇惊、安神定志之功。此治法亦与《医学入门·脏腑》（"心与胆相通心病怔忡，宜温胆为主；胆病战栗癫狂，宜补心为主"）、《辨证录·怔忡门》（"心与胆为子母，补胆而兼补心者，子强而母自不弱也"）所主张的补益心胆之治则相合。

　　二诊时，睡眠浅、似睡非睡之感觉以及遇声响易醒之状改善，较为惊险之梦减少，故减去朱砂，并减少生铁落用量。尚有疲倦乏力、头发蒙、自汗、脉弦细等气阴不足之表现，故予酸甘性温之五味子，一方面收敛涣散之心气，寓《素问·脏气法时论》"心苦缓，急食酸以收之"之理；另一方面又配合质润甘补、微苦微寒清泄之麦冬，并与原方中人参搭配，共奏补益气阴之功。另配伍金石之品煅龙骨、煅牡蛎、龙齿，共奏补肾镇惊、安神定志之效，亦借其收涩之力以敛汗固涩。《本草纲目》载："龙骨……益肾镇惊，止阴疟，收湿气脱肛，生肌敛疮。"《本草从新》载："龙骨……甘涩平……能收敛浮越之正气，涩肠益肾，安魂镇惊，辟邪解毒。"《海药本草》谓："牡蛎……主男子遗精，虚劳乏损，补肾正气，止盗汗，去烦热。"《药性论》曰："龙齿……镇心，安魂魄。"

　　三诊时，睡眠情况进一步好转，惊悸善恐明显减轻，故减生铁落，并减少炒酸枣仁用量；自汗已消失，故减地骨皮、浮小麦。为求巩固疗效，乃加太子参、山药、炒白术健脾益气,以固护后天之本。

四诊时,病情较前逐渐平稳,为防止金石类药等久服碍胃,乃减龙齿、煅龙骨、煅牡蛎,并减少磁石用量,同时加龙眼肉增强补益心脾、养血安神之功。

五诊时,睡眠情况平稳,无夜醒及夜梦,无头昏沉发蒙感,但活动量较大时仍感疲乏,故减炙甘草、丹参,减少人参、鸡内金用量,另加山茱萸、当归、枸杞子加强补肾滋阴养血之效。

六诊时,睡眠正常,心悸害怕之状消失,心血充盈,胆气充足,心神安定,遂停药。

本证多由禀赋不足,或暴受惊吓,导致心虚胆怯,心神失养,使神魂不安,浮越于外,不能潜藏而发。因多数患者病程较长,心胆气虚表现较为严重,故临证时仅仅施以草木之品恐功用不胜且又难达速效,而金石类药恰恰借其质重沉降、效峻功迅之特性,发挥了通神、去怯、安神、重坠、入肾之功,故临证时通过辨证而配合应用,往往可收获良效。然金石类药效用虽著,但不宜久服,且脾胃虚弱者亦不相适宜,常可伍用鸡内金以化石护胃,或佐用补益脾胃之剂以固护中焦之气。此外,本证辨治过程中不同治法的选择亦有先后之别。初期多以补益心胆之气,兼以安神为法;后期待心胆之气渐充,则应以安神、补益后天之本为主治疗。整个治疗过程所涉辨治大法,亦体现了八法中"补"法(补气、补阴、补肾)之叠替应用。

三、小结

失眠可发生于男女老幼,可以原发,亦可继发于多种疾病,病因繁多,病机复杂。本节主要针对原发性失眠进行论治。总体而言,七情内伤,思虑劳倦太过或暴受惊恐;或禀赋不足,房劳久病或年迈体虚;或脏腑功能失调(气机失畅、气血紊乱、阴阳失衡),或痰、火、湿、瘀等各种实邪内生,阻滞气机,均可导致失眠。其病机或虚或实,或虚实夹杂,涉及脏腑功能失调、气血津液紊乱、脉络空虚或阻滞、阴阳调节失衡等多方面,最终导致神、魂、魄、意、志不归所主而发病。

"阴阳寤寐学说"所提"阴阳失衡,失于正常循行往复"之观点,在《黄帝内经》中有充分的阐释。《灵枢·邪客》所载"今厥气客于五脏六腑,则卫气独卫其外,行于阳,不得入于阴。行于阳则阳气盛,阳气盛则阳跷陷;不得入于阴,阴虚,故目不瞑",描述了因感受外邪,卫气发挥卫外功能,不能入阴而出现失眠。《灵枢·口问》所载"阳气尽,阴气盛,则目瞑;阴气尽而阳气盛,则寤矣",《灵枢·寒热病》所载"阴跷阳跷,阴阳相交,阳入阴,阴出阳,交于目锐眦,阳气盛则瞋目,阴气盛则瞑目",则进一步说明阴阳的盛衰变化可影响寤寐状态。后世医家林佩琴在《类证治裁·不寐论治》中更是明确指出了失眠的病机在于"阳不交阴也",同时也描述了阴阳的运动变化与睡眠之间的关系——

"阳气自动而之静,则寐;阴气自静而之动,则寤;不寐者,病在阳不交阴也"。由此可见,人体阴阳运行变化状态与寤寐之间有着密切的联系。

阴跷脉、阳跷脉在卫气的运行中发挥着重要的枢机作用。卫气在阴阳跷脉中的运行影响着阳跷脉和阴跷脉的平衡,从而决定了寤与寐的不同状态。阳跷脉气盛则易寤,阴跷脉气盛则易寐。《灵枢·营卫生会》记载:"卫气行于阴二十五度,行于阳二十五度……夜半而大会,万民皆卧。"《灵枢·大惑论》指出:"夫卫气者,昼日常行于阳,夜行于阴,故阳气尽则卧,阴气尽则寤。"一方面,若卫气不循常度,滞留于阳则使阳跷脉气盛,阳不入阴,清醒而目张,可导致不寐。如《灵枢·大惑论》曰:"黄帝曰:病而不得卧者,何气使然?岐伯曰:卫气不得入于阴,常留于阳。留于阳则阳气满,阳气满则阳跷盛,不得入于阴则阴气虚,故目不瞑矣。"另一方面,邪气扰于五脏,导致卫气运行被阻,不能正常潜藏于五脏,五脏精气不能流溢于阴跷脉,阴跷脉亏,阴不敛阳,则会出现早醒、易醒的现象,此即阴跷脉亏所导致之不寐。叶桂所谓"痰饮乃浊阴所化,阻遏阳气,不入于阴,阴跷空,夜不熟寐"(《三家医案合刻》),即邪扰五脏影响精气生成,精气不能充养阴跷脉所致不寐。《灵枢·营卫生会》也提到:"老者之气血衰,其肌肉枯,气道涩,五脏之气相搏,其营气衰少而卫气内伐,故昼不精,夜不瞑。"年老者五脏本虚,气血、津液诸多不足,卫气又涩滞于肌表,五脏失于调和而渗入阴跷脉之脉气不足,以致阴跷脉空,阴不敛阳,故白天精力不足而夜晚又不眠。

失眠之辨证,应首分虚实。虚证多属心脾两虚、心肾不交、心胆气虚,气阴津血不足,心失所养或心火虚亢,临床特点为体质羸弱、面色无华、神疲懒言、惊惕健忘、心悸虚烦、腰膝酸软等;实证常见心肝火旺、肝胆湿热、痰热内扰,邪实扰动心神,临床特点为心烦易怒、口苦脘闷、便秘溲赤等;亦有虚实夹杂者,多为肝郁脾虚,临床特点为烦闷胁胀、纳呆便溏。次辨病位,且其病位主要在心,乃由于心神失养或不安,神不守舍而不寐;亦与肝、胆、脾、胃、肾相关。如急躁易怒而不寐,多为心肝火旺、肝胆湿热;脘闷苔腻而不寐,多为胃腑宿食,痰热内盛;烦闷不寐,纳食欠馨,胁胀便秘(溏),多为肝郁脾虚;面色少华,肢倦神疲而不寐,多属心脾两虚,脾虚不运,心神失养;心烦心悸,头晕健忘而不寐,多为阴虚火旺,心肾不交;心烦不寐,触事易惊,多属心胆气虚。然其总体治则当以补虚泻实,调整脏腑阴阳为要。

失眠之证治,需灵活多变。应综合病程之长短、病情之轻重、病证之特点,两法甚或多法并用,以取良效。临证之时灵活运用"阴阳寤寐""阴阳跷脉""营卫循行"等学说,以及有关睡眠辨治之"精气神""金石调神""五神脏""五脏苦欲补泻""五郁治法""胃不和则卧不安"等理论,进行方药运用与拓展延伸。

失眠之用药,应重视调神。除据证候辨证选方之外,安神药的选择亦应做到对症而精准,如合欢皮善解郁安神,远志专化痰安神,首乌藤擅通络安神,柏子仁主养心安神,莲子心善清心安神,砂仁可化湿和中安神,炒酸枣仁入心肝经而长于养血安神。此外,金石类药的选择也是本节失眠辨治的特色与亮点。因于火热者,常选石膏辛散逐热,而不必拘泥于实证与虚证;因于痰热者,宜煅青礞石清化痰热。失眠之发生又多与"五神脏"所属之"五志"盛衰变化密切相关,因此常针对所属病机之不同,分别采用宁神、安魂、平魄、定志、镇惊之治法,常用药物如琥珀"安五脏,定魂魄",珍珠母"镇心,定志,安魂魄",龙骨"镇心安神,益肾安魂镇惊",龙齿"镇心,安魂魄",磁石"入肾,安神镇惊",生铁落"清热定惊",朱砂"清心镇惊,安神",珊瑚"镇心,止惊"。尚有益胃散结之麦饭石,健脾收涩之禹余粮、赤石脂,亦可根据辨证情况选择使用。

第十八节　鬼　交

一、概述

鬼交是一种在睡眠过程中发生的与现实情况相悖的具有性色彩的梦境。梦境中与之交合者可以是任何人,但多以故去的亲人、朋友或传说中的神灵鬼怪等异类为主。大部分患者会由梦境延伸到现实,即在觉醒状态下仍可产生与梦境中感觉一致的幻觉、妄想,而且患者本人对此深信不疑。本病的女性发病率高于男性。发病具有比较明显的人群特征:大龄未婚青年男女、鳏夫或寡妇、青春萌动期的少男少女、精神分裂症患者。

东晋时期,葛洪在《肘后备急方》中明确记载了鬼交这一疾病类型,并描述了该类患者的外在症状与精神状态——"治女人与邪物交通,独言独笑,悲思恍惚者""若男女喜梦与鬼通致恍惚者"。

隋代巢元方《诸病源候论·风病诸候下·鬼邪候》云:"凡邪气鬼物所为病也,其状不同。或言语错谬,或啼哭惊走,或癫狂昏乱,或喜怒悲笑,或大怖惧如人来逐,或歌谣咏啸,或不肯语。"若女性与鬼交通,则"不欲见人,如有对忤,独言笑,或时悲泣是也。脉来迟伏,或如鸟啄"(《诸病源候论·妇人杂病诸候·与鬼交通候》),不仅记载了鬼邪对精神状态的影响,而且对鬼交脉象也有新的认识。《诸病源候论·妇人杂病诸候·梦与鬼交通候》所载"夫脏虚者喜梦。妇人梦与鬼交,亦由腑脏气弱,神守虚衰,故乘虚因梦与鬼交通也",特别强调了正气虚损在鬼交发病过程中的作用。

清代傅青主发展了对梦交与鬼胎关系的认识,认为有鬼胎的妇人必然与鬼交,而鬼交的室女"或精神恍惚而梦里求亲,或眼目昏花而对面相狎,或假托亲属而暗处贪欢,或明言仙人而静地取乐"(《傅青主女科》),说明其在觉醒状态下存在幻视、性幻觉等情况。

鬼交包括梦中与鬼交合和非梦中与鬼交合,历代医书未对此进行严格区分。在临床实践中发现,该病的发生多与心、肺、脾、肝、胆等脏腑功能受损,阴阳失衡有关——或因素体脾运失常,本易聚湿生痰,又喜静少动,痰浊阻滞气机郁而化火,再遇不良刺激酿生心火,与痰火互相引动,使心神受扰而发病;或因平素肝肺气血不足,再遇各种致病因素影响,即导致肝魂肺魄功能失调而魂魄飞扬发病;或因肝失疏泄,气郁化火,又心阴不足,心火独旺,神魂不宁而发病;或因心气亏虚,心神失养,又胆气不足,无以谋断,神机失用而发病。

二、医案

医案一

张某,女,60岁。2021年12月30日初诊。

主诉:夜梦与"鬼"交合1年。

现病史:患者1年前参加朋友葬礼,在墓地时心生焦虑紧张,回家后便出现夜梦与"鬼"交合的情况,初为偶发,1个月出现2~3次,羞于启齿,遂未就诊;后越来越频繁,以至每夜发生"鬼"交,严重影响家庭和睦与自身情绪健康,遂于当地医院就诊,诊断为焦虑症,予服氟哌噻吨美利曲辛,早晨、中午各1片。服药第1个月自觉症状有所缓解,后继续服药,自觉症状未见进一步好转,遂自行停药,前来我处就诊。

现症见:体型肥胖,平素恶热贪凉,入睡困难,常辗转反侧1~2小时方可入睡,每晚睡眠时长大约4~5小时,寐则有"鬼"前来与之交合,但始终看不清梦中之"鬼"的面孔,只知道其确非"活人",梦中与之对话却不回答。自诉夜间梦中每与"鬼"交合后因害怕而觉醒,醒后常开灯寻"鬼"。清醒后对夜间之事均有记忆。白天自觉头蒙头沉,紧张担心,心烦急躁。食欲欠佳,口黏、口苦。二便调。舌红苔黄厚腻,脉滑数。

既往史:既往体健。否认手术、外伤、输血史。否认食物、药物过敏史。

家族史:否认家族性遗传病病史。

月经及婚育史:适龄婚育,育有1女,体健,50岁绝经。

中医诊断:鬼交(痰火扰神证)。

治疗原则:清心安神,健脾涤痰。

处方:清心化痰汤。

天竺黄 20g	瓜 蒌 15g	川贝母粉 5g^{冲服}	陈 皮 15g
黄 连 8g	莲子心 15g	茯 苓 15g	石菖蒲 30g

炒栀子 10g　　　生铁落 30g^{先煎}　　煅青礞石 30g^{先煎}　　龙　齿 15g^{先煎}

朱　砂 0.5g^{冲服}　　首乌藤 15g　　　炒酸枣仁 30g　　　　远　志 15g

鸡内金 20g　　　北寒水石 15g^{先煎}

7 剂,每日 1 剂,水煎服,分 2 次服。

2022 年 1 月 6 日二诊:入睡困难已经缓解,可半小时内入睡。自诉服药后头蒙头沉稍有缓解,仍有夜梦鬼交,睡前紧张、担心明显,入睡后因梦与鬼交而觉醒,醒后开灯寻"鬼",若再次入睡后仍有可能出现鬼交梦境,眠浅、反复觉醒,每晚睡眠时长 4~5 小时。白天紧张担心,心烦急躁,纳可,口苦,二便调。舌红苔黄厚腻,脉滑数。初诊方基础上改煅青礞石为 35g、朱砂为 0.3g、炒酸枣仁为 40g,加竹茹 15g、合欢皮 25g、琥珀粉 3g^{冲服}、龙胆 10g。14 剂,水煎服。

2022 年 1 月 20 日三诊:二诊方服用期间,梦中与鬼交合出现 4~5 次,伴随醒后开灯找"鬼"的行为减少,其他时候睡眠安稳。自觉心情较前平静些,遇事偶有心烦感,头部沉、蒙感消失。纳可,口中和,大便溏黏,小便正常。舌红苔薄黄腻,脉滑数。二诊方基础上减生铁落、北寒水石、炒栀子、朱砂,改黄连为 3g、莲子心为 10g,加炒白术 15g。21 剂,水煎服。

2022 年 2 月 10 日四诊:服药后精力正常,自觉头脑清利,其间夜梦与鬼交合症状消失,无寻"鬼"行为。时有紧张担心感,担心鬼交症状会复现,睡眠安稳,食欲可,大便成形,小便正常。舌红苔薄黄。脉滑。三诊方基础上减龙胆、川贝母粉、黄连,改石菖蒲为 15g、煅青礞石为 25g,加焦三仙各 15g、炒白扁豆 15g。14 剂,水煎服。

2022 年 2 月 24 日五诊:服药期间睡前紧张担心感消失,且心中平静,夜寐安稳,偶有做梦,但梦境模糊,醒后多无法回忆,饮食二便均正常。舌淡红,苔白,脉沉弦。四诊方减首乌藤、琥珀粉、石菖蒲、煅青礞石、瓜蒌,改合欢皮为 15g、炒酸枣仁为 15g、鸡内金为 15g、天竺黄为 10g,加党参 15g、生甘草 10g。14 剂,水煎服。

服药 14 剂后,患者来电反馈"鬼交"症状未再发作,睡眠安稳,少梦,精力正常,日间正常活动无疲倦感,无紧张感,遂停药。随访半年至 2022 年 8 月 25 日,未见复发。

按:《素问·太阴阳明论》云:"四支皆禀气于胃,而不得至经,必因于脾,乃得禀也。今脾病不能为胃行其津液,四支不得禀水谷气,气日以衰,脉道不利,筋骨肌肉,皆无气以生,故不用焉。……脾脏者常著胃土之精也,土者生万物而法天地。"《素问·玉机真脏论》云:"脾脉者土也,孤脏以灌四傍者也。"《灵枢·营卫生会》云:"中焦亦并胃中……此所受气者,泌糟粕,蒸津液,化其精微……以奉生身。"以上关于"脾主运化"的论述,指出了脾以运化水液为其主要生理功能之一。《素问·阴阳应象大论》云:"阴静阳燥,阳生阴长,阳杀阴藏。阳化气,阴成形。"肥胖之人,形盛属阴而喜静,常因脾运失常导致气血津液等难以输布运化，积滞而成痰湿。"脾喜燥恶湿。"痰湿内阻，进一步困阻脾阳，致使脾失健运，脾运失常而又易生痰湿，如此循环，酿生病变。《素问·灵兰秘典论》载："心者，君主之官也，神明出焉。"《素问·调经论》说："心藏神。""神明""神"是指高级中枢神经功能活动，主管精神思维等活动。

本案患者平素体胖，食欲欠佳，且舌苔厚腻，可知脾失健运，痰湿之象尽显。又平素恶热贪凉，痰湿郁滞日久酿生痰火。患者参加朋友葬礼，情志过极，内生心火，心火与素有痰火相互引动，上扰心神，神机受扰，故而怪症丛生，出现紧张、心烦、梦与鬼交、开灯寻"鬼"等症状。治疗当以清心安神、健脾涤痰为主，予以清心化痰汤。

初诊方中，瓜蒌、天竺黄为清痰热之主药。其中，瓜蒌性寒，味甘、微苦，入肺、胃、大肠经，可荡热涤痰，成无己谓其能"通胸中郁热"（《伤寒明理论》）；天竺黄味甘性寒，归心、肝经，清热豁痰，宁心定惊。川贝母粉、陈皮、茯苓、石菖蒲、煅青礞石等坠痰气，开神窍，清热痰，化痰结。《本草汇言》载："贝母，开郁、下气、化痰之药也……配二陈代半夏用，可以清肺消痰、和中降火者也。以上修用，必以川者为妙。"陈皮味辛苦，性温，归肺、脾经，理气健脾，燥湿化痰；茯苓味甘淡，性平，入心、脾、肺、肾经，健脾渗湿化痰，以截生湿、生痰之源；石菖蒲味辛苦，性温，豁痰开窍，醒神益智；煅青礞石质重，味甘咸，性平，重以降逆而有坠气下痰之功，重以镇惊而有安神之功。黄连、莲子心、炒栀子苦寒，北寒水石咸寒，皆入心经，可直戡心火。其中，黄连与莲子心乃清心安神常用对药。生铁落、龙齿、朱砂、首乌藤、炒酸枣仁、远志均有安神之功。其中，生铁落味辛，性平，降火镇惊，《医林纂要》载其"宁心神，泻妄火，坠涌痰"；龙齿味甘涩，性凉，镇惊安神，除烦热；朱砂味甘，性微寒，入心经，镇心安神；首乌藤味甘，性平，入心、肝经，养心安神，主失眠多梦；酸枣仁味甘酸，性平，入心、肝、胆经，炒用安神之力大；远志味苦辛，性温，归心、肾、肺经，既可祛痰，又益智安神。总览全方，多用金石类药，恐碍胃伤脾，遂予鸡内金，旨在化石以助运。诸药合用，共奏清心安神、健脾涤痰之功。

二诊时，头沉头蒙感稍有减轻，但鬼交症状并无变化，昼夜紧张担心，日间烦躁起急，舌红苔黄厚腻，种种症状均与痰火扰心有关。顽痰结聚，病重药轻，故增加煅青礞石用量，以增强清化顽痰、镇惊安神之力；加竹茹清热痰除烦，龙胆清湿热化腻苔。《药品化义》云："竹茹……轻可去实……凉可去热……苦能降下，专清热痰。"《本草新编》谓："龙胆草泻湿热，不能泻不热之湿也。"入睡难虽有改善，但睡眠浅，故增加炒酸枣仁用量，加合欢皮、琥珀粉以助睡眠；因朱砂有毒，为确保用药安全，故酌减朱砂用量。《神农本草经》谓："合欢……主安五脏，利心志，令人欢乐无忧。"南川《常用中草药手册》记载合欢皮"治心气躁急、失眠"。琥珀粉镇惊安神，《神农本草经疏》载其"专入血分……从金石镇坠药则镇心安神"。因此，琥珀与煅青礞石、龙齿、朱砂、北寒水石等药合用,共奏镇惊安神之功。

三诊时,精神状态转佳,头部沉、蒙感消失,心情较前平静些,说明心火得以清降,故减苦寒清热之栀子、咸寒清火之北寒水石。生铁落质重性猛,久服易碍胃,且痰火所致诸症明显减少,故减去。朱砂有毒,不可久服,为保证用药安全亦减之。仍偶有心烦,说明余火尚未肃清,故清心降火之品不得俱去,继以小剂量黄连、莲子心清心除烦安神。大便溏黏,舌苔薄黄腻,示脾虚湿热之本质,故加炒白术健脾祛湿(炒白术较生白术燥湿力量更强)。

四诊时,正直春节刚过,患者精神状态较前焕然一新,春节期间梦与鬼交、寻鬼行为未再发生,唯时有紧张担心感,表明痰火已祛过半,故减降气化痰之川贝母粉、清心除烦之黄连,同时减少石菖蒲、煅青礞石的用量。舌苔由薄黄腻转薄黄,故减龙胆。痰火已衰,进一步治疗应加强健脾燥湿、助脾运化之力,故加焦三仙、炒白扁豆,以使旧痰得化,新痰不生。

五诊时,诸症消失,鬼交未再发作,睡眠安稳,偶有梦,但梦境模糊,且醒后无法记起。至此,本可收工停药,但考虑患者病史较长,素体偏胖,痰湿困阻,脾运失常,易酿痰湿,恐有复发之风险,故还需以"健脾助运,化湿涤痰"法巩固之。故减安神之首乌藤、琥珀粉,减豁痰、坠痰、涤痰之石菖蒲、煅青礞石、瓜蒌;减少天竺黄、合欢皮、炒酸枣仁、鸡内金的用量;加党参、生甘草以补脾助运,与茯苓、炒白术、白扁豆共截生湿、生痰之源。

本案患者为老年女性,罹患此病,羞于启齿,以致病情迁延。来诊之时,首次讲述自己有夜梦与鬼交合之症,且伴随精神紧张担心、心烦易怒的症状。本案治疗的关键在于辨识患者体质和病因病机。患者体胖,属痰湿体质,素体脾失健运,气血津液输布不及,以致酿生痰湿;痰湿困阻,加剧脾运失常,痰浊聚集,阻滞气机,气郁而化火;再因参加朋友葬礼,情志不畅,酿生心火,与痰火互相引动,使心神受扰而发病。因此,治疗初期以清心安神为主,辅以健脾涤痰;治疗中期,清心涤痰与健脾化痰并举;治疗后期则以健脾助运燥湿为主,清心豁痰为辅。在整个治疗过程中,特别注重金石类药的随证加减。例如,北寒水石清心经实热之力强,在心烦消失后,及时在三诊时去之,以防过寒伤及心阳。再如,降气坠痰、祛顽痰之煅青礞石,初诊时顽痰较重,鬼交症状突出,用量达30g;二诊时症状虽有缓解,但并未消失,且朱砂减量,故增加了煅青礞石用量(35g);后随着症状缓解,四诊时减少了煅青礞石用量(25g),五诊时减去了煅青礞石。金石类药随证加减,既可增强疗效,又可避免长期大剂量使用碍胃。本案患者初诊时病情较重,故予镇惊安神作用强的朱砂,且其剂量用到常规范围内最大;二诊时,症状有所缓解,为确保用药安全,及时减少朱砂用量;待到三诊时,睡眠安稳,且朱砂已足疗程使用,遂减去,以保障用药安全。

因此,有毒之品的运用更需张弛有度,在注重疗效的同时更应保证用药安全。

医案二

张某,女,27 岁。2020 年 9 月 1 日初诊。

主诉:夜梦与亡夫交合 3 个月,加重伴随出现性快感 1 个月。

现病史:患者新婚半年,3 个月前丈夫在工作单位施工时突发事故而去世,之后患者精神恍惚,反复于夜间梦到其亡夫从外地归来与之交合,大约 1 周 3~4 次,醒后气短汗出,疲劳感明显。1 个月前,夜梦与亡夫交合频次增加,几乎每晚发生,并出现性快感,醒后汗出较多,日间精神疲惫,少气懒言,并以巫医之术治之无效,遂就诊于我处。

现症见:身体消瘦,面白,语声低弱,语速较慢,自感疲劳乏力。入睡过程难,约 40 分钟方可入睡,夜寐多梦,且每晚均可出现梦中与亡夫交合情景并伴随性快感,日间精神疲惫,食纳不香,二便正常。舌淡红,苔薄白,脉沉弱。

既往史:既往体健。否认外伤、手术、输血史。否认食物、药物过敏史。

家族史:否认家族性遗传病病史。

月经及婚育史:月经不规律,或前或后,量少,色淡,末次月经 8 月 6 日。丧偶。

中医诊断:鬼交(魂魄飞扬证)。

治疗原则:益气养血,安魂定魄。

处方:安魂定魄汤。

当　归 15g	川　芎 10g	白　芍 15g	熟地黄 20g
炙甘草 15g	白　术 15g	茯　苓 15g	山　药 15g
人　参 6g	龙　齿 20g^{先煎}	紫石英 20g^{先煎}	琥珀粉 6g^{冲服}
珊瑚粉 1g^{冲服}	石菖蒲 30g	鸡内金 15g	

7 剂,每日 1 剂,水煎服,分 2 次服用。

2020 年 9 月 8 日二诊:入睡未见改善,仍须 40 分钟左右才可入眠。夜梦减少,1 周内夜寐与亡夫交合 2 次、均伴随性快感,日间神疲乏力,纳食欠佳,二便正常。舌淡红,苔薄白,脉沉弱。初诊方基础上改紫石英为 30g、龙齿为 30g,加珍珠母 30g^{先煎}、磁石 20g^{先煎}、焦三仙各 12g。14 剂,水煎服。

2020 年 9 月 22 日三诊:自诉夜梦与亡夫交合在 2 周内仅发生 3 次,但 3 次均无性快感出现。入睡快,10~15 分钟即入眠,睡眠中偶有与日常生活相关的梦,疲劳感有缓解。食纳较前改善,二便调。本次服药期间,患者于 9 月 17 日月经来潮,经色淡红、量少,无痛经,经行不畅。舌淡红,苔薄白,脉沉弦。二诊方基础上改人参为 10g、当归为 20g,加阿胶珠 6g^{烊化}、枸杞 10g、茯神 15g、龙眼肉 15g。21 剂,水煎服。

2020 年 10 月 13 日四诊:近半月来未有亡夫与之交合之梦,夜寐安稳,少梦,入睡快,日间精神可,疲劳乏力感消失。食欲可,二便调。舌红苔薄白,脉沉细。三诊方基础上减焦三仙、珍珠母、珊瑚粉、磁石、紫石英,改熟地黄为15g、龙齿为20g^{先煎}、琥珀粉为3g^{冲服}。14剂,水煎服。

2020年10月27日五诊:服药期间病情平稳,诸症未见反复,来诊时正处于月经第2天,颜色正常,量可,未见痛经,无血块。舌红苔薄白,脉弦细。四诊方基础上减阿胶珠。14剂,水煎服。

后随访半年至2021年4月27日,未见上述症状复发。

按:《说文解字》曰:"魂,阳气也。"《灵枢·本神》云:"随神往来者谓之魂……肝藏血,血舍魂。"《春秋左传注疏》云:"附气之神为魂也……谓精神性识,渐有所知,此则附气之神也。"《黄帝内经太素》曰:"魂者,神之别灵也,故随神往来,藏于肝,名曰魂。"这说明魂为阳气,藏于肝,而血是魂活动的物质基础,故以肝血濡养之。魂乃附神之灵,随神发用出来,统摄七情,助神灵机之用。人之有感,而忽生喜怒哀乐之情,若此时未经由神之决断,所发喜怒者,魂之责也。《中西汇通医经精义·五脏所藏》云:"夜则魂归于肝而为寐,魂不安者梦多。"若肝经亏虚,邪气袭之,肝不舍魂,魂无以归,夜卧时则魂飞扬游离于体,故梦多繁杂。

《说文解字》曰:"魄,阴神也。"《灵枢·本神》云:"并精而出入者谓之魄……肺藏气,气舍魄。"《素问·六节藏象论》曰:"肺者,气之本,魄之处也。"《左传·昭公七年》:"人生始化曰魄。"《春秋左传注疏》云:"附形之灵为魄……附形之灵者,谓初生之时,耳目心识,手足运动,啼呼为声,此则魄之灵也。"《类经》云:"魄之为用,能动能作,痛痒由之而觉也……魄盛则耳目聪明,能记忆。"这说明魄虽为先天所得,但主要以肺之气为舍、为充、为养。肺主一身之宗气,魄为精气所养,肺精足则魄强而用,精神乃治。"附形之灵为魄",魄与精形为一体,若魄不为肺所舍则游动,而在梦中出现躯体和语言动作。

《灵枢·本神》云:"故生之来谓之精,两精相搏谓之神,随神往来者谓之魂,并精而出入者谓之魄。""魂"与"魄"在生理上有密切的联系,常并称"魂魄'。《类经》云:"然则神为阳中之阳,而魂则阳中之阴也;精为阴中之阴,而魄则阴中之阳者乎。"魂为阳中之阴,魄为阴中之阳,魂魄在阴阳消长交替中互生。魂魄自调则寤寐如常,阳入于阴则寐安。魂魄不调则寤寐错乱,阳不入阴则有梦境的发生。因此,魂定魄平则心境平和、思维敏捷、寤寐可安。

脏腑功能正常、气血冲和是魂魄发挥正常生理功能的基础。脏腑功能虚损、气血失和,或外邪袭扰导致阴阳失衡、魂魄不调,甚则魂魄妄动离体出现血不舍魂、气不舍魄、魂魄飞扬不宁,于夜而发为多梦症。《诸病源候论》云:"夫虚劳之人,血气衰损,脏腑虚弱……魂魄飞扬,使人卧不得安、喜梦。"

血舍魂，气舍魄，气血乃魂魄发挥功能的物质基础。本案患者为青年女性，因新婚丧偶突遭变故而精神受到刺激，致使气血魂魄失调发病。患者平素月经不规律，月经量少、色淡，可知其素来血虚，血虚则魂无所舍。患者常自感疲乏无力，语声低微，可知其自有气虚，气虚则魄无所藏。气血亏虚，魂魄无所依而魂魄飞扬，心神统摄失职，故而出现夜梦与亡夫交合之症，甚至伴随性快感。因此，治疗应以益气养血、安魂定魄为主，予安魂定魄汤。

初诊方中，当归、川芎、白芍、熟地黄养血补血，养肝体、实肝用，使魂有所舍；白术、茯苓、山药、人参、炙甘草补气益肺，使魄有所藏；龙齿、紫石英、琥珀粉、珊瑚粉与石菖蒲相伍，发挥宁心通神之功。其中，龙齿、紫石英、琥珀粉、珊瑚粉均属金石类药，有通神之功，且质重又可重镇安神。琥珀"专入血分……从金石镇坠药则镇心安神"（《神农本草经疏》）。石菖蒲辛散香窜，可以醒神开窍，宁心神，与上药配伍，共奏益气养血、安魂定魄之功。因应用多种金石类药，且患者食欲欠佳，故予鸡内金以免金石类药碍胃，助脾胃运化，改善食欲。

二诊时，虽夜梦与亡夫交合次数减少，但仍伴有性快感，且入睡未见改善，仍须40分钟左右才可入眠，因此应增强镇摄魂魄、安定心神之力，故增加紫石英、龙齿用量，同时加珍珠母、磁石等入肝经且质重之品，与龙齿、紫石英共同发挥"重以安神"、重镇魂魄之功。食欲欠佳，故加焦三仙消食开胃，助脾胃纳运。

三诊时，各症状改善明显，服药期间梦中与亡夫交合次数明显减少，且性快感消失，说明飞扬之魂魄得以初步安定。但月经不畅，量少色淡，说明肝体仍处于较弱水平，肝血尚未充盈，仍须养肝血、实肝体，以定魄安魂。《景岳全书》云："有形之血不能即生，无形之气所当急固。"故增加人参用量，补气以助生血；增加当归用量，以补养肝血。同时加阿胶珠、枸杞养血补血，龙眼肉补益气血。夜间偶有与日常生活相关之梦，故加茯神，与紫石英、龙齿、珍珠母、磁石、琥珀粉、珊瑚粉等共奏镇摄魂魄、宁心安神之功。

四诊时，已有半月未做梦与亡夫交合，夜寐安稳，少梦，入睡快，日间精神可，疲劳乏力感消失，食纳可，故减消食开胃之焦三仙，减珍珠母、珊瑚粉、磁石、紫石英，减少龙齿、琥珀粉用量，一方面可避免多种金石类药久服碍胃，另一方面可继续发挥金石类药镇定魂魄、安定心神的功效。熟地黄滋腻，久服亦不利于运化，故减量使用。

五诊时，诸症消失，一如常人，已持续1个月未发作夜梦与亡夫交合。本次来诊，患者正处于月经期间，经色、量均趋于正常，故为巩固疗效，去滋腻之阿胶珠，继续服用。

本案患者病程短，症状虽古怪繁杂，但究其本质乃气血不足，魂魄飞扬所致。故治疗从益气养血入手，补肺气以强宗气，使魄有所藏；养肝血以实肝体，使魂有所舍。同时配伍重镇安神之金石类药，镇摄魂魄，可收到事半功倍的效果。

三、小结

鬼交的发生多与心、肺、脾、肝等脏腑功能受损,气血失调,内生痰火扰动心神有关。本病以痰火扰神和魂魄飞扬2个证型多见。其中,痰火扰神型多见于痰湿体质之人。因其素体肥胖,脾失健运,气血津液输布不畅,聚而成湿成痰,痰湿郁阻气机,郁久化火,若再遇情志过极致使心火亢盛,二者互相引动,痰火上扰心神则出现鬼交。魂魄飞扬型多见于肝肺气血不足之人。肝藏血,血舍魂,肝营血不足则魂无所安;肺藏气,气舍魄,肺卫气弱则魄无所定。若气血亏虚之人遇不良刺激,脏腑气血平衡极易被打破,致使肝魂肺魄功能失调,魂魄不聚而飞扬,发为鬼交。此外,临证时亦有鬼交之心胆气虚型和心肝火旺型,其理法方药请参照本章"梦游"一节。

梦的产生是人在睡眠过程中发生的一种心理现象。《甲骨文编》云:"象人依床而睡,梦之初文。"《墨子·经上》云:"梦,卧而以为然也。"说明睡眠中目有所见就是做梦。中医学认为,在正常情况下,脏腑气血冲和,阴平阳秘,常人无梦;在某些情况下,由于内因、外因或不内外因致阴阳气血有所偏,可有梦。但梦量少、程度浅,醒后对梦境内容可记住或记忆不清,梦中内容不影响醒后生活者,乃生理之梦。若多梦、眠浅、噩梦、梦呓、梦交、鬼交、梦游、梦魇等,乃病理之梦。病理之梦多与五神脏失用,气血津液失调,阴阳失衡有关。例如,与阴阳失衡相关的梦境——"阴气盛,则梦涉大水而恐惧;阳气盛,则梦大火而燔焫;阴阳俱盛,则梦相杀。上盛则梦飞,下盛则梦堕"(《灵枢·淫邪发梦》);与五神脏有关的梦境——"过喜则梦开,过怒则梦闭,过恐则梦匿,过忧则梦嗔,过哀则梦救,过忿则梦詈,过惊则梦狂"(陈士元《梦占逸旨》)。因此,根据梦境内容,可以辨五神脏的功能、阴阳的平稳、气血的盈亏而治之。

在治疗鬼交等类梦疾病时,金石类药的使用具有独特优势,若结合自身性味归经,配伍其他种类药物,能起到起效快、疗程短、不易复发的作用。

第十九节　梦　　交

一、概述

梦交是指在睡眠过程中梦到与异性或同性发生性行为;其本质是一种不受控制的无意识或潜意识活动。出现梦交时,男性和女性的外在表现不一样,男性可能会出现阴茎勃起或遗精的现象,女性可能会出现阴道湿润的现象。梦境中的性伴侣的形象可以是清晰的,也可以是模糊的。虽然梦交是一种无意识或潜意识的活动,但如果频发过度,亦会导致精神萎靡、身体困倦,影响正常的工作生活,因此需要及时治疗。

《灵枢·淫邪发梦》所载"客于阴器,则梦接内",指出正气虚弱,邪气干扰生殖器官,就会出现梦交。

《金匮要略·血痹虚劳病脉证并治》指出:"夫失精家,少腹弦急,阴头寒,目眩,发落,脉极虚芤迟,为清谷,亡血失精。脉得诸芤动微紧,男子失精,女子梦交,桂枝加龙骨牡蛎汤主之。"张仲景在这里首次提出"梦交"这一病名,创立了针对"失精家"的桂枝加龙骨牡蛎汤。

梦交之病,临床多以肾精亏虚为本。或因工作、生活所欲不遂,致使情志不畅,而肝气郁滞;或因工作学习所累,长期熬夜,致使心血耗散,阴血亏虚,心阴不足,心火独旺,不能下温肾水,最终均使神机受扰,而出现夜梦与异性交媾的症状。辨证分型以肾虚肝郁和心肾不交为主。

二、医案

医案一

宁某,女,30 岁。2018 年 3 月 10 日初诊。

主诉:入眠后梦见与人交合 1 年,加重 1 个月。

现病史:患者平素易急躁。1 年前因家中琐事与丈夫发生争吵后,间断出现夜晚入睡后梦见与陌生异性交合之情景,起初 1 个月内偶有 1~2 次发作,但因羞于启齿一直未予诊治。此后症状越发严重,长则 3~4 天、短则 1~2 天便出现梦中与陌生异性交合,甚是痛苦。同时,因上述情况严重影响夜间休息,而出现头晕目眩、乏力困倦、腰膝酸软等不适。1 个月前,患者于睡梦中与陌生异性交合情况愈演愈烈,每晚均有发生,甚至一晚可出现 2~3 次,以至于夜间不敢闭眼入睡,自觉恐惧,遂来诊。

现症见:精神差,面容憔悴,夜寐不安,多梦而长夜不宁,每晚睡梦中均有与陌生异性交合之情景,且梦中交合之人并不固定,日间自觉头晕目眩,头部有昏沉感,腰膝酸软,乏力困倦,伴心悸,心烦易怒,善太息。口苦,纳食一般,时有胸脘痞闷。大便偏干,小便尚可。舌红,苔薄略黄,脉弦细。

既往史:既往体健。否认手术、外伤、输血史。否认食物、药物过敏史。

家族史:父母均体健,无类似病史可询,否认家族性遗传病病史。

月经及婚育史:适龄结婚,未生育。平素月经周期正常,月经量偏少、颜色较深。

中医诊断:梦交(肾虚肝郁,郁火扰神证)。

治疗原则:疏肝益肾,清火安神。

处方：益肾调肝汤。

刺五加 30g	柴　胡 15g	佛　手 15g	白　芍 10g
紫石英 30g^{先煎}	磁　石 30g^{先煎}	黄　柏 15g	熟地黄 15g
当　归 15g	茯　神 15g	山　药 20g	五味子 15g
栀　子 15g	知　母 12g	鸡内金 15g	

7剂，每日1剂，水煎服，分2次服用。

2018年3月17日二诊：多梦好转，自觉睡梦中与人交合情况较前减少、大概2天左右发生1次，头晕、昏沉感较前略减，仍有腰膝酸软、乏力困倦。情绪改善，心烦易怒、善太息减轻，偶有心悸。口苦减轻，纳食欠佳较前好转，无明显胸脘痞闷。大便干好转，小便可。舌红，苔薄，脉弦细。初诊方基础上减柴胡，改栀子为10g、刺五加为40g，加郁金30g、牡丹皮15g。14剂，水煎服。

2018年3月31日三诊：睡梦中发生与人交合之状进一步好转，约1周发生1次，每次发作持续的时间也较前明显缩短。头晕好转，无明显昏沉感，腰膝酸软、乏力困倦较前减轻。近期情绪逐步平稳，无明显心烦易怒及善太息，心悸消失。无口苦，纳食可，二便正常。舌稍红，苔薄，脉细。二诊方基础上减栀子、白芍、佛手，改磁石为20g，加山茱萸20g。14剂，水煎服。

2018年4月14日四诊：自诉夜间梦交已消失，夜梦也明显减少，睡眠状况可。无明显头晕，于活动劳累后仍稍感乏力及腰膝酸软。情绪平和，无心悸、口苦，纳食佳，二便调。舌淡红，苔薄白，脉缓。嘱服用益肾安神汤1个月，以巩固疗效。

处方：益肾安神汤。

刺五加 20g	泽　泻 10g	郁　金 15g	山茱萸 15g
白　芍 15g	磁　石 10g^{先煎}	巴戟天 15g	天　麻 15g

28剂，每日1剂，水煎服，分2次服用。

2018年5月12日五诊：诉自四诊后未再出现夜间梦交，劳累后亦无明显乏力及腰膝酸软，纳眠可，二便调。舌淡红，苔薄白，脉缓。遂予停药。

按：《素问·灵兰秘典论》曰："肝者，将军之官，谋虑出焉。"《格致余论·阳有余阴不足论》亦载："司疏泄者肝也。"这说明肝的生理功能是负责疏泄气机、调节情志。《素问·六节藏象论》曰："肾者主蛰，封藏之本，精之处也。"《素问·灵兰秘典论》曰："肾者，作强之官，伎巧出焉。"这说明肾的生理功能主要是封藏，而先后天之精均藏于肾。肾精所化之气为肾气。肾气充盈则人体精力充沛，体魄强健，活动有力。故肾被形象地比喻为"作强之官"。肾藏精，精生髓，髓充脑海。肾所藏之精是化生脑髓的重要物质基础，脑髓充盈则思维敏捷，精神饱满，富有创造力和智慧，故而说"伎巧出焉"。

　　具体到本案患者之病因，一方面因家庭关系不和睦，情志不遂，与丈夫争吵后，肝失条达，气机不畅，郁而化火，上扰心神，故而出现心烦易怒的症状；另一方面因其肾精亏虚，肾气不足，导致肾不足以发挥"作强"之责，故而出现困倦乏力、头部昏沉、腰膝酸软等症状。又因患者肾精亏虚，脑髓失养，神机易被郁火所扰动，故而出现夜寐不安，多梦而长夜不宁，梦中频繁与陌生男子交合的症状。总之，本案患者患病之根本在于肾精亏虚，其标在于肝郁气滞，故治以疏肝益肾、清火安神，予益肾调肝汤。

　　初诊时据证采用益肾疏肝法进行治疗。首先，针对肾精亏虚、脑髓失养，益肾填精补髓。方中刺五加、山药、五味子、熟地黄均能入肾，发挥益肾填精补髓的作用。其中，刺五加在古代本草文献中未见记载。《中华人民共和国药典（2010年版）》记载，刺五加味辛微苦，性温，归脾、肾、心经，益气健脾，安神补肾。山药味甘性平，《本草纲目》载其可"益肾气"。五味子味酸甘，性温，滋肾摄精，《神农本草经疏》载其"专补肾，兼补五脏。肾藏精，精盛则阴强，收摄则真气归元"。熟地黄味甘，性微温，入肝、肾经，《本草从新》载其"滋肾水，封填骨髓……补益真阴"。其次，针对肝气郁结，疏达肝气、调畅气机。方中柴胡、佛手疏肝理气。其中，柴胡味辛苦，性微寒，归肝、胆、肺经，"以其气味轻清，能于顽土中疏理滞气，故其功如此"（《神农本草经百种录》）；佛手味辛苦酸，性温，归肝、脾、胃、肺经，疏肝理气止痛。同时方中白芍、当归养血柔肝，养肝体，实肝用。其中，白芍味苦酸，性微寒，归肝、脾经，所谓"补益肝脾真阴，而收摄脾气之散乱、肝气之恣横，则白芍也"（《本草正义》）；当归味甘辛，性温，归心、肝、脾经，《本草纲目》载其可"和血补血"。体用和谐，气机自然条达。再次，针对神机被郁火所扰，重镇、清火以安神。方中紫石英味甘性温，归心、肺、肾经，《本草纲目》载其"上能镇心，重以去怯也"；磁石味咸性寒，入肝、心、肾经，以其质重，重镇以安神，潜纳浮阳，《名医别录》载其"益精，除烦"；茯神，"以其体沉重，重可去怯；其性温补，补可去弱……俱宜温养心神，非此不能也"（《药品化义》）。紫石英、磁石与茯神合用，重镇安神。栀子味苦性寒，归心、肺、三焦经，"泻三焦之火"（朱震亨）；知母味苦甘，性寒，"滋肾水，治命门相火有余"（王好古），"凉心去热……泻膀胱、肾经火"（张元素）；黄柏味苦性寒，归肾、膀胱经，《本草衍义补遗》载其"走手厥阴，而有泻火为补阴之功"。栀子泻实火，知母、黄柏清降浮游之相火，三药合用，清火安神。方中使用磁石、紫石英等金石类药，恐有碍胃之嫌，故用鸡内金以化之。《医学衷中参西录》云："鸡内金，鸡之脾胃也……中有瓷、石、铜、铁皆能消化，其善化瘀积可知。"

　　二诊时，因病程较长，且梦交、腰酸腿软等肾虚之象依然存在，故增加刺五加用量，以增强补肾安神之功。情绪改善，口苦减轻，食纳转佳，服药期间梦交频次减少，说明中上二焦之火已弱，唯下焦浮游之相火难以清降，所以减少栀子用量，加牡丹皮"治血中伏火,除烦热"(《本草纲目》)。"柴胡之性,善泄善散,所以大能走汗,大能泄气,断非滋补之物"(《本草正》),不宜久用,故减柴胡,另加郁金,既能行气解郁,又可清热除烦。

三诊时,病情进一步好转,腰膝酸软虽减轻,但仍存在,故加山茱萸。山茱萸味酸涩,性微温,《药性论》载其"补肾气……添精髓"。患者服药期间情绪逐步平稳,故减疏肝理气之佛手,同时减补血养肝之白芍,以防因加入山茱萸而酸收之性太过,否则不利于肝脏气机的疏泄条达。服药以来梦交发作频次、持续时间进一步缩短,神机趋于正常,所以减少重镇安神之磁石的用量,同时可防止过用金石类药妨碍脾胃运化。心烦易怒及善太息、心悸等均消失,说明肝火已清、心神已定,故去清热除烦之栀子。

四诊时,梦交消失,夜寐已安,情绪平和,唯自觉仍存在易疲劳、腰膝酸软的情况,此乃先天之本不足的表现,故予"益肾安神汤",在补肾的同时理气安神,巩固疗效,以防复发。方中首先以刺五加、山茱萸、巴戟天补肾填精。其中,巴戟天味甘辛,性微温,归肾、肝经,补肾助阳,强筋壮骨。其次以郁金、天麻疏肝、缓肝。其中,郁金即可疏肝理气,又可解郁除烦;白芍味酸,入肝经,养血柔肝;天麻甘平,主入肝经,平肝缓急,《药品化义》载其"性气和缓。《经》曰:肝苦急,以甘缓之。用此以缓肝气"。最后以磁石重镇安神;泽泻甘寒以泻肾火,预防神机被相火所扰。

患者第5次来诊时,治疗已2个月,梦交及其伴随症状均消失,一如常人,生活恢复正常,遂停药。

本案患者肾精亏虚是基础病机;肝失疏泄、气郁化热化火是核心机转;神机受扰失常是病机关键。因此,在诊疗上,根据症状、体征的具体变化辨证施治,运用益肾、疏肝、清火、安神的思路遣方用药,可取得满意的临床效果。

医案二

章某,女,38岁。2022年8月13日初诊。

主诉:夜寐多梦、梦境中多与异性交合半年,加重半月。

现病史:患者于半年前因工作繁忙,脑力劳动较多,逐渐出现入睡后夜梦增多,梦的内容多有紧张气氛,如考试时未答完试题、错过早上班车等。随着时间推移,夜间睡梦中又时常出现与不同陌生男性交合之场景,醒来后自觉全身乏力,伴有汗出,同时阴道中有大量液体分泌。起初数周或数十日1次,随着病情发展,次数愈发频繁,逐步进展为1~2日即出现1次,严重影响睡眠,常自觉日间头晕耳鸣,周身困倦,腰酸乏力,五心烦热,口燥咽干。由于害羞,未前往医院诊治。近半月来,夜梦内容基本上均是与陌生男性交媾,而且几乎每晚都出现,有时甚至一晚发生数次。目前,已无法正常工作学习,遂来就诊。

现症见:精神不振,面色发暗,梦中出现与人交合,醒后常感莫名紧张、心悸,伴汗出;日间神疲乏力,头晕耳鸣,昏沉发蒙,五心烦热,口燥咽干。纳食尚可,大便干、2日1次,小便短赤。舌红少津,苔少,脉细数。

既往史:既往体健。否认手术、外伤、输血史。否认食物、药物过敏史。

家族史:父母均体健,否认家族性遗传病病史。

月经及婚育史:适龄婚育,育有1子1女,体健。平素月经周期延长,月经量少、颜色淡红,无明显血块。

中医诊断:梦交(心肾不交证)。

治疗原则:交通心肾,滋水安神。

处方:滋水清心汤。

醋鳖甲 9g^{先煎}	柏子仁 15g	甘草梢 10g	地骨皮 12g
黄　连 9g	黄　芩 6g	阿　胶 9g^{烊化}	肉　桂 6g
生地黄 15g	熟地黄 15g	玄　参 15g	鸡子黄 1个
生石膏 15g^{先煎}	煅龙牡^各30g^{先煎}	朱　砂 0.5g^{冲服}	

7剂,每日1剂,水煎服,分2次服用。

2022年8月20日二诊:自觉梦中与陌生男性交媾情况稍有改善,主要表现为次数较前减少,由之前的每日必发变为约隔日出现1次,同时醒后自感莫名紧张、心悸等程度均减轻,偶有汗出。神疲乏力、头晕耳鸣、昏沉发蒙轻度改善,但仍感五心烦热及口燥咽干。纳食可,小便色稍黄、量较前增多,大便干减轻。舌红少津,苔薄,脉细数。初诊方基础上减朱砂,改生石膏为20g,加珊瑚粉3g^{冲服}、银柴胡15g。14剂,水煎服。

2022年9月3日三诊:夜梦整体上较前明显减少,诉梦中与陌生异性交合症状亦进一步改善,目前1周仅出现1~2次,现醒后已无莫名紧张感,情绪平稳、无躁烦之症,但仍时有心悸汗出。头晕耳鸣改善明显,头部无明显昏沉发蒙感,神疲乏力略有好转,手足心热、口燥咽干较前明显改善。纳食可,二便正常。舌红,苔薄,脉稍细。二诊方基础上减甘草梢、黄芩,加莲子心10g、山茱萸20g、浮小麦15g。14剂,水煎服。

2022年9月17日四诊:夜梦中交合之状近2周未再出现,紧张心悸消失,无明显汗出,神疲乏力进一步减轻,偶有手心发热,无口燥咽干。纳可,二便调。舌稍红,苔薄白,脉稍细。诸症进一步减轻,遂予"补肾清心汤"继续治疗1个月,以巩固疗效。

处方:补肾清心汤。

| 刺五加 30g | 山茱萸 20g | 莲子心 10g | 磁　石 15g^{先煎} |
| 黄　柏 15g | 山　药 15g | 生地黄 15g | 五味子 15g |

28剂,每日1剂,水煎服,分2次服用。

2022年10月15日五诊:诉近2个月未再出现梦中与人交合情况,自觉身体状况良好。舌淡红,苔薄白,脉缓。遂停药。

按:《灵枢·本神》云:"因志而存变谓之思,因思而远慕谓之虑。"由此可知,为了达到某种意愿而反复探究、考虑,即是"思"。《素问·举痛论》云:"思则心有所存,神有所归,正气留而不行,故气结矣。"在心的主导下,气机的升降运行受精神活动支配,若心情愉悦则气机畅达,若心有所思,虑事太多,精神集中,则气机留滞不行。"气有余便是火"(朱震亨),郁滞之气化生心火,心火独旺,则暗耗心血。

《素问·六微旨大论》曰:"升已而降,降者谓天……地气上升,气腾于天。"《格致余论》曰:"水能升而火能降。"心位上属火,肾位下属水,水润于上,火炎于下,上下相因,则阴阳水火相济。若心火上炎,心血亏虚,则心火不能下暖肾水,而肾阴不足亦不能上济心阴以降心火,从而出现心肾不交的病理现象。

综合以上情况,本案证属心肾不交。患者平素"日间神疲乏力,头晕耳鸣,昏沉发蒙,五心烦热",梦交后盗汗,当属肾精亏虚,肾阴不足之象;肾精亏虚,阴虚无以润肠,故便干。梦交后阴道分泌物过多,乃肾气亏虚,固摄封藏失常所致。患者为青年女性,主因"工作繁忙,脑力劳动较多",致使思虑过度,心气耗伤,心气虚乏,郁滞日久化火,心火独旺,暗耗心血,从而导致神机受扰。患者平素肾阴亏于下,无以上济心阴,心火上炎扰动神机,故而夜梦与陌生异性交媾,梦境常紧张,心神不宁。治以交通心肾、滋水安神为主。

初诊以"滋水清心汤"治疗,从补肾益阴、清心降火、重镇安神三方面入手,恢复水火既济,实现心肾交通。首先,以生地黄、熟地黄、玄参补肾填精,滋阴降火,养津润燥;以阿胶、鸡子黄、醋鳖甲等血肉有情之品,滋阴填精。其中,生地黄甘苦寒,入心、肝、肾经,清热凉血,养阴生津;熟地黄味甘性微温,入肝、肾经,滋阴补血,益精填髓;玄参味甘、苦、咸,性微寒,入肺、胃、肾经,滋阴降火除烦,能"泻无根之火"(《本草品汇精要》)。阿胶甘平,入肺、肝、肾经,滋阴补血;鸡子黄甘平,入心、肾经,《本草再新》载其"养肾益阴",《本草纲目》载其"补阴血……气味俱厚,阴中之阴,故能补形。昔人谓其与阿胶同功,正此意也";鳖甲味咸,性微寒,入肝、肾经,滋阴潜阳,退虚热,《本草新编》载其"补至阴之水"。其次,以黄芩、黄连苦寒直戟上炎之心火;以甘草梢清泻与心经互为表里的小肠经之火;以生石膏与地骨皮清退虚热;以肉桂引虚火归原。其中,黄芩苦寒,入肺、胆、脾、大肠、小肠经,能"泄肺中火邪上逆于膈上,补膀胱之寒水不足,乃滋其化源"(《医学启源》);黄连苦寒,入心、脾、胃、肝、胆、大肠经,《注解伤寒论》载其"苦入心,寒除热……以导泻心下之虚热""苦以降阳";甘草梢甘寒,入心、小肠、膀胱经,泻火解毒,利尿通淋,"善去茎中痛"(《医学启源》),对小便短赤功效极佳;生石膏辛甘大寒,入肺、胃经,"除烦躁,泻郁热"(《长沙药解》),为退热之良剂,不仅可应用于实热证,亦可与地骨皮、鳖甲等相伍发挥清退虚热之良功；地骨皮甘寒，入肺、肝、肾经，可"泻肾火，降肺中伏火，去胞中火，退热，补正气"（王好古），《本草纲目》载其"去下焦肝肾虚热"；肉桂辛甘大热，入肾、脾、心、肝经，"下行而补肾，能导火归原以通其气"（《本草汇》），与黄连配伍有交通心肾之功。最后以朱砂、煅龙骨、煅牡蛎重镇安神，以柏子仁养心安神。其中，朱砂味甘，性微寒，入心经，清心镇惊安神，"心热非此不能除"（《珍珠囊》），可"纳浮溜之火而安神明"（李杲）。但朱砂有毒，不能煎煮，故嘱患者按剂量温药冲服。龙骨、牡蛎取其煅者，在于煅龙骨可"益肾镇惊"（《本草纲目》），"能收敛浮越之正气，涩肠益肾，安魂镇惊，辟邪解毒"（《本草从新》）；煅牡蛎可治"虚劳乏损，补肾正气，止盗汗，去烦热"（《海药本草》）。患者梦交时"阴道中有大量液体分泌"，乃肾气亏虚，无力气化蒸腾津液所致，故取煅龙骨、煅牡蛎，既可益肾，又可起到收摄之功。柏子仁甘平，入心、肾、大肠经，养心安神，同时与生地黄、玄参相伍可增强润肠通便之力，以缓解大便干。

二诊时，梦交频次减少，除"五心烦热，口燥咽干"这一虚热表现外，其余症状均有不同程度缓解，说明虚火较重，宜增清虚火之力，故增加生石膏用量，并加银柴胡，与地骨皮一同发挥退虚热除烦的功效。银柴胡味甘，性微寒，入肝、胃经，可"坚肾水，平相火"（《医林纂要》），能"清肺、胃、脾、肾热，兼能凉血。治五脏虚损，肌肤劳热，骨蒸烦痛"（《本草求原》）。朱砂有毒，不宜久服，病情相对控制后即应停用，因此减朱砂，加珊瑚粉。珊瑚粉甘平，入心肝经，《日华子本草》载其"镇心，止惊，明目"，与煅龙骨、煅牡蛎相伍奏重镇安神之效。

三诊时，"头晕耳鸣""手足心热""神疲乏力"等虽有改善，但未完全消失，仍属肾精不足，故加山茱萸，"添精髓，疗耳鸣"（《药性论》）。夜梦明显好转，梦交频次也进一步减少，且醒后惊恐烦躁等症状已消除，说明上炎胸膈之火已呈下降之势，火势已去，且小便已由最初的短赤转为正常，故减清心泻热之黄芩、甘草梢。梦醒后仍时有心悸汗出，故加莲子心、浮小麦清热敛汗。其中，莲子心苦寒，入心肾经，清心安神，交通心肾，《温病条辨》载其"由心走肾，能使心火下通于肾，又回环上升，能使肾水上潮于心"，与黄连相须为用，配伍肉桂，可进一步增强交通心肾之功。浮小麦甘凉，清心敛汗，与治"心虚发热汗出"（《本草求原》）之山茱萸相须为用。以上诸药进一步滋肾、清热、除烦，促使恢复心肾交通，水火既济的状态。

四诊时，诸症向愈，唯留"神疲乏力""手心发热"症状，说明前方重剂滋肾水、清心火已达目的。考虑仍属肾精亏虚，虚火妄动，故改用方简力宏之"补肾清心汤"，续服1个月以善后。方中刺五加、山茱萸、山药补肾填精，巩固先天；五味子补肾宁心；生地黄养阴清热凉血；苦寒入肾之黄柏泻火补阴；苦寒之莲子心清心安神，交通心肾；磁石重镇安神,潜纳浮阳,"益精除烦"。诸药合用,共奏补肾清心、重镇安神之功,促进水火既济生理功能的恢复。

对于本案来说,心火独旺是梦交的诱发因素,肾精亏虚是梦交发作的根本原因,神机被扰出现梦交是最终临床表现。患者长期工作压力大,思虑过度,心气耗伤,心气虚乏,郁滞日久化火,致使心火独旺,暗耗心血,从而导致神机受扰;患者腰酸乏力,五心烦热,头晕耳鸣,梦醒后阴道中有大量分泌物,均属肾精亏损、气阴不足之象。综上所述,诸多病理因素相互影响,最终出现心肾不交、神机紊乱之梦交。因此,治疗着重从滋肾阴、清心降火两方面着手,兼顾重镇安神,最终收到了满意效果。

三、小结

梦交初起虽症状较轻,但多数患者碍于隐私或羞于启齿,往往延误病机,致使精气神严重失衡,病情加重时方才求医,因此给治疗带来较大困难。但治疗过程中,只要能透过纷繁复杂的症状,看到"肾精亏虚"的本质,抓住肝郁气滞或心火独旺的标相,在补肾填精、夯实先天之本的同时,根据梦交的不同情况,或疏肝理气、调畅气机,或滋阴清火、清心泻火,同时注重使用金石类药等重镇之品,如磁石、龙骨、牡蛎、朱砂、珊瑚粉等重以安神,便可取得理想疗效。

临证时应注意鬼交与梦交的区别:二者均为发生在梦境中的性行为,均可伴有性快感。但不同之处在于,鬼交多伴随精神症状,或焦虑,或抑郁,甚至有性幻觉存在,且醒后大多伴随对梦境的紧张害怕等不愉快回忆;梦交则无明显精神症状,更不会出现幻觉。因此,临床过程中对二者应加以区分。

第二十节　梦　　游

一、概述

梦游是一种在睡梦中无意识地起床行走,或从事某些活动,醒来对此一无所知的表现。睡眠期间离床活动,活动可自行终止,发作过后可持续睡眠。患者通常在发作期不容易被唤醒,若被强制唤醒则会出现意识错乱,表现出困惑不解,对所发生的事件经过部分或完全没有记忆。

梦游常发生于睡眠前 1/3 阶段中的深睡眠期,多在入睡后 2~3 小时内出现。通常来说,梦游持续的时间可从几分钟到 1 小时不等,且醒后不记得梦游中发生的事情。梦游包括了一系列复杂行为,梦中行走仅是其中一种行为,还可以有上厕所、背诵等行为。梦游时所发生的行为多数在室内,部分患者有走出室外的行为。大多数梦游行为是无害的,但也不能完全排除危险行为。

中医古籍中并无"梦游"这一病名,也鲜有与其相关的专题论述。虽然《灵枢·淫邪发梦》载有"厥气……客于膀胱,则梦游行……客于胫,则梦行走而不能前",《金匮要略·五脏风寒积聚病脉证并治》载有"邪哭使魂魄不安者,血气少也;血气少者属于心,心气虚者,其人则畏,合目欲眠,梦远行而精神离散、魂魄妄行",宋代《普济本事方·中风肝胆筋骨诸风》在论述不寐的病因时指出"平人肝不受邪,故卧则魂归于肝,神静而得寐。今肝有邪,魂不得归,是以卧则魂扬若离体也",张介宾在《类经·藏象类》中诠释"魂"的概念时指出"魂之为言,如梦寐恍惚、变幻游行之境皆是也",但上述文献所言"梦游行""梦行走""梦远行""魂扬若离体"和"梦寐恍惚、变幻游行之境"等,是指患者在梦中游荡走动、行走的梦境,并非实质上的患者在睡眠中离床活动行为。总之,"梦游行""梦行走""梦远行"等看似与"梦游"这一病名相似,但内容实质却不同。古代文献中所载"梦游行""梦行走""梦远行""梦寐恍惚、变幻游行"等是只存在于梦境中的行为,而梦游是发生在睡眠中的有实际离床行动的行为。

梦游的发生多与心、肝、肺、脾、胆等脏腑的功能失调密切相关。或因工作、生活压力大,劳累过度,以至心血耗伤,心火内生,心神不宁,加之肝血亏耗,肝用失常,疏泄不及,气郁化火,魂不守舍,则神魂不宁而发病;或因平素心虚胆怯,心气亏、胆气弱,再遇不良事件刺激,使心神虚浮而发病;或因痰湿体质、素体肥胖,脾失健运,生湿生痰,阻滞气机,日久化火,扰动心神而发病;或因气血亏虚,肝血不足,肺气亏虚,肝不舍魂,肺不藏魄,魂魄游离而不聚,魂魄飞扬而发病。

二、医案

医案一

梁某,男,32 岁。2019 年 9 月 20 日初诊。

主诉:梦游伴惊悸 20 余年,加重 2 个月。

现病史:20 年前家属发现患者梦游,梦游时眼半闭,或自行在屋内行走,或开动电器等;夜间举动,晨起不知。当时梦游频率为每月 3 次,平素易烦躁,考试前发作频繁,于是家属携带患者去专科就诊,做脑电图(EEG)、头颅计算机体层成像(CT)、睡眠监测等检查后,确诊为"睡行症",予以镇静安神药,但是服用后症状易反复。患者上大学期间,因学习压力大,情绪烦躁,梦游发作频繁、每月 7~8 次,睡梦中在宿舍内行走,或自行开门在楼道内行走,可自己避开障碍物,晨起不知梦游之事,乏力明显。未予重视。大学毕业后,工作期间症状未见缓解。2 个月前,因结婚劳累,事情烦琐,再次出现情绪急躁,梦游,频率高达每月 10 余次。梦游时在卧室及厨房自行活动,活动后回床上继续平卧,其爱人不敢将其叫醒,晨起问其不知晚上发生的事情。为治疗来我处就诊。

现症见:梦游频率增高,每月发生 10 余次,多在入睡后 2 小时发生;梦游时离床活动范围均在卧室及厨房,以踱步行为为主,持续约半小时;晨起不知夜间的活动。平素入睡难,常须半小时以上才能入眠,夜梦多,梦境中亦多急躁情景;白天烦躁易怒,纳食可,口苦,口干喜冷饮,唇红,大便秘结、2~3 日 1 次,小便黄赤。舌红少津,苔黄燥,脉弦数。

既往史:既往体健。否认外伤、手术、输血史。否认食物、药物过敏史。

家族史:父母均体健,无类似病史可询,否认家族性遗传病病史。

中医诊断:梦游(心肝火旺证)。

西医诊断:睡行症。

治疗原则:清心泻肝,安神定魂。

处方:安神定魂汤。

郁　金 20g	栀　子 15g	槐　花 15g	黄　连 6g
莲子心 10g	生石膏 30g^{先煎}	甘草梢 10g	知　母 15g
麦　冬 20g	白　芍 15g	炒酸枣仁 30g	珍珠母 30g^{先煎}
龙　齿 15g^{先煎}	磁　石 20g^{先煎}	朱　砂 0.5g^{冲服}	鸡内金 15g

7 剂,每日 1 剂,水煎服,分 2 次服用。

2019 年 9 月 27 日二诊:本周梦游 2 次,每次较前缩短到 20 分钟左右。入睡难同前,仍多梦,梦境中仍多为急躁情景,自觉日间情绪较平稳,遇事偶有急躁易怒。口苦口干有缓解,排便不干、1 日 1 次,小便颜色变浅。舌红苔薄黄,脉弦数。初诊方基础上改朱砂为 0.3g^{冲服}、生石膏为 40g、黄连为 8g,加珊瑚粉 0.5g^{冲服}、合欢皮 20g。7 剂,水煎服。

2019 年 10 月 4 日三诊:近 2 周梦游 2 次,入睡过程快,10 分钟内即可入睡,做梦减少,梦境平和。日间情绪平稳,但疲惫感明显,口苦口干消失,纳可,大便畅快成形、1 日 1 次,小便色淡。舌红苔薄黄,脉弦。二诊方基础上减朱砂、生石膏、知母、麦冬、黄连、甘草梢,改莲子心为 6g、郁金为 15g、栀子为 8g,加生地黄 20g、山茱萸 15g。14 剂,水煎服。

2019 年 10 月 18 日四诊:梦游未再发生,睡眠安稳,情绪整体平稳,日间精力恢复正常,口中清爽,纳可,大便正常、1 日 1 次,小便清。舌红苔薄黄,脉弦。三诊方基础上减龙齿、槐花、白芍、珊瑚粉,加龙眼肉 15g、太子参 15g。7 剂,水煎服。并嘱其家人多与其沟通交流,关注其情绪,避免激动及精神紧张。

半年后随访,患者偶有因压力大出现心绪不宁、入睡难时,自行服用初诊时的安神定魂汤1~2剂即可让心情恢复平静,其间再未发生过梦游。

按:《素问·灵兰秘典论》曰:"心者,君主之官也,神明出焉。"《素问·宣明五气》曰:"五脏所藏:心藏神……"《灵枢·邪客》曰:"心者,五脏六腑之大主也,精神之所舍也。"《灵枢·本神》曰:"所以任物者谓之心。"心主藏神,心神对五脏神具有统领作用,有主宰生命活动和意识、思维等精神活动的功能。机体在受到外界因素的刺激时,心会以意识、思维、情志的形式作出相应反应。《灵枢·本神》曰:"肝藏血,血舍魂。""随神往来者谓之魂。"《格致余论·阳有余阴不足论》云:"司疏泄者肝也。"《类经·藏象类》云:"魂之为言,如梦寐恍惚、变幻游行之境皆是也。"《灵枢·平人绝谷》曰:"血脉和利,精神乃居。"上述言论说明,肝藏血舍魂,疏泄气机,调畅精神情志,参与睡眠、梦境的形成。

本案患者反复因精神压力过大、操劳过度,耗伤心血,以致心火内生,心神不宁,神失所藏则神机失用,加之过度劳累易伤肝血,肝血亏虚,疏泄不及,肝郁化火,魂不守舍,魂失所藏则魂游不归,故而频繁出现梦游发作。气郁化火则烦躁易怒、心烦。心火灼伤津液则口干口苦。治疗当以清心泻肝、安神定魂为主,予安神定魂汤。

初诊方中,郁金、栀子、槐花清泻肝火;黄连、莲子心、甘草梢、生石膏泻心火。其中,郁金行气解郁、清心除烦,栀子苦寒清三焦之火,二者相须为用泻火除烦之力大;槐花"泻心火,清肝火"(《医林纂要》);黄连、莲子心苦寒,相须为用,泻心火,宁心神;甘草梢利小便,清小肠以泻心火;生石膏甘辛大寒,《长沙药解》载其"清心肺而除烦躁,泻郁热而止燥渴"。以上诸药联用,大泻心肝之火。知母、麦冬养阴清热,可滋养心阴;白芍、炒酸枣仁养血柔肝,补肝用。其中,知母苦寒,"凉心去热"(张元素),《药性论》载其"主治心烦躁闷";麦冬味甘、微苦,性微寒,归心、肺、胃经,养阴生津,除烦安神;二药配伍,清心热,除躁烦,养心阴。白芍入肝经,养肝血,实肝体,补肝用;炒酸枣仁味酸性平,补肝宁心安神。知母、麦冬、白芍、炒酸枣仁合用,使心血得养,肝血得充,神有所藏,魂有所附。珍珠母、龙齿、磁石、朱砂皆为重镇之品,合用之,重以镇摄神魂。其中,珍珠母咸寒,平肝潜阳,安神魂,定惊痫;龙齿味甘涩,性凉,归心、肝经,镇惊安神,清热除烦;磁石咸寒,归肝、心、肾经,镇惊安神,平肝潜阳;朱砂味甘性微寒,入心经,镇心安神。方中大量金石类药,恐有碍胃困脾之嫌,遂予鸡内金消食助运。诸药合用,共奏清心火、泻肝火,养心安神、养肝定魂之功。

二诊时,梦游频率虽未见明显降低,但每次时长较前缩短,说明药证相符,药已中的。因朱砂有毒,为确保用药安全,遂减少朱砂用量。仍多梦且梦境中仍多急躁情景,日间遇事仍有急躁易怒情况,口苦口干虽缓解但仍存在,说明心肝之火尚未肃清,故增石膏、黄连用量,以期肃清余火,同时加合欢皮、珊瑚粉以助睡眠安心神。《神农本草经》

谓:"合欢……主安五脏,利心志,令人欢乐无忧。"南川《常用中草药手册》记载合欢皮"治心气躁急、失眠"。珊瑚粉甘平,入心、肝经,小量即可达镇心止惊之效,临证时应予重视。

三诊时,梦游次数明显减少,且梦境平和,日间情绪平稳,口苦口干消失,说明心肝之火已肃清,故减生石膏、知母、麦冬、黄连、甘草梢等清热之品,减少莲子心、郁金、栀子用量,以防过用寒凉伤脾胃。朱砂有毒,不宜久服,且朱砂已足疗程使用,故亦减之。日间疲惫感明显,乃壮火食气,火热耗伤肾之气阴所致,故加生地黄清热凉血、养阴生津,加山茱萸酸敛补肾,二药相须,共奏滋水涵木之效。

四诊时,梦游未再发生,情绪整体平稳,睡眠安稳,日间精力恢复正常,说明神魂安定,治疗应在巩固疗效的基础上注意顾护后天之本,以实气血生化之源,故减重镇碍胃之龙齿、珊瑚粉,减清心泻肝之槐花、养血柔肝之白芍,加龙眼肉、太子参以补脾胃气血。其中,龙眼肉甘温,益心脾,补气血,《得配本草》载其可"益脾胃,葆心血,润五脏",《滇南本草》载其能"养血安神";太子参味甘微苦,性平,益气健脾,生津润肺。

患者为青年男性,梦游病程较长,精神压力大及劳累后容易梦游。心血耗伤,心火内生,则心神不宁;肝血亏虚,疏泄不及,肝郁化火,则魂不守舍。辨证属心肝火旺,神魂不宁。治疗时,首先当以重剂苦寒之品清心泻肝,以大量重镇安神之金石类药安神定魂,同时须加补心血、养肝血之品,使心神有所藏,肝魂有所舍。治疗过程中需时时注重固护脾胃,据证加减以防过用苦寒之品伤胃、过用金石之药碍胃。治疗后期,随证变化而减苦寒清心泻肝之品及金石重剂,又因病程较长,易有劫阴之弊,故应用滋补肾水之品,以滋水涵木,使肾水上承于心。

医案二

程某,男,17岁。2022年6月8日初诊。

主诉:睡眠中离床活动9年,加重1年。

现病史:9年前,患者因搬家后对环境陌生,致精神紧张而出现睡眠中离床活动,醒后不自知,发生频率约2~3个月1次。平素易紧张、担心害怕,时有心慌、自汗,睡眠轻浅易醒,睡觉后仍觉疲乏。于当地医院神经内科做头颅CT、磁共振成像(MRI)及脑电图检查,均未见异常,遂予口服安神类药,但疗效欠佳,仍每于白天精神紧张时发生夜间睡眠中离床活动,家人未再予以重视。近1年来,因高中学业压力大,出现莫名紧张感,容易受惊吓,易疲劳,少气无力,频繁发生睡眠中离床活动,甚则出寝室在走廊反复踱步,舍友多次发现后未叫醒,持续10分钟左右后自行回床上休息,次日同学向其描述当时情形而不自知。

现症见:睡眠中离床活动频繁发生、每周4~5次,白天时有心慌、气短、自汗、乏力,平素遇事易受惊吓,入睡不难,眠浅易醒,醒后可复眠,纳食欠佳,大便溏稀、1日1~2次,小便调。舌淡,苔薄白,脉细。

既往史:既往体健。否认外伤、手术、输血史。否认食物、药物过敏史。

家族史:否认家族性遗传病病史。

中医诊断:梦游(心胆气虚证)。

西医诊断:睡行症。

治疗原则:益气镇惊,宁心定神。

处方:益气定神汤。

人 参 10g	黄 芪 30g	刺五加 30g	龙眼肉 15g
茯 神 15g	百 合 15g	炒酸枣仁 30g	龙 齿 15g^{先煎}
磁 石 15g^{先煎}	煅龙骨 30g^{先煎}	琥珀粉 3g^{冲服}	醋鸡内金 15g
灯心草 15g	莲子心 10g		

7剂,每日1剂,水煎服,分2次服用。

2022年6月15日二诊:服药期间梦游3次,频次较前明显减少,持续时间仍在10分钟左右。气短减轻,仍有心慌心悸,仍易汗出,觉疲劳懒动,睡眠浅稍有改善,食欲欠佳,大便仍稀溏、1日2次。小便调。舌淡,苔薄白,脉细软。初诊方基础上加丹参25g、鳖甲15g^{先煎}、诃子15g。7剂,水煎服。

2022年6月22日三诊:本次服药期间,梦游1次,持续约3~5分钟即结束。学校月底小测验时心慌心悸、紧张感较前明显缓解,平时遇事易受惊吓亦明显缓解,夜眠轻浅易醒明显改善,气短自汗基本消失,仍有疲劳感,纳食可,大便仍不成形、1日1次,小便调。舌淡红,苔薄白,脉细软。二诊方基础上减黄芪、灯心草、诃子、鳖甲、龙齿,改炒酸枣仁为15g、煅龙骨为15g,加茯苓15g、山药15g。14剂,水煎服。

2022年7月6日四诊:本次服药期间未再发生梦游现象,担心害怕、遇事易惊消失,自汗、气短消失,睡眠安稳,疲劳感有减轻但仍存,纳可,二便调。舌淡红,苔薄白,脉缓。三诊方基础上减百合、茯神、琥珀粉、煅龙骨,改丹参为15g、刺五加为15g,加炙甘草15g、炒白术15g。14剂,水煎服。

2022年7月20日五诊:服药期间未见梦游发生,睡眠安稳,白天无紧张担心及惊悸感,疲劳感消失,学习生活恢复正常,纳可,二便调。舌淡红,苔薄白,脉缓。四诊方基础上减人参,改磁石为10g,加当归15g、西洋参10g。7剂,水煎服。

后门诊随访,患者情绪平稳,遇压力大及情绪紧张时均未见梦游发生,纳眠正常,二便调。诸症尽消,遂停药。

按:《灵枢·本神》所载"所以任物者谓之心",说明心神与认知有关。《素问·灵兰秘典论》曰："胆者,中正之官,决断出焉。"所谓"中正"者,居中而不偏不倚,无过无不及。"中正之官"专为君主推举贤能之臣,秉性中正,不偏不倚。"决断出焉"指胆在精神活动中,具有判断、抉择的作用。《医学入门》据此提出"心与胆相通"理论——心神在受到外界刺激时,需由胆辅助对所受"刺激"进行判断,进而帮助心神作出符合环境的正确认知与行为反应,以维持正常的精神行为活动。

心与胆,二者生理相通,病理相因。《灵枢·经别》谓:"足少阳之正,绕髀入毛际,合于厥阴;别者,入季胁之间,循胸里属胆,散之上肝贯心。"心、胆的经络循行相互联系,心之气血输布至胆而维持胆的生理功能,胆气亦可循经上行至心以安心神,故曰心胆神合。若心气虚弱,心神浮游,则会影响胆主决断的功能,致胆主决断之能失责,出现入睡后离床活动而不自知的行为,亦可伴随白天出现焦虑紧张、胆小害怕的情况;胆气虚怯,则影响心神,出现多梦易醒,甚至怪梦连连,终日惕惕而心悸的症状。《辨证录·怔忡门》云:"心与胆为子母,补胆而兼补心者,子强而母自不弱也。"心与胆关系密切,故胆虚之治,必从心胆同治,益心气而壮胆气。

本案患者平素体质虚弱,心虚胆怯,心气虚则神气虚浮,胆气弱则助神决断之能减弱,故平时眠浅易醒、易心悸、气短、自汗出、疲劳懒动;再遇不良刺激时,心神浮游,致胆助神决断失职,则发生梦游。治疗以益气镇惊、宁心定神为主,方用益气定神汤。

初诊方中,人参、黄芪、刺五加共补先后天之气,以实心气、壮胆气。其中,人参性微温,味甘、微苦,大补元气,安神,《神农本草经》载其"主补五脏,安精神,定魂魄,止惊悸,除邪气,明目,开心益智";黄芪味甘,性微温,益气固表,补益中气;刺五加味辛、微苦,性温,益气健脾,补肾安神。龙眼肉、茯神、百合、炒酸枣仁共奏安神补心之功。其中,龙眼肉甘温,益心脾,补气血,安心神,《滇南本草》载其"养血安神,长智敛汗……开胃益脾";茯神甘淡平,宁心安神,《药性论》载其"主惊痫,安神定志,补劳乏",《本草再新》载其"治心虚气短,健脾利湿";百合味甘、微苦,性寒,清心安神,《日华子本草》载其"安心,定胆,益志,养五脏";酸枣仁味甘酸,性平,宁心安神,敛汗生津,炒用安神之力大,《本草汇言》载其"补五脏,如心气不足,惊悸怔忡,神明失守,或腠理不密,自汗盗汗"。龙齿、磁石、煅龙骨、琥珀粉皆金石重镇之品,既重镇安神,又重以去怯。其中,龙齿甘涩凉,为远古化石,有伏藏之性,能安魂定志;磁石咸寒,入肝心肾经,咸能润下,重可去怯,以实胆气,《本草从新》载其治"恐怯怔忡";龙骨功似龙齿,除重镇安神之外,煅用还具有收敛固涩之能,《景岳全书》载其"能安神志,定魂魄,镇惊悸,涩肠胃";琥珀粉入心肝经,镇惊安神,《名医别录》载其"主安五脏,定魂魄",《神农本草经疏》载其"专入血分……从金石镇坠药则镇心安神"。因重用大队金石之品,故予醋鸡内金健脾护胃,以助消化,防止重坠之金石类药碍胃伤脾。灯心草、莲子心合用,可降浮游之心神,具有清心定神之功。其中,灯心草甘淡微寒,清心除烦,利小便;莲子心苦寒,清心安神、去热。诸药合用,共奏补心气,壮胆气,益气镇惊,宁心定神之功。

二诊时,梦游频次明显减少,持续时间未减。气短减轻,仍有心慌心悸,仍易汗出,自觉疲劳懒动,睡眠浅稍改善,大便仍稀溏。故加丹参、鳖甲养血滋阴安神。其中,丹参可"补心生血,养心定志,安神宁心"(《滇南本草》);鳖甲乃水族介类之药,有滋阴潜阳之功,可以潜纳浮游之心神。加诃子以涩肠,对久泻久痢、大便不成形有捷效。

三诊时,自汗气短消失,故减黄芪。梦游频次减至每周1次、持续时间缩短至3~5分钟,心慌心悸、紧张感、易受惊吓均明显缓解,睡眠改善,故减性寒清心之灯心草,减鳖甲、龙齿等安神之品,减少炒酸枣仁、煅龙骨用量。唯大便仍不成形,故加茯苓、山药补脾益气,涩肠止泻。其中,茯苓甘淡平,健脾和胃,宁心安神;山药甘平,既能健脾补肺益肾,亦可补脾止泻。

四诊时,诸症基本消失,唯疲劳感仍存,故减清心安神之百合、茯神,减重镇安神之琥珀粉、煅龙骨,减少补心安神之丹参、补气安神之刺五加的用量,加炙甘草、炒白术以增强益气健脾之功。

五诊时,病情稳定,梦游持续未发生,同时疲劳感消失,故为巩固疗效,减甘温之人参,减少磁石用量,加当归、西洋参补益气血。其中,当归辛甘温,养血和血;西洋参味甘、微苦,性凉,补气养阴,清热生津。

本案患者9年顽疾能取得满意疗效,关键在于能根据病情所处不同阶段,有所侧重地进行辨治。比如初诊时,紧张担心害怕明显,频繁发作梦游,并时有心慌、气短、自汗,故着重益气镇惊安神,用人参、黄芪、龙齿、磁石等;治疗中期,梦游频率逐渐降低、持续时间逐渐缩短,但疲劳感难以消除,大便溏稀,故三诊时以益气、安神、健脾为主,加用山药、茯苓等;治疗后期,诸症平稳,梦游未再发生,故四诊、五诊时以补气血、健脾安神为主,加用炙甘草、炒白术、当归、西洋参等。整个治疗过程中,健脾补气贯穿始终,缘脾气健运,气血化生充足,心胆之气自能充养,则疾病可愈。

三、小结

对于梦游,一解为在睡梦中出现的内容,其中多有梦寐恍惚、变幻游行等,如数字梦、考试梦、驾驶梦、远足梦、跋涉梦、死亡梦、受伤梦、破财梦、遇险梦、事故梦、裸露梦、荒谬梦、焦虑梦、抑郁梦等等,甚至呼喊、尖叫、哭笑、手舞足蹈、乱踢乱打,都是在梦境中发生,而没有离床活动的行为;一解为患者在睡眠中不自主地起床活动,不易被人唤醒,醒后对自己的行为一无所知,且醒后的精神行为并无异常,一般亦称睡行、梦行、夜游,不仅发生在夜间睡眠中,亦可发生在白天睡眠中,所以通常称为"梦游"。

梦游的表现形式多种多样,且程度轻重不一。轻者并不下床,仅不自主地坐起,做一些刻板的动作,然后卧床继续睡眠;一般患者梦游时在室内活动行走;严重者可见跑步、跳跃、穿衣、吃饭、扫地、担水、上街、骑车等各种活动,然后上床睡觉,或随处睡卧。梦游者一般睁眼或半睁眼,表情迷惘,动作笨拙,步态蹒跚,偶有自伤或伤人的情况发生。梦游持续时间多为数分钟,少数患者可持续半小时甚至1小时左右。

中医学认为,梦游或为虚证,或为实证,或为虚实夹杂证。本病多基于心、肝、肺、脾、胆等脏腑功能紊乱,气血津液失调,阴阳失衡论治。本节内列举了心肝火旺型、心胆气虚型。临证时亦有梦游之痰火扰神型和魂魄飞扬型,其理法方药请参照本章"鬼交"一节。本病的治疗,应重视金石类药的应用,发挥其质重镇惊安神之功。

第二十一节　中　　风

一、概述

中风是以猝然昏倒,不省人事,伴发半身不遂、口角㖞斜、语言不利为主要症状的一类脑血液循环障碍性疾病,具有起病急、变化快的特点,多发生于中老年人。本病多由于劳倦内伤、忧思恼怒、饮食不节等诱因,引起脏腑阴阳失调,气血逆乱,直冲犯脑,导致脑脉痹阻或血溢脑脉之外而发。临床中,根据其病理特点的不同,常分为因血管闭塞不通而导致的缺血性中风、因血管破裂而导致的出血性中风两种,相当于西医的急性脑血管病,亦称卒中。

中风的病位在脑,病性属本虚标实。起病即见神昏者,多为邪实窍闭,其病位深、病情重,常症见昏愦不知、瞳神异常,亦可伴发呕血、抽搐、高热、呃逆等,因邪实较甚,常出现正气衰耗,多难救治;以肢体不遂、口舌㖞斜、言语謇涩、偏身麻木为主症而无神昏者,其病位浅、病情相对较轻,经及时治疗多预后良好。

有关中风的论述,始见于《黄帝内经》。基于不同的发病阶段,《黄帝内经》对中风亦有不同记载,如对"卒中""昏迷"有"仆击""大厥""薄厥"等描述,对"半身不遂"又采用"偏枯""偏风""身偏不用""风痱"等不同名称。针对本病的病因病机,历代医家也存有不同认识。唐宋以前,各医家多以"外风"立论,主推"内虚邪中"学说,如《灵枢》所云"真气去,邪气独留",东汉张仲景所云"络脉空虚",指出风邪入中为本病发生的主因,并基于邪中深浅、病情轻重而分为中经中络、中脏中腑,在治疗上多采用疏风祛邪、扶助正气之方药。另有《备急千金要方》小续命汤和《素问病机气宜保命集》大秦艽汤,均为"治外风"之代表方。唐宋以后,特别是金元时期,诸家则突出以"内风"立论,其中张元素认为"风本生于热,以热为本,以风为标",刘完素力主"心火暴盛",李杲认为"正气自虚",朱震亨主张"湿痰生热"。元代王履另从病因学角度归类,提出"真中""类中",并在《医经溯洄集·中风辨》中指出"因于风者,真中风也;因于火、因于气、因于湿者,类中风,而非中风也"。明代张介宾又倡导"非风"之说,提出"内伤积损"之论点。李中梓则将中风中脏腑明确分为闭、脱二证。至清代叶桂始明确以"内风"立论,在《临证指南医案》中进一步阐明了中风"精血衰耗,水不涵木……肝阳偏亢,内风时起"的发病机理,并提出滋阴息风、补阴潜阳,以及开闭、固脱等法。王清任另主张中风半身不遂、偏身麻木乃由"气虚血瘀"所致,立补阳还五汤治疗偏瘫,一直沿用至今。

中风的病因主要为风、火(阳热)、痰、瘀、虚,加上各种因素诱发,发病后尤其是急性期常呈现一系列阳亢、血瘀、痰盛等邪实之象,故整个过程贯穿着本虚邪实,并且急性期主要矛盾亦在于邪实。临证中,中风急性期多以痰热内闭(阳闭)、痰热腑实为主,症状多见高热神昏、躁扰不宁、身热面赤、肢体强硬、头痛目眩、腹胀便秘等,其早期的适当干预对于症状的恢复,以及后期病情的进展与转归均有着极为重要的意义,因此,急性期的治疗在整个疾病辨治过程中应尤为重视。

二、医案

医案一

马某,男,65岁。2023年5月18日初诊。

主诉:右侧肢体活动不利、言语謇涩、口角左偏5天。

现病史:患者5天前晨起后无明显原因突发右侧肢体活动不利,伴言语不清,口角向左偏斜,吞咽困难,家属立即将其送至当地人民医院急诊科,行头颅CT检查示左侧基底节区、侧脑室旁脑梗死,遂给予抗血小板聚集、降脂稳斑、降压、改善循环、清除自由基等治疗。近5天来,上述症状较前有所加重,于是家属急将患者转入我科治疗。

转入时见:嗜睡状,时有烦躁,面红目赤,身热,喉中痰鸣,鼻饲饮食,纳食不佳,口中有异味,腹胀,大便5日未行,小便短赤。

查体:精神差,面色晦暗,体温38.6℃,血压160/100mmHg,心率89次/min,律齐。伸舌右偏,咽反射减弱,右侧肢体肌力0级。舌干红,苔黄厚腻,脉弦滑。

既往史:既往高血压10余年,血压最高时190/110mmHg,平素间断服用苯磺酸氨氯地平片,血压未规律监测。高脂血症、颈动脉粥样硬化伴斑块形成5年。否认手术、外伤、输血史。否认食物、药物过敏史。

个人史:平素急躁易怒。吸烟饮酒40余年,每日吸烟约20支,饮白酒约200ml。

家族史:父母均患有高血压,否认其他家族性遗传病病史。

婚育史:适龄婚育,育有 1 子 1 女,均体健。

中医诊断:缺血性中风(痰热腑实证)。

西医诊断:脑梗死。

治疗原则:化痰通腑,泄热生津。

处方:通腑醒神汤。

酒大黄 15g	芒　硝 10g^{冲服}	枳　实 12g	厚　朴 12g

酒大黄 15g　　　　芒　硝 10g^{冲服}　　枳　实 12g　　　　厚　朴 12g

生地黄 20g　　　　玄　参 30g　　　　麦　冬 20g　　　　石　膏 30g^{先煎}

北寒水石 15g^{先煎}　知　母 12g　　　　莱菔子 15g　　　　赤　芍 15g

地　龙 15g　　　　鸡内金 15g

3 剂,每日 1 剂,水煎,分 2 次鼻饲。

西医方面予抗血小板聚集、降脂稳斑、降压、改善循环、清除自由基等治疗,同时配合早期康复治疗,予良肢位摆放。

2023 年 5 月 21 日二诊:意识清楚,精神稍差,半身不遂、舌强不语、口舌㖞斜较前略有好转,仍吞咽困难,面红身热、烦躁减轻,口中异味改善,痰液仍多、不易咳出,时有夜间躁扰不寐,鼻饲饮食,纳食一般。腹胀减轻,大便干结,小便尚可。查体:神清,言语謇涩。体温 37.4℃,血压 150/90mmHg,心率 80 次 /min,律齐。伸舌略右偏,咽反射减弱,右侧上肢肌力 1 级、下肢肌力 2 级。舌红略干,苔黄稍厚腻,脉弦滑。初诊方基础上减北寒水石、厚朴,改芒硝^{冲服}为 5g、石膏为 20g,加天竺黄 15g、煅青礞石 15g。7 剂,水煎鼻饲服。

2023 年 5 月 28 日三诊:精神状况进一步好转,肢体不利、言语欠清、口舌偏斜、吞咽困难进一步改善,面色稍红,已无身热,烦躁明显减轻,口中稍有异味,喉中痰液减少,痰色黄白相间、质稍黏可咳出,纳寐尚可,已无明显腹胀,大便基本正常、1~2 日 1 次,小便调。查体:体温 36.8℃,血压 140/80mmHg,心率 76 次 /min,律齐。伸舌轻度右偏,咽反射稍减弱,右侧上肢肌力 2 级、下肢肌力 3 级。舌红少津,苔黄白,脉弦滑。二诊方去酒大黄、芒硝、石膏、煅青礞石、莱菔子,加白豆蔻 15g、陈皮 15g。7 剂,水煎服。继续肢体功能康复训练,并同步进行言语训练。

2023 年 6 月 4 日四诊:精神状况可,肢体不利、言语不利较前进一步好转,无明显口舌偏斜及吞咽困难。面色正常,无明显烦躁,自觉稍感乏力,口中无异味,无明显咳痰,纳眠可,二便调。查体:神清,言语欠流利。体温 36.5℃,血压 136/80mmHg,心率 75 次 /min,律齐。伸舌基本居中,咽反射正常,右侧上肢肌力 3 级、下肢肌力 4 级。舌淡红,苔薄黄,脉涩。调整处方为益气活血汤。

处方:益气活血汤。

桃　仁9g	红　花12g	黄　芪40g	当归尾15g
川　芎15g	玄　参15g	地　龙10g	生赭石15g
蜈　蚣1条	陈　皮15g	白扁豆15g	天竺黄10g

7剂,每日1剂,水煎服。

西医方面给予抗血小板聚集、降脂稳斑、降压等治疗,康复以肢体功能及言语功能训练为主。

2023年6月11日五诊:肢体不利已较前明显好转,言语稍欠清,自觉活动后稍感乏力,时有头重脚轻感,余未见明显不适。纳眠可,二便调。查体:神清,言语略謇涩。体温36.3℃,血压130/76mmHg,心率72次/min,律齐。右侧上肢肌力4⁻级、下肢肌力5⁻级。舌淡红,苔薄白,脉稍滑。四诊方基础上减蜈蚣、天竺黄,改黄芪为60g、桃仁为5g。30剂,水煎服。

2023年7月11日六诊:恢复可,右上肢稍有活动不利,右下肢活动基本正常,言语基本正常,无明显疲乏感。纳眠可,二便调。查体:神清,语利。血压132/72mmHg,心率68次/min,律齐。右侧上肢肌力4级、下肢肌力5级。舌淡红,苔薄白,脉缓。患者症状恢复尚可,乃停中药;西医继续予抗血小板聚集、降脂稳斑、降压等治疗,后续加强康复锻炼。

按:"痰热腑实"为中风急性期之常见证型。中风发病常以肝为起病之源,又肝脾密切相关,脾胃互为表里,故脾胃常作为肝旺传病之所。木横土衰,必致脾胃升降失常,以致中州运化传导失职,糟粕内停。且中风急性期多为阳火亢盛,火热内炽既可烁液成痰,助阳化风,又可消烁津液,致胃肠燥结,腑气不通。加之中风病发,卧床、饮食失养,或误治而又加重腑实。腑实既可作为导致中风发生的一种诱因,又可成为中风后的一种病理状态,持续存在于中风的病程当中,甚或形成恶性循环而加重病情。

本案患者平素饮食不节,加之饮酒过度,致使脾失健运,聚湿生痰,痰湿生热,热极动肝生风,痰热阻滞,风痰上扰,脑络受损,故突然发病而见半身不遂、舌强不语、口舌㖞斜;损伤脑神,则意识昏蒙不清、夜间躁扰不眠;腑气不通,胃肠积热,耗伤津液,故腹胀、便秘、口中有异味;热伏于内,脾胃之热熏蒸于上则喉中痰鸣,移热于下焦则小便短赤;身热面赤,亦为阳明热盛之象。结合舌干红,苔黄厚腻,脉弦滑,辨为痰热腑实证,处以化痰通腑、泄热生津之通腑醒神汤。

初诊方中,酒大黄泄热通便,荡涤肠胃,为君药;芒硝助酒大黄泄热通便,并能软坚润燥,为臣药;二药相须为用,峻下热结之力甚强。积滞内阻,则腑气不通,故以厚朴、枳实、莱菔子行气散结,消痞除满,并助硝、黄推荡积滞以加速热结之排泄,共为佐使。另予玄参滋阴泄热通便；麦冬、生地黄养阴生津，且二药相合亦可滋阴清热、增液通便。配伍辛甘大寒，入肺胃二经之石膏，功善清解，透热出表，以除阳明气分之热；佐用性寒、味辛咸之北寒水石，以助石膏清泻实热之效。恐大剂量寒凉之金石类药碍胃伤脾，遂予鸡内金化石助运。另予苦寒质润之知母，一助石膏清肺胃热，二则滋阴润燥，与石膏相须为用，亦增强清热生津之功。又瘀血阻滞、气血不通，故予地龙、赤芍活血通络。诸药配伍，共奏化痰通腑、泄热生津之功。方中所用石膏，《神农本草经》载其"主中风寒热，心下逆气惊喘，口干舌焦，不能息，腹中坚痛，除邪鬼，产乳，金疮"。石膏素以清实热为长，《金匮要略》所载越婢汤、小青龙加石膏汤、麻杏甘石汤中石膏之应用，均含有此意。《本草衍义补遗》曰："软石膏可研为末，醋和，丸如绿豆大，以泻胃火、痰火、食积，殊验。"而以石膏为主要药味组成之白虎汤更是被诸多医家推崇为清热之良剂，尤其在《医学衷中参西录》中，张锡纯深谙仲景白虎汤证经旨，广泛将此方运用于急危重症患者的治疗中。从张锡纯所列案例来看，对于以肌肤壮热、脉洪滑为主要表现之邪入阳明证，或有心中烦热、渴、汗出等症之阳明热盛证，均投以重剂石膏治之，疗效甚佳。由此可见，针对热性病证，尤其实热证，可放胆运用白虎剂。

二诊时，意识已基本恢复正常，半身不遂、舌强不语、口舌㖞斜有所好转，仍有吞咽困难，身热面赤、烦躁减轻，痰液仍多、不易咳出，腹胀、便秘、口中异味均较前有改善。考虑病初邪实较盛，痰热明显，阳明郁阻，腑气虽渐通，但仍下行不畅，乃去厚朴并稍减芒硝用量以继续发挥峻下通腑之功；热势虽降，但仍存残留之热，故减北寒水石并稍减石膏用量以进一步涤荡余热而使热泄邪去；另加天竺黄、煅青礞石，以协助清热化痰之力。

三诊时，上述症状进一步改善，身热已除，腹胀、便秘俱消，口中稍有异味，舌红少津，苔黄白，脉弦滑，提示痰热壅盛之象较前明显改善，此时邪气渐减，当中病即止，乃去酒大黄、芒硝、石膏、煅青礞石等峻烈之品；腹胀已减轻，故以白豆蔻、陈皮易莱菔子，加强行气开胃、理气健脾之功。

四诊时，发病之际所现诸多邪实壅盛之象已尽消，而舌淡红，苔薄黄，脉涩，提示攻下之后机体本虚之象逐渐显露，须当偃旗息鼓，休养生息，遂予益气活血汤调理善后。四诊方中，重用黄芪补益元气，意在气旺则血行，瘀去而络通；当归尾活血通络而不伤血；川芎、桃仁、红花协同当归尾以活血祛瘀；玄参清热凉血；地龙通经活络；蜈蚣息风通络，力专善走，周行全身，以行药力；陈皮、白扁豆、生赭石健脾和中而降逆；天竺黄清热化痰。

五诊时，自觉活动后稍感乏力，时有头重脚轻感，此为气虚不足之象，乃增加补气健脾之黄芪的用量，减少化瘀耗气之桃仁的用量，并去蜈蚣、天竺黄，以缓缓图之。

六诊时,肢体不利、言语謇涩等基本康复,遂停药。

痰热腑实证是中风急性期常见且重要的证候之一,其证候变化对于急性中风的转归、预后影响极大。本证临床表现多以腹部胀满、大便不通或不畅、口气秽臭、呃逆(腑实),以及口黏痰多、喉中痰鸣、身热面红(痰热)等为主,病情较重者亦可影响至脑神,而出现神识昏蒙之变。化痰通腑、泄热逐瘀为其基本治法。热因邪郁而生,痰因气滞而成,故腑气不畅或不通为其大要。因此,通腑调气,尤其是降气,乃为治疗之关键。且阳明胃主降浊,而大肠为降浊逐邪之要道,正如《素问·五脏别论》所云"此受五脏浊气,名曰传化之府,此不能久留输泻者也"。而化痰须要调气,调气必须通腑,腑气通畅,则热易除而痰易去。此外,本案治疗的特点亦在于对治疗时机转变的正确与及时把握。病程初期以邪实为主,故以通腑泄热、化痰祛瘀为要,另配合养阴生津之法;治疗后期痰瘀渐消、邪热渐解,应中病即止而继施补气化瘀之法,通过补益正虚促进功能之恢复。

医案二

焦某,男,52岁。2020年3月2日初诊。

主诉:高热神昏2天。

现病史:2天前,患者因与家人发生口角,情绪激动,随后出现神识昏蒙、跌倒在地、口角偏斜,于是家属立即将其送至我院急诊科,测血压190/118mmHg,查头颅CT示右侧基底节区脑出血并破入脑室、初步估算出血量40ml以上,遂予脱水降颅压、稳定血压等治疗。近1日经上述治疗,患者意识状况未见改善,并逐步出现高热,另伴有左侧肢体活动不利,汗出,面赤气粗,鼾声如雷,呃逆频频、声响高亢,牙关紧闭,两手紧握。鼻饲饮食,大便不通,小便黄赤。

查体:呈深昏迷状,体温39.6℃,血压160/94mmHg,心率93次/min,律齐。口角右偏,舌体左偏,左侧肢体肌力1级,肌张力稍减弱。舌红,苔黄厚腻,脉滑数大。

既往史:既往高血压20余年,血压最高时200/120mmHg,平素间断服用硝苯地平片,血压控制不佳。糖尿病、高脂血症10余年,未规律服药。否认手术、外伤、输血史。否认食物、药物过敏史。

个人史:平素嗜食肥甘之品,脾气暴躁,操劳过度。吸烟20余年,每日吸烟10支左右;饮酒40余年,每日饮白酒约150ml。

家族史:父母均患高血压、糖尿病、高脂血症,否认其他家族性遗传病病史。

婚育史:适龄婚育,育有1子。

中医诊断:出血性中风(痰热内闭证)。

西医诊断:脑出血。

治疗原则:泄热开窍,降逆化痰。

处方:泄热开窍汤。

石　膏 60g^{先煎}　　知　母 15g　　粳　米 10g　　生甘草 6g

钩　藤 15g^{后下}　　赭　石 15g^{先煎}　　旋覆花 10g^{后下}　　姜半夏 9g

天竺黄 15g　　朱　砂 0.5g^{冲服}　　冰　片 1g^{冲服}

3 剂,每日 1 剂,水煎,分 2 次鼻饲。

西医方面予脱水降颅压、补液维持水电解质平衡、降压等治疗,配合良肢位摆放。

2020 年 3 月 5 日二诊:呈浅昏迷状,体温略降低、波动于 38.5~39.0℃,仍有汗出,左侧肢体活动不利较前无明显变化,面赤气粗好转,鼾声如雷减轻,呃逆频率较前降低,呃声高亢仍同前,牙关紧闭、两手紧握较前改善。鼻饲饮食,大便干、2 日 1 次,小便黄。查体:浅昏迷状,对疼痛刺激有反应,体温 38.6℃,血压 150/90mmHg,左侧肢体肌力 1 级,肌张力尚可。舌干红,苔黄腻,脉滑数。初诊方基础上去朱砂、姜半夏,加鲜竹沥 20ml、茯苓 20g、通草 15g、石决明^{先煎}15g、川牛膝 15g,改冰片为 0.5g^{冲服}。7 剂,水煎,鼻饲服。

2020 年 3 月 12 日三诊:意识状况较前改善,呈嗜睡状,呼之可有反应,体温呈下降趋势、波动于 37.5~38.5℃,汗出减少,左侧肢体可轻度活动,面色基本正常,无明显喘促,鼾声减轻,偶有呃逆且声调下降,已无牙关紧闭,两手紧握、四肢拘急不明显。仍鼻饲饮食,自觉胃脘部稍有不适,可少量经口进食水,大便略干、1 日 1 次,小便略黄。查体:嗜睡,体温 37.6℃,血压 140/86mmHg,左侧肢体肌力 2 级,肌张力略增高。舌稍红,苔薄黄微腻,脉滑。查头颅 CT 示右侧基底节区脑出血较前吸收。二诊方基础上去赭石、旋覆花,加鸡内金 15g、山药 20g、瓜蒌 15g,改石膏为 30g。7 剂,水煎鼻饲服。

2020 年 3 月 19 日四诊:意识已恢复正常,体温正常,左侧肢体可抬离床面,言语略謇涩,稍有汗出,面色正常,呼吸平稳,无明显鼾声,偶有呃逆,无肢体拘急。纳食一般,可基本正常经口进食,偶尔有呛咳,二便正常。查体:神清,体温 36.6℃,血压 130/82mmHg,言语略謇涩,左侧肢体肌力 3 级,肌张力略增高。舌淡红,苔薄白,脉稍滑。查头颅 CT 示颅内血肿基本吸收。三诊方基础上去石膏、天竺黄、茯苓、通草、瓜蒌,加天麻 20g、石菖蒲 30g。7 剂,水煎服。西医停用脱水降颅压、补液,继续予降压治疗,配合肢体及言语功能康复。

2020 年 3 月 26 日五诊:意识清楚,无打鼾、呃逆,可正常言语沟通,肢体可短时抬举、活动较多时仍自感乏力,并伴少量汗出,食欲尚可,夜寐稍欠安,大便稍觉排出无力,小便可。查体:神清语利,血压 136/78mmHg,左侧肢体肌力 4⁻级,肌张力尚可。舌淡红,苔薄,脉稍沉滑。调整处方为补肾潜阳汤。

处方:补肾潜阳汤。

天　麻20g	钩　藤15g^{后下}	石菖蒲20g	山茱萸20g
陈　皮15g	白豆蔻15g	刺五加30g	炒酸枣仁20g
远　志15g	川牛膝15g	生甘草15g	生龙牡^各20g^{先煎}

30剂,每日1剂,水煎服。

2020年4月25日六诊:自觉一般状况良好,左侧肢体轻度活动不利,言语流利,日常生活可基本自理。纳眠可,二便调。查体:血压130/80mmHg,左侧肢体肌力4级。舌淡红,苔薄白,脉缓。遂停服中药,继续服用西医降压药;嘱其监测血压情况,继续加强肢体功能康复锻炼。

按:中风之闭证发病急骤,究其根源乃气机失常所致,而气机失常又是邪热内生、痰火郁闭、风阳亢逆之基本病机。对于上述病证之成因,刘完素秉承"皆由内伤"之观点,指出"平日衣服饮食,安处动止,精魂神志,性情好恶,不循其宜而失其常,久则气变兴衰而为病也。或心火暴甚,而肾水衰弱,不能制之,热气怫郁"(《素问玄机原病式》)。然邪热、痰火皆由肝胃化生。实则阳明,若饮食失节,嗜食肥甘厚味,长期过饱,饮食生成营卫增多而消耗不及,以致卫气失常,形成肥胖等病变,气盛有余,久则导致痰热内生。气有余便是火,若烦劳过度,阳气鸱张,则致胃热邪阻,或者肝火内盛、肝阳亢逆,为中风火热致病因素的主要缘由。因此,中风闭证之火热,关键在肝胃。然而,肝胃亦与心关系密切。肝属木,心属火,木能生火,故肝木失调,肝气、肝火每致心火内炽,风阳内动,发生中风,后世则名曰肝阳化风。胃属阳土,赖心火敷布乃能腐熟水谷,化生营卫,生成气血。饮食肥厚,内热蕴结,阳明热结气盛,以致心经气血壅滞,所谓土壅火结,心火内炽,变生中风。因而,心肝胃三脏气壅火灼,火盛气逆,风阳扇动,挟痰上蒙,是导致中风阳闭证的核心因素。心为君主之官,本不受邪,但肝胃痰热、痰火、风阳亢逆,每每相挟上扰,蒙覆清窍,困阻神机,最终引发邪热、痰火、风阳闭窍证。

本案患者为壮年男性,阳刚之体,调摄失宜,饮食不当,以致阳明热盛,痰热内蕴;复因过度烦劳,则肝胆阳气偏旺,蕴结于里;又因肝气暴亢,气机失常,气郁化热,热盛内扰,风阳动越,终致清窍闭阻。肝阳暴亢,阳升风动,气血上逆,蒙闭清窍,窍闭神匿,神不导气,故突然昏倒、不省人事。风火上亢,气血逆乱,闭阻经络,故面赤、肢体不利、牙关紧闭、两手紧握。邪热内蕴则高热不退,热邪迫津外出则汗出。阳明热盛,积聚于内,上逆冲膈则呃逆频频,热势亢盛则声响高亢,热冲咽喉则气粗、鼾声如雷,热邪移于下焦肠腑则小便短赤、大便秘结。舌红,苔黄厚腻,脉滑数大,亦为痰热内闭之象,治以泄热开窍、降逆化痰为主,方选泄热开窍汤。

初诊方中,石膏辛甘大寒,入肺胃二经,功善清解,透热出表,以除阳明气分之热,故为君药;知母苦寒质润,既可助石膏清肺胃之热,又能滋阴润燥;佐以粳米益胃生津,亦可防大寒伤中,而生甘草清热、调和诸药。配伍味辛苦、归心经之冰片,取其气味芳香、辛散走窜之性以开窍醒神,且其性寒亦可清解内热;如《冯氏锦囊秘录》载其"性善走窜,开窍无往不达,芳香之气能辟一切邪恶",《本草分经》载其"辛香善走,体温用凉,先入肺传于心脾,而透骨通窍散郁火"。《素问·脏气法时论》曰:"心欲耎,急食咸以耎之,用咸补之,甘泻之。"故予味甘、性微寒而归心经之朱砂,以清心镇惊而醒神。旋覆花苦辛咸微温,性主降,善于下气消痰,降逆止噫;赭石重坠降逆以止呃,下气消痰;姜半夏和胃降逆。因热邪壅盛,易动肝而生风,故予钩藤息风定惊、清热平肝;又热易伤阴,炼液为痰,使痰热胶结,乃予天竺黄清热化痰、清心定惊。诸药配伍,共奏泄热开窍、降逆化痰之功。初诊方中,金石类药石膏之应用,亦为遣药组方之特色,恰如张锡纯《医学衷中参西录》所言"石膏……其性凉而能散,有透表解肌之力,为清阳明胃腑实热之圣药,无论内伤、外感用之皆效,即他脏腑有实热者用之亦效。《神农本草经》原谓其微寒,其寒凉之力远逊于黄连、龙胆草、知母、黄柏等药,而其退热之功效则远过于诸药……其性尤纯良可知……盖石膏生用以治外感实热,断无伤人之理,且放胆用之,亦断无不退热之理……盖诸药之退热,以寒胜热也,而石膏之退热,逐热外出也"。本案患者所用白虎剂,"重用石膏为主药,取其辛凉之性,质重气轻,不但长于清热,且善排挤内蕴之热息息自毛孔达出也。用知母者,取其凉润滋阴之性,既可佐石膏以退热,更可防阳明热久者之耗真阴也。用甘草者,取其甘缓之性,能逗留石膏之寒凉不至下趋也。用粳米者,取其汁浆浓郁能调石膏金石之药使之与胃相宜也。药止四味,而若此相助为理,俾猛悍之剂归于和平……真无尚之良方也"(《医学衷中参西录》)。

二诊时,意识状况、肢体不利情况虽较前变化不明显,但体温已较入院时稍有下降,同时面赤气粗、呃逆打鼾、牙关紧闭、两手紧握亦有所改善,然邪热亢盛,耗伤津液,故仍有舌干红、小便黄、大便干。考虑意识由深昏迷变为浅昏迷,乃减少冰片用量,续奏醒神开窍之功。呃逆稍减轻,仍有发热,因姜半夏性温,故去之,且保留旋覆花、赭石的降逆止呕功效。朱砂有毒,不可久服,故去之。邪热仍盛,恐热甚而动风加重,故佐以石决明,助钩藤平肝潜阳、息风清热之效,另予川牛膝引血下行;热扰生痰,乃加鲜竹沥,助天竺黄清化热痰。《本草汇言》载:"《本草衍义》云:竹沥行痰,通达上下百骸毛窍诸处,如痰在巅顶可降、痰在胸膈可开、痰在四肢可散、痰在脏腑经络可利、痰在皮里膜外可行,又如癫痫狂乱、风热发痉者可定,痰厥失音、人事昏迷者可省,为痰家之圣剂也。"颅内出血后意识状况仍欠佳,考虑颅内水肿明显,乃予茯苓、通草利水以降颅压。

三诊时,病情进一步改善,颅内出血较前吸收,意识状况逐步恢复,呼之已有反应,发热、汗出进一步控制,鼾声减轻,呃逆次数及声调明显好转,周身拘紧之状已不明显,二便情况均有改善,唯自觉胃脘部稍有不适,此乃先前所用大量金石类药碍胃所致,乃予鸡内金化石助运,配山药健脾养胃。考虑邪热渐解、腑气渐通、逆气渐降,但舌稍红、苔薄黄微腻、脉滑仍提示有痰热,故加瓜蒌以清热化痰,而去赭石、旋覆花,同时减少石膏用量以防投药过重而生他变。

四诊时,病情已明显改善,颅内血肿基本吸收,意识已恢复正常,体温正常,肢体及言语不利显著改善,可基本正常经口进食,仅偶尔有呛咳。至此,邪热、痰火均已明显消减,乃去除石膏、茯苓、通草、瓜蒌、天竺黄等清热利水、化痰开窍之品,加用天麻、石菖蒲进一步平肝息风、豁痰开窍。

五诊时,仅遗留患肢轻度不利、夜寐稍欠安之症,考虑邪气渐消,而素体肝阳上亢、肝肾亏虚之本渐现,遂停用前方,乃予补肾潜阳汤,以补肾平肝、潜阳息风、防病复发。五诊方中,天麻、钩藤平肝息风;川牛膝引血下行,并能活血利水;石菖蒲、远志安神定志;炒酸枣仁健脾养心安神;白豆蔻、陈皮行气开胃,理气健脾;山茱萸、刺五加补益肝肾;生龙牡补肾潜阳;生甘草调和药性。

六诊时,自觉一般状况良好,纳眠可,二便调,舌脉复常,乃嘱患者停药,继续着重施以运动康复之术。

中风之闭证以阳气亢盛变生火热为根本,故阳闭最为常见,尤其在疾病初起之时。风火亢逆,挟痰挟瘀,损及血脉,闭塞清窍,妨碍神机出入,最终邪蔽清窍,损及神明。因"火性疾速故也"(《素问玄机原病式》),故中风之闭证病情危笃,"暴病暴死"(《素问玄机原病式》)。有鉴于此,《金匮翼·中风统论》明确提出"闭则宜开,不开则死""闭者欲其通,不通亦死"。其"开""通"治法之应用,主要体现于泄热、化痰、开窍几方面,因此治宜清热化痰、开窍醒神,尤以治火治痰为急。《金匮翼·中风统论》还指出"内风之气,多从热化,昔人所谓风从火出者是也。是证不可治风,惟宜治热"。由此可见,火热内炽是中风暴病之因,去除火热最为急迫。治火热,宜用苦寒直折之品,如大黄、黄芩、黄连、栀子、夏枯草等,以使亢逆上冲之势迅速平息;常配合应用金石类药石膏,取其辛散寒凉之性,透邪外达,逐热外出;亦可予冰片,清热开窍以醒神。气有余便是火,治火亦须兼调气,而重在降气,药如赭石、枳实、槟榔、炒莱菔子、厚朴、川牛膝、石决明等。治痰热,则宜直达清窍,药如天竺黄、鲜竹沥、石菖蒲、郁金、远志、皂角刺、胆南星等。此外,火热内盛,尤其是肝胃火热,需要及时清泻,兼顾凉血,以防肝火犯胃、胃热灼络之变,引发吐血、黑便。

三、小结

中风之初起多以邪实为主,常表现为邪热内闭、气机壅滞,进而亦可影响体内水液代谢,炼津为痰而痰浊瘀阻。然而,上述多种病理因素同时又相互胶着,化为浊毒,郁闭脑络，终致神机失用。因此，临床上中风之急性期常见痰热腑实、痰热内闭（阳闭）之证。其中，针对中风急性期痰热腑实证的辨治，当以泄热通腑为要，缘腑气通畅可使体内邪热随之而出，则神识乃复；此外，气机畅达后一方面使肝脾功能正常而无痰浊化生之源，另一方面热去亦可减轻体内炼津为痰之过程，从而避免痰浊进一步化生，以及与热搏结后产生痰热。通腑能调畅气机，泄热可防阴伤，对减少或防止阴虚证的发生亦有重要意义。针对中风急性期痰热内闭（阳闭）证的辨治，当以泄热开窍为主，然泄热之关键除给予重剂寒凉直折之品外，亦需注重调气药之应用；若气机不通则气血壅滞，乃生逆乱，是以化风。如《丹溪心法·中风》云："治风之法，初得之，即当顺气……此万古不易之至理。"《重订严氏济生方·诸风门·中风论治》曰："治疗之法，当推其所自，若内因七情而得之者，法当调气，不当治风。"然于临证辨治之中，泄热开窍化痰之品多苦寒、苦燥，用之不当，反增弊端，故应用时须格外注意，亦应时刻观察体温与神志之变，而所用药物应随热退神清而逐渐减量，中病即止，以防他变。同时，血热上冲者应引血下行、利水清浊，痰热者宜清而不可燥湿，有生风之象者必当息风。

第二十二节　癫　痫

一、概述

癫痫是以发作性神情恍惚，甚则突然仆倒，昏不识人，口吐涎沫，两目上视，肢体抽搐，或口中怪叫，移时苏醒，醒后一如常人为主要临床表现的病证。癫痫是一种中枢神经系统功能失常的脑部疾病，其特点是反复性、发作性、短暂性和刻板性，发作形式多样，可表现为神经、精神和行为的异常变化。中医学称癫痫为"痫病"。

"痫"见于《五十二病方》："婴儿病间（痫）方……间（痫）者，身热而数惊，颈脊强而复（腹）大。"《黄帝内经》对其发病有了阐述，如"癫疾始作先反僵，因而脊痛"（《灵枢·癫狂》），"心脉满大，痫瘛筋挛……二阴急为痫厥"（《素问·大奇论》），但未对癫、痫二病作区分。

东汉时期，张仲景在《伤寒论》中指出"若被下者，小便不利，直视失溲。若被火者，微发黄色，剧则如惊痫"，虽未设专篇，但对类似痫病发作的表现有了描述。这一时期，对癫痫的发病、临床表现及治疗有了零散描述。

隋唐时期，对癫痫的症状变化及类别有了进一步认识。隋代巢元方《诸病源候论》言："痫者，小儿病也。十岁以上为癫，十岁以下为痫。其发之状，或口眼相引，而目睛上摇,或手足掣纵,或背脊强直,或颈项反折""癫者,卒发仆地,吐涎沫,口㖞,目急,手足缭戾,无所觉知,良久乃苏"。根据起病之源的不同,巢元方将痫分为风痫、惊痫、食痫("诸方说痫,名证不同,大体其发之源,皆因三种。三种者,风痫、惊痫、食痫是也"),并提出"阳癫""阴癫""风癫""湿癫""马癫"的分类。唐代孙思邈首立"癫痫"病名,在《备急千金要方》中指出"大人曰癫,小儿则为痫,其实则一",并提出痫有阳痫、阴痫之分,即"病先身热,掣疭,惊啼叫唤,而后发痫,脉浮者,为阳痫""病先身冷,不惊掣,不啼呼,而病发时脉沉者,为阴痫";根据痫病发作时的病所不同,提出"肝痫""心痫""脾痫""肺痫""肾痫""膈痫""肠痫";根据痫病发作时的叫声及病状特点,提出"六畜痫",即"马痫""牛痫""羊痫""猪痫""犬痫""鸡痫"。

宋元时期,出现"五痫"之说。宋代钱乙《小儿药证直诀》指出"凡治五痫,皆随脏治之",并按五脏应五畜的方法进行分类,提出"五痫"即犬痫、羊痫、牛痫、鸡痫和猪痫——"犬痫:反折,上窜,犬叫,肝也。羊痫:目瞪,吐舌,羊叫,心也。牛痫:目直视,腹满,牛叫,脾也。鸡痫:惊跳,反折,手纵,鸡叫,肺也。猪痫:如尸,吐沫,猪叫,肾也"。此后医家多以"痫病"称谓。

明清时期,癫痫名称渐趋统一,对癫痫的认识也趋于成熟。明代董宿《奇效良方》详细论述了"风痫""食痫""惊痫""痰痫""饮痫"的表现,即"风痫为病,废手足,或一手一足,或两手两足,如瘫不随,或眼,或口,或口歪牵引颊车""食痫为病,伤肉食,手足搐动,角弓反张,或拳挛,或张狂大声,如羊如犬,大叫吐出饮食方定,其饮食尽被痰涎包裹在其中""惊痫为病,废头目,吊口目,或一目双目,或昏或盲,或邪视,或头歪,或摇头,或战脑""痰痫为病,此患似张狂,作之不常,或半年一作,或一年,或一月,或一日一次,或一日三次,一身惊搐,不废手足,不废头目,其人张狂,如梦中,如半醉,灯下不知人,皆从梦寐中作,所以无常也。忽耳不闻,其目不能视,如狂""饮痫为病,此患吃食不知饱,忽然连三五日不甚思食,手足搐动,多自梦寐中作,食之太饱,亦便发作"。明代鲁伯嗣《婴童百问》根据五脏不同,将痫病分为心痫、肝痫、肾痫、肺痫、脾痫("痫曰五痫,病关五脏:面赤目瞪,吐舌啮齿,心下烦躁,气短息数者,曰心痫。面唇俱青,其眼上窜,手足拳挛,抽掣反折者,曰肝痫。面黑而晦,振目视人,口吐清沫,不动如尸者,曰肾痫。面如枯骨,目白反视,惊跳摇头,口吐涎沫者,曰肺痫。面色痿黄,眼睛直视,腹满自利,四肢不收者,曰脾痫。此五脏之证然也")。明代孙一奎《医旨绪余》所载"夫癫者,或狂或愚,或歌或笑,或悲或泣,如醉如痴,言语有头无尾,秽洁不知,积年累月不愈,俗名曰心风""夫痫,时发时止者是也。有连日发者,有一日三五发者……发则昏昧不知人事,耳无所闻,目无所见,眩仆倒地,不省高下",详细描述了癫与痫实为两种不同的疾病,癫病异于痫病,是一种精神疾病。明代王肯堂《证治准绳》所载"究其独言癫者,祖

《素问》也;言癫痫、言癫狂者,祖《灵枢》也。要之,癫痫狂大相径庭,非名殊而实一之谓也",提出了癫、痫、狂的不同。

历代医家认为,痫病多因先天受惊、情志失调、内风引动、积痰内伏、瘀血阻络,产生惊、气、风、痰、瘀等病理因素,进而造成脏腑功能失调,气机逆乱,肝风内动,惊风痰浊,气滞血瘀,风痰气瘀胶固,久则或成痰热,壅塞窍络所致。

《素问·奇病论》所载"在母腹中时,其母有所大惊",《素问·举痛论》所载"恐则气下……惊则气乱",提示母亲孕期受惊,一则致先天禀赋不足,髓海不充,脑失精明;二则惊致气乱,神机失常,脑神失用,最终发生癫痫。清代叶桂《临证指南医案·癫痫》所载"平昔操持,身心皆动,悲忧惊恐,情志内伤,渐渐神志恍惚,有似癫痫",说明情志失调可致气机逆乱,进而诱发癫痫。

唐代孙思邈《备急千金要方》认为小儿痫病"皆由脏气不平故也",宋代陈言《三因极一病证方论》提出痫病"三因不同,忤气则一",可见痫病的发病与脏腑气机逆乱有关。

《素问·至真要大论》载:"诸暴强直,皆属于风。"风性善行而数变,风性轻扬易于上行,可至巅顶,且风邪致病有"强直"的特点,故可出现肢体搐搦。

隋代巢元方《诸病源候论》提出"痰实……发惊痫",说明当时已认识到"痰"可致痫。元明以降,痫病"从痰论治"成为主流。元代朱震亨《丹溪心法》指出"假如痫病,因惊而得,惊则神出舍,舍空则痰生也""惊与痰宜吐,大率行痰为主……有痰者,必用吐药""痫症有五……以其病状偶类之耳,非无痰涎壅塞,迷闷孔窍"。明代虞抟《医学正传·癫狂痫证》指出"痫病独主乎痰"。明代楼英《医学纲目·肝胆部·眩·癫痫》强调"癫痫者,痰邪逆上也""痰溢膈上,则眩甚仆倒于地,而不知人,名之曰癫痫"。明代李梴《医学入门》阐释:"痫有阴阳只是痰……盖伤饮食,积为痰火,上迷心窍,惊恐忧怒,则火盛神不守舍,舍空痰塞。"清代程国彭《医学心悟》描述"痫者,忽然发作,眩仆倒地,不省高下,甚则瘛疭抽搐,目斜口㖞,痰涎直流……虽有五脏之殊,而为痰涎则一,定痫丸主之",主张从痰论治痫病,并创立定痫丸。

清代王清任在李时珍"脑为元神之府"的观点上,提出"痫症……即是元气一时不能上转入脑髓",认为痫病的发生与脑髓瘀血有关,并在《医林改错》中提出"抽风不是风",强调"抽风之症,气虚无疑。元气既虚,必不能达于血管,血管无气,必停留而瘀"。清代唐宗海《血证论》指出:"瘀血攻心,心痛头晕,神气昏迷,不省人事。"痫病发作之时,气血逆乱,全身气机阻滞,血液涩行脉中,瘀滞于皮肤口唇,若久病,则风火灼津耗血,血滞脉中而成瘀。

本病病机复杂多样,皆由脑神被扰所致。根据不同的致病因素,痫病的证型可分为风痫、火痫、痰痫、湿痫和瘀痫,在临床常兼夹发病。其中,成年原发性癫痫以湿痫、痰痫、风痫为主,常见肝胆湿热证、痰火扰神证和风痰上扰证;继发性癫痫主要涉及颅内病变,以瘀痫为主,常见气虚血瘀证、瘀血内阻证;儿童癫痫则以火痫、痰痫为主,常见心肝火旺证、痰火扰神证。治疗时应明辨"癫""狂""痫",根据风、火、痰、湿、热、瘀等不同致病因素辨证论治。

二、医案

医案一

李某,女,23 岁。2020 年 8 月 3 日初诊。

主诉:发作性四肢抽搐、双眼上视,伴意识丧失 2 年。

现病史:2 年前,患者因学习压力大、睡眠不足,于凌晨 5 点左右突发四肢抽搐、口吐白沫、双目上视、意识丧失,数分钟后清醒;因在国外上学,自认为求医较难,故未去医院诊治。此后半年未再发作。1 年半前,因忙于毕业答辩、学习劳累,早饭后突发四肢抽搐、两眼上视、咬舌、意识丧失,5~6 分钟后清醒,遂就诊于当地医院,查脑电图示双侧额区可见棘波、棘慢波,诊断为"癫痫",予拉莫三嗪治疗,但患者未服用。近 1 年半来,每于学习劳累、压力大时出现意识丧失、四肢抽搐、口吐白沫、双目上视症状,需 5 分钟左右缓解。近 1 个月来,无诱因发作频繁,每周 2~3 次。今回国欲求中医药治疗。

现症见:平素学习压力大,睡眠时间少,平均睡眠时间约 6 小时。日间精力差,疲倦乏力,急躁易怒,注意力不集中。两胁胀满,时有胸闷脘痞,饮食欠规律,纳少,口干口苦,眠可。大便黏腻、不成形、1 日 2 次,小便调。舌红、边有齿痕,苔黄腻,脉滑。

既往史:既往体健。否认外伤、手术、输血史。否认药物、食物过敏史。

月经史:平素月经易提前,量色正常,无血块,无痛经。

家族史:否认家族性遗传病病史。

辅助检查:①脑电图(2019-03-13):双侧额区可见棘波、棘慢波,节律间断发放。②头颅 MRI(2019-03-13):双侧海马小囊性病灶。

中医诊断:痫病(肝胆湿热证)。

西医诊断:癫痫。

治疗原则:清热利湿,息风定痫。

处方:利湿定痫汤。

郁　金 20g	龙　胆 15g	天　麻 20g	白僵蚕 15g
地　龙 10g	胆南星 10g	浙贝母 30g	瓜　蒌 15g
天竺黄 15g	竹　茹 15g	石菖蒲 30g	陈　皮 15g

茯　苓 20g	滑　石 15g^{先煎}	生龙齿 15g^{先煎}	煅青礞石 30g^{先煎}
鸡内金 15g	禹余粮 10g^{先煎}	白胡椒粉 3g^{冲服}	

14 剂,每日 1 剂,水煎服,分 2 次服用。

2020 年 8 月 17 日二诊:服药期间癫痫发作次数减少,每周发作 2 次。白天精力较前改善,偶有疲倦乏力,急躁易怒减轻,注意力不集中。两胁胀满、胸闷脘痞减轻,纳食增加,口干口苦明显缓解。大便偏黏腻、成形、1 日 2 次,小便调。舌红,苔黄,脉滑。初诊方基础上减竹茹、禹余粮,加炒白术 15g、白豆蔻 15g、钩藤 15g。21 剂,水煎服。

2020 年 9 月 7 日三诊:服药期间癫痫发作次数减少,每周发作 1~2 次,近期平均睡眠时间为 8~9 小时。白天精力较前明显改善,疲倦乏力明显减轻,偶有急躁,注意力较前集中。两胁胀满及胸闷脘痞感不明显,纳可,无口干口苦,大便稍黏、成形、1 日 1 次,小便调。舌红,苔薄黄,脉滑。二诊方基础上减龙胆、白豆蔻、陈皮、胆南星,加猫爪草 20g、夏枯草 15g。21 剂,水煎服。

2020 年 9 月 28 日四诊:服药期间癫痫发作 1 次。近期学习压力大,有熬夜行为,平均睡眠时间为 8 小时。白天精力尚可,偶有疲倦,无急躁易怒,注意力改善。纳可,大便黏腻消失、成形、1 日 1 次,小便调。舌红,苔薄黄,脉滑。三诊方基础上减滑石、瓜蒌、生龙齿,改天麻为 15g、石菖蒲为 15g、煅青礞石为 15g、郁金为 15g,加山药 20g、党参 15g。28 剂,水煎服。

2020 年 10 月 26 日五诊:服药期间癫痫未发作,近期未熬夜,平均睡眠时间 8 小时。白天精力可,注意力可。纳可,二便调。舌淡红,苔薄白,脉缓滑。考虑病情控制尚可,故予丸药续服。

处方:健脾平痫丸。

天　麻 15g	白僵蚕 15g	地　龙 10g	浙贝母 30g
天竺黄 10g	猫爪草 10g	茯　苓 15g	鸡内金 10g
煅青礞石 15g^{先煎}	白胡椒粉 3g^{冲服}		

上药研末过筛,炼蜜为丸,梧桐子大,每次 2 丸,每日 2 次。

3 个月后随访,诉未再有癫痫发作。

按:《格致余论·阳有余阴不足论》曰:"司疏泄者肝也。"肝主疏泄,为风木之脏,其气升发,喜条达而恶抑郁,能推动全身气血、津液的运行输布。《黄帝内经》云:"肝者,将军之官。"肝为刚脏,体阴而用阳,肝郁不畅,极易从阳化热,变生肝风。肝藏血舍魂,在体合筋,开窍于目。胆附于肝。《灵枢·经脉》言:"肝足厥阴之脉,起于大指丛毛之际……属肝络胆。"肝与胆通过经络相互络属。《医学见能》曰:"胆者,肝之腑,属木,主升清降浊,疏利中土。"肝胆相互配合,共司疏泄。若肝失疏泄,肝胆之气不能畅达,则气津输布失常,生湿聚痰;气郁易从阳化热,久则生风化火。

本案患者长期在国外学习,压力较大,肝气郁滞不畅,疏泄失职,水津失布,化生湿浊,气郁从阳化热,湿热相合,蕴于肝胆,热郁生风化火,上扰神明,而成肝胆湿热之痫病。肝失疏泄,湿热相合,生风化火,上扰神明,神机失用,故痫病发作时意识丧失,平素则注意力不集中;"诸风掉眩,皆属于肝""风胜则动"(《黄帝内经》),肝主筋,风性主动,故见四肢抽搐;肝开窍于目,肝风内动,故见双目上视;水聚为湿,湿聚为痰,痰湿蕴结,日久化热,痰、湿、热胶结难去,易随肝风而动,故痫病屡作;肝胆湿热,肝气郁而不畅,故见两胁胀满;"肝气虚则恐,实则怒"(《黄帝内经》),故见急躁易怒之症;脾主运化,在体合肉,主四肢,湿热困脾,脾失健运,故见精力差、疲倦乏力、胸闷脘痞、纳差;湿热熏蒸肝胆,故见口干口苦;湿热蕴结于肠腑,故见大便黏腻、不成形。舌红、边有齿痕,苔黄腻,脉滑,皆属湿热之象。因此,本案当治以清热利湿、息风定痫之法,予以利湿定痫汤。

《黄帝内经》云:"肝欲散,急食辛以散之。"初诊方中,郁金辛苦寒,可行气解郁,助肝疏泄;龙胆清热燥湿,除肝胆郁热;滑石甘淡寒,清热利湿,可使湿热从小便而去。天麻、白僵蚕、地龙平肝息风止痛。其中,天麻甘平入肝经,可平肝息风;地龙咸寒入肝经,能息风止痛,又善清热;白僵蚕辛咸平,入心、肝经,可息风止痛、祛风散结,配地龙能通达经络,上行至颠顶。白胡椒粉辛温,辛散开通,上行开脑窍、利脑神,温中化痰止痛。竹茹、天竺黄、瓜蒌清热化痰,以解利湿、热、痰之胶结;石菖蒲、浙贝母、胆南星开窍豁痰,扫荡横行之痰邪,如《辨证录》所言"况附子、南星俱是斩关夺门之将,指挥如意,而外邪近贼扫荡无遗"。煅青礞石性重坠而擅下痰,能以其下坠之性使痰湿下行,有下气消痰之功;生龙齿性凉质重,可入肝以敛肝息风,与煅青礞石同用又可镇惊安神。茯苓、陈皮理气健脾以绝生痰之源。其中,茯苓味甘性缓能补脾,又有利湿之功;陈皮理气和中补脾。禹余粮乃土气之精以生者也,具有涩肠健脾、除热燥湿之功。鸡内金健脾消积化石,可防金石碍胃。诸药合用,共奏清热利湿、息风定痫之功。

二诊时,痫病发作次数减少,两胁胀满、胸闷脘痞、急躁易怒减轻,纳食增加,考虑清热利湿、息风定痫之法取效,故减竹茹;大便已成形,故减禹余粮;大便偏黏腻,仍为湿热之征,故加炒白术、白豆蔻以增健脾祛湿之力;痫病仍有发作,为肝风内动之象,故加钩藤清热平肝息风,以缓痫病发作。

三诊时,癫痫发作次数减少,精力、注意力较前改善,两胁胀满及胸闷脘痞感不明显,无口干口苦,大便基本正常,可知湿、热、痰浊渐减,故减龙胆、白豆蔻、陈皮、胆南星;痰久易成结,故加猫爪草、夏枯草,以散痰聚之结。其中,猫爪草辛甘温,入肝经,化痰散结;夏枯草入肝经,味辛可散结,味苦可燥湿热;二者同用,可增散结之效。

四诊时,服药期间癫痫发作次数明显减少,考虑此时湿、热、痰已渐去,风邪渐息,故减寒凉之滑石、瓜蒌、生龙齿，以防寒凉伤胃，并减少天麻、石菖蒲、煅青礞石、郁金的用量；偶有疲倦，为邪实渐去而虚象显现，当顾脾虚之根本，故加甘平之山药、党参，以健脾益气、培补后天，诚如《类经》所载"脾贵充和温厚，其性欲缓，故宜食甘以缓之。脾喜甘而恶苦，故苦为泻、甘为补也"。

五诊时，服药期间癫痫未发作，余症不显，考虑虽湿热已去、肝风已息，但应防病复燃以巩固疗效，故予丸药收尾，缓缓图之。五诊方中，天麻、白僵蚕、地龙平肝息风；浙贝母清热化痰，合天竺黄化痰开窍，煅青礞石下气消痰，白胡椒粉辛温开窍化痰，猫爪草散痰聚之结；茯苓健脾运化以绝生湿生痰之源，鸡内金健脾消积化石。

本案属肝胆湿热之痫病。由于学习压力大，情志失调，肝气郁滞，肝胆疏泄失职，水液代谢失常，湿热内蕴，日久聚而化痰。肝为风木之脏，又易化火生风，风挟湿、热、痰上扰脑神，神机失用，故痫病发作频繁。治疗初期当以清热利湿、化痰息风安神为主；仲景言"见肝之病，知肝传脾，当先实脾"，肝郁乘克脾土，故治疗中期宜在清热利湿、息风定痫之中合扶脾之法；治疗后期用丸剂平肝健脾、息风止痫，以巩固疗效。

医案二

王某，女，23 岁。2015 年 11 月 4 日初诊。

主诉：发作性四肢抽搐，喉中痰鸣，意识丧失 9 年。

现病史：9 年前，患者无明显诱因在上课时突发头胀痛，随后意识丧失、四肢抽搐、口角流涎，持续约 1 分钟，遂就诊于某综合医院儿科，诊断为"癫痫"。因担心药物副作用未服西药，后每年平均发作 1~2 次，症状同前，多于上课紧张或学习劳累时发作。半年前，因攻读硕士期间学习压力大、学习劳累，癫痫发作频繁、每月发作 1~2 次；近 2 个月每月发作 2 次，每次均表现为意识丧失、四肢抽搐、喉中痰鸣、口角流涎，持续 3 分钟恢复正常。先后就诊于多家综合医院专科，均诊断为癫痫，建议口服西药，但患者因担心副作用未服用，今为求中医治疗就诊于我处。

现症见：熬夜学习后发作意识丧失、四肢抽搐、喉中痰鸣、口角流涎症状，持续 3 分钟恢复正常。平素易心烦，时有心慌，常担心癫痫发作。面部痤疮，入睡困难，需 2 小时入睡，多梦。无食欲，大便干、3~4 日 1 次，小便色黄。舌红，苔黄腻，脉滑数。

既往史：否认高血压、糖尿病、冠心病等慢性病病史。出生 8 个月时及 9 岁时头部外伤史。否认手术、输血史。否认药物、食物过敏史。

家族史：否认家族性精神病、遗传病病史。

月经及婚育史：未婚，初次月经 13 岁，平素月经规律、量色正常，无痛经。

辅助检查：①头颅 MRI（2015-10-13）：未见异常。②脑电图（2015-10-14）：轻度异常，双枕区偶见棘波发放。

中医诊断：痫病（痰火扰神证）。

西医诊断：癫痫。

治疗原则：涤痰清火，安神定痫。

处方：涤痰止痫汤。

丹　参 20g	黄　连 5g	莲子心 15g	淡竹叶 10g
甘草梢 10g	浙贝母 30g	白胡椒粉 3g 冲服	白僵蚕 15g
煅青礞石 30g 先煎	生龙齿 20g 先煎	琥珀粉 3g 冲服	北寒水石 15g 先煎
生龙骨 20g 先煎	生牡蛎 20g 先煎	鸡内金 20g	石菖蒲 30g
远　志 15g	炒酸枣仁 30g	首乌藤 15g	

14 剂，每日 1 剂，水煎服，分 2 次服用。

2015 年 11 月 18 日二诊：服药期间未见癫痫发作。心烦、心慌较前减轻，仍担心癫痫发作。面部痤疮基本消退。入睡困难稍有好转，仍需 1~2 小时左右方可入睡，梦较前减少。胃纳转佳，大便不干、2~3 日 1 次，小便不黄。舌红，苔黄，脉滑。初诊方基础上减甘草梢、淡竹叶、首乌藤，改煅青礞石为 20g，加茯苓 15g、陈皮 15g、当归 15g。21 剂，水煎服。

2015 年 12 月 9 日三诊：服药期间未见癫痫发作。情绪较前稳定，遇事时心烦，担心癫痫发作，无心慌。纳可，入睡困难较前改善，约 1 小时可入睡，梦明显减少。大便 1 日 1 次、质软成形，小便正常。舌红，苔薄黄，脉滑。二诊方基础上减北寒水石、生龙齿、当归，改炒酸枣仁为 20g、莲子心为 10g。28 剂，水煎服。

2016 年 1 月 6 日四诊：服药期间未见癫痫发作。现情绪尚可，遇事心烦、担心癫痫发作的情绪明显减少。入睡较前明显改善，30 分钟内可入睡，偶有梦。纳可，二便调。舌淡红，苔薄黄，脉滑。三诊方基础上加磁石 20g、猫爪草 20g。28 剂，水煎服。

2016 年 2 月 3 日五诊：服药期间未见癫痫发作。情绪平稳，遇事偶有心烦，无担心癫痫发作的情绪。入睡可，30 分钟内可入睡，偶有梦。纳可，二便调。舌淡红，苔薄黄，脉滑。四诊方基础上减磁石、琥珀粉，改煅青礞石为 15g，加白扁豆 15g、全蝎 3g。28 剂，水煎服。

2016 年 3 月 2 日六诊：服药期间未见癫痫发作，情绪稳定，无心烦、心慌。入睡可，无梦。纳可，二便调。舌淡红，苔薄白，脉缓滑。考虑服药期间未见癫痫发作，情绪稳定，病情平稳，处以丸药续服。

处方：养心定痫丸。

丹　参 20g	白僵蚕 15g	全　蝎 5g	白胡椒粉 6g
鸡内金 15g	浙贝母 20g	磁　石 15g	猫爪草 15g

上药研末过筛，炼蜜为丸，梧桐子大，每次 2 丸，每日 2 次。

3个月后门诊随访,患者病情平稳,未见反复。

按:《灵枢·邪客》言:"心者,五脏六腑之大主也,精神之所舍也。"心为君主之官,主神明。"心为阳中之太阳",五行属火,具有温煦和推动作用,并使心神振奋。《医家四要》曰:"如烦劳过度,则火起于心。"烦劳过度则心火旺。《丹溪心法·痫》云:"痫症有五……非无痰涎壅塞,迷闷孔窍。"若心火旺盛,火灼津液生痰,火热生风,挟痰妄动,痰火上扰心神,则神机失用。

本案患者因学习烦劳过度,引动心火,火热灼津生痰,热极生风,挟痰上逆犯脑,而成痰火扰神之证。痰火上扰,闭阻脑窍,脑神被扰,神机失用,故见意识丧失;"诸热瞀瘛,皆属于火",火热灼津,筋失濡养,火邪又易生风,风胜则动,故见四肢抽搐;"诸逆冲上,皆属于火",火热灼津生痰,痰热上扰,清窍不利,故见痫病发作时喉中痰鸣、口角流涎;"诸躁狂越,皆属于火",痰火上扰心神,故见心烦;"心主神明",戌时为心包经当令,当养心安神,宜睡眠,不宜熬夜,然患者多熬夜,心神失养,故见心慌;痰火扰动,阳不入阴,故见失眠多梦;火热燔灼蒸腾,津液耗伤,故见便干、尿黄;"诸痛痒疮,皆属于心",心属火,其化热,合痰结聚于上,故见面部痤疮。舌红,苔黄腻,脉滑数,亦为痰火扰神之象。治疗以涤痰清火、安神定痫为法,予涤痰止痫汤。

初诊方中,丹参、黄连、莲子心清心安神。其中,丹参苦微寒,入心养神,清心泻火;黄连苦寒入心经,以泻心经实火见长,《雷公炮制药性解》载其"味苦泻心,治心火诸病不可缺";莲子心苦寒,入心经,清心安神,《温病条辨》载其"由心走肾,能使心火下通于肾,又回环上升,能使肾水上潮于心"。《素问·脏气法时论》云:"心欲耎,急食咸以耎之,用咸补之,甘泻之。"北寒水石辛咸寒,清热泻火;生牡蛎咸涩微寒,咸能软坚以化胶固之痰,《本草经解》载其"咸寒之味入太阳,壮水清火也"。甘草梢甘寒,淡竹叶甘淡寒,均为轻清之品,均可入心经,可清热泻火、除烦利尿,能使心经火热从小便而出。痰火胶结,草木之品难以取效,非金石重剂不能为功。《医学纲目·肝胆部·眩·癫痫》所载"治之者,或吐痰而就高越之,或镇坠痰而从高抑之,或内消痰邪使气不逆",指出了金石重镇药在痰火痫病中应用的重要性,故将煅青礞石、琥珀粉、生龙齿、生龙骨合用,以镇坠痰实。其中,煅青礞石甘咸平,能降逆坠痰,善化顽痰痼结;琥珀粉甘平,归心、肝、膀胱经,定惊安神,利尿通淋,《名医别录》载其"主安五脏,定魂魄,杀精魅邪鬼";生龙齿甘涩凉,《药性论》载其"镇心,安魂魄",且凉能清热,又有清热除烦之功;生龙骨甘涩平,归心、肝、肾经,镇惊安神。鸡内金健脾消积化石。白胡椒粉辛温,能温中散寒,下气消痰,盖味辛走窜,可引药上达脑窍;白僵蚕辛咸入肝,功在祛风解痉,化痰散结,能有效缓解痫病发作时肢体抽搐、强直之症;浙贝母苦寒,入心、肺经,可消郁破凝;石菖蒲辛苦温,辛开苦燥温通,芳香走窜,有开窍醒神、豁痰辟秽之效,擅治痰湿秽浊之邪蒙蔽清窍所致之神志昏乱，《玉楸药解》载其"辛烈疏通，开隧窍瘀阻"；远志"开心利窍，益智安神"，与石菖蒲合用，有豁痰开窍醒神之功。炒酸枣仁、首乌藤养心安神以助眠。诸药合用，共奏涤痰清火、安神定痫之效。

二诊时，服药期间未见癫痫发作，心烦、心慌较前减轻，面部痤疮基本消退，考虑痰火渐清，故去甘草梢、淡竹叶，减少煅青礞石用量；夜寐好转，心神渐安，故去首乌藤；仍有心慌不安之感，担心癫痫发作，故加当归养血活血；痰火渐清，然患者病久，故加茯苓健脾化湿，陈皮理气和中，以补脾化痰。

三诊时，服药期间未见癫痫发作，情绪较前稳定，说明心火渐息，胶结痰火已有开解消散之势，为防寒凉伤胃，故去北寒水石、生龙齿，并减少莲子心用量；睡眠较前好转，故减少炒酸枣仁用量；心慌消失，故去当归。

四诊时，情绪及睡眠明显好转，时有心烦，考虑痰久成结，需乘势加强化痰散结安神之力，故加磁石、猫爪草。猫爪草甘辛温，味辛以散，能解利痰聚之结；磁石味咸性重坠，咸能软坚，合猫爪草以散痰结，重坠能镇惊安神。

五诊时，诸症好转，未见癫痫发作，考虑化痰息风散结之法已取效，故去磁石、琥珀粉，减少煅青礞石用量。但痰邪鬼祟，一时难以清除，故加全蝎息风止痫、通络散结，白扁豆健脾利湿、助化痰涎。

六诊时，病情平稳，服药期间癫痫未发作。由于癫痫为久病，多难速愈，故予养心定痫丸以图缓治。六诊方中，丹参清心安神；白僵蚕、全蝎为虫类，具走窜之性，善祛风解痉，化痰散结；白胡椒粉温中化痰止痫；浙贝母化痰清热散结；猫爪草清热散结，与浙贝母合用，化痰散结之功更甚；磁石重镇安神；鸡内金健脾消积化石。诸药合用，共奏清心化痰散结之功。

本案为痰火扰神之痫病。因学习烦劳过度，致心火内生，火热灼津生痰，热极生风，故以痰、火、风之实象为主要证候。治疗初期当重在豁痰息风、清火安神；中期当重在化痰息风散结、健脾安神；后期痰、火、风渐消散，当重在健脾化湿散结。此外，虫类药为血肉有情之品，又具灵动之性，可深入隧络，走窜通达，化痰散结，疏逐搜剔，攻剔痼结之痰瘀。金石类药可重镇安神，涤痰散结。对于此类痰、热、风胶结之证，最宜运用金石类药涤痰清热和虫类药搜逐胶结痰热，可大增药效，待病情平稳，再继之以丸药，久久为功，则痫病可除。

医案三

周某，女，17 岁。2020 年 8 月 11 日初诊。

主诉：发作性胡言乱语、幻听 2 年，发作性肢体抽搐 10 个月。

现病史：患者 13 岁（2016 年）时开始长期熬夜。2 年前（2018 年 8 月）晨起后无明显诱因出现胡言乱语,自诉起床后不知道自己要干什么,约 1~2 分钟后恢复正常;1 个月内(2018 年 9 月)多次出现发作性恐惧、心慌,听到有人与自己对话,为命令性或辱骂自己的语言。每次发病持续约 10 秒到 3 分钟,事后不能回忆具体内容。2018 年 10 月开始,发作性胡言乱语、害怕、幻听频率逐渐增高,有时 1 天 4 次。2019 年 5 月每因生气后出现愣神,后就诊于当地某医院,诊断为"精神分裂症",口服"奥氮平",服药 7 天后出现咬牙现象,遂停止服用。后愣神发作频率逐渐增高,脑电图提示双侧额、颞区有棘慢波发放,头颅 MRI 显示左侧海马硬化。其间伴有发作性气喘、心前区不适感、害怕感,1~2 分钟缓解,事后不能回忆,每天发作 3~4 次。10 个月前(2019 年 10 月)生气后出现发作性肢体抽搐、昏不知人、牙关紧闭、面色青紫、双目上视,持续 3~5 分钟自行缓解,缓解后嗜睡。2019 年 11 月 1 日起,1 个月内大发作 5 次,形式同前。2019 年 12 月就诊于专科医院,诊断为"癫痫",服卡马西平片治疗后症状未缓解,后自行停药。2019 年 10 月至 2020 年 8 月间,癫痫发作较前频繁,大小发作交替出现,平均每月大发作 4 次,每周小发作 10 次左右,小发作表现为发作性胡言乱语、恐惧、幻听,事后不能回忆。自觉出现记忆力下降、注意力不集中等表现。2020 年 7 月在某脑科医院做脑电图检查显示癫痫样放电,遂来我处就诊。

现症见:每月大发作 4~5 次,表现为发作性四肢抽搐、昏不知人、牙关紧闭、面色青紫、双目上视,持续 3~5 分钟自行缓解。每周小发作 8~10 次,表现为发作性胡言乱语、恐惧、幻听,事后不能回忆。平时担心害怕,担忧癫痫发作,每天脑中出现被人辱骂的声音,急躁易怒,记忆力和注意力下降,做事主动性差。入睡可,多梦,时有噩梦,梦到不相识的人把自己扔到山沟里而自己走不出来,或在阴森的屋里做完不成的作业,眠浅易醒,醒后可复睡。晨起口苦,纳可,二便调。舌红,苔黄厚,脉弦滑。

既往史:既往体健。否认其他慢性病病史。否认手术、外伤、输血史。否认食物、药物过敏史。

月经及婚育史:平素月经规律,量可,痛经,有血块,末次月经 2020 年 8 月 7 日,未婚。

家族史:否认家族性精神病、遗传病病史。其父性急暴,常与其发生口角。

辅助检查:①动态脑电图(2019-07-04):异常动态脑电图。全导多灶尖慢波,睡眠期为著,全导慢波节律,夹杂尖波。②高清视频脑电图(2019-10-14):异常脑电图。清醒期双侧额极、额、中央、顶、颞区棘波、棘慢波、慢波发放,额极、额、颞区显著,左侧明显。③头颅磁共振平扫 + 海马(2019-10-14):左侧海马硬化。④脑电图(2020-07-22):异常脑电图Ⅲ类;间歇期:癫痫样放电;脑区性,双侧后头部,左著。间歇期:清醒 / 睡眠期在双侧后头部导联同步、非同步出现大量中至高波幅不规则棘 - 慢波、节律性棘 - 慢波、多棘 - 慢波放电,以左侧后头部(O₁、P₃、T₅、T₃、C₃)导联著;左侧后头部提前左侧前头部 46 毫秒。发作期:在监测中未记录到癫痫临床症状发作。

中医诊断:痫病(风痰上扰证)。

西医诊断:癫痫。

治疗原则:息风化痰,安神止痫。

处方:息风平痫汤。

天　麻 20g	白　芍 15g	栀　子 10g	玄　参 15g
白僵蚕 15g	蜈　蚣 2 条	浙贝母 30g	石菖蒲 30g
白胡椒粉 3g^{冲服}	瓜　蒌 15g	天竺黄 15g	煅青礞石 30g^{先煎}
生铁落 30g^{先煎}	龙　齿 10g^{先煎}	鸡内金 15g	刺五加 50g
山　药 15g	合欢皮 25g		

7 剂,每日 1 剂,水煎服,分 2 次服用。

嘱患者取整棵鲜香菜 30g,清洗之后带根入汤剂同煎。

2020 年 8 月 18 日二诊:服药 1 周期间,无癫痫大发作,有发作性胡言乱语、恐惧、幻听的小发作 4 次。自诉情绪较前平稳,烦躁易怒较前减轻,时有担心害怕、主动性差,记忆力、注意力同前。入睡可,夜间无自醒,多梦,时有噩梦,无早醒。晨起口苦,纳可,大便 1 日 2 次、质稀,小便正常。舌红,苔黄厚,脉弦滑。初诊方基础上改浙贝母为 40g、鸡内金为 20g、龙齿为 15g,加银杏叶 20g、赤石脂 20g。14 剂,水煎服。

2020 年 9 月 1 日三诊:服药 2 周期间,因与其父发生争执,出现癫痫大发作 1 次,发作形式同前。发作性胡言乱语、恐惧、幻听的小发作次数减少,平均每周发作 3 次。情绪时有波动,时担心害怕,遇事有急躁感。兴趣、主动性较前有所提高,记忆力、注意力略好转。入睡可,眠浅易醒,多梦,偶有噩梦。晨起口苦减轻,纳可,大便 1 日 1~2次、质偏稀、不成形,小便正常。舌红,苔黄厚,脉弦滑。二诊方基础上改天竺黄为 20g、煅青礞石为 40g、山药为 20g、生铁落为 15g,加远志 15g、炒酸枣仁 30g。14 剂,水煎服。

2020 年 9 月 15 日四诊:服药期间无癫痫大发作,发作性胡言乱语、恐惧、幻听的小发作平均每周 2 次。情绪较前平稳,担心害怕、急躁易怒较前明显减轻,记忆力、注意力明显好转,兴趣、主动性较前有所提高。夜眠可,偶有梦多,无噩梦。晨起无口苦,纳可,大便成形、1 日 1 次,小便正常。舌暗红,苔薄黄,脉弦滑。三诊方基础上减栀子、赤石脂、生铁落,改煅青礞石为 20g、蜈蚣为 1 条。28 剂,水煎服。

2020 年 10 月 13 日五诊:服药期间无癫痫大发作,仅有 1 次小发作,情绪基本平稳,无担心害怕、急躁易怒。记忆力、注意力可,兴趣、主动性较前提高。夜眠可,无梦。纳可,大便成形、1日1次,小便正常。舌红,苔薄白,脉滑。四诊方基础上减合欢皮、银杏叶、炒酸枣仁、煅青礞石,改刺五加为30g。28剂,水煎服。

2020年11月10日六诊:服药期间无癫痫大小发作,情绪平稳,兴趣、主动性可,记忆力、注意力可。纳眠可,二便调。舌红,苔薄白,脉滑。患者共服药13周,总体治疗有效。因癫痫属难治性疾病,尚需巩固疗效,防止复发,遂以丸剂息风平痫健脑。

处方:安神止痫丸。

天　麻15g	白僵蚕10g	蜈　蚣1条	刺五加20g
煅青礞石20g	鸡内金15g	白胡椒粉3g	

上药研末过筛,炼蜜为丸,梧桐子大,每次2丸,每日2次。

服用3个月后复诊,患者无癫痫大小发作,学习成绩较前提高,情绪平稳,记忆力可,注意力集中,纳眠可,二便调。舌淡,苔薄白,脉滑。嘱继服蜜丸3个月。后随访1年,癫痫未再发作。

按:《杂病源流犀烛》曰:"肝……其体本柔而刚,直而升,以应乎春。其性条达而不可郁。"肝主疏泄,其气升发,喜条达而恶抑郁,能调节水液代谢。若肝失疏泄,水液输布失常,水聚为湿,湿聚成痰。《临证指南医案·肝风》云:"肝为风木之脏,因有相火内寄,体阴用阳,其性刚,主动主升。"肝体阴而用阳,藏血舍魂,在体合筋,开窍于目,又为风木之脏,主升主动,若肝郁不畅则化热生风。

患者父亲常与其发生口角,久之患者肝气不舒,疏泄失职,水液失布,久而聚湿成痰,肝风内动,风动挟痰,痰随风动,形成风痰上扰之证。风痰闭阻脑窍,可致元神失用,故见发作时的意识障碍,或发作时的神志失常、言语错乱、妄视妄听,平素则见记忆力和注意力下降,做事主动性差。《素问·五脏生成》曰:"肝之合筋也。"肝在体合筋,风性主动,故见发作性肢体抽搐、牙关紧闭等。《灵枢·脉度》言:"肝气通于目。"肝风内动,则目系抽掣,双目上视。《灵枢·五色》云:"以五色命脏,青为肝。"青为肝之色,故发作时见面色青紫。肝在志为怒,肝木不舒,则急躁易怒;肝藏魂,肝失疏泄,魂不安宁,则担心害怕、眠浅多梦、有噩梦;《类经·藏象类》言:"胆附于肝,相为表里。"肝胆互表,肝失疏泄,胆之疏泄亦失常,则见口苦。舌红,苔黄厚,脉弦滑,皆为风痰化热上扰之象。治疗以息风化痰、安神止痫为法,予以息风平痫汤。

初诊方中,天麻、白芍平抑肝阳、柔肝息风,其中天麻甘平入肝,力主息风平肝,定惊以安神魂;栀子苦寒,色赤入心,泻心之邪热以清热除烦,且心为肝之子,寓"实则泻其子"之义。《黄帝内经》云:"肝欲散,急食辛以散之……用辛补之,酸泻之。"白僵蚕、蜈蚣、石菖蒲、白胡椒粉辛散能行,以疏散肝气;诸辛散药与酸敛之白芍合用,则肝气疏而不郁,痰浊散而不结。白僵蚕辛咸入肝,祛风解痉,化痰散结;蜈蚣辛温走窜,可通行经络、息风化痰止痛、解毒散结,《医学衷中参西录》载"其性尤善搜风,内治肝风萌动、癫痫眩晕、抽掣瘛疭";白胡椒粉辛温,能温中散寒,下气消痰,引药上达脑神;石菖蒲辛苦温,辛开苦燥温通,芳香走窜,开窍醒神、化痰辟秽。浙贝母、瓜蒌、天竺黄清热化痰,增强化痰开窍醒神之功;玄参甘苦咸,微寒,既能清热泻火,又能散结,与诸化痰药并行,可使化痰散结之力更佳。煅青礞石、生铁落、龙齿重镇安神。其中,煅青礞石甘咸平,攻消痰积,平肝镇惊,《婴孩宝鉴》载其乃治痰利惊之圣药;生铁落辛平,镇潜浮躁之神气,《玉楸药解》载其"镇伏肝胆,收摄神魂,止惊除狂,是所长也";龙齿性凉味甘涩而敛,镇惊安魂;三者合用,质重药峻,坠痰安神之效尤佳。鸡内金化石和胃以助脾之运化,防金石类药碍胃伤脾,正如《医学衷中参西录》所云"鸡内金,鸡之脾胃也……中有瓷、石、铜、铁皆能消化,其善化瘀积可知……不但能消脾胃之积,无论脏腑何处有积,鸡内金皆能消之"。刺五加补益肝脾,山药健脾益气,二药相合可健脾化痰;合欢皮解郁安神。《本草纲目》言:"胡荽,辛温香窜,内通心脾,外达四肢。"故以香菜与药同煎,以之为引,取其香窜理气通窍之效。全方息风、化痰、安神、止痛之法同施,而达息风平痫之效。

二诊时,未见癫痫大发作,但有小发作4次,考虑肝风痰浊较盛,故增浙贝母用量以加强化痰散结之功,加银杏叶通络化浊、醒脑安神;仍烦躁易怒、时有担心害怕,故增龙齿用量以镇心肝之神魂;加赤石脂涩肠止泻,以解大便质稀,同时增加鸡内金用量以加强消积化石之功。

三诊时,患者近期与其父发生争执生气后出现大发作1次,考虑仍有痰浊壅窍,故增天竺黄、煅青礞石用量以加强清热化痰之力,增山药用量以加强健脾化痰之力。但小发作次数较前减少,余症好转,为肝风痰浊之象渐减,故减生铁落用量;仍有担心害怕,多梦,偶有噩梦,故加远志、炒酸枣仁安神定魂。

四诊时,未见癫痫大发作,小发作明显减少,情绪较前平稳,此时风痰已趋消散,故去栀子、生铁落,减少煅青礞石、蜈蚣用量;大便调,故减赤石脂,续以调摄。

五诊时,仅1次小发作,余症明显好转,为风痰渐散之象,故减豁痰之煅青礞石、通络化浊之银杏叶,同时减少健脾益气之刺五加的用量;情绪基本平稳,夜眠可,故减合欢皮、炒酸枣仁。

六诊时,病情平稳,总体治疗有效。因癫痫难治,尚需巩固疗效,故治以丸药。六诊方中,天麻平肝息风,白僵蚕、蜈蚣息风止痛;煅青礞石坠痰下气、重镇安神,白胡椒粉温中化痰止痛,二者合用,共奏化痰止痛安神之功;鸡内金健脾消积化石,刺五加补益肝脾以健脾化痰。

本案为风痰上扰之痫病。因肝气不舒,疏泄失职,风痰上扰,神魂不安,而见胡言乱语、幻听等精神症状。本证型的症状与狂证的症状表现类似,极易误诊,临证时需明辨癫、狂与痫病之异,切勿癫、狂、痫不分。风痰上扰之痫病,治疗时当以平肝息风为先,着重治痰,以走窜之虫蚁药逐痰,辛苦之化痰药消痰,重坠之金石类药坠痰,甘温健脾之药化痰,诸药合用,则痰化风息,神魂得安;后期继以丸药巩固疗效,则痫病可愈,而无复发之虞。

医案四

刘某,男,31 岁。2018 年 11 月 13 日初诊。

主诉:脑外伤术后 6 个月余,出现发作性四肢抽搐、双目上视、意识丧失月余。

现病史:患者于 2018 年 5 月 3 日被小汽车撞倒,致头部外伤,就诊于当地某医院,并于 2018 年 5 月 5 日行全麻下左侧硬膜下血肿清除术 + 脑挫裂伤清除术 + 去骨瓣减压术。术后患者出现脑积水,于 2018 年 6 月 27 日行左侧脑室腹腔分流术,于 2018 年 8 月行颅骨修补术。2018 年 10 月 4 日下午 2 点,患者侧卧休息时突发意识障碍,伴四肢抽搐、牙关紧闭、双眼上视,无大小便失禁,持续约 1 分钟,醒后无头晕头痛,无肢体活动不利,遂就诊于当地医院,查脑电图示多部位出现棘波和尖波,诊断为局灶性癫痫,给予口服丙戊酸钠片 500mg、1 日 2 次。当日下午 6 点再次出现抽搐,伴意识不清、恶心呕吐,呕吐物为胃内容物,1 分钟后缓解,于是做 MRI 检查,结果与 6 月、8 月术后结果相同,遂更换药物为左乙拉西坦片 0.5g、1 日 2 次,之后 1 个月未发作。2018 年 11 月 10 日,患者在睡眠中突发四肢抽搐、双眼上视,伴意识不清、呼之不应,无口吐白沫,无恶心呕吐,持续 1 分钟后缓解。

现症见:神清,精神可,面色晦暗,每日右侧面部抽动频发,伴有右侧上、下肢抽动。头部有紧箍感,左侧头部有针刺样疼痛、部位固定。白天心悸、心慌,担心、害怕自己在不可预知情况下发病,记忆力下降。入睡困难,入睡时间约 1 小时,有梦。白天精力差,纳可,大便 1 日 2~3 次、黏腻不爽,小便可。舌暗红,苔薄白,脉沉。

既往史:既往体健。否认外伤、手术、输血史。否认食物、药物过敏史。

婚育史:已婚,育有 1 女。

家族史:否认家族性遗传病病史。

中医诊断:痫病(气虚血瘀证)。

西医诊断:癫痫。

治疗原则:补气活血,利水止痫。

处方:益气平痫汤。

党　参 20g	川　芎 15g	赤　芍 15g	丹　参 25g
白僵蚕 15g	地　龙 15g	白胡椒粉 3g^{冲服}	浙贝母 30g

泽　兰 15g　　　　猪　苓 15g　　　　琥珀粉 3g^{冲服}　　　磁　石 20g

鸡内金 15g　　　　刺五加 30g　　　　炒酸枣仁 30g

14 剂,每日 1 剂,水煎服,分 2 次服用。

嘱患者取整棵鲜香菜 30g,清洗之后带根入汤剂同煎。

2018 年 11 月 27 日二诊:自觉症状有所改善。服药后,于 23 日发作 3 次右侧面部轻微抽动,24 日、25 日各 1 次,症状同前,程度减轻,频次减少,右侧肢体抽动次数亦较前减少。头部紧箍感明显缓解,头痛较前减轻。情绪较前稳定,心悸、心慌减轻,仍有担心、害怕,记忆力差。睡眠质量较前改善,半小时可入睡,仍有梦。白天精力转佳,纳可,大便黏滞不爽改善、1 日 1~2 次、稍成形,小便可。舌暗红,苔薄白,脉沉。初诊方基础上减猪苓,改刺五加为 50g、炒酸枣仁为 15g,加黄芪 30g、茯苓 15g、远志 15g。14 剂,水煎服。

2018 年 12 月 11 日三诊:诉 2018 年 12 月 8 日 8:00 癫痫发作 1 次,发作前看手机,发作时有意识,四肢抽搐,双眼上视,持续约 1 分钟后缓解,缓解后乏力。近 2 周右侧面部抽动发作 3 次、右侧肢体抽动发作 2 次,程度均较前减轻。无头部紧箍感,头痛程度减轻。情绪较前稳定,担心、害怕较前减少,诉记忆力稍提升。无心悸、心慌。入睡可,半小时内可入睡,梦较前减少。纳可,大便 1 日 1~2 次、基本成形,小便可。舌暗红,苔薄白,脉沉。二诊方基础上减炒酸枣仁,加通草 15g、龙齿 15g、蔓荆子 15g、炒白术 15g。28 剂,水煎服。

2019 年 1 月 8 日四诊:服药期间未见大发作、右侧面部抽动、右侧肢体抽动,左侧头痛明显减轻。情绪较前平稳,偶有担心、害怕病情发作,记忆力较前提升。入睡可,偶有梦。纳可,大便 1 日 1 次、基本成形,小便可。舌淡红,苔薄白,脉沉。考虑病情减轻,改西药左乙拉西坦片 0.5mg、1 日 1 次。三诊方基础上减通草、赤芍、川芎,加白附子 10g、陈皮 15g、煅青礞石 30g。21 剂,水煎服。

2019 年 1 月 29 日五诊:服药期间未见右侧面部抽动及右侧肢体抽动。情绪稳定,担心、害怕好转,记忆力同前。眠可,纳可,大便 1 日 1 次、成形,小便可。舌淡红,苔薄白,脉缓。改西药左乙拉西坦片 0.25mg、1 日 1 次。四诊方基础上减磁石、琥珀粉、黄芪,改党参为 15g、煅青礞石为 15g、白僵蚕为 10g,加白扁豆 15g。28 剂,水煎服。

2019 年 2 月 26 日六诊:服药期间未见右侧面部抽动及右侧肢体抽动。情绪稳定,担心、害怕消失,记忆力明显改善。纳眠可,二便调。舌淡红,苔薄白,脉缓。停用左乙拉西坦片。五诊方基础上减白附子,改地龙为 10g。21 剂,水煎服。

2019 年 3 月 19 日七诊:服药期间未见右侧面部及右侧肢体抽动。情绪稳定,记忆力可。纳眠可,二便调。舌淡红,苔薄白,脉缓。患者病情基本稳定,中药予丸剂续服。

处方:益气止痫丸。

丹　参 20g　　　刺五加 30g　　　茯　苓 15g　　　地　龙 10g

鸡内金 15g　　　白胡椒粉 3g　　　琥珀粉 5g

上药研末过筛,炼蜜为丸,梧桐子大,每次 2 丸,每日 2 次。

患者服丸药半年后,诉病情稳定,未见癫痫大小发作。

按:《类经·藏象类》载:"盖精气津液血脉,无非气之所化也。"气主推动、固摄、温煦,气充足则气血津液输布有常、代谢有度。《景岳全书·杂证谟·血证》曰:"凡形质所在,无非血之用也。"血具有滋润、濡养、运载作用,可载气、行津,布散精微以濡养周身。《血证论》曰:"气为血之帅,血随之而运行;血为气之守,气得之而静谧。"气为血之帅,血为气之母,二者相辅相成、相互依存。气虚则血、津液运行不利,血停则为瘀血,水停则为湿。《金匮要略》云:"血不利则为水。"血滞于脉内则水液不通,又可聚而为湿,湿聚成痰,痰瘀相搏,日久生风,渐成沉疴之疾。

《医林改错》提出"抽风不是风",乃属气虚血瘀和久病入络为瘀。患者头部外伤,伤及血脉致恶血内留,有形之瘀血阻滞脑窍,加之术后气血大伤,气虚津液输布失常,湿聚成痰,痰瘀胶结而成"痫根",日久化生内风,形成气虚血瘀之痫病。风、痰、瘀上扰清窍,神机失用,故见发作时意识障碍,平素记忆力减退;"风胜则动",内风扰动,故见痫病发作时四肢抽搐、面部抽动、双眼上视。《血证论》言:"然既是离经之血,虽清血、鲜血,亦是瘀血。"瘀血留着脑部不去,阻滞气机,故见头部有紧箍感;不通则痛,故见头部固定针刺样疼痛;瘀血阻滞,故见面色晦暗。痰瘀内阻,扰动心神不安,故见担心、害怕、夜寐不安;心主血脉,心气亏虚,推动无力,心血瘀阻,血行不畅,故见心悸、心慌;术后气血亏虚,气虚水停,湿浊困脾,脾失健运,不能化水谷为精微,故见精力差、大便黏腻不爽。舌暗红,苔薄白,脉沉,为气虚血瘀之象。治以补气活血、利水止痫,予以益气平痫汤。

初诊方中,党参、刺五加益气健脾,补虚扶弱。其中,党参甘平,入脾、肺经,补中益气、生津养血,《本草从新》载其"补中益气,和脾胃,除烦渴。中气微虚,用以调补,甚为平妥";刺五加辛微苦温,入脾、肾、心经,能补心脾之气,益气以养血,安神益志。川芎、赤芍、丹参行气活血。其中,川芎辛温,入肝经,活血行气,《得配本草》载其"入手足厥阴经气分,血中气药。上行头目,下行血海";赤芍善活血散瘀,为血分要药,《神农本草经疏》载其"主破散,主通利,专入肝家血分";丹参苦微寒,入心养血,通调经脉、活血补血,所谓"一味丹参散,功同四物汤";三药同用,活血补血之力著。泽兰、猪苓利水渗湿。其中,泽兰辛散温通,不寒不燥,行而不峻,可祛瘀利水而不伤正;猪苓利水渗湿,《药品化义》载其"味淡,淡主于渗,入脾以利水道,用治水泻湿泻,通淋除湿"。浙贝母化痰结,润津液,《本草经解》载其"味辛,辛则散风湿而润血";地龙、白僵蚕息风止痫。

其中,地龙咸寒,为虫类灵动之品,走经络,通血脉,可息风通络;白僵蚕咸、辛、平,息风止痉,化痰散结;二者与浙贝母相合,共奏祛瘀豁痰开窍之功。琥珀粉、磁石镇惊安神。其中,琥珀色赤,专入血分,甘平和血,《名医别录》载其"主安五脏,定魂魄……消瘀血,通五淋";磁石咸寒,色黑而质重,能重镇安神而止痛。鸡内金运脾消石。炒酸枣仁甘酸平,能养心阴而宁心安神。白胡椒粉辛温走气,既可引药上达脑窍,又可下气温中祛痰。香菜辛温香窜,与药同煎,可芳香助脾运,健脾开胃。诸药合用,共奏补气活血、利水止痛之功。

二诊时,日间精力转佳,大便黏腻较前改善,提示脾湿稍祛,故去猪苓。入睡改善,故减少炒酸枣仁用量;记忆力未改善,故加远志(苦辛温)安神益智、祛痰利窍;实证易去,虚证难疗,术后气血亏虚一时难以恢复,故增刺五加用量,加黄芪、茯苓以补脾益气。其中,黄芪甘微温,善入脾胃,为补中益气要药;茯苓甘淡平,有健脾利水渗湿之功。

三诊时,癫痫发作1次,考虑因光亮刺激诱发。病邪顽固,难以一时速去,故加龙齿,涩凉而敛,镇惊安神。仍有头痛未解,故加蔓荆子、通草清利头目。其中,蔓荆子辛能散风,轻浮上行,可疏散头面之邪;通草气寒味淡,质轻走上,《得配本草》载其"能使经络流行,营卫通畅"。大便基本成形,仍有水湿未去,故加炒白术,以增健脾祛湿之力。入睡可,无心悸、心慌,故减炒酸枣仁。

四诊时,未见大发作、面部及肢体抽动,表明前期益气活血之法已见功,故暂减左乙拉西坦用量,去赤芍、川芎;头痛明显缓解,故减通草。仍有担心、害怕、记忆力不佳,乃为痰瘀阻窍所致,故加咸平之煅青礞石下气消痰,辛温之白附子祛风痰、陈皮燥湿化痰,三药同用,大增祛痰之力。

五诊时,诸症改善,未见面部肢体抽动,考虑气虚血瘀病机已解,病情渐趋平稳,故减磁石、琥珀粉、黄芪,减少党参、煅青礞石、白僵蚕用量,另加白扁豆健脾利湿以防水湿再生。

六诊时,无明显不适,病情稳定,故嘱停用左乙拉西坦片。结合舌淡红,苔薄白,脉缓,可知气血渐充,痰瘀渐散,故减白附子,减少地龙用量,续以清除残余风痰。

七诊时,病情稳定,故予益气止痛丸续服,以图缓治。七诊方中,刺五加、茯苓补脾益气,茯苓甘淡又能渗湿;丹参、地龙活血,丹参又能补血,地龙又能息风止痛;白胡椒粉温中化痰止痛;琥珀粉镇惊安神;鸡内金健脾消积化石。服用半年,未见癫痫大小发作。

本案为气虚血瘀之痫病,乃先损于外伤而瘀血内留,又经手术之后,气血大伤,气虚血瘀,水湿停聚为痰,痰瘀互结而成。《丹溪心法》言:"痰挟瘀血,遂成窠囊。"痰瘀相搏生风,风引邪动,蒙蔽清窍神机,渐成沉疴之疾。治疗初期当重在补气活血、利水止痛;待风息痰瘀渐去后,中期以益气活血、健脾利湿之法治之;病情稳定之后,后期重在活血利湿健脾,以复利气血、健运脾土,俾气血利则痰瘀不生、风亦无所生,痫病可止。

医案五

徐某,女,64 岁。2017 年 8 月 19 日初诊。

主诉:头晕 6 个月,伴抽搐 5 个月,加重 1 周。

现病史:患者平素急躁易怒,6 个月前因头晕于当地医院就诊,查头颅 MRI 示双侧脑室旁、额顶叶多发腔隙性梗死灶,对症治疗后头晕好转。5 个月前,无明显诱因突然出现头昏,眼前黑蒙,意识清晰,自汗出,四肢抽搐,语言謇涩不清,持续 2~3 分钟自行缓解,后感全身疲劳、肢体麻木、心慌。近 3 个月出现 7~8 次上述症状,1 个月前于某综合医院查脑电图示"中度异常脑电图,右侧为著,双侧枕、额、后颞区棘波、多棘波",诊断为"癫痫",予托吡酯片口服,但患者担心副作用而未服用。近 2 周每周发作 2 次,近 1 周症状加重、发作 4 次。

现症见:头晕,有昏沉感,无视物旋转,头胀痛,阵发脑鸣、似蝉鸣声,夜间明显。烦躁易怒,记忆力下降,双目干涩,身重困乏,眠可,夜间盗汗。口黏不爽,纳可。大便 1 日 1 次、质黏腻,小便调。舌暗红,苔薄白,脉弦。

既往史:高血压 10 余年,平时服用降压药,现血压控制在 120/80mmHg 左右。2 型糖尿病 10 余年,现血糖控制在餐前 8mmol/L。胆囊切除术后 20 余年。否认药物、食物过敏史。

家族史:否认家族性精神病、遗传病病史。

辅助检查:①头颅 MRI(2017-02-23):双侧脑室旁、额顶叶多发腔隙性脑梗死。②脑电图(2017-07-20):中度异常脑电图,右侧为著,双侧枕、额、后颞区棘波、多棘波。

中医诊断:中风后痫病(瘀血内阻证)。

西医诊断:癫痫。

治疗原则:活血通窍,平肝息风。

处方:通络定痫汤。

郁　金 30g	贯叶金丝桃 20g	白　芍 15g	钩　藤 15g 后下
蔓荆子 15g	刺五加 30g	白僵蚕 10g	全　蝎 5g
牛　膝 15g	赤　芍 15g	桃　仁 6g	鸡血藤 15g
桑　枝 15g	珊瑚粉 1g 冲服	磁　石 15g 先煎	鸡内金 20g

7 剂,每日 1 剂,水煎服,分 2 次服用。

2017 年 8 月 26 日二诊:近 1 周癫痫未发作。头晕、脑鸣较前好转,头胀痛消失。双目干涩好转。烦躁减轻,记忆力较前好转。纳眠可,身重困乏明显减轻,盗汗减少,口黏不爽消失。大便 1 日 1 次、成形,小便调。舌红,苔薄白,脉弦。初诊方基础上减钩藤、蔓荆子,加银杏叶 20g、生地黄 15g、玄参 20g、鳖甲 10g、浮小麦 15g。14 剂,水煎服。

2017 年 9 月 9 日三诊:服药期间未见癫痫发作,头晕、脑鸣明显好转,双目干涩消失。烦躁明显减轻,记忆力同前。纳眠可,盗汗消失,二便调。舌淡红,苔薄白,脉滑。二诊方基础上减贯叶金丝桃、白芍、牛膝、鳖甲、浮小麦,加天麻 20g。14 剂,水煎服。

2017 年 9 月 23 日四诊:服药至今未见癫痫发作,头晕、脑鸣均缓解,情绪稳定,记忆力明显改善。纳眠可,二便调。舌淡红,苔薄白,脉滑。三诊方基础上减白僵蚕、珊瑚粉、桑枝,改鸡内金为 15g,加熟地黄 15g。14 剂,水煎服。

嘱患者,癫痫如不发作,可停药。

按:《读医随笔》言:"肝之性,喜升而恶降,喜散而恶敛。"《血证论·脏腑病机论》言:"肝属木,木气冲和条达,不致过郁,则血脉得畅。"肝主疏泄,主藏血,开窍于目。肝的疏泄功能正常,则气机畅达。肝为刚脏,体阴而用阳,其气主升主动,易亢易逆。《血证论》云:"气为血之帅,血随之而运行。"气行则血行,气滞则血瘀。若肝郁气滞,血行不畅,则成气滞血瘀;肝血不充,肝体失养,则易从阳化风。

患者平素急躁易怒,肝气郁滞,血行不畅;素体阴虚阳亢,内风扰动,发为中风,血瘀络脉,加之素体阳亢、风阳易动,肝风挟瘀,上扰脑窍,神机失用,遂发为中风后癫痫瘀血内阻之证。《血证论》云:"凡物有根者,逢时必发,失血何根?瘀血即其根也。故凡复发者,其中多伏瘀血。"瘀血内阻,肝风挟瘀而蒙蔽脑窍,脑神失用,故见头昏、记忆力下降;肝藏血,"肝受血而能视"(《黄帝内经》),若瘀血内阻,肝血不充,不能养目,故见双目干涩、发作性黑蒙;肝主筋,风性主动,则见发作时四肢抽搐,筋脉失养则见发作后肢体麻木;舌体失养,则见语言謇涩不清。血瘀脑窍,清窍不利,故见脑鸣、头胀痛;肝在志为怒,肝气失于疏泄,则见烦躁易怒;肝木侮脾,脾胃受病,则见身重困乏、口黏不爽、大便黏腻;血属阴,血瘀则生内热,迫津外泄,故见盗汗。舌暗红,苔薄白,脉弦,为血瘀生风之象。治以活血通窍、平肝息风,予以通络定痫汤。

《黄帝内经》言:"肝欲散,急食辛以散之,用辛补之,酸泻之。"初诊方中,郁金、贯叶金丝桃味辛能散,行气解郁。其中,郁金辛香不烈,疏肝理气,疏肝而不伐肝,行气而不伤气;贯叶金丝桃入肝经,疏肝解郁、条达肝气。白芍苦酸微寒,酸以泻肝,有养血柔肝平肝之功;与辛味药配伍,则辛酸同用,养肝体而助肝用,使其升而有度、收而有节。钩藤、白僵蚕、全蝎息风止痛。其中,钩藤甘凉,入肝经,息风定惊、清热平肝,《本草新编》载其"去风甚速,有风症者,必宜用之";白僵蚕咸辛平,入肝经,清热息风、镇惊解痉;全蝎辛平,入肝经,息风镇惊,《本草从新》载其"治诸风眩掉,惊痫抽掣,口眼㖞斜……厥阴风木之病"。蔓荆子辛苦微寒,入肝经,疏风散热、清利头目,"主头面诸风疾之药也"(《本草汇言》)。珊瑚粉、磁石安神定惊。其中,珊瑚粉甘平,镇惊安神;磁石咸寒,重镇降逆、镇惊安神；二药合用，可增安神定惊之效。鸡内金健脾化石。赤芍、桃仁、鸡血藤、牛膝活血祛瘀。其中，赤芍苦微寒，归肝经，能行血中之滞；桃仁苦甘平，归肝经，能活血化瘀，散久留瘀血；鸡血藤苦甘温，归肝经，能活血补血；牛膝活血通经，可引血下行，与活血药相配则使上部瘀血下行驱散，又能补肝肾。桑枝祛风通络、利四肢，合鸡血藤行血补血，舒筋活络，以止肢体麻木。刺五加补益肝肾，益气健脾，合牛膝以治素体肝肾之不足。诸药合用，共奏活血通络、平肝息风之效。

二诊时，近1周癫痫未发作，头胀痛消失，头晕、脑鸣较前好转，为肝风渐减之象，故减钩藤、蔓荆子；仍有记忆力不佳，故加银杏叶通络化浊、活血通利脑窍；仍有盗汗，此为素体阴虚阳亢，复加瘀血内阻之象，故加生地黄、玄参活血滋阴，鳖甲滋阴潜阳（与生地黄、玄参相伍，除阴虚内热），合浮小麦止盗汗。

三诊时，服药期间未见癫痫发作，烦躁明显减轻，为肝用渐得畅、肝体渐得补之象，故减贯叶金丝桃、白芍、牛膝；盗汗消失，提示阴虚之内热渐消，故减鳖甲、浮小麦；仍有头晕、脑鸣，故加天麻甘平入肝，平肝息风，以安脑神。

四诊时，无明显不适，病情好转，考虑活血息风、平肝醒神之法已奏效，故减白僵蚕、珊瑚粉、桑枝，减少鸡内金用量；考虑素为阴虚之体，故加熟地黄养血滋阴、补精益髓，以防阳亢化风。

本案为瘀血内阻之痫病。素体阴虚阳亢，加之肝气郁滞，血行不畅而致气滞血瘀，肝风内动，挟瘀扰神，致痫病反复发作。本案患者虽有阴虚阳亢之体，但总因于肝气郁滞、气滞血瘀之标，因此治疗时，初期当重在疏肝理气、活血化瘀、平肝柔肝息风之法；待风息、气畅、血行，病情稳定后，后期重在理气活血、养血滋阴，以扶正防复，俾脏气平和充盛，则痫病可愈。

医案六

陈某，女，13岁。2019年8月25日初诊。

主诉：发作性四肢抽搐、意识丧失年余，加重1个月。

现病史：1年前，患者连续多日高强度学习后，突然出现意识丧失、四肢抽搐、双目上视、牙关紧咬，持续3~5分钟后缓解，缓解后出现头痛、疲乏、困倦。就诊于当地医院，然家长担心药物副作用，未予治疗。1个月前，患者参加高强度体育训练，睡眠不足，后于某日上午10点左右突然出现意识丧失、四肢抽搐、双目上视、牙关紧咬，持续3~5分钟缓解，缓解后出现头晕、头胀痛。于当地医院查脑电图后诊断为"癫痫"，未服用西药。近2周发作频繁，每隔2~3天发作1次，症状同前。遂在母亲陪同下来求诊。

现症见：急躁易怒，常有莫名烦躁，有坐不住的感觉，数分钟后可自行缓解。每日不定时出现头胀痛，持续1小时左右。双目干涩，时有心悸、心慌，注意力不集中。入睡困难,1 小时左右方可入睡,多梦。纳可,口干口苦,大便干、3~4 日 1 次,小便黄。舌红绛少津,苔黄,脉弦数。

既往史:既往体健。足月顺产,无缺氧窒息等,无脑炎、脑外伤、热性惊厥等病史。

月经史:月经周期规律,色鲜红,量正常,无痛经。

家族史:否认家族性遗传病病史。

辅助检查:脑电图(2019-08-19)示睡眠期监测中可见双侧颞极棘慢波发放。

中医诊断:痫病(心肝火旺证)。

西医诊断:癫痫。

治疗原则:清肝泻心,安神止痫。

处方:泻火定痫汤。

柴 胡 10g	白 芍 10g	栀 子 8g	天 麻 10g
莲子心 8g	地 龙 10g	磁 石 10g 先煎	生石膏 20g 先煎
龙 齿 10g 先煎	鸡内金 15g	菊 花 6g	珍珠母 20g 先煎
蔓荆子 6g	炒酸枣仁 15g	玳瑁粉 8g 冲服	白胡椒粉 2g 冲服

14 剂,每日 1 剂,水煎服,分 2 次服用。

2019 年 9 月 8 日二诊:服药以来癫痫未发作,精神状态转佳,急躁易怒较前减轻,莫名烦躁减少,头胀痛较前缓解,双目干涩消失,心悸、心慌减轻,注意力较前集中。入睡困难改善,约半小时可入睡,多梦。纳可,口苦减轻,口干,大便偏干、1~2 日 1 次,小便正常。舌红,苔黄,脉数。初诊方基础上减柴胡、白芍、生石膏、菊花、蔓荆子,加玄参 10g、生地黄 10g。21 剂,水煎服。

2019 年 9 月 29 日三诊:1 周前吃饭时无诱因出现双目直视、约 10 秒,自诉大脑空白一下,其余无异常表现。脑电图示睡眠期间可见双颞极有高中幅尖、棘波暴发,持续1~3 秒结束。电生理诊断:癫痫样异常放电。服药期间情绪较前稳定,偶有急躁易怒,未见莫名烦躁,头胀痛明显减轻,心悸、心慌消失,注意力可。入睡可,偶有梦,无口干口苦,纳可,大便 1~2 日 1 次、质软,小便正常。舌红,苔薄黄,脉数。二诊方基础上减玳瑁粉、栀子,改磁石为 15g,加琥珀粉 2g 冲服、白僵蚕 8g。14 剂,水煎服。

2019 年 10 月 13 日四诊:2 周未见癫痫大小发作。情绪稳定,精神状态佳,头胀痛消失。纳眠可,二便调。舌红,苔薄白,脉滑。三诊方基础上减龙齿、琥珀粉、莲子心,改磁石为 10g,加五味子 15g、山茱萸 10g。14 剂,水煎服。

2019 年 10 月 27 日五诊:服药期间未见癫痫大小发作,诸症明显好转,无明显不适,情绪稳定,纳眠可,二便调。舌红,苔薄白,脉滑。考虑病情平稳,予丸药续服。

处方:清脑止痫丸。

天 麻 10g　　　磁 石 8g　　　黄 连 3g　　　栀 子 6g

鸡内金 10g　　　刺五加 10g　　　白胡椒粉 2g　　　白僵蚕 8g

山茱萸 10g

上药研末过筛,炼蜜为丸,梧桐子大,每次 2 丸,每日 2 次。

3 个月后随访,服药期间未见癫痫发作,于当地医院做 2 次视频脑电图检查,均未见异常,嘱其可停药。

按:《血证论·脏腑病机论》言:"心为火脏,烛照万物。"心为阳中之太阳,主血脉而藏神,为五脏六腑之大主。若火热之邪上犯于心,则扰乱神明。肝主疏泄,喜条达而恶抑郁,又为将军之官,性刚劲,内寄相火,若郁而不达,易化风化火。在五行中,肝属木,心属火,火为木之子。《黄帝内经》云:"烦劳则张。"过劳则心火过亢,子病及母,则肝火亦旺,致心肝火旺,热极生风,而生变证。

《黄帝素问宣明论方》言:"大概小儿病者,纯阳多热,冷少。"《幼科指南·痫证门》载:"小儿惊痫之证,乃心肝热盛。"本案患者为儿童,禀稚阴稚阳之体,最易受邪,加之连续多日高强度学习,心阳亢旺,子病及母,形成心肝火旺之证。阳热生风,上扰脑窍,脑神闭阻,神机失用,故见发作时意识丧失,平素注意力不集中。《医碥》曰:"风火为阳邪,主动而不宁。"风性主动,火热煎灼津液,筋脉失其濡养,故见四肢抽搐、牙关紧咬等筋急之症。"诸逆冲上,皆属于火",气火上冲,故见头胀痛。《灵枢·大惑论》言:"五脏六腑之精气,皆上注于目而为之精。"目为肝之窍,心之使,若心肝火旺,热极生风,则见两目上视;火热伤津,则见双目干涩;"诸躁狂越,皆属于火",心肝火旺,魂神不安,故见入睡困难、多梦、急躁易怒、烦躁、心悸、心慌;肝火循经上炎,故见口干口苦;火热伤津,故见便干尿黄。舌红绛少津,苔黄,脉弦数,均属心肝火旺之象。治疗以清肝泻心、安神止痫为法,予以泻火定痫汤。

《内经博议》言:"厥阴肝脏……以木为德,故其体柔和而升,以象春,以条达为性。""夫肝为少阳木,其性疏达而不能屈抑。"初诊方中,柴胡辛散升发,顺应肝喜条达之性,又合白芍、炒酸枣仁酸收之品,酸敛肝火,使肝气升而有度、收而有节。酸枣仁"主治烦心不得眠……虚汗,烦渴,补中,益肝气,坚筋骨,助阴气"(《名医别录》),炒酸枣仁又可除烦助眠安神。生石膏甘辛大寒,功善清热除烦。栀子、莲子心清泻心肝之火。其中,栀子苦寒,入心、肺、三焦经,可清泻心肝火热;莲子心苦寒清热,入心泻火。天麻、地龙息风止痉。其中,天麻甘平,入肝经,可息风止痉、平抑肝阳,"疗大人风热头痛,小儿风痫惊悸"(李杲);地龙咸寒,入肝经,功在清热息风止痛;二药相伍,大增息风之效。白胡椒粉辛温,辛散开通上行,开脑窍、利脑神以止痫。《黄帝内经》云:"心欲耎,急食咸以耎之,用咸补之,甘泻之。"珍珠母咸寒,入心、肝经,平肝潜阳、镇心安神;龙齿甘涩凉,入心、肝经,镇惊安神,清热除烦。《辨证录》载:"治魂飞扬者,宜以龙齿,正取其龙齿入肝而能平木也。"《冯氏锦囊秘录》载:"珍珠母入肝经为第一,龙齿与肝同类也。"磁石咸寒,入心、肝、肾经,潜阳安神,坠炎上之火以定志;玳瑁粉甘咸寒,入心、肝经,平肝镇惊、定心气。鸡内金健脾化石。菊花、蔓荆子上行清利头目,而且菊花辛甘苦微寒,又有清肝平肝之功。诸药合用,以达清肝泻心、安神止痫之效。

二诊时,未见癫痫发作,急躁易怒减轻,双目干涩消失,心悸、心慌减轻,考虑火热渐清,故减柴胡、白芍、生石膏;头胀痛较前缓解,故减菊花、蔓荆子;仍有口干、便干,故加生地黄、玄参滋阴清热。

三诊时,诉出现双目直视发作,电生理诊断为癫痫样异常放电,说明仍有火热风动之势,故易玳瑁粉为金石类药琥珀粉以增镇惊安神止痫之力,加白僵蚕息风止痫,增磁石用量以增安神泻火之力;情绪较前稳定,故去栀子。

四诊时,未见癫痫发作,诸症转佳,提示心肝火旺之势渐消,考虑幼儿形体稚嫩,为防药物寒凉伤脾,故减龙齿、琥珀粉、莲子心,减少磁石用量。为防病情反复,故加味酸之五味子,以清泻肝火;加山茱萸补益肾阴,滋补肾水,既能清降心火,又能滋水涵木而防肝木升发太过。

五诊时,无明显不适,考虑病情平稳,予丸药续服以图缓治。五诊方中,天麻平肝息风,白僵蚕息风止痫,白胡椒粉开窍化痰止痫;黄连、栀子清泻心肝之火;磁石镇惊安神;鸡内金健脾消积;刺五加补益肝脾;山茱萸补益肝肾,敛火归于下焦。后服丸药3个月,患儿已无明显不适,其间亦未见癫痫发作,复查脑电图提示正常。此时残余贼寇方除。

本案为心肝火旺之痫病。盖小儿为稚阴稚阳之体,又为纯阳之体,气血阴阳最易妄动失调,致心肝火旺,阳热生风,扰动神机而发病。因此治疗时,初期当以清泻心肝之火、镇惊安神止痫为重;待风邪渐消、火热渐平后,需治以滋水涵木之法,滋肾水以降心火、涵肝木以平肝火,防火邪再次亢旺于上;待病情稳定后,以丸剂缓缓图之,扶正以防复。

医案七

王某,男,9岁。2021年7月18日初诊。

主诉:发作性意识丧失、四肢抽搐、喉中痰鸣2个月余。

现病史:2个月前,患儿感冒,有低热,午睡时突然出现摇头、四肢抽搐、颈项僵直、口唇发青、口角流涎、喉中痰鸣,持续时间约1分钟,后自行缓解,继续入睡,醒后不能回忆。此后患儿于7月4日夜间睡眠时又出现上述症状,遂至当地医院查脑电图示醒睡各期双侧额枕区棘波、棘慢波发放,诊断为"癫痫",但家人拒用西药。患儿于7月10日午睡时、7月16日夜间睡眠时再次发作,症见头部动摇、颈项僵直、四肢抽搐、喉中发怪声、口角流涎,持续时间由10秒至2分钟不等,发作后可入睡。醒后无发病期间记忆,且有恶心感,自觉喉中有痰,难以咳出。

现症见:平素易急易怒,易激惹,好动,时有静不下来、需摆弄玩具或来回走动,自汗出,时有频繁眨眼。纳少,口干,入睡困难,夜间睡眠不安,大便3~4日1次、干结难解,小便黄。舌红,苔黄腻,脉滑数。

既往史:既往体健。足月顺产,无缺氧窒息等,无脑炎、脑外伤、热性惊厥等病史。否认药物、食物过敏史。

家族史:患儿堂兄有癫痫病史。

辅助检查:脑电图(2021-07-09)示醒睡各期双侧额枕区棘波、棘慢波发放。

中医诊断:痫病(痰火扰神证)。

西医诊断:癫痫。

治疗原则:泻火涤痰,安神定痫。

处方:涤痰平痫汤。

龙 胆8g	天 麻8g	蜈 蚣1条	白僵蚕8g
白附子5g	白胡椒粉2g^{冲服}	川贝母5g	石菖蒲10g
天竺黄10g	瓜 蒌10g	猫爪草15g	煅青礞石10g^{先煎}
珊瑚粉1g^{冲服}	生牡蛎15g^{先煎}	生石膏10g^{先煎}	鸡内金8g
茯 苓10g	酒大黄6g	芒 硝5g^{冲服}	

7剂,每日1剂,水煎服,分2次服用。

2021年7月25日二诊:服药期间未见癫痫发作,易急易怒较前减轻,无明显易激惹。平时过分活跃、来回走动明显减少,汗出减少,长时间看电视后眨眼频繁,平时频繁眨眼减少。近日食欲较前增加,无口干,睡眠较前安稳。大便2~3日1次,排便较前通畅,小便正常。舌红,苔黄腻,脉滑数。初诊方基础上减酒大黄、芒硝,改生石膏为15g,加茵陈10g、陈皮10g。14剂,水煎服。

2021年8月8日三诊:服药期间未见癫痫发作,情绪较前平稳,易急易怒进一步减轻,无明显好动表现,汗出消失,平日控制看电视时间,偶有眨眼。饮食增加,入睡可,夜间睡眠安稳,大便1~2日1次、质软,小便正常。舌红,苔薄黄,脉滑。二诊方基础上减生石膏、生牡蛎、白附子,加夏枯草10g、蒲公英10g。14剂,水煎服。

2021年8月22日四诊:服药期间未见癫痫发作。情绪平稳,未见频繁眨眼。纳眠可,二便调。舌红,苔薄黄,脉滑。三诊方基础上减煅青礞石、蜈蚣、天竺黄、瓜蒌、茵陈,加玄参10g、山药10g、炒白术10g。21剂。

2021年9月12日五诊:服药期间未见癫痫发作,病情稳定,情绪平稳,纳眠可,二便调。舌红,苔薄白,脉缓。患儿病情稳定,制以丸剂续服。

处方：化痰定痫丸。

| 天　麻 10g | 川贝母 5g | 珍珠粉 1g | 茯　苓 8g |
| 白胡椒粉 1g | 鸡内金 8g | 猫爪草 10g | 珊瑚粉 1g |

上药研末过筛，炼蜜为丸，梧桐子大，每次 2 丸，每日 2 次。
3 个月后门诊随访，患儿未见癫痫发作。

按：肝属木，为阳脏，主升发疏泄，喜条达而恶抑郁，能调畅全身气机及情志，推动全身血、津液的运行输布。《临证指南医案·肝风》载："故肝为风木之脏，因有相火内寄，体阴用阳。"肝为将军之官，内寄相火，主升主动，易从阳化热。肝失疏泄，郁而化火，津失输布，火热炼津为痰，可致痰火交阻之实热证。

癫痫"得于先天未降生之时"（《医学衷中参西录》），究其病因主要责之于痰火。本案患儿平素易急易怒，肝木不畅，从阳化火，炼津为痰，肝火妄动引动痰火上行，上扰脑窍，神机失用，形成痰火扰神之证。"诸风掉眩，皆属于肝"，风性主动，扰动痰火，故发为摇头、四肢抽搐、颈项僵直、平素好动；肝色青，肝火郁遏气机，故见口唇发青；"肝气通于目"（《灵枢·脉度》），肝开窍于目，肝火内生，故见频繁眨眼；肝在志为怒，"肝气虚则恐，实则怒"（《灵枢·本神》），肝郁化火，故见急躁易怒、易激惹；痰火扰动，神魂不宁，故见夜寐不安；火热灼伤阴津，故见口干、便干、尿黄；火热迫津外泄，故见自汗出；火热炼津成痰，痰浊壅塞，故见自觉喉中有痰，难以咳出，发作时喉中有痰鸣声；肝木郁而克脾，脾失健运，故见纳少；脾虚湿盛，加之肝郁气滞，津液运行不畅，湿浊内生，发作时随痰火上涌，故见发作时口角流涎，发作后有恶心感。舌红，苔黄腻，脉滑数，亦为痰火之征象。治疗以泻火涤痰、安神定痫为法，予涤痰平痫汤。

《医学衷中参西录·论肝病治法》云："木性原善条达，所以治肝之法当以散为补（方书谓肝以敛为泻，以散为补），散者即升发条达之也。"初诊方中，龙胆苦寒，归肝经，清肝泻火之力甚。天麻甘平，归肝经，有平肝清肝、息风止痉之功。白僵蚕、蜈蚣息风止痉。其中，白僵蚕辛咸平，祛风止痉、化痰散结；蜈蚣辛温，归肝经，善走窜通达、息风止痉。川贝母、天竺黄、瓜蒌、石菖蒲化痰开窍。其中，川贝母甘苦微寒，入肺、心经，"开郁、下气、化痰之药也"（《本草汇言》）；天竺黄甘寒，入心、肝经，清热化痰、清心镇惊，《本草正》载其"善开风痰，降热痰。治中风失音，痰滞胸膈，烦闷癫痫。清心火，镇心气，醒脾疏肝。明眼目，安惊悸"；瓜蒌甘寒，入肺、胃、大肠经，清热化痰、宽胸散结、润肠通便；石菖蒲"辛苦而温，芳香而散"（《本草从新》），可开窍醒神、宁神益志，与化痰药同用，尤擅治痰蒙神窍诸证。白附子辛温，归肝经，有祛风痰、定惊搐之功，又能散结；猫爪草甘辛温，能散痰聚之结，合白附子共奏化痰散结之功；白胡椒粉辛温开窍，温中化痰。煅青礞石咸平，色青入肝，善泻肝热，功专坠降，长于坠痰下气，平肝镇惊。生牡蛎、珊瑚粉镇惊安神。其中,生牡蛎咸涩凉,可平肝潜阳,软坚散结,镇惊安神;珊瑚粉甘平无毒,安神镇惊。煅青礞石、生牡蛎、珊瑚粉合用,共奏坠痰镇惊之功。茯苓甘淡,善于健脾利湿,且补而不腻,利而不猛;鸡内金健脾消积化石。生石膏甘辛大寒,善清热泻火除烦;酒大黄苦寒,泻下攻积、清热泻火;芒硝咸苦寒,泻下软坚;三药合用,荡涤胃肠实热。诸药合用,共奏泻火涤痰、安神定痫之效。

二诊时,未见癫痫发作,睡眠较前安稳,大便较前通畅,表明火热积滞始清,故去酒大黄、芒硝;仍有急躁易怒、好动表现,考虑痰火一时难以速去,故稍增生石膏用量,以清热除烦;苔仍黄腻,故加茵陈、陈皮祛湿。其中,茵陈苦辛微寒,专入肝胆,能燥湿除热;陈皮辛苦温,辛能散、苦能泄,可燥湿化痰。

三诊时,未见癫痫发作,情绪较前平稳,夜眠安稳,无明显好动表现,为痰火渐消之象,故减生石膏、生牡蛎、白附子;虽痰火渐消,但痰久易聚成结,故加夏枯草、蒲公英散痰聚之结。其中,夏枯草辛苦寒,归肝经,平肝清肝、消散郁结;蒲公英苦甘寒,归肝经,清热散结,《本草正义》载"其性清凉,治一切疗疮、痈疡、红肿热毒诸症,可服可敷,颇有应验,而治乳痈乳疖,红肿坚块,尤为捷效"。

四诊时,未见癫痫发作,诸症较前缓解,考虑此时痰火渐消,故减煅青礞石、蜈蚣、天竺黄、瓜蒌、茵陈;考虑痰火胶结日久,不易消散,故加玄参以增强清热散结之力;虽痰火渐消,脉仍见滑象,故加山药、白术以增强健脾之功,脾运则痰无所生。

五诊时,病情平稳,故制以丸剂续服。五诊方中,天麻平肝息风止痉,川贝母清热化痰,白胡椒粉辛温开窍、温中化痰止痛,猫爪草化痰散结,茯苓健脾以截生痰之源,珊瑚粉镇惊清热,珍珠粉清热泻火、定惊止痛,鸡内金健脾消积化石。服药3个月后,未见癫痫发作,病情稳定。

本案属痰火扰神之痫病。《医学源流论》指出:"盖小儿纯阳之体,最宜清凉。"小儿为纯阳之体,以阳为本,极易化热生火。肝失疏泄,津液失布,郁而化火,火热灼津为痰,痰火风动则发病。患儿虽病程较短,但发作频繁,一月数发。故治疗时,初期当以清泻肝火、息风化痰为主;中期痰火渐消,当以平肝柔肝、化痰散结为主;后期以平肝、化痰、健脾为主。痰火之证,化痰之法当贯穿始终,在不同阶段分别以清热化痰、重镇坠痰、化痰散结及健脾化痰之法为主。俾火清痰消,则痫病可愈。

三、小结

癫痫是一种反复发作的神经系统疾病,表现为神情恍惚或意识丧失,口吐涎沫,肢体抽搐或发出怪叫,甚则感觉、意识丧失;具有反复发作、时间短暂、醒后如常人的特点。本病多为虚实夹杂证,神机失用为其关键病机,病理因素有痰、火、风、湿、热、瘀的不同,而尤以痰最为重要。但由于发病阶段表现形式的不同、发作时间长短的不同,辨证时可有虚证、实证、虚实夹杂证。

癫、狂、痫是3种不同的神志异常疾病,其临床表现及病机证治各不相同。

在临床表现方面,《证治准绳·杂病·神志门·癫狂痫总论》曰:"癫者,或狂或愚,或歌或笑,或悲或泣,如醉如痴,言语有头无尾,秽洁不知,积年累月不愈,俗呼心风。此志愿高大而不遂所欲者多有之。狂者,病之发时,猖狂刚暴,如伤寒阳明大实发狂,骂詈不避亲疏,甚则登高而歌,弃衣而走,逾垣上屋,非力所能,或与人语所未尝见之事,如有邪依附者是也。痫病,发则昏不知人,眩仆倒地,不省高下,甚而瘛疭抽掣,目上视,或口眼㖞斜,或口作六畜之声。"由此可知,癫病多静,表现为痴呆不语或喃喃自语,气怯声低,表情淡漠或哭笑无常等;狂病多躁,表现为狂躁喧扰,詈骂打闹,动而多怒,毁物伤人,粗言秽语或高声叫骂等;痫病表现为突然昏仆,四肢抽搐,口吐涎沫,口中怪叫等。

在病机方面,《临证指南医案·癫痫》载:"狂由大惊大怒,病在肝胆胃经,三阳并而上升,故火炽则痰涌,心窍为之闭塞。癫由积忧积郁,病在心脾胞络,三阴蔽而不宣,故气郁则痰迷,神志为之混淆。痫病或由惊恐,或由饮食不节,或由母腹中受惊,以致内脏不平,经久失调,一触积痰,厥气内风,猝焉暴逆,莫能禁止。"由此可知,狂病多由惊怒所致,病机为痰火内生,治疗当以清热涤痰、镇惊安神为主;癫病多由气郁不畅所致,病机为痰阻神明,治疗当以调气化痰、开窍醒神为主;痫病多由惊恐、饮食不节或母腹中受惊引起,致脏腑失调,痰邪内生,内风引动,治疗当以息风化痰止痫为主。三者的病因病机虽不尽相同,但核心病机要素均不离痰。

痰是水液代谢功能紊乱所形成的病理产物。《素问·经脉别论》言:"饮入于胃,游溢精气,上输于脾。脾气散精,上归于肺,通调水道,下输膀胱。水精四布,五经并行。"生理状态下,脾气健运,升清散精,在肺宣发肃降、肝疏泄条达、肾主水气化、三焦通调水道等作用的配合下,水液得以输布有常。《证治汇补》云:"脾为生痰之源,肺为贮痰之器。"《景岳全书》言:"痰之化无不在脾,而痰之本无不在肾。"若肺、脾、肾、肝、三焦等脏腑功能失常,则水液输布不利,停滞成痰。痰是津液代谢的病理产物,同时又是重要的致病因素。《外科明隐集》载:"痰生百病形各色。"《濒湖脉诀》载:"痰生百病。"《杂病源流犀烛》言:"痰饮,湿病也……而其为物则流动不测,故其为害,上至巅顶,下至涌泉,随气升降,周身内外皆到,五脏六腑俱有。"痰邪有随气流行、无处不到的特点,内而脏腑,外则筋骨皮肉,致病广泛且顽怪,故有"百病皆由痰作祟"之说。痰在痫病的发生发展过程中发挥了重要作用,如《丹溪心法·痫》指出痫病"非无痰涎壅塞,迷闷孔窍",《医学正传·癫狂痫证》认为"痫病独主乎痰",《医学纲目·肝胆部·眩·癫痫》强调

"癫痫者,痰邪逆上也""痰溢膈上,则眩甚仆倒于地,而不知人,名之曰癫痫"。痰邪与痫病之间关系密切。痰浊内阻,脏气不平,阴阳偏胜,神机受累,脑神闭阻,是癫痫的关键病机。痰邪可与不同的病理因素相合致病,如风痰、热痰、瘀痰等,而有不同的临床表现。此外,痰邪可随风、火而聚散,无处不到,具有伏藏体内、反复发作的特点。

在癫痫的治疗过程中应注意:

其一,谨守"脑神失调"致痫是论治癫痫的关键所在,应认真观察脑神变化与癫痫发病之间的关系。

其二,在用药上,攻补兼备,谨守理法方药量。治痫时可加虫类药。虫类药为血肉有情之品,具灵动之性,有走窜通达之性,可深入隧络,破血行血,化痰散结,攻剔痼结之痰瘀,疏逐搜剔潜伏之风邪,具有息风之效,最宜用于痫病。其中,白僵蚕辛咸平,归肝经,可息风止痉,祛风止痛、解毒散结,又可引诸药达病所;地龙咸寒,归肝、脾、膀胱经,可清热息风、平喘、通络、利尿;全蝎辛平,归肝经,为治风要药,可息风止痉、解毒散结、通络止痛,有开风痰之效;蜈蚣辛温,归肝经,"走窜之力最速,内而脏腑,外而经络,凡气血凝聚之处皆能开之"(《医学衷中参西录》),可息风止痉、解毒散结、通络止痛。诸虫类药性善走窜,可引诸药达病所。

其三,头居上位,治疗用药取白胡椒、白附子为使药,以化痰止痫。其中,白胡椒辛温,归胃、大肠经,能宣能散,可温中散寒、下气消痰,又可上行于头目;白附子辛温,归胃、肝经,可燥湿化痰、祛风止痉、解毒散结,能引药上行,善治头面疾病。白胡椒功在温中化痰、辛温开窍,白附子功在燥湿化痰、祛风散结,二者均可引药上行。

其四,金石类药作用峻猛,善治痼疾怪证,屡起沉疴,且其质重沉降,更擅长通神。基于金石类药的性味归经属性,灵活运用,可通调五脏,补虚泻实。

其五,治痫应注重调肾。肾主骨生髓,脑为髓之海。癫痫由大脑异常放电引发,癫痫发作易损脑耗精,故治疗时强调健脑补损,补肝益肾,予以补肾健脑之品,体现祛邪不忘扶正、攻补兼施的治疗总则。

其六,注重癫痫患者的日常调护。熬夜、情志失调、起居失常可致脏腑功能失调,故当注重日常调护。就诊时当嘱患者避免熬夜,保证规律作息;避免情绪波动,移情易性,减少烦扰。平时可进行饮食调护,嘱患者适当多食香菜。香菜辛温香窜,有理气利窍、健脾和中之效。此外,对于偏湿偏热体质者,嘱饮食宜清淡,忌服燥热之品。平素日常活动时避免光线直射于目。《证治汇补·目疾》曰:"五脏六腑之精,皆会于目而谓之睛。"通过加强日常调护以免痫病发作加重。

其七,临证中严谨治疗法度,汤丸兼用。治疗时需讲究汤剂与丸剂的序贯应用。治疗初期,癫痫发作频繁,故采用可灵活变化之汤剂,且汤剂易于吸收,药效发挥较快,功专效著;待病情稳定,服药后癫痫不再发作时,以丸剂投之,以缓图之,巩固疗效,防止复发。癫痫虽反复难愈,但通过严谨治疗法度亦可见桴鼓之效。

第二十三节　颤　病

一、概述

颤病又称"振掉""颤振",是以头部或四肢震颤,不能自制为主要临床表现的疾病。

中医学对颤病的记载,可追溯至《黄帝内经》。《黄帝内经》中虽无颤病之名,但载有"掉""振""摇动""鼓栗"等,如"诸风掉眩,皆属于肝"(《素问·至真要大论》)中的"掉"即为震颤之义,又如"其病摇动""掉眩巅疾""掉振鼓栗"(《素问·五常政大论》)等。《伤寒论》所载"头眩,身𥆧动,振振欲擗地",描述了颤病中摇动的表现。《中藏经·论筋痹》所载"淫邪伤肝,肝失其气,因而寒热所客,久而不去,流入筋会,则使人筋急,而不能行步舒缓也",描述的症状与颤病的步态不稳、运动迟缓等临床表现类似。

隋唐时期,出现了对颤病典型运动性症状的描述。隋代巢元方《诸病源候论》所载"风四肢拘挛不得屈伸候""五指筋挛不得屈伸候",描述了四肢强直以及动作迟缓的临床表现。唐代孙思邈《备急千金要方》所载"金牙酒,疗积年八风五痒,举身𡲷曳,不得转侧,行步跛躄,不能收摄……四肢背脊筋急肿痛,流走不常",描述了身体震颤、肢体僵硬、步态不稳等运动症状。

宋代本草类、方书类典籍中出现了有关"颤"的描述。宋代唐慎微《证类本草》载:"茵芋……《日华子》云:治一切冷风,筋骨怯弱羸颤。"宋代《太平圣惠方》记载草豆蔻散治疗"体虚颤掉",补肺黄芪散治疗"手脚颤掉",麻黄散治疗"虚寒寒颤"。宋代《太平惠民和剂局方》记载左经丸治疗"手足颤掉"。宋代陈言《三因极一病证方论》对"颤"的病机有了认识:"风颤者,以风入于肝脏经络,上气不守正位,故使头招摇,而手足颤掉也。"宋代窦材《扁鹊心书》提出"手颤病"这一病名,描述为"手足颤摇不能持物者,乃真元虚损",并强调"手足颤摇,终身痼疾"。

金元时期,对颤病的认识不断深入。金代张从正《儒门事亲》所载"病大发则手足颤掉,不能持物,食则令人代哺,口目张睒,唇舌嚼烂,抖擞之状,如线引傀儡",描述的症状与颤病的震颤、动作迟缓、吞咽困难等临床表现相似。元代朱震亨《局方发挥》所载"治风之外,何为又历述神魂恍惚、起便须人、手足不随、神志昏愦、瘫痪𡲷曳、手足筋衰、眩运倒仆、半身不遂、脚膝缓弱、四肢无力、颤掉拘挛、不语、语涩、诸痿等证,悉皆治之",指出颤病严重者生活不能自理,且会出现精神症状。

明清时期,颤病逐渐作为独立病证加以认识。这一时期是古代对颤病记载最多的时期,不仅提出许多针对颤病病机的认识,还记载了针对颤病的丰富的治疗方法及用药,对后世影响深远。明代楼英《医学纲目·肝胆部·破伤风·颤振》所载"颤,摇也;振,动也。风火相乘,动摇之象",初步定义了"颤振"。明代王肯堂《证治准绳·杂病·诸风门·颤振》亦载:"颤,摇也;振,动也。筋脉约束不住,而莫能任持,风之象也。"明代孙一奎《赤水玄珠·颤振门》所载"木火上盛,肾阴不充,下虚上实,实为痰火,虚则肾亏",指出颤振的病机为肾虚于下,肝阳上亢化风,筋脉失约。明代张介宾《类经》所载"头重高摇之,谓力弱不胜而颤掉也""掉为颤掉,眩为眩运,风淫所致也",指出虚可致颤、风可致颤。清代高鼓峰《医宗己任编》所载"大抵气血俱虚,不能荣养筋骨,故为之振摇,而不能主持也。须大补气血,人参养荣汤,或加味人参养荣汤",指出颤振的主要病因是气血亏虚,治当大补气血。清代张璐《张氏医通》对"颤振"进行了鉴别,强调"颤振与瘛疭相类,瘛疭则手足牵引而或伸或屈",同时详细记载了颤振的病因病机及治疗处方,如"肝肾虚热,筋骨痿弱,颤掉而痛,鹿茸四斤丸""血虚者,足不任地,行则振掉,脉细弱,六味丸加巴戟、续断、杜仲、鹿茸""因气血虚,火犯上而鼓动者,十全大补汤、大建中汤并加羌活""《经》曰:诸风掉眩,皆属于肝。若肝木实热,泻青丸;肝木虚热,六味丸;肝木虚弱,逍遥散加参、术、钩藤""挟痰,导痰汤加竹沥""脾胃虚弱,六君子汤加芎、归、钩藤""卫虚多汗恶寒,加黄芪二钱、附子五分。脾虚,补中益气加钩藤""心血虚少而振,平补正心丹;心气虚热而振,本方去肉桂、山药、麦冬、五味,加琥珀、牛黄、黄连,名琥珀养心丹;心虚挟痰而振,本方去龙齿、肉桂、山药、麦冬、五味,加琥珀、川芎、胆星、麝香、甘草,为秘方补心丹""心虚挟血而振,龙齿清魂散""肾虚而行步振掉者,八味丸、十补丸选用""实热积滞,可用汗吐下法"。清代何梦瑶《医碥》所载"颤,摇也;振,战动也。亦风火摇撼之象,由水虚而然(水主静,虚则风火内生而动摇矣)。风木盛则脾土虚,脾为四肢之本,四肢乃脾之末,故曰风淫末疾(有头摇动而手足不动者,木气上冲也)。风火盛而脾虚,则不能行其津液,而痰湿亦停聚,当兼去痰",指出主要由于肾水亏虚,水不涵木,而致肝火亢盛克脾,脾虚不能主四肢、布津液,湿聚成痰,发为"颤振"。由上可知,明清时期是颤病理论发展的关键时期。

颤病的核心病机是风,与火、痰、瘀、虚密切相关,病位涉及肝、脾、肾三脏,可分为肝风内动证、心肝血虚证、瘀血内阻证、痰热动风证。西医学"帕金森病""帕金森综合征""特发性震颤"与中医学"颤病"在症状和病机方面有相似之处,故临证时均按"颤病"辨证论治。

二、医案

医案一

李某,男,66 岁。2023 年 2 月 8 日初诊。

主诉:肢体震颤伴僵硬 2 年,加重 2 个月。

现病史:2 年前,患者无明显诱因出现左上肢震颤,静止性为主,后逐渐出现右上肢震颤,伴有肢体发僵,双下肢明显,行走困难。于当地医院诊断为"帕金森病",予美多芭(多巴丝肼片)口服,之后肢体震颤及僵硬症状较前好转。2 月前,患者震颤及僵硬症状较前加重,调整美多芭用量后效果不佳。现为求中医治疗来诊。

现症见:双上肢震颤,左侧为著,肢体僵硬,下肢明显,行走困难,呈前冲步态、小碎步,行动迟缓,站立起身困难,心烦易怒,双目干涩。纳眠尚可,口干口苦,大便干、3 日 1 次,排便困难,小便偏黄。舌红,舌肌颤,苔薄,脉弦。

既往史:糖尿病 15 年,血糖控制可。否认手术、外伤、输血史。

家族史:大伯患帕金森病。

婚育史:已婚,育有 1 子。

中医诊断:颤病(肝风内动证)。

西医诊断:帕金森病。

治疗原则:镇肝息风,舒筋止颤。

处方:平肝止颤汤。

天　麻 20g	钩　藤 15g	白僵蚕 15g	地　龙 15g
白　芍 15g	山茱萸 20g	牛　膝 20g	鳖　甲 15g^{先煎}
栀　子 15g	伸筋草 15g	木　瓜 15g	生龙齿 15g^{先煎}
鸡内金 15g	莱菔子 15g	麻子仁 15g	

7 剂,每日 1 剂,水煎服,分 2 次服用。

2023 年 2 月 15 日二诊:双上肢震颤较前减轻,余运动症状同前。心烦易怒较前减轻,双目干涩明显减轻。纳眠可,口干口苦无明显变化,大便稍干、1~2 日 1 次,排便困难好转,小便调。舌红,舌肌颤,苔黄,脉弦。初诊方基础上减莱菔子、麻子仁,加石决明 15g、菊花 15g、羚羊角粉 0.5g^{冲服}。14 剂,水煎服。

2023 年 3 月 1 日三诊:双上肢震颤、肢体僵硬较前减轻,行走困难、前冲步态、行动迟缓等较前明显减轻。情绪较前稳定,心烦易怒进一步减轻,双目干涩消失。纳眠可,口干口苦较前减轻,大便 1~2 日 1 次、质软,排便通畅,小便调。舌红,苔薄,脉稍弦。二诊方基础上减菊花、栀子、羚羊角粉,加黄精 15g、熟地黄 15g。21 剂,水煎服。

2023年3月22日四诊：双上肢震颤、肢体僵硬较前明显改善，行走困难、前冲步态、行动迟缓等不明显。情绪稳定，心烦易怒消失。纳眠可，无口干口苦，大便1~2日1次、质软，小便调。舌红，苔薄白，脉稍弦。三诊方基础上减石决明、白僵蚕、地龙、生龙齿，加生地黄15g、生龙骨30g、生牡蛎20g。21剂，水煎服。

2023年4月12日五诊：无明显双上肢震颤及肢体僵硬，查体示肌张力不高，无其他不适。情绪稳定，纳眠可，二便调。舌淡红，苔薄白，脉缓。四诊方基础上减白芍、木瓜、伸筋草，加枸杞子15g、墨旱莲15g。14剂，水煎服。

2023年4月26日患者门诊复诊，诉症状均已消失，遂嘱停药。

按：《格致余论·阳有余阴不足论》曰："司疏泄者肝也。"肝主疏泄，为风木之脏，其气升发，喜条达而恶抑郁，可推动气血津液的正常运行。肝体阴而用阳，藏血舍魂，在体合筋，开窍于目。《类经》云："肝为将军之官，其志怒，其气急。"肝为刚脏，属厥阴风木之脏，易亢易逆。肝阴不足，肝阳独亢，则化生肝风。《医学入门》言："肾有两枚……纳气、收血、化精，而为封藏之本。"肾为先天之本，主闭藏，主藏精，藏真阴而育真阳，滋养濡润全身脏腑。肝在五行属木，肾在五行属水，水能生木，肾阴能滋养肝阴，使肝阳不至过亢；二者阴液互相滋生，精血相生，维持机体平衡。若水亏于下，肝阴不得滋养，则肝阳独亢，阳亢化热，肝阳失制而上逆，化生内风。

《黄帝内经》云："丈夫八岁，肾气实，发长齿更……八八，天癸竭，精少，肾脏衰，形体皆极，则齿发去。"患者年逾八八，肾精本亏，肾阴不足，不能涵养肝木，肝气上逆，阳亢于上，内风时起，形成肝风内动之证。《黄帝内经》云："风胜则动。"肝阳上亢，肝风内动，又肝主筋，筋脉失常，故见双上肢震颤、行走困难、前冲步态、行动不灵活、舌肌颤；肾水不足，水不涵木，肝肾阴亏，筋失濡养，故见肢体僵硬、站立起身困难；肝开窍于目，"肝受血而能视"（《黄帝内经》），若肝血不足，不能濡养上窍，则见双目干涩；"肝气虚则恐，实则怒"（《黄帝内经》），肝阳亢动，故见心烦易怒；肝与胆五行同属风木，肝胆为表里之脏腑，肝络于胆，均有升发疏泄之功，若肝阳上亢，胆气亦随之上逆，则见口苦；阳亢化热，煎灼津液，故见口干、大便干、小便偏黄。舌红，苔薄，脉弦，亦为肝风内动之象。治以镇肝息风、舒筋止颤，予平肝止颤汤。

《黄帝内经》言："肝苦急，急食甘以缓之。"初诊方中，天麻、钩藤为君，其中天麻甘平，归肝经，甘能缓肝之急，有平抑肝阳、息风止痉之功；钩藤甘凉，归肝经，甘能缓急、凉能清热，有清热平肝、息风止痉之效。白僵蚕、地龙功善息风止痉。其中，白僵蚕辛咸平，入肝经，祛风止痉；地龙咸寒，归肝经，力专善走，息风止痉，与白僵蚕合用则息风止痉之效更显。《黄帝内经》云："肝欲散，急食辛以散之，用辛补之，酸泻之。"白芍、山茱萸、牛膝味酸泻肝，柔肝敛阴。其中，白芍酸苦微寒，入肝经，长于养血柔肝，敛阴泄热，平抑肝阳；山茱萸酸涩微温，入肝、肾经，能补益肝肾；牛膝苦甘酸平，归肝、肾经，补肝肾以益水之源，又能引火下行以治亢阳。鳖甲咸微寒，入肝、肾经，有滋阴潜阳之效，可使上亢之肝阳平潜。诸虫类走窜、酸味泻肝与介类潜镇之品合用，共奏平肝息风之功。栀子苦寒清降，能泻火除烦，清亢阳所生之热。生龙齿甘涩凉，质重而降，具有镇神安魂之功；鸡内金健脾消食，化坚消石。伸筋草味微苦、辛，性温，归肝经，舒筋脉、通关节；木瓜酸温，归肝经，舒筋活络，合牛膝强筋骨、活血通经；三药共用，使筋骨得充，筋脉得养，经脉得畅，则震颤可止。莱菔子消食除胀下气，麻子仁通便润肠；二药合用，通调肠腑，泻下攻积。诸药合用，共奏镇肝息风、舒筋止颤之功。

二诊时，双上肢震颤较前减轻，仍有肢体僵硬、行走不稳等症，考虑肝阳仍亢盛，故加咸寒之石决明平肝潜阳、清肝明目，咸寒之羚羊角粉平肝息风、清肝明目，且二药相须为用，息风止颤之效佳；仍双目干涩，故加菊花疏风清热明目，合石决明、羚羊角粉以增明目之功；排便困难、大便偏干较前好转，故减莱菔子、麻子仁。

三诊时，双上肢震颤、肢体僵硬较前减轻，行走困难、步态异常、行动迟缓等较前明显减轻，提示上亢之肝阳渐得下潜，故减栀子、羚羊角粉；双目干涩消失，故减菊花。考虑肾水亏于下，故加黄精、熟地黄补肾滋阴。其中，黄精甘平，归脾、肺、肾经，有补脾滋肾之功；熟地黄补肾填精，合黄精共补肾水之不足。

四诊时，行走困难、前冲步态、行动迟缓等不明显，口干口苦消失，提示肝阳渐平、肝风渐息，故减石决明、白僵蚕、地龙；心烦易怒消失，故减生龙齿。但仍有双上肢震颤、肢体僵硬，考虑肝肾阴虚、肝阳上亢之根本仍在，故加生地黄以补肝肾之阴，生龙骨、生牡蛎平肝潜阳、软坚散结通络。

五诊时，无明显双上肢震颤及肢体僵硬，故减白芍、木瓜、伸筋草；年老肾水本亏，故加枸杞子、墨旱莲以滋补肝肾、强壮筋骨、培本固元。其中，枸杞子甘平，滋肝肾之阴，为平补肾精肝血之品；墨旱莲甘酸寒，善滋补肝肾之阴；二药合用，培本固元，以巩固疗效，防止复发。

本案为肝风内动之颤病。患者年老，肾水不足，肝肾阴虚，水不涵木，致肝阳上亢动风。此类患者，肝肾阴亏于下为本，肝阳上亢动风为标，故前期治疗应以平肝潜阳、息风通络为主；中期上亢之肝阳渐平，肝风渐息，应标本兼顾，补泻兼施，平肝息风与培补肝肾同用，配以软坚散结通络之品；后期肝阳已平、肝风已息，当滋补肝肾、通络为要，壮水之主以制阳光。同时，患者有肢体僵硬症状，此乃筋脉失养、经络不通所致，故在治疗中当重视通经活络药的应用。

医案二

何某，女，63 岁。2022 年 7 月 2 日初诊。

主诉:右手抖动4年,加重2年。

现病史:患者平素体质虚弱,4年前因腰椎间盘手术卧床休息3个月后出现右手抖动,时有带动右上肢亦抖动,于是就诊于当地专科医院,诊断为帕金森病,予美多芭250mg、1日2次口服后症状改善不明显。2年前,右手及上肢抖动逐渐加重,后出现右足抖动,逐渐加量服用美多芭仍效果不佳,后遵医嘱服用普拉克索、金刚烷胺等多种抗帕金森病药,均改善不明显。现为求中医治疗就诊于我处。

现症见:右手及上肢抖动,乏力气短,时有头晕、双目干涩,面色无华,时有自汗出,心慌心悸。入睡可,梦多,纳可,大便1日2~3次、不成形,小便调。舌淡,舌肌颤,苔薄白,脉细弱。

既往史:否认高血压、糖尿病、冠心病等慢性病病史。否认手术、外伤、输血史。否认食物、药物过敏史。

家族史:否认家族性遗传病病史。

婚育史:适龄婚育,育有1子。

中医诊断:颤病(心肝血虚证)。

西医诊断:帕金森病。

治疗原则:益气养血,活血息风。

处方:补血止颤汤。

天　麻20g	蝉　蜕10g	阿胶珠10g^{烊化}	当　归15g
炒酸枣仁30g	山茱萸15g	白　芍15g	紫河车10g^{单包}
刺五加30g	黄　芪30g	焦三仙^各15g	茯　苓15g
紫石英20g^{先煎}	龙　齿15g^{先煎}	琥珀粉3g^{冲服}	

紫河车研粉,灌胶囊与汤剂同服。

14剂,每日1剂,水煎服,分2次服用。

2022年7月16日二诊:右侧肢体抖动较前稍减轻,乏力气短、头晕、双目干涩未见明显变化,无自汗出,心慌心悸减轻。入睡可,梦较前减少。纳可,大便1日1~2次、基本成形,小便调。舌淡红,舌肌颤明显减轻,苔薄,脉细。初诊方基础上减茯苓、紫石英,改炒酸枣仁为15g,加黄精15g、山药15g、决明子15g。14剂,水煎服。

2022年7月30日三诊:右侧肢体抖动较前明显减轻、偶有发作,双目干涩、头晕基本消失,乏力气短明显减轻,无明显心慌心悸。纳眠可,二便调。舌淡红,舌肌颤消失,苔薄,脉细。二诊方基础上减龙齿、蝉蜕、紫河车、阿胶珠、炒酸枣仁、决明子,改黄芪为15g,加生地黄15g、熟地黄15g。14剂,水煎服。

服药14剂后,改汤剂为丸剂,缓缓图之。

处方:养血止颤丸。

天　麻 15g　　　刺五加 15g　　　当　归 15g　　　山　药 10g

西洋参 15g　　　琥珀粉 3g　　　山茱萸 15g　　　鸡内金 15g

黄　精 15g

上药研末过筛,炼蜜为丸,梧桐子大,每次 2 丸,每日 2 次。

患者服汤剂后,内服丸药 28 天,后门诊随访,病情平稳,未再反复。

按:《黄帝内经》云:"心主身之血脉""心者……其充在血脉"。心主血脉,主行血,在液为汗。心血充盈,以供养五脏六腑。《灵枢·本神》言:"肝藏血,血舍魂。"《素问·六节藏象论》云:"肝者,罢极之本,魂之居也,其华在爪,其充在筋,以生血气。"肝为血海,濡养筋、爪、目等形体官窍,以维持其正常功能。心血充足,则肝亦有所藏。若心血不足,心神失养,则肝亦无所藏,肝体失养,从而血虚风动,无以濡养。

患者平素体质虚弱,加之手术耗伤脏腑,久卧伤气,气血化生不足,致气血亏虚,心无所主,肝无所藏,形成心肝血虚之证。《望诊遵经》云:"振掉者,血气俱虚。"肝血不足,筋脉失养,血虚生风,故肢体抖动、舌肌颤;肝开窍于目,肝血不足,目失濡润,故见双目干涩;魂失所养,神魂不安,故见梦多;心在液为汗,气血亏虚,气虚不能固摄,故时有自汗出;心血不足,不能濡养脏腑,故见头晕、心慌心悸、乏力气短;"久卧伤气"(《素问·宣明五气》),术后久卧,脾气亏虚,故见面色无华;脾失健运则生湿,故见大便不成形。舌淡,苔薄白,脉细弱,均为心肝血虚之象。治以益气养血、活血息风,予补血止颤汤。

初诊方中,天麻、蝉蜕均入肝经,有息风止痉之功。其中,天麻甘平,祛风通络;蝉蜕甘寒,长于息风止痉。龙齿、紫石英、琥珀粉镇惊安神。其中,龙齿入肝敛肝镇风,镇惊安神;紫石英色紫入血分,质重能下达,有补气安神之功,《名医别录》载其"补心气不足,定惊悸,安魂魄";琥珀粉甘平入心,安定五脏、宁心安神。阿胶珠、紫河车为血肉有情之品,能够大补精血。其中,紫河车甘咸,气大温,补气、补血、补精,《药性歌括四百味》载其"疗诸虚损,劳瘵骨蒸,滋培根本",又为血肉有情之品,禀先天之气,补益更甚;阿胶珠甘平,补血益气,《本草经集注》载其"主治……虚劳羸瘦,阴气不足……久服轻身,益气"。《黄帝内经》云:"心苦缓,急食酸以收之。"山茱萸、炒酸枣仁、白芍味酸,顺应心收敛之性,可养心宁心安神,又能合甘味药酸甘化阴以养血。其中,山茱萸酸涩微温,入肝经,补肝血;炒酸枣仁甘酸平,入心、肝经,宁心安神、养肝敛汗,尤宜于心肝血虚兼自汗者;白芍苦酸微寒,入肝经,可养血敛阴,柔肝缓急。当归甘辛温,入肝经,补血活血,《本草正》载"其味甘而重,故专能补血;其气轻而辛,故又能行血",补血而不瘀滞,为"血中之圣药",俾血行风自灭,补血活血之中又能助息风之力。刺五加、茯苓、焦三仙益气健脾。其中,刺五加味辛微苦,性温,归脾经,益气健脾;茯苓甘淡平,健脾祛湿;焦三仙健脾消积,俾脾健则气血生化有源。黄芪益气固表,可愈自汗出,配当归补气生血。诸药合用,共奏益气养血、活血息风之功。

二诊时,肢体抖动较前稍减轻,舌肌颤明显减轻,自汗消失,心慌心悸减轻,表明气血渐充、内风渐息、心神始安,故减紫石英,并减少炒酸枣仁用量;大便较前成形,脾虚生湿之象较前减轻,故减茯苓。仍有乏力气短、头晕,提示气血仍不足,故加黄精、山药益气健脾助生血。其中,黄精甘平,能补诸虚,善补脾益气;山药甘平,长于补脾益肾。仍有双目干涩,故加决明子清肝明目。

三诊时,肢体抖动较前明显减轻,舌肌颤消失,其余诸症均明显缓解,为气血充、内风平之象,故减蝉蜕、龙齿、紫河车、阿胶珠,减少黄芪用量;夜寐可,故减炒酸枣仁;双目干涩消失,故减决明子。考虑气血亏虚之证,实邪易去,虚体难补,虽减黄芪用量,但留其余健脾补虚之药,并加生地黄、熟地黄养血滋阴,以增生血之源。考虑病情稳定,嘱服药14剂后易汤为丸继续服用。丸方中,天麻平肝息风;当归甘温补血活血,山茱萸酸收补肝;山药、刺五加、黄精健脾益气,西洋参补气养阴;琥珀粉宁心安神,鸡内金健脾护胃。数药合用,共奏补益气血、健脾息风之功。治以丸药,缓缓图之,俾气血充旺而无复发之虞。

本案为心肝血虚之颤病,乃术后脏腑亏损,久卧伤气,致气血生化不足,心肝失养而发。该证型一般病程较长,难以短期见效。治疗时,初期应重在补益心肝之血、息风止颤为主,因精血难生,可以血肉有情之品补之;中期重在补益心肝之血、健脾息风;后期病情稳定,则减息风之品及金石重剂,重在补气补血、健脾,以培补后天之本,而助气血化生之源。

医案三

张某,女,65岁。2023年7月22日初诊。

主诉:右手抖动年余。

现病史:1年前,患者无明显诱因自觉右侧肢体无力,肌力4级,无头晕,无意识及言语障碍,无饮水呛咳及吞咽困难,于当地医院查头颅MRI后诊断为腔隙性脑梗死,后肢体无力自行好转,未接受系统的规范化治疗。2周后,患者无明显诱因出现右手抖动,就诊于当地医院,考虑"帕金森病"可能,予美多芭1/2片、1日2次口服,服药后症状未见好转,后逐渐加量至1片、1日2次,右手抖动略有好转。1个月前,于当地专科医院确诊为"帕金森综合征"。现为求中医治疗就诊于我处。

现症见:神志清楚,言语流利,行动正常,无肢体力弱及僵硬。右手抖动,呈手指搓丸样动作,静止时加重。烦躁易怒,纳眠可,大便干、5~6日1次,排便困难,小便调。舌暗红,苔薄黄稍腻,脉弦涩。

既往史:腔隙性脑梗死年余,冠心病10余年,高血压、高脂血症7年余,未规律服药,血压、血脂控制不佳。否认手术、外伤、输血史。否认食物、药物过敏史。

家族史:父母脑梗死病史。

月经及婚育史:已绝经。适龄婚育,育有1子,体健。

中医诊断:颤病(瘀血内阻证)。

西医诊断:帕金森综合征。

治疗原则:活血化瘀,息风止颤。

处方:化瘀止颤汤。

天　麻20g	柴　胡15g	白　芍15g	地　龙15g
全　蝎5g	赤　芍15g	川　芎15g	牛　膝20g
桑　枝15g	鸡血藤15g	伸筋草15g	刺五加30g
珊瑚粉1g^{冲服}	鸡内金20g	酒大黄15g	芒　硝10g^{冲服}

7剂,每日1剂,水煎服,分2次服用。

2023年7月29日二诊:右手搓丸样抖动较前减轻,频率降低。烦躁易怒较前减轻。纳眠可,大便仍偏干、3~4日1次,排便较前通畅,小便调。舌暗红,苔薄黄微腻,脉弦涩。初诊方基础上减柴胡,改芒硝为15g,加桃仁10g、钩藤15g、莱菔子15g、瓜蒌15g。14剂,水煎服。

2023年8月13日三诊:右手搓丸样抖动较前明显减轻,情绪基本稳定。纳眠可,大便1~2日1次、质软,排便通畅,小便调。舌红,苔薄黄,脉弦。二诊方基础上减桑枝、芒硝、酒大黄、瓜蒌、鸡血藤、莱菔子、全蝎、桃仁,加当归15g、玄参15g、生地黄15g。14剂,水煎服。

2023年8月27日四诊:右手搓丸样抖动消失,故停药。

按:肝属木,为阳脏,主疏泄,喜条达而恶抑郁,能调畅全身气机及情志,推动全身气血、津液的运行输布,调节脾胃气机升降,促进脾胃运化。《素问·六节藏象论》云:"肝者,罢极之本。"肝藏血,主筋,其华在爪。肝之气血充盛,则筋、爪等形体功能正常。气属阳善动,乃血之帅;血属阴善守,乃气之母。气行则血行,气滞则血瘀。若情志不畅,"怒伤肝",则肝之疏泄失畅,气机郁滞,血行不畅,气滞血瘀,日久化火生风。

患者平素性急易躁,肝气郁滞,疏泄失职,气血运行不畅,形成瘀血内阻之证。《医学纲目》说:"颤,摇也;振,动也。风火相乘,动摇之象。"肝主筋,其华在爪,若气滞血瘀,经络受阻,化火生风,筋脉失养,则见右手搓丸样抖动;肝在志为怒,肝实则怒,肝气郁而不畅,故见烦躁易怒;"六腑者,传化物而不藏"(《素问·五脏别论》),六腑以通为用,以降为和,若肝失疏泄,影响脾胃升清降浊之功,传化失司,大肠通降失常,则见排便困难、数日一行;津液输布失常,肠中津液亏乏,故大便干。舌暗红,苔薄黄微腻,脉弦涩,亦为瘀血内阻之象。治疗以活血化瘀、息风止颤为法,予以化瘀止颤汤。

《黄帝内经》云:"肝欲散,急食辛以散之,用辛补之,酸泻之。"初诊方中,柴胡味辛入肝经,可疏肝理气,俾气行则血行,行气以助活血;白芍酸苦微寒,入肝经,平肝柔肝,配柴胡以补肝体、畅肝用;刺五加辛温,补益肝脾。《黄帝内经》云:"肝苦急,急食甘以缓之。"天麻甘平,可平抑肝阳、息风止痉,以其甘缓之性缓肝木之急。全蝎、地龙入肝经,息风止痉。其中,全蝎辛平,地龙咸寒,均为虫类药,性善走窜,二者相配,可通达经络,活血化瘀,息风止颤。天麻、全蝎、地龙合用,共奏息风止痉之功。"治风先治血,血行风自灭。"赤芍、川芎活血祛瘀,以助息风之功。其中,赤芍苦微寒,入肝经,可通利血脉,祛瘀止痛;川芎辛温,辛能散、能行,可活血行气。鸡血藤、牛膝、桑枝、伸筋草舒筋通络。其中,鸡血藤入肝经,苦而不燥,温而不烈,为行血化瘀、补血活血之良品;牛膝甘酸苦平,入肝经,逐瘀通络、强筋骨,既可通经活络,又可活血化瘀;桑枝微苦性平,入肝经,善行四肢,有祛风通络、通利关节之效;伸筋草微苦辛温,归肝经,专治筋病,可舒筋活络。珊瑚粉质重沉降,可降逆气、平冲气、镇肝风,使升浮之气机转而下潜;鸡内金化石护胃;酒大黄、芒硝荡涤肠腑,攻下除积,推陈出新。诸药合用,共奏活血化瘀、息风止颤之效。

二诊时,手指搓丸样抖动较前减轻,说明活血化瘀、息风止颤之法已奏效,还需乘势而进,故加桃仁活血祛瘀且可润肠通便,钩藤平肝息风止颤;烦躁易怒较前减轻,故减疏肝理气之柴胡,以防久用劫肝阴;大便仍偏干,故加大芒硝剂量以增泻下软坚之力,加莱菔子降气消积、瓜蒌润肠通便。

三诊时,手指搓丸样抖动较前明显减轻,情绪基本稳定,说明内风渐息、瘀血渐消、经络得通,故减全蝎、桑枝、鸡血藤;大便较前通畅,故减芒硝、酒大黄、瓜蒌、莱菔子、桃仁。血瘀日久,可致血虚,瘀血不去,新血难生,故加用当归活血补血,以助新血速生;瘀久生热,故加玄参、生地黄清热凉血、滋阴润燥。

四诊时,手指搓丸样抖动消失,遂停药。

本案为瘀血内阻之颤病,缘肝失疏泄,致气滞血瘀,气郁日久则化火生风。"治风先治血,血行风自灭",故初期当平肝疏肝息风、活血化瘀止颤;血瘀日久,可致血虚,亦可生热,故后期当以活血补血为主,兼以清热凉血。

医案四

靳某,男,32 岁。2023 年 10 月 19 日初诊。

主诉:双手抖动 1 年。

现病史:1 年前,患者无明显诱因出现间断性双手抖动,吃饭、紧张时加重,平素一般持续半小时左右缓解,饮酒后 1 分钟即可缓解。现为求中医治疗就诊于我处。

现症见:双手抖动,吃饭、紧张时加重,平素一般持续半小时左右缓解,饮酒后 1 分钟后即可缓解,时有头胀痛、耳鸣(蝉鸣音),乏力感明显。腹胀纳呆,大便 1~2 日 1 次、质黏腻,小便调。舌红,舌体胖大、边有齿痕,苔黄厚腻,舌中心苔色黑,脉滑数。

既往史:高血压、高脂血症 3 年余。否认手术、外伤、输血史。否认食物、药物过敏史。

个人史:吸烟 20 余年,每日吸烟 10 支左右;酗酒 10 余年,每日饮酒 250~750ml 左右。

家族史:否认家族性遗传病病史。

中医诊断:颤病(痰热动风证)。

西医诊断:特发性震颤。

治疗原则:清化热痰,息风止颤。

处方:化痰止颤汤。

天　麻 20g	胆南星 15g	浙贝母 30g	石菖蒲 30g
枳椇子 15g	葛　花 10g	黄　芩 20g	滑　石 15g
刺五加 30g	炒白术 15g	鸡内金 15g	煅青礞石 30g[先煎]
蔓荆子 15g			

7 剂,每日 1 剂,水煎服,分 2 次服用。

2023 年 10 月 26 日二诊:双手抖动次数明显较前减少、程度较前减轻,耳鸣较前改善,头胀痛消失,乏力较前减轻,纳食增多,腹胀较前缓解,大便 1~2 日 1 次、稍黏腻,小便调。舌红,舌体胖大、边有齿痕,苔黄腻,舌中心黑苔消失,脉滑数。初诊方基础上减黄芩、蔓荆子,加茯苓 15g、天竺黄 15g、竹茹 15g。7 剂,水煎服。

2023 年 11 月 2 日三诊:双手抖动未再出现,头胀痛、耳鸣未再出现,乏力明显好转。纳眠可,大便 1~2 日 1 次、质软成形,小便调。舌红,舌体胖大,苔薄黄,脉滑。二诊方基础上减胆南星、滑石、竹茹,改煅青礞石为 15g、浙贝母为 15g,加山药 15g、白扁豆 15g。7 剂,水煎服。

患者 7 天后复诊,诸症消失,故停药。

按:《类经·藏象类》云:"土为万物之本,脾胃为脏腑之本。"脾居中央,五行属土,喜燥恶湿,主运化,在体合肉,主四肢。脾气健运,则运化水谷精微及津液并转输全身,以供机体的正常生命活动。若湿热内蕴,最易困脾,化生内湿,湿聚成痰,痰热相合,化火生风,而生变证。

《本草求真》载:"酒(专入脾胃与表)性种类极多……而性皆主热……若恣饮不节,

则损胃烁精,动火生痰,发怒助欲,湿热生病,殆不堪言。"患者酗酒10余年,酒性属热,滋生酒毒湿热之邪,湿热蕴结中焦,脾失健运,聚湿成痰,痰热交阻,化生内风,形成痰热动风之证。脾主四肢,脾失健运,聚湿成痰,痰热交阻,化生内风,风性主动,故见双手抖动;痰热上扰,困阻脑窍,气机不利,故见头胀痛、耳鸣;湿热困脾,脾失健运,痰湿重浊,聚于体内,故见乏力;脾失健运,饮食不化,故见腹胀纳呆;湿浊黏腻,蕴于肠腑,故见大便黏腻不爽。舌体胖大、边有齿痕,为脾虚湿盛之象;苔黄厚腻,舌中心苔色黑,脉滑数,为痰热日久之象。治疗应以清化热痰、息风止颤为法,予化痰止颤汤。

初诊方中,石菖蒲辛苦温,气芳香走窜,可化湿和胃、豁痰开窍。枳椇子、葛花解酒毒。其中,葛花甘平,归脾、胃经,有解酒醒脾之功,《本草汇言》载其"专解酒毒酒积";枳椇子甘平,有解酒毒、除烦渴、润五脏、舒筋络之功。葛花、枳椇子合用,分消湿浊,可使酒湿邪气排出体外,加强解酒毒之功。《素问·脏气法时论》言:"脾苦湿,急食苦以燥之。"黄芩苦寒,苦能燥湿、寒能清热,有清热燥湿之功,尤长于清中焦湿热;滑石甘淡寒,有清热利湿之效,使湿热从小便而去。天麻味甘质润,药性平和,为息风止颤之要药。胆南星、浙贝母、煅青礞石清热化痰。其中,胆南星清热化痰开窍,息风定惊止颤,为治疗风痰、热痰之要药;浙贝母苦泄清热解毒,化痰开郁散结;煅青礞石坠痰下气,攻消痰积,《医学入门》载其"能利湿热痰积从大肠而出"。《素问·脏气法时论》言:"脾欲缓,急食甘以缓之,用苦泻之,甘补之。"炒白术、刺五加甘苦,益气健脾,甘能补气健脾,苦能燥湿利水。鸡内金顾护健运脾胃,助石药运化。蔓荆子辛苦微寒,尤善清利头目、祛风止痛。诸药合用,共奏清化热痰、息风止颤之效。

二诊时,双手抖动次数明显较前减少、程度较前减轻,舌中心黑苔消失,提示痰热风动之象较前缓解,故减苦寒清热之黄芩,加天竺黄、竹茹清热化痰;耳鸣较前改善,头胀痛消失,故减蔓荆子;仍腹胀、大便黏腻,故加茯苓健脾利湿。

三诊时,双手抖动、头胀痛、耳鸣未再出现,大便成形,苔薄黄,提示内风得息、痰热得化、酒毒得解,故去胆南星、滑石、竹茹,并减少煅青礞石、浙贝母的用量;仍乏力,说明酒毒痰浊伤脾未复,故加山药补脾益气,白扁豆补脾益气和中,实脾以助运化痰浊。患者7天后复诊,诸症均已消失,故停药。

本案为痰热动风之颤病,系因过度饮酒,酒毒结聚,致脾胃受损,痰热内生而发。本证以脾胃受损为本,痰、热、风邪实为标,当分期论治。初期重在化痰息风、止颤健脾;待风邪得息,中期化痰与健脾之法同施;后期痰化热清,重在健脾补虚,以防邪复。

三、小结

颤病病因不外乎风、火、痰、瘀、虚,病机分虚实两方面,虚证多由"肝肾虚损、髓海不充""气血亏虚、筋脉失养"所致,实证多由"肝风内动""血瘀生风""痰热动风"所致,其中肝风内动又有气郁化火生风、阴虚阳亢生风的不同。因此,治疗时应予以明辨,肝阳上亢生风者,治宜平肝潜阳息风;气血亏虚生风者,治宜益气养血息风;气滞血瘀生风者,治宜理气活血息风;痰热互结生风者,治宜清热化痰息风。根据不同证型、不同分期而辨治。

第二十四节　眩　　晕

一、概述

眩晕是一种以头晕、目眩为主要表现的疾病。眩是指眼花或眼前发黑,晕是指头晕甚或感觉自身或外界景物旋转,二者常同时并见,故称"眩晕";轻者闭目即止,重者如坐车船、旋转不定、不能站立,或伴有恶心、呕吐、汗出,甚则昏倒等症状。

眩晕早见于《黄帝内经》,称之为"眩冒"。《黄帝内经》认为,眩晕属肝所主,与髓海不足、血虚、邪中等多种因素有关。如《素问·至真要大论》云:"诸风掉眩,皆属于肝。"《灵枢·海论》云:"髓海不足,则脑转耳鸣,胫酸眩冒。"《灵枢·卫气》言:"上虚则眩。"《灵枢·大惑论》指出:"故邪中于项,因逢其身之虚……入于脑则脑转,脑转则引目系急,目系急则目眩以转矣。"

汉代张仲景认为,痰饮是眩晕的重要致病因素之一。《金匮要略·痰饮咳嗽病脉证并治》曰:"心下有支饮,其人苦冒眩,泽泻汤主之。"

隋代巢元方《诸病源候论》所载"又有二十三蒸……三脑蒸,头眩闷热……凡诸蒸患,多因热病患愈后,食牛羊肉及肥腻,或酒或房,触犯而成此疾",提示热病后饮食不节,如再吃牛羊肉及肥腻等生痰助湿化热之品,势必导致湿热内蒸,上熏头窍,眩晕发作。

至宋金元时期,对眩晕的概念、病因病机及治法方药均有了进一步认识。宋代陈言《三因极一病证方论》提出"眩晕"这一名称:"夫寒者,乃天地杀厉之气……肾中之,多使挛急疼痛,昏不知人,挟风则眩晕,兼湿则肿疼。"宋代严用和《重订严氏济生方·眩晕门》则把"眩晕"作为正名记载。宋代出现因瘀致眩学说,如杨士瀛认为"瘀滞不行,皆能眩运"。元代朱震亨《丹溪心法·头眩》强调"无痰则不作眩",提出了痰水致眩学说。

明清时期,对眩晕的发病又有了新认识。汪机《医读》认为:"瘀血停蓄,上冲为逆,亦作眩运。"明代虞抟《医学正传·眩运》指出"大抵人肥白而作眩者,治宜清痰降火为先,而兼补气之药;人黑瘦而作眩者,治宜滋阴降火为要,而带抑肝之剂",提示当分别针对不同体质、证候而辨证论治。明代张介宾《景岳全书·杂证谟·眩运》指出"眩运一证,虚者居其八九",强调"无虚不能作眩"。

眩晕的病因主要有情志、饮食、体虚久病、失血劳倦及外伤等,病机总体可归纳为风、火、痰、瘀、虚,病位在头窍,与肝、脾、肾三脏有关,不外乎虚、实两端。现在临床上,眩晕的常见证型为肝阳上亢证、痰浊中阻证、湿热夹瘀证,各证候之间并不完全独立,常可相互转化或不同证候兼而出现。

二、医案

医案一

崔某,女,60岁。2023年4月11日初诊。

主诉:头晕间断发作2年,加重1个月。

现病史:2年前,患者无明显诱因出现头晕,有昏沉感,自觉头重脚轻,无天旋地转,无恶心呕吐,无一过性黑蒙,每次持续约3~5小时,休息后症状好转,几乎每月发作1次,未系统检查,未规律服药。1个月前,因工作操劳,头晕加重,发作频率增高,几乎每天下午均有头晕发作,性质仍为昏沉感,伴有双侧太阳穴处轻度胀痛,偶有恶心,未吐,无肢体活动不利,无耳鸣耳堵,发作时需卧床休息。到某医院做24小时动态血压提示血压108~139/72~87mmHg。

现症见:平素性情急躁,自述以前因性格热情,参与社区活动繁多,但最近心烦、不欲参与社区活动,健忘,口干口苦,手足心热,精力不足,盗汗,食欲减退,入睡尚可,多梦,有噩梦,常梦见故去的人,眠浅易醒,大便1日1次、稍干,小便黄。舌红,苔黄厚腻,脉弦细。

既往史:体位性低血压数十年,去年单位体检示血压135/88mmHg。2型糖尿病8年。否认手术、外伤、输血史。头孢过敏,否认其他食物、药物过敏史。

家族史:母亲高血压,父亲脑血管病,否认其他家族性遗传病病史。

月经及婚育史:已绝经,适龄婚育,孕3产2,配偶及子女体健。

中医诊断:眩晕(肝阳上亢证)。

西医诊断:眩晕。

治疗原则:平肝潜阳,滋养肝肾。

处方:潜阳止晕汤。

赭　石 15g^{先煎}　　珍珠母 30g^{先煎}　　煅龙骨 15g^{先煎}　　煅牡蛎 15g^{先煎}

天 麻 20g	夏枯草 20g	首乌藤 15g	炒酸枣仁 20g
黄 柏 10g	生地黄 15g	黄 连 5g	茵 陈 15g
灯心草 20g	枳 壳 15g	赤 芍 20g	砂 仁 20g^{后下}
鸡内金 15g	焦三仙^各 15g		

7剂,每日1剂,水煎服。忌羊肉及辛辣之品并佩戴玉石。

2023年4月18日二诊:头晕、头胀痛明显减轻,仍几乎每日发作,急躁易怒,不喜参加社区活动,精力减退,健忘,眠浅易醒,多梦,盗汗及纳食稍好转,服药后大便偏稀、1日2次,小便稍黄。舌红,苔薄黄,脉弦细。初诊方加山药15g、郁金15g。14剂,水煎服。嘱其继续佩戴玉石,忌羊肉及辛辣刺激之品。

2023年5月2日三诊:服药2周,初期自觉发作频率降低,与家人生气后自觉头晕、头胀痛反复,持续时间稍有延长,常感心烦、急躁,仍健忘,口干口苦,入睡尚可,眠浅易醒,醒后难以再次入睡,多梦,无噩梦,纳可,大便1日2次,便稀较前改善但仍不成形,小便色黄。舌红,苔薄黄,脉弦细。二诊方加磁石20g、牡丹皮15g、川楝子15g。14剂,水煎服。嘱其继续佩戴玉石,忌羊肉及辛辣刺激之品。

2023年5月16日四诊:服药期间,头晕仅发作2次,诸症较前明显好转,情绪较前稳定,心烦减少,头胀、头晕明显减轻,口干口苦好转,仍有少量盗汗,出现腰酸腰痛、周身乏力,大便同前,小便调。三诊方减郁金,改生地黄为20g,加黄精20g、酒萸肉15g、巴戟天15g。14剂,水煎服。嘱其继续佩戴玉石,忌羊肉及辛辣刺激之品。

后门诊随访,患者情绪尚可,头晕未再反复,可参加社区活动,其余诸症已消,嘱停用中药。

按:眩晕与七情内伤关系密切。肝在志为怒。《素问·举痛论》云:"怒则气上。"《素问·至真要大论》认为:"诸风掉眩,皆属于肝。"《重订严氏济生方》云:"肝风上攻,必致眩晕。"《医学妙谛》云:"头为六阳之首,耳目口鼻皆系清空之窍,所患眩晕非外来之邪,乃肝胆风阳上冒耳。"

肝气主升。头居人体最高位,为精明之府。肝为气升发之始。肝的生理功能正常,七情和畅,则气机舒展,清阳上达,头窍和利,耳目清爽,眩晕不作。反之,若七情失调,肝气郁结,升发太过,下降不及,则肝气上逆,引动肝风,上扰清阳,即发眩晕。《医学衷中参西录》云:"人之元气,根基于肾,萌芽于肝。"肝肾共居下焦,肝藏血,肾藏精,精可化血,血能养精。肾精能滋养肝血,使肝血充盈,并能制约肝阳;肝血能滋养肾精,使肾精充足,以维持肾中阴阳的协调平衡。病理上,精血病变常常相互影响。若肾阴不足,肝失所养,阴不制阳,肝阳上亢,则发为眩晕。如《类证治裁·眩晕论治》云:"良由肝胆乃风木之脏,相火内寄,其性主动主升。或由身心过动,或由情志郁勃,或由地气上腾,或由冬藏不密，或由高年肾液已衰，水不涵木，或由病后精神未复，阴不吸阳，以至目昏耳鸣，震眩不定。"

本案患者平素性情急躁，气机不畅，化火上攻，致脑窍头目受扰，而发眩晕。气火暴升，则头胀且痛；劳则伤肾，怒则伤肝，均可使肝阳更盛，故操劳后头晕、头痛加重。《素问·痿论》云："肝气热，则胆泄口苦。"肝火内郁，耗伤津液，则口干口苦。肝气犯胃，胃气上逆，则恶心欲吐、食欲减退。《素问·调经论》指出"阴虚则内热"。肾阴亏虚，肝阳上亢，水不制火，虚火内扰，则手足心热。《医方集解》云："人之精与志，皆藏于肾。"《素问·上古天真论》云："七七，任脉虚，太冲脉衰少，天癸竭。"女子以肾为本。本案患者为老年女性，房劳多产，孕3产2。肾藏精，主骨生髓，若阴虚精亏，脑髓失濡，则健忘；阳热扰神，故多梦、眠浅易醒；内热灼津外泄，则盗汗；阴虚火旺，津亏失润，故大便稍干、小便黄；舌红，苔黄厚腻，脉弦细，均为肝阳上亢、肾阴不足之象。治以平肝潜阳、滋养肝肾为主，予潜阳止晕汤。

初诊方中，天麻、赭石为君。其中，天麻甘平，可镇肝息风，《本草汇言》载其"主头风头痛，头晕虚旋"；赭石苦寒，可平肝潜阳，重镇降逆，治疗肝阳上亢、气机上逆诸症。夏枯草入肝、胆经，有清肝散火之功，《滇南本草》载其"祛肝风，行经络"。天麻、夏枯草合用，可加强平肝、清肝、息风之效。珍珠母咸寒，归心、肝经，《饮片新参》载其"平肝潜阳，安神魂"，合首乌藤、炒酸枣仁安神助眠。黄连、灯心草、茵陈合用，清热泻火；煅龙骨甘涩平，归心、肝、肾经，质黏涩，有翕收之力，重镇安神，平降肝阳，收敛固涩；煅牡蛎咸涩凉，归肝、肾经，有软坚散结、收敛固涩之功。煅龙骨、煅牡蛎合用，固涩精液，滋水涵木，潜阳息风而止眩。黄柏泻火坚阴，生地黄滋补肝肾，合用滋肾清热则盗汗止。赤芍活血，枳壳行气，气行血畅则气机升降如常。砂仁醒脾开胃；鸡内金、焦三仙防重坠之金石类药伤脾碍胃。诸药合用，共奏平肝潜阳、滋养肝肾之功。"内病外治"源于整体观念。玉石具有除烦安神的功效，长期佩戴则直接作用于皮肤，从而发挥治疗作用。

二诊时，头晕、头胀痛明显减轻，盗汗、纳食稍好转，仍急躁易怒，不喜参加社区活动。肝气郁结，情志不遂，则愁忧内生、郁闷忿怒，故加用郁金，调肝血、疏肝气，开郁结，《日华子本草》载其治"一切风，一切气，一切劳损"。服药后大便偏稀，故加山药健脾止泻。

三诊时，因情绪受刺激，自觉头晕、头胀痛反复，眠浅易醒，醒后再次入睡困难，多梦，故加质重沉降之磁石。磁石性寒清热以泻肝之火，味咸入肾，顾护真阴，镇摄浮阳，安定神志。常感心烦、急躁，遇事病情反复，故加牡丹皮、川楝子。川楝子"坚肾水……清肝火"（《医林纂要》），牡丹皮"泻火伏……破结蓄"（《医学入门》），两药联用，可加强疏肝理气、清肝泻火之力。

四诊时,诸症较前明显好转,情绪较前稳定,故减郁金。仍有少量盗汗,出现腰酸腰痛、周身乏力(腰为肾之府,肾阴不足,筋脉失养,故腰酸腰痛),故增生地黄用量以滋阴清热,加黄精、酒萸肉益肾养阴;"善补阴者,必于阳中求阴,则阴得阳升而源泉不竭"(《景岳全书》),故加巴戟天温补肾阳,强健腰膝,与滋补肾阴之品相伍,相反相成,相得益彰,使苦泻清热而无碍阳之害。

肝阳上亢型眩晕以平肝潜阳、滋养肝肾为治疗大法,处方配伍强调平肝阳、疏肝气的同时,重滋肾水,佐金石类药以平肝潜阳、重镇安神,兼以散瘀结、行气血为要。

医案二

顿某,女,64 岁。2018 年 8 月 30 日初诊。

主诉:间断头晕、乏力 2 年,加重半年。

现病史:患者平素性格喜静,2 年前搬家劳累后出现间断头晕,有昏沉感,自述"早上起来就和没睡醒一样",午后症状逐渐减轻,伴四肢倦怠、周身乏力,因不影响日常活动,症状开始时未引起重视。患者退休后一直在老年大学学习国画,近半年晨起头晕昏沉感明显,周身乏力,逐渐加重,不愿起床,暂停外出上课,日间小憩时间增加,休息后头晕稍有好转,起床活动后症状加重,再次卧床小憩,时长 20 分钟至 30 分钟不等,如此反复,多则每日小憩近 10 次。

现症见:体态较胖,面色㿠白,气短,自觉胸闷如有物压,时有恶心,无呕吐,胃脘怕凉喜按,食欲减退,口淡口黏,渴不欲饮,大便不成形、1 日 3 次,饭后即便。舌淡胖多津,苔白腻,脉沉滑。

既往史:有高脂血症、颈动脉硬化病史。否认糖尿病、冠心病等慢性病病史。否认手术、外伤、输血史。否认食物、药物过敏史。

家族史:否认家族性遗传病病史。

婚育史:适龄婚育,孕 1 产 1。

中医诊断:眩晕(脾虚湿盛,痰浊中阻证)。

西医诊断:眩晕。

治疗原则:化痰祛湿,理气健脾。

处方:化浊止晕汤。

茯 苓 25g	桂 枝 15g	白 术 30g	法半夏 9g
炒薏苡仁 15g	焦三仙各 10g	鸡内金 20g	砂 仁 10g后下
陈 皮 15g	枳 壳 10g	石菖蒲 15g	藿 香 15g
煅青礞石 20g先煎	赭 石 15g先煎	赤石脂 15g	

7 剂,每日 1 剂,水煎服,分 2 次服用。

2016年9月6日二诊:头晕昏沉感稍有减轻,发作次数基本同前,日间精力渐增,恶心明显好转,余症基本同前,舌淡胖多津,苔白腻,脉沉滑。初诊方基础上减赭石,改煅青礞石为30g,加肉桂10g、紫苏子10g。14剂,水煎服。

2016年9月20日三诊:头晕好转,发作次数减少一半,日间小憩减少至仅需1~2次/d,时长10分钟至30分钟不等,可在沙发上看电视,无恶心,气短、胸闷及胃脘怕凉均减轻,大便溏、稍成形、1日1~2次。舌淡胖,苔薄白,脉沉滑。二诊方减煅青礞石、法半夏,加党参15g、刺五加30g。14剂,水煎服。

患者未再如期复诊。后门诊随访,因国庆节放假期间停诊,患者自行抄方继服三诊方28剂,现病情平稳,头晕明显好转,日间精力逐渐恢复,故嘱其停药。

按:痰可致眩的观点见于《伤寒论》,如"心下有痰饮,胸胁支满,目眩"是张仲景从病机、主症方面对痰饮致眩进行的论述。隋代巢元方《诸病源候论·痰饮病诸候·痰结实候》阐述了痰水互结发生眩晕的病机:"此由痰水积聚,在于胸腑,遇冷热之气相搏,结实不消,故令人心腹痞满,气息不安,头眩目暗。"金代张从正《儒门事亲·头风眩运》提及眩晕与宿痰有关:"夫妇人头风眩运,登车乘船亦眩运眼涩,手麻发退,健忘喜怒,皆胸中有宿痰使然也。"元代朱震亨总结前人经验,提出"无痰则不作眩",强调痰浊在眩晕发病中占有重要地位。痰浊不仅是眩晕发病的病理基础,也是导致眩晕反复发作的关键因素。

脾土位于中州,通达上下,为水谷精微升降运行之主要途径,为气血生化之源,故称"脾为后天之本"。脾主运化功能可分为运化水谷精微和运化水湿两方面,运化如常则水谷精微"灌溉四傍"、布散全身。若脾气虚弱,或脾胃升降功能障碍,不论水湿,抑或"精微"都能害化成痰,故曰"脾为生痰之源"。本病与脾失健运密切相关。李杲从脾虚湿痰立论眩晕之为病——"夫饮食失节,寒温不适,脾胃乃伤……脾胃一伤,五乱互作,其始病遍身壮热,头痛目眩,肢体沉重"。痰饮致眩多与脾胃气虚,运化失司,痰湿内生,浊痰上犯清阳之位有关。

痰湿致病以重浊黏腻为主要致病特点。《诸病源候论·虚劳病诸候上·虚劳痰饮候》载:"劳伤之人,脾胃虚弱,不能克消水浆,故为痰饮也。"本案患者2年前搬家劳累后出现头晕,一直未愈,此乃《脾胃论·脾胃胜衰论》所云"形体劳役则脾病"。脾气不足,运化乏力,水液内停,痰浊结聚。《素问·阴阳应象大论》云:"清阳出上窍,浊阴出下窍。"痰为阴邪,痰浊内流,阻滞于中,则脾阳不振,运化失职,清阳不升,浊阴不降,气血运行不畅,升降失司,水湿宣散不利,上蒙清窍,故见头晕,头目昏沉,不欲启目,晨起尤甚。古人云:"阳入于阴谓之寐。"《脾胃论》云:"脾胃之虚,怠惰嗜卧。"脾虚湿蕴,上蒙清阳,则时而欲寐,卧床小憩。因年事渐高,体弱尤甚,且遇劳易发,故病情有加重之象。

脾主四肢，脾虚湿困，湿邪重浊，缠绵难愈，则四肢倦怠、周身乏力；脾胃虚弱，失于温煦，则胃脘怕凉、喜揉喜按，食欲减退。阳气久衰，湿浊素盛，困阻中焦，则胸闷如有物压、口淡口黏、渴不欲饮、纳差便溏。《灵枢·寒热病》云："阳气盛则瞋目，阴气盛则瞑目。"本案患者头晕，日间小憩近10次，痰浊湿盛之征十分明显，且有遇劳易发之特点，乃阴盛阳虚所致，因阳主动，阴主静，阴盛故小憩。舌淡胖多津，苔白腻，脉沉滑，属脾虚湿盛、痰浊中阻之征。治以化痰祛湿、理气健脾为主，予化浊止晕汤。

"病痰饮者，当以温药和之。"（《金匮要略》）治疗上遵循叶桂"治痰须健中"的原则。初诊方中，茯苓甘淡平，健脾利湿、化饮；饮属阴邪，非温不化，故以桂枝温阳以化饮；苓、桂相伍，一利一湿，颇具温化渗利之效。煅青礞石性平，味甘、咸，归肺、心、肝经，有坠痰下气之功，《神农本草经疏》载其"禀石中刚猛之性，体重而降，能消一切积聚痰结……消积滞，坠痰涎，诚为要药"。赭石苦寒，质重而坠，《本草正》载其"下气降痰"，《长沙药解》载其"驱浊下冲，降摄肺胃之逆气，除哕噫而泄郁烦，止反胃呕吐"，为降胃镇冲之良药；张锡纯在《赭石解》中提出"赭石：色赤，性微凉……而其质重坠，又善镇逆气，降痰涎，止呕吐，通燥结，用之得当，能建奇效"。煅青礞石、赭石联用，下气化痰，降逆止呕。法半夏辛散温燥而沉降，归脾、胃、肺经，辛散者散结气、开痞气，温燥者祛寒湿，沉降者下逆气，故有燥湿化痰、降逆止呕之功。法半夏、茯苓相配，燥湿化痰，可增强和胃化饮作用。《神农本草经》曰："术，味苦温。"白术发挥了重要的苦燥除湿运脾之功，正如《素问·脏气法时论》所言"脾苦湿，急食苦以燥之"。湿源于脾，脾失健运，水湿不化，津液不布，湿聚为饮，渴欲得水者，当重用白术苦燥运脾化湿，以输布津液，这正是对"脾苦湿，急食苦以燥之"的诠释。薏苡仁甘淡凉，归脾、胃、肺经，炒后性趋平和，长于健脾渗湿；石菖蒲化痰开窍；藿香、砂仁芳香化湿。枳壳、陈皮行气化痰；白术亦补脾益气；赤石脂甘温，功擅涩肠止泻；焦三仙、鸡内金、砂仁合用，和胃消食，助运药力。

二诊时，自觉头昏沉感较前有所减轻，日间精力渐增，恶心明显好转，因赭石性寒，宜中病即止，故停用。仍有气短、胸闷、胃脘怕凉、食欲减退，故增加煅青礞石用量以增强行气化痰之功，同时加肉桂振奋脾阳，散寒化湿，俾脾阳得振，痰湿得化。紫苏子辛温，入肺、大肠经，理气宽中，小剂量与温阳健脾之品合用，可使脾健而不滞。

三诊时，头晕发作次数减少一半，日间小憩次数明显减少，无恶心，故减煅青礞石、法半夏。气短、胸闷及胃脘怕凉均减轻，故加党参、刺五加益气健脾。

后患者继服此方1个月后，症状明显好转，日间精力逐渐恢复后停药。

《景岳全书》曰："五脏之病，虽俱能生痰，然无不由乎脾肾。盖脾主湿，湿动则为痰，肾主水，水泛亦为痰，故痰之化无不在脾，而痰之本无不在肾，所以凡是痰证，非此则彼，必与二脏有涉。"本案属脾虚湿盛、痰浊中阻型眩晕，治疗初期重用煅青礞石、赭石驱浊下冲,豁痰开窍,兼顾健脾理气,同时用赤石脂涩肠止泻,使湿祛痰化,中气振奋;后期注重补脾肾,化痰浊,加用温阳益气之品,俾湿邪去而不复聚,正旺邪退,诸症向愈。

医案三

唐某,男,38 岁。2021 年 11 月 30 日初诊。

主诉:头昏沉间断发作 4 年,伴眠差 2 年。

现病史:4 年前,患者无明显诱因出现头部昏沉,头脑不清晰,影响日间工作,在当地医院诊疗后,考虑昏沉和鼻窦炎有关,行鼻窦炎手术后症状稍有好转,但 3 个月后症状反复,基本同前,仍有昏沉、发蒙感,后在当地口服中药汤剂,效果不明显。自述 2 年前因肥胖,曾服"催吐药"(具体不详)减肥,加之工作应酬,作息不规律,长期熬夜,出现睡眠差,以入睡困难为主,自诉彻夜难眠,后发现应酬饮酒后入睡时间缩短,于是每日睡前饮酒助眠。

现症见:平素急躁易怒,嗜食辛辣刺激之品,头昏沉,头脑有不清晰感、束缚感,偶有前额、后枕部闷痛刺痛,疼痛部位基本固定,头面出油腻之汗较多,面色晦暗,食欲不振;每日睡前需饮 2 000ml 啤酒或 500ml 白酒助眠,3 小时左右才能入睡,睡不着时思虑较多,眼前像放电影一样播放不愉快的事件;伴五心烦热、需手握凉物方觉舒服,多梦,时有噩梦,无早醒,每夜睡眠 4~6 小时,晨起疲乏,精力欠佳,大便 1 日 1~2 次、质黏,小便黄。舌暗红、边紫,苔黄厚腻,脉沉数。

既往史:近 4 年每年夏季腿部出现湿疹。否认高血压、糖尿病、冠心病等慢性病病史。否认手术、外伤、输血史。否认食物、药物过敏史。

个人史:生于四川,暂居北京。吸烟 20 年,每日 20 支;饮酒 10 余年,近 2 年每日睡前需饮 2 000ml 啤酒或 500ml 白酒助眠。否认其他不良嗜好。

家族史:否认家族性遗传病病史。

婚育史:未婚未育。

中医诊断:眩晕(湿热夹瘀证)。

西医诊断:眩晕。

治疗原则:清利湿热,化瘀止眩。

处方:清窍止晕汤。

龙　胆 15g	猫爪草 20g	瓜　蒌 15g	胆南星 10g
泽　兰 15g	赤　芍 15g	重　楼 15g	茯　苓 15g
焦三仙^各 15g	生石膏 15g^{先煎}	煅青礞石 20g^{先煎}	龙　齿 15g^{先煎}
首乌藤 15g	蔓荆子 15g		

7 剂,每日 1 剂,水煎服,分 2 次服用。忌辛辣刺激之品。

2021年12月7日二诊：头昏沉感稍减轻，头痛未见明显改善，仍饮酒助眠，平均2~3小时入睡，睡不着时烦热稍减轻，大便1日1~2次、质黏，小便黄，余症基本同前。舌暗红、边紫，苔黄厚腻，脉沉数。初诊方基础上减生石膏，改煅青礞石为10g，加远志15g、白扁豆15g、羌活15g、蒲公英20g、琥珀粉3g^{冲服}。7剂，水煎服。忌辛辣刺激之品。

2021年12月14日三诊：头昏沉感较前明显好转，睡前饮酒减量，偶有一次未喝酒，入睡时间缩短，睡前思虑减少，睡前烦热进一步好转，可不握凉物入睡。头痛程度减轻，大便1日2~3次、质黏。舌暗红、边紫，苔薄黄，脉滑。二诊方基础上减龙齿、煅青礞石、重楼、胆南星，改龙胆为10g，猫爪草为15g，加炒白术15g、山药15g、禹余粮10g。14剂，水煎服。忌辛辣刺激之品。

2021年12月28日四诊：近2周睡前饮酒量及次数明显减少，情绪较稳定，面部出油腻之汗减少，头晕头痛基本消失，自觉全身有轻松感，自诉头脑从未如此清晰，睡前无烦躁，思虑明显减少，入睡时间缩短至0.5~1小时，大便1日1~2次、质软。舌暗红、边暗，苔薄黄，脉沉。三诊方基础上减泽兰、赤芍、龙胆、蔓荆子、猫爪草、蒲公英，加党参15g、龙眼肉15g、泽泻10g、鲜竹沥20ml。7剂，水煎服。忌辛辣刺激之品。

门诊随访，患者情绪尚可，头晕未再反复，睡眠尚可，可正常工作，后停药。

按：脾属阴土，喜燥恶湿，主运化水湿。湿为水液代谢失调的病理产物。湿重困脾，运化失司，则出现湿盛的病理状态，故"脾恶湿"（《素问·宣明五气》）。湿从内生，聚而为患。内湿的产生，多因素体肥胖，痰湿过盛；或因恣食生冷，过食肥甘，内伤脾胃，致使脾失健运而不能为胃行其津液，水津不化，聚而成湿，停而为痰，留而为饮，积而成水。因此，脾的运化失职是湿浊内生的关键。湿留于内，可因体质、治疗等因素而有寒化、热化之分。

《素问·阴阳应象大论》云："思伤脾。"患者入睡困难时思虑过度，或所思不遂，思则困脾，致运化失常，清气不升、脑窍失濡则晕，浊气不降、上蒙清窍则眩。素体肥胖，嗜食膏粱厚味、辛辣刺激之品，而素食清淡者鲜矣，故湿热内生（肥甘厚腻者，生痰生湿之源；酒醴肉食者，生湿助热）；"因于湿，首如裹"（《素问·生气通天论》），故头昏沉，头脑不清晰、有束缚感；湿性黏腻，阻滞血液运行，血不畅而瘀，湿瘀交阻，"血不利则为水"（《金匮要略》），因湿致瘀，因瘀致湿，湿瘀互结，上犯脑窍，故前额、后枕部闷痛刺痛，疼痛部位基本固定；患者久居川渝潮湿之地，嗜食辛辣之品，致湿热内蕴，故易反复发作季节性湿疹。湿浊积聚上蒙，则头面出油腻之汗较多，面色如垢；长期饮酒（酒客），湿从热化，湿热瘀结，入夜尤甚，故燥热难耐，入睡困难；瘀血内阻，夜间尤盛，血瘀发热，则五心烦热，需手握凉物方觉缓解；燥热难耐，入睡困难，多梦，则晨起疲乏、精力欠佳；湿阻中焦，谷反为滞，则食欲不振；苔见厚腻，脉见沉数，大便黏腻不爽，都因湿热之故，舌暗红、边紫,乃湿热互结、瘀血内阻之征。治以清利湿热、化瘀止眩为主,予清窍止晕汤。

《素问·脏气法时论》云:"脾苦湿,急食苦以燥之。"初诊方中,龙胆苦寒,泻火除烦,清热燥湿,为君;瓜蒌甘、微苦、寒,清热涤痰,宽胸散结;胆南星苦、微辛、凉,清热化痰;重楼苦微寒,清热解毒;泽兰辛苦微温,《雷公炮炙论》载其"能破血,通久积",可活血利水;赤芍苦微寒,《滇南本草》载其"泄脾火,降气行血,破瘀血",与泽兰合用,清热散瘀,活血通络;猫爪草甘辛温,功擅化痰散结。上药合而为用,清热燥湿,活血通络,则眩晕自止。生石膏辛寒清热,《名医别录》载其"除时气、头痛、身热……肠胃中鬲热";龙齿甘涩凉,镇惊安神,除烦泻热,《日华子本草》载其"治烦闷……热狂";煅青礞石甘咸平,善豁痰利窍,除热泄结。上述金石类药合用,重镇安神、坠痰开窍、清热除烦,效如桴鼓。首乌藤甘平,舒筋活血,通络安神,《本草再新》载其"补中气,行经络,通血脉,治劳伤";蔓荆子辛苦微寒,疏散风热,清利头目,在大剂量苦寒泻火、清热重镇药中,少佐疏风之品,可谓深得《黄帝内经》"火郁发之"之微旨;茯苓,补脾化湿,益气和中;焦三仙健脾消食,可防诸石凉胃。诸药相合,共奏清热燥湿、活血化瘀之功;辛开苦降,调畅气机,清气得升,浊气得降,眩晕自止。

二诊时,头昏沉感、睡不着时烦热稍减轻,而金石类药需中病即止,故减生石膏、减少煅青礞石剂量。仍饮酒助眠,平均2~3小时入睡,入睡时间稍缩短,考虑初期湿热胶结,治标为主,故加远志化痰安神,《滇南本草》载其"养心血,镇惊宁心,定惊悸,散痰涎";白扁豆、羌活健脾化湿;蒲公英清热散结,以散湿热瘀血之胶结;琥珀粉镇惊活血。

三诊时,头昏沉感较前明显好转,睡前饮酒减量,入睡时间缩短,睡前思虑减少,可不握凉物入睡,头痛程度减轻,大便次数增至1日2~3次,考虑患者久居川渝地区,嗜食膏粱厚味、辛辣刺激之品,脾胃素虚为本,湿热内蕴为标,待湿热渐去,金石类药及清热药易苦寒伤正,故减煅青礞石、龙齿、重楼、胆南星,且减少龙胆、猫爪草用量;标本同治,脾胃之本还有不足,尚需兼顾,故加炒白术、山药健脾益气、燥湿和胃,加禹余粮温中止泻。方有执《伤寒论条辨》云:"禹余粮甘平,消痞硬而镇定其脏腑。"

四诊时,近2周睡前饮酒明显减少,情绪较稳定,睡眠好转,面部出油腻之汗减少,头晕头痛基本消失,睡前无烦躁,每日大便次数较前减少,提示湿热标实渐除,故减泽兰、赤芍、龙胆、蔓荆子、猫爪草、蒲公英;加泽泻利水渗湿,《日华子本草》载其"治五劳七伤,主头旋、耳虚鸣";加鲜竹沥清热利窍,诚如《本草备要》所云"消风降火,润燥行痰,养血益阴(竹之有沥,犹人之有血也,故能补阴清火),利窍明目"。后期治本为主,故加党参补中益气,龙眼肉健脾安神。所加四药合用,健脾益气,渗湿利窍。

凡久居湿地,食饮伤中,湿浊生热,郁遏中宫,均可使清浊相混,乱于中焦,清气不升,湿热反逆,清空被扰,故发眩晕。诊疗时应四诊合参,明辨湿热轻重。在病机演变过程中,湿浊之邪最易阻遏气机,致血行不畅而瘀,湿热瘀交阻,故治疗早期需注重清热燥湿、通络活血,将草木之品与苦寒沉降之金石类药相结合;此时应用生石膏,缘其既能清实热,亦能清虚热。本案患者湿瘀胶阻,蕴热时久,故治疗上既要化湿瘀,亦要散热结,祛邪务尽,使湿热得清,瘀血得化,气机调畅(治标为主)。治疗中期注意加入调补脾胃治本之品,以清热化湿,活血健脾,标本同治;后期健脾活血,恢复升清降浊之力,俾脑窍清晰,神志可安。本证所用之金石类药有生石膏、龙齿、煅青礞石、禹余粮,与他药相伍,可达清利湿热、化瘀止眩、重镇安神之效。

三、小结

眩晕易反复发作,病程较长,病位在脑窍;风、火、痰、瘀上扰清空,或精亏血少、清窍失养,为其基本病机;多为本虚标实,并常见虚实之间相互转化。治疗应舌脉相参,病症相求,内外兼顾,整体分析。肾阴亏虚,肝阳上亢,水不涵木,风阳上扰,清窍不利者,乃肾阴不足、肝阳上亢证,治以平肝潜阳、滋养肝肾为主,予潜阳止晕汤;脾失健运,痰湿内阻,痰浊上蒙清窍者,乃脾虚湿盛、痰浊中阻证,治以化痰祛湿、理气健脾为主,治以化浊止晕汤;水湿停聚,郁久化热,阻滞脉道,瘀血内停,化为浊毒,上犯清窍者,乃湿热互结、瘀血内阻证,治以清利湿热、化瘀止眩为主,予清窍止晕汤。上述3个证型,病因病机、理法方药各有异同,临证时不可不辨。

第二十五节　偏　头　痛

一、概述

偏头痛是一种常见、反复发作的疼痛性疾病,以头部一侧或两侧的搏动性剧烈疼痛为主要特征,常伴有恶心、呕吐、对声光刺激过敏等症状。在中医古籍中,根据病因病机、伴发症状以及疼痛的性质、特点、部位等,本病被命名为"偏头痛""偏正头风""半边头痛""风头痛""偏头风""头偏痛"等。

"头痛"一名早见于长沙马王堆汉墓帛书中的《阴阳十一脉灸经》。

西晋皇甫谧《针灸甲乙经》首先提出"偏头痛"这一病名及其症状、病因病机,并指出取穴治法。西晋王叔和《脉经·肝足厥阴经病证》指出:"足厥阴与少阳气逆,则头目痛。"

明代董宿《奇效良方》对头痛和头风进行了区分,认为"凡邪令人头痛者,其邪一也,但有新久去留之分耳。浅而近者名头痛,其痛卒然而至,易于解散速安也;深而远者为头风,其痛作止不常,愈后遇触复发也"。明代王肯堂《证治准绳》、李中梓《医宗必读》所载观点与此类似。明代杨继洲《针灸大成》曰:"厥阴足脉肝所终……上贯膈里布胁肋,侠喉颃颡目系同;脉上巅会督脉出,支者还生目系中;下络颊里环唇内,支者便从膈肺通。"临床发现,偏头风发作时,疼痛部位累及额、顶、颞、眼眶周围,为足厥阴肝经循行区域,与经脉循行一致。

清代陈士铎《石室秘录》也载有"诸痛治肝"的观点。清代汪昂《本草备要》曰:"诸痛皆属于木。"清代程国彭《医学心悟》认为:"偏头风者,半边头痛,有风热,有血虚。风热者,筋脉抽搐,或鼻塞,常流浊涕,清空膏主之;血虚者,昼轻夜重,痛连眼角,逍遥散主之。"

在情志、外邪、饮食、劳倦、外伤等诱发偏头风的诸多因素中,情志乃最常见病因。"肝火"为偏头风的核心病机。肝主疏泄是肝的核心生理功能。肝为风木之脏,若肝木失和,易致肝风内动,而风气通于肝,因此风邪最易扰肝经,循厥阴经脉上犯清窍,导致肝经气血逆乱,引发偏头风。"夹痰"为偏头风的另一核心病机。清代费绳甫指出"头痛偏左,此肝阳化风也,屡次举发,宜养阴清肝""头痛偏右,举发无常,此痰热上蒸也,治宜清火消痰"(《孟河四家医集·费绳甫医话医案》),还主张"治痰必先清火,火平则痰自化"(《孟河四家医集·费绳甫医话医案》),所谓正本清源,清肝热、泻肝火,化痰通络,则疼痛自止。

肝在五脏中位置居中,上可扰心肺,下可及肾水,横可犯脾土,因此有"肝病贼五脏"的说法。肝脏功能受损,定会影响到其他脏腑,导致气滞、血瘀、痰饮上扰清窍,或病变日久耗伤阴液,阴虚阳亢,清窍失养,而致头痛。

二、医案

医案一

张某,女,28岁。2017年7月18日初诊。

主诉:左侧头痛间断发作8年。

现病史:8年前,患者无明显诱因出现左侧头痛,胀痛,伴畏光、恶心呕吐,疼痛持续数小时,休息后自行缓解;此后每于生气、劳累及太阳久晒后易发,每次持续1~2天,发作频率约每月4~5次,一直未予重视。2009年于当地医院查头颅CT示"未见明显异常",未予药物治疗;此后头痛发作时自行间断口服"布洛芬"1粒,服药后0.5~1小时疼痛停止。

现症见:昨日午后在太阳下暴晒后出现左侧颞部胀痛,疼痛剧烈,头痛欲裂,畏光畏声,恶心,呕吐 1 次,呕吐物为胃内容物,疼痛持续,昨晚休息后症状未见改善,心烦,胸闷,口干口苦,纳食不香,疼痛烦躁,入睡时间延长,1~2 小时方可入睡,多梦,无噩梦,排便不畅、2~3 日 1 次,软便,小便黄。舌红苔黄腻,脉弦滑。

既往史:否认手术、外伤、输血史。否认食物、药物过敏史。

家族史:否认家族性遗传病病史。

婚育史:平素月经周期正常,痛经,月经量适中、颜色较暗,有血块。未婚。

中医诊断:偏头风(肝火挟痰证)。

西医诊断:偏头痛。

治疗原则:清肝泻火,涤痰止痛。

处方:清肝止痛汤。

赭　石 15g^{先煎}	煅青礞石 20g^{先煎}	石决明 15g^{先煎}	天　麻 15g
珊瑚粉 0.5g^{冲服}	龙　胆 15g	浙贝母 15g	天竺黄 15g
川　芎 15g	蔓荆子 15g	延胡索 15g	川楝子 10g
白　芷 15g	藁　本 15g	鸡内金 20g	山　药 20g
蜈　蚣 1 条			

4 剂,每日 1 剂,水煎服,分 2 次服用。

2017 年 7 月 22 日二诊:情绪较前稳定,左侧颞部疼痛明显减轻,疼痛时间较前缩短,偶有隐痛,无畏光畏声,偶有恶心,无呕吐,入睡时间缩短,仍多梦,余症基本同前,大便 2~3 日 1 次。舌红苔黄腻,脉弦滑。初诊方煅青礞石加量至 30g,加瓜蒌 15g。7 剂,水煎服。

2017 年 7 月 29 日三诊:与家人生气后头痛发作,昨日睡眠休息后今晨仍有头痛,自觉左侧颞部疼痛较以往有所减轻,呈胀痛,伴恶心,未吐,畏光畏声,烦躁易怒,纳眠尚可,大便 1~2 日 1 次、质软,小便调。舌暗红,苔薄黄腻,脉弦滑。二诊方减石决明、赭石,加全蝎 3g、地龙 5g。14 剂,水煎服。

2017 年 8 月 12 日四诊:服上方 1 剂后疼痛明显减轻,后头痛逐渐消失,情绪尚稳定;服药 2 周期间,加班劳累时头痛亦未发作;纳少,入睡尚可,眠浅易醒,大便 1 日 1 次,小便调,舌暗红,苔薄白,脉滑。三诊方减龙胆、浙贝母、天竺黄,加刺五加 30g。水煎服。

服用 14 剂后,头痛未发作,伴随诸症均明显改善,患者自行停药。

按:《灵枢·经脉》所载"肝足厥阴之脉,起于大指丛毛之际……连目系,上出额,与督脉会于巅",提示肝经走行于头部主要位置,而头风病发作时的疼痛部位与肝经循行部位一致,故《脉经·肝足厥阴经病证》指出"足厥阴与少阳气逆,则头目痛"。偏头风与情志因素密切相关。《症因脉治·头痛论·内伤头痛》云："头痛之症：或在半边，或在两边……恼怒即发，痛引胁下，此肝火攻冲痛也。"《证治准绳》曰："医书多分头痛、头风为二门，然一病也。……凡此皆脏腑经脉之气逆上，乱于头之清道，致其不得营运，壅遏经隧而痛者也。……怒气伤肝，及肝气不顺，上冲于脑，令人头痛。"肝气郁滞，"气有余便是火"，肝火循经上冲，上犯清窍，脑窍被扰，或左或右，气滞不通则胀，或气随血升，类似血管搏动样疼痛，为偏头风的典型头痛特点。《临证指南医案·头痛》云："头为诸阳之会，与厥阴肝脉会于巅，诸阴寒邪不能上逆，为阳气窒塞，浊邪得以上据，厥阴风火乃能逆上作痛。"上述记载说明，肝火上炎、肝气上逆、肝阳上亢、肝风内动均与偏头风密切相关。痰在偏头风发生发展的过程中亦起到重要作用。如《诸病源候论·痰饮病诸候》云："而阴气逆上，上与风痰相结，上冲于头，即令头痛。"《丹溪心法·头痛》认为："头痛多主于痰，痛甚者火多。"《金匮翼》曰："痰厥头痛者，病从脾而之胃也。夫脾主为胃行其津液者也，脾病则胃中津液不得宣行，积而为痰，随阳明之经上攻头脑而作痛也。"

生理上，肝主疏泄，具有助脾运化、输布水谷精微的功能。《素问·五常政大论》曰："发生之纪，是谓启陈，土疏泄，苍气达……其脏肝脾。""苍气达"有助于"土疏泄"，是对肝气畅达能促进脾（土）疏泄水谷关系的论述。唐宗海《血证论·脏腑病机论》进一步表述为："木之性主于疏泄，食气入胃，全赖肝木之气以疏泄之，而水谷乃化。设肝之清阳不升，则不能疏泄水谷。"肝只有疏泄功能正常，才能维持脾升胃降，使升清降浊功能正常，也即唐宗海所言"盖肝木之气主于疏泄脾土，而少阳春生之气又寄在胃中，以升清降浊为荣卫之转枢"。病理上，情志内伤，肝气郁结，失于疏泄，影响脾胃运化；肝郁日久化火，火邪炼液为痰。《灵枢·刺节真邪》所载"饮食不节，喜怒不时，津液内溢"，指出了喜怒不时与痰饮内生之间的关系。《本草纲目》曰："肝经风木太过，来制脾土，气不运化，积滞生痰，壅塞上中二焦，变生风热诸病。"

本案患者为青年女性，因情志内伤，肝气郁结，气火上扰清窍而头痛。仲夏之日，炎暑暴晒，加之素体阳热内盛，内忧外患，肝气循经上冲，故头胀头痛；痰随气逆，停聚胸膈，则胸闷；肝火炽盛，煎熬津液，故口干口苦；肝气升发太过，肝火犯胃，痰浊内阻，则头痛发作时恶心、呕吐、纳食不香；肝火上炎，阴阳不交，故烦躁不眠、多梦；燥热内结，耗伤津液，痰浊中阻，气机不畅，使大肠传导失司，故大便不畅、2~3日1次。舌红苔黄腻，脉弦滑，均为肝火挟痰之征。四诊合参，诊断为肝火挟痰型偏头风，治以清肝泻火、涤痰止痛，予清肝止痛汤。

初诊方中，赭石苦寒，归肝、肺、胃、心经，可平肝降火，潜阳安神，《本草正》载其"下气降痰清火"，《长沙药解》载其"泄郁烦"，《本草再新》载其"平肝降火，治血分去瘀生新，消肿化痰"。煅青礞石甘咸平，归肺、心、肝经，《神农本草经疏》载其"禀石中刚猛之性,体重而降,能消一切积聚痰结……消积滞,坠痰涎"。赭石、煅青礞石合用,清肝泻火,潜阳坠痰,专攻"肝火挟痰"之痰热胶结、头痛顽疾,共为君药。石决明为臣,咸寒,入肝经,平肝潜阳,清肝明目,"为凉肝镇肝之要药"(《医学衷中参西录》),尤其适用于"肝气肝火挟血上冲",与赭石联用以加强清肝降火之力。珊瑚粉甘平,可镇惊安神,《日华子本草》载其"镇心,止惊"。川芎归肝、胆经,能"上行头目"祛风止痛,为"血中之气药",具通达气血之功,既能活血化瘀,又能止痛。《医学启源》云:"头痛须用川芎。"天麻入肝经,"主头风头痛,头晕虚旋,癫痫强痉,四肢拘挛,语言不顺,一切中风风痰等证"(《本草汇言》),为治疗头痛之要药,与龙胆同用,可奏清泻肝经实火之效;龙胆苦寒,可制川芎温性,且其气味厚重而沉下,故用量较轻。浙贝母苦寒降泻,清热化痰;天竺黄甘寒,归心、肝经,清肝热,豁痰浊;川楝子苦寒降泻,清肝火、止疼痛;延胡索辛散温通,活血散瘀,理气止痛;四药伍用,相得益彰,清热除湿、行气活血、理气止痛甚效。蔓荆子疏散风热,清利头目,引诸药上入头面止痛。蜈蚣辛温,归肝经,息风散结,通络止痛。白芷、藁本为佐,二药合用,止痛效专力强。气郁化火之证,纯用大苦大寒既恐郁结不开,又虑折伤中阳,因此少佐辛温之白芷、藁本、蜈蚣,药量虽小,却是独具奥义:除具有辛温通散之功、反佐以制全方苦寒之性外,更重要的是取其辛散疏肝解郁,以使肝气条达,郁结得开,肝火得泻,此乃辛散疏肝开郁之法的体现,所谓"肝欲散,急食辛以散之"(《素问·脏气法时论》)。山药、鸡内金健脾护胃,以防金石类药伤及脾胃。诸药合用,共奏清肝泻火、涤痰止痛之功。

二诊时,左侧颞部疼痛明显减轻,疼痛时间较前缩短,偶有隐痛,情绪较前稳定,提示热邪渐清,但痰火胶结,恐药力不够,故增加煅青礞石用量,加瓜蒌润燥滑肠以助痰热排出体外。

三诊时,患者生气后病情反复,但头痛程度较以往有所减轻,然疼痛时间较长,考虑肝火渐清,故减石决明、赭石;舌色由红转暗红,提示热邪煎熬津液,瘀血内停,应通络止痛以治其标,故加全蝎,地龙。

四诊时,诸症进一步减轻,恐寒凉药用久损伤脾胃,故减龙胆、浙贝母、天竺黄;脾为生痰之源,故加刺五加补脾益气,以温化痰饮。眠浅易醒,乃肝魂未安之征。服用14剂后门诊随访,头痛及其伴随诸症均明显改善,患者自行停药。

肝火挟痰型偏头风多为实证,治疗时当先采用清肝泻火,涤痰止痛之法,主用赭石、煅青礞石、珊瑚粉配天竺黄、浙贝母,清肝涤痰并举,且清肝之力应中病即止;后期治疗重在涤痰通络,健运脾胃,可加用瓜蒌、全蝎、地龙等化痰通络止痛,刺五加补脾益气以收功。

医案二

尚某,女,45 岁。2020 年 10 月 20 日初诊。

主诉:头痛间断发作 27 年,加重 1 年。

现病史:患者 18 岁时因高考学习压力较大,学习成绩不稳定,急躁易怒,出现偏侧头痛,或左或右,跳痛或胀痛,疼痛发作时持续 1~2 天,几乎每周发作 2~3 次,伴有畏光畏声,恶心偶有呕吐,在当地医院查头颅 CT 未见明显异常,遂在当地间断口服汤药治疗,自诉近 10 年头痛有所减轻,主要是发作频率降为每年 2~3 次,余基本同前。1 年前,患者每于生气或劳累后出现头痛,呈胀痛或隐痛,发作频繁,每周 1~2 次,每次持续 1~2天,伴有畏光畏声,恶心未吐。

现症见:心烦易怒,常和家人争吵,面红目赤,眉头紧锁,胁痛隐隐,口干口苦,腰膝酸软,周身乏力,纳可,眠差,入睡困难,夜间盗汗,头部和前胸汗出明显,多梦,次日精力减退,大便不成形、1 日 1 次,小便稍黄。舌红苔薄黄,脉弦细。

既往史:否认手术、外伤、输血史。青霉素过敏,否认其他食物、药物过敏史。

家族史:父亲高血压,否认其他家族性遗传病病史。

婚育史:平素月经周期正常,无痛经,月经量偏多、颜色较鲜艳、无血块。近 1 年月经周期不规律、量少、色暗。

中医诊断:偏头风(肝阳上亢证)。

西医诊断:偏头痛。

治疗原则:平肝止痛,滋阴潜阳。

处方:平肝止痛汤。

夏枯草 15g	栀　子 10g	天　麻 15g	钩　藤 15g [后下]
赭　石 20g [先煎]	石决明 10g [先煎]	珍珠母 30g [先煎]	磁　石 15g [先煎]
牛　膝 15g	玄　参 15g	山　药 20g	焦三仙 [各] 15g
生地黄 20g	白　芍 15g	地　龙 15g	鳖　甲 15g

7 剂,每日 1 剂,水煎服,分 2 次服用。

2020 年 10 月 27 日二诊:头痛程度有所减轻,近 1 周疼痛发作 2 次,每次头痛时间缩短至半天左右,休息睡眠后症状缓解,情绪较前稍有好转,可静心和家人简短交流,仍入睡困难,多梦,余症及舌脉同前。初诊方基础上加煅龙骨 20g、煅牡蛎 20g、五味子10g。7 剂,水煎服。

2020 年 11 月 5 日三诊:近 1 周头痛发作 1 次,持续 2~3 小时自行缓解,与家人交流增多,面色淡红,面容舒缓,称自觉心中安静,入睡时间缩短,梦减少,盗汗减少,二便均正常。舌红苔薄白,脉弦细,双尺脉弱。二诊方基础上减夏枯草、栀子,加墨旱莲 15g、女贞子 15g。14 剂,水煎服。

2020 年 11 月 19 日四诊:服上方后未发生头痛,和家人发生争执后能很快自行控制情绪,头痛未发作,胁痛隐隐、口苦口干、腰膝酸软、周身乏力均较前明显好转,纳可,入睡时间缩短,次日精力尚可,二便调。舌淡红,苔薄白,脉沉。三诊方基础上减赭石、磁石,加刺五加 30g、黄精 15g。14 剂,水煎服。

后门诊随访,患者病情平稳,未见反复。

按:肝藏血,肾藏精,肝肾精血同源,肾精养肝化血,肝血滋肾化精。肝属木,肾属水,水涵则木荣,母实则子壮;肝阴亦能滋补肾阴,母子相生,子亦能奉母。肝肾之阴充足,不仅能相互滋生,还能制约肝阳使其不致偏亢。肝为刚脏,体阴用阳。病理上,若素体阳盛,性急多怒,易致肝阳偏旺;或长期恼怒焦虑,阳气偏亢而暗耗阴液,阴不制阳,水不涵木,木失滋荣,易致肝阳升发太过。"肝阳上冒,震动髓海"(《类证治裁》),而致头痛。肝亢之阳盛于上为上实,阴虚于下为下虚,形成上实下虚之象,正如《素问·五脏生成》所云"头痛巅疾,下虚上实"。

本案患者为中年女性,因当年高考时学习压力较大,精神紧张,情绪急躁,致肝气失调,升发上炎,上扰清窍,发为头痛。《素问·上古天真论》曰:"七七,任脉虚,太冲脉衰少,天癸竭,地道不通,故形坏而无子也。"女性年过四十,肾气渐虚,精血不足,脏腑失养,月经不调,加之常年肝火内盛,火热耗伤肾阴,可致精血衰耗,水不涵木,木失滋荣,肝阳偏亢,内风时起,故发为肝阳上亢型头痛。肝阳上亢,则面红目赤;热甚伤阴,阴血不足,则口干口苦;经络失养,则胁痛隐隐。阴阳失调,阳不入阴,独亢于上,肾阴亏虚,水不涵木,则入睡困难、多梦、日间精力减退。舌红苔薄黄,脉弦细,为肝阳上亢之象。本案病机为肝阳上亢、肾阴不足,治疗以平肝止痛、滋阴潜阳为法,予以平肝止痛汤。

初诊方中,天麻、钩藤均能平肝阳、息肝风,为治疗肝阳上亢所致头痛的经典组合。其中,天麻甘平,《本草汇言》载其"主头风头痛,头晕虚旋";钩藤甘凉,与天麻合用为治头痛要药。夏枯草、栀子均苦寒,合用能清热泻火,苦以坚阴,固肾而封藏,且能泻火、益阴,使阴有所贮,此乃《黄帝内经》"肾欲坚,急食苦以坚之,用苦补之"的临床运用。磁石咸寒,归心、肝、肾经,潜阳镇惊,"肾虚耳聋目昏皆用之"(《本草衍义》),《神农本草经》载其"除大热烦满及耳聋"。赭石平抑肝阳,降逆止呕,可降逆气、平冲气、镇肝风,使升浮之气机转而下潜,可治肝气上冲、胃气上逆之证,能有效缓解偏头风患者的剧烈疼痛、恶心欲吐,《医学衷中参西录》载其"色赤,性微凉……而其质重坠,又善镇逆气"。珍珠母咸寒,平肝潜阳,定惊明目,《饮片新参》载其"平肝潜阳,安神魂,定惊痫"。石决明咸寒,归肝经,平肝潜阳明目,《本草求原》载其"软坚,滋肾",《山东中草药手册》载其"镇肝、明目"。生地黄、玄参滋补肾阴,白芍柔肝敛阴、缓急止痛。鳖甲咸微寒,入肝、肾经,平肝息风,养阴清热。牛膝归肝、肾经,滋补肝肾,引滋阴药下行,直达病所。肾阴足,肝体自养;肝阴足,肝气则平。赵羽皇曰:"《经》云:肾者主水,受五脏六腑之精而藏之。又曰:肾者主蛰,封藏之本,精之处也。盖肾为坚脏,多虚少实。因肝木为子,偏喜疏泄母气,厥阴之火一动,精即随之外溢。"地龙咸寒,通经活络,活血化瘀。佐以山药、焦三仙,健脾护胃,防止大剂重坠之金石类药伤脾。全方平肝滋肾,补虚泻实,调整阴阳,母子同治,俾阴阳平衡,头痛自止。

二诊时,头痛发作频率未变,但程度减轻、发作时间缩短,情绪较前稍有好转,提示治疗有效。平素盗汗,入睡困难,乃阴虚热扰,津液外泄,故加煅龙骨、煅牡蛎、五味子。龙骨、牡蛎煅用,重镇安神,收敛固涩,二者合用扶正不敛邪。《神农本草经百种录》载:"龙得天地纯阳之气以生,藏时多,见时少,其性至动而能静,故其骨最黏涩,能收敛正气。"五味子收敛固涩,补肾生津。

三诊时,头痛发作频率降为每周1次,持续时间缩短,情绪稳定,面容舒缓,自觉心静,睡眠好转,苔色由黄转白,故减久用苦寒伤正的夏枯草、栀子,加女贞子、墨旱莲补腰膝,壮筋骨,强肾阴,以巩固疗效。

四诊时,服药期间头痛未发作,遇事可调节情绪,诸症明显好转,提示肝阳已潜,热象已减。金石类药的药性峻烈,久用有重坠伤胃之弊,且上实之肝阳上亢宜中病即止,故减赭石、磁石,加刺五加益肾安神、黄精益气养阴,以期善后。

肝阳上亢型偏头风多虚实夹杂,宜用平肝止痛、滋阴潜阳之法。治疗上先以天麻、钩藤合赭石、石决明平肝潜阳,夏枯草、栀子清肝泻火,以祛邪为主,兼用生地黄、玄参滋补肾阴扶正;待肝阳已潜,热象已减,逐渐加用刺五加、黄精益气滋阴,补肾安神以收功。全程以祛邪为先,后以扶正为要,使邪去而正不伤。

三、小结

偏头痛是临床常见的慢性反复发作性头痛疾患。因发作期疼痛程度较重,偏头痛严重影响学习、生活,降低生活质量,日久可影响患者的精神及心境状态。"肝火"为其核心病机,女性患者尤多,每于情绪波动、劳累后头痛反复。

《灵枢·刺节真邪》所载"饮食不节,喜怒不时,津液内溢",提示情志为病和痰饮内生关系密切,所谓气行则水行,气滞则津凝。《本草纲目》言:"肝经风木太过,来制脾土,气不运化,积滞生痰,壅塞上中二焦,变生风热诸病。"诚如情志内伤,肝气郁滞,津液失布,聚而为湿,凝而为痰,气郁化火,痰热胶结。《类证治裁》曰:"凡肝阳有余,必需介属以潜之,柔静以摄之,味取酸收,或佐酸降,务清其营络之热,则升者伏矣。"治疗肝火上炎,不同于见热投凉,宜重用金石介类,如赭石、石决明联用,以沉潜真阳。治疗肝火挟痰,初期运用大剂清肝泻火之品,联合天竺黄、浙贝母等清热化痰药,乃清肝涤痰并举;后期治疗重在通络止痛,健脾益气,加用瓜蒌、全蝎、地龙等化痰通络止痛,加用刺五加益气健脾,俾脾气健运,痰无所生。

　　肝火上炎,阳亢日久,阴液暗耗,阴不制阳,水不涵木,木失滋荣,则出现肝阳上亢型偏头风,是为虚实夹杂之证,宜采用平肝止痛、滋阴潜阳之法。体阴用阳是肝的生理特性。养阴柔肝、滋水涵木是其常用治法。临床不可一见胁痛口苦、头痛耳鸣,就一味施以疏肝、清肝之法,若过用辛散、苦寒之品,必耗伤阴血,反致肝气更旺。诚如林佩琴《类证治裁》所言:"大抵肝为刚脏,职司疏泄,用药不宜刚而宜柔,不宜伐而宜和。"用药时根据药性特点及临床表现随症加减,同时联用金石类药如磁石、赭石与介类药如珍珠母、石决明,将金石重以降逆和介类潜阳相结合,使上逆之肝气得以下降,暴亢之肝阳得以柔潜。临证时还应根据水不涵木的标本缓急,或平肝阳、滋肾阴以标本兼治,或缓以治本、肾肝同补,或先泻肝治标而后再标本兼治,从而达到补虚泻实、调其阴阳、以平为期的目的。

第二十六节　丛集性头痛

一、概述

　　丛集性头痛临床表现为严格单侧眼眶、眶上和/或颞部的极重度疼痛,伴痛侧自主神经症状和/或不安、躁动感;因发作时疼痛剧烈,又称"自杀性头痛"。古代中医文献中没有明确的"丛集性头痛"病名,根据临床表现形式,多将其归属于"头痛""头风""风眩头痛"等范畴。根据丛集性头痛的疼痛部位以眶部或眶上为主的特点,发现与其相符的名称有"眉头痛""眉眶痛""眉棱骨痛""眉骨痛""风眩头痛"等。

　　《针灸甲乙经》曰:"风眩头痛,鼻不利,时嚏,清涕自出,风门主之……眉头痛,善嚏,目如欲脱,汗出,寒热,面赤,颊中痛,项椎不可左右顾,目系急,瘈疭,攒竹主之。""手足清,烦热汗不出,手肢转筋,头痛如锥刺之,循循然不可以动……窍阴皆主之。"

　　本病病位虽在头部,但与肝脏关系密切。中医学认为,头为"清阳之府""髓海之所在",是脏腑经络功能活动的主宰;凡五脏六腑之精气,皆上会于头,以荣养清窍。《证治准绳》曰:"医书多分头痛、头风为二门,然一病也。……凡此皆脏腑经脉之气逆上,乱于头之清道,致其不得营运,壅遏经隧而痛者也。"机体感受外邪,或脏腑功能失常,皆可通过经脉影响到头痛病症。肝主疏泄,气机升降出入如常,则全身气机畅达。肝失疏泄郁久化热生风,风阳上扰。心主神志,气和志达则意识清楚,思维敏捷。心火内盛,热扰神明,心肝火旺,循经上行,上扰清窍,发为头痛。

丛集性头痛的核心特点为常于青年起病,实证居多;素体阳热内盛,心肝火旺为其核心病机;临床表现为心肝二经头面部循行部位的单侧眼眶、眶上、颞部的灼热疼痛,疼痛程度剧烈,突发突止,伴有面红目赤、鼻塞流涕等,且大多亦伴有热扰神明所致心烦易怒、躁动不安和睡眠障碍等。

二、医案

王某,女,37 岁。2015 年 10 月 26 日初诊。

主诉:左侧头痛反复发作 5 年,再发周余。

现病史:患者平素急躁易怒,5 年前无明显诱因(偶因情绪激动后)出现左侧头痛,以左额、颞部为主,呈炸裂样疼痛,严重影响睡眠,伴有左侧流泪、眼红、流鼻涕,痛甚时欲撞墙,发作时服止痛药(布洛芬 1~2 片 / 次)后症状改善不明显,每晚均在凌晨 2~3 点发作,1~2 小时可自行缓解,每次发作持续 1 个月左右,每年发作 1~2 次。近 2 年病情较前加重,每次头痛持续时间延长至 6 周左右,曾先后就诊于当地多家医院,头颅 CT、MRI 检查均未见明显异常,诊断为"血管性头痛",予以多种药物镇痛治疗,但治疗效果不明显。

1 周前工作不顺致情绪波动,症状再发,每天发作 1~2 次,已持续 1 周,每次发作时疼痛剧烈,伴有左侧面部发热、汗出,左眼流泪、眼红,流鼻涕,心烦易怒,两胁及乳房胀痛,30 分钟入睡,凌晨 2~3 点痛醒后再次入睡困难,梦多,无噩梦,日间精力减退,口干口苦,纳可,小便黄,大便稍干、2~3 日 1 次。舌红,苔薄黄,脉弦滑。

既往史:否认手术、外伤、输血史。否认食物、药物过敏史。

家族史:否认家族性遗传病病史。

月经及婚育史:平素月经周期正常,月经量偏多、颜色较鲜艳、无血块。适龄结婚,孕 1 产 1,配偶及女儿体健。

中医诊断:眉棱骨痛(心肝火旺证)。

西医诊断:丛集性头痛。

治疗原则:清泻心肝,安神止痛。

处方:镇肝清心汤。

磁　石 20g 先煎	龙　齿 15g 先煎	珊瑚粉 3g 冲服	生石膏 30g 先煎
炒栀子 15g	天　麻 20g	莲子心 10g	瓜　蒌 15g
鸡内金 15g	白　芷 15g	藁　本 10g	蔓荆子 15g

牡丹皮 15g   羌 活 10g   延胡索 10g   地 龙 10g

7 剂,每日 1 剂,水煎服,分 2 次服用。

2015 年 11 月 2 日二诊:左侧头痛、面部发热、汗出程度较前减轻,发作时间缩短,每日发作 1~2 次,夜间睡眠较前略有改善,大便 1 日 1 次。舌红,苔薄黄,脉弦。初诊方基础上改生石膏为 15g。14 剂,水煎服。

2015 年 11 月 16 日三诊:自觉头脑较前轻松,头痛完全缓解,遇事仍急躁,睡眠可,夜醒后入睡较快,梦少,口干口苦减轻,白天仍感精力减退,乏力,小便黄,大便 1 日 3 次,便溏质稀。舌红苔白,脉滑。二诊方减白芷、藁本、瓜蒌、生石膏,加赤石脂 15g、五味子 15g、酒萸肉 15g、刺五加 30g。14 剂,水煎服。

2015 年 11 月 30 日四诊:服药期间头痛未发作,情绪较前平稳,面部发热、口干口苦明显好转,睡眠好转,无早醒,其他诸症改善,小便淡黄,大便 1 日 1 次,成形软便。舌淡,苔薄白,脉滑。三诊方减炒栀子、珊瑚粉、牡丹皮、蔓荆子,加生地黄 15g。14 剂,水煎服。

继服 2 周后,疼痛、烦躁及其伴随诸症均明显改善,遂停药。

按:《证治准绳》曰:"怒气伤肝,及肝气不顺,上冲于脑,令人头痛。"《灵枢·经脉》云:"肝足厥阴之脉,起于大指丛毛之际……布胁肋,循喉咙之后,上入颃颡……其支者,从目系下颊里,环唇内。""心手少阴之脉,起于心中,出属心系,下膈络小肠;其支者,从心系上挟咽,系目系……"

患者为中年女性,平素急躁易怒,情志不畅,肝气郁滞,化火上炎,故面部发热、目赤头痛;阳热内郁,扰动神明,可见烦躁。肝气郁结,气机不畅,故肝经循行部位(胸胁、乳房)出现胀痛;肝藏血,血舍魂,凌晨 2~3 点乃丑时当令,丑时对应肝,若燥热内扰,肝火不宁,阳不入阴,则夜卧不安、疼痛难寐、多梦;心为君主之官,火热之邪内盛,热扰神明,则心烦易怒;心肝火旺,煎熬津液,津液失布,故口干;肝阳亢盛,日久化火,火迫胆汁妄行上逆于口而苦;心与小肠相表里,心火下移小肠则小便黄;肝失疏泄,腑气郁滞,通降失常,传导失职,糟粕内停则大便不畅,加之心肝火旺,耗伤津液,肠道干涩,故大便稍干。舌红,苔薄黄,脉弦滑,均为心肝火旺之象。

《素问·脏气法时论》曰:"心欲软,急食咸以软之,用咸补之。"咸为水之味,能上济于心,使心火柔和而不亢,故心以咸软为补。《素问经注节解》云:"善于软者,莫过于咸。咸者,水也。以水治火,则火自息而心自宁,故软之即所以补之。"《类经》云:"心火太过则为躁越,故急宜食咸以软之。盖咸从水化,能相济也。心欲软,故以咸软为补。"因此,心肝火旺者,当以咸寒之药为君。

初诊方中,磁石、珊瑚粉为君。其中,磁石咸寒,功善镇心安神,平肝潜阳,《神农本草经》载其"除大热烦满及耳聋",《名医别录》载其"益精除烦",《日华子本草》载其

"补五劳七伤,除烦躁,消肿毒";珊瑚粉甘平,归肝、心经,安神镇惊,《日华子本草》载其"镇心,止惊,明目";二药联用,清泻心肝之火,俾心神得宁,肝魂得安,故躁动难眠自解。龙齿、生石膏为臣,加强清热除烦、潜阳安神之功。其中,龙齿甘涩凉,归心、肝经,镇惊安神,清热除烦,能入肝而安魂(所谓"龙齿安魂"),《神农本草经》载其"主小儿大人惊痫,癫疾狂走,心下结气,不能喘息,诸痉",《日华子本草》载其"治烦闷,癫痫,热狂";生石膏辛甘大寒,清热泻火,除烦止渴,效如桴鼓,《名医别录》载其"除时气、头痛、身热",《药性论》载其"治伤寒头痛如裂,壮热,皮如火燥,烦渴"。《素问·脏气法时论》所载"肝欲散,急食辛以散之,用辛补之",强调辛味散,能顺应肝脏升发疏泄之气而为补。生石膏既可大寒清热,又具"辛散"之性,正合"火郁发之"之旨,有解散热邪的作用。炒栀子、牡丹皮入心肝二经,莲子心入心经,三药合用,清热凉血。天麻入肝经,平肝潜阳。《医方集解》云:"以巅顶之上,惟风可到也。"白芷、藁本、蔓荆子、羌活等风药疏风散邪,延胡索理气止痛。慢性头痛,久病入络,经年难愈,故用地龙搜风通络,同时加强平肝潜阳之功。瓜蒌润肠通便。鸡内金健脾护胃,防金石类药伤及脾胃。全方标本兼顾,清泻心肝,止痛安神。

二诊时,头痛程度减轻,发作时间缩短,面部汗出、发热程度较前减轻,夜间睡眠亦改善,大便较前通畅、每日一行,故减生石膏用量,避免久用苦寒伤正。

三诊时,头痛完全缓解,故减白芷、藁本等风药,防久用耗伤阴血。心肝仍有余热未清,但大便每日3次,白天精力减退,乏力,考虑平素心肝火旺,肝木克脾土,脾胃偏弱,又复以重剂所致,急则治其标,故减瓜蒌、生石膏,加酸涩甘温之赤石脂涩肠止泻、酸甘性温之五味子收敛固涩、益气宁心,酸涩微温之酒萸肉滋阴补肝,刺五加益气健脾,攻补兼施。

四诊时,情绪较前平稳,服药期间头痛未发作,舌色由红转淡,考虑热邪渐清,故减炒栀子、珊瑚粉、牡丹皮、蔓荆子等,加生地黄养阴生津。

三、小结

丛集性头痛为发作性难治性原发性疾病,常于青年起病,实证居多。素体阳热内盛,心肝火旺为其核心病机。肝经"从目系下颊里",心经"上挟咽,系目系"。肝气阻滞,郁久化火,心火上炎,热势旺盛,则见眼眶、颞部灼热疼痛,结膜充血;热迫汗出,则前额、颜面部出汗;肝阳化热生风,病势急迫,来去匆匆;热邪炽盛,疼痛剧烈,扰动神明,则烦躁难安。治疗上,遵循金石本草之性味、归经和功效,谨守病机,循经用药,用归心肝二经之磁石、珊瑚、龙齿,与生石膏联用,共奏清热安神止痛之功。金石类药与一般草木之品相比,在主治上的显著特点就是善治痼疾怪证,这类疾病的病机复杂、病程较长,非草木轻剂所能胜任,必以金石重剂,方起沉疴。

第二十七节 紧张性头痛

一、概述

紧张性头痛又称肌收缩性头痛,是临床最常见的原发性头痛;其临床特点是头部的紧束、受压感及无搏动性钝痛,以额、颞及枕部轻度或中度疼痛为主,可伴有头部肌群的痉挛性收缩及压痛。紧张性头痛通常与精神疾病(包括抑郁、焦虑)和睡眠功能障碍因素(包括睡眠时间、睡眠质量和昼夜节律失调等)等有关。该类型头痛常伴有头昏、疲劳感、失眠、烦躁、心境低落等表现。

紧张性头痛这一病名在中医古籍中并无记载,根据其临床特点,可归属于中医学"头痛""头风""首风""脑风"范畴。头痛作为病名见于《黄帝内经》,同时《黄帝内经》提出主要病因包括外感、内伤两方面。其中,外感者多由风邪导致,内伤者多因情志、饮食等诱因起病。如清代魏之琇《柳洲医话》王士雄按:"七情之病,必由肝起。"紧张性头痛患者发病前多伴有睡眠障碍、心烦易怒、郁郁寡欢等症状,这些症状主要与肝有关。肝主一身之气,只有疏泄得当,气机条达,使气游溢全身、到达四末,脏腑脑窍功能才能正常运行。明代王肯堂《证治准绳》云:"怒气伤肝,及肝气不顺,上冲于脑,令人头痛。"清代林佩琴《类证治裁》言:"凡上升之气,自肝而出。肝木性升散,不受遏郁,郁则经气逆。"平素肝气郁结,疏泄失职,风阳上扰,邪犯清窍,则发内伤头痛。从经脉循行而言,"肝足厥阴之脉,起于大指丛毛之际……上入颃颡,连目系,上出额,与督脉会于巅"。肝经循行经过巅顶、前额,与督脉相连于髓海;由此可见,不论是病因病机,还是好发部位,肝在内伤头痛的发病中都占据重要地位。《素问·痿论》载:"肝主身之筋膜。"肝血不能濡养所主之筋,筋脉不荣,拘急挛缩,则形成以紧缩样、压迫样为特点的内伤头痛。肝气郁滞是紧张性头痛的始动诱因,而郁久化热、生风动风是临床常见的病情演变。

二、医案

王某,男,23岁。2022年10月18日初诊。

主诉:头痛反复发作2年,加重2个月。

现病史:2年前,患者因学业压力或与家长吵架后出现头痛,以双侧颞部及后枕部为主,呈胀痛,常常持续约半天到1天,休息后症状稍有缓解,伴有急躁易怒、坐立不安、学习效率降低,曾在某综合性医院门诊就诊,口服中药汤剂治疗的效果尚可,但头痛仍反复发作。2个月前,患者和同学生气争执后再次出现头痛,双侧颞部有紧箍感,每次发作持续1~2天,每周发作2~3次,伴有情绪急躁,易紧张,偶有头晕,胁肋胀痛,汗多,口干口苦,渴喜冷饮,纳可,平素凌晨1~2点睡觉,入睡尚可,但遇事难眠,眠浅易醒,多梦,无噩梦,次日精力尚可,大便1日1次,小便黄。舌红苔薄黄,脉弦有力。

既往史:近1年血压不稳,血压波动在110~145/70~95mmHg。否认其他慢性病病史。否认手术、外伤、输血史。否认食物、药物过敏史。

个人史:喜食辛辣刺激之品,吸烟6年、15支/d,否认饮酒等不良嗜好。

家族史:否认家族性遗传病病史。

婚育史:未婚。

中医诊断:内伤头痛(肝热生风证)。

西医诊断:紧张性头痛。

治疗原则:清肝息风,安神止痛。

处方:清肝止痛汤。

贯叶金丝桃 20g	白芍 15g	栀子 10g	川楝子 15g
煅青礞石 30g先煎	赭石 20g先煎	珍珠母 30g先煎	珊瑚粉 2g冲服
天麻 15g	钩藤 15g后下	石决明 10g先煎	合欢皮 20g
蔓荆子 15g	藁本 15g	木香 15g	焦三仙各 15g

7剂,每日1剂,水煎服,分2次服用。

2022年10月25日二诊:情绪急躁同前,易紧张担心,头痛程度稍减轻、仍有紧箍感、晨起时症状明显,头晕同前,胁肋胀痛稍减轻,口干口苦,喜冷饮,纳可,睡眠同前,大便次数增多,常饭后即有便意,排便成形,小便调。舌红苔薄黄,脉弦有力。初诊方基础上减钩藤、石决明,加夏枯草15g、延胡索15g、山药15g、炒白术15g。7剂,水煎服。

2022年11月1日三诊:近期情绪较前稳定,自觉心静,头痛发作频率降低,服药期间因毕业压力较大而头痛发作2次,头痛发作时仍有紧箍感,头晕稍有减轻,胁肋胀痛基本消失,纳可,睡眠基本同前(遇事难眠,梦多,眠浅易醒),大便1日1次、成形,小便调。舌红苔薄白,脉弦。二诊方基础上减夏枯草、栀子,加首乌藤20g、酸枣仁30g、刺五加30g。7剂,水煎服。

2022年11月8日四诊:自觉情绪可自行调节,尚稳定,服药期间头痛未发作,头晕明显减轻,无胁肋胀痛,睡眠有所好转,夜醒次数减少,醒后可迅速再次入睡,梦少,大便1日1次、成形,小便调。舌红苔薄白,脉弦细。三诊方基础上减赭石、藁本、川楝子,加玄参15g、五味子20g、麦冬15g。7剂,水煎服。

2022年11月15日五诊:自觉诸症好转,遇事可自行调节情绪,近1周头痛头晕未发作,腰背酸痛好转,纳眠可,晨起精力尚可,二便调。效不更方,嘱其继服1周停药。

按:《简明医彀》曰:"夫头痛之证,内成者因气血痰饮、七情抑郁。"《症因脉治》云:"或七情恼怒,肝胆火郁,皆能上冲头痛,而成内伤头痛之症也。"明确提出了内伤头痛之肝失疏泄的情志致病因素。肝木升散通达,肝气顺畅,不受过郁,脏腑经络功能协调,情绪平稳,才能达到人体冲和,形神兼备。七情过极,情志失调,肝热生风,扰动清窍,故头部疼痛;肝失疏泄,气郁于内,故头痛性质为压迫、紧箍感。肝郁日久,化热生风,循经上扰于脑是紧张性头痛的核心病机。

患者为青年男性,喜食辛辣刺激之品,平素情绪急躁,调节失司,气机不畅,发为内伤头痛。诚如《素问·痿论》所载"肝主身之筋膜",筋为肝所主,若肝热生风,煎熬津液,筋脉不荣,则筋脉拘急挛缩而痛。因此,紧张性头痛常表现为头部呈紧箍样、压迫样及有闷胀感等特点。肝郁化火,燔灼津液,化热生风,上扰清窍,脑窍失和,故内伤头痛;肝郁气滞,故胁肋胀痛;火热内盛,热迫汗出,故口干口苦、渴喜冷饮;肝火上炎,热扰神明,则眠浅易醒、梦多;火热下移小肠,则小便黄。舌红苔薄黄,脉弦有力,均为肝郁日久,化热化风之象。治以清肝息风、安神止痛,予清肝止痛汤。

初诊方中,贯叶金丝桃辛寒,归肝经,疏肝解郁为君。《素问·脏气法时论》曰:"肝欲散,急食辛以散之。"木不宜郁,故以辛散之。贯叶金丝桃辛散行气,顺肝之性为补,使肝气舒畅,气机条达,气血冲和,头痛不生。白芍苦酸微寒,养血柔肝,缓急止痛。贯叶金丝桃、白芍合用,疏肝解郁不伤气,行气止痛不敛邪。煅青礞石、珍珠母、赭石、珊瑚粉共为臣药。《本草纲目》载:"礞石……有青、白二种,以青者为佳。"《本经逢原》云:"礞石……色青者入肝力胜。"《金匮翼》曰:"肝厥头痛者,肝火厥逆,上攻头脑也。"肝厥头痛即肝火头痛。煅青礞石入肝、心等经,平肝下气攻积,如缪希雍所言"禀石中刚猛之性,体重而降",沉降下行,重以镇邪。赭石苦寒,质重而坠,内含金气,擅制肝平木,为平肝镇冲之良药,又善镇逆气,对于肝热生风,风阳循经上扰头窍而致头痛多有良效。珍珠母咸寒,入肝、心经,《中国医学大辞典》载其"甘咸,冷,无毒""清肝火";珊瑚粉甘平,安神镇惊。根据"五脏苦欲补泻"用药法则,"肝苦急,急食甘以缓之"(《素问·脏气法时论》),故治以甘味之珍珠母、珊瑚粉,以期甘缓肝急,畅达气机。天麻、钩藤、石决明加强清肝息风之效,辅以清降之栀子、川楝子,解郁安神之合欢皮。蔓荆子辛苦微寒,藁本辛散温通,二者合用,清利头目。木香辛苦温,行气止痛。藁本、木香等辛温之品,可制约大剂清肝泻热之药,以防寒凉过度。焦三仙助运化,护脾胃,防止重坠之金石类药伤脾碍胃。全方标本兼顾,清肝息风,安神止痛。

二诊时,情绪急躁同前,头痛程度稍减轻,胁肋胀痛亦减轻,故减钩藤、石决明,加夏枯草、延胡索。其中,夏枯草加强清肝泻火之力;延胡索"能行血中气滞,气中血滞,故专治一身上下诸痛,用之中的,妙不可言"(《本草纲目》)。大便次数增多,常饭后即有便意,排便成形,故加山药、炒白术健脾护胃。

三诊时,情绪较前稳定,头痛发作频率降低,舌苔薄白,提示热邪渐退,应中病即止,故减夏枯草、栀子。遇事难眠,梦多,眠浅易醒,故加首乌藤、酸枣仁补肝敛汗、镇惊安神,刺五加益气安神,攻补兼施。

四诊时,可自行调节情绪,服药期间头痛未发作,头晕明显减轻,睡眠好转,胸胁胀痛消失,故减金石重剂之赭石;理气药有耗气伤阴之弊,故减藁本、川楝子;加用玄参、五味子、麦冬,柔肝养阴,生津除烦。

五诊时,自觉诸症好转,情绪稳定,头痛头晕未发作。效不更方,继服1周停药。

三、小结

紧张性头痛属于最常见的头痛类型,主要病因多与风、火、痰、瘀等诸多因素相关;虽病机错综驳杂,却以情志因素为其总要。病机以肝失疏泄为基础,且肝郁日久,化热生风,循经上犯于脑是其核心病机,故论治当调气解郁,清肝息风,安神止痛。

遣方用药应注重疏肝,兼顾清肝,合用柔肝。本病的始动因素为肝失疏泄。《素问·脏气法时论》曰:"肝病者……令人善怒……气逆则头痛。"因此,疏肝解郁、理气止痛为本病的治疗基础。然肝为刚脏,体阴而用阳,而疏肝理气药大多辛温香燥,若久用或配伍不当,易耗伤肝阴,甚至助热化火,故使用疏肝理气药时,宜选用轻灵平和之品,如贯叶金丝桃、合欢皮之类。"气有余便是火",肝郁日久则化火,凡肝经实火循经上逆所致头痛,宜采用清肝泻火法,常用药物有夏枯草、栀子、川楝子、蔓荆子等。肝为藏血、生血之脏。血属阴,来源于水谷精微,生化于脾而藏受于肝。肝的正常生理功能有赖于肝的阴血滋养,因此需配伍养血滋阴柔肝之品以固护肝阴,如用白芍养血柔肝。

第二十八节　三叉神经痛

一、概述

三叉神经痛是局限于三叉神经的1个或2个分支区域内,以短暂的电击样疼痛为特征的神经痛,可由洗脸、刷牙等日常活动激发。三叉神经分为第一支眼神经、第二支上颌神经、第三支下颌神经。三叉神经痛缠绵难愈,病情反复,严重影响患者的生活质量。

中医学无"三叉神经痛"这一病名,根据其症状、体征,可归入"面游风""偏头风""齿槽风""头痛""面风""头风""面痛"等范畴。《素问·奇病论》云:"帝曰:人有病头痛,以数岁不已,此安得之? 名为何病? 岐伯曰:当有所犯大寒,内至骨髓,髓者以脑为主,脑逆故令头痛,齿亦痛,病名曰厥逆。"此处"厥逆"可谓三叉神经痛的最早记述,认为其病因为"有所犯大寒"。明代王肯堂《证治准绳》提出"面痛"病名,认为其病机为"足阳明经络受风毒,传入经络,血凝滞而不行",并指出"面痛皆属火……暴痛多实,久痛多虚";他从血瘀、火毒、虚实理论入手,认为初病多实,久病多虚。

三叉神经痛主要表现为颜面部反复发作的阵发性疼痛,疼痛性质为突发突止、痛有定处、烧灼样、剧烈性。三叉神经痛的发病特点:初发多为胃火上攻(足阳明胃经起始于颜面部),循足阳明经熏蒸头面,为实证;久病则缠绵难已,耗损营阴,虚火上扰,为虚实夹杂证。根据兼症表现与舌脉象之不同,三叉神经痛在临床中常分为胃火上攻证、胃阴不足证 2 个证型。

二、医案

医案一

张某,男,39 岁。2018 年 7 月 29 日初诊。

主诉:右侧颜面部疼痛反复发作 4 年,加重 1 个月。

现病史:2014 年,患者食用辛辣刺激之品后,右侧下颌处灼热疼痛、肿胀,初起服用"清火、止痛药"(具体不详)而症状好转,未予重视。之后疼痛逐渐加剧,疼痛持续时间延长,反复发作,就诊于当地诊所拔除右下第 1 磨牙,并予积极抗感染治疗后疼痛好转。1 个月后,患者无明显诱因再次出现右下颌处灼热疼痛、憋胀,呈放电样,吃饭、说话、洗漱时均可诱发,每日发作数次,每次发作几秒。在当地医院就诊,给予口服"卡马西平",服药后发作次数减少,但出现头晕、恶心、呕吐而停药。

1 个月前,患者吃火锅后右侧颌面部疼痛加重,每日发作 10 余次,每次数秒,受热则加重,得凉则减轻,口臭咽干,口渴喜冷饮,齿龈红肿,食欲佳,偶有入睡困难,梦多,有噩梦,大便干结、5 日 1 次,小便调。舌红,苔黄厚而燥,脉滑数。

既往史:既往高血压,未规律口服降压药。否认手术、外伤、输血史。否认食物、药物过敏史。

个人史:生于并长期居住在甘肃,吸烟、饮酒多年。

家族史:父亲高血压,母亲体健,否认其他家族性遗传病病史。

婚育史:适龄婚育,育有 1 子,体健。

中医诊断:面痛(胃火上攻证)。

西医诊断:三叉神经痛。

治疗原则:清胃泻火,通络止痛。

处方:清胃止痛汤。

生石膏 50g^{先煎}　　北寒水石 15g^{先煎}　　黄　芩 10g　　　地　龙 15g

知　母 15g　　　　酒大黄 10g^{后下}　　芒　硝 10g^{冲服}　黄　连 5g

葛　根 15g　　　　延胡索 15g　　　　鸡内金 15g　　　白　芷 10g

生甘草 10g

　　　　　　　7 剂,每日 1 剂,水煎服,分 2 次服用。嘱忌辛辣之品及羊肉。

2018 年 8 月 5 日二诊:自觉右侧颜面部疼痛发作次数减少至每日数次,疼痛程度明显减轻,咽干口渴稍有好转,仍齿龈红肿,大便 3~4 日 1 次。舌红,苔黄厚而燥,脉滑数。初诊方加虎杖 15g、龙胆 15g。7 剂,水煎服。嘱其继续饮食忌口。

2018 年 8 月 12 日三诊:服药 1 周期间,右侧颜面部疼痛仅 4 天有发作,每日数次,每次疼痛数秒;家人诉其近期服冷饮减少,口气减轻;自觉眠尚可,大便 2~3 日 1 次。舌红,苔薄黄,脉滑略数。二诊方基础上减酒大黄、芒硝、黄芩,加石斛 15g。14 剂,水煎服。

2018 年 8 月 26 日四诊:自觉右侧颜面部疼痛及牙龈肿痛缓解,仍有口渴咽干,纳眠可,大便 2 日 1 次。舌淡红,苔薄白,脉滑。三诊方基础上减生石膏、北寒水石、龙胆、虎杖,加麦冬 15g、北沙参 20g、白芍 15g。14 剂,水煎服。

2018 年 9 月 10 日五诊:无特殊不适,无右侧颜面部疼痛,无口渴咽干,纳眠可,大便 1 日 1 次。舌淡红,苔薄白,脉滑。患者诸症尽消,可停中药。

　　按:原发性三叉神经痛在胃经火热伴经脉瘀滞基础上,常由外界因素刺激而发作。其病变部位在面部,归手足三阳经所主。《脾胃论》云:"颊腮急紧,胃中火盛。"《杂病源流犀烛》云:"即足太阳、少阳,亦皆起于目眦,而非居中以为主。独足阳明胃起于鼻,则既有居中驭外之势,而颏、而齿、而口、而唇、而颊、而耳,凡面部所有之处,其脉俱有以维络之,故面病专属于胃。"清代张璐《张氏医通》载:"面痛……此足阳明经络受风毒,传入经络,血凝滞而不行,故有此证。"上述记载说明,热邪循经上攻为本病核心病机。明代王肯堂《证治准绳》描述"老母年七十余,累岁患颊车痛……发之剧则上连头,下至喉内及牙龈,皆如针刺火灼,不可手触。乃至口不得开,言语饮食并废,自觉火光如闪电,寻常涎唾稠黏如丝不断",并分析了其病因病机,即"面痛皆属火。盖诸阳之会,皆在于面,而火阳类也"。明代张介宾《景岳全书》指出:"火邪头痛者,虽各经皆有火证,而独惟阳明为最。"

　　手足阳明经循行均经过三叉神经的分布位置。阳明火盛,胃肠积热,胃火循经上攻头面,气血失和,则发为疼痛。诚如《景岳全书》所言:"阳明胃火,盛于头面而直达头维,故其痛必甚。"《西溪书屋夜话录》指出"内风多从火出",即火极动风。火性炎上,易生风动血,风火相扇,疼痛乃作。本案患者长期居住在西北甘肃,气候干燥,加之平素嗜食辛热炙煿食物,致使阳明火邪内燔,生风动火。风火善动而不居,风性善行而数变,然稍有刺激便被触发,故症状时作时止;阳明经火热,气血失和,脉络痹阻,故症状多呈阵发性、部位固定的灼热剧痛。热为阳邪,喜凉畏热,故疼痛受热加重、得凉减轻。火热之邪循经上炎,故牙龈红肿;胃火内盛,胃中浊气上冲,则口臭;热盛伤津,则咽干口渴喜冷饮、大便干结。热扰神明,则入睡困难、梦多、有噩梦。舌红,苔黄厚而燥,脉滑数,为胃热炽盛、阴液耗伤之象。治拟清胃泻火,通络止痛。

初诊方中,生石膏、北寒水石相伍为君,可行清胃泻火、降逆和胃之功,俾胃火降泻以绝头痛之源。石膏甘辛大寒,入肺、胃经,生用则清热泻火、止渴除烦。张元素曰:"石膏性寒,味辛而淡,气味俱薄,体重而沉,降也,阴也,乃阳明经大寒之药,善治本经头痛、牙痛。"《本草思辨录》云:"石膏甘淡入胃,辛入肺,体重易碎,亦升亦降,则入三焦。以清肃之寒,涤蒸郁之热。"重用生石膏可清泻阳明胃经上攻之邪火。北寒水石辛咸寒,上入心经,中行胃经,下走肾经,有清热泻火、除烦止渴之功。生石膏、北寒水石合用,相得益彰,清热泻火之力事半功倍,可改善阳明热盛之疼痛烦渴。黄芩、黄连、知母为臣,随生石膏辛散之性上行头面而入阳明经,以清头部火热毒邪,亦可加强清胃泻火之功。黄芩苦寒,入肺、胆、脾、大肠、小肠经,清热泻火。葛根甘辛凉,解肌透热。《本草汇言》载:"清肌退热,柴胡最佳,然无黄芩不能凉肌达表。"《本经逢原》云:"黄芩专主阳明蒸热,阳明居中,非黄芩不能开泄蕴隆。"《医学衷中参西录》言:"石膏……其性凉而能散,有透表解肌之力。"石膏与黄芩相配,苦寒能泻火解毒;石膏与黄芩、葛根相配,辛凉能透表解肌,使热毒得清而无脉络凝滞之弊。酒大黄、芒硝、生甘草合用,取"调胃承气"之义,通阳明腑实,给邪以出路。延胡索行气止痛;地龙禀虫蚁药善走之性,透骨搜风,通经活络止痛。患者病情反复,久病入络,瘀血内阻,非一般草木之品能及,故用地龙。延胡索、地龙相伍,通络止痛之力倍增。白芷辛温,入肺、大肠、胃经,祛风止痛。《神农本草经疏》云:"白芷……味辛气温,无毒,其气香烈,亦芳草也。入手足阳明、足太阴,走气分,亦走血分,升多于降,阳也。……辛香散结而入血止痛,故长肌肤。"白芷性温气厚,善祛头面皮肤之风,并为足阳明胃经之引经药;方中作为佐药,取其辛散止痛之功,又可制约寒凉药。胃火内郁,邪火上攻,若全投苦寒泄热之品,必致脉络痹阻,气血凝滞,火毒冰遏,邪无出路,留寇为患,故须在苦寒清热解毒的同时,配伍辛温轻散之品,引诸药直达病所,又可制约大剂苦寒及金石类药之药性太过。鸡内金健脾护胃,防金石类药及大剂苦寒之品伤及脾胃,以保护后天之本。嘱患者服药期间忌辛辣刺激及温热之品。

诸药配伍,既能清胃泻火,又可通络止痛,清火而不伤正,使气血调畅,疼痛随之而解。

二诊时,自觉右侧颜面部疼痛发作频率降低、程度减轻,咽干口渴稍有好转,仍齿龈红肿,考虑热邪尤盛,故在重用生石膏联用北寒水石寒凉撤热的同时,加用龙胆、虎杖。虎杖"攻诸肿毒……利小便,走经络"(《滇南本草》),龙胆"除胃中伏热"(《名医别录》),二者合用,以增清热解毒之功。

三诊时,颜面部疼痛明显减轻,服冷饮减少,口气减轻,眠尚可,排便周期缩短,厚苔去,考虑胃热渐减,故减苦寒清热之黄芩;燥热减轻,腑气得通,宜中病即止,故减酒大黄、芒硝,同时加石斛益胃清热、生津止渴。

四诊时,诸症减轻,热邪已退,故减生石膏、北寒水石、龙胆、虎杖;急则治其标,缓则治其本,故加白芍微寒而滋,和营止痛;仍有口渴咽干,故加麦冬、北沙参益胃生津。沙参体质轻清,具轻扬上浮之性,对上焦火盛之烦渴咽干效佳;麦冬甘寒多汁,善入中焦而清胃生津力佳;二药合用,相须配对,清热泻火,养阴生津之力增强。

医案二

白某,女,75岁。2016年4月19日初诊。

主诉:左侧面部疼痛30余年,加重伴右侧面部疼痛4个月。

现病史:患者平素急躁易怒,30年前于晨起刷牙、洗脸时突然出现左侧眼睑、颧骨处有过电样疼痛,疼痛剧烈,但初起未引起重视,之后发作逐渐频繁,于呼伦贝尔市某医院诊为"左侧三叉神经痛",并行封闭治疗,然症状缓解半年后复发,之后多次反复行封闭治疗,但效果不明显。此后,患者在呼伦贝尔市某医院、辽宁省某医院及北京某医院先后行"三叉神经阻断术""三叉神经射频消融术""三叉神经球囊压迫术",遗留左侧眼睑、颧骨处麻木。4个月前,每于洗脸、刷牙、进食时出现左侧眼睑、颧骨处过电样疼痛,伴有局部麻木;同时,右侧颧骨处亦出现窜痛,疼痛时轻时重,每次疼痛发作约1分钟便自行停止,每天均在说话、洗脸、刷牙、进食时出现。现每日服用卡马西平0.2g,每日3次,但效果欠佳。

现症见:偶有气短,口干不欲饮,饥不欲食,胃脘隐痛,腹胀呃逆,眠尚可,偶需助眠药物助眠,小便调,大便干,2~3日1次。舌暗红、有裂纹、少津,剥脱苔,脉细涩。

既往史:2013年于呼伦贝尔市某医院行心脏起搏器植入术。否认其他手术、外伤、输血史。否认食物、药物过敏史。

家族史:否认家族性遗传病病史。

月经及婚育史:已绝经。适龄结婚,孕4产3,配偶及子女均体健。

中医诊断:面痛(胃阴不足证)。

西医诊断:三叉神经痛。

治疗原则：滋养胃阴，通络止痛。

处方：滋胃止痛汤。

生地黄 20g	知　母 15g	麦　冬 20g	丝瓜络 15g
石　斛 20g	玉　竹 20g	蜈　蚣 1 条	焦三仙^各10g
山　药 15g	全　蝎 3g	生石膏 20g^{先煎}	赭　石 10g^{先煎}

糯米一撮

7 剂，每日 1 剂，水煎服，分 2 次服用。

2016 年 4 月 26 日二诊：左右两侧颧骨处过电样疼痛感较前稍减轻，疼痛次数基本同前，烦躁，口干口苦明显，胃脘疼痛未缓解，腹胀呃逆，二便同前。舌暗红、有裂纹、少津，剥脱苔，脉细。初诊方加太子参 10g、柿蒂 3 个。14 剂，水煎服。

2016 年 5 月 10 日三诊：右侧面部疼痛程度较前明显减轻、发作频率较前明显降低，左侧面部疼痛程度减轻、发作频率未见明显改善，口干不欲饮，胃脘隐痛及呃逆减轻，偶有刺痛，大便 1 日 1 次，小便调。舌暗红、有裂纹，脉细。二诊方减蜈蚣，改生石膏为 10g，加乌梅 6g、玄参 20g、丹参 15g。14 剂，水煎服。

2016 年 6 月 7 日四诊：三诊方服完后，因家中有事不能前来就诊，遂在当地抄方连续服用至今。自觉诸症较前减轻，右侧面部疼痛基本消失，左侧面部疼痛程度减轻、发作频率降低，仍偶有气短，乏力，口干欲饮，纳少，胃脘隐痛及呃逆明显减轻，眠尚可，小便调，大便 1 日 1 次、质软，偶有便溏。舌淡红、有裂纹，苔薄白，脉细。三诊方减生石膏、丹参、全蝎，改山药为 20g，加禹余粮 15g、赤石脂 15g。14 剂，水煎服。

2016 年 7 月 5 日五诊：自服四诊方至今，诸症尽消，舌淡红、有裂纹，苔薄白，脉细。遂停药。

按：足阳明经起始于面部。三叉神经痛多发生于足阳明经在头面部的循行区域，与足阳明经气血功能失调有关。阳明经脉有手足之分，足阳明胃经"起于鼻之交頞中，旁约太阳之脉，下循鼻外，入上齿中，还出挟口环唇，下交承浆，却循颐后下廉，出大迎，循颊车，上耳前，过客主人，循发际，至额颅"（《灵枢·经脉》），手阳明大肠经"起于大指次指之端……其支者，从缺盆上颈贯颊，入下齿中，还出挟口，交人中，左之右，右之左，上挟鼻孔"（《灵枢·经脉》）。足阳明胃经入上下齿，还出挟口行于面，故阳明受邪，经脉不利，气血失和，易致面痛。

本案患者为老年女性，既往左侧眼睑、颧骨处疼痛，发病多年，尝试口服药物及多种外科治疗，症状反复，近 4 个月右侧颧骨处亦出现疼痛。《黄帝内经》记载："年四十，而阴气自半也。"患者素体阳热内盛而阴液不足，阳盛阴亏，于是出现阳明经脉阴虚火旺之证。胃阳偏亢，火热炽盛，在经气所过之处，略有外部刺激则出现过电样剧烈疼痛；胃阴不足,胃阳偏亢,虚热内生,热郁胃中,胃气不和,致脘部隐隐疼痛、腹胀呃逆、饥不欲食。胃阴亏虚,上不能滋润咽喉,则口干不欲饮;下不能濡润大肠,故大便干结。胃热炽盛,耗伤气阴,则气短;阴阳失调,营卫不和,则眠差。舌暗红、有裂纹、少津,剥脱苔,脉细涩,均是胃阴不足兼有血瘀的征象。

初诊方中,生地黄、知母清热泻火,生津润燥;麦冬养阴润燥,益胃生津,《名医别录》载其"主治……口干燥渴,止呕吐,愈痿蹶,强阴益精,消谷调中"。疼痛日久入络,血瘀凝滞,草木之药不能深入细别络内之邪,故选用全蝎、蜈蚣通络,意在"飞者升,走者降,灵动迅速,追拔沉混气血之邪"(《临证指南医案》)。生石膏性大寒,味甘、辛,归肺、胃经,清热泻火,除烦止渴,与生地黄、麦冬、石斛、玉竹配伍清热养阴,俾胃热得泻、胃阴得养,则面痛自止。丝瓜络甘平,归肺、胃、肝经,《本草便读》载其"入经络解热邪",《本草再新》载其"通经络,和血脉",取其循经通络止痛之义。赭石性寒,味咸,降逆气,使热得降。山药、焦三仙顾护脾胃,防生石膏、赭石寒凉伤胃(未病先防)。嘱患者抓糯米一撮,同药煎煮,取其护胃调中,清热不伤胃,祛邪不伤正。全方标本兼顾,滋养胃阴,通络止痛。

二诊时,左右两侧颧骨处过电样疼痛较前稍减轻,疼痛次数基本同前,烦躁,口干口苦明显,考虑阴虚热甚,故加太子参益气养阴,清热不伤正;腹胀呃逆,故加柿蒂降逆下气,生津止渴。

三诊时,右侧面部疼痛程度较前明显减轻、发作频率较前明显降低,说明治疗有效,故减蜈蚣;大便1日1次,考虑热邪得清,宜中病即止,加之素体胃阴不足,以本虚为主,故生石膏减量至10g。胃脘隐痛及呃逆减轻、偶有刺痛,口干不欲饮,舌暗红,均为阴虚血瘀之象,故加乌梅、玄参、丹参生津益胃,活血化瘀。

四诊时,诸症减轻,疼痛较前明显好转,仍偶有气短,乏力,大便1日1次、质软,偶有便溏,舌色由暗转淡,考虑热邪渐清,然平素胃火炽盛,热邪伤阴,脾胃偏弱,又复以重剂所致,应中病即止,故去石膏、丹参、全蝎,增加山药用量以益气健脾,加用入胃、大肠经之禹余粮、赤石脂涩肠止泻。

五诊时,诸症尽消,遂停药。

三、小结

三叉神经痛是以三叉神经分布区反复出现发作性、阵发性、剧烈疼痛为主要临床表现的疾病。疼痛发生的部位属于阳明经脉在头面部的循行区域。多数为单侧面部发病,少数为双侧面部受累。疾病发生过程中,风、火、瘀既是致病因素,又是病理产物。其主要病机是火热炽盛,热邪循经上攻,或脏腑阴虚,脉络失养,筋脉绌急。以实证为主者,初期治疗应重用寒凉之品,待热邪渐退,还应防止热盛伤阴或寒凉伤正,后期应用益胃养阴之法;治则是清胃泻火,活血通络,息风止痛。若病程日久,气血失和,脉络失养,瘀血内停,虚实夹杂,以虚为主,则治疗应注重滋补胃阴;治则是益胃养阴,通络活血,息风止痛。在治疗过程中,应遵循金石类药之性味、归经和功效,谨守病机,循经用药。上列 2 则医案,在治疗过程中均着重应用归胃经之石膏。石膏为"阳明正药",既可清实热,又可清虚热。孔伯华提出:"阳证之虚,血枯火炽,有虚热情况脉证可征者,常用石膏,候其病退八九,继以滋阴之品清其余热,取效颇佳。"本节两位患者均为胃经有热(实热或虚热),因此在治疗上,案一采用石膏配北寒水石以治实热,案二采用石膏配滋养胃阴药以治虚热。其中,伴有大便秘结者,可加用芒硝润燥软坚;伴有大便溏泄者,可加用赤石脂、禹余粮涩肠止泻。

第二十九节　脑　　鸣

一、概述

脑鸣是一种以自觉脑内如虫蛀鸣响为主要表现的疾病;在无外界声源刺激的情况下,自觉颅内间歇性或持续性鸣响,或如虫鸣,或如蝉叫,或如雷轰。其声响常 1 种或多种夹杂发作,高、低调不同,多伴有眩晕、烦躁、耳鸣、头痛、失眠等症状。

脑鸣系中医学病名,早见于《名医别录》:"蔓荆实,味辛,平,温,无毒。去长虫,治风头痛,脑鸣,目泪出,益气。"此后医家多沿用"脑鸣"这一病名。至明清时期,出现"天白蚁""头风"称谓,并对脑鸣的症状表现有了描述。明代楼英《医学纲目·肝胆部》载:"头内如虫蛀响,名天白蚁。"明代江瓘《名医类案·首风》云:"头响耳鸣,顶疼目眩。"清代张璐《张氏医通》曰:"有头风证,耳内常鸣。头上如有鸟雀啾啾之声……此头脑挟风所致。"

脑鸣好发于中老年人,虚者不外乎脾肾亏虚,运化无权,脑髓失养,不荣而致;实者不外乎火扰、痰阻和血瘀,不通而致。《灵枢·海论》所载"髓海有余,则轻劲多力,自过其度;髓海不足,则脑转耳鸣,胫酸眩冒,目无所见,懈怠安卧",指出髓减脑消可致脑神失养,发为脑鸣。清代叶桂《临证指南医案》所载"心悸荡漾,头中鸣,七八年中频发不止……此肝胆内风自动,宜镇静之品,佐以辛泄之味",提示肝风内动可致脑鸣,当以辛味药疏泄肝胆之气。清代张璐《张氏医通》指出"亦有因痰湿在上者",即痰湿之邪可随气流行,上达巅顶,扰乱脑神而致脑鸣。

脑鸣的发生,病理因素不外虚、瘀、痰,而诸病理因素又可杂合为病,可见肾虚肝郁证、气滞血瘀证、痰湿内阻证等的不同。或因肾精亏虚、脑髓失养,或因肝郁不舒、肝火上扰,或因气滞不通、瘀血内阻,或因水湿内停、痰湿互结,致清窍不通,痰、瘀等病理产物阻滞脑窍而发为脑鸣。

二、医案

医案一

林某,女,67 岁。2019 年 5 月 18 日初诊。

主诉:脑鸣伴头晕、听力下降 6 年,加重 1 个月。

现病史:患者平素易生气。6 年前,患者劳累后出现脑鸣,如蝉鸣声,绵绵不绝,伴头晕,无视物旋转、恶心呕吐,右耳听力下降,于当地医院诊断为"脑供血不足",给予改善循环等治疗后头晕缓解,但脑鸣及听力下降等症状未改善。1 个月前,患者因情绪不佳自觉脑鸣及右耳听力下降较前加重,影响生活,伴头晕,遂来诊。

现症见:脑鸣,似蝉鸣声,持续不断,夜间安静时明显,影响睡眠,入睡困难。右耳听力下降,左耳胀满,情志刺激时加重,头晕、有昏沉感,记忆力减退。急躁易怒,右胁胀痛,疲劳乏力,腰酸。纳可,二便调。舌暗红,苔薄白,脉弦细。

既往史:否认糖尿病、高血压、高脂血症病史,有腰椎病病史。否认手术、外伤、输血史。否认食物、药物过敏史。

家族史:否认家族性遗传病病史。

月经及婚育史:已绝经,适龄婚育,育有 1 子。

辅助检查:头颅 MRI 未见异常。

中医诊断:脑鸣(肾虚肝郁证)。

治疗原则:益精消鸣,疏肝解郁。

处方:磁龙消鸣汤。

刺五加 50g	巴戟天 20g	山茱萸 15g	天　麻 15g
柴　胡 15g	郁　金 30g	白　芍 15g	栀　子 10g
玄　参 20g	赤　芍 15g	紫石英 15g^{先煎}	磁　石 20g^{先煎}
龙　齿 20g^{先煎}	珊瑚粉 1g^{冲服}	鸡内金 15g	

7 剂,每日 1 剂,水煎服,分 2 次服用。

2019 年 5 月 25 日二诊:脑鸣持续时间缩短,不影响睡眠,自觉右耳听力较前恢复,能听见正常音量下的对话,左耳胀满消失,急躁易怒、头晕昏沉感及疲乏感明显减轻,记忆力同前。右胁胀痛减轻,偶有腰酸。纳可,二便调。舌暗红,苔薄白,脉弦。初诊方基础上减柴胡、白芍,改郁金为15g,加生地黄15g、黄精15g。14剂,水煎服。

2019年6月8日三诊:脑鸣声音消失,右耳听力较前明显恢复,无急躁易怒、头晕昏沉感及疲乏感,记忆力减退较前改善,无胁痛、腰酸。二便调。舌淡红,苔薄白,脉弦。二诊方基础上减紫石英、珊瑚粉、赤芍、栀子,改刺五加为20g、龙齿为15g、磁石为15g,加制首乌15g、泽泻10g。14剂,水煎服。

2019年6月22日四诊:脑鸣消失,右耳听力恢复正常,情绪可,无不适感,嘱其停药。

按:肾为水火之脏,内寓真阴元阳,主生长发育,又主骨生髓,藏精舍志。脑为髓海,肾精足则脑髓充,肾虚则脑髓失养,而见头晕、脑鸣或耳鸣。《灵枢·海论》言:"髓海有余,则轻劲多力,自过其度;髓海不足,则脑转耳鸣,胫酸眩冒,目无所见,懈怠安卧。"肝为阳脏,属木,体阴而用阳,主升发疏泄,喜条达而恶抑郁。肝失疏泄,则气郁不达。在五行中,肝属木,肾属水,肾水不足,则无以涵养肝木,致肝木失养,其功用疏泄不及而肝气郁结。

《灵枢·天年》曰:"六十岁,心气始衰,苦忧悲,血气懈惰,故好卧。七十岁,脾气虚,皮肤枯。"本案患者时年六十七,年老肾气渐衰,肾精亏虚,脑髓失养。水不涵木,肝失所养而疏泄失职,故见肾虚肝郁之证。肾主骨生髓,上充于脑,肾精不足则脑髓不充,脑窍失养,清窍不利,故见脑鸣、头晕昏沉;肾开窍于耳,上气不充,耳窍失养,故见听力下降。《素问·宣明五气》说:"五脏所藏:……肾藏志。"《灵枢·本神》说:"意之所存谓之志……肾藏精,精舍志。"肾虚髓海不足则志减,故记忆力减退;肝失疏泄,耳窍气机不利,故左耳胀满;肝郁日久化火,情志失调,故急躁易怒;肾为先天之本,内寓真阴元阳,肾虚则周身阳气不足,故疲乏;腰为肾之府,肾虚则腰府失养,故腰酸;胁肋为肝经循行部位,肝失疏泄,气机不利,故右胁胀痛;舌暗红,苔薄白,脉弦细,为肾虚肝郁之象。当治以益精消鸣、疏肝解郁之法,予磁龙消鸣汤。

初诊方中,重用刺五加益肾填精、上充于脑,山茱萸、巴戟天益精填髓、滋补肝肾,山茱萸重在养肾阴,巴戟天重在温肾阳,三药合用,使肾精得充、肾阴得养、肾阳得温,髓海充足则清窍得利,故脑鸣可消。《素问·脏气法时论》云:"肝欲散,急食辛以散之。"柴胡、郁金辛散疏肝解郁,顺应肝木喜条达之性。《本草经解》言:"柴胡气平,禀天中正之气……得地炎上之火味,胆者中正之官、相火之腑,所以独入足少阳胆经。"郁金辛香不烈,疏肝而不伐肝,行气而不伤气,具有凉血清心、解郁行气之功。白芍养血柔肝、天麻平肝,与疏肝药柴胡、郁金同用,养肝体、畅肝用。栀子泻三焦之火、玄参滋阴降火、赤芍凉血泻肝经之热而除烦,三药合用,泻火除烦力强。磁石咸寒,入心、肝、肾经,性寒清热,泻肝之火,味咸入肾,固护真阴,镇摄浮阳,安神定志;紫石英甘温,《神农本草经》载其"主心腹咳逆邪气,补不足";二者合用,重可去怯,咸者入肾,磁石滋肾水,紫石英温肾阳,一寒一温,可使肾之阴阳得补。龙齿甘涩凉,《药性论》载其"镇心,安魂魄",而凉能清热,又有清热除烦之功。磁石配龙齿,既能平肝潜阳,又能滋补肾肾;两药合用,滋水涵木,可使肾体得补,肝体得养。珊瑚粉通络开窍,镇惊清热。鸡内金健脾消积化石,使邪去不伤正。

二诊时,症状明显减轻,脑鸣持续时间缩短,左耳胀满消失,右耳听力较前恢复,头晕昏沉感及疲乏感明显减轻,右胁胀痛减轻,偶有腰酸,为药证相符,益肾疏肝之法见功,故减柴胡、白芍,改减少郁金用量;仍有脑鸣,故加生地黄、黄精,重在滋养肾阴,以增固本之力。

三诊时,诸症进一步改善,脑鸣声音消失,右耳听力较前明显恢复,无头晕昏沉感、疲乏感、腰酸胁痛,记忆力减退较前改善,为肾精得补、肝气得畅之征,故减紫石英、珊瑚粉、赤芍、栀子,减少刺五加、龙齿、磁石用量,加制首乌补益肾阴,加泽泻分清泄浊,以防补阴之品滋腻。

四诊时,脑鸣消失,右耳听力恢复正常,情绪可,无不适感,为肾虚肝郁之病机已解,乃嘱停药。

患者年老体衰,肾精不足,髓减脑消,脑窍不利,加之肾水亏虚,水不涵木,肝气不舒,郁而不畅,情志失调,故见肾虚肝郁之证,病位在脑。因此,治疗时当以益精消鸣、疏肝解郁为主。本证之病机特点以肾虚为本、肝郁为标。初期肾虚与肝郁之证并见,当补肾与疏肝同调,又阴阳互根互用,故施以补肾之法时应阴阳并举而使阴阳共生,此外还应兼予安神之法;中期肝郁得解,而以肾虚为著,故治以补肾为主,兼以安神;然肾主一身阴阳之根本,后期为求巩固疗效,当继以补肾之法固本。本证肾虚之病机贯穿始终,在治疗过程中尤应注意补肾之法的应用。

医案二

李某,男,60岁。2016年6月11日初诊。

主诉:脑鸣6年,加重伴头痛1个月。

现病史:患者平素易生闷气,6年前无明显诱因突然出现头晕,伴视物旋转,无恶心呕吐,至当地医院就诊,诊断为"腔隙性脑梗死",给予对症治疗,症状缓解出院。此后出现脑鸣,间断发作,未予重视。1个月前,无明显诱因脑鸣加重,持续出现,伴有头痛,为进一步治疗来诊。

现症见:脑鸣持续不止,如蚊虫声,以右侧顶颞部鸣响为主,伴头部疼痛、呈胀痛感、夜间较重,急躁易怒,眠差,入睡困难,需1~2小时入睡,少梦,纳可,二便调。舌暗红、有瘀点,苔薄白,脉沉涩。

既往史:腔隙性脑梗死 6 年。高血压 10 年,规律口服降压药,血压控制可。否认糖尿病、冠心病、高脂血症病史。

家族史:否认家族性遗传病病史。

婚育史:适龄结婚,育有 1 女。

中医诊断:脑鸣(气滞血瘀证)。

治疗原则:行气活血,通络消鸣。

处方:通络消鸣汤。

郁　金 20g	天　麻 20g	川　芎 15g	地　龙 15g
全　蝎 3g	鸡血藤 15g	刺五加 30g	白　芷 15g
磁　石 20g^{先煎}	琥珀粉 3g^{冲服}	丹　参 20g	首乌藤 15g
蔓荆子 15g	玄　参 15g		

14 剂,每日 1 剂,水煎服,分 2 次服用。

2016 年 6 月 25 日二诊:脑鸣较前减轻、间断出现,急躁易怒减轻,夜间头部胀痛明显减轻,入睡时间缩短,1 小时左右可入睡。舌暗红、有瘀点,苔薄白,脉涩。初诊方基础上减白芷、蔓荆子、全蝎,改郁金为 15g、磁石为 10g,加夏枯草 15g、炒酸枣仁 20g。14 剂,水煎服。

2016 年 7 月 9 日三诊:偶有脑鸣,情绪平稳,无易怒,头痛消失,约需 40 分钟入睡。舌暗红,瘀点较前减少,苔薄白,脉涩。二诊方基础上减琥珀粉、郁金、夏枯草、首乌藤、磁石,改刺五加为 15g、丹参为 10g、天麻为 10g,加当归 20g、生地黄 15g。14 剂,水煎服。

2016 年 7 月 23 日四诊:脑鸣消失,情绪平稳,入睡可,30 分钟以内可入睡。舌暗红、无瘀点,苔薄白,脉涩。三诊方基础上减地龙、鸡血藤、炒酸枣仁,加墨旱莲 15g、黄精 15g、熟地黄 15g。14 剂,水煎服。

2016 年 8 月 6 日五诊:情绪佳,未诉不适,睡眠正常。舌淡红,苔薄白,脉缓。病情平稳,遂停药。

按:《血证论·脏腑病机论》载:"肝属木,木气冲和条达,不致遏郁,则血脉得畅。"肝主疏泄,喜条达,乃一身气机之枢纽,主调畅气机及情志。肝气调畅,则情志顺畅、人体之气运行正常。气为血之帅,血为气之母。气行则血行,气滞则血瘀。肝失疏泄,气机郁滞,气滞血瘀,闭阻脑络,清窍不利,则发脑鸣。

患者平素易生闷气,肝失疏泄,气机不畅,气滞则血行不畅,致气滞血瘀之证。气滞血瘀,瘀血阻滞脑窍,脑络不通、脑窍不利,故脑鸣、部位固定;肝气郁滞,瘀血阻窍,不通则痛,故头部胀痛;夜间血行缓慢,加重气滞血瘀之证,故夜间头痛较甚;肝郁气滞,情志不畅,故急躁易怒;瘀血阻滞,阳不入阴,故入睡困难。舌暗红、有瘀点,苔薄白,脉沉涩,为气滞血瘀之象。当治以行气活血、通络消鸣之法,予通络消鸣汤。

初诊方中,郁金辛苦寒,归肝、心、肺经,行气解郁,活血止痛;天麻甘平质润,能平肝,与疏肝药郁金同用,可养肝体、畅肝用。川芎、丹参行气活血。其中,川芎辛温,入肝经,行气活血止痛力强,《医学衷中参西录》载其"气香窜,性温。温窜相并,其力上升下降、外达内透,无所不至。……其特长在能引人身清轻之气上至于脑,治脑为风袭头疼、脑为浮热上冲头疼、脑部充血头疼。其温窜之力,又能通气活血";丹参微寒而缓,能通行血脉,祛瘀止痛,且祛瘀生新而不伤正,所谓"一味丹参散,功同四物汤",《本草纲目》载其"破宿血,补新血"。全蝎、地龙性善走窜,搜风通络之力强,可通脑络。《本草便读》云:"凡藤蔓之属,皆可通经入络。"鸡血藤苦甘温,归肝经,可养血通络;首乌藤甘平,有通络之功,《本草再新》载其"补中气,行经络,通血脉,治劳伤",又能养心安神。虫类药与藤类药同用,则通络利窍之力强。刺五加益气健脾,配首乌藤以增安神之功。蔓荆子、白芷辛散清利头目以止痛。其中,蔓荆子辛苦微寒,辛能散风,微寒清热,轻浮上行,能清利头目治疗脑鸣、头痛,《名医别录》载其"治风头痛,脑鸣";白芷辛温气香,有走窜之性,可助行气活血之品入脑窍,为止痛之佳品,善治头痛,《本草汇言》载其"上行头目,下抵肠胃,中达肢体,遍通肌肤以至毛窍,而利泄邪气。如头风头痛,目眩目昏……皆能治之"。磁石咸寒,入心、肝、肾经,性寒清热,泻肝之火,味咸入肾,固护真阴,镇摄浮阳,滋水涵木,以助平肝;琥珀粉安神,《名医别录》载其"味甘,平,无毒。主安五脏,定魂魄,杀精魅邪鬼"。玄参味甘、苦、咸,性微寒,养阴清热,能防止血瘀日久生热、津液运行受阻而无以濡养脉络。诸药合用,共奏行气活血、通络消鸣之功。

二诊时,脑鸣较前减轻,入睡时间缩短,提示行气活血之法初见成效,故减全蝎,减少郁金用量;头部疼痛症状减轻,故减白芷、蔓荆子;仍急躁易怒,气郁不畅,故加夏枯草清热平肝以散结;入睡时间仍偏长,故加炒酸枣仁养血安神。

三诊时,症状明显减轻,情绪平稳,故减郁金、夏枯草;偶有脑鸣,头痛消失,故减少天麻用量;入睡时间缩短,故减琥珀粉、首乌藤、磁石,并减少刺五加、丹参用量,加当归、生地黄养血活血。

四诊时,脑鸣消失,情绪平稳,舌暗红、无瘀点,苔薄白,脉涩,提示气血渐得畅行,故减地龙;睡眠改善,故减鸡血藤、炒酸枣仁;恐瘀血日久化热,阻碍气机,致津液输布失常,脉络失于滋养,故加墨旱莲、黄精、熟地黄,合玄参、当归、生地黄进一步增强活血养血、滋阴润燥之功。

五诊时,情绪佳,睡眠正常,舌淡红,苔薄白,脉缓。诸症尽消,遂停药。

患者平素易生闷气,肝郁不畅,气滞为先,致血行瘀滞,而成气滞血瘀之证,则见脑鸣、失眠、烦躁之症,而情志不畅、气郁不行又进一步加重血瘀之病理因素,使脑鸣、失眠、烦躁之症愈加严重,乃形成恶性循环。故血瘀脑鸣,病位在脑,然气滞与血瘀并存,致脑络不通、脑窍不利,故当治以行气活血、通络消鸣之法。治疗初期以行气活血、通络安神为主,须注意气滞较甚而行气不可过用燥烈之品,血瘀脉络闭阻日久宜用通法,但不可投以破气破血之味;瘀血不去而新血难生,故待瘀血祛除后,治疗中期当以养血活血、通络安神之法为主;瘀血日久易伤阴,故治疗后期当以养血滋阴为主。此外,久病入络,亦可加虫蚁搜剔之品入脑络,以其走窜之力行气活血,俾气血行、脑络通、脑窍利,则脑鸣可止。

医案三

王某,女,58岁。2017年9月24日初诊。

主诉:脑鸣3年。

现病史:3年前,患者无明显诱因出现脑鸣,呈持续性,伴耳闷胀及头昏沉感,无听力下降,无视物旋转,未系统治疗,现为求治疗就诊于我处。

现症见:脑鸣,脑中沉闷作响,呈持续性,头重昏沉,但欲寐,日间有7~8次小憩及小睡,每次小憩20分钟左右、小睡10分钟左右,疲劳乏力。胸脘痞闷,时有恶心。夜间眠可,每晚可睡7小时左右,口黏,纳不佳,二便调。舌暗,苔白腻,脉弦滑。

既往史:高脂血症10年,现规律服用降脂药,血脂基本正常,肝肾功能正常;高血压10年,血压最高160/95mmHg,现规律服用降压药,血压控制在135/82mmHg左右;高血糖病史,空腹血糖不稳定,未系统服药治疗。

家族史:否认家族性遗传病病史。

婚育史:已绝经,适龄婚育,育有1女1子。

中医诊断:脑鸣(痰湿内阻证)。

治疗原则:健脾除湿,化痰消鸣。

处方:化浊消鸣汤。

清半夏 15g	炒白术 15g	茯 苓 15g	石菖蒲 20g
橘 红 15g	竹 茹 15g	浙贝母 20g	佩 兰 15g
砂 仁 10g后下	厚 朴 15g	煅青礞石 20g先煎	生酸枣仁 20g

7剂,每日1剂,水煎服,分2次服用。

2017年10月1日二诊:脑鸣减轻、次数减少,头重昏沉感减轻,日间小憩及小睡次数减少、每日4~5次,疲劳乏力缓解,眠可。胸脘痞闷减轻,无恶心。口稍黏,食欲较前稍改善,二便调。舌暗,苔白微腻,脉弦滑。初诊方基础上减橘红、佩兰,改砂仁为5g后下、煅青礞石为10g先煎,加刺五加30g、陈皮15g。7剂,水煎服。

2017年10月8日三诊:脑鸣明显好转,日间小憩及小睡次数明显减少、每日2~3

次,头重昏沉、疲乏感明显减轻。口不黏,食欲较前改善,偶有胸脘痞闷,二便调。舌暗,苔薄白,脉滑。二诊方基础上减煅青礞石、厚朴、生酸枣仁,加猫爪草15g、炒白扁豆15g、泽兰15g。7剂,水煎服。

2017年10月15日四诊:脑鸣不明显,偶有头重昏沉、疲乏感,偶有日间小憩及小睡、每2~3日1次。食量偏少,无胸脘痞闷。二便调。舌淡红,苔薄白,脉滑。三诊方基础上减浙贝母、竹茹、砂仁,加党参15g、山药15g、焦三仙各10g。7剂,水煎服。

2017年10月22日五诊:脑鸣消失,无明显头重昏沉、疲乏感,日间无须小憩及小睡。食欲可,二便调。舌淡红,苔薄白,脉缓。四诊方基础上减清半夏、猫爪草、泽兰,改炒白术为12g,加生甘草10g。7剂,水煎服。

2017年10月29日六诊:病情平稳,未诉不适,纳眠可,二便调。舌淡红,苔薄白,脉缓。诸症悉除,乃停药。

按:脾居中焦,主运化水谷精微,乃后天之本,为气血生化之源。《诸病源候论》云:"胃为水谷之海,主受盛饮食者也;脾气磨而消之,则能食。"脾运化功能正常,则气血生化有源。脾虚失于健运,则气血化生乏源,不能供养四肢百骸。脾喜燥而恶湿,主运化水湿,在水液代谢过程中发挥着重要作用,为全身水液代谢的枢纽。《素问·经脉别论》云:"饮入于胃,游溢精气,上输于脾。脾气散精,上归于肺,通调水道,下输膀胱。水精四布,五经并行。"脾运化功能正常,则水液各行其道;脾虚失运,则水液运化失常,化生湿浊。《素问·至真要大论》云:"诸湿肿满,皆属于脾。"脾又为生痰之源。《景岳全书》说:"五脏之病,虽俱能生痰,然无不由乎脾肾。盖脾主湿,湿动则为痰,肾主水,水泛亦为痰,故痰之化无不在脾,而痰之本无不在肾。"脾虚失运,水湿不化,聚而成痰成饮。

患者素体脾虚失运,水湿不化,聚而生湿,而成痰湿内盛之体。痰湿阻于脑窍,脑窍不利,故脑鸣;湿性重浊,则声音沉闷;痰湿内蕴,化为浊毒,上蒙清窍,清阳不升,清窍失养,故日间多眠睡、头重昏沉;痰湿阻遏气机,周身气机不利,故疲劳乏力;脾主运化水湿,脾虚湿蕴,津液运行失常,故口黏;脾胃为气机升降之枢纽,脾虚升降失常,中焦气机不利,故胸脘痞闷、恶心;脾虚生湿,湿聚为痰,痰湿困阻脾胃,故纳差。舌暗,苔白腻,脉弦滑,为痰湿内阻之象。治以健脾除湿、化痰消鸣之法,予化浊消鸣汤。

《金匮要略》云:"病痰饮者,当以温药和之。"初诊方中,清半夏、橘红为君,辛温化湿祛痰;竹茹、浙贝母清热化痰;煅青礞石甘咸平,善降逆坠痰,化顽痰之铜结;数药合用,祛痰之功甚。"脾欲缓,急食甘以缓之……甘补之。"茯苓、炒白术甘温健脾,以绝生痰之源;佩兰、砂仁、厚朴化湿消痰和中;石菖蒲辛温芳香,可化湿浊以通脑窍;数药合用,以增强健脾祛湿之力。酸枣仁生用有提神之功,能治疗神昏倦怠之症,对昏昏欲睡者有醒神之效。《本草纲目》指出酸枣仁"生用疗胆热好眠,皆足厥阴、少阳之药也"。

诸药合用,共奏健脾除湿、化痰消鸣之功。

二诊时,脑鸣、头重昏沉感、疲劳乏力、胸脘痞闷减轻,日间眠睡次数减少,口稍黏,食欲较前稍改善,无恶心,诸症缓解,提示健脾除湿、化痰消鸣之法起效,故减橘红、佩兰,减少砂仁、煅青礞石用量,加刺五加补气健脾、陈皮理气化痰以增强健脾化痰之力。

三诊时,脑鸣、头重昏沉感、疲乏感明显减轻,日间小憩及小睡次数明显减少,口不黏,食欲较前改善,故减煅青礞石、厚朴、生酸枣仁;仍有纳差、胸脘痞闷,故加炒白扁豆健脾利湿、泽兰活血利水,共奏祛水湿、畅气机之功;痰久聚成结,故加猫爪草化痰散结。猫爪草甘辛温,功能化痰,又长于散痰聚之结。

四诊时,脑鸣不明显,偶有头重昏沉、疲乏感及日间眠睡,无胸脘痞闷,舌淡红,苔薄白,脉滑,此为痰湿渐消、气机畅通之象,故减浙贝母、竹茹、砂仁;食量偏少,为脾虚所致,故加党参、山药、焦三仙以增益气健脾、化食消积之功。

《医宗必读·痰饮》云:"痰之为病,十常六七,而《内经》叙痰饮四条,皆因湿土为害。故先哲云:'脾为生痰之源'……故治痰先补脾,脾复健运之常,而痰自化矣。"

五诊时,脑鸣消失,无明显头重昏沉、疲乏感,日间无须小憩及小睡,食欲可,眠可,二便调,舌淡红,苔薄白,脉缓,提示健脾除湿、化痰消鸣已收功,故减化痰之清半夏、猫爪草,利水之泽兰,减少炒白术用量以巩固健脾之力,加生甘草益气补中,共培后天之本。

六诊时,诸症悉除,纳眠可,二便调。舌淡红,苔薄白,脉缓。乃停药。

患者素体脾虚,失于健运,水停为湿,湿聚生痰,痰湿结聚,蕴于体内,久则化为浊毒,上蒙清窍则脑鸣、嗜睡、头重昏沉,困阻肌肉则疲乏,停滞中焦则胸闷脘痞、口黏、恶心纳差。然痰湿困脾,亦可加重脾失健运,又进一步生湿生痰,而形成恶性循环之势,故脑鸣之痰湿内阻证,脾虚为本,痰湿为标,治疗当施以健脾除湿、化痰消鸣之法。早期痰湿较盛,当专于健脾益气以助运化痰,醒脾化湿而通利脑窍。中期则应健脾与化湿之法同施,俾脾健则水湿可化,而湿邪无内生之虞;此外,针对湿邪,应选用化湿之品而非燥湿之药,以防过燥伤阴;然痰湿日久必聚而成结,亦需佐以散结之品,以助痰湿之化解。盖脾为生痰之源,故后期治疗当以补气健脾利湿为主,使后天之本得固而生痰之源乃绝。

三、小结

脑鸣病位在脑,病理因素包括虚、瘀、痰,可见肾虚肝郁证、气滞血瘀证、痰湿内阻证。肾精亏虚、脑髓失养,或气滞不通、瘀血内阻,或水湿内停、痰湿互结,致脑窍不利,发为脑鸣。治疗时应先明辨虚实,再辨瘀、痰之不同,随证而治。

肾虚肝郁型脑鸣,症状特点为如蝉鸣声、绵绵不绝、安静尤甚,病理特点是肾虚为本、肝郁为标,故当治以益精消鸣、疏肝解郁之法,可予磁龙消鸣汤,且在治疗过程中,补肾之法当贯穿始终;气滞血瘀型脑鸣,症状特点为声如蚊虫、位置固定、兼有头痛,病理特点是气滞为先、瘀血阻窍,故当治以行气活血、通络消鸣之法,可予通络消鸣汤,然久病入络,可适当应用虫蚁搜剔之品入脑络、通脑窍;痰湿内阻型脑鸣,症状特点为声音沉闷、伴头昏沉感,病理特点是湿聚为痰、痰湿困脾、脾虚与痰湿相兼为病,故当治以健脾除湿、化痰消鸣之法,可予化浊消鸣汤,然痰湿久聚为结,治痰当不忘散结。此外,脾为生痰之源,痰湿内盛之证,欲绝生痰之源,当以健脾之法善后。

脑鸣与耳鸣,病症相类似,病位、病理要素及病机又有不同。在部位上,脑鸣发生于脑,耳鸣发生于耳,二者可独立存在,亦可同时并见,可发生于头部一侧,也可见于头部两侧。在病理要素及证型分布上,脑鸣以虚、瘀、痰为主,虚证及虚实兼夹证多见,多见肾虚肝郁证、气滞血瘀证及痰湿内阻证;耳鸣的病理因素主要包括风、火、痰,以实证为主,多见风热侵袭证、肝火上扰证、痰火郁结证。治疗时,当明辨脑鸣与耳鸣之不同,随证治之。

第三十节　耳　　鸣

一、概述

耳鸣是一种外界无声源而患者自觉耳中鸣响的表现,呈持续性或间歇性发作。可表现为单耳或双耳耳鸣,其音质类似嗡嗡声、蝉鸣声以及其他声响。

中医对耳鸣的记载早见于《黄帝内经》。如《灵枢·邪气脏腑病形》言:"心脉……微涩为血溢,维厥,耳鸣。"《灵枢·口问》言:"故上气不足,脑为之不满,耳为之苦鸣。"此时,耳鸣主要被记载为一种症状而非独立疾病。

西晋皇甫谧《针灸甲乙经》载录"耳鸣,取耳前动脉""耳鸣,百会及额厌、颅息、天窗、大陵、偏历、前谷、后溪皆主之"等治疗方法。

隋唐时期,耳鸣则归于耳病一候。隋代巢元方《诸病源候论·耳病诸候·耳鸣候》载:"肾气通于耳,足少阴肾之经,宗脉之所聚。劳动经血,而血气不足,宗脉虚,风邪乘虚随脉入耳,与气相击,故为耳鸣。"唐代王焘《外台秘要》载有"耳鸣""耳虚鸣"病症。

金元时期,对于耳鸣的症状及治疗有了进一步认识。元代朱震亨《丹溪心法》载:"耳鸣因酒遏,大剂通圣散加枳壳、柴胡、大黄、甘草、南星、桔梗、青皮、荆芥。不愈,用四物汤妙。耳鸣必用龙荟丸,食后服。"耳内哄哄然,亦是阴虚。"

明清时期,对耳鸣症状及辨证治疗的认识更为深入。明代张介宾《景岳全书·杂证谟·耳证》云:"耳鸣当辨虚实。凡暴鸣而声大者多实,渐鸣而声细者多虚;少壮热盛者多实,中衰无火者多虚;饮酒味厚、素多痰火者多实,质清脉细、素多劳倦者多虚。"根据发作的缓急,将耳鸣分为"暴鸣"和"渐鸣"。清代许克昌、毕法《外科证治全书》对耳鸣的症状进行了详细描述:"耳鸣者,耳中有声,或若蝉鸣,或若钟鸣,或若火熇熇然,或若流水声,或若簸米声,或睡着如打战鼓,如风入耳。"

耳鸣的发生,与正气虚弱、肝气不舒、风邪侵袭和痰火上扰等因素均有关,不同脏腑之间也会相互影响、相互作用。

《灵枢·脉度》言:"肾气通于耳,肾和则耳能闻五音矣。"《灵枢·海论》言:"髓海不足,则脑转耳鸣。"《灵枢·决气》言:"脑髓消,胫酸,耳数鸣。"明代张介宾《景岳全书》云:"且耳为肾窍,乃宗脉之所聚。若精气调和,肾气充足,则耳目聪明;若劳伤血气,精脱肾惫,必至聋聩。故人于中年之后,每多耳鸣,如风雨,如蝉鸣,如潮声者,是皆阴衰肾亏而然。"由上可知,肾精亏虚、脑髓失养可致耳鸣发生。

《素问·六元正纪大论》言:"木郁之发……甚则耳鸣眩转。"清代沈金鳌《杂病源流犀烛》言:"有肝胆火盛,耳内蝉鸣。"指出肝郁不畅,肝失疏泄,郁而化火,肝火上扰,内阻耳窍,发为耳鸣。

隋代巢元方《诸病源候论》载:"风邪乘虚随脉入耳,与气相击,故为耳鸣。"指出风邪侵袭耳窍可致耳鸣。

元代朱震亨《金匮钩玄》言:"少阳、厥阴热多,皆属于热,耳鸣者是。"明代王纶《明医杂著》论述:"耳鸣证,或鸣甚如蝉,或左或右,或时闭塞,世人多作肾虚治,不效。殊不知此是痰火上升,郁于耳中而为鸣,郁甚则壅闭矣。"说明痰火郁结于耳窍可致耳鸣发生。

耳鸣一症,病位在耳,与肺、肝、肾密切相关。多由于邪气侵袭或脏腑功能失调,以致耳窍不利,发生耳鸣。其发病多与风、痰、火等病理因素相关,临床常见风热侵袭证、肝火上扰证、痰火郁结证。治疗时应明辨病机不同,随证而治。

二、医案

医案一

毕某,女,58岁。2014年10月14日初诊。

主诉:耳鸣1周。

现病史:1周前,患者着凉后出现发热微恶寒,左耳鸣,如闻吹风声,头痛,自服感冒药后发热恶寒症状缓解,仍有左耳鸣,为求治来诊。

现症见:左耳鸣,如闻吹风声,前额疼痛,颈部僵硬不适,鼻塞、流黄浊涕,自汗出,无咳嗽咳痰,无心慌、胸闷,纳可,眠可,二便调。舌淡红,苔薄黄,脉浮数。

既往史:既往体健,否认高血压、糖尿病、冠心病等慢性病病史。否认手术、外伤、输血史。否认食物、药物过敏史。

家族史:否认家族性遗传病病史。

月经及婚育史:已绝经,适龄婚育,育有 1 女,体健。

中医诊断:耳鸣(风热侵袭证)。

西医诊断:耳鸣。

治疗原则:宣肺解表,清热止鸣。

处方:宣肺止鸣汤。

金银花 20g	黄　芩 10g	桑白皮 15g	桔　梗 15g
防　风 10g	葛　根 20g	白芥子 10g	蔓荆子 15g
白　芷 15g	苍耳子 10g	辛　夷 15g	穿破石 15g^{先煎}
北寒水石 15g^{先煎}			

7 剂,每日 1 剂,水煎服,分 2 次服用。

2014 年 10 月 21 日二诊:左耳鸣较前明显减轻,未闻及吹风声,前额疼痛及颈部僵硬不适感消失,无鼻塞、流涕,自汗出较前缓解,纳眠可,二便调。舌淡红,苔薄白,脉浮。初诊方基础上减蔓荆子、白芷、辛夷、苍耳子、葛根、桑白皮,改金银花为 10g、北寒水石为 10g、穿破石为 10g,加川牛膝 10g。7 剂,水煎服。

服后耳鸣症状消失,无其他不适,遂停药。

按:肺主气,司呼吸,主宣发和肃降,通调水道。肺又主一身之表,在体合皮,其华在毛,开窍于鼻,在液为涕。肺的生理功能正常,则宣发与肃降协调,水道通利。若外邪袭表,风热等邪气循经上攻头目清窍,肺气宣降失职,则见清窍不利之症。

患者受凉后正气不足,极易受到风热等邪气的侵扰。风热之邪循经上扰,清窍不利,故见风热上扰之耳鸣。《温热经纬》云:"肺经之结穴在耳中。"《证治汇补》云:"肺主气,一身之气贯于耳。"肺经受邪,上犯耳窍,故耳窍不利,发为耳鸣;风热袭表,肌表营卫失常,故发热恶寒;风热袭扰,卫气不固,故自汗出;风热之邪循足阳明经上扰,壅滞前额,故前额疼痛;足太阳膀胱经亦主一身之表,若受风热之邪侵扰,则颈部僵硬不适;肺开窍于鼻,肺失宣降,鼻窍不利,故鼻塞;津液失布,壅塞鼻窍,故鼻流黄浊涕;舌淡红,苔薄黄,脉浮数,均为风热上扰之象。当治以宣肺解表、清热止鸣之法,方用宣肺止鸣汤。

初诊方中,金银花、黄芩为君,其中金银花甘寒,归肺、胃、大肠经,气味芳香,善清风温之热;黄芩苦寒,主入肺经,善清泻肺火及上焦实热,清热解毒。桑白皮甘寒,主入肺经,能清泻肺火;桔梗苦辛平,归肺经,辛散苦泄,功善开宣肺气,与黄芩、桑白皮等寒降之品同用,以复肺宣降之权;蔓荆子辛寒以助疏散风热,清利头目;防风、葛根合用,祛风解表,其中葛根又可解肌以解头颈不适;数药合用,共为臣药。白芥子辛温,归肺经,味辛而横行甚捷,可除皮里膜外之痰而有通窍之功,《本草求真》载其"辛能入肺,温能散表。痰在胁下皮里膜外,得此辛温以为搜剔,则内外宣通而无阻隔窠囊留滞之患矣";白芷、苍耳子、辛夷疏风化浊以通鼻窍,此三药味辛散,其性上达,善通鼻窍,为治鼻渊头痛、鼻塞流涕之要药。穿破石、北寒水石清热通络利窍。其中,穿破石味淡、微苦,性凉,有清热解毒通络之功;北寒水石味辛、咸,性寒,有清热降火利窍之功。诸药合用,共奏宣肺解表、清热止鸣之功。

二诊时,耳鸣症状明显减轻,自汗出较前缓解,提示风热及肺热之邪渐去,故减桑白皮,减少金银花、北寒水石、穿破石用量,加川牛膝以引热下行,增强清肺之力;前额疼痛及颈部僵硬不适感消失,故减蔓荆子、葛根;无鼻塞、流涕,故减白芷、辛夷、苍耳子。

本案之耳鸣,为风热上扰所致。风邪上受,首先犯肺,肺之结穴在耳中,肺经受邪,耳窍不利,而为耳鸣之症。故治疗时多选用宣肺清热之品,俾邪去窍安则耳鸣可止。

医案二

刘某,男,34岁。2022年7月19日初诊。

主诉:耳鸣伴眠差2周。

现病史:患者平素急躁易怒,2周前与妻子生气吵架后突然出现耳鸣,声音高亢尖锐,呈阵发性,情绪波动时加重,伴入睡困难、眠浅易醒,现为求治来诊。

现症见:阵发性耳鸣,发作时声音尖锐,嘈杂环境中仍可听到,常因此而心烦,自觉胸闷胁胀。入睡困难,需2小时方可入睡,眠浅易醒,梦多。眼目干涩,口干口苦,纳不佳,大便干、3日1次,小便黄。舌红苔黄,脉弦数。

既往史:既往体健。否认手术、外伤、输血史。否认食物、药物过敏史。

家族史:父母均体健,否认家族性遗传病病史。

婚育史:适龄结婚,未育。

中医诊断:耳鸣(肝火上扰证)。

西医诊断:耳鸣。

治疗原则:清肝泻火,镇静止鸣。

处方:泻肝止鸣汤。

| 柴 胡 15g | 白 芍 15g | 栀 子 10g | 龙 胆 10g |
| 夏枯草 10g | 知 母 15g | 生石膏 20g先煎 | 车前子 15g |

磁　石 20g^{先煎}　　朱　砂 0.5g^{冲服}　　炒酸枣仁 20g　　　合欢皮 15g

当　归 10g　　　鸡内金 15g

7 剂,每日 1 剂,水煎服,分 2 次服用。

2022 年 7 月 26 日二诊:耳鸣明显减轻,耳鸣声响较前降低,胸闷胁胀、眼目干涩、口干口苦明显减轻,偶有心烦。入睡困难明显缓解,1 小时内可入睡,有梦。纳可,大便不干、1 日 1 次,小便不黄。舌淡红,苔薄黄,脉弦略数。初诊方基础上减柴胡、白芍、龙胆、车前子、生石膏,改朱砂为 0.3g,磁石为 15g,加贯叶金丝桃 15g、山茱萸 15g、珍珠母 15g、菊花 10g。7 剂,水煎服。

2022 年 8 月 2 日三诊:耳鸣不明显,心烦、胸闷胁胀、眼目干涩、口干口苦消失。眠可,半小时内可入睡,偶有梦。纳可,二便可。舌淡红,苔薄白,脉弦。二诊方基础上减夏枯草、朱砂、炒酸枣仁、合欢皮,改贯叶金丝桃为 8g、珍珠母为 10g,加玄参 10g、生地黄 15g。7 剂,水煎服。

按:肝属木,主疏泄,喜条达而恶抑郁,能调畅全身气机及情志,推动全身血液、津液的运行输布。肝藏血舍魂,为将军之官,谋虑出焉。肝气足则勇而能断,肝气过盛则善怒急躁。若肝疏泄功能失职,气郁而实,"气有余便是火",木火不得宣泄,则见肝火炽盛之证。

患者平素急躁易怒,加之情志事件刺激,肝失疏泄,气郁化火,致肝经热盛,肝火上扰清窍,出现肝火上扰之耳鸣等症。《灵枢·经脉》云:"胆足少阳之脉……上抵头角,下耳后……其支者,从耳后入耳中,出走耳前。"肝胆互为表里,肝火循胆经燔灼耳窍,故见耳鸣、声音尖锐。《灵枢·本神》云:"肝气虚则恐,实则怒。"肝郁化火,故急躁易怒;肝火炽盛,热扰心神,故入睡困难;肝藏血舍魂,肝火盛则肝魂不安,故眠浅易醒、梦多;肝开窍于目,肝火循经上炎,故眼目干涩;肝经循行于两胁,肝火炽盛,故胁胀;火热炽盛,煎熬津液,故口干、大便干、小便黄;胆附于肝,肝火盛则胆火亦盛,故口苦;肝属木,脾属土,肝木侮脾土,脾失健运,则纳差;舌红苔黄,脉弦数,均为肝火炽盛之象。当治以清肝泻火、镇静止鸣之法,方用泻肝止鸣汤。

《黄帝内经》云:"肝欲散,急食辛以散之,用辛补之,酸泻之。"初诊方中,柴胡辛散为君,归肝经,疏肝解郁,以使肝气条达。《黄帝内经》云:"肝苦急,急食甘以缓之。"白芍、当归合用,味甘能缓,归肝经。其中,白芍味苦酸,性微寒,养血柔肝;当归味甘辛,性温,养血和血。柴胡、白芍、当归相伍,疏肝药与养血药同用,补泻同施,畅肝用、养肝体。夏枯草、龙胆合用,清泻肝经实火。其中,夏枯草苦寒主入肝经,善泻肝火以明目;龙胆"大苦大寒,亦与连、芩同功……余则清泄肝胆有余之火"(《本草正义》)。栀子入心经,苦寒清热以泻肝之子,寓"实者泻其子"之义。夏枯草、龙胆、栀子合用,共泻心肝之火。

磁石入肝、心、肾经,可镇肝而补肾水;朱砂清心安神,镇神明之躁;生石膏辛寒清热,使神不受热扰;鸡内金健脾化石护胃。车前子渗湿泻热;知母甘寒,寒以清热,甘寒能养阴,滋阴除烦之功佳。炒酸枣仁、合欢皮能和合阴阳,使阳入于阴,调节睡眠,其中炒酸枣仁味酸补血安神,合欢皮解郁安神。诸药合用,共奏清肝泻火、镇静止鸣之功。

二诊时,耳鸣明显减轻,胸闷胁胀、眼目干涩、口干口苦明显减轻,偶有心烦,入睡困难明显缓解,有梦,纳可,大便不干,小便不黄,舌淡红,苔薄黄,脉弦略数,提示肝火得减,故减白芍、龙胆、车前子、生石膏,减少朱砂、磁石的用量;恐柴胡久用伤阴,故易柴胡为贯叶金丝桃。仍有眼目干涩,故加菊花、珍珠母。其中,菊花辛散苦泄,微寒清热,入肝经,既能疏散肝经风热,又能清泄肝热以明目,善治肝火上攻所致目赤肿痛之症;珍珠母味咸,性寒,归肝经,既能清肝明目,又能镇心安神以治失眠。肝火易伤阴,而水能涵木,故加山茱萸以补益肝肾之阴、滋水涵木。

三诊时,耳鸣不明显,心烦、胸闷胁胀、眼目干涩、口干口苦消失,眠可,偶有梦,纳可,二便可,舌淡红,苔薄白,脉弦,提示肝火渐去、疾病向愈,故减夏枯草,减少贯叶金丝桃用量;眠可,故减朱砂、炒酸枣仁、合欢皮,减少珍珠母用量;肝火日久伤阴,故加玄参、生地黄滋阴清热,以固护阴液。

患者素体情志不畅,肝气郁滞,日久化火,肝火上扰,清窍不利,故见肝经热盛诸症。治疗时须分期诊治,初期肝火炽盛,当以清肝泻火为先,火清则窍安;中期清肝泻火的同时注意补肾水,滋水涵木;后期重在补肾水,以防日久肝火伤阴。

医案三

王某,男,49岁。2016年3月9日初诊。

主诉:耳鸣伴头晕6个月,加重1周

现病史:6个月前,患者无明显诱因出现耳鸣,发作时伴有头晕,未予重视;此后间断发作,2周发作1次。1周前,发作次数频繁,1周发作2次,为求治疗来诊。

现症见:耳鸣,似火车轰隆声,有闷胀感,发作时伴有头晕、视物旋转、胸闷,难以忍受,影响正常生活及工作。平素头昏沉,眠可,食后腹胀,大便黏腻、1日1次,小便偏黄。舌红,苔黄腻,脉滑数。

既往史:高血压10年,酒精性脂肪肝5年。否认手术、外伤、输血史。否认食物、药物过敏史。

个人史:平素饮酒较多,每日100ml左右;嗜食肥甘厚味。

家族史:否认家族性遗传病病史。

婚育史:适龄婚育,育有1子1女,体健。

中医诊断:耳鸣(痰火郁结证)。

西医诊断：耳鸣。

治疗原则：清痰降火，通窍止鸣。

处方：化痰止鸣汤。

天竺黄 20g	猫爪草 20g	重　楼 10g	清半夏 10g
瓜　蒌 20g	胆南星 15g	煅青礞石 30g[先煎]	枳　实 10g
厚　朴 10g	滑　石 20g[先煎]	茯　苓 20g	焦三仙[各] 15g

7剂，每日1剂，水煎服，分2次服用。

2016年3月16日二诊：耳鸣、耳闷胀感明显减轻，未见头晕、胸闷发作，头昏沉感明显减轻，眠可，食后腹胀、大便黏腻减轻，小便不黄。舌红，苔薄腻，脉滑。初诊方基础上减煅青礞石、枳实，改滑石为10g，加陈皮15g、竹茹15g、穿破石15g。7剂，水煎服。

2016年3月23日三诊：偶有耳鸣发作，稍有耳闷胀感，偶有昏沉感及食后腹胀，大便稍黏，小便可。舌淡红，苔薄白，脉缓滑。二诊方基础上减厚朴、清半夏，加炒白术15g、炒白扁豆15g。14剂，水煎服。

2016年4月7日四诊：未见耳鸣发作，无耳闷胀感及昏沉感，眠可，无食后腹胀，大便不黏，小便可。舌淡红，苔薄白，脉缓。三诊方基础上减重楼、穿破石、滑石、猫爪草，改天竺黄为15g、瓜蒌为10g，加山药15g、泽泻10g。14剂，水煎服。

按：气行则水行，气滞则水停。人体水液的正常代谢需要气的推动以及脏腑功能协调配合。若七情内伤或饮食内伤，气机紊乱，脏腑功能失调，水液运行输布失常，则水湿内生，聚湿生痰，日久化火，火热邪气与痰浊胶结。

患者有长期饮酒史，湿热内生，湿聚为痰，加之嗜食肥甘厚味，酿生痰浊，日久化火，阻于清窍，清窍不利，发为痰火郁结之证。痰火壅塞耳窍，耳窍不利，则为耳鸣，呈轰隆声；痰火壅塞，耳窍气机不利，故见耳闷胀感；脑窍不利，故头昏；胸中气机不利，故胸闷；中焦痰火阻遏，气机不利，运化失司，则食后腹胀；痰热扰动，上蒙清窍，故发作时头晕目眩；痰浊湿热蕴结于大肠，则大便黏腻；痰热耗伤阴津，故小便偏黄。舌红，苔黄腻，脉滑数，皆为痰火郁结之象。当治以清痰降火、通窍止鸣之法，方用化痰止鸣汤。

初诊方中，天竺黄、猫爪草、胆南星、瓜蒌清化热痰，共用为君。其中，天竺黄甘寒，入心、肝经，清热化痰，清心镇惊，《本草正》载其"善开风痰，降热痰。治中风失音，痰滞胸膈，烦闷癫痫。清心火，镇心气，醒脾疏肝。明眼目，安惊悸"；猫爪草辛甘温，入肝经，既可清热化痰，又可散痰聚之结；胆南星苦、微辛，凉，归肺、肝、脾经，清热化痰息风，《本草正》载"七制、九制者方佳。较之南星，味苦性凉，故善解风痰热滞"；瓜蒌味甘、微苦，性寒，能利气开郁，导痰浊下行，有清热涤痰、宽胸散结之功。煅青礞石甘咸平，最善降逆坠痰，化顽痰之锢结；焦三仙健脾消积，并防煅青礞石伤脾胃。重楼苦微寒，归肝经,苦以降泄,寒能清热,清热解毒之力强,合化痰药以治痰火。清半夏辛温,长于燥湿化痰;枳实味苦辛酸,性微寒,有破气消积、化痰除痞之功(《本草纲目》云:"枳实、枳壳……大抵其功皆能利气,气下则痰喘止,气行则痞胀消,气通则痛刺止,气利则后重除");厚朴味苦辛,性温,燥湿消痰,又有下气除满之功;三药与诸化痰药同用,则消痰行气之力增。茯苓健脾燥湿,滑石清热利湿,俾湿去则痰无所化。

二诊时,耳鸣、耳闷胀感、头昏沉感明显减轻,未见头晕、胸闷发作,大便黏腻减轻,小便不黄,苔腻转薄,脉数象减轻,为痰火渐减之象,故减煅青礞石;食后腹胀减轻,故减枳实。仍有耳鸣、耳闷胀感,为痰火阻窍之象,故加竹茹、穿破石以增清热化痰通络之力。其中,竹茹味甘性微寒质润,功专清化热痰。《药品化义》云:"竹茹……轻可去实……凉可去热……苦能降下,专清热痰,为宁神开郁佳品。主治胃热噎膈,胃虚干呕,热呃咳逆,痰热恶心,酒伤呕吐,痰涎酸水,惊悸怔忡,心烦躁乱,睡卧不宁。此皆胆胃热痰之证,悉能奏效。"穿破石味淡、微苦,性凉,有清热解毒通络之功。脾为生痰之源,故加辛温之陈皮,理气健脾、燥湿化痰。

三诊时,偶有耳鸣发作,稍有耳闷胀感,偶有昏沉感及食后腹胀,大便稍黏,小便可,舌淡红,苔薄白,脉缓滑,提示痰火进一步消减,故减厚朴、清半夏;偶有食后腹胀,为脾虚之象,故加炒白术、炒白扁豆健脾,以杜生痰之源。

四诊时,未见耳鸣发作,无耳闷胀、昏沉感及食后腹胀,眠可,二便可,舌淡红,苔薄白,脉缓,为痰火渐消之象,故减重楼、穿破石、滑石、猫爪草,减少天竺黄、瓜蒌用量,加山药、泽泻健脾利湿,合炒白术、炒白扁豆增强健脾之力。

患者平素饮酒较多,嗜食肥甘厚味,为湿热痰浊壅盛之体,日久郁而化火,痰火郁结耳窍,发为耳鸣。治疗时当以清痰降火、通窍止鸣为主。初期当以化痰散结、清火通窍为先,可配金石重镇坠痰之品以取速效;待痰火之势渐减,当取化痰散结、兼以健脾之法;后期痰火渐消,当以健脾为重,俾脾健则无生痰之源。

三、小结

邪气侵袭或脏腑功能失调,致耳窍不利,发生耳鸣。风、痰、火是其主要病理因素,临床常见风热侵袭证、肝火上扰证、痰火郁结证。证型不同,耳鸣特点不同,兼证亦不同:风热侵袭型耳鸣常突然发作,响声如风,伴有风热之鼻塞流涕等表证;肝火上扰型耳鸣亦突然发生,多由郁怒引起,声响如雷如潮,兼胁痛目赤、口苦咽干、急躁易怒等肝火上炎之象;痰火郁结型耳鸣,声宏而粗,耳中闷胀,兼头重昏沉、胸脘痞闷之症。临证时当详参耳鸣之特点,明辨兼证,随证而治。

第三十一节　不宁腿综合征

一、概述

不宁腿综合征是一种以强烈渴求肢体活动为特征的神经系统综合征,通常伴有感觉异常(如胀痛、麻痹、酸痛、灼热、紧张、瘙痒、蚁行感等);主要表现为夜间或休息状态下双下肢尤其小腿不可名状的痛苦,活动或敲打后症状可减轻。患者自觉不适感常见于单侧或双侧下肢外侧,或局限于股骨外侧,或累及整个下肢外侧,亦可见于上臂、肩部、足底,因此本病又称不宁肢综合征。因本病呈典型的昼夜节律,白天很少出现,主要在夜间入睡时出现或加重,虽活动腿部后症状可暂时缓解,但安静后不适感又会重新出现,因此多数患者均伴有睡眠障碍。

中医学中并无"不宁腿综合征"这一病名,但与本病相关症状之记载早见于《黄帝内经》。如《灵枢·百病始生》("厥气生足悗,悗生胫寒,胫寒则血脉凝涩")所述"足悗"即指足部酸痛、肢冷麻木和行动不便等不可名状的感觉,而随病情进一步发展至小腿部,则可表现为小腿酸痒麻木不适、活动不利。《灵枢·海论》所载"髓海不足,则脑转耳鸣,胫酸眩冒,目无所见,懈怠安卧",意为骨髓不充盈而致小腿酸软无力。《素问·刺热》所载"肾热病者,先腰痛骺酸,苦渴数饮,身热。热争则项痛而强,骺寒且酸,足下热,不欲言",描述了小腿发凉而酸胀,且足底发热的症状。

汉代张仲景《金匮要略·血痹虚劳病脉证并治》("血痹阴阳俱微,寸口关上微,尺中小紧,外证身体不仁,如风痹状")所述"血痹"则以麻木、身体不仁为主要表现。明代沈之问《解围元薮》所述"血痹风……卧寐不时摇动"亦与本病类似。明代薛己《内科摘要》所载"夜间少寐,足内酸热。若再良久不寐,腿内亦然,且兼腿内筋似有抽缩意,致两腿左右频移,展转不安,必至倦极方寐",描述了小腿酸热、似有抽缩意等不适感,两腿左右频移,辗转反侧而不寐之状;与本病"于夜间睡眠时或处于安静状态下,双下肢出现极度不适感,如爬行、麻刺、烧灼、抓痒等,迫使不停地活动下肢或下地行走,而当再次处于休息状态时症状又重复出现"之典型症状有着极为相似之处。

本病的发生有外感、内伤之别。因外感者,多由风邪挟寒、湿从皮肤侵袭机体,行于筋脉肌肉,与体表卫气相搏,卫气凝滞不畅,致使营卫失和而发。因内伤者,多与机体心、肝、脾、肾四脏功能失调相关。其中,心肝血虚则不能荣养肌肤,筋脉失养而多有麻木不适,同时日久血虚亦可生风,易致肢体颤动;肝肾亏虚则精血无从化生,筋骨肌肤失其所养,多生麻胀不适,然阴虚甚者又易生热动风,亦可见肢体自觉不适、频动不止;脾失健运,湿邪内生,困阻清阳,无以发腠理、实四肢、柔筋脉,乃使"肌肉濡渍,痹而不仁"。湿邪在里,阻遏阳气,而使之温化不及或气机不畅,则致津液气血凝滞,痰瘀阻络,进一步可阻遏精血之输布,乃有肢体酸麻疼痛而痛有定处。另外,痰瘀日久又可郁火化热,以致热极生风,导致筋脉受损,而有灼热疼痛感且肢体无处安放。

虽然外感、内伤皆可导致本病的发生,但由于环境因素的改变,由外感风寒湿邪而引起者较为少见,临证中多见痰瘀阻络、心肝血虚、肾虚肝郁之证。病初以实为主(气滞、湿阻、痰瘀、郁热),病久耗气伤血、损阴及阳而以虚为主(气虚、血虚、阴虚、阳虚),常见虚证或虚实夹杂之证。

二、医案

医案一

马某,男,56岁。2017年12月6日初诊。

主诉:双下肢麻木酸胀感1年,疼痛1个月。

现病史:1年前,患者无明显原因出现入睡前双小腿酸楚麻木感。2~3个月后,自觉双小腿麻木不适感逐步加重,且出现酸胀感,自觉不知该将双腿放在何处,有莫名难受、不舒服感,夜晚在床上5分钟左右就必须换姿势或下地活动,之后再上床休息,如此每晚反复多次。曾去当地医院检查,被诊断为不宁腿综合征,未予诊治。近1个月,又出现双下肢疼痛,双小腿刺痛感,痛处不移,再次就诊于当地医院,给予服用止痛、助眠、调整情绪等药物,但收效甚微。

现症见:入睡时需反复拍打、活动双下肢,不适症状才可有所缓解;时有心慌,胸中烦闷,腹胀,纳食一般,入睡难,多梦,二便正常。舌暗,舌体两侧有瘀斑,苔黄厚腻,脉沉缓。

既往史:高脂血症5年,否认其他慢性病病史。否认食物、药物过敏史。

个人史:抽烟、饮酒20余年。

家族史:否认家族性遗传病病史。

婚育史:适龄婚育,育有1子,体健。

中医证型:痰瘀阻络证。

西医诊断:不宁腿综合征。

治疗原则:逐瘀化痰,通络舒筋。

处方:通络宁腿汤。

天竺黄 20g	瓜 蒌 15g	浙贝母 30g	茯 苓 15g

| 煅青礞石 20g^{先煎} | 滑　石 15g | 川　芎 15g | 红　花 10g |

煅青礞石 20g（先煎）　　滑　石 15g　　川　芎 15g　　红　花 10g

全　蝎 5g　　　　　　　土鳖虫 8g　　　伸筋草 15g　　桑　枝 15g

威灵仙 10g　　　　　　路路通 15g

7剂，每日1剂，水煎服，分2次服用。

2017年12月13日二诊：自觉双下肢酸楚麻木及小腿刺痛基本同前，晚间自觉双腿无处安放，仍需反复拍打或起卧数次方觉下肢不适能够减轻，时有心慌，胸中烦闷稍有好转，仍感腹胀，纳食一般，睡眠情况同前（入睡难，多梦），二便正常。舌暗，舌体两侧有瘀斑，苔黄厚腻，脉沉缓。初诊方加茵陈15g、鸡内金15g、蒲公英15g、鸡血藤20g。7剂，水煎服。

2017年12月20日三诊：双下肢酸楚麻木、疼痛不适感较前减轻，晚间自觉双腿无处安放改善，重复拍打双下肢以及睡前躁扰、反复起卧等情况均较前好转，心慌、胸中烦闷减轻，腹胀改善，纳食尚可，睡眠情况改善（入睡困难好转，夜梦减少），二便调。舌暗红，舌体两侧瘀斑减少，苔薄黄，脉滑。二诊方减滑石，改煅青礞石为10g、天竺黄为15g，加猫爪草20g、陈皮15g、白扁豆15g。7剂，水煎服。

2017年12月27日四诊：双下肢酸楚麻木进一步改善，双小腿刺痛感消失，自觉晚间双腿无处安放明显改善，睡前偶尔仍需拍打双下肢，躁扰、反复起卧等情况消失。心慌、胸中烦闷，稍有腹胀，纳食一般，每晚半小时内可以入睡，偶有夜梦，大便稍黏，小便可。舌暗红，舌体两侧有散在点状瘀斑，苔薄黄，脉滑。三诊方减煅青礞石、瓜蒌、蒲公英、茵陈、土鳖虫，加竹茹10g、党参15g、炒白术20g。7剂，水煎服。

2018年1月4日五诊：双下肢稍感麻木，已不影响睡眠，晚间双腿无处安放、睡前拍打双下肢、躁扰、反复起卧等情况均消失。夜眠可，二便调。舌淡红，苔薄白，脉缓。四诊方减路路通、全蝎、威灵仙、猫爪草、川芎，加山药15g、当归15g。7剂，水煎服。

2018年1月11日六诊：双下肢麻木消失，未诉其他不适。纳眠可，二便调。舌淡红，苔薄白，脉缓。给予健脾宁腿汤。

处方：健脾宁腿汤。

党　参 15g　　　当　归 15g　　　地　龙 15g　　　山　药 15g

炒白术 15g　　　茯　苓 15g　　　刺五加 20g　　　陈　皮 10g

7剂，水煎服。

2018年1月18日七诊：诸症尽消，一切如常。纳眠可，二便调。舌淡红，苔薄白，脉缓。乃停药。

按：有关痰瘀的早期论述可追溯到《灵枢·百病始生》所载"凝血蕴里而不散，津液涩渗，著而不去，而积皆成矣"；所论之凝血、津液涩渗，即瘀血痰浊互结。隋代巢元方《诸病源候论·痰饮病诸候》所载"诸痰者,此由血脉壅塞,饮水积聚而不消散,故成痰也""痰饮者,由气脉闭塞,津液不通,水饮气停在胸腑,结而成痰",提示痰本身就有瘀血成分,本质就是痰瘀。宋代《圣济总录·痰饮门》所载"三焦气涩,脉道闭塞,则水饮停滞,不得宣行,聚成痰饮,为病多端",提示痰病为患与气血运行不畅有关。元代朱震亨在《丹溪心法》一书中将痰与瘀血相联系,提出"痰挟瘀血"观点,并极力倡导痰瘀同病需痰瘀同治方可取效。清代王士雄对痰瘀亦有较深认识:"痰饮者,本水谷之悍气……初则气滞以停饮,继则饮蟠而气阻,气既阻痹,血亦怨其行度,积以为瘀。"清代唐宗海在《血证论》一书中对痰瘀学说另有颇多发挥,指出"血积既久,亦能化为痰水""瘀血流注,亦发肿胀者,乃血变成水之证",进一步明确了瘀血、痰水相互胶结而为害之病理机制。由此可见,气血津液运行不畅,久之而停滞不运,水聚为湿,湿聚生痰,痰湿结聚,凝而化瘀,乃为痰瘀之证形成的根本原因。

本案患者已年过半百,又素有烟酒嗜好,日久酿湿生痰,影响水津代谢,以致血行不畅,或入络瘀阻,痰与瘀相搏结,滞留于肌肤则麻木;湿浊不化,重着趋下,客于肌肉则酸楚不适;瘀血阻于经络,则有刺痛,且痛有定处,夜间痛甚。此正如《丹溪心法》所载"手足木者,有湿痰、死血",也同《医林绳墨》所言"不疼不痒而麻木者,此属气虚湿痰死血之为病也……遍体麻木者,多因湿痰为病"。《医学入门》谓:"木则非惟不知痛痒,气亦不觉流行,常木为瘀血碍气,间木为湿痰。总皆经络凝滞,血脉不贯。"湿阻中焦,脾胃被困,故腹胀、纳差;痰湿痹阻心脉,则心悸、胸中烦闷、眠差,亦如清代王清任《医林改错》所述"夜不安者,将卧则起,坐未稳又欲睡,一夜无宁刻,重者满床乱滚,此血府血瘀"。舌暗,舌体两侧有瘀斑,苔黄厚腻,脉沉缓,皆为痰瘀阻络之象。治疗当以逐瘀化痰、通络舒筋为大法,予以通络宁腿汤。

初诊方中,甘寒之天竺黄、苦寒之瓜蒌、浙贝母,甘咸之煅青礞石,共奏清化热痰之功。《神农本草经疏》曰:"天竺黄……除热养心,豁痰利窍,心家热清而惊自平,主君安而五脏咸得滋养。"《景岳全书》曰:"天竺黄……善开风痰,降热痰。"《本草述》曰:"栝楼实阴厚而脂润,故于热燥之痰为对待的剂。"《本草正义》曰:"浙产者形大味苦,谓之象贝,又称浙贝……象贝母苦寒泄降而能散结。"《神农本草经疏》曰:"礞石禀石中刚猛之性,体重而降,能消一切积聚痰结……消积滞,坠痰涎。"煅青礞石配红花活血化瘀,另伍"血中之气药"川芎,既可活血,又能行血,使气助血行而血气不滞。茯苓健脾祛湿,而绝生痰之源;滑石清利湿热、通利水道,使湿热之邪从膀胱水道荡泄而去。破血逐瘀、通络止痛之虫类药全蝎、土鳖虫,可涤荡体内一切瘀滞。威灵仙、伸筋草、路路通、桑枝祛风通经活络而利关节。《证类本草》载:"威灵仙……主诸风,宣通五脏,去腹内冷滞,心膈痰水久积,癥瘕痃癖气块,膀胱宿脓恶水,腰膝冷疼,及疗折伤。"伸筋草(石松)"主人久患风痹,脚膝疼冷,皮肤不仁,气力衰弱"(《证类本草》引《本草拾遗》)。《本草纲目拾遗》云:"路路通……辟瘴却瘟,明目除湿,舒经络拘挛,周身痹痛,手脚及腰痛,焚之嗅其烟气皆愈。"桑枝"利关节,养津液,行水祛风"(《本草备要》)。诸药合用,标本兼治,化痰浊、散瘀血、泄邪热、通脉络而诸病除,共奏逐瘀化痰、通络舒筋之功。

二诊时,双下肢酸楚麻木及小腿刺痛基本同前,晚间自觉双腿无处安放,仍需反复拍打或起卧数次方觉下肢不适能够减轻,时有心慌,腹胀,夜寐不佳,仅胸中烦闷稍有好转。舌暗,舌体两侧有瘀斑,苔黄厚腻,脉沉缓。整体上病情同前,仅部分症状略有缓解,故加茵陈、蒲公英,以加强清湿热、散瘀结之力。又,大部分不适之状均归因于夜间双腿麻木,盖因血虚无以养心,心脉痹阻,推陈乏力,瘀血不去而新血难生,故作夜间麻木,乃加鸡血藤配合伸筋草以助养血通络之功,加鸡内金以增健脾运化水湿、消食促进吸收之效。

三诊时,双下肢酸楚麻木、小腿刺痛,双下肢无处安放、需反复拍打,以及心慌、腹胀、夜寐不佳等痰湿、痰热之象均较前好转,舌暗红,舌体两侧瘀斑减少,苔薄黄,脉滑。故减利湿之滑石,并减少清化痰热之煅青礞石、天竺黄用量,加猫爪草以固清热解毒、化痰散结之力,另予陈皮、白扁豆健脾胃以绝生痰之源。

四诊时,双下肢酸楚麻木进一步改善,双小腿刺痛感消失,夜间躁扰、反复起卧及拍打双下肢之状明显好转。舌暗红,舌体两侧有散在点状瘀斑,苔薄黄,脉滑。痰热、湿浊、血瘀之象均减轻,故减煅青礞石、瓜蒌、蒲公英、茵陈、土鳖虫,加竹茹续以清化残存之痰热;病久虽实邪渐去,然脾胃后天之本亦损,故予党参、炒白术,一方面健脾益气,另一方面助运化湿,以固脾而消生痰之源。

五诊时,双下肢不适感进一步好转,纳眠尚可,二便调。舌淡红,苔薄白,脉缓。遂减路路通、全蝎、威灵仙、猫爪草、川芎,加山药、当归增强健脾养血活血之效。

六诊时,不适症状消失,纳眠可,二便调。舌淡红,苔薄白,脉缓。实邪已消,为求巩固疗效,给予健脾宁腿汤。六诊方中,益气健脾之党参、炒白术、茯苓、山药,合甘补辛散温通、又微苦而泄之刺五加,功专补益脾气;另配伍化痰祛瘀之陈皮、当归、地龙。

本案病机特点为湿聚生痰,痰湿闭阻,郁久滞于经络而成血瘀,痰与瘀又相互胶结,以致络脉不通,筋脉失养。同时,此痰瘀之病理因素又常胶着往复,加之痰湿、血瘀,以及痰瘀互结,均可郁久而化热,乃进一步加重病情。可见,湿停、血滞、痰阻、热扰为本证发生的主要病理变化。因此,治疗用药过程中,早期急则治其标,宜施以涤痰、化湿、通络、散结、清热之法,而不宜应用燥湿、凉血、滋腻之品;待痰消、络通、血行,则应注意补益脾气、运化水湿,切不可行气,而应补气。另,患者双腿动静不适及无处安放之表现常出现在夜间,以戌时(19~21时)、亥时(21~23时)较多见,而戌时、亥时正为心包经与三焦经当令之时,此乃心包之络被瘀血闭阻、三焦之道为痰湿壅滞所致,故辨治之时应灵活运用化瘀通络、利湿散结之大法。

医案二

施某,女,35岁。2018年3月3日初诊。

主诉:双下肢麻木不适2年,加重半年。

现病史:2年前,患者因工作及家庭事务繁忙,逐渐出现双下肢麻木,起初程度较轻,白天无明显不适,偶尔于入睡前发作,随着时间变化进展,自觉双下肢麻木难耐,难以名状。近半年来,上述症状呈逐渐加重趋势,表现为日间亦时有发作,晚上入睡前辗转反侧,需起卧数十次而极度困倦时方能入睡。曾至当地综合医院就诊,诊断为"不宁腿综合征",服用西药近半年(具体用药不详),但自觉症状改善不明显,遂来求治。

现症见:双下肢麻木不适严重,夜间尤甚,行走时步态、肌力均正常,面色无光泽,心情烦躁,伴有心悸,头晕昏沉,目涩、视物不清,入睡可,时有噩梦,易醒,纳差,二便尚可。舌淡,苔薄白,脉细弱无力。

既往史:8年前因生产时出现大出血,曾予输血治疗,产后复因调理失宜,遂出现贫血,血红蛋白长期处于70~80g/L。否认其他病史。否认食物、药物过敏史。

个人史:平素纳食一般,食欲不佳。

家族史:否认家族性遗传病病史。

月经及婚育史:适龄婚育,育有1女,体健。平素月经量少、色淡,周期尚正常。

中医证型:心肝血虚证。

西医诊断:不宁腿综合征。

治疗原则:养血补肝,柔筋安神。

处方:养血宁腿汤。

熟地黄 20g	当 归 15g	白 芍 15g	鸡血藤 15g
桑 枝 15g	黄 芪 20g	党 参 15g	阿胶珠 10g^{烊化}
炙甘草 10g	炒酸枣仁 20g	柏子仁 15g	远 志 10g
龙 齿 15g^{先煎}	琥珀粉 3g^{冲服}		

7剂,每日1剂,水煎服,分2次服用。

2018年3月10日二诊:双下肢麻木不适较前有所减轻,仍感双腿发沉无力,日间症状已不明显,晚上入睡前仍需拍打双腿,心情烦躁较前改善,起卧次数较前减少,面色无光泽,时有心悸,头晕昏沉减轻,目涩、视物模糊好转,噩梦及睡后易醒减少,纳食较前改善,二便可。舌淡红,苔薄白,脉细。初诊方减阿胶珠,改黄芪为40g、炒酸枣仁为30g,加丝瓜络 15g、牛膝 20g。14 剂,水煎服。

2018 年 3 月 24 日三诊:双下肢麻木及发沉感进一步好转,日间双腿不适消失,晚间入睡前反复起卧次数亦较前减少,面色如常,心情较前平稳,无明显心悸,头晕昏沉进一步减轻,无明显目涩、视物模糊,夜眠质量较前明显改善,无噩梦,夜间偶尔醒,自觉服药后胃脘部时有饱腹胀满感,大便稍干,小便可。舌淡红,苔薄白,脉滑。二诊方减柏子仁、远志、龙齿、琥珀粉、鸡血藤,改炒酸枣仁为 15g、黄芪为 15g,加砂仁 8g。14 剂,水煎服。

2018 年 4 月 7 日四诊:情绪佳,双下肢麻木不适及发沉感消失,面唇红润,无心悸、头晕,无目涩及视物模糊,夜间可安稳入睡,无梦,纳食可,二便正常。舌淡红,苔薄白,脉缓。患者病情已改善,故停药。

按:《素问·痿论》曰:"心主身之血脉。"《素问·平人气象论》云:"心藏血脉之气也。"《素问·五脏生成》云:"诸血者皆属于心。"心主血脉,心气充足,则推动血液行于全身,营养四肢,使其功能正常。又《素问·灵兰秘典论》云:"心者,君主之官也,神明出焉。"《灵枢·邪客》云:"心者,五脏六腑之大主也,精神之所舍也。"心藏神,心之阴血充足,心神充养,则夜寐乃安。《素问·五脏生成》云:"人卧血归于肝。"唐代王冰注:"肝藏血,心行之,人动则血运于诸经,人静则血归于肝脏。何者?肝主血海故也。"《素问·六节藏象论》云:"肝者,罢极之本,魂之居也,其华在爪,其充在筋。"肝血充足,筋得濡养,则肢体运动灵活有力。

本案患者因生产时出现大出血,复因产后调理失宜,以致气血亏虚,心血不足,肝血不养。《素问·五脏生成》云:"人卧血归于肝……足受血而能步……"肝藏血,主筋。血统于肝,可荣养筋脉。肝血亏虚则筋脉失润,而出现双下肢莫名不适,无处安放;心肝血亏,脉络空虚,气血虚损,无以濡养筋脉腠理,则出现麻木难耐等症,此即《景岳全书》所谓"气虚则麻,血虚则木";血亦属阴,阴血不足,故不适之症入夜尤甚。心藏神,主血脉。血虚,心脉失养,故心悸;心神不养,故心情烦躁、夜寐欠安、夜梦纷繁。另,血虚则无以濡养,故面色无泽,不养头目则头晕昏沉;肝开窍于目,肝血虚则目涩、视物不明。治疗以养血补肝、柔筋安神为大法,治以养血宁腿汤。

初诊方中,熟地黄甘温味厚,入肝肾经,质润滋腻,为滋阴补血之要药;当归补血和血,与熟地黄相伍,既增补血之力,又行营血之滞;白芍养血敛阴,柔肝缓急,与地、归相协则滋阴补血之力更著,又可缓急止痛;三药合用,阴柔辛甘相伍,补中寓行,补血不滞血,活血不伤血,共成补血调血之功。甘温之黄芪补气升阳,甘平之党参益气生血、阿胶珠滋阴补血,共助气血之生成。柏子仁养心血、安心神,炒酸枣仁益肝养血安神,远志宣通心气、养心安神。桑枝善祛风而通利关节,《本草备要》载其"利关节,养津液,行水祛风"；鸡血藤活血补血、舒筋活络，《饮片新参》载其"去瘀血，生新血，流利经脉"。龙齿味涩、甘，性凉，归心、肝经，《药性论》载其"镇心，安魂魄"；琥珀味甘，性平，归心、肝经，《名医别录》载其"主安五脏，定魂魄"；二药均质重而下坠，合用而奏镇惊安神之功。炙甘草调和诸药。此外，本案主要病机是心肝亏虚，气血不足，筋肉失养，气虚则麻，血虚则木；方中白芍滋阴养血、柔肝止痛，甘草缓急止痛调中，二药合用，亦有酸甘化阴、滋阴养血、柔肝止痛之功，恰从"肝苦急，急食甘以缓之""肝欲散……酸泻之"之论，也正如金代成无己《注解伤寒论》所云"白芍药四两、苦酸微寒，甘草四两、炙、甘平……酸以收之，甘以缓之，酸甘相合，用补阴血"。诸药配合，既能补气、养血，又兼安神、舒筋，共奏养血补肝、柔筋安神之效。

二诊时，双下肢麻木不适有所改善，日间症状已不明显，夜间拍打双腿情况亦有所减轻，余伴随症状也有好转，乃为心肝血虚已渐恢复之象，故减阿胶珠；唯感双腿发沉无力较前无变化，仍为气虚不充之表现，故加大补气之黄芪用量；加用丝瓜络、牛膝等活血通络之品，意在血活经畅而血虚易填；夜眠仍欠佳，乃增加炒酸枣仁用量，以增养血安神之功。

三诊时，双下肢麻木及发沉感较前明显好转，同时夜间反复起卧情况逐步改善，面色如常，情绪平稳，头晕、心悸、目涩不明、夜寐欠安等亦较前减轻。舌淡红，苔薄白，脉滑。气血不充之象已明显改善，故减柏子仁、远志、龙齿、琥珀粉等益气养心、镇惊安神之品，以及活血通络之鸡血藤，减少益气养血之黄芪、炒酸枣仁用量；因进补大量补益之品使脾胃壅塞而现脘腹胀满之症，故予砂仁行气健脾、消积除胀。

四诊时，情绪良好，双下肢麻木不适、发沉感以及心悸、头晕、双目干涩、夜寐欠佳等症均消失，纳食可，二便正常。经调治，不适诸症均已改善，舌淡红，苔薄白，脉缓，乃予停药。

本证总为气血亏虚、筋脉失养而成，故在治疗过程中当以益气养血为主，并应适当佐以活血行血之品，而破血逐血之味尤应慎用，应时刻把握"养血而勿壅滞，活血而不伤气"之原则。而在疾病发展过程中，多因气血亏虚、神不守舍而引发失眠症状，故可酌情配合使用养心安神类金石类药如龙齿、琥珀等，以取其重镇以安神之功。然本证之发生亦有明显时辰节律，常以夜晚睡前，尤其戌时（19~21时）为著。戌时为心包经之当令，因气血不足，心包无以濡养，难以发挥其正常功能，同时又易感外邪而使神明之心受损，出现神不归位之表现，故治疗时宜加养心安神之品。

医案三

张某，男，62岁。2022年9月12日初诊。

主诉：左侧大腿麻木3年。

现病史:3 年前,患者临退休前与人发生矛盾,随后出现左侧大腿麻木,睡前需反复拍打抓按左侧大腿,以致难以入睡,多梦。曾至当地综合性医院就诊,诊为不宁腿综合征,给予安眠类药口服,自觉疗效甚微。现为求中医治疗来诊。

现症见:平素易急躁,并时有情绪低落、委屈感,左侧大腿麻木、以木为主、并略有僵硬感,睡前需反复拍打抓按后方可稍觉舒适,自觉困倦,易疲劳,食欲下降,大便可,夜尿频、每晚 4~5 次。舌淡红,苔薄白,脉沉弦。

既往史:高脂血症 5 年。否认手术、外伤、输血史。否认食物、药物过敏史。

个人史:吸烟 15 年,无饮酒史。

家族史:否认家族性遗传病病史。

婚育史:适龄婚育,育有 1 女,体健。

中医证型:肾虚肝郁证。

西医诊断:不宁腿综合征。

治疗原则:益肾疏肝,滋阴柔筋。

处方:滋肾宁腿汤。

郁　金 20g	栀　子 10g	天　麻 15g	刺五加 30g
合欢皮 25g	山茱萸 15g	巴戟天 20g	紫石英 30g^先煎
鸡内金 15g	蜈　蚣 1 条	地　龙 15g	桑　枝 15g
川　断 15g	牛　膝 15g	珊瑚粉 0.5g^冲服	

14 剂,每日 1 剂,水煎服,分 2 次服用。

2022 年 9 月 26 日二诊:自觉左侧大腿麻木减轻,睡前需反复拍打抓按左侧大腿之状减少,时有烦躁,睡眠情况同前,仍情绪低落,自觉委屈,困倦、疲劳感明显,食欲不佳,大便可,夜尿频。舌淡红,苔薄白,脉沉弦。初诊方基础上减蜈蚣,改巴戟天为 30g,加贯叶金丝桃 20g、首乌藤 15g、黄精 15g、狗脊 15g、夏枯草 15g。14 剂,水煎服。

2022 年 10 月 10 日三诊:情绪尚平稳,左侧大腿麻木进一步减轻,夜间睡前偶有拍打抓按左侧大腿,自觉心情较前平静,无烦躁感觉,睡眠不佳改善,夜梦减少,困倦、疲劳感有所改善,纳食尚可,大便可,夜尿频减轻。舌淡红,苔薄白,脉沉。二诊方基础上减栀子、合欢皮、珊瑚粉、紫石英,改郁金为 15g,加骨碎补 15g、补骨脂 15g、桑寄生 15g。14 剂,水煎服。

2022 年 10 月 24 日四诊:情绪低落好转,无明显烦躁,自觉左侧大腿麻木基本消失,夜间无明显反复拍打抓按大腿动作,困倦、疲劳进一步减轻,睡眠尚可,无明显夜梦,纳可,大便稍干,夜尿每晚 2~3 次。舌淡红,苔薄白,脉沉缓。三诊方基础上减地龙、贯叶金丝桃、郁金、首乌藤,加白芍 20g、益智仁 15g、肉苁蓉 15g。14 剂,水煎服。

2022 年 11 月 7 日五诊：病情已平稳，已无左侧大腿麻木不适，自诉偶有乏力困倦，无情绪波动，纳眠可，二便调。舌淡红，苔薄白，脉缓。四诊方基础上减益智仁、夏枯草、天麻，改刺五加为 15g、巴戟天为 15g。14 剂，水煎服。

2022 年 11 月 21 日六诊：病情平稳，诸症悉除。舌淡红，苔薄白，脉缓。予停药。

按：肝属木，主藏血；肾属水，主藏精。肝血依赖肾精的滋养，肾精又依赖肝血的不断补充，二者相互资生又相互转化，故有"乙癸同源"之说，正如《类证治裁》所载"凡肝阴不足，必得肾水以滋之"，《张氏医通·诸血门》所载"气不耗，归精于肾而为精；精不泄，归精于肝而化清血"。又，肝主疏泄，肾主封藏，肝气疏泄可使肾气封藏而开合有度，肾气封藏可制约肝之疏泄太过，也可助肝以防其疏泄不及。《医宗必读·乙癸同源论》所述"东方之木，无虚不可补，补肾即所以补肝；北方之水，无实不可泻，泻肝即所以泻肾"，以及《目经大成·乙癸同源说》所云"若夫血不足者濡之，水之属也，滋水之源，木赖以荣；气有余者泄之，木之属也，伐木之干，水用而充，则又是肝肾同治矣"，均从治法方面对肝与肾之间"泄"与"藏"的关系进行了充分论述。此外，肾阴能涵养肝阴，以制约肝阳而勿使其过亢；肝阴又可资助肾阴，以促进其源源不断地生成。就五行学说而言，水为母，木为子，这种母子相生的关系，即称之为"水能涵木"；若失其道而使"水不涵木"，就可酿生肾虚肝郁之证。

本案患者已年过六十，"年四十，而阴气自半也"（《黄帝内经》），肾气亏虚，气化不足，不能将水谷精微气化为肾精，以致肾精生成不足，而成肾阴亏虚之证。又，肾为水火之宅，主一身之阴阳，阴阳互根互生，肾阴亏虚又造成肾阳生化不足，以致气化无力，无以温煦脏腑经脉；又缘日落之后自然界阴升而阳消，肾气本亏，阳气不足，使经脉失于温煦之状进一步加重，乃见左侧大腿以木为主，且入夜后为甚。另，肾阴亏虚亦不能涵养肝木，加之复因与人发生口角而致肝气郁结，气行不畅，疏泄失职，故见情绪低落，气郁化火而见烦躁；又，肾藏精舍志，肾精亏虚，志意不藏，故有委屈感。肝失条达，失于濡养而不舍魂，故多梦，正所谓"夜则魂归于肝而为寐，魂不安者梦多"（《中西汇通医经精义》）。肾为作强之官，伎巧出焉，肾虚则困倦、易疲劳；肾虚无以温煦于脾，故食欲下降。夜尿频为肾阳不足，温煦无力，气化无权所致。结合舌淡红，苔薄白，脉沉弦，辨证属肾虚肝郁。本案病机为肾精亏虚、阴阳不足、肝气郁结，治疗当以益肾疏肝、滋阴柔筋为法，方予滋肾宁腿汤。

初诊方中，刺五加辛散温通，微苦而泄，具有补益肝肾之效，山茱萸力专补益肝肾，巴戟天功善温补肾阳，三药合用，使肾之阴阳得补，共为君药。天麻味甘性平，郁金辛苦而寒，均归肝经，可行气疏肝而平肝，使肝气条达顺畅，此正应《黄帝内经》所言"肝欲散，急食辛以散之""肾苦燥，急食辛以润之"；栀子味苦性寒，善清热除烦，又合"肾欲坚,急食苦以坚之,用苦补之"之旨,与天麻、郁金共为臣药。紫石英性温而擅安魂定魄,可引浮游之神魂复归于下,配珊瑚粉、合欢皮可引阳入阴而使阴阳和合,调节睡眠(《日华子本草》载珊瑚"镇心,止惊,明目");恐金石之味碍胃伤脾,予鸡内金化石护胃。另佐以川断、牛膝,进一步加强补益肝肾之功;予血肉有情且入肝经之蜈蚣、地龙,配合通经利关节之桑枝,可取通经活络、舒筋散结之效。诸药配伍,共达益肾疏肝、滋阴柔筋之功。全方补中有疏,母子并治,终使阴平阳秘,志定而魂安。

二诊时,肢体麻木较前好转,但仍感疲乏,情绪低落,考虑络脉渐通而肾虚不足较甚,故减蜈蚣,加大甘补辛散、微温而不燥烈之巴戟天的用量,并配合黄精、狗脊以增强补肾之效。肾水不足,不能涵养肝木,肝失疏泄,故加贯叶金丝桃、夏枯草以畅肝气、清肝火、散郁结,另加首乌藤以通络安神。

三诊时,情绪尚平稳,乃减清热除烦之栀子;夜寐不安较前减轻,故减安神之珊瑚粉、合欢皮、紫石英,并减少疏肝解郁之郁金的用量。邪气渐去而正虚显露,乃予骨碎补、补骨脂、桑寄生进一步加强补肾之效。

四诊时,情绪进一步平稳,已无明显左侧大腿麻木不适,困倦、疲劳进一步减轻,纳眠可,夜尿频数好转,提示肾虚不足、肝郁不畅已解,故减地龙、贯叶金丝桃、郁金、首乌藤;久用疏肝之品,恐肝气涣散而失于收敛,故加白芍养肝柔肝,补肝体而助肝用;病久肾虚明显,仍小便频数,乃予益智仁暖肾缩尿,大便干而予肉苁蓉补肾兼以通便。

五诊时,病情已平稳,仅偶有乏力困倦,乃减散结平肝之夏枯草、天麻,温肾补虚之益智仁,减少补肾之刺五加、巴戟天的用量,续服以巩固疗效。

机体年迈而久病,素体肾虚,加之情绪不畅所致肝郁,一方面肾水不足不能涵养肝木(母病及子),另一方面肝木不畅又致肾之阴阳失调(子病及母),二者互为因果,相辅相成,最终形成以肾虚为本、肝郁为标之证。因此,针对本证的治疗,初期宜疏肝、通络,中期应在疏肝、通络的同时配合补肾即滋水涵木之法,后期则重在补肾为主,借阴阳互根互用之特点而使阴阳互生,以达阴平阳秘。又,本证所表现夜间症状明显之时辰节律特点,多与人体阳气虚衰而失于温煦密切相关。肾气亏虚,气化不足,不能将水谷精微气化为肾精,以致肾精生成不足,而成肾阴亏虚之证。又,肾为水火之宅,寓真阴而含真阳。《医贯·六味丸说》云:"肾中非独水也,命门之火并焉。"阴阳互根互生,阴病及阳而使元阴元阳一损俱损,亦引起肾阳生化不足,以致气化无力,无以温煦脏腑经脉;又缘于日落之后外界阳气收敛、阴气渐盛,复因肾气本亏,阳气不足,使经脉失于温煦之状进一步加重,即所谓"气虚则麻"是也,乃于入夜后尤甚,大腿以麻为主,且需反复拍打之后方可略有缓解。因此,在辨治过程中,应时刻注意扶助阳气治则的灵活应用,初期以祛邪为主、助阳为辅,后期邪去正虚,当着重培育固护阳气,然阴阳互根互用,而肾阳亦寄于肾水之中,故必同施养阴之法,则可使阴阳同生,所谓"善补阳者,必于阴中求阳,则阳得阴助而生化无穷"。

三、小结

不宁腿综合征的核心症状为入睡时自觉双腿莫名不适感,或酸胀、或麻木、或困痛,往往睡卧片刻复坐起,辗转反侧,并可伴有反复拍打下肢以求缓解双腿不适的行为。病情较轻时持续数十分钟或数小时可入睡,严重时彻夜难眠。其证型属痰瘀阻络者,治疗上早期应急则治其标,宜施以涤痰、化湿、通络、散结、清热之法,而慎予燥湿、凉血、滋腻之品;待邪实渐祛而痰消、络通、血行之后,则应注意补益脾气、运化水湿,宜补气而不宜行气。其证型属心肝血虚者,腿部不适则以麻木困重为常见,且喜揉喜按,乃因气血亏虚、筋脉失养所致,治疗当以益气养血为主,并应注意活血行血药味之应用,而慎用破血逐血之品,使"养血而勿壅滞,活血而不伤气"。因水不涵木而肝失疏泄所致肾虚肝郁之证,初期宜疏肝、通络,中期多在此基础上配合补肾(水)之法,后期则应以补肾为要。此外,金石类药的应用在本病辨治过程中尤为重要,针对气虚血虚可予龙齿、琥珀等养心安神之品,肾虚失于温煦则可用紫石英温蕴安神,而痰热之证较明显时则可予煅青礞石坠痰下气、清热开窍。

不宁腿综合征亦属中医"形"伤之证,其"形"伤之特点(肢体莫可名状的不适感,常有酸麻痛胀沉木感等)早在《素问·痹论》中即有相关描述,如"在于脉则血凝而不流,在于筋则屈不伸,在于肉则不仁"。他如《素问·逆调论》曰:"荣气虚则不仁,卫气虚则不用,荣卫俱虚则不仁且不用。"《证治汇补》云:"麻木因荣卫之行涩,经络凝滞所致。其症多见于手足者,以经脉皆起于指端,四末行远,气血罕到故也。"然其"形"伤亦有夜间加剧之时辰变化规律,而究其病机特点又有虚实之分。其实者见于痰瘀阻络证,多与心包经与三焦经当令之时邪气壅盛有关,乃心包之络被瘀血闭阻、三焦之道为痰湿壅滞所致。其虚者,一则见于心肝血虚证,于心包经当令之时,因气血不足,心包无以濡养所致;二则见于肾虚肝郁证,因肾气不足,元阴元阳无以封藏,肾气无以温煦,加之入夜后自然界之阳气收敛,使本即虚羸之元阳匮缺外界阳气之护助所致。以上3个证型的腿部不适感的发生原因,亦如《灵枢·顺气一日分为四时》所述"夜半人气入脏,邪气独居于身,故甚也"。本病多以强烈的不适感为先,后有难以克制的活动或捶打下肢的意愿,因常发生在夜间,故往往影响睡眠而出现坐卧不宁、心绪焦躁等神志不安的表现,此则为形体异常扰动神机所致,正如《古今医案按》所载"辗转床褥,必求其寐,愈不肯寐,更生烦恼,去寐益远"。

第三十二节　痉挛性斜颈

一、概述

痉挛性斜颈是一种累及颈部肌群的肌张力障碍;典型临床表现为头颈部肌肉不自主收缩,引发头颈部的姿势异常及运动障碍。本病起病较隐匿,早期可仅有颈部肌肉僵硬感、牵拉感,继而出现头颈部明显的姿势异常或不自主运动,可伴有头部震颤。随着疾病的进展,病情加重,严重者可因颈部肌肉持续收缩引起颈、肩部疼痛。痉挛性斜颈的发病多与情志异常、其他疾病、药物剂量或长期躯体错误姿势有关。本病属中医学"筋挛"范畴。

经络辨证是以经络学说为理论依据,对患者的病症、体征进行综合分析,以判断病属何经、何脏、何腑,从而确定发病原因、病变性质及其病机的一种辨证方法。奇经八脉辨证是经络辨证中的一种。阴跷脉与阳跷脉均属于奇经八脉。阳跷脉起于外踝下方的申脉穴,沿下肢外侧上行,经过腹部、胸部侧面,在肩颈外侧继续上行,挟口角,到达目内眦。与阳跷脉相对应,阴跷脉起于人体足跟内侧,沿下肢内侧上行,经过腹部、胸部前面,至目内眦。阴跷脉、阳跷脉相合,能调阴阳,顺应人体阴阳之气。阴跷脉、阳跷脉交会于目内眦,共同掌管眼睑开合,协调睁眼闭眼,管理睡眠与觉醒,且共同调配肢体运动,使人体运动平衡矫健。

两跷脉皆起于足跟中,分别行于下肢内外侧、上行至腹胸及肩颈背部而终达于脑。"其流溢之气,内溉脏腑,外濡腠理。"阴跷脉与阳跷脉具有联络调节十二经脉,蓄溢和调节十二经脉气血,调节肢体肌肉运动,司眼睑开合等作用。唐代杨玄操注《难经》曰:"跷,捷疾也,言此脉是人行走之机要、动足之所由,故曰跷脉焉。""跷"即抬起、跷起来、运动的意思。阴、阳跷脉失和,会导致身体运动方面的左右失衡,一侧急一侧缓。《难经·二十九难》载:"阴跷为病,阳缓而阴急。阳跷为病,阴缓而阳急。"阴阳跷脉之病为阴阳缓急失调之变,此阴阳者或为气血之营卫,或为躯体之前后,或为肢体之内外侧,即阴阳跷脉为病,可分别在其循行所过部位反映出肢体内外两侧的肌肉拘挛、疼痛及功能活动受限。若跷脉气机阻滞不畅,则脏腑失养,腠理失濡,肢体阴阳急缓,活动异常。因此,临床上对于痉挛性斜颈,可从阴阳跷脉论治。

阳跷脉主一身左右之阳,主持诸表,若阳跷病则阴缓而阳急。明代李时珍《奇经八脉考·二跷为病》载:"阳跷在肌肉之上,阳脉所行,通贯六腑,主持诸表,故名为阳跷之络。"阳脉营运六腑精气。阳跷脉别出足太阳膀胱经，上出于脑，主持阳气，交通左右两侧阳经的脉气；"阳气者，精则养神，柔则养筋"（《素问·生气通天论》），筋得到阳气温养，才能柔和，颈部才可活动自如。《素问·至真要大论》言："诸暴强直，皆属于风""诸痉项强，皆属于湿"。卫气的运行主要通过阳跷脉散布全身，若风寒湿邪侵袭卫表，在表之阳跷脉首当其冲。寒湿痹阻脉络，阳跷脉阴阳失衡，便出现阴缓阳急之症，表现为颈部内侧肌肉弛缓而外侧拘急，则见颈部向一侧歪斜，僵硬不舒，屈伸不利。

阴跷脉主一身左右之阴，主持诸里，若阴跷病则阳缓而阴急。《奇经八脉考·二跷为病》载："阴跷在肌肉之下，阴脉所行，通贯五脏，主持诸里，故名为阴跷之络。"阴脉营运五脏精气。阴跷脉别出足少阴肾经，行于胸腹，与冲脉相交，上连脑海，益脑填髓，交通左右两侧阴经的脉气。阴跷脉中的阴气具有濡养作用，滋养阴跷脉所过之处的筋脉，使筋脉柔顺而不挛急。阴跷脉中的阴气与阳跷脉中的阳气协同，使阴平阳秘，筋脉不缓不急，故可调节颈部运动。如内邪阻于阴跷脉，使阴气瘀滞，气血凝结，瘀热相搏，筋肉气血运行不利，则引起筋脉痹阻，出现阳缓阴急之症，表现为颈部外侧肌肉弛缓而内侧拘急，最终形成肌肉结节，导致筋缩、筋挛等症。

跷脉属奇经系统，具有调节全身经络气血、主肢节运动的作用。奇经虚则求之于肝肾。如叶桂云："肝肾损伤，八脉无气""奇经八脉，皆丽于下""下元之损，必累八脉"。如若肝肾不足，气血亏虚，则筋肉失于濡养而发为筋挛。清代张璐《张氏医通·诸风门》言："《经》所谓肝气热则筋膜干，筋膜干则筋急而挛……虚邪搏筋则筋急……血虚则筋急。"

本病属奇经阴阳跷脉病变，病位在肌肉筋膜。阴阳跷脉有协调一身左右阴阳经气的功能，使内外表里相互贯通，终而复始，流溢于内的脉气无所不通，在内灌溉五脏六腑，在外濡润肌表皮肤，维系各关节筋脉气血阴阳，使其得以濡养，运动得以协调矫健。本病多由阴阳跷脉经气不利，或外感风寒湿邪侵袭，或内生湿热瘀血，或肝肾气血亏虚，使颈部筋脉拘急或失于濡养所致，表现为头颈部僵硬疼痛、拘挛、歪斜扭转等。根据症状表现与舌脉象之不同，临床中常辨为寒湿痹阻证、湿热瘀阻证、气血亏虚证3个证型。

二、医案

医案一

郑某，男，48岁。2015年4月10日初诊。

主诉：颈部向右侧歪斜伴紧绷不适2个月余，加重3天。

现病史：患者平素嗜食生冷，2个月前在外出差感受风寒后，第2天晨起时突然出现颈部向右侧歪斜，伴有明显紧绷感，于当地医院诊断为"痉挛性斜颈"，予肉毒毒素治疗，稍有改善。3 天前,冒雨受风后病情加重,颈部向右侧歪斜程度加重,紧绷不适,为求中医治疗遂来我处就诊。

现症见:颈部向右侧歪斜、有明显紧绷不适感,肩颈肌肉牵拽疼痛,自诉受凉时加重,情绪尚可,面色㿠白、无光泽,偶有清涕,手足不温。入睡困难,每晚入睡需 1~2 小时,易醒,醒后难以复眠,纳食欠佳,食后腹胀,大便稀溏、1 日 2~3 次。小便尚可。舌淡胖,苔白腻,脉濡缓。

既往史:既往体健。否认糖尿病、冠心病等慢性病病史。否认手术、外伤、输血史。否认食物、药物过敏史。

家族史:否认家族成员有类似病史。

婚育史:适龄婚育,育有 1 女,体健。

中医诊断:筋挛(寒湿痹阻证)。

西医诊断:痉挛性斜颈。

治疗原则:散寒祛湿,温经通络。

处方:温经通脉汤。

麻　黄 15g	羌　活 9g	桂　枝 15g	黄　芪 20g
白　芍 20g	茯　苓 15g	葛　根 30g	汉防己 10g
黑顺片 10g 先煎	肉　桂 10g	白豆蔻 15g	制僵蚕 10g
首乌藤 20g	生　姜 10g	煅紫石英 20g 先煎	淫羊藿 15g

7 剂,每日 1 剂,水煎服,分 2 次服用。

2015 年 4 月 17 日二诊:颈部向右侧歪斜程度明显减轻,紧绷不适感及肩颈肌肉牵拽疼痛改善,偶有受凉时加重。面色㿠白、无光泽,偶有清涕基本消失,仍时有手足不温。入睡困难、易醒明显改善,每晚入睡需 0.5~1 小时左右,偶有夜醒,纳食改善,食后腹胀减轻,仍大便稀溏、1 日 2~3 次。舌淡胖,苔白腻,脉濡缓。初诊方基础上加海风藤 12g、防风 12g、穿山龙 15g、赤石脂 20g。7 剂,水煎服。

2015 年 4 月 24 日三诊:颈部向右侧歪斜基本消失,紧绷不适感及肩颈肌肉牵拽疼痛基本缓解,面色较前有光泽,手足发凉消失。入睡尚可,夜醒消失,纳食恢复正常,食后腹胀消失,大便成形、1 日 1 次。舌淡胖,苔薄白,脉濡缓。二诊方基础上减麻黄、首乌藤、生姜、肉桂、黑顺片、防风、淫羊藿、赤石脂、白豆蔻,改葛根为 15g、羌活为 6g、桂枝为 6g,加佩兰 15g、陈皮 15g、炒白术 15g。7 剂,水煎服。

后门诊随访,病情平稳,未再反复。嘱其停药,避风寒,慎起居,调饮食。

按:《灵枢·经筋》云:"经筋之病,寒则反折筋急。"《素问·生气通天论》云:"阳气者,精则养神,柔则养筋。"筋得到阳气温养,才能柔和,颈部才可活动自如。《灵枢·寒热病》载:"足太阳有通项入于脑者……入脑乃别阴跷、阳跷……交于目锐眦。"阳跷脉是足太阳膀胱经别络,主持诸表,主一身左右之阳。若寒湿壅滞于卫表,在表之阳跷脉首当其冲。寒湿搏筋,气血津液凝滞,客于颈部经络,阳跷脉不能秉承正经之气渗灌于此,病则阴缓而阳急,遂致头颈部歪斜、活动受限且僵硬疼痛。

本案患者外受风寒湿邪,痹阻脉络,筋肉被束,凝滞收引筋脉,卫表不固,跷脉阴阳失衡,遂出现阴缓阳急之症(颈部内侧肌肉弛缓而外侧拘急),而见颈部向一侧歪斜、紧绷不适,肩颈肌肉牵拽疼痛;风邪夹寒袭卫,津液不能自收,故鼻流清涕;阳跷脉温煦失司,阳气无以达四末,故手足不温;寒湿阻络,清阳不升,头部失于濡养,故面色㿠白、无光泽。《灵枢·大惑论》云:"病而不得卧者……卫气不得入于阴,常留于阳,留于阳则阳气满,阳气满则阳跷盛,不得入于阴则阴气虚,故目不瞑矣。"人体卫气根据昼夜节律变化出入于阴阳跷脉,白昼卫气行于阳则阳跷满盛,目张而不寐;夜晚阴气盛则阴跷满盛,目闭而欲寐。跷脉功能与目之开合相关,影响寤寐。风寒湿邪侵袭卫阳,卫气与邪气相争,卫阳气盛,脉气过度盛满于阳跷脉,导致卫气从阳入阴困难,使跷脉司寤寐功能失常,故"目不瞑",症见入睡难、易醒。张元素云:"阳跷在肌肉之上,阳脉所行,通贯六腑,主持诸表。"阳跷脉既是卫阳之气升降出入的通道和桥梁,又兼有渗入和灌溉精气的功能,营运六腑精气。李时珍《奇经八脉考》载:"阳跷者,足太阳之别脉,其脉起于跟中,出于外踝下足太阳申脉穴……与手足太阳、足阳明、阴跷,五脉会于睛明穴……入风池而终。"阳跷脉寒湿壅滞,易循经入里,加之平素嗜食生冷,脾阳本已不足,寒湿内盛,运化失职,气滞中焦,津液输布不利,故纳食欠佳、食后腹胀;湿邪下渗,则便溏。结合舌淡胖,苔白腻,脉濡缓,辨为寒湿痹阻证,治疗以散寒祛湿、温经通络为法,予以温经通脉汤。

《素问·调经论》言:"寒湿之中人也,皮肤不收,肌肉坚紧,荣血泣,卫气去。"初诊方中,麻黄疏散风寒、开腠理、越阳气,使寒邪有路可出;羌活辛散表寒,温通关节,苦燥胜湿,善于止痛,为治疗风寒湿痹之要药;汉防己辛苦寒,能祛风渗湿止痛,《得配本草》载其"入阳跷",且与麻黄、肉桂、茯苓等同用,含《圣济总录》防己饮("治风寒湿痹,四肢挛急,或身体浮肿")之义;桂枝辛甘化阳,调和营卫,与黄芪、白芍、生姜相伍,取黄芪桂枝五物汤之义,以益气温经、活血通络;黑顺片辛热,温阳以化气行水,暖脾以温运水湿;肉桂辛甘大热,升阳散寒,温通经络。上述诸药,外散风寒、内去寒湿,使寒湿得化,阳气得升,营卫得调,津液得布,筋挛得止。白芍为本方点睛之笔。《素问·痿论》云:"肝主身之筋膜。"斜颈的病位在肌肉筋膜。肝在体合筋。白芍柔肝缓急,滋肝血而使诸筋得以濡养,缓筋脉失养之拘急疼痛;葛根可舒利太阳经气,俾经脉畅通无阻则营卫通、津液布、筋脉濡润;煅紫石英性温以重镇安神,《名医别录》载其"补心气不足,定惊悸,安魂魄"；首乌藤通络安神以助眠。《金匮要略方论本义》言："脉者，人之正气正血所行之道路也，杂错乎邪风、邪湿、邪寒，则脉行之道路必阻塞壅滞，而拘急蜷挛之证见矣。"久病入络，络脉不通，草木之力不足，遂加入虫类通络药制僵蚕，一可祛风，二可通络止痛，取其走窜之性搜风通络，使沉疴之疾得以化解。淫羊藿固元气、温元阳；白豆蔻温中行气消胀；茯苓健脾护胃，防重坠金石之品伤胃，且祛内湿之源。全方从祛寒、化湿、温阳、通络、和营卫等层面标本同治，脾肾兼顾；诸药相配，则外寒内湿得解，使跷脉阴阳平衡，络通筋舒得安。

二诊时，颈部向右侧歪斜程度明显减轻，紧绷不适感及肩颈肌肉牵掣疼痛改善，虽寒湿阻络之象已缓解，但尚需加强祛湿通络之力，故加海风藤、防风、穿山龙祛风湿、通经络、止痹痛；仍大便稀溏，故加赤石脂涩肠止泻。调方后，加强了整方行经隧、祛寒湿、止泄泻之力。

三诊时，颈部向右侧歪斜基本消失，紧绷不适感及肩颈肌肉牵掣疼痛基本缓解，说明在表之寒湿已减大半，故减麻黄、生姜、肉桂、黑顺片、防风、淫羊藿，并减少解表散寒之羌活、桂枝的用量；睡眠恢复正常，故减安神之首乌藤；津液输布得以改善，故减少葛根用量；食后腹胀消失，故减白豆蔻，并加佩兰化湿开胃，加陈皮、炒白术益气健脾；大便恢复正常，遂减赤石脂。

寒湿痹阻型斜颈，早期可见寒湿之态，治疗当以散寒祛湿为主、温经通络为辅，使气充阳化则寒去湿除；应注重藤类药和虫类药在本证中的通络作用，并适当用金石类药重镇安神、温阳祛湿。当寒湿已去，经脉已通，症状已解，后期当以扶阳通络为主。

医案二

邓某，女，27岁。2013年5月8日初诊。

主诉：头颈部不自主向左侧歪斜2年余，加重1周。

现病史：患者平素嗜食油腻之品，性情急躁。自述2年前无明显诱因出现颈部肌肉发紧，未予重视。后因长期熬夜加班，昼夜颠倒，出现颈部向左侧歪斜，伴肌肉挛缩、肩颈部僵硬疼痛，无法自由转动，遂就诊于当地医院，诊断为"痉挛性斜颈"，并针灸、推拿数月，但效果不明显。1周前，与家人争吵、情绪激动后症状加重。为求中医治疗，遂来我处就诊。

现症见：头颈部不自主向左侧歪斜，伴肌肉挛缩、肩颈部僵硬疼痛，无法自由转动，每于情绪急躁后加重，活动颈部时牵拉感明显。头昏沉，胸闷，善太息。入睡困难，甚则彻夜难眠，多梦，时有噩梦。纳呆腹胀，口苦口干，咽部有异物感。小便黄，大便偏干、2~3日1次、臭秽难闻，外阴潮湿。舌暗红、有瘀点，苔黄厚腻，脉弦数。

既往史：既往体健。否认糖尿病、冠心病等慢性病病史。否认手术、外伤、输血史。

否认食物、药物过敏史。

家族史：父亲性情急躁，否认家族成员有类似病史。

月经及婚育史：未婚，平素月经周期正常，月经量可、颜色较深，伴有血块，偶有痛经。

中医诊断：筋挛（湿热瘀阻证）。

西医诊断：痉挛性斜颈。

治疗原则：清热利湿，活血通络。

处方：利湿通脉汤。

郁　金20g	黄　芩15g	僵　蚕10g	地　龙15g
煅青礞石30g先煎	滑　石15g单包	胆南星10g	浙贝母30g
清半夏15g	炒白术10g	陈　皮20g	瓜　蒌15g
山　药20g	槐　花15g	枳　实6g	厚　朴9g

7剂，每日1剂，水煎服，分2次服用。

2013年5月15日二诊：头颈部不自主向左侧歪斜减轻，肌肉挛缩、肩颈部僵硬疼痛缓解，每于情绪急躁后加重。头昏沉减轻，胸闷、善太息、咽部异物感基本缓解，仍觉身体重拙懒动。入睡困难稍改善，近期无彻夜难眠，多梦减少，无噩梦。纳呆腹胀减轻，口苦口干缓解。小便黄，大便偏干、1~2日1次、臭秽难闻，外阴潮湿减轻。舌暗红、有瘀点，苔黄厚腻，脉弦数。初诊方基础上去清半夏、枳实，加龙胆15g、车前子15g、苍术15g、栀子15g。14剂，水煎服。

2013年5月30日三诊：头颈部不自主向左侧歪斜明显减轻，肌肉挛缩、肩颈部僵硬疼痛已去大半。头昏沉基本缓解，胸闷、善太息、咽部异物感消失，身体重拙懒动较前缓解。入睡困难明显改善，偶有多梦。纳呆改善，时有食后腹胀，口苦口干缓解。二便正常，外阴潮湿消失。舌红、有瘀点，苔黄，脉弦略数。二诊方基础上减胆南星、车前子、厚朴，改浙贝母为15g、瓜蒌为10g、煅青礞石为15g先煎，加葛根25g、夏枯草15g。14剂，水煎服。

2013年6月13日四诊：头颈部不自主向左侧歪斜基本缓解，偶有肌肉挛缩、肩颈部僵硬疼痛。头昏沉消失，偶有身体重拙懒动。入睡困难、多梦消失。纳呆改善，食后腹胀消失，口苦口干消失。二便正常。舌红，苔薄黄，脉弦。三诊方基础上减煅青礞石、滑石、黄芩，加焦三仙各15g、茯苓15g、蒲公英15g。7剂，水煎服。

后门诊随访，病情平稳，未再反复。

按：明代李时珍《奇经八脉考·二跷为病》载："阴跷在肌肉之下，阴脉所行，通贯五脏，主持诸里，故名为阴跷之络。"阴跷脉主一身左右之阴。阴脉营运五脏精气。阴跷脉通过阴气的濡养作用滋养所过之处的筋脉,使筋脉柔顺而不挛急,其与阳跷脉中的阳气协同,使阴平阳秘,筋脉不缓不急,故可调节颈部运动。《奇经八脉考》载:"阳跷主一身左右之阳,阴跷主一身左右之阴,以东西言也。"《素问·阴阳应象大论》曰:"左右者,阴阳之道路也。"阴阳的通道即为气机,而左主升,右主降,因此跷脉主一身气机的升降。当八脉气滞时则求之于肝胃。如《临证指南医案·调经》载:"肝气偏横,胃先受戕,而奇经冲任跷维诸脉,皆肝胃属隶。脉不循序流行,气血日加阻痹。"本案患者喜食膏脂厚味、忧思烦劳过重,素来形体肥盛,湿浊内蕴,病程日久,病势缠绵,湿热痰邪渐入血络,湿热煎熬阴血,瘀滞不畅,湿热内蕴,瘀热相搏,阻于阴跷脉,筋脉气血运行不利,引起筋脉痹阻,是为阴跷脉病则阳缓而阴急,表现为颈部外侧肌肉弛缓而内侧拘急。

跷脉主肢节运动,阳明主肌肉。湿热壅盛,阻滞血脉,灼津伤筋,侵袭跷脉,致阴跷脉湿热瘀血凝滞不通,则颈部肌肉偏斜,伴肌肉挛缩、肩颈部僵硬疼痛;肝阳疏泄失职,肝风挟湿热浊邪客于颈部,致气血运行失畅,局部肌肉不荣,则活动颈部时牵拉感明显。湿郁久而化热,阻痹阴阳跷脉,可致气机升降失常,清阳不升、浊阴不降;阴阳跷脉同入脑,主脑中阴阳,若跷脉功能失常,可致神机不利,故头昏沉、身体重拙懒动。叶桂所云"痰饮乃浊阴所化,阻遏阳气,不入于阴,阴跷空,夜不熟寐"(《三家医案合刻》),就是对邪扰于内导致不寐、眠差、梦多的具体描述。苦为火之味,肝郁化火生热,迫胆液外泄,上溢于口,则口苦口干。情志不畅,肝气郁结,则胸闷、善太息;循经上递,结于咽喉,或乘脾犯胃,运化失司,津液不得输布,凝结成痰,痰气结于咽喉,故咽部有异物感。纳食欠佳,食少腹胀,提示肝气犯胃,气机郁滞,胃失和润。湿热循肝经下注,则外阴潮湿;湿阻气滞,热偏胜,则小便黄;湿热体质者,素体阳热旺盛,加之过食肥甘厚味、辛辣炙煿之品,致湿热内蕴,则大便干、臭秽难闻。结合舌暗红、有瘀点,苔黄厚腻,脉弦数,辨为湿热瘀阻证,治以清热利湿、活血通络,予利湿通脉汤。

初诊方中,郁金行气解郁、活血止痛,"乃入血分之气药……能降气,而火自降矣。况性又入血分,故能降下火气,则血自安经而不妄动也"(《本草新编》),可加强整方散肝郁、生新血之功;郁金与黄芩配伍,专解少阳肝火,主治中焦湿热,且寓"肝欲散,急食辛以散之"之义。胆南星清热化痰通络,浙贝母开郁散痰结,清半夏燥湿化痰(《本草从新》载半夏"为治湿痰之主药"),三味合用,取定痫丸清热化痰之义,以祛阴跷脉中痰湿热邪。僵蚕、地龙清热平肝通络,是为辛寒相伍,上下相用,其中僵蚕辛散而载诸药至颈部,地龙咸寒而散瘀热之结。五志过极化火,遇风气内动,风火相扇,风愈动则火愈旺,故用煅青礞石坠痰平肝,如《医学入门》载其"性好沉坠……能利湿热痰积从大肠而出";滑石甘淡寒,清热利湿,可助煅青礞石清热涤痰、重镇安神;槐花清热凉血,散瘀通络。上述药味既顺肝木喜疏泄之特性,又宗"气行则血行,血行瘀自化"之训,使肝得疏泄,气畅瘀消,湿热痰瘀遂难凝滞为患。《素问·至真要大论》曰:"诸湿肿满,皆属于脾。"炒白术健脾利水渗湿,而合"补脾则不生湿,燥湿渗湿则不生痰"(《丹溪心法附余》)之理;陈皮培土化湿,使湿去而不复生;山药益气健脾,补肾滋阴柔筋,以缓筋脉之拘急;瓜蒌燥湿化痰、理气宽胸,散中焦之郁结。枳实、厚朴行气导滞,合取承气方之义,荡涤胃肠湿热积滞,导湿热从大便而去,具有正本清源、分利疏导之功。《临证指南医案·脾胃》指出:"腑宜通即是补。"六腑以通为用,传化物而不藏;通过决渎壅塞,使经络得通,阴阳得和。全方清下并用,消散兼施,祛邪不伤正,从清热利湿、涤痰破瘀、清肝热、通经络等方面着手平衡阴阳跷脉,标本同治。诸药合用,共奏清热利湿、活血通络之功。

二诊时,头颈部不自主向左侧歪斜减轻,胸闷、善太息、咽部异物感基本缓解,故减理气化痰之清半夏;仍情绪急躁、口苦、梦多,故加龙胆、栀子直折肝火、清泄肝热;纳呆腹胀减轻,故减枳实;仍大便偏干、臭秽难闻、外阴潮湿,故加车前子、苍术,清热利湿、泻热通便。

三诊时,头颈部不自主向左侧歪斜明显减轻,肌肉挛缩、肩颈部僵硬疼痛已去大半,故加葛根、夏枯草,进一步解肌舒筋,外散邪气,调补阴阳。《伤寒附翼》言:"葛根味甘气凉,能起阴气而生津液,滋筋脉而舒其牵引。"头昏沉基本缓解,故减清热燥湿、化痰醒神之胆南星;入睡困难明显改善,故减少重镇安神之煅青礞石的用量;食后腹胀缓解,大便正常,故减厚朴;咽部异物感基本消失,故减少清热化痰、利咽散结之浙贝母、瓜蒌的用量;二便恢复正常,外阴潮湿消失,故减清利下焦湿热之车前子。

四诊时,头颈部不自主向左侧歪斜基本缓解,入睡困难、多梦消失,故减去重镇安神之煅青礞石,以防质重碍胃;口苦口干基本消失,故减清热燥湿之滑石、黄芩;仍偶有身体重拙懒动,时有纳呆,故加茯苓、焦三仙、蒲公英健脾益气散结,俾脾肾健则湿运,浊瘀得以泄散,阴跷脉才得以濡养。

本案系标实之证,治疗以祛邪务尽为原则。其辨治当以祛湿热瘀血为主,散结通络、疏肝健脾为辅,使热去、血活、痰消、湿清、结散,则阴阳平衡,跷脉功能正常,颈部筋脉得以濡养、活动正常。尤其重坠除痰之金石类药的应用,如礞石味甘咸而性平质重,咸能软坚,质重沉坠,下气坠痰,以攻逐陈积伏匿之顽痰,且以火硝煅后(《本草问答》指出"礞石必用火硝煅过,性始能发,乃能坠痰;不煅则石质不化,药性不发,又毒不散,故必用煅"),攻逐下行之力尤强,为治顽痰湿热之要药。

医案三

王某,女,32岁。2018年7月3日初诊。

主诉:头颈部不自主左侧歪斜3个月余。

现病史:患者素体虚弱、形体消瘦,3个月前坐月子期间劳累、身体亏虚,于是出现头颈部不自主左偏,因忙于照顾孩子未予重视,后因长期哺乳、进食量少,出现头颈部向左侧歪斜明显,伴肌肉牵扯疼痛,遂来我处求诊。

现症见:头颈部不自主向左侧歪斜,伴肌肉牵扯疼痛,影响吃饭、穿衣等日常活动,自觉疲乏懒言,时有心慌、自汗、短气、头晕,入睡困难,眠浅易醒,少梦,纳差,食后腹胀,大便 2~3 日 1 次,小便可。舌淡,苔薄白,脉沉细。

既往史:既往体健。否认糖尿病、冠心病等慢性病病史。否认手术、外伤、输血史。否认食物、药物过敏史。

家族史:否认家族成员有类似病史。

月经及婚育史:适龄婚育,育有 1 女,体健。月经周期正常、量少,无血块。

中医诊断:筋挛(气血亏虚证)。

西医诊断:痉挛性斜颈。

治疗原则:补气养血,舒筋活络。

处方:养血通脉汤。

人 参 15g	炒白术 20g	炒白芍 20g	龙眼肉 20g
炒酸枣仁 20g	珊瑚粉 1g^{冲服}	生牡蛎 20g^{先煎}	鳖 甲 15g^{先煎}
生龙骨 20g^{先煎}	当 归 15g	首乌藤 15g	刺五加 30g
熟地黄 20g	山茱萸 20g	阿胶珠 10g^烊	半夏曲 15g

7 剂,每日 1 剂,水煎服,分 2 次服用。

2018 年 7 月 10 日二诊:头颈部向左侧歪斜减轻,肌肉牵扯疼痛缓解,仍觉疲乏懒言,心慌、自汗、短气、头晕稍减轻,入睡困难、眠浅易醒改善,纳差改善,食后腹胀,便秘量少、2 日 1 次,小便可。舌淡,苔薄白,脉沉细。初诊方基础上减当归,加黄精 15g、肉苁蓉 15g、枳壳 15g。14 剂,水煎服。

2018 年 7 月 24 日三诊:头颈部向左侧歪斜明显减轻,肌肉牵扯疼痛进一步缓解,疲乏懒言、心慌、自汗、短气、头晕明显改善,时有入睡困难、眠浅易醒,纳食改善,食后腹胀缓解,大便恢复正常、1 日 1 次,小便可。舌淡,苔薄白,脉沉细。二诊方基础上减肉苁蓉、枳壳、炒白芍,改人参为 10g、炒白术为 10g、炒酸枣仁为 30g,加五味子 15g、桂枝 6g。14 剂,水煎服。

2018 年 8 月 7 日四诊:头颈部向左侧歪斜缓解,偶有肌肉牵扯疼痛,心慌、自汗、短气、头晕消失,偶有疲乏懒言,入睡困难、眠浅易醒消失,纳食正常,食后腹胀消失,二便调。舌淡红,苔薄白,脉缓。三诊方基础上减炒酸枣仁、首乌藤、半夏曲、阿胶珠,加巴戟天 20g。14 剂,水煎服。

2018 年 8 月 21 日五诊:头颈部向左侧歪斜基本消失,已无肌肉牵扯疼痛,仍偶有疲乏懒言,眠可,纳食正常,二便调。舌淡红,苔薄白,脉缓。四诊方基础上减珊瑚粉、生龙骨、生牡蛎、鳖甲,加山药15g、茯苓15g、菟丝子20g、补骨脂20g。14剂,水煎服。

2018年9月5日六诊:无头颈部歪斜,无肌肉牵扯疼痛,无心慌、自汗、短气、头晕,疲乏懒言消失,眠可,纳食正常,二便调。舌淡红,苔薄白,脉缓。效不更方,继服1周后停药。

后门诊随访,病情平稳,未再反复。

按:阴阳跷脉与头目、脑髓有重要联系。跷脉主病,多为四肢、头面与脑的气血阴阳失调所致。如《灵枢·寒热病》曰:"足太阳有通项入于脑者,正属目本,名曰眼系……在项中两筋间,入脑乃别。阴跷、阳跷,阴阳相交,阳入阴,阴出阳,交于目锐眦。"此外,跷脉在循行中不直接入于脏腑,但在所过之处的腹胸部,与五脏六腑经气相感。如《奇经八脉考》载:"阴脉营其脏,而阳脉营其腑……其流溢之气,内溉脏腑,外濡腠理。"跷脉隶属于奇经系统,具有调节全身经络气血、主肢节运动的作用。调节跷脉,对各脏腑均有调节作用。若奇经虚则求之于肝肾,如"肝肾损伤,八脉无气"(叶桂)。各脏腑中,肝脾肾与气血生成运行、筋脉濡养密切相关。如《景岳全书》曰:"痉之为病,强直反张病也,其病在筋脉。筋脉拘急,所以反张。其病在血液,血液枯燥,所以筋挛。"若肝肾不足,气血亏虚,阴虚筋燥,则筋肉失于濡养而发为筋挛。而人之身,气血而已,气者百骸之父,血者百骸之母,不可使其失养者也;气旺则百骸资之以生,血旺则百骸资之以养,形体既充,则百邪不入。

本案患者产后失调,素体气血虚弱,加之劳累哺乳后最易首伤肝脾气血,脾失健运,化源不足,可致血虚而肝失所养。劳累过度,不仅暗耗气血,又可损伤肾中真精,致肝肾气血不足,跷脉气血阴阳失衡,筋脉失于濡养,从而形成气血两虚之斜颈。盖脾为后天之本,司运化,若脾气亏虚,化生气血不足,气血无以濡养阴阳跷脉,阴阳跷脉血少津亏无法沿下肢上行至肩背部,无以滋荣肩颈后背筋脉,从而出现肩颈部肌肉筋脉牵扯疼痛、影响日常活动。阴跷脉为足少阴肾经之别脉,与肾关系密切。肾主骨生髓。《灵枢·海论》曰:"髓海有余,则轻劲多力,自过其度;髓海不足,则脑转耳鸣,胫酸眩冒。"由上可知,阴跷脉功能失司也会影响肾精上充髓海,髓海不足则会出现头晕;跷脉气血两虚,脏腑功能减退,故可见疲乏懒言、短气。《黄帝内经》曰:"审察卫气,为百病母""脉道不通……卫气稽留""营气衰少而卫气内伐"。跷脉与卫气运行有关,故调节跷脉可调节卫气运行,亦可使营气随之而行。营气充盛,血行通畅,卫气亦无由内伐于脉而得以行使其防卫功能。跷脉气虚,卫外不固,则心慌、自汗。《灵枢·脉度》载:"跷脉者,少阴之别,起于然骨之后……气并相还则为濡目,气不荣则目不合。"阴跷脉亏虚,阴不敛阳,神意无处归藏,神失所养,则出现入睡困难、眠浅易醒。跷脉流溢之气,与脾、肠经气相感,若脾气虚运化无力,则纳差、食后腹胀;若肠燥血虚津亏、气血运化无力,则便秘量少。结合舌淡,苔薄白,脉沉细,辨为气血亏虚证,治宜补气养血、舒筋活络(使气血得充,跷脉得养,络通筋柔),予以养血通脉汤。

"气为血之帅",初诊方中,人参甘温,大补五脏元气;龙眼肉甘温,既补心脾,又益气血;熟地黄补血滋阴,益精填髓。《明医杂著》说:"胃司受纳,脾司运化,一纳一运,化生精气。"半夏曲、炒白术健脾和胃,理气消积,以资气血生化之源。炒酸枣仁养心补肝,宁心安神,敛汗生津;生龙骨、生牡蛎软坚散结,收敛固涩,重镇安神(张锡纯指出"龙骨、牡蛎性虽收涩,而实有开通之力,《神农本草经》谓龙骨消癥瘕,而又有牡蛎之咸能软坚者以辅之,所以有此捷效也"),二药合用亦可对筋脉挛急之象有缓散之功;珊瑚粉既可去翳明目、安神镇惊,又可通络止痛;首乌藤行经络,通血脉,一则养血安神,二则通络祛风,三则引药直达病所;上五药合用,使神有所养、魂有所归、夜眠得安。叶桂治疗奇经虚损病证时,多强调"须介属之咸"补益下焦,如牡蛎、鳖甲合用,可滋阴益血,补肾健骨,息风止痉。当归补血活血,阿胶珠滋阴润燥(《本草正》指出阿胶"实腠理,止虚汗"),二者配伍应用,含当归阿胶汤之义,使补气养血之力倍增。炒白芍养血敛阴,山茱萸、刺五加补益肝肾。上述诸药甘温质润相伍,共奏补气健脾、养血安神之功。全方诸药配合,气血阴阳并补,通调跷脉,平衡阴阳,补中寓通,滋而不腻,温而不燥。

二诊时,头颈部向左侧歪斜减轻,肌肉牵扯疼痛缓解,仍觉疲乏懒言,故加黄精补脾益气、滋肾填精;仍食后腹胀,便秘量少,考虑气虚无力运行,血虚无以润下,故加肉苁蓉、枳壳理气养血、润肠通便。恐当归活血之力太过,故减去。

三诊时,头颈部向左侧歪斜明显减轻,肌肉牵扯疼痛进一步缓解,故减少大补元气之人参用量;食后腹胀缓解,故减少健脾和胃之炒白术用量;大便恢复正常、1日1次,故减去行气润肠通便之肉苁蓉、枳壳;气短、自汗虽减仍有,故减去养血敛阴之炒白芍,并加五味子、桂枝调和营卫、收涩敛汗;仍时有入睡困难、眠浅易醒,故增加酸枣仁用量以安神助眠。

四诊时,头颈部向左侧歪斜缓解,偶有肌肉牵扯疼痛,心慌、短气、头晕消失,且脉象已由沉细变缓,此乃气血恢复之象,故减补益气血之阿胶珠;睡眠恢复正常,故减炒酸枣仁、首乌藤;食后腹胀消失,故减和胃消积之半夏曲;偶有疲乏懒言,故加巴戟天温壮肾阳、强筋壮骨,合诸补脾胃药,先后天相互资助,俾气血化生有源,则诸症自愈。

五诊时,头颈部向左侧歪斜消失,故减通络散结之珊瑚粉、生龙骨、生牡蛎、鳖甲。仍偶有疲乏懒言,故加山药、茯苓健脾益气,以补益气血生化之源而补后天之本;加菟丝子、补骨脂补肾填精、强筋骨,以补先天之本。

六诊时,已无头颈部歪斜,疲乏懒言消失,效不更方,继服1周后停药。

本案属本虚证。久病必虚,气血亏虚,跷脉阴阳不调而发为本病。气血阴阳在濡养筋脉中发挥着无可替代的作用。其辨证施治以扶正补气和血为主、敛阴温阳为辅、理气通络为助,使气充血足,则跷脉气血阴阳调和,诸虚证并除。

三、小结

痉挛性斜颈是以颈项歪斜、筋脉失养而拘急挛缩为主要表现的病证。跷脉阴阳失衡为其主要病机特点,"气血运行不畅"乃其基本特征。其常见证型有寒湿痹阻证、湿热瘀阻证、气血亏虚证。《素问·至真要大论》云:"故《大要》曰:谨守病机,各司其属。"寒湿痹阻型因外受风寒湿邪客于颈项,筋脉痹阻,阳跷脉不能秉承正经之气渗灌头项部经络而发;湿热瘀阻型因湿热搏结血络,湿热邪气煎熬阴血,血行不畅,阻于阴跷脉,客于颈部而发;气血亏虚型多因素体虚弱,肝肾亏虚,又劳伤心脾,气血日耗,阴阳跷脉主司肢节运动功能失调,颈部经络失于濡养,拘急挛缩而发。

在治疗上。首先应分清外感与内伤。属于外感者,应分辨邪气的性质;属于内伤者,又当区别是素体亏虚、气血两虚,还是湿热瘀血内阻,以防失治误治。对于痉挛性斜颈的治疗原则,外感以祛邪为主,可用祛风、散寒、除湿、通络之法通经络之塞;内伤实证多用祛邪扶正之法,使热去、血活、痰消,湿清,则跷脉功能正常;内伤虚证多以扶正为要,宜用滋阴养血、益气温阳之法濡润经筋。亦可根据疾病的发生发展与转归,适当配伍藤类药通络调筋,补气血药益脏调体,从而使阴跷脉、阳跷脉相互协调、平衡。

第三十三节　眼肌痉挛

一、概述

眼肌痉挛是指控制眼睑闭合的肌肉(如眼轮匝肌)不自主收缩,产生不可控制挤眼动作的肌张力障碍,常累及双眼。患者可表现为单眼睑或双眼睑闭合,振跳频繁,甚者眼睑紧闭不开;或伴有口角和面肌痉挛、抽动。即一般所说的轻者眨眼,重者闭眼。眼肌在五轮中属肉轮,内应于脾。《医经原旨·惑》曰:"约束,眼胞也;能开能阖,为肌肉之精,主于脾也。"痉者"强急也"(《说文解字》),挛者"系也"(《说文解字》),系者"絜束也"(《说文解字》)。中医学中并无"眼肌痉挛"这一病名,根据其临床表现,当属"筋急""筋惕肉瞤""脾(睥)轮振跳""胞轮振跳""目瞤"等范畴。瞤者"目动也"(《说文解字》)。目瞤早见于《西京杂记》("夫目瞤得酒食,灯火华得钱财"),后世多指单纯眼皮跳。筋急出自《素问·五脏生成》（"多食辛,则筋急而爪枯"）。筋惕肉𥊕出自《伤寒论·辨太阳病脉证并治中》（"若脉微弱,汗出恶风者,不可服之。服之则厥逆,筋惕肉𥊕,此为逆也"）,多因汗多伤阳,血虚津耗,筋脉失养所致,如《伤寒明理论》所载"其于筋惕肉𥊕,非常常有之者,必待发汗过多亡阳,则有之矣。……发汗过多,津液枯少,阳气太虚,筋肉失所养,故惕惕然而跳,𥊕𥊕然而动也"。此后,二者多指肢体或头面的痉挛、抽搐。脾（睥）轮振跳早见于《证治准绳·七窍门上》（"目睥不待人之开合,而自牵拽振跳也。乃气分之病,属肝脾二经络牵振之患"）。自清代以后逐渐用"目胞"指代目睥（睥）。《眼科菁华录·胞睑门》提出"胞轮振跳"这一病名,并指出"目胞不待人之开合而自牵拽振跳"。《眼科证治经验》《中医眼科学讲义》等所载"胞轮振跳"泛指眼肌痉挛。

《素问·金匮真言论》所载"东方色青,入通于肝,开窍于目,藏精于肝",将目归于肝,为肝之官,故有"肝开窍于目"之说。《素问·六节藏象论》曰:"肝者……其充在筋。"肝在体合筋,筋得其养则目肌运动灵活而有力。然肝木亦有赖肾水的涵养,具有阳常有余、阴常不足的生理特点。明代邓苑《一草亭目科全书》指出:"阴虚则水不滋目,少火挟肝木而上炎,肝通眼窍,眼斯病矣。""阴虚"即肾中真阴不足,又肝为刚脏,肾水一亏,则阴不制阳,肝火扰目,所谓"水不滋目",故肾阴亏耗,水不济木,肝火上扰,阳升风动,上攻于目,致牵掣胞睑而振跳。

明代王肯堂《证治准绳》曰:"睥轮振跳,谓目睥不待人之开合而自牵拽振跳也。乃气分之病,属肝脾二经络牵振之患。人皆呼为风,殊不知血虚而气不顺,非纯风也。"《审视瑶函·睥病·睥轮振跳症》云:"睥轮振跳,岂是纯风,气不和顺,血亦欠隆。"由此提出血虚致病学说,认为此病病机多属气血亏虚,血虚则生内风,风邪上扰胞睑而致"睥轮振跳"。清末民国初期康维恂《眼科菁华录》亦主张血虚致病观点,并指出"胞轮振跳,岂是纯风……皆呼为风,殊不知血虚而目不和润,非纯风也""目胞不待人之开合而自牵拽振跳"。至此,关于本病之病因病机得到进一步丰富和完善。盖肝乃风木之脏,藏血主筋,开窍于目,目之活动受肝主筋支配,而筋脉亦受肝生气血之濡养。若肝血亏虚,日久生风,伤于风者,上先受之,则多见眼周筋脉失养,肌肉𥊕动、拘挛,导致眼睑痉挛。

清代黄庭镜《目经大成·目𥊕》所载"此症谓目睑不待人之开合,而自牵拽振跳也。盖足太阴、厥阴荣卫不调,不调则郁,久郁生风,久风变热而致",表明此病不仅与肝风上扰有关,亦与肝脾不调,荣卫失合,郁热生风密切相关。正如《审视瑶函》所述本病"属肝脾二经络之患"。脾在体合肉而主四肢。在五轮学说中,五脏应五轮,而脾为肉轮,主胞睑。《灵枢·大惑论》曰:"五脏六腑之精气,皆上注于目而为之精。……肌肉之精为约束。"清代薛雪《医经原旨》曰："约束,眼胞也;能开能阖,为肌肉之精,主于脾也。"脾为气血生化之源,主运化水谷精微。脾又主升清,将精微物质上输于目,目得气血滋养则开合有度。肝脾调和,则肝条达之性助脾运化,脾化生精微滋养于肝。若肝脾失于调和,木胜乘土或土反侮木,使土壅木郁,郁而化热生风,便致振跳失度。此外,肝藏血,脾生血统血,脾运失调,精血无源,无以滋肝柔筋,可导致目眴加重,病久则筋肉瘛疭、拘挛。

综上所述,肾水亏虚,水不涵木,肝阳化风,或肝血亏虚,筋脉失养,血虚生风,抑或肝脾不调,肝风上扰,均可引起胞睑牵掣跳动。因此,临证时可根据其临床表现辨为肝阳化风证、血虚生风证、肝脾不和证等证型。

二、医案

医案一

聂某,男,56 岁。2018 年 4 月 13 日初诊。

主诉:双眼不自主眨动 3 天,加重伴睁眼困难 1 天。

现病史:患者平素性情暴躁,3 天前与家人争吵后突发双眼不自主眨动、不可自控,需强行用手控制眼睑方可缓解。之后,眨眼频次逐渐增多,情绪急躁时发作频繁。今日出现睁眼困难,为求进一步诊治,就诊于我处。

现症见:双侧眨眼频繁、每分钟 50 次左右、不可自控,情绪急躁时加重,不能睁眼,需用手扒开眼睑后方可视物,双目干涩,时有头晕目眩,情绪急躁时明显,急躁易怒,常向家人大发脾气,记忆力减退,腰膝酸软。入睡困难,需 2~3 小时方可入睡,眠中易醒,醒后难复眠,多梦,时有噩梦。右侧肢体活动迟缓,稍有言语不利。食欲旺盛,进食量多,口干口苦明显,大便秘结、每日需开塞露 1 支辅助通便,小便黄。舌红,苔黄腻,脉弦数。

既往史:高血压 20 余年,服药不规律,血压控制不平稳。脑梗死 3 个月,未遗留明显后遗症。否认手术、外伤、输血史。否认食物、药物过敏史。

家族史:父母均体健,否认家族成员有类似病史。

婚育史:适龄婚育,育 1 子 1 女,均体健。

中医诊断:胞轮振跳(肝阳化风证)。

西医诊断:眼肌痉挛。

治疗原则:滋阴潜阳,镇肝息风。

处方:平肝止挛汤。

| 怀牛膝 30g | 生龙骨 30g^{先煎} | 生牡蛎 30g^{先煎} | 煅青礞石 30g^{先煎} |

赭　石 30g[先煎]	龟　甲 15g[先煎]	白　芍 15g	玄　参 15g
天　冬 15g	全　蝎 5g	僵　蚕 10g	地　龙 5g
蝉　蜕 10g	天　麻 20g	夏枯草 20g	焦麦芽 20g

7 剂,每日 1 剂,水煎服,分 2 次服用。

2018 年 4 月 20 日二诊:不能睁眼消失,双眼不自主眨动稍减轻、每分钟 30 次左右,仍不可自控,情绪急躁时加重。头晕目眩明显改善,双目干涩略有缓解,仍时有急躁易怒,记忆力减退、腰膝酸软减轻。仍入睡困难,需 2~2.5 小时方可入睡,眠中易醒、醒后难复眠,多梦,时有噩梦。右侧肢体活动迟缓、言语不利较前改善。食欲旺盛,进食量多,口干口苦缓解,大便仍偏干、1~2 日 1 次,小便黄。舌红,苔黄腻,脉弦数。初诊方基础上加酸枣仁 30g、合欢皮 15g、生石膏 20g、菊花 15g、石决明 15g。14 剂,水煎服。

2018 年 5 月 5 日三诊:双眼不自主眨动明显减轻,眨眼频次明显减少、幅度明显减轻,情绪急躁时仍有加重。双目干涩消失,头晕目眩缓解,情绪较前平稳,急躁易怒明显减轻,记忆力改善,腰膝酸软缓解。入睡较前改善,需 1~2 小时方可入睡,眠中易醒、多梦均减轻,噩梦消失。右侧肢体活动迟缓、言语不利明显改善。纳食正常,可自行控制进食量,口干口苦消失,排便较前顺畅、成形、每日一行,小便可。舌红,苔薄黄,脉弦略数。二诊方基础上减合欢皮、天冬、菊花、怀牛膝、赭石;改生龙骨、生牡蛎、煅青礞石、酸枣仁各为 15g。14 剂,水煎服。

2018 年 5 月 19 日四诊:双眼不自主眨动消失。情绪平稳,记忆力尚可。入睡明显改善,需 0.5~1 小时方可入睡,眠中易醒、多梦均明显减轻。右侧肢体活动迟缓、言语不利改善。纳食正常,二便调。舌红,苔薄黄,脉弦。三诊方基础上减生石膏、蝉蜕、僵蚕,加决明子 15g。14 剂,水煎服。

后门诊随访,诸症尽消,遂停药。嘱其调畅情志,增强康复锻炼,防止复发。

按:《素问·六节藏象论》云:"肝者,罢极之本,魂之居也,其华在爪,其充在筋,以生血气。"肝具有藏血主筋,濡养筋脉的生理特性。《素问·痿论》言:"肝主身之筋膜。"《素问·五脏生成》云:"诸筋者皆属于节。"肝系筋膜,大至筋腱骨肉,小至身体各处筋膜,其活动都有赖于肝血的濡养。《素问·太阴阳明论》曰:"伤于风者,上先受之。"肝开窍于目,目为肝窍,且肝为风木之属,物从其类,故善病风。肝的病理变化可反映于眼部筋膜组织。

《素问·至真要大论》谓:"诸风掉眩,皆属于肝。"肝为木脏主风,风性喜动,木性喜发,且肝又为少阳相火寄居之地,木火炽盛,亦自有风,若肝木失和,风自肝起,风阳上攻于肝之外候(目),风性善动,继而出现眼肌痉挛。本案患者年老体衰,肾精不足、肝阳素旺,又因肝气逆乱,突发中风,加之肾阴亏于下,加重阴虚阳亢,使水不涵木,风自内生,然风性善行数变，"伤于风者，上先受之"，故目易受邪而出现眼睑痉挛眨动、甚则目不能睁。故用平肝止痉汤滋阴潜阳、镇肝息风。

初诊方中，怀牛膝引血下行，折其阳亢，并能滋养肝肾，为君药；赭石、煅青礞石重镇降逆，生龙骨、牡蛎潜降肝阳，一镇一潜，共助君药潜镇气血上逆，平息上亢之风阳，以治其标。龟甲、玄参、白芍、天冬偏于滋补。其中，玄参、天冬滋养肾中真阴，潜降肝阳，镇制肝木，以治其本；龟甲主入肝肾二经，《本草通玄》载其"咸平，肾经药也……大有补水制火之功"，功善滋阴潜阳，滋肝肾之阴以制风阳，使肝阳不亢、肝风自息；"肝欲散，急食辛以散之，用辛补之，酸泻之"（《素问·脏气法时论》），气之盛者，必赖酸以收，而白芍酸寒而得木气所化，能收拾肝气，使之下行归根返本，不至肝有余而肆暴。全蝎、僵蚕、蝉蜕、地龙等虫类药相伍，共增息风通络止痉之效。其中，全蝎味辛，独入肝经，息肝风，止抽搐，且性质较平和（《本草纲目》曰："蝎……足厥阴经药也，故治厥阴诸病。诸风掉眩抽掣，疟疾寒热，耳聋无闻，皆属厥阴风木……蝎乃治风要药，俱宜加而用之"）；僵蚕味咸、辛，性平，入肝、肺、胃经，气味俱薄，轻浮而升，能息内风止痉、利清阳之窍，《本草汇言》载其"善治一切风痰、相火之疾"；蝉蜕甘寒，入肺、肝经，质轻升浮，善走皮腠，能明目退翳、息风止痉；蝉蜕、僵蚕伍用，出自《袖珍方》卷三，名曰"蝉蜕散"，内服解痉，外用解毒；地龙通经活络，力专善走，又性寒下行，可清热平肝、息风止痉。"僵蚕、地龙参合，有舒展神经之功……若与天麻等参合，其效更著"（施今墨），故配伍天麻，以增息风止痉、平抑肝阳之功。夏枯草为清火明目、散结消肿之要药，《本草通玄》载其"补养厥阴血脉，又能疏通结气。目痛、瘰疬，皆系肝症，故独建神功"。麦芽为谷之萌芽，善顺肝木之性，亦能和中护胃，减轻寒凉药碍胃之弊。诸药合用，共奏滋阴潜阳、镇肝息风之功。

二诊时，不能睁眼消失，双侧眨眼仍不可自控，情绪急躁时加重。仍入睡困难，故加酸枣仁、合欢皮清热安神助眠；仍食欲旺盛，进食量多，口干口苦，故加生石膏清泻胃中亢逆之火；仍有双目干涩、头晕目眩、脾气急躁，故加菊花、石决明清肝明目，清热除烦。

三诊时，双侧眨眼明显减轻，眨眼频次明显减少、幅度明显减轻，急躁易怒明显减轻，故减少生龙骨、生牡蛎、煅青礞石用量，以防金石类药苦寒败胃。睡眠改善，遂减酸枣仁用量。双目干涩消失，头晕目眩缓解，故减菊花；睡眠改善，故减合欢皮；口干口苦消失，故减天冬、赭石；腰膝酸软缓解，故减怀牛膝。

四诊时，双侧眨眼消失，故减僵蚕、蝉蜕，加决明子继续清肝明目，清热祛风，使邪去正自安。食欲正常，排便正常，故减生石膏。

《临证指南医案》曰："肝为风木之脏，因有相火内寄，体阴用阳，其性刚，主动主升，全赖肾水以涵之，血液以濡之，肺金清肃下降之令以平之，中宫敦阜之土气以培之，则刚劲之质,得为柔和之体,遂其条达畅茂之性。"本案在中风基础上复因情志不遂,肝气上逆,上犯于脑而发为胞轮振跳,故治以滋阴潜阳、镇肝息风之平肝止痉汤,并结合胞轮振跳之"肝阳化风"病机特点进一步引申用药;配伍用药上,在镇肝息风的同时,加寒凉之金石类药以潜镇肝阳和虫类药以通经活络、息风止痉。全方注重调整阴阳之平衡,气机之调顺,以达育阴潜阳、息风解痉之功。

医案二

江某,女,34岁。2018年10月15日初诊。

主诉:双眼睑不自主眨动近半年,加重1个月。

现病史:患者平素性格胆小内向、精神易紧张。半年前,在去医院做产后复查途中,被一辆快速行驶的电动车碰撞摔倒,左侧髋关节、头面先后着地,髋部及面部皮肤瘀青,急送医院查头颅MRI等,未见明显异常,后于家中休养。自述当时受到惊吓,休养期间仍时常担心外出会出现意外,时有夜不能寐,此后出现双侧不自主眨眼频繁,严重时可伴左侧面部抽动,紧张或劳累后症状加重,遂就诊于当地医院眼科,未见器质性异常。后又就诊于北京某神经专科医院门诊,诊断为焦虑状态、梅热综合征?予劳拉西泮治疗,服用后症状无明显缓解。1个月前因陪护孩子住院,劳累后自觉诸症加重。为求进一步治疗,遂就诊于我处。

现症见:双眼睑不自主眨动,伴左侧面部抽动,紧张或劳累后症状加重,常不自主揉眼睛,视物稍有模糊不清,面色少华,唇色淡白,疲劳困倦,常有胸闷、心慌,活动后汗出明显。时有心烦易怒。眠差,不易入睡且眠浅易醒,无梦。纳差,进食量少,食后腹胀。二便尚可。舌淡,苔薄白,脉沉细。

既往史:既往体健。剖宫产术后半年余。否认食物、药物过敏史。

家族史:否认家族性遗传病病史。

月经及婚育史:适龄婚育,育有1子,体健。月经周期规律,量少色淡,无血块。

中医诊断:胞轮振跳(血虚生风证)。

西医诊断:眼肌痉挛。

治疗原则:滋阴养血,息风止痉。

处方:养血止痉汤。

熟地黄 20g	当　归 14g	白　芍 20g	紫河车 10g
龙眼肉 15g	茯　苓 20g	炒白术 12g	煅龙骨 15g^{先煎}
珊瑚粉 3g^冲	川　芎 10g	僵　蚕 15g	蝉　蜕 8g
酸枣仁 30g	莲子心 10g	西洋参 15g	炙甘草 15g

7剂,每日1剂,水煎服,分2次服用。

2018年10月23日二诊：双眼睑不自主眨动减轻，左侧面部抽动改善，紧张或劳累后症状加重，视物不清基本缓解，面色少华、唇色淡白改善，疲劳困倦、胸闷、心慌、自汗缓解。自觉内心平静，心烦易怒消失。入睡较前改善，仍眠浅易醒，无梦。纳欠佳，进食量稍增多，食后腹胀缓解。二便尚可。舌淡，苔薄白，脉沉细。初诊方基础上减川芎、紫河车、炙甘草、莲子心，加山药、陈皮、浮小麦、鳖甲各15g。14剂，水煎服。

2018年11月8日三诊：双眼睑不自主眨动明显减轻，左侧面部抽动基本缓解，视物不清消失，面色少华、唇色淡白明显改善，疲劳困倦改善，胸闷、心慌、自汗消失。入睡较前改善，偶有眠浅易醒，无梦。纳尚可，进食量明显增多，食后腹胀缓解。二便可。舌淡红，苔薄白，脉沉细。二诊方基础上减浮小麦、鳖甲、珊瑚粉，改酸枣仁为20g，加五味子15g。14剂，水煎服。

2018年11月22日四诊：双眼睑不自主眨动、左侧面部抽动均消失，面色红润，唇色正常，疲劳困倦、胸闷、心慌、自汗出消失。入睡较前改善，眠浅易醒缓解，无梦。纳尚可。二便调。舌淡红，苔薄白，脉沉。考虑诸症改善，三诊方基础上减僵蚕，改熟地黄为15g，加远志15g。7剂，水煎服。

后门诊随访，诸症尽消，未再反复。嘱其避免忧思劳累，劳逸适度，避风寒、慎起居。

按：《审视瑶函》曰："夫目之有血，为养目之源，充和则有发生长养之功，而目不病。"肝血充足，则目得濡养，而开合有度。脾主升清，并将运化的精微物质上输于目。《张氏医通·七窍门上·目疾统论》载："夫五脏六腑之精气，皆禀受于脾土，而上贯于目。"脾为生化之源，主生血，故脾旺则精微充足，肝有所藏，筋脉肌肉得养。若血虚或脾虚不能生血，则肝血不足，筋肉失养，筋挛则生。隋代巢元方《诸病源候论·虚劳病诸候上》指出："肝藏血而候筋，虚劳损血，不能荣养于筋，致使筋气极虚……故筋挛也。"黄岩《眼科纂要》载："筋牵胞动者，血虚风多。肝主筋主风，血虚风生，故筋脉牵胞时动也。"因此，肝血亏虚，血不养筋，筋目失养，虚风内伏，动象易显，则出现眼睑不自主瞤动。

本案患者产后气血本虚，复受伤、惊吓后夺气耗血，又因忧思过度，劳累或情绪紧张时更耗伤心脾，心脾两虚，气血生化失常，以致肝血愈发不足，虚风内动，上扰肉轮胞睑，胞睑或筋肉失养而痉挛，故胞轮振跳，甚则面部抽动。肝主藏血，目得血而能视，肝血亏虚则视物不清；血不荣卫，卫气失和，失于固摄，则自汗乏力；心主血脉，心血不足，心脉失养，故胸闷、心慌；血虚不能上荣于头面，故面色少华、唇色淡白；血不养心，神不守舍，故不易入睡且眠浅易醒、易心烦；脾气虚弱，运化无力，可见食后腹胀。结合舌淡，苔薄白，脉沉细，辨为血虚生风证，处以滋阴养血、息风止痉之养血止宁汤。

初诊方中，熟地黄甘温，味厚质润，入肝肾二经，长于养血滋阴，补肾填精，《珍珠囊》

载其"大补血虚不足,通血脉,益气力",《本草纲目》载其"填骨髓,长肌肉,生精血,补五脏、内伤不足,通血脉,利耳目,黑须发,男子五劳七伤,女子伤中胞漏,经候不调,胎产百病";白芍味酸而收,和营敛阴补血,为阴中之阴;熟地黄和白芍相配能够和营生血,且芍药合炙甘草酸甘化阴,乃缓阴血不足所致筋脉拘急之绝佳药对;当归入血分,味甘辛性温,入肝经,为养血调经之要药;川芎气清而味薄,为阴中之阳,能行血中之气;当归、川芎配合,可以养血活血;地、芍得归、芎之助,则补血而不滞,滋而不腻,温而不燥,刚柔相济,阴阳调和,使血自生。龙眼肉补益心脾,益气补血,《医学衷中参西录》载其"为心脾要药,能滋生心血,兼能保合心气,能滋补脾血";紫河车益气养血,补肾益精,《本经逢原》载其"禀受精血结孕之余液,得母之气血居多,故能峻补营血";二者相合,气血得生,心脾得养。西洋参味甘微苦,性凉,入心肺肾经,补气养阴,清火生津,《医学衷中参西录》载其"能补助气分,兼能补益血分"。莲子心苦寒,清心去热,敛汗涩精,合西洋参则补气血的同时收敛津液、清热安神。煅龙骨、珊瑚粉潜降肝阳,镇惊安神;僵蚕、蝉蜕合用,使息风止痉之力倍增。炒白术为补气健脾之要药,茯苓伏藏土中而生,禀土气至厚,故能培补脾土,二者合用既可健脾益气、固表止汗,又可辅助酸枣仁养血安神、宁心助眠。诸药合用,固本培元,养血祛风。

二诊时,双眼睑不自主眨动减轻,左侧面部抽动改善,紧张或劳累后症状加重,胸闷、心慌、自汗缓解,心烦易怒消失,故减炙甘草、莲子心。仍有视物不清、面色少华、唇色淡白、疲劳困倦等气血虚之象,故加山药益气养阴、培补后天之本,鳖甲滋阴潜阳、息风止痉,浮小麦固表止汗,减川芎防久服耗伤气血;食后仍有腹胀,故减紫河车,加陈皮健脾理气,消食和胃。

三诊时,双眼睑不自主眨动明显减轻,左侧面部抽动基本缓解,视物不清消失,面色少华、唇色淡白明显改善,疲劳困倦改善,胸闷、心慌、自汗消失,故减珊瑚粉、浮小麦、鳖甲;入睡较前改善,偶有眠浅易醒,故减少酸枣仁用量,续以养血安神助眠,并加五味子益气生津以补虚。

四诊时,诸症基本消失,眠浅易醒缓解,故减僵蚕,加远志宁心安神,并减少熟地黄用量。

本案患者产后素体虚弱,又遭受伤、惊吓,忧虑过度,伤血耗气,然血为气之母,血虚会伴有不同程度的气虚症状,所以补血不宜单用补血药,应适当配伍补气药,以达益气生血的目的。脾为后天之本、气血生化之源,肝藏血,心主血脉,心肝二脏依赖脾之健运,化生气血。全方补脾养心,生血息风,气血并补,使气旺血自生,血足筋脉养,内风消则胞轮振跳自除。诸药合用,亦涵"治风先治血,血行风自灭"之义,同时重用金石类药和虫类药平肝潜阳、息风通络。

医案三

江某,女,45岁。2016年5月10日初诊。

主诉:双眼不自主眨动2个月余。

现病史:患者平素心思敏感,因与婆婆观念不同,时常吵架或生气,以致婆媳关系越发不和睦。2个月前,患者因家庭琐事与婆婆吵架生气后出现双眼睑不自主眨动,情绪激动时症状更加明显。自发病以来,接受肉毒毒素注射、针灸、药物口服(具体不详)等治疗,疗效欠佳。为求进一步治疗,就诊于我处。

现症见:双眼睑不自主眨动、每分钟40次左右,不可自控,情绪激动时加重,常因琐事生闷气,善太息。入睡困难,睡前思虑重,常需2小时左右方可入睡,多梦、无噩梦。纳差不欲食,时有打嗝腹胀。大便稀溏、1~2次/d,小便可。舌淡红,苔薄白,脉弦细。

既往史:既往体健。否认手术、外伤、输血史。否认食物、药物过敏史。

家族史:其母善虑,否认家族成员有类似病史。

月经及婚育史:适龄婚育,育有1女,体健。月经周期规律、量少,无血块。

中医诊断:胞轮振跳(肝脾不和证)。

西医诊断:眼肌痉挛。

治疗原则:解郁健脾,祛风止痉。

处方:解郁止挛汤。

郁　金30g	白　芍15g	栀　子10g	白胡椒粉3g^冲
炒白术15g	茯　苓15g	赭　石20g^{先煎}	地　龙5g
刺五加30g	僵　蚕15g	钩　藤15g	伸筋草15g
山　药15g	陈　皮15g	禹余粮15g^{先煎}	

7剂,每日1剂,水煎服,分2次服用。

2016年5月17日二诊:双眼睑不自主眨动减轻、每分钟30次,仍情绪激动时加重,生闷气、善太息减轻。入睡困难同前。纳食改善,时有打嗝腹胀。大便不成形、1~2次/d,小便可。舌淡红,苔薄白,脉弦细。初诊方基础上改禹余粮为20g^{先煎},加茯神15g、合欢皮15g、炒酸枣仁25g、磁石15g。14剂,水煎服。

2016年6月3日三诊:双眼睑不自主眨动明显减轻,情绪激动、生闷气、善太息缓解。入睡困难改善,睡前思虑重减轻,常需1小时左右方可入睡,多梦消失。纳食改善,打嗝腹胀缓解。大便成形、每日一行,小便可。舌淡红,苔薄白,脉细。二诊方基础上减赭石、栀子、禹余粮,加柏子仁15g、远志15g。14剂,水煎服。

2016年6月18日四诊:双眼睑不自主眨动消失,情绪平稳。入睡尚可,睡前思虑消失,打嗝腹胀消失。纳可,二便调。舌淡红,苔薄白,脉缓。三诊方基础上减合欢皮、炒酸枣仁,改郁金为15g。14剂,水煎服。

后门诊随访,诸症尽消,遂停药。

按:《黄帝内经》指出"诸风掉眩,皆属于肝",且肝"开窍于目"。五轮学说中,睑属肉轮,内应于脾。脾为后天之本,主肌肉,为气血生化之源,并输注水谷精微于四肢百骸。精微物质上输于目,胞睑得养,则开合有度。肝脾失于调和,肝木乘脾或土反侮木,使土壅木郁,郁而化热生风,导致胞轮振跳失度而频繁眨眼。本案患者因与婆婆发生争吵,肝木过亢,扰动肝风,而肝主风、主筋,脾主睑、主肌,"目眴"乃脾位见肝风,肝脾不和,木陷土中,则双眼睑眴动,情绪激动时加重;肝气郁滞,疏泄不能,可见生闷气、善太息;魂不守舍,则发不寐;肝木克脾土,脾胃虚弱,健运失常,可见纳差不欲食、时有打嗝腹胀;大便稀溏,乃脾阳受损,运化失健之象。结合舌淡红,苔薄白,脉弦细,辨为肝脾不和证,处以解郁健脾、祛风止痉之解郁止眴汤。

初诊方中,郁金行气解郁、疏肝利胆,白芍养肝敛阴、柔肝平肝,二者一疏一敛,疏则治肝气郁滞,敛则护阴血内守,相互为用,疏肝而不伤阴血。刺五加补益肝脾,安神益智(刺五加与人参同属,有安精神、定魂魄、止惊悸的作用)。赭石平肝潜阳、清降肝火,钩藤息风止痉、清热平肝,栀子清热泻火、清气分郁火、除烦热,三者相合,肝阳得降,心肝之热可清。地龙为平肝息风、通络定痉之要药,入络搜风之力强。僵蚕最善祛风镇风,善祛在表之风邪,亦可作为引经药而引诸药直达病所。李杲曰:"医不理脾胃及养血安神,治标不治本,是不明理也。"茯苓、山药、炒白术健脾益气、宁心安神,三者药性平和,使脾胃健运则水湿自去;三者与陈皮相合,肝脾同调,并防金石类药久用伤正;三者与禹余粮涩肠止泻相合,则大便不成形自愈。肝郁脾虚易生湿生痰,加用白胡椒粉可温中化痰,《神农本草经疏》载其"气味俱厚,阳中之阳也……其主下气、温中、去痰,除脏腑中风冷者……辛温暖肠胃而散风冷,则痰气降,脏腑和,诸证悉瘳矣"。伸筋草舒筋活络,与钩藤配伍可缓筋络之拘挛。全方阴阳平衡,气血兼顾,使肝脾调和,内风得除,故眼睑振跳自止。

二诊时,双眼睑不自主眴动减轻,生闷气、善太息减轻,入睡困难同前,故加茯神、炒酸枣仁、合欢皮清热宁心安神,加磁石潜阳安神。纳食改善,时有打嗝腹胀、大便稀溏同前,故增加禹余粮用量,加强涩肠止泻之力。

三诊时,双眼睑不自主眴动明显减轻,情绪激动、生闷气、善太息缓解,故减泻肝火之栀子、赭石。大便成形,故减涩肠固脱之禹余粮。入睡改善,但睡前仍思虑重,故加柏子仁、远志宁心安神。

四诊时,双眼睑不自主眴动消失,情绪平稳,纳可,睡前思虑和食后腹胀消失,故去炒酸枣仁、合欢皮,减少郁金用量。

本案为肝脾不和型胞轮振跳,重点在于肝气郁滞,失于条达,横逆犯脾,木郁土壅。气乃动力之根、诸疾之源,调气乃治病之本,治气病则虚者求脾、实者责肝。清代张秉成《成方便读》曰:"夫肝属木,乃生气所寓,为藏血之地,其性刚介而喜条达,必须水以涵之,土以培之,然后得遂其生长之义。若七情内伤,或六淫外束,犯之则木郁而病变多矣。"故治法当以调气、畅气为主。眼睑属脾,痉挛属风,故治疗肝脾不和之眼睑痉挛,以疏肝息风、健脾益气为主,且培土健脾当用禹余粮、山药等为要,佐以活血息风、通络定痉之法,注重僵蚕、地龙等虫类药的应用。

三、小结

眼肌痉挛主要表现为胞睑不自主搐惕瞤动,眨眼严重者双眼紧闭无法睁开。本病的病机特点,或为阳亢风动、水不涵木、风自内生,或为心肝血虚、血不养筋、虚风内动,或为肝脾失调、土壅木郁、化热生风。辨证施治过程中当明辨标本虚实,轻重缓急,对症用药。其中,一些疏经通络的虫类药,如地龙、僵蚕、全蝎、蜈蚣、蝉蜕等,具有搜风、息风止痉作用。其中,地龙咸寒、下行降泄、清热息风、通络止痛,蝉蜕入肝经,而眼为肝窍,眼睑筋脉由肝所主,二药合用后可直达病所。虫类药的配伍应用增强了搜风通络的力量。金石类药的使用可加速药效的发挥和提高疗效,也起到了不可或缺的作用。

第三十四节　热　痹

一、概述

热痹是痹证的一种临床类型,早见于《素问·四时刺逆从论》("厥阴有余病阴痹,不足病生热痹")。对于热痹的症状,初期为关节疼痛,活动受限,局部红肿灼热,痛不可触,遇冷则舒,可见皮下结节或红斑,伴全身发热、汗出、恶风、烦躁、口渴、小便黄、大便干燥等全身不适症状。当痛风急性发作期、风湿性关节炎、感染性关节炎、类风湿关节炎等表现为上述症状时,均可按"热痹"辨证论治。

《素问·痹论》云:"黄帝问曰:痹之安生? 岐伯对曰:风寒湿三气杂至,合而为痹也。……其热者,阳气多,阴气少,病气胜阳遭阴,故为痹热。其多汗而濡者,此其逢湿甚也,阳气少,阴气盛,两气相感,故汗出而濡也。"由此可知,痹证的发病因素主要有风、寒、湿、热。《素问·痹论》认为风、寒、湿三因素是形成痹证的必要因素,热并不是形成痹证的必要因素,而是在痹证形成中的继发病理因素。

隋代巢元方《诸病源候论》所载"热毒气从脏腑出,攻于手足,手足则㶸热赤肿疼痛也",指出关节红肿的发生,是热毒蕴结于营血分,壅滞不通所致。脏腑功能失调,脾失健运,津液不能正常输布排泄,内生痰湿,日久郁而化热,脉络闭阻而生浊毒,影响气机,瘀阻筋骨关节,痛有定处,故有"热毒致痹"之说。

明代王肯堂《证治准绳》所载"热痹者,脏腑移热,复遇外邪客搏经络,留而不行,阳遭其阴,故瘰痹,熻然而闷,肌肉热极,体上如鼠走之状,唇口反裂,皮肤色变",描述了热痹的病理过程及一系列临床症状,涵盖了热邪在体内的移动、与外邪的搏击、经络的阻塞、热极引起的肌肉疼痛、皮肤异常感觉,以及皮肤和唇部的干裂等。

清代林珮琴《类证治裁·痛风历节风论治》所载"寒湿风郁痹阴分,久则化热攻痛",指出寒、湿、风等外邪侵入人体并长期滞留于关节,郁久化热,表现为一系列热盛证候,则称之为热痹。清代尤怡《金匮翼》所载"热痹者,闭热于内也……腑脏经络,先有蓄热,而复遇风寒湿气客之,热为寒郁,气不得通,久之寒亦化热",提示热痹是由患者本身热蕴于内,再感外邪壅阻络脉所致。风寒湿是外在因素,热是人体内在因素,内外因素共同作用导致热痹。

痹证一般是在人体正气不足的情况下,风、寒、湿、热之邪乘虚侵入人体,经络、关节气血等运行不畅,郁久化热所致。热痹的形成可归因于素体阳气偏盛,内有蕴热,或阴虚阳亢之体,感受外邪侵袭,邪气入里化热,流注经络关节;或风寒湿邪日久缠绵不愈,邪留经脉,郁久化热,气血痹阻。

二、医案

医案一

王某,女,26 岁。2018 年 6 月 10 日初诊。

主诉:发热伴双膝、双踝关节红肿热痛半月余。

现病史:患者自 2018 年 5 月初出现咽痛,吞咽及饮水时疼痛加重,伴咳嗽、少许黄痰,发热,体温最高达 38.9℃,自服头孢呋辛酯片及布洛芬 1 周后缓解。5 月 20 日开始出现双膝、双踝关节红肿热痛,蹲起及行走困难,伴发热汗出,且汗出热不解,体温38.5~39.9℃,自服布洛芬后体温可降至 37.8℃,关节症状略有减轻。停药后症状反复,遂来就诊。

现症见:发热汗出,体温最高可达 38.9℃,双膝、双踝关节红肿热痛,局部灼热,关节屈伸不利,无法下蹲及行走,疼痛难忍,膝关节外侧有多处环形红斑、呈散在分布,红斑隆起于皮肤表面,无瘙痒,燥热烦渴,大便秘结、2~3 日 1 次,小便黄赤。舌红苔黄,脉滑数。

既往史：既往体健。否认高血压、糖尿病、冠心病等慢性病病史。否认手术、外伤、输血史。否认食物、药物过敏史。

家族史：否认家族性遗传病病史。

月经及婚育史：月经周期规律，量尚可，无痛经。未婚未育。

辅助检查：血常规：白细胞计数（WBC）12.6×10⁹/L，血小板计数（PLT）369×10⁹/L；血生化（－），血沉（ESR）50mm/h，C反应蛋白（CRP）28.9mg/L，抗链球菌溶血素O（ASO）1 200U/ml。其余各项风湿免疫相关指标均阴性。

中医诊断：热痹（风湿热阻证）。

西医诊断：风湿热。

治疗原则：清热祛风，化湿通络。

处方：清热通痹汤。

生石膏 50g先煎	知　母 10g	桂　枝 10g	忍冬藤 30g
北寒水石 15g	川牛膝 15g	生山药 15g	白　芍 15g
络石藤 15g	豨莶草 20g	穿山龙 30g	地　龙 10g
天　麻 10g	生甘草 10g		

7剂，每日1剂，水煎服，分2次服用。

2018年6月17日二诊：发热较前下降，体温持续于37.5~38℃，汗出明显减轻，关节肿痛较前稍有缓解，蹲起活动改善，仍活动不利，膝关节外侧环形红斑颜色变浅、周围无隆起，大便通畅。舌红，苔黄略厚，脉滑数。初诊方减北寒水石，改生石膏为30g，加山慈菇10g、土茯苓15g。14剂，水煎服。

2018年7月1日三诊：已无发热汗出，关节肿痛明显缓解，可做蹲起动作，行走时间长后膝关节有疼痛感，膝关节外侧环形红斑较前变小，大便不成形、1日1次。舌淡苔薄黄，脉数。二诊方改豨莶草为15g、忍冬藤为15g，加炒白术20g。14剂，水煎服。

2018年7月15日四诊：关节无红肿热痛，长时间行走后膝关节未再疼痛，皮疹消退，无烦渴，大便偏稀、1日2次，小便可。舌脉同前。三诊方去生石膏、知母，加茯苓20g、陈皮15g。28剂，水煎服。

后门诊随访，病情平稳，未见反复。

按：肺主气，司呼吸，主通调水道。脾主运化，主升清，主四肢肌肉。《灵枢·决气》曰："上焦开发，宣五谷味，熏肤、充身、泽毛，若雾露之溉，是谓气。"肺通调水道的功能，是通过肺气的宣发和肃降来实现的；通过肺气向上、向外的扩散运动，将由脾转输至肺的津液与水谷精气布散于全身，故《血证论》称"肺为水之上源"，清代《柳洲医话》称"肺主一身之表"（王士雄按）。若肺的宣降功能失司，一则影响机体卫外功能，出现表证；二则影响水液代谢，脾胃运化功能失调，进而出现痰湿阻滞中焦。若湿浊困于关节，入里化热则关节红、肿、热、痛，活动不利。

患者为青年女性，起病急骤，初有咽痛、咳嗽、黄痰及发热，继之出现关节红肿热痛等热象。舌红苔黄，脉滑数，均为热邪内盛之象，考虑为风湿热邪瘀阻关节所致热痹。本病起病急，来势凶猛，治疗原则为清热祛风、化湿通络。处方采用清热通痹汤。

初诊方中，重用辛甘大寒的石膏[治痹"六脉洪大已极，石膏用少，万不见效，命且难保"（吴瑭）]，因其清热泻火、除烦止渴，作为君药效宏力专，也是治疗本病的关键。知母性寒，味苦、甘，入肺、胃、肾经，为臣药，清热泻火，滋阴润燥，《神农本草经》载其"主消渴热中，除邪气，肢体浮肿，下水，补不足益气"，《本草纲目》载其"辛苦寒凉，下则润肾燥而滋阴，上则清肺金而泻火，乃二经气分药也"。佐以桂枝，甘能护阴，辛能解肌通络，调和营卫之气，大助生石膏清热；辛散温通，走而不守，横通肢节，外可辛散风热，内可助阳化气，同时又可助膀胱气化，使湿有去路。忍冬藤甘寒，归肺、胃经，既可清热解毒，又可用于上肢肿痛，《名医别录》载其"主治寒热身肿"。北寒水石辛咸寒，归心、胃、肾经，清热泻火，消肿止痛。生山药甘平，归肺、脾、肾经，可益气养阴、补肺脾肾，并反佐性寒之生石膏、北寒水石等，防其伤及脾胃。白芍味苦、酸，性微寒，归肝、脾经，养血敛阴，柔肝止痛，可以缓解发热、关节疼痛等。川牛膝味甘、微苦，性平，归肝、肾经，活血通经，引血下行，以祛除下身湿热，缓解痹痛。豨莶草味辛、苦，性寒，归肝、肾经，祛风湿，通经络，清热解毒，《本草纲目》载其"治肝肾风气，四肢麻痹，骨痛膝弱，风湿诸疮"。穿山龙味甘苦，性温，归肝、肾、肺经，祛风除湿，舒筋通络，活血止痛。络石藤味苦，性微寒，归心、肝、肾经，祛风湿、通经络，清热解毒、舒筋止痛，《名医别录》载其"除邪气，养肾，治腰髋痛，坚筋骨，利关节"。川牛膝、豨莶草、穿山龙、络石藤皆归肝肾经，共奏祛风除湿、舒筋通络之功。天麻甘平，归肝经，息风镇痉，通络止痛；地龙咸寒，归肝、脾、膀胱经，清热息风，通经活络；二者同用，既可祛邪风，又可破瘀血，减轻双膝、双踝关节红肿热痛及环形红斑的症状。生甘草甘平，归心、肺、脾、胃经，可清热解毒，调和诸药。诸药相伍，共奏清热祛风、化湿通络之功。

二诊时，热势较前下降，汗出减少，疼痛缓解，大便通畅，提示总体热象减轻，故减北寒水石，减少石膏用量，以防寒性伤及脾胃。土茯苓甘淡平，能搜剔湿热之蕴毒，深入百络而止痛，《本草纲目》载其"健脾胃，强筋骨，去风湿，利关节，止泄泻……解汞粉、银朱毒"。山慈菇甘、微辛，气寒，乃化顽痰之要药，多用治有形无形之痰。土茯苓、山慈菇相伍，前者长于化湿解毒、入络止痛，后者善于祛瘀化痰，以快速缓解疼痛，可消除仍存在的关节肿痛。

三诊时，已无发热汗出，疼痛也明显减轻，故减少祛风湿、通经络之豨莶草、忍冬藤的用量。因热痹大量使用寒凉药,大便不成形,故加健脾止泻的炒白术,以固护脾胃。

四诊时,热痹症状消失,行走正常,关节皮疹消退,唯留大便偏稀,故减去清热泻火之生石膏、知母,加用健脾渗湿的茯苓、理气健脾的陈皮,以固护脾胃,健脾涩肠。

本案效果显著,究其原因,热痹初期运用金石类药生石膏、北寒水石,重拳出击,能直折其势,透邪外达;后期运用理气健脾药,补中益气。方证合拍,故效如桴鼓。

医案二

刘某,男,56岁。2022年6月21日初诊。

主诉:右膝、右踝、右足大趾红肿热痛反复交替发作2年余。

现病史:2019年春节期间,患者多次聚餐后,某天夜间突然出现右足大趾红肿疼痛,痛感剧烈,不可触碰,严重影响睡眠。症状持续数天后自行缓解。约半年后,上述症状再次出现,体温37.9℃,于某医院(具体不详)急诊就诊后予扶他林(双氯芬酸二乙胺)口服,症状缓解。之后上述症状频繁发作,并陆续出现右膝、右踝、右足大趾交替或同时发作红、肿、热、痛,右第1跖趾关节处有明显肿大突出的结节,单纯口服消炎消肿止痛药不能缓解,遂来就诊。

现症见:右膝、右踝、右足大趾红肿热痛,夜间痛甚,痛不可触,关节活动不利,行走困难,右第1跖趾关节处有明显肿大突出的结节。体温37.7℃,燥热烦渴,口苦口黏,夜寐不安,大便黏腻、1日1次,小便黄赤。舌暗红,苔黄厚腻,脉滑数。

既往史:高尿酸血症10年,血尿酸最高达800μmol/L,未予重视,未治疗干预。高血压6年,高脂血症6年,2型糖尿病2年。否认手术、外伤、输血史。否认食物、药物过敏史。

个人史:吸烟、饮酒20余年。

婚育史:适龄婚育,育有1子。配偶及儿子体健。

家族史:父母高血压、糖尿病病史。

辅助检查:ESR 40mm/h,CRP 25mg/L,血尿酸520μmol/L,右第1跖趾关节超声提示"双轨征"。

中医诊断:热痹(湿热蕴结,瘀血阻滞证)。

西医诊断:痛风性关节炎。

治疗原则:清热利湿,活血通络。

处方:通络泄浊汤。

生石膏 30g^{先煎}	滑　石 15g	龙　胆 10g	苍　术 10g
百　合 15g	虎　杖 15g	败酱草 15g	萆　薢 10g
青　皮 10g	山慈菇 10g	土茯苓 30g	川牛膝 20g

茯　苓20g

7剂,每日1剂,水煎服,分2次服用。

2022年6月28日二诊:右膝、右踝、右足大趾红肿热痛明显减轻,关节活动改善,体温降至36.3℃,燥热减轻,口渴改善,仍有口苦口黏,大便黏腻,夜寐可,舌脉同前。初诊方基础上改龙胆为15g、苍术为20g,加薏苡仁30g、红藤15g。14剂,水煎服。

2022年7月12日三诊:诸症明显缓解,各关节红肿热痛消失,关节活动正常,无燥热,无口苦口黏,大便次数增多、1日2~3次,舌脉同前。二诊方基础上改土茯苓为15g、川牛膝为15g、红藤为10g、败酱草为10g。14剂,水煎服。

2022年7月26日四诊:关节红肿热痛未发作,活动自如,纳可,寐可,二便调。舌红,苔黄略厚,脉滑。三诊方基础上减生石膏、滑石、龙胆、苍术,加黄柏12g、青蒿15g、白术20g。28剂,水煎服。

后门诊随访,病情平稳,未见反复。

按:脾主运化,为气血生化之源;肾主水,纳气,主骨藏精,为先天之本。因此,脾肾两脏功能正常与否,与气、血、津、液运行有着密切关系。《素问·经脉别论》所载"饮入于胃,游溢精气,上输于脾。脾气散精,上归于肺",提示脾将胃肠所传化的水谷精微转运到其他脏腑,化为气血津液。《素问·厥论》所载"脾主为胃行其津液者也",提示脾运化水液,通过吸收、转输和布散功能将其营养周身。如果脾的运化功能减退,津液不能输布则停为水湿,故《素问·至真要大论》指出"诸湿肿满,皆属于脾"。肾气不足,精血亏虚,水液代谢失常,水湿停聚,瘀阻于身体局部的津液郁久化热变为浊毒,浊毒阻于肾经,瘀堵于四肢关节处则痛有定处,化热则灼热难耐。

患者为中年男性,吸烟、饮酒20余年,湿邪缠绵黏滞,致使症状时轻时重,关节肿痛反复发作。《万病回春》所载"一切痛风肢节痛者……所以膏粱之人,多食煎炒、炙煿、酒肉热物蒸脏腑,所以患痛风、恶毒、痛疽者最多",指出本病的发生与饮食肥甘厚腻,损伤脾胃有关。痛风发作期间疼痛剧烈,痛不可触,表现为热毒盛聚于关节。本案中,关节红肿热痛,痛不可触,位置固定,活动不利,伴口苦口黏、大便黏腻、舌暗红、苔黄厚腻,为湿热蕴结体内、瘀血阻滞脉络之象,处以通络泄浊汤。

初诊方中,生石膏辛甘大寒,入肺、胃经,清气分之虚热及肺胃实火,重用之,切中肯綮。《医学衷中参西录·石膏解》所载赵海珊之侄案,即运用大量生石膏清透热邪。热痹疼痛,燥热烦渴,肝胆气滞,郁而生火,故口苦口黏。滑石甘淡寒,入肺、胃、膀胱经,《神农本草经疏》载其"滑以利诸窍,通壅滞,下垢腻"。湿热下注,故大便黏腻、小便黄赤。滑石甘以和胃气,寒以散积热,可化中焦湿热,且通利水道使小便自利。龙胆苦寒,归肝、胆经,清热燥湿,泻肝胆火;虎杖微苦微寒,归肝、胆、肺经,清泻肝胆湿热,通络祛瘀止痛;二者合用,可明显改善邪留经络关节,郁久化热所致症状。苍术辛苦温,归脾、胃、肝经,燥湿健脾、祛风湿,《珍珠囊》载其"能健胃安脾,诸湿肿非此不能除"。青皮辛苦温,入肝、胆、胃经,疏肝破气,消积化滞。川牛膝归肝、肾经,逐瘀通经、通利关节,引血下行。山慈菇味甘、微辛,性凉,归肝、脾经,清热解毒,化痰散结。土茯苓甘淡平,归肝、胃经,可解毒除湿,通利关节。山慈菇、土茯苓合用,清热解毒,缓解关节肿痛及全身热象,能有效缓解本案患者的低热及关节肿痛症状。茯苓甘淡平,归心、肺、脾、肾经,养胃和中,健脾祛湿,防止大队寒凉药伤及脾胃,《本草正》载其"去湿则逐水燥脾,补中健胃;祛惊痫,厚肠脏,治痰之本,助药之降"。百合甘寒,归心、肺经,具有止遍身痛苦之效。草薢苦平,入胃、肾经,祛风利湿,治风湿痹痛、腰膝酸痛、小便不利等症,《药品化义》载其"长于渗湿,带苦亦能降下,主治风寒湿痹"。败酱草辛苦微寒,清热解毒,祛痰排脓。全方运用大队清热药,共奏清热利湿、活血通络之功,以缓解热痹引起的关节肿痛及周身热象。

二诊时,关节症状明显减轻,体温下降,疼痛缓解,燥热口渴减轻,提示整体热象稍退,然仍有口苦口黏及大便黏腻,湿邪凸显,故加大清利肝胆湿热之龙胆和燥湿健脾之苍术的用量,并加薏苡仁健脾淡渗利湿,红藤清热祛风止痛。方中药味共同缓解湿热之证。

三诊时,诸症明显缓解,湿热之象均有改善,唯大便次数增多,故减少土茯苓、川牛膝、红藤、败酱草的用量,以固护中焦,增强脾胃运化水湿之力。

四诊时,未再发作痛风,症状稳定,纳、眠、便可,但舌红,苔黄略厚,脉滑,提示湿热之质未能完全改善,故加大清热祛湿之力。黄柏苦寒,归肾、膀胱经,清热燥湿,泻火除蒸;青蒿苦辛寒,归肝胆经,清热解毒,燥湿祛邪,《神农本草经》载其治"留热在骨节间"。减去生石膏、滑石、龙胆等碍胃之品,减去辛苦温之苍术以防其过燥,加甘苦温之白术健脾益气、燥湿利水,使脾胃健运,能更加有效地运化浊毒。

本案患者病情复杂,湿与热相互搏结,缠绵反复。针对此疾,必以大队清热祛湿之品,以强效驱除湿热之邪。同时,脾胃为后天之本、气血生化之源,脾胃健运则有助于湿热的排出。对于本案患者,既要重视清热祛湿的治疗,又要兼顾脾胃的调理,以期达到标本兼治的效果。

三、小结

风湿热多为风湿外扰肌表,火热聚于关节,甚或热毒停留四肢而成。《政治准绳》认为:"脏腑移热,复遇外邪客搏经络,留而不行。"痛风多为湿浊瘀血阻络,导致不通则痛。《医学真传》云:"夫通则不痛,理也。但通之之法,各有不同。"痛风发作期,状为热痹,病发热盛。《丹溪心法》描述痛风为"四肢百节走痛是也,他方谓之白虎厉节风证"。唯用寒凉之方清热解毒,消肿散结。风湿热和痛风的发作期均表现为热痹,但发病原因及症状各有差异。《张氏医通·诸痛门·身体痛》论述了热痹形成的机理,即"肢节肿痛,痛属火,肿属湿,盖为风寒所郁,而发动于经络之中,湿热流注于肢节之间",认为热痹的形成不是单一的致病邪气所致,可由多种邪气共同导致,如外感寒气、内蕴湿热,内外合邪,湿热痹阻等。因此,治疗时除清热解毒为主要大法外,还需要注意辨证论治,根据不同症状,采用不同治疗方案,注意同病异治理念。

在热痹的治疗过程中,金石类药的使用,尤其是生石膏、北寒水石的应用为临床疗效的提高起到了积极作用。生石膏味辛、甘,性大寒,行散而清热,兼具清热通络、疏风胜湿之功,不仅是清解气分之要药,且具有明显的凉血消肿作用。北寒水石味辛、咸,性寒,归心、胃、肾经,清热泻火,消肿止痛,在热痹的治疗中可发挥不可或缺的作用。在金石类药的具体应用中,应根据其性味归经、功效主治而配合应用,如案二中所用滑石性寒,味甘、淡,归肺、胃、膀胱经,具有利尿通淋、清热祛湿的功效。

第三十五节　心　　痛

一、概述

心痛是指以膻中部位或左胸膺部发作性憋闷、疼痛为主要表现的一种病证。轻者胸闷如窒,呼吸欠畅;重者疼痛如绞榨样或压榨感,胸痛彻背、背痛彻心。

关于"心痛"这一病名,古代文献中,早见于《山海经》;医学文献中,早见于马王堆汉墓出土的《足臂十一脉灸经》。《黄帝内经》有多篇论及"心痛",如《素问·标本病传论》载有"心病先心痛",并且《灵枢·厥病》记载了"真心痛"与"厥心痛"的区别。东汉张仲景《金匮要略·胸痹心痛短气病脉证治》将心痛与胸痹一起论述,并提出"胸痹心痛"——"阳微阴弦,即胸痹而痛,所以然者,责其极虚也。今阳虚知在上焦,所以胸痹心痛者,以其阴弦故也"。东晋葛洪《肘后备急方》提出了"久心痛"的名称。隋代巢元方《诸病源候论》将"心痛"分为正经发病之真心痛和别络受病之久心痛。宋代《圣济总录》对"心痛"病名的记载更为详尽,分为"卒心痛""久心痛""厥心痛""肝心痛""脾心痛""胃心痛""肾心痛"等。金元时期至明代,朱震亨、虞抟、张介宾等多数医家认为心痛除了真心痛外,都是胃脘痛,如明代张介宾《景岳全书》所载"凡病心腹痛者,有上中下三焦之别,上焦者痛在膈上,此即胃脘痛也"。但也有部分医家将心痛、胃痛明确区分,如李中梓《医宗必读》所载"胸痛即膈痛,其与心痛别者,心痛在歧骨陷处,胸痛则横满胸间也。其与胃脘痛别者,胃脘在心之下,胸痛在心之上也"。到了清代,医家明确将心痛与胃脘痛区别开来,心痛病名逐渐被医家公认为病位在心的一种疼痛性疾病。

关于心痛的病因病机,《黄帝内经》为心痛的病因学理论奠定了基础,其内容涵盖了外感、内伤的多个方面。《黄帝内经》提出了以风寒之邪为主的外邪致心痛说,在心痛病因学说中居于重要地位。自隋唐至宋代,多数医家也论述外邪致心痛,如隋代巢元方《诸病源候论》、唐代孙思邈《备急千金要方》、宋代《太平圣惠方》、宋代《圣济总录》等书中有明确记载。七情内伤,如思虑过度、暴怒、忧伤等也是心痛的重要原因。《素问·五脏生成》就指出思虑过度损伤心气、病邪趁虚而入而发生心痛。明清医家也重视心痛的情志内伤病因,如明代王肯堂《证治准绳》、清代沈金鳌《杂病源流犀烛》都载有思虑过度、生气、悲伤等可引起心痛。饮食不节,饮食偏嗜,恣食生冷之物等也可引发心痛,如《素问·五脏生成》记载偏嗜咸味、宋代严用和《济生方》记载食用过多生冷果实而引发心痛。劳逸失度,劳累、劳神也会引发心痛,如明代徐用诚《玉机微义》、明代李梴《医学入门》均有记载。脏腑虚弱、他脏及心,也可引发心痛。东汉张仲景《金匮要略》提出心痛的原因系"阳微阴弦",即上焦阳虚是发病的主因和始因。隋代巢元方《诸病源候论》、宋代《太平圣惠方·治心背彻痛诸方》、宋代《圣济总录》、明代张介宾《景岳全书》都记载了脏腑虚弱、他脏影响而发生心痛。心痛病因学说经过历代医家发展、完善,可以总结为——在脏腑虚弱的基础上,外感六淫、内伤七情、饮食不节、劳逸失度所致。心痛的发病机制主要为不通则痛和不荣则痛。

关于心痛的治疗,古代文献中多有记载,主要分为祛邪法、扶正法、扶正祛邪法三大类。祛邪法包括芳香温通法、活血化瘀法、行气活血法、化痰祛瘀法等,代表方如《金匮要略》瓜蒌薤白白酒汤、《医林改错》血府逐瘀汤。扶正法主要是益气养阴法,即用健脾益气、养阴生血之品治疗心痛之气阴两虚证,代表方如《伤寒论》炙甘草汤、《内外伤辨惑论》生脉散、《太平惠民和剂局方》人参养荣汤等。心痛往往正虚与邪实同时存在,临证时宜扶正与祛邪同用,如清代陈士铎《辨证奇闻》所载"去来汤"取补气化痰法治疗心痛。

总之,中医学对于心痛的病名、病因病机、治疗等认识,经过历代医家不断完善,已经比较成熟。心痛的病位在心,其病因多与外邪内侵、饮食不节、情志失调、年迈体虚等有关,基本病机为心脉痹阻,病理性质为本虚标实,常表现为虚实夹杂,本虚多为气虚、阴伤、阳衰,标实为气滞、血瘀、痰阻等。故临证需辨证论治,临床上以气滞血瘀证、气虚血瘀证和痰瘀互结证多见。

二、医案

医案一

叶某,男,62 岁。2020 年 9 月 23 日初诊。

主诉:发作性心前区疼痛 2 年余,加重 1 个月。

现病史:2 年前,患者生气后出现心前区疼痛,伴有胸闷,就诊于当地医院,查心电图示 ST 段压低,诊断为心绞痛;给予改善心肌缺血等的西药口服,症状缓解后停药。近 2 年来,患者每于情绪波动、生气时出现发作性心前区疼痛,间断服用西药后,可暂时缓解。1 个月前,患者因家里琐事与家人争吵后,再次出现心前区疼痛明显,口服西药后效果欠佳,遂求中医药治疗。

现症见:阵发性心前区刺痛,每日发作 1~2 次,每次持续 3 分钟左右,夜间发作时疼痛更加明显,伴有胸闷、憋气,两胁胀痛,善叹息,平素易紧张,担心害怕自己生命有危险,烦躁,入睡困难,睡眠轻浅,梦多,纳食差,大便偏干、2 日 1 次,小便调。舌暗红,苔薄白,脉弦涩。

既往史:高血压 10 年,规律口服降压药,血压控制稳定。否认糖尿病等其他慢性病病史。否认手术、外伤、输血史。否认食物、药物过敏史。

家族史:否认家族性遗传病病史。

婚育史:适龄婚育,育有 1 子。

中医诊断:心痛(气滞血瘀证)。

西医诊断:心绞痛。

治疗原则:行气活血,通络止痛。

处方:行气通络汤。

丹　参 25g	郁　金 30g	地　龙 15g	全　蝎 3g
乳　香 5g	川　芎 15g	川楝子 10g	鸡血藤 15g
首乌藤 15g	桃　仁 5g	磁　石 20g^先煎	朱　砂 0.3g^冲服
鸡内金 15g			

7 剂,每日 1 剂,水煎服,分 2 次服用。

2020 年 9 月 30 日二诊:阵发性心前区疼痛发作次数减少,每 2 天发作 1 次,每次持续约 2 分钟,胸闷、憋气减轻,无两胁胀痛,无叹息,紧张、担心害怕稍减轻,烦躁稍减轻,入睡困难好转,梦稍减少,纳食稍好转,大便偏干、1 日 1 次,小便调。舌红,苔薄白,脉弦涩。初诊方基础上减朱砂、全蝎,改郁金为 20g,加合欢皮 15g、琥珀粉 3g、檀香 2g。7 剂,水煎服。

2020年10月8日三诊：心前区刺痛发作次数明显减少，每3~4天发作1次，每次约半分钟，白天无心前区刺痛，夜间偶有刺痛发作，偶有胸闷憋气，紧张、担心害怕明显缓解，无烦躁，无入睡困难，梦减少，纳食可，二便调。舌红，苔薄白，脉弦。二诊方基础上减首乌藤、合欢皮、琥珀粉、桃仁，改磁石为10g，加当归15g、玄参15g、白芍10g。7剂，水煎服。

2020年10月15日四诊：无特殊不适，无心前区疼痛，无胸闷心慌，睡眠可，纳食可，二便调。舌淡红，苔薄白，脉弦。患者症状已全部缓解，故可停用中药，嘱其调情绪。

后门诊随访，病情平稳，未见反复。

按：气与血相互依存不可分。《灵枢·营卫生会》曰："夫血之与气，异名同类。"清代叶霖《难经正义》曰："气中有血，血中有气，气与血不可须臾之相离，乃阴阳互根，自然之理也。"气与血的功能也相互依赖。气为血之帅，血为气之母。气血调和，运行顺畅，通顺条达，则百病不生。正如《丹溪心法·六郁》曰："气血冲和，万病不生；一有拂郁，诸病生焉。"

《格致余论·阳有余阴不足论》曰："司疏泄者肝也。"肝气疏通，气机才能畅达。《血证论·脏腑病机论》曰："肝属木，木气冲和条达，不致遏郁，则血脉得畅。"《素问·五脏生成》曰："诸血者皆属于心。"《素问·痿论》曰："心主身之血脉。"《仁斋直指方论》曰："盖气者，血之帅也，气行则血行，气止则血止，气温则血滑，气寒则血凝，气有一息之不运，则血有一息之不行。"《素问·痹论》曰："痹……在于脉则血凝而不流""心痹者，脉不通"。血行脉中，气机郁滞则血行不畅，心脉瘀阻，不通则痛，故心痛。

本案患者平素性情急躁，易生气，肝失疏泄，气机郁滞，无以推动血行，致使血行不畅。《灵枢·百病始生》云："内伤于忧怒……凝血蕴里而不散。"心脉痹阻，不通则痛，而发心痛；夜间阴盛阳衰，脉络无以温煦，血行不畅，瘀阻更甚，故夜间疼痛明显。足厥阴肝经"上贯膈，布胁肋"，若肝失疏泄，气机郁滞，则胸闷、憋气、两胁胀痛、善叹息、烦躁。《灵枢·本神》曰："心藏脉，脉舍神""肝藏血，血舍魂"。血脉瘀阻，则神魂不安，故易紧张、担心害怕，入睡困难、梦多。肝失疏泄，木郁土壅，脾胃运化失职，故纳食差。气机不畅，大肠传导失常，故大便干。舌暗红，苔薄白，脉弦涩，为气滞血瘀之象。《素问·至真要大论》曰："疏其血气，令其调达，而致和平。"故治疗以行气活血、通络止痛为主，予以行气通络汤。

初诊方中，丹参味苦，性微寒，入心、肝经，活血祛瘀止痛，《吴普本草》载其"治心腹痛"，《云南中草药选》载其"活血散瘀，镇静止痛"；郁金味辛、苦，性寒，入心、肝、肺经，行气解郁，凉血破瘀，《本草衍义补遗》载其"治郁遏不能散者"，《本草纲目》载其"治血气心腹痛"。郁金乃血中气药，可为丹参行气开路，达到"气行则血行"的目的；丹参、郁金合用,相辅相成,共奏行气活血止痛之功。本病病程迁延日久,发病急骤,常出现"忽作忽止"等临床现象,具有中医学风邪"数变"的特点。又《素问·调经论》曰:"病在血,调之络。"本病病位深在络脉,病情深痼难拔,非虫类药搜剔难以奏效,故配伍搜风通络之虫类药深入隧络,攻剔痼结之瘀滞。地龙味咸,性寒,入肝经,通经活络,《本草便读》载其"蛰于土,且所食者亦土,善窜穴下行";全蝎味辛,性平,入肝经,息风通络止痛,"乃治风要药"(《本草纲目》)。虫类药为血肉之质,具攻冲窜动之性,体阴用阳,善入络搜邪,松动病根。虫类药"飞者走络中气分,走者走络中血分,可谓无微不入,无坚不破"(《温病条辨》)。乳香味辛、苦,性温,入心、肝、脾经,行气活血、通经止痛,《本草纲目》载其"香窜,能入心经,活血定痛,故为痈疽疮疡、心腹痛要药"。川芎味辛,性温,入肝、胆、心包经,行气开郁,活血祛瘀止痛,《本草述》载其"兼入手、足厥阴气分,助行气血而邪自散也",《本草正》载"其性善散,又走肝经,气中之血药也"。川楝子味苦,性寒,入肝经,行气止痛,《珍珠囊》载其"主上下部腹痛,心暴痛"。乳香、川芎、川楝子合用,可增强行气活血止痛之力。鸡血藤味苦、甘,性温,入肝、肾经,活血止痛,《饮片新参》载其"去瘀血,生新血,流利经脉"。首乌藤味甘,性平,入心、肝经,养心安神,祛风通络止痛,《本草再新》载其"行经络,通血脉",《本草正义》载其"治夜少安寐"。藤类药纵横交织、互相缠绕,如人之经络遍布周身,取象比类,可知鸡血藤、首乌藤二者善走经络,以形治形,通经活络。桃仁味甘、苦,性平,入心、肝、大肠经,破血逐瘀,润肠通便,《用药心法》载其"苦以泄滞血,甘以生新血,故凝血须用";与鸡血藤、首乌藤合用,可加强活血通络之功。朱砂味甘,性微寒,入心经,清心镇惊,重镇安神,《药性论》载其"镇心";磁石味咸,性寒,入肝、心、肾经,寓《黄帝内经》"心欲耎,急食咸以耎之,用咸补之"之义,《神农本草经疏》载其"咸能润下,重可去怯,是以主之",故磁石咸以济肾水、寒以清心火、重以安神祛怯。朱砂、磁石合用,共奏重镇安神、祛怯定惊之功,可解心痛之急、之怯、之恐、之痛。鸡内金味甘,性平,健胃消积,防金石类药伤脾胃。张锡纯曰:"鸡内金为鸡之脾胃,中有瓷、石、铜、铁皆能消化,其善化有形郁积可知。"诸药合用,共奏行气活血、通络止痛之功,俾气血运行通畅,则心之脉络畅通,通则不痛。

　　二诊时,阵发性心前区疼痛减轻,胸闷、憋气减轻,无两胁胀痛,无叹息,提示气滞血瘀之证情稍减轻,加之全蝎有毒,宜中病即止,故减之,并减少郁金用量。紧张、担心害怕稍减轻,烦躁稍减轻,入睡困难好转,梦稍减少,恐朱砂有毒不可多服久用,故减之,加琥珀粉、合欢皮。琥珀粉味甘,性平,入心、肝、膀胱经,镇惊安神,《名医别录》载其"主安五脏,定魂魄";合欢皮味甘,性平,入心、肝经,解郁宁心安神,《神农本草经》载其"主安五脏,利心志,令人欢乐无忧"。纳食仍欠佳,故加檀香,既可行气止痛,又可调和脾胃,《本草备要》载其"调脾肺,利胸膈……为理气要药"。

　　三诊时，心前区刺痛发作明显减轻，偶有胸闷憋气，情绪稳定，紧张、担心害怕明显缓解，无烦躁，无入睡困难，梦减少，纳食可，二便调，舌红，苔薄白，脉弦，提示气滞血瘀之证情明显缓解，故减首乌藤、合欢皮、琥珀粉、桃仁，并减少磁石用量。瘀血日久易化热伤阴血，加之已用大量辛温行气活血之品，恐阴血耗伤，故加当归、玄参、白芍，滋阴清热，养血止痛。当归甘辛温，入心、肝、脾经，补血活血，《本草正》载"其味甘而重，故专能补血；其气轻而辛，故又能行血。补中有动，行中有补，诚血中之气药，亦血中之圣药也"；玄参味甘、苦、咸，性微寒，滋阴清热，《本草正》载其"苦能清火，甘能滋阴"；白芍味苦、酸，性微寒，入肝、脾经，养血止痛。

　　本案患者因情志失调，气机郁滞，心脉失畅，痹阻不通而发心痛。血之凝结为瘀，必先由于气滞。《寿世保元》曰："盖气者，血之帅也，气行则血行，气止则血止。"《血证论》曰："瘀血攻心……急降其血，而保其心。"《医宗金鉴》云："见血休治血，必先调其气。"故治疗初期以行气活血、通络止痛为主，配伍搜风通络之虫类药，疏通经络，达"血无凝著，气可宣通"之功。又"心脉者，神之舍""肝藏血，血舍魂"，若血脉郁滞，神魂不舍，则多担心自己病情加重，害怕疾病不可逆转，随时有生命危险，故应配伍朱砂、磁石、琥珀粉等金石类药，重以去怯，重以安神，重以镇痛，既可防病情发展，又可防心痛发作时恐惧害怕，改善睡眠。治疗后期，恐阴血耗伤，配伍滋阴清热、养血活血之品，使瘀血祛，新血生，心之血脉有所养。本证的治疗，消补兼施，消中寓清，补而不滞，使心气畅、瘀血通、神魂安，诸症消。

医案二

邢某，男，81岁。2017年5月20日初诊。

主诉：间断心前区疼痛伴气短、乏力15年，加重1年。

现病史：15年前，患者无明显诱因出现心前区疼痛、胸闷，伴气短、乏力，经休息后未明显缓解，于是就诊于某专科医院，被诊断为稳定型心绞痛，规律口服西药后症状减轻，后每于劳累时发作。1年前，感冒后再次出现心前区疼痛、胸闷加重，伴气短、乏力、自汗出，上楼梯时疲乏感明显，症状反复发作。

现症见：面色晦暗，间断心前区隐隐刺痛，每日发作7~8次，每次持续5分钟左右，胸闷，心悸，气短，动则气促，疲倦乏力，自汗出，入睡困难，眠浅易醒，纳食少，大便困难、便质不干、2~3日1次，小便清长。舌暗淡，苔薄白，脉涩缓无力。

既往史：高血压20余年，高脂血症10余年，规律服药，血压、血脂控制可。否认糖尿病等慢性病病史。否认手术、外伤、输血史。否认食物、药物过敏史。

家族史：兄弟姐妹患有高血压。否认家族成员其他遗传病病史。

婚育史：适龄婚育，育有3子1女。

中医诊断：心痛（气虚血瘀证）。

西医诊断：心绞痛。

治疗原则：补气活血，通络止痛。

处方：补气通络汤。

黄　芪 30g	党　参 15g	山　药 15g	当　归 15g
丹　参 20g	鸡血藤 15g	桃　仁 5g	九香虫 10g
薤　白 10g	刺五加 30g	煅紫石英 30g^{先煎}	焦三仙^各 15g

7剂，每日1剂，水煎服，分2次服用。

2017年5月27日二诊：仍面色晦暗，心前区隐隐刺痛发作频率稍降低，每日4~5次，每次持续5分钟左右，胸闷稍减轻，心悸减轻，仍有气短、疲倦乏力、自汗出，睡眠好转，纳食稍好转，大便困难缓解、1日1次，小便清长缓解。舌暗淡，苔薄白，脉涩缓无力。初诊方基础上减鸡血藤，改煅紫石英为20g，加生地黄20g、麦冬10g、五味子15g。14剂，水煎服。

2017年6月11日三诊：面色晦暗减轻，心前区隐隐刺痛发作频率降低，每日2~3次，每次持续3分钟左右，胸闷、心悸明显减轻，气短、疲倦乏力、自汗出减轻，睡眠可，纳食一般，二便调。舌暗淡，苔薄白，脉缓无力。二诊方基础上减煅紫石英、焦三仙、薤白、桃仁，改九香虫为5g、黄芪为15g，加炒白术15g、三七粉5g。14剂，水煎服。

2017年6月25日四诊：面色晦暗明显减轻，心前区隐隐刺痛发作频率明显降低，每日1次，每次持续半分钟左右，无心悸，偶有胸闷、气短、乏力，无自汗出，睡眠可，纳食可，二便调。舌淡红，苔薄白，脉缓无力。三诊方基础上减九香虫、黄芪，加玄参15g、炙甘草10g。7剂，水煎服。

2017年7月2日五诊：面色红润，无特殊不适，无胸痛胸闷，无气短乏力，睡眠可，纳食可，二便调。舌淡红，苔薄白，脉缓。嘱可停用中药。

后门诊随访，病情平稳，未见反复，嘱其适量运动，不适随诊。

按：心主血脉。《素问·五脏生成》曰："诸血者皆属于心。"血行脉中，心与脉密切相连，脉是血液运行的通道。气为血之帅，血为气之母，气行则血行，气虚则血停。若心气旺盛，则血脉充盈；若心气不足，则无力推动血液运行，血脉瘀滞。正如《医林改错》所云："元气既虚，必不能达于血管，血管无气，必停留而瘀。"

患者年逾八十，年老体弱。《灵枢·营卫生会》曰："老者之气血衰，其肌肉枯，气道涩。"《灵枢·经脉》曰："手少阴气绝则脉不通，脉不通则血不流。"《读医随笔》曰："气虚不足以推血，则血必有瘀。"心气不足，无力运行血液，则血脉痹阻，瘀而致痛，发为心痛。《素问·六节藏象论》曰："心者……其华在面。"气虚血瘀，无以上荣，故面色晦暗。

气虚推动无力,则气短、乏力,劳则加重;心气不足,无以鼓动心脉,则心悸;气虚不摄,则自汗出;心气不足,血脉瘀阻,神易扰而惊,神不守舍,故入睡困难、眠浅易醒;气虚则脾胃虚弱,运化失常,故纳食少;气虚肠道传导无力,故大便困难;气虚气化不利,故小便清长;舌暗淡,苔薄白,脉涩缓无力,为气虚血瘀之象。本案乃本虚标实之证,气虚为本,血瘀为标,治疗以补气活血、通络止痛为主,予以补气通络汤。

初诊方中,黄芪味甘,性微温,归脾、肺经,补气健脾,益卫固表,《汤液本草》载其"补五脏诸虚不足",《本草新编》载其"乃补气之圣药",《本草纲目》载其"为补药之长"。党参味甘,性平,入脾、肺经,益气补中生津,《本草从新》载其"补中益气,和脾胃,除烦渴"。黄芪偏于阳而实表,党参偏于阴而补中,二药相合,一表一里,一阳一阴,相互为用,其功益彰,补气之力倍增;二者配伍,补而不燥,补而不峻,正合"少火生气"之义。山药味甘,性平,入脾、肺、肾经,益气健脾,《本草纲目》载其"健脾胃",《药性论》载其"补五劳七伤……镇心神……补心气不足"。黄芪、党参、山药合用,相辅相成,加强健脾补气,取"补土生火"之义,使心气充足。当归甘辛温,入心、肝、脾经,补血活血,《本草正》载"其味甘而重,故专能补血;其气轻而辛,故又能行血。补中有动,行中有补,诚血中之气药,亦血中之圣药也"。丹参味苦,性微寒,入心、肝经,活血祛瘀,通经止痛,《神农本草经》载其"主心腹邪气……破癥除瘕"。黄芪、当归、丹参相合,辛行甘补,加强益气强心、活血化瘀之功。鸡血藤味苦、甘,性温,入肝、肾经,通经活络,活血止痛,《饮片新参》载其"去瘀血,生新血,流利经脉"。桃仁味甘、苦,性平,入心、肝、大肠经,破血逐瘀,润肠通便,《用药心法》载其"苦以泄滞血,甘以生新血,故凝血须用"。九香虫味咸,性温,入肝、脾经,理气止痛,《本草新编》载其乃"虫中之至佳者,入丸散中,以扶衰弱最宜",《本草纲目》载其治"膈脘滞气"。九香虫气香走窜,且虫类药善行,可内入经络、脏腑,直达气血凝滞之所,对于因血瘀所致的脉络不通,可理气以活血。薤白味辛、苦,性温,入心经,理气宽胸,通阳散结,辛散苦降,善散瘀血凝滞、通胸阳之闭结,《长沙药解》载其"辛温通畅,善散壅滞"。心主神,心气虚,血脉瘀阻,故心神不宁,需配伍安神之品。刺五加味辛、微苦,性温,入脾、肾、心经,益气安神,活血通络。煅紫石英味甘,性温,入肾、心、肺经,镇心安神,《名医别录》载其"补心气不足,定惊悸,安魂魄"。刺五加、煅紫石英合用,益气活血安神。焦三仙焦香醒脾,健胃消食,行气散瘀。全方补气活血、通络止痛,补正虚以通邪实,寓通于补,通补结合,使心气充足、血脉通畅,则心痛消除。

二诊时,心前区隐隐刺痛、胸闷较前稍好转,故减鸡血藤,减少煅紫石英剂量。但仍有乏力、气短、自汗,故加生地黄、麦冬、五味子益气养阴、收敛止汗。生地黄味甘、苦,性寒,入心、肝、肾经,益阴生津,《药性论》载其"能补虚损,温中下气,通血脉",《日华子本草》载其"助心胆气,安魂定魄,治惊悸"。麦冬味甘、微苦,性微寒,入心、肺、胃经,养阴生津,《用药心法》载其"补心气不足",《日华子本草》载其"治五劳七伤,安魂定魄";五味子味酸、甘,性温,益气生津,收敛固涩,"补元气不足,收耗散之气"(李杲)。麦冬、五味子与党参配伍,取生脉散之义,一补一润一敛,以补为主,润敛为辅,益气生津、敛阴止汗,以养心之气阴。

三诊时,心前区隐隐刺痛减轻,胸闷、心悸明显减轻,气短、疲倦乏力、自汗出减轻,纳食仍一般,故减煅紫石英、焦三仙、薤白、桃仁,减少九香虫、黄芪用量,加炒白术、三七粉健脾益气、养血活血。炒白术味苦、甘,性温,入脾、胃经,健脾益气,《本草汇言》载其"乃扶植脾胃,散湿除痹,消食去癖之要药也。脾虚不健,术能补之;胃虚不纳,术能助之",并且炒白术在扶正补脾的基础上可助气行血,如《本草通玄》载"借其养正之力,而瘀血不敢稽留矣"。三七粉味甘、微苦,性温,入肝、胃经,散瘀止痛,《本草求真》载其"能于血分化其血瘀",《玉楸药解》载其"通脉行瘀……行瘀血而敛新血"。另,三七与当归配伍,养血活血,活血不伤血,祛瘀不伤正。

四诊时,心前区隐隐刺痛明显减轻,偶有胸闷、气短、乏力,仍脉缓无力,故减九香虫、黄芪,加玄参、炙甘草益气养阴复脉,养心定悸。玄参味甘、苦、咸,性微寒,入肺、胃、肾经,滋阴清热,《医学衷中参西录》载其"味甘微苦,性凉多液……又善滋阴,且兼有补性";甘草味甘,性平,入心、肺、脾、胃经,益气补中,"炙之则气温,补三焦元气……缓正气,养阴血"(李杲)。

本案患者高龄,年老体弱,脏腑功能衰退,元气亏虚,气虚无以运血,血滞而见瘀,心脉瘀滞不畅(《景岳全书》指出"气血不虚则不滞,虚则无有不滞者"),不通则痛,而见心痛。本证因虚致实,本虚标实,在气虚基础之上,瘀血盘踞心胸、痹阻心脉,故治疗之时,当补虚与泻实并用,寓通于补,通补结合,分阶段诊治。在治疗初期以补气活血、通络止痛为主,待瘀血祛除后,以健脾益气、养阴通络为主,俾瘀血散、心气复、血脉通,则心痛诸症可愈。本案治疗中,金石类药煅紫石英可补心气、重镇安神,改善心悸、入睡困难、眠浅易醒等症状。

医案三

王某,女,58岁。2019年11月23日初诊。

主诉:阵发性心前区闷痛半年,加重1个月。

现病史:患者半年前工作劳累时常出现阵发性心前区疼痛,伴有胸闷、憋气,经休息后可缓解。近1个月,因工作量增大,上述症状加重,为求中医治疗来诊。

现症见:阵发性心前区压榨性闷痛,每日发作2~3次,每次持续约3~4分钟,伴有胸闷、憋气,时有心悸、心慌,时有心烦,睡眠可,口中黏腻,纳呆,大便黏滞不爽、1日1次,小便调。舌暗红、有瘀点,苔白厚腻,脉沉。

既往史：既往体健。否认手术、外伤、输血史。否认食物、药物过敏史。

家族史：否认家族性遗传病病史。

月经及婚育史：已绝经。适龄结婚，育有 1 子，儿子与配偶体健。

中医诊断：心痛（痰瘀互结证）。

西医诊断：心绞痛。

治疗原则：活血化瘀，化痰散结。

处方：化痰通络汤。

丹　参 20g	川　芎 15g	水　蛭 2g	浙贝母 30g
煅青礞石 20g^{先煎}	茯　苓 15g	炒白术 15g	陈　皮 15g
砂　仁 10g	鸡内金 15g		

7 剂，每日 1 剂，水煎服，分 2 次服用。

2019 年 11 月 30 日二诊：心前区压榨性闷痛程度减轻，每日发作 1 次，每次持续 2~3 分钟，憋气、心慌、心悸减轻，心烦减轻，睡眠可，口中黏腻减轻，仍纳呆，大便黏滞、1 日 1 次。舌暗红、有瘀点，苔白腻，脉沉。初诊方基础上减砂仁，改煅青礞石为 10g、鸡内金为 8g，加清半夏 15g、干姜 10g、肉桂 10g。7 剂，水煎服。

2019 年 12 月 7 日三诊：心前区闷痛程度明显减轻，无压榨感，每 3~4 天发作 1 次，每次持续约 1~2 分钟，时有憋气，无心慌、心悸、心烦，无口中黏腻，纳食增加，大便通、无黏滞感、1 日 1 次。舌暗红、无瘀点，苔薄白，脉弦。二诊方基础上减煅青礞石、鸡内金，改水蛭为 1g，加山药 15g、党参 15g、泽兰 15g。7 剂，水煎服。

2019 年 12 月 14 日四诊：近 1 周胸闷痛仅发作 1 次、约 10 秒缓解，无憋气，睡眠可，纳食明显增加，二便调。舌淡红，苔薄白，脉弦。三诊方基础上减水蛭，改浙贝母为 15g，加白扁豆 15g、路路通 15g。7 剂，水煎服。

2019 年 12 月 21 日五诊：无特殊不适，无心前区疼痛，无胸闷心慌，睡眠可，纳食可，二便调。舌淡红，苔薄白，脉弦。嘱患者可停用中药。

后门诊随访，病情平稳，未见反复，嘱其注意饮食清淡、适当锻炼。

按：心为脾之母，脾为心之子。心藏神，主血脉。血液赖脾胃运化水谷精微而化生。脾胃为气血化生之源，亦需心血濡养、心神主宰。心与脾胃经气相通。《灵枢·经脉》曰："脾足太阴之脉……其支者，复从胃，别上膈，注心中。"《灵枢·经别》曰："足阳明之正……属胃，散之脾，上通于心。"脾为生痰之源，若脾失健运，水湿停滞，聚而为痰，痰湿壅遏于胸，胸阳不得宣展，阻滞气机，壅塞经络，气血运行不畅，血脉凝滞不畅而成瘀血，导致痰瘀互结，阻于脉络，不通则痛，发为心痛，正如《素问·痹论》所云"心痹者，脉不通"。

本案患者为中老年女性,工作劳累,劳则气耗,损伤脾气,健运失司,痰湿内生,痰浊上扰,阻滞胸阳,胸阳不展,血脉瘀阻,痰瘀互结,痹阻心络,故心前区压榨性闷痛、憋气。痰瘀互结,阻滞心脉,心脉失养,故心慌、心悸。痰瘀互结,日久化热,热扰心神,则心烦。痰浊上逆,则口中黏腻;脾虚痰阻,则纳呆;痰浊留伏胃肠,随大便而下,则大便黏滞不爽。舌暗红、有瘀点,苔白厚腻,脉沉,为痰瘀互结之象。治疗以活血化瘀、化痰散结为主,予以化痰通络汤。

初诊方中,丹参味苦,入心、肝经,活血祛瘀,通经止痛,除烦安神;色赤入血,善治血证,《神农本草经》载其"主心腹邪气……破癥除瘕",《本草求真》载其"入心包络破瘀一语,已尽丹参功效矣……总皆由其瘀去,以见病无不除";性微寒,清热凉血而能除热,《日华子本草》载其"养神定志……治冷热劳……血邪心烦"。川芎味辛,性温,入肝、胆、心包经,活血行行,《本草纲目》载其为"血中气药",《日华子本草》载其"调众脉,破癥结宿血……消瘀血"。川芎乃血中之动品,丹参为血中之静品,二药合用,一气一血,动中有静,静中有动,可加强活血祛瘀止痛之功,使人体气血运行通畅。《临证指南医案》曰:"借虫蚁血中搜逐,以攻通邪结。"凝痰败瘀混处络中,非草木药之攻逐可以奏效,需配伍虫类通络药搜风通络。水蛭味咸、苦,性平,破血逐瘀通经,且咸可软坚,《神农本草经》载其"主逐恶血、瘀血……破血瘕积聚",《医学衷中参西录》载其"味咸,色黑,气腐,性平。为其味咸,故善入血分;为其原为噬血之物,故善破血;为其气腐,其气味与瘀血相感召,不与新血相感召,故但破瘀血而不伤新血"。浙贝母味苦,性寒,归肺、心经,清热化痰,解毒散结,《本草正》载其"善解肝脏郁愁,亦散心中逆气,祛肺痿肺痈痰脓喘嗽";煅青礞石味甘、咸,性平,入肺、心、肝经,坠痰下气,镇惊安神,《神农本草经疏》载其"禀石中刚猛之性,体重而降,能消一切积聚痰结……消积滞,坠痰涎";浙贝母、煅青礞石合用,相辅相成,可加强祛除心脉痰浊之力。茯苓味甘、淡,性平,入心、肺、脾、肾经,健脾渗湿,宁心安神,《用药心法》载其"淡能利窍,甘以助阳,除湿之圣药也",《世补斋医书》载其"为治痰主药。痰之本,水也,茯苓可以行水。痰之动,湿也,茯苓又可行湿";炒白术味苦、甘,性温,入脾、胃经,健脾益气,燥湿利水,《医学启源》载其"能除湿益燥,和中益气……其用有九:温中一也,去脾胃湿二也,除脾胃热三也,强脾胃、进饮食四也,和胃生津液五也,主肌热六也,四肢困倦、目不欲开、怠堕嗜卧、不思饮食七也,止渴八也,安胎九也";炒白术、茯苓合用,一健一渗,健能除湿化痰,渗使水湿有出路。陈皮味苦、辛,性温,入肺、脾经,理气健脾,《本草拾遗》载其"去气调中",《医学启源》载其"破滞气……益脾胃"。《本草汇言》载:"东垣曰:夫人以脾胃为主……如欲调气健脾者,橘皮之功居其首焉。"砂仁味辛,性温,入脾、胃、肾经,和胃行气醒脾,《本草纲目》载其"补肺醒脾,养胃益肾,理元气,通滞气"。陈皮、砂仁合用,以加强理气健脾醒脾之功。鸡内金味甘,性平,归脾、胃、小肠、膀胱经,健脾胃,消积滞,《滇南本草》载其"宽中健脾,消食磨胃",《本草再新》载其"化痰,理气,利湿",既可健脾化痰又可防金石类药伤脾胃。全方活血化瘀、化痰通络,使痰瘀祛除,心脉通畅,通则不痛。

二诊时,心前区压榨性闷痛减轻,憋气、心慌、心悸减轻,心烦减轻,口中黏腻减轻,提示痰浊较前减少,故减砂仁,减少煅青礞石、鸡内金用量。《金匮要略·胸痹心痛短气病脉证治》曰:"夫脉当取太过不及,阳微阴弦,即胸痹而痛,所以然者,责其极虚也。今阳虚知在上焦,所以胸痹心痛者,以其阴弦故也。"痰瘀为阴寒之邪,需配伍辛温通阳之品通阳宣痹,故加清半夏、干姜、肉桂,辛温通脉散邪。清半夏味辛,性温,入脾、胃、肺经,燥湿化痰,《药性论》载其"能消痰涎,开胃健脾",《医学启源》载其"燥胃湿一也,化痰二也,益脾胃之气三也,消肿散结四也……除胸中痰涎"。干姜味辛,性热,入心、脾、胃、肾、肺经,温阳通脉,《医学启源》载其"通心气助阳"。肉桂味辛、甘,性大热,补火助阳,温通经脉,《名医别录》载其"主治心痛……温筋通脉"。

三诊时,心前区闷痛程度明显减轻,时有憋气,无心慌、心悸、心烦,无口中黏腻,舌无瘀点,提示痰瘀已祛除大半,故减煅青礞石、鸡内金,减少水蛭用量。加山药、党参益气健脾,俾脾胃健运则湿不聚、痰难成。山药味甘,性平,入脾、肺、肾经,补脾健胃,《本草纲目》载其"健脾胃……化痰涎";党参味甘,性平,入脾、肺经,益气健脾,《本草从新》载其"补中益气,和脾胃"。舌暗红,提示仍有瘀血,故加芳香之泽兰,活血祛瘀。泽兰味苦、辛,性微温,入肝、脾经,活血祛瘀,《本草通玄》载其"芳香悦脾,可以快气……可以行血,流行营卫",《医林纂要》载其"和气血,利筋脉"。

四诊时,偶有胸闷痛,余症皆消,故减水蛭,减少浙贝母用量,加白扁豆健脾和中化湿(《药品化义》曰:"扁豆味甘平而不甜,气清香而不窜,性温和而色微黄,与脾性最合"),加路路通以通经活络、散瘀止痛(《本草纲目拾遗》曰:"路路通……其性大能通十二经穴")。

本案患者痰瘀互结,心脉痹阻,不通则痛,出现心痛之症。"急则治其标,缓则治其本",故治疗时先重用化痰活血、通络散结之品,以清除痰瘀为关键,邪去则正安;待痰瘀清除,给予健脾化湿、活血散结之药调和脏腑功能,减免痰瘀生成,标本兼顾,攻补兼施。本案治疗中金石类药煅青礞石最善攻逐顽痰,且能重镇安神,使心脉通畅,心宁神安,诸症缓解。

三、小结

心痛在临床中较为常见,可根据其病理因素变化演变出不同证型,虚者涉及气血阴阳,实者涉及气滞、痰阻、血瘀等。在疾病发生的证型中,多为虚实夹杂证,但又有标实为主或本虚为主的不同,如气滞血瘀、气虚血瘀、痰瘀互结,三者虽均有血瘀表现,但需辨清虚实主次,灵活运用行气活血、益气活血、化痰祛瘀等法,多法并用,随证而立,机法圆通。正如《素问·至真要大论》曰:"必伏其所主,而先其所因。"

心主血脉、主神明,藏神,主宰全身血液的运行和精神情志活动。血、脉、心三者共为心体,形成"血脉之心",为心主神明和调节神气运行、精神情志提供物质基础。正如《灵枢·平人绝谷》曰:"血脉和利,精神乃居。"心痛患者心之血脉痹阻,发作时往往疼痛剧烈难忍,应镇痛、镇心;心痛反复发作,久病不愈,发作时疼痛明显易伴有烦躁,应安神定志;心痛患者苦于疾病折磨,往往又担心疾病恶化、危及生命,恐惧不安,应祛怯安神。金石类药具有重以镇痛、重以安神、重以祛怯等特点,为缓解疼痛、安定神志、调养精神起到了不可或缺的作用。选用入心经之金石类药,伴实证者,用磁石、朱砂、琥珀粉清心重镇安神;伴气虚者,用紫石英益气重镇安神;伴痰盛者,用煅青礞石坠痰重镇安神。

心痛往往反复发作,病程长,瘀血的形成贯穿始终,一般草木之品不能完全奏效,故灵活配伍应用地龙、全蝎、水蛭、九香虫等善行走窜之虫类药,可深入隧络,攻剔痼结之瘀滞,松动其根本,使脉络瘀血疏散,从而达到瘀血去、新血生、血脉通畅的目的。

第三十六节　肺　　炎

一、概述

肺炎是指发生在终末气道、肺泡和肺间质的炎症,可由病原微生物、寄生虫、理化因素、免疫损伤、过敏及药物等引起,以发热、咳嗽、气促、呼吸困难以及肺部固定湿啰音为主要表现,胸部影像学表现为急性浸润影。临床中,由细菌、病毒及其他病原体等感染引起的肺炎(尤其是细菌性肺炎和病毒性肺炎)最为多见。其症状常见发热、咳嗽、咳痰、痰白或黄或黏稠或带血、恶寒或寒战、胸痛、气促、口渴、疲劳等,严重者可出现壮热、呼吸困难、咯血、烦躁不安、神昏谵语或四肢厥冷。

根据临床表现,肺炎与中医古籍所载"咳嗽""喘证""肺炎喘嗽""肺热病""风温"等颇为相似。其早期相关描述可追溯至《黄帝内经》时期,如"肺气虚则鼻塞不利少气,实则喘喝胸盈仰息"(《灵枢·本神》),"肺病者,喘息鼻张"(《灵枢·五阅五使》),"肺热病者,先渐然厥,起毫毛,恶风寒,舌上黄,身热。热争则喘咳,痛走胸膺背,不得太息,头痛不堪,汗出而寒"(《素问·刺热》),"肺病者,喘咳逆气,肩背痛,汗出,尻阴股膝髀腨胻足皆痛。虚则少气不能报息,耳聋嗌干"(《素问·脏气法时论》)。由上可知,《黄帝内经》对肺病的认识已较为深刻,同时对实证、虚证也有所分辨。

汉代张仲景《伤寒论》对"风温"进行了描述:"太阳病,发热而渴……为温病;若发汗已,身灼热者,名风温。"

隋代及以后的医家对肺炎的相关论述逐渐丰富。隋代巢元方《诸病源候论》将喘病表述为"伤寒上气候""逆气候"等,如"此由寒毒气伤于太阴经也。太阴者,肺也。肺主气,肺虚为邪热所客,客则胀,胀则上气"。宋代杨士瀛《仁斋直指方论》亦指出"诸有笃病,正气欲绝之时,邪气盛行,多壅逆而为喘"。明代王肯堂《证治准绳》载:"喘者,促促气急,喝喝息数,张口抬肩,摇身撷肚。"明代陈文治《诸证提纲·喘证》云:"凡喘至于汗出如油,则为肺喘,而汗出发润,则为肺绝……气壅上逆而喘,兼之直视谵语,脉促或伏,手足厥逆。"清代谢玉琼《麻科活人全书》始载"肺炎喘嗽",并述"若喘而无涕,兼之鼻扇者,则难治矣……若麻喘而胸高者,乃肺经热甚而胀起者也"。清代王士雄《温热经纬·陈平伯外感温病篇》进一步论述:"风温为病,春月与冬季居多,或恶风,或不恶风,必身热、咳嗽、烦渴。"由此可见,随着时代变迁及诸多医家对本病认识的逐渐深入,人们对肺炎发生、发展及预后的了解亦在不断延伸之中。

在对肺炎病因病机的认识方面,早期古籍中也有相当详尽的记载。早在《黄帝内经》中对本病虚、实病机就有了一定认识,如"邪在肺,则病皮肤痛,寒热,上气喘,汗出,咳动肩背"(《灵枢·五邪》),"阴争于内,阳扰于外,魄汗未藏,四逆而起,起则熏肺,使人喘鸣"(《素问·阴阳别论》),"肺气虚则鼻塞不利少气,实则喘喝胸盈仰息"(《灵枢·本神》)。《诸病源候论》载:"此由寒毒气伤于太阴经也。太阴者,肺也。肺主气,肺虚为邪热所客,客则胀,胀则上气也。"上述乃邪实致病之病机。然亦有正虚为病之病机,如"劳则喘息汗出"(《素问·举痛论》),"寒嗽虚喘,身凉自汗者,以金脏之阳虚,不能保肺也"(张介宾《类经图翼》),"肺主行水,寒伤肺阳,水不得行,则停胃而为饮,上逆气咳"(《本草问答》)。由上可知,肺炎之实证病机,乃缘于邪实亢盛,或为外邪侵袭,卫外不固,邪实由肌表腠理入里袭肺,肺气壅塞,失于宣降;或为体虚卫外无力,邪实壅盛直中入里。其虚证之病机,则为病久正气耗伤,内生浊毒(痰浊、郁热、水饮、瘀血)。

本病虽有虚证、实证之分,但临床上急性期仍以实证居多;虽有风寒、风热、痰热、痰浊之分,但正邪交争剧烈,加之多数患者素体较为壮盛,各种病理因素往往有迅速转化为热象之趋势,故临床中尤以急性期痰热壅肺证较为多见。本病多因外邪内侵,邪郁于肺,气机郁滞,化热、生痰或酿毒,热、痰、毒互结而客于肺,肺失宣降而发。因此,治疗上多采用清热解毒、宣肺化痰之法。

二、医案

朱某,男,61岁。2023年6月3日初诊。

主诉:发热、咳嗽、咳痰3天。

现病史:3天前,患者外出游玩返程回家后出现低热,体温37.2℃,并伴有咳嗽、咳痰,痰色黄白、质稍黏,于活动后稍感喘息。于家中自服复方鲜竹沥液及头孢呋辛酯片,服用3日自觉症状无改善,遂来我院就诊,并收住入院。

入院时自觉身热伴有汗出,咳黄黏稠痰,时有喘息及胸痛,口干,纳差,夜眠不佳,大便干,小便黄。

辅助检查:血常规示白细胞计数(WBC)16.02×10^9/L,中性粒细胞计数($N^\#$)11.98×10^9/L。胸部CT示右肺下叶大叶性肺炎,胸腔积液。

查体:体温37.8℃,心率89次/min,律齐。听诊示双肺呼吸音粗,右下肺可闻及干湿啰音。舌红,苔黄厚腻,脉滑数。

既往史:患者平素饮食不节,嗜食肥甘厚味。否认高血压、糖尿病等慢性病病史。否认手术、外伤、输血史。否认食物、药物过敏史。

家族史:否认家族性遗传病病史。

婚育史:适龄婚育,育有1子,体健。

中医诊断:风温肺热(痰热壅肺证)。

西医诊断:肺炎。

治疗原则:清热解毒,宣肺化痰。

处方:宣肺化痰汤。

桑白皮 20g	瓜 蒌 15g	天竺黄 10g	浙贝母 20g
金银花 20g	黄 芩 20g	桔 梗 15g	鱼腥草 30g
蒲公英 20g	赤 芍 15g	生石膏 30g^{先煎}	海浮石 20g^{先煎}
滑 石 15g	生甘草 10g	茯 苓 15g	木蝴蝶 5g

7剂,每日1剂,水煎服,分2次服用。

2023年6月10日二诊:体温37.2℃、有所下降,稍感身热,汗出减轻,咳痰色稍黄、质黏,痰量较前减少,喘息减轻,胸痛好转,口干略减,纳差有所改善,夜眠一般,大便略干,小便淡黄。舌红,苔黄腻,脉滑。初诊方基础上减滑石、黄芩,改生石膏为15g、鱼腥草为15g、金银花为15g、桔梗为10g。7剂,水煎服。

2023年6月17日三诊:体温36.8℃、恢复正常,自觉身不热,汗不出,咳少量黄痰、质稀易咳出,无明显喘息及胸痛。稍有口干,纳眠可,二便正常。舌淡红,苔薄黄,脉滑。查血常规示 WBC 8.59×10^9/L,N$^\#$ 4.79×10^9/L。胸部 CT 示右肺下叶斑片状阴影较前明显吸收。二诊方基础上减生石膏、赤芍、鱼腥草、金银花,改茯苓为 10g、浙贝母为 10g、瓜蒌为 10g、桑白皮为 15g、海浮石为 15g,加北沙参20g。7 剂,水煎服。

2023 年 6 月 24 日四诊:精神佳,体温正常,无咳嗽、咳痰、喘息、胸痛等症状,纳眠可,二便正常。舌淡红,苔薄白,脉缓。诸症尽消,乃嘱停药,注意起居调护,忌辛辣刺激之品。

按:肺在五行属金,为阳中之阴,通于秋气;肺为清虚之体,性喜清润;肺亦为娇脏,为一身之华盖,宜润不宜燥。《医学源流论·伤风难治论》载:"肺为娇脏,寒热皆所不宜。太寒则邪气凝而不出,太热则火烁金而动血;太润则生痰饮,太燥则耗精液;太泄则汗出而阳虚,太涩则气闭而邪结。"《医学心悟》云:"且肺为娇脏,攻击之剂既不任受,而外主皮毛,最易受邪,不行表散则邪气留连而不解。"由上可知,肺为人体五脏六腑之"华盖",清虚而娇嫩,不耐寒热,恰如《临证指南医案》所述"其性恶寒恶热,恶燥恶湿,最畏火风",强调了肺脏娇嫩且易受邪气侵犯,而六淫邪气侵入机体亦首先犯肺。

本案患者饮食不节,宿痰内蕴日久,机体热盛,因感受外邪,病势不解而卫表受损,邪乃从肌表腠理入里而达气分,壅滞气机,邪热炽盛;另,热甚灼津,炼液成痰,痰热壅肺,肺气不清,失于宣降而发为本病。肺主气而司呼吸,若痰热壅肺,肺失清肃,宣降失常,气逆于上,故咳嗽、气喘息粗;肺热蕴郁,胸中气机不利,故胸痛;痰热交结,随气而逆,故痰黄稠量多;里热蒸腾,阳盛则热,故发热;肺合皮毛,热迫津泄,故汗出;内热伤津,故口干、大便干、小便黄;舌红,苔黄厚腻,脉滑数,皆为痰热壅肺之象。治疗当以清热解毒、宣肺化痰为法,方用宣肺化痰汤。

初诊方中,瓜蒌、浙贝母、天竺黄清热涤痰。《本草便读》曰:"瓜蒌,性味与花粉相同,惟润降之功过之。故凡上焦郁热、垢腻痰火咳嗽等证,皆可用之。一切肺痈、肠痈、乳痈之属火者,尤为相宜。"《本草纲目拾遗》言:"浙贝……解毒利痰,开宣肺气。凡肺家挟风火有痰者宜此。"《药性切用》载:"天竺黄……清心利窍,豁痰定惊。"《本草害利》载:"天竺黄……其气味与竹沥同功而性稍和缓,无寒滑之患。"桔梗质轻上浮,开宣肺气,可助肺通调水道而使水津不停,乃使痰热引而外出;桑白皮清热化痰,泻肺平喘。上药合用,共为君药。金银花、黄芩、蒲公英、鱼腥草、木蝴蝶清热解毒,共为臣药。"肺苦气上逆,急食苦以泄之"(《素问·脏气法时论》),乃取诸药苦寒之性以清泄痰热,使热退则无以炼津生痰,咳喘自除。其中,木蝴蝶苦泄甘和,凉而质轻,清疏升浮,既入肺经,清解热毒而利咽,又入肝、胃经,疏肝和胃而止痛,善治咽喉肿痛,无论肺热还是风热,或兼肝胃不和者均可,尤以肺热咽痛、声音嘶哑者最佳。金银花、黄芩、鱼腥草、木蝴蝶均质轻浮走上焦而入肺经,是为利肺清热之要药。茯苓健脾利湿,俾湿去则痰自消。佐以辛甘大寒入肺胃经之生石膏,取其"寒散清肃"之用,而"善祛肺胃三焦之火"(《景岳全书》);又"肺欲收,急食酸以收之,用酸补之,辛泻之"(《素问·脏气法时论》),取其辛寒发泄之性,以清热泻火、逐热外达。海浮石清肺火、化老痰,使痰热由下而祛,《本草纲目》载其"乃水沫结成,色白而体轻,其质玲珑,肺之象也。气味咸寒,润下之用也。故入肺除上焦痰热,止咳嗽而软坚。清其上源,故又治诸淋"。滑石荡热利湿,伍用辛寒趋下之鱼腥草、咸寒入肾之海浮石而共达利尿通淋之功,《本草纲目》载其"利窍,不独小便也。上能利毛腠之窍,下能利精溺之窍。盖甘淡之味,先入于胃,渗走经络,游溢津气,上输于肺,下通膀胱。肺主皮毛,为水之上源。膀胱司津液,气化则出。故滑石上能发表,下利水道,为荡热燥湿之剂。发表是荡上中之热,利水道是荡中下之热;发表是燥上中之湿,利水道是燥中下之湿。热散则三焦宁而表里和,湿去则阑门通而阴阳利",《汤液本草》载其"利小便,荡肠胃积聚寒热,益精气。通九窍六腑津液,去留结,止渴,令人利中。入足太阳。滑能利窍,以通水道,为至燥之剂"。热邪入营灼阴,乃予味苦微寒之赤芍,苦能泄散,微寒能清,既可清热凉血,又能活血行滞以防津液不行聚而成痰。生甘草既可清热解毒、祛痰止咳,又可补土和中、调和诸药。诸药相伍,可祛痰、平喘、通利、清三焦之热,共奏清热解毒、宣肺化痰之功。

二诊时,体温有所下降,身热汗出、咳嗽咳痰、喘息、胸痛等均见好转,口干减轻,纳食改善,大便略干,小便淡黄。舌红,苔黄腻,脉滑。此时痰热渐清,诸症均较前好转,乃去苦寒清热之黄芩、利尿通淋之滑石,同时减少泄热透表之生石膏以及清热解毒、宣肺祛痰之鱼腥草、金银花、桔梗的用量。

三诊时,邪热已清,痰浊壅盛已减,已无身热汗出、喘息及胸痛,咳痰量明显减少,痰色黄黏稠之状亦较前好转,稍有口干,纳眠正常,二便调。舌淡红,苔薄黄,脉滑。考虑邪热与痰壅均已明显清解,故去生石膏、鱼腥草、金银花、赤芍等泄热、解毒、凉血之品,同时减少浙贝母、瓜蒌、桑白皮、海浮石等清热化痰药味之用量;水液通调,乃减少茯苓用量;仍感口干,考虑壅盛之邪热耗气伤津,乃予北沙参养阴清肺、益胃生津。

三、小结

肺炎急性期病情进展迅速,病理因素多以"热""痰"等邪实为主,而病性以"痰热壅盛"为要,故临床上多表现为"热、咳、痰、喘"之症状。病初因痰热壅肺,肺气不宣,致升降失司而宣降失调,故临证辨治首以宣发肺气、驱散外邪为主,然肺为清虚之脏而处高位,且其娇嫩而不耐寒热,故当予轻清辛散之品以宣发肺气,此亦合"治上焦如羽,非轻不举"之旨。而肺气上逆,不得宣降,宜用苦降辛散之品,以肃降肺气,而苦降与辛散同用,虽有主次,但重在一宣一降,以顺肺之开阖。另,热与痰相搏结,痰热壅盛,客于肺脏,治疗之时亦须予泄热、化痰之品,然本病之热乃由腠理深入脏腑而发,其热势之消散宜选用逐热透表、开郁宣散之品,如石膏;化痰当施以清热涤痰之法,另应伍以理气散结之味。又因热聚而蕴毒,尚需配伍清热解毒之品。然随着疾病进展,邪气渐去而正气渐衰,此时应逐步减少苦寒泄热药味的剂量与种类,中病即止,以防伤正。至疾病后期,多因邪热伤阴,或余热未清,以致气阴两伤,当予养阴清热之味,以使疾病痊愈。

第三十七节　时　　疫

一、概述

时疫是一定季节或节气内的传染性流行性疾病的统称,古时亦称"瘟疫""天行时疫""气行非时""戾气""疫疠""疫气""疫病""毒邪""毒气""异气""杂气"等。

受古代科技水平与认知能力的限制,古人在很长的时期内为时疫发病的怪异所迷惑,认为时疫乃由鬼神所为。如郑玄《周礼注》言:"疫,疠鬼也。"《释名》曰:"疫,役也,言有鬼行疫也。"《黄帝内经》亦有"邪鬼干人"的记载。

随着社会的发展,古人逐渐认识到时疫乃由自然界"疠气"所为,而与鬼神毫无关联。如《礼记》所载"孟春……行秋令则其民大疫""季春……行夏令则民多疾疫",提示当时已认识到疫与气候异常有关。《素问(遗篇)·本病论》所载"四时不节,即生大疫""是故气交失易位,气交乃变,变易非常,即四时失序,万化不安,变民病也",指出天地气交异变,破坏了四时节序,影响了万物生化规律,进而导致疫病。张仲景在论述"时行病"时则指出"凡时行者,春时应暖而反大寒……冬时应寒而反大温,此非其时而有其气",并提出"欲候知四时正气为病及时行疫气之法,皆当按斗历占之"。曹植《说疫气》提出"阴阳失位,寒暑错时,是故生疫"的观点。巢元方《诸病源候论》指出"其病与时气、温、热等病相类,皆由一岁之内,节气不和,寒暑乖候,或有暴风疾雨,雾露不散,则民多疾疫",并进一步总结出"此病皆因岁时不和,温凉失节,人感乖戾之气而生病"。吴有性《温疫论》明确指出"夫温疫之为病,非风、非寒、非暑、非湿,乃天地间别有一种异气所感",并释"疫气者亦杂气中之一,但有甚于他气,故为病颇重,因名之疠气",还描述此异气"无所可求,无象可见,况无声复无臭""其来无时,其着无方""来而不知,感而不觉"。此外,吴瑭《温病条辨》认为温病中的"温毒"与"温疫"亦由感染疠气、秽浊之毒气所致。

关于时疫的发病特点,许慎《说文解字》指出"疫,民皆疾也",曹植《说疫气》指出"疠气流行……或阖门而殪,或覆族而丧"。而医学典籍中也有大量载述,如《素问(遗篇)·刺法论》指出"五疫之至,皆相染易,无问大小,病状相似",《诸病源候论》指出"人感乖戾之气而生病,则病气转相染易,乃至灭门,延及外人"。

随着医学的发展以及对时疫认识的不断深入,有许多医家对本病作了较为详尽的阐述。如孙一奎《赤水玄珠·瘟疫门》开篇所载"凡众人病一般者,此天行时疫",《赤水玄珠·头痛门·大头病》所载"大头病者……至于溃裂脓出,而又染他人,所以谓之疫疠也"。梁廉夫《不知医必要·时疫》进一步详尽描述:"此症有由感不正之气而得者,或头痛发热,或颈肿发颐,此在天之疫也。若一人之病,染及一室,一室之病,染及一乡、一邑。"清代余师愚《疫疹一得》述:"吾邑疫疹流行,一人得病,传染一家,轻者十生八九,重者十存一二,合境之内,大率如斯。"吴有性《温疫论》曰:"本气充满,邪不易入,本气适逢亏欠,呼吸之间,外邪因而乘之。……若其年气来盛厉,不论强弱,正气稍衰者,触之即病,则又不拘于此矣。其感之深者,中而即发;感之浅者,邪不胜正,未能顿发。"

时疫之病源往往自口鼻而入,即"天牝[1]从来,复得其往"(《素问(遗篇)·刺法论》)。吴有性也认为"时疫之邪,自口鼻入""温疫之来,邪自口鼻而入",并发现"邪之所着,有天受,有传染,所感虽殊,其病则一"(《温疫论》)。

由上可知,古人不仅指出时疫具有传染性、流行性,且常经口鼻而感,感邪后症状表现相似,一气一病,发病急骤,病情危笃,还认识到戾气致病与否取决于戾气的量、毒力和人体正气的强弱。

目前,广泛流行的时疫仍以呼吸系统传染病如流行性感冒、新型冠状病毒感染为主,临床表现多以发热、咳嗽、鼻塞、流涕、咽痛、乏力较为常见,另可伴有胸痛、肌肉酸痛、呕吐、腹泻、嗅觉和味觉减退等,病程迁延可长达数十日乃至数月,有些患者甚至因全身并发症的出现而危及生命。

与呼吸系统相关的时疫,往往首先表现为寒或热之表证,继而常经肌表、腠理迅速入里,阻碍气机,郁而化热,热毒壅盛,留置经络或客于肺脏;热邪亦可炼液为痰,痰热胶着,蕴结于肺;痰热、热毒亦可互相搏结,合而为病,最终致肺失宣肃。若病情变化迅速,所生变证亦可传至中焦脾胃,而影响气机畅达与运化。故在治疗方面,急性期常通过因

---

①　天牝:鼻之别名。

势利导而引邪外出,给邪以出路则邪祛正自安。可遵《素问·阴阳应象大论》所载"因其轻而扬之……其高者,因而越之;其下者,引而竭之;中满者,泻之于内;其有邪者,渍形以为汗;其在皮者,汗而发之",亦可循《温病条辨》所载"凡逐邪者,随其所在,就近而逐之""逐邪者,随其性而宣泄之,就其近而引导之"。此外,针对病邪应遏其病势,阻其妄为,以"热者寒之""实者泻之"等为法则而用药,常用治法如清热解毒、清热化痰等,以纠正邪侵造成的阴阳失衡。至恢复期,邪气已祛而正气虚损,所见虚羸之候则应以补虚扶正为主,使正气渐复而病瘥。

二、医案

医案一

金某,女,56 岁。2023 年 9 月 15 日初诊。

主诉:发热、鼻塞、周身酸痛 2 天。

现病史:2 天前,患者外出时受凉,回家后即感周身不适,体温升高,时下测体温 37.7℃,并伴有恶风、鼻塞、稍有流清涕,自行服用白加黑(氨酚伪麻美芬片Ⅱ氨麻苯美片)、感冒清热颗粒后,自觉症状未改善。次日体温升高至 38.8℃",遂前往我院发热门诊,查血常规示 WBC 8.5×10⁹/L、中性粒细胞计数(NEUT)3.6×10⁹/L、淋巴细胞计数(LY)4.6×10⁹/L,甲流病毒抗原检测阳性,遂给予奥司他韦口服;服用 1 天后,体温仍未明显下降,仍有鼻塞,无流涕,干咳少痰,痰黏色黄,咽痛,头痛,项背发紧,周身酸痛明显,无汗出。纳食不馨,口微渴,大便基本正常,小便少。

查体:精神萎靡,体温 38.7℃,心率 92 次/min,律齐。舌红,苔薄黄,脉浮数滑大。

既往史:既往体健。否认手术、外伤、输血史。否认食物、药物过敏史。

家族史:否认家族性遗传病病史。

月经及婚育史:适龄婚育,育有 1 女,体健。50 岁绝经。

中医诊断:时疫(热毒袭肺证)。

西医诊断:流行性感冒。

治疗原则:解肌发表,清热解毒。

处方:清热解肌汤。

麻　黄 10g	桂　枝 9g	杏　仁 9g	生甘草 10g
生石膏 50g^{先煎}	北寒水石 15g^{先煎}	知　母 15g	葛　根 30g
羌　活 10g	荆　芥 15g	金银花 20g	黄　芩 20g
薄　荷 15g	天花粉 15g	山　药 20g	粳　米 10g

3 剂,每日 1 剂,水煎服,分 2 次服用。

2023年9月18日二诊：体温明显下降，来诊时体温37.5℃，鼻塞减轻，干咳、咽痛好转，但痰量较前增多、色黄质黏，微汗出，头痛不明显，项背发紧减轻，周身酸痛改善。纳食一般，二便基本正常。舌稍红，苔薄黄，脉滑。初诊方减北寒水石、麻黄，改生石膏为20g^{先煎}、杏仁为6g，加鲜竹沥20ml、瓜蒌15g。5剂，水煎服。

2023年9月23日三诊：体温恢复正常，测体温36.5℃，无鼻塞，咽痛消失，项背发紧、周身酸痛消失，痰量较前减少，偶有痰色黄白、质稍黏，仍有干咳。纳眠尚可，二便调。舌红少津，苔薄黄，脉滑。甲流病毒抗原检测阴性。二诊方去桂枝、羌活、荆芥、金银花、黄芩、薄荷、葛根、生石膏，加沙参20g、桔梗15g、枇杷叶15g、前胡10g、玄参15g。5剂，水煎服。

2023年9月28日四诊：精神佳，体温正常，诸症尽消，未诉不适。纳眠可，二便正常。舌淡红，苔薄白，脉缓。乃嘱停药，注意防风保暖，忌食辛辣刺激之品。

按：流行性感冒属中医学"疫病""时行感冒"范畴，早期医家对其认识较为模糊。杨士瀛《仁斋直指方论》提出"感冒"一词，即在论述《太平惠民和剂局方》中的参苏饮时指出"治感冒风邪，发热头疼，咳嗽声重，涕唾稠黏"。当时"感冒"仅作动词用，可理解为感受、触冒等，而非病名。元明以后，有关感冒的记载增多，并作为病名，如明代戴原礼《证治要诀》所载"感冒为病，亦有风寒二证，即是伤寒外证初起之轻者，故以感冒名之"。至清代，由于温病学说的发展，不少医家认识到有些感冒具有流行性，能在一个时期内广泛流行，不论男女老幼，症状皆相似，与感受时行之气有关，称之为"时行感冒"。"时行感冒"见于清代林佩琴《类证治裁·伤风论治》："时行感冒，寒热往来，伤风无汗，参苏饮、人参败毒散、神术散。"目前的流行性感冒与古籍所述"时行感冒"是等同的，为非时之气挟六淫时邪侵袭人体而致。"时行"中的"时"指发病有严格的季节性；"行"指气候失宜引起疫毒的流行。如东晋葛洪《肘后备急方》云："总名伤寒，世俗因号为时行。"隋代巢元方《诸病源候论》亦提出："时行病者，是春时应暖而反寒，夏时应热而反冷，秋时应凉而反热，冬时应寒而反温，此非其时而有其气，是以一岁之中，病无长少，率相似者，此则时行之气也。""从春分以后至秋分节前，天有暴寒者，皆为时行寒疫也。"由此可知，时行是指天运失时，疫邪丛生而导致的疾病的流行。

本病病位在肺卫，多因正气不足，太阳卫表功能低下，复又感受时行疫毒之邪，侵袭肺卫，卫表失和，肺气失宣而发。本案患者素为气虚之体，易感外邪，疫毒又乘虚而入里，故外感初发之时多表里同病。热与毒相搏结，致热毒壅盛而阻遏气机；另，气虚无力推动，易停湿蕴痰；此外，热盛伤津，亦可炼液为痰，又生痰热互结之变。足太阳经脉行一身之表，主束骨而利关节。风寒夹湿外客肌表，营卫郁滞，太阳不利，则恶风、无汗；风湿滞于经脉关节,则头痛、项背发紧。手太阴肺主宣降,外达皮毛。外感风寒之邪经腠理由表入里,郁而化热,复与时行之毒邪相合,热毒蕴结,正强邪盛,往复交争则发热,且热势高亢;邪热蕴结于上焦,太阴肺被灼,热攻咽喉则咽痛,宣降失司故咳嗽;热灼津伤,炼液为痰,故痰黄黏稠、不易咳出;热盛伤津,水不输布,则尿少;肺失宣降,腠理闭塞,卫阳内遏,营阴郁滞经脉,经脉不通则周身酸痛。结合舌红,苔薄黄,脉浮数滑大,辨为热毒袭肺证,乃治以解肌发表、清热解毒之法,予清热解肌汤。

初诊方中,麻黄辛、微苦,性温,善开腠发汗而祛在表之风寒,宣肺平喘而开闭郁之肺气;桂枝透营达卫,解肌发表,助麻黄解表,而使发汗之力倍增;杏仁降利肺气,与麻黄相伍,一宣一降,以恢复肺气之宣降,加强宣肺之功;生甘草既能调和麻、杏之宣降,又能缓和麻、桂相合之峻烈,使汗出不致过猛而耗伤正气;羌活、荆芥祛风散寒而除湿,解表散邪而止痛,而《伤寒六书》载有"非羌活冲和,不能治四时之感冒身疼"之论;葛根解肌退热,知母、天花粉润燥除热而生津,且《伤寒六书》亦载有"非天花粉、干葛,不能消渴解肌"之论。又因寒郁化热并与毒邪相搏结,乃予金银花、黄芩清热解毒;配生石膏散邪透热,北寒水石降火清热,二药合用,共奏驱邪泄热之功;薄荷辛凉,疏散肺卫风热,利咽消肿;又因应用众多寒凉清热之品,恐伤脾碍胃,故予山药、粳米并合生甘草健脾益气。诸药配伍,共奏解肌发表、清热解毒之功。

经初诊治疗,热毒与痰热之病理因素渐消,稽留于手太阴肺经、壅盛之邪热透散而出,故二诊时体温明显好转,项背发紧、周身酸痛及咳痰亦减轻,咽痛也有所好转,头痛不明显,但痰量增多、色黄质黏,仍微汗出。舌稍红,苔薄黄,脉滑。考虑体内热势减轻,乃去北寒水石,并减少辛寒透解之生石膏用量;身已汗出,且头痛不明显,考虑表实之邪大半已解,故去麻黄;仍干咳,痰量较前增多,痰色黄、质黏,为热邪伤肺,肺失宣降,同时热灼伤津,炼液为痰所致,故稍减清热宣肺之杏仁用量,加用清热涤痰之瓜蒌,"乃取其甘寒不犯胃气,能降上焦之火,使痰气下降也"(《本草纲目》),另疏以清热化痰之鲜竹沥,一可发挥行痰祛痰之功,二可引诸药入病所(引经)以助化痰。《药鉴》云:"竹沥,气寒,味苦辛平,痰家之要药也。必用姜汁佐之,方行经络。故痰在四肢者,非竹沥不能开。痰在皮里膜外者,非加姜汁不能除。痰在胸间者,当用竹沥,风痰亦用。能治热痰,又能养血清热。"

三诊时,体温已正常,无鼻塞、咽痛、项背发紧、周身酸痛等不适,提示表邪已解、热象渐消,乃去桂枝、羌活、荆芥、金银花、黄芩、薄荷、葛根、生石膏等发汗解肌、祛风除湿、透表泄热、清热解毒之品;痰量减少,但干咳仍存,考虑邪热尚未完全清解,另存伤阴之象,故予枇杷叶、前胡加强清热化痰之效,配桔梗宣肺利咽,佐以沙参、玄参清热养阴。

本病初起多以表寒或表热实证为主,亦可夹湿,随着病情变化常由表入里,由寒化热,若病邪进一步深入,可导致脏腑功能失调而出现气营两燔、内闭外脱之变证;至疾病后期,邪退正虚,则主要表现为气阴两伤之证。此外,在本病热证的辨治中,石膏一味的应用乃画龙点睛之笔。张锡纯在《医学衷中参西录》中曰:"石膏……其性凉而能散,有透表解肌之力……盖石膏生用以治外感实热,断无伤人之理,且放胆用之,亦断无不退热之理。"故临床中施以石膏,应牢牢把握肺的里热炽盛及热势浮越之病机关键,若此,则不论内伤与外感,皆可放心使用。

医案二

周某,男,64 岁。2022 年 12 月 12 日初诊。

主诉:发热、干咳、汗出 1 天。

现病史:患者发病正值新型冠状病毒感染流行期间,于 1 天前无明显原因出现鼻塞,自觉发热,周身不适,回家测体温示 37.8℃,遂于家中自测新型冠状病毒抗原,结果提示阳性。至次日,自觉全身酸痛,身重如裹,体温升高明显、已高达 38.9℃,并伴有干咳,无痰,咽痛如刀割,说话时发音困难且可致咽痛加重,口渴,汗出明显。不欲饮食,大便尚可,小便量少。

查体:体温 38.9℃,心率 94 次/min,律齐。舌红,苔薄白腻,脉数大而有力。

既往史:既往体健。否认手术、外伤、输血史。否认食物、药物过敏史。

个人史:吸烟、饮酒 30 余年,平素每日约吸烟 10 支,偶尔少量饮酒。

家族史:否认家族性遗传病病史。

婚育史:适龄婚育,育有 1 女,体健。

中医诊断:时疫(寒湿疫毒证)。

西医诊断:新型冠状病毒感染。

治疗原则:化湿宣肺,泄热解毒。

处方:解毒宣肺汤。

金银花 20g	蒲公英 20g	连 翘 15g	鱼腥草 25g
桑 叶 15g	茯 苓 15g	炒薏苡仁 15g	生石膏 50g^{先煎}
知 母 15g	北寒水石 15g^{先煎}	重 楼 10g	木蝴蝶 10g
桔 梗 10g	山 药 15g	羌 活 15g	生甘草 10g

3 剂,每日 1 剂,水煎服,分 2 次服用。

2022 年 12 月 15 日二诊:发热渐减,体温波动于 37.3~37.7℃,鼻塞、干咳好转,但有咳痰、色黄质黏而不易咳出,咽痛减轻,自此次复诊前 1 天开始出现嗅觉、味觉功能减退,仍汗出明显,自觉全身乏力沉重感,动辄加重。夜眠一般,食欲减退,仍感口干,二便正常。舌红少津,苔薄黄,脉滑。初诊方减北寒水石、金银花、蒲公英、连翘、重楼,改生石膏为15g,加天竺黄15g、陈皮15g、浙贝母20g、天花粉15g、西洋参15g、黄连3g、辛夷6g^{包煎}、苍耳子9g^{包煎}、白薇15g。5剂,水煎服。

2022年12月20日三诊:体温37.0℃,乏力较前加重,无明显鼻塞,活动后稍有汗出,时有干咳,痰量减少、色白,咽痛基本消失,嗅觉、味觉有所改善。食欲较前好转,睡眠尚可,口干好转,小便调,大便略干。舌干红,苔薄黄,脉滑。复查新型冠状病毒抗原转阴。二诊方减桑叶、木蝴蝶、生石膏,加巴戟天30g、北沙参30g、麦冬15g、枇杷叶15g、苏子10g、前胡10g。7剂,水煎服。

2022年12月29日四诊:体温正常,已无明显乏力及汗出,咽痛、咳嗽、咳痰消失,嗅觉、味觉基本恢复正常,纳眠可,二便调。舌淡红,苔薄,脉缓。诸症尽消,乃停药。

按:新型冠状病毒感染属于中医"疫病"范畴;其病因为感受"疫戾"之气;其病机特点为"寒、湿、热、毒、瘀",而"寒"之病理因素往往多在数日内化"热"而为病;其致病特征突出,主要病位在肺、脾。本案患者被感染时正值隆冬之季,寒湿之疫毒自口鼻而入,正邪相争,阻滞气机,郁而化热,热蓄不散,故高热稽留;热盛伤津,则口渴、小便少;热迫津出,故汗出;热毒伤肺,肺失宣肃则干咳,上攻咽喉则咽痛;脾主运化水湿、主四肢肌肉,若寒湿困脾,则周身酸痛、身重如裹。舌红,苔薄白腻,脉数大而有力,为感受寒湿疫毒后,寒湿携毒迅速入里,壅滞气机,郁而化热之象。治当化湿宣肺、泄热解毒,方选解毒宣肺汤。

外感寒湿,携毒入里,郁而化热,壅于上焦,乃遵"治上焦如羽,非轻不举"之旨,取轻清宣透之品("轻可去实",防药重而过病所),清宣肺卫之邪,故予桑叶、金银花、蒲公英、连翘、鱼腥草疏散风热,清热解毒,而桑叶又能直走上焦,疏散肺中风热,同时能防止木火刑金而生肝火犯肺之证(上述清热解毒之品为君药)。热毒壅滞于经络,郁而不发,乃予重剂辛寒逐热之生石膏以达热出表,是为臣药。如清代《医宗金鉴》载:"柯琴曰:阳明邪从热化,故不恶寒而恶热;热蒸外越,故热汗出;热烁胃中,故渴欲饮水;邪盛而实,故脉滑,然犹在经,故兼浮也。盖阳明属胃,外主肌肉,虽内外大热而未实,终非苦寒之味所宜也。石膏辛寒,辛能解肌热,寒能胜胃火,寒能沉内,辛能走外。此味两擅内外之能。"又如《温病条辨·上焦篇》言:"辛凉平剂焉能胜任,非虎啸风生,金飚退热,而又能保津液不可。"同时配合味辛咸而性寒之北寒水石清热止渴。苦寒质润之知母,既助生石膏清肺胃热,又可滋阴润燥。热毒袭肺,上攻咽喉,故予生甘草祛痰止咳,重楼、木蝴蝶、桔梗清热利咽。其中,重楼"除湿热发肿作疮……解百毒"(《本草蒙筌》引《图经》),木蝴蝶"入肺经,定喘,消痰;入脾胃经,破蛊积,通行十二经气血,除血蛊、气蛊之毒。又能补虚、宽中、进食"(《滇南本草》),桔梗"为诸药之舟楫,开提肺气散风寒,扫上部之邪气,清利咽喉平咳逆。升而复降,宣胸快膈有功;苦且辛平,泄郁消痰多效"(《本草便读》)。羌活、茯苓、炒薏苡仁可解表散寒、健脾利湿(寒湿),配伍用之,一除寒湿在表之余邪,二解寒湿困脾影响水湿运化而化生之痰湿。诸多寒凉清热之品,用之恐碍胃伤脾,故佐以山药、茯苓并合生甘草健脾益气。诸药配伍,共达化湿宣肺、泄热解毒之功。

二诊时,发热减轻,干咳较前好转,但有咳痰、色黄质黏而不易咳出,仍汗出明显,自觉全身乏力沉重感,动辄加重,口干,舌红少津,苔薄黄,脉滑。考虑邪热渐去,乃去北寒水石,并减少清热之生石膏用量;另去金银花、蒲公英、连翘,以减清热解毒之力;热毒消减,咽痛好转,故去重楼。正邪相争过程中,由于气耗津伤,一则气虚不能固摄津液,二则因余热缠绵,仍可迫津以汗液形式外出,致气虚阴亏,故有口干、乏力,乃加入补气养阴之西洋参、清热生津之天花粉;另,病初热盛而营阴暗耗,虽邪气渐解,然余热尚存,故予善清肺中虚热、亦能凉血之白薇(《神农本草经》载:"白薇,味苦,平。主治暴中风,身热,肢满,忽忽不知人,狂惑邪气,寒热酸疼,温疟洗洗,发作有时"),以解毒透邪、清热凉血。又热毒壅盛,既可耗伤津液,又致中焦运化受损,还可炼津为痰,故痰多色黄不易咳出,乃予天竺黄、陈皮、浙贝母等健脾理气、化痰除湿。嗅觉、味觉功能减退,为热毒攻于上焦,损伤心肺,致心火充炽、肺热壅盛之象。"心开窍于舌""舌为心之苗",黄连功专清热燥湿、泻火解毒,苦寒而归心经,故予之清心火以复味觉;"肺开窍于鼻",辛夷、苍耳子功善散风寒、通鼻窍,均辛温而归肺经,故予之开肺闭以通鼻窍。

三诊时,体温仍未恢复正常,时有低热,鼻塞、咽痛基本消失,干咳少痰,口干好转,大便略干。舌干红,苔薄黄,脉滑。此为热病后期,余热未清,而气津耗伤之表现,乃去桑叶、木蝴蝶、生石膏,并佐以枇杷叶、苏子、前胡清肺降气、止咳化痰,北沙参、麦冬养阴清肺。乏力明显,活动后稍有汗出,考虑邪气伤正,阳气失充,故予巴戟天补肾以助阳气之化生。

本案为感受寒湿疫毒之证,根据病机演变,其治疗可分为3期:初期疫毒在寒湿季入侵人体,犯入脾肺,寒湿困脾,脾失运化,生湿生痰,湿郁化热,又湿邪未解,因此辨治必予健脾祛湿之品;而邪毒犯肺,肺失宣降,气机壅遏,热盛不散,热亦与毒邪相搏结,而致热毒壅盛,故治则应以清热解毒祛湿为主。中期虽邪热渐减,但在初期正邪相争过程中耗气伤阴明显,故治宜清热解毒而兼补阴。至后期,邪气渐消而正气虚羸,其邪热、痰壅均已不著,而阳虚正损、阴津亏耗突出,故辨治权以扶正(阴阳并补)为要。而本案证治之特点,亦根据症状与病机之演变,先后遵白虎汤证、白虎加参汤证、竹叶石膏汤证之用药思路,整体辨治。疾病初期为感受热毒之时疫,毒热入里,直中肺胃,阻遏气机,热郁滞经而不散,迫津外出,耗伤阴液,而有"热、渴、大汗出"之白虎汤证,故投之以清气分热盛。3剂后,热象虽渐消退,然热毒炽盛,耗伤气阴,遂出现乏力、汗出、口干、舌红少津等气津两伤之象加重,此时须兼顾益气养阴,遂调整为白虎加参汤证之用药思路,乃予西洋参补气养阴、清热生津。后期随病证发展,热势虽大减,但余热仍未清解,此时应以益气养阴为主,清透气分余热为辅,故取竹叶石膏汤证之用药思路,而奏清热生津、益气和胃之效。整个辨治过程中,生石膏之应用虽贯穿始终,但于不同阶段其用量与相互配伍皆不尽相同。初期以实为主,故疏以大剂以祛实热之邪;后期于正邪交争之后,邪减正虚,而余热未清,气阴两伤,故在减少生石膏用量的同时,另配养阴清热之品而助生石膏发挥清虚热之功。可见,生石膏并非清实热专属,只要厘清病机而合理适当配伍,亦可使其发挥清虚热之良功。

三、小结

时疫是一定季节或节气内的传染性流行性疾病的统称;发病迅疾,多累及肺,常伴急性高热,病性多属实。其病机演变多为感受疫毒后,由表及里,阻遏气机,酿生毒热;而热势亢盛,又可炼液为痰,痰与热相搏结,蕴结于肺;壮盛之热邪亦耗气伤津,又可形成气阴两伤之证。可见,其"热"之病性常贯穿整个疾病阶段,乃诸症形成之源,亦可影响疾病的转归与预后,因此及时控制暴亢之热势为感疫后疾病初始阶段辨治之要。依据其病机,临床中常应用"急则治其标,缓则治其本"之原则,而于涤荡热邪的治疗过程中,生石膏之应用尤为重要,若使用恰当,常可取卓著之功。生石膏辛寒泄热、发散透邪,虚证、实证均可使用,但应用时当注意其剂量及配伍,实热之证常重投大剂以直折热势,虚热之证常适当减量并多配以银柴胡、白薇、玉竹、地骨皮等养阴清热之品,如此乃可使热退而促疾向愈。

第三十八节　胃　　痛

一、概述

胃痛又名胃脘痛,是以胃脘近心窝处疼痛不适为主要表现的疾病,常伴有胃胀、烧心、反酸、嗳气、纳呆、恶心等症状。

《黄帝内经》中便载有"胃脘痛"这一名称。如《灵枢·经脉》云:"脾足太阴之脉……是动则病舌本强,食则呕,胃脘痛。"《黄帝内经》对胃痛病因病机的认识较为清晰,认为寒、热、饮食不节、血瘀、肝气犯胃均可导致胃痛。如《素问·举痛论》云:"寒气客于肠胃之间,膜原之下,血不得散,小络急引故痛。"《灵枢·小针解》云:"寒温不适,饮食不节,而病生于肠胃。"《素问·六元正纪大论》云:"木郁之发,太虚埃昏,云物以扰,大风乃至,屋发折木,木有变,故民病胃脘当心而痛。"《黄帝内经》为后世认识胃痛奠定了基础,但是将"胃脘痛"与"心痛""心腹痛""心胃痛""心下痛"等混称,未明确区分胃痛与心痛。

东汉张仲景明确提出了"胃脘当心而痛"的部位在"心下",并创建了胃痛辨证论治的基本方药,如辛开苦降、寒温并用的半夏泻心汤,酸甘养阴的芍药甘草汤,甘温健中的建中汤类,疏肝解郁的四逆散等。

金元时期,李杲、朱震亨、刘完素、张从正分别创立的补土学派、滋阴学派、寒凉学派、攻邪学派极大丰富了胃痛的辨证论治体系。李杲在《兰室秘藏》中将"胃脘痛"单列一门,详细描述了胃脘痛的病因病机、辨证论治等,标志着胃脘痛从症状名转化为病证名,同时将"胃脘痛"与"心痛"正式区分开来;首创脾胃元气理论,创立甘温之品补中益气升阳、以甘寒之药泻火的治疗方法,自制补中益气汤、调中益气汤等。朱震亨提出了"阳有余,阴不足"的著名论点,指出"人之阴气,依胃为养",即胃的受纳功能正常才能滋养阴气,从而达到补阴配阳的目的。刘完素重视胃的滋润作用,指出"土为万物之母,故胃为一身之本""地干而无水湿之性,则万物根本不润,而枝叶衰矣"(《素问玄机原病式》),对后世胃阴学说具有重大影响。张从正治疗胃痛,遵从以通为用的法则,以泻下为基本治法。

明清时期,医家对胃痛的病因病机和辨证治疗作了全面深入的论述。明代汪机认为,气滞是胃痛的根本病机,行气开郁是胃痛的基本治法。明代秦昌遇创清胃汤清中焦火邪治疗胃痛。清代叶桂首创脾胃分治,指出脾胃虽同属中土,但当分别而论。如《临证指南医案》曰:"纳食主胃,运化主脾。""太阴湿土,得阳始运;阳明阳土,得阴自安。以脾喜刚燥,胃喜柔润也。"上述理念,为其创立胃阴学说奠定了理论基础。叶桂强调胃阴不足是胃痛发病之始,滋养胃阴应以甘凉、甘寒滋润为主,常用益胃汤、沙参麦冬汤等。叶桂还创立胃络学说,指出"久病胃痛,瘀血积于胃络,议辛通瘀滞法"。清代林佩琴认为,胃痛初痛在经,久痛在络,痛甚者脉或伏,用药不宜守补,宜通补兼施,对胃络学说进行了补充。清代孟河医家治疗胃痛以理气和胃止痛为主,以化痰、活血、补血、化湿为辅。清代王泰林认为,胃痛以虚证多见,常治以健脾、温脾等法,创立了培土泄木法、扶土生金法、崇土利水法、温脾润肠法、培土宁风法、健脾化痰法、健脾化湿法、温脾通下法、暖土御风法、补脾升阳法、培土舒郁法、醒脾化浊法等理脾十二法。

中医学对胃痛的认识源远流长,奠基于秦汉,发展于金元,完善于明清。胃痛的病名、病因病机、治疗方法等,经过历代医家不断完善,日臻成熟。胃痛的病位在胃,与肝、脾关系密切,病因多与外邪犯胃、饮食不节、情志失调、久病劳倦等有关,基本病机为胃气郁滞、胃失和降、不通则痛。根据不同病因病机,临床上常辨为寒邪犯胃证、肝脾不和证、气滞血瘀证、湿热郁阻证、胃阴不足证。

二、医案

医案一

冯某,男,35 岁。2020 年 7 月 14 日初诊。

主诉:胃脘部疼痛反复发作 2 周,加重 3 天。

现病史:2 周前,患者与同事聚餐吃烧烤、喝大量冰啤酒后,出现胃脘部疼痛反复发作,伴有胃胀,时有呃逆,自行用暖水袋外敷并服用铝碳酸镁片后,胃脘部疼痛可暂时缓解。3 天前,参加单位篮球比赛,因天气炎热,饮用大量冰镇饮料,之后胃脘部疼痛加重,行胃镜检查示浅表性胃炎,又自行用暖水袋外敷并服用铝碳酸镁片,但效果欠佳。现为求中医药治疗来诊。

现症见:胃脘部拘挛样疼痛、拒按,遇冷则疼痛加剧,胃痛时坐卧不安,胃胀,时有呃逆,无反酸、烧心,自觉手足发凉,睡眠可,纳食欠佳,大便偏稀、1 日 2~3 次,小便清长。舌淡红,苔薄白,脉弦紧。

既往史:既往体健。否认手术、外伤、输血史。否认食物、药物过敏史。

家族史:否认家族性遗传病病史。

婚育史:适龄结婚,育有 1 女,女儿及配偶体健。

中医诊断:胃痛(寒邪犯胃证)。

西医诊断:胃痉挛。

治疗原则:温胃散寒,行气止痛。

处方:温胃止痛汤。

制附片 10g	高良姜 10g	干　姜 10g	吴茱萸 5g
荜　茇 5g	醋延胡索 15g	香　附 10g	旋覆花 10g^包
赭　石 10g^{先煎}	紫石英 15g^{先煎}	炒白术 15g	鸡内金 10g

7 剂,每日 1 剂,水煎服,分 2 次服用。

2020 年 7 月 21 日二诊:胃脘部疼痛明显减轻,无坐卧不安,偶有胃胀、食后明显,呃逆缓解,手足发凉明显缓解,睡眠可,纳食好转,大便偏稀、1 日 1~2 次,小便正常。舌淡红,苔薄白,脉弦。初诊方基础上减旋覆花、赭石、制附片、紫石英,改醋延胡索为 10g,加山药 15g、党参 15g、赤石脂 10g。7 剂,水煎服。

2020 年 7 月 28 日三诊:症状已全部缓解,无胃脘部疼痛,无胃胀,手足温暖,睡眠可,纳食可,二便调。舌淡红,苔薄白,脉弦。故可停用中药。

按:《素问·五脏别论》云:"胃者,水谷之海,六腑之大源也。五味入口,藏于胃以养五脏气。"《脾胃论》云:"胃者,阳土也,主动而不息。"《素问·逆调论》曰:"胃者,六腑之海,其气亦下行。"胃为阳土,主受纳、腐熟水谷;胃气以和降为顺;寒为阴邪,易伤阳气。寒主收引,其性凝滞,痛势多剧。寒邪客于胃,寒凝气滞,损伤胃阳,胃失和降,胃气阻滞不通,不通则痛,发为胃痛。

本案患者发病时正值盛夏。《脾胃论》曰:"夏天气热盛,损伤元气。"盛夏时节,人体阳气外浮,内阳不足,加之贪凉而饮用大量冰镇饮料,形寒饮冷,寒邪直中于胃,所谓"寒气客于脉外则脉寒,脉寒则缩蜷,缩蜷则脉绌急,绌急则外引小络,故卒然而痛"(《素问·举痛论》),故胃脘部拘挛样疼痛、拒按,遇冷则疼痛加剧;寒凝气滞,胃之浊气不降,所谓"浊气在上,则生䐜胀"(《素问·阴阳应象大论》),故胃胀;胃失和降,胃气上逆,故呃逆;寒邪侵犯,阳气受损,失其温煦,故自觉手足发凉。寒邪犯胃,胃失通降,胃主受纳、腐熟水谷功能受影响,故纳食欠佳;寒邪犯胃,阻滞中焦气机,所谓"清气在下,则生飧泄"(《素问·阴阳应象大论》),故大便偏稀;寒邪内侵,阴寒内盛,阳失温煦,气化失常,故小便清长;舌淡红,苔薄白,脉弦紧,为寒邪收引凝泣之象。治以温胃散寒、行气止痛,予温胃止痛汤。

初诊方中,制附片味辛、甘,性大热,有毒,入心、肾、脾经,补火助阳散寒,《医学启源》载其"去脏腑沉寒……补助阳气不足……温暖脾胃",《本草正义》载其"本是辛温大热,其性善走,故为通行十二经纯阳之要药……凡三焦经络、诸脏诸腑,果有真寒,无不可治"。高良姜味辛,性热,入脾、胃经,温胃散寒、行气止痛,《名医别录》载其"主治暴冷,胃中冷逆",《珍珠囊》载其"温通脾胃",《本草汇言》载其为"祛寒湿、温脾胃之药也"。干姜味辛,性热,入脾、胃、肾、心、肺经,温中散寒,《神农本草经疏》载其"辛可散邪理结,温可除寒通气",《医学启源》载其"通心气助阳……去脏腑沉寒……发诸经之寒气……(治)感寒腹痛"。吴茱萸味辛、苦,性热,有小毒,入肝、脾、胃、肾经,温中散寒、理气止痛,《神农本草经疏》载其"辛温暖脾胃而散寒邪,则中自温、气自下,而诸证悉除"。荜茇味辛,性热,归胃、大肠经,温中散寒止痛,《本草衍义》载其"走肠胃中冷气,呕吐,心腹满痛"。制附片、高良姜、干姜、吴茱萸、荜茇合用,相辅相成,祛寒力强,故可治寒邪内侵之胃痛。寒留则气凝,寒凝则气滞,寒邪侵袭易致气机阻滞,不通则痛,故配伍行气止痛之品。醋延胡索味辛、苦,性温,入肝、脾经,理气止痛,《医学启源》载其"破血治气,妇人月事不调,小腹痛甚,温暖腰膝,破散癥瘕"。香附味辛、微苦、微甘,性平,入肝、脾、三焦经,行气止痛,《医学启源》载其"快气",李杲云其"治一切气"。醋延胡索、香附合用,协同增效,加强行气止痛之功。寒邪凝滞,阻遏胃气,胃气上逆则呃逆,故应加用散寒降气止呃之品。旋覆花味苦、辛、咸,性微温,入肺、脾、胃、大肠经,降气止呃,《本草正义》载其"主治当以泄散风寒、疏通脉络为专主"。赭石味苦,性寒,入肝、心、肺、胃经,降逆止呕,《医学衷中参西录》指出"降胃之药,实以赭石为最效",《长沙药解》载其"驱浊下冲,降摄肺胃之逆气,除哕噫而泄郁烦,止反胃呕吐"。紫石英味甘,性温,入肺、心、肾经,《神农本草经》载其"主心腹咳逆邪气"。赭石、紫石英质重,重镇降逆,与旋覆花合用,三药相辅相成,加强降气止呃之功。并且紫石英性温,《名医别录》载其"主治上气心腹痛……除胃中久寒",《神农本草经疏》载其"温能除寒,甘能补中",可祛胃中之寒。脾胃相表里,寒邪犯胃,脾易受损,故配伍健脾之品。炒白术味苦、甘,性温,入脾、胃经,补脾益胃和中,《神农本草经疏》载其乃"安脾胃之神品"。鸡内金味甘,性平,归脾、胃、小肠、膀胱经,健胃消积。张锡纯曰:"鸡内金为鸡之脾胃,中有瓷、石、铜、铁皆能消化,其善化有形郁积可知。"全方温胃散寒、行气止痛为主,辅以益气健脾,而达邪去正安之目的。

二诊时,呃逆缓解,故减旋覆花、赭石;胃脘部疼痛明显减轻,手足发凉明显缓解,提示寒邪已大部分祛除,故减制附片、紫石英,减少醋延胡索用量。仍偶有食后胃胀,故加党参、山药,以加强益气健脾胃之力。其中,党参味甘,性平,入脾、肺经,益气补中,《本草从新》载其"补中益气,和脾胃";山药味甘,性平,入脾、肺、肾经,益气健脾,《本草纲目》载其"健脾胃"。大便仍偏稀,故加赤石脂涩肠止泻。赤石脂味甘、酸、涩,性温,入胃、大肠经,固下、涩肠、止泻,《本草纲目》载其"厚肠胃,除水湿,收脱肛"。

本案患者由于饮用大量冷饮,致寒邪直中于胃,引起胃痛,因此治痛之源,当以温胃散寒为主,所谓"寒者热之""治寒以热"(《素问·至真要大论》)。寒留则气凝,寒凝则气滞,寒邪致病,常兼夹气滞为患,不通则痛,故治疗时常配伍行气止痛之品,通则不痛。寒邪犯胃又易伤及脾阳,故配伍健脾之品,扶正祛邪。本案治疗攻补兼施,以恢复胃主受纳、腐熟之功能。寒邪犯胃型胃痛因寒邪入侵,气机阻滞而发。急则治其标,故治疗初期以温胃散寒、行气止痛为主,通则不痛。《素问·评热病论》曰:"邪之所凑,其气必虚。"此类患者脾胃虚弱,易遭寒邪侵袭,进而引发胃痛。《素问·阴阳应象大论》曰:"治病必求于本。"缓则治其本,故治疗后期应本着扶正原则,着重以健脾益气为主,强健脾胃,扶助正气,使之免受寒邪侵犯,瘥后防复,所谓"正气存内,邪不可干"(《素问(遗篇)·刺法论》)。

医案二

朱某,女,40岁。2021年3月9日初诊。

主诉:胃脘部隐痛反复发作3年,加重1周。

现病史:患者平素工作繁忙,饮食不规律,经常进食冷餐,3年前开始出现胃脘部隐隐疼痛,自服奥美拉唑肠溶片可暂时缓解。3年来,每于心情郁闷、饥饿、进食冷餐或寒凉水果后胃痛明显,自服奥美拉唑肠溶片等药物的效果逐渐欠佳。平素内向,爱生闷气。1周前,胃脘部疼痛明显,行胃镜检查示慢性浅表性胃炎。现为求中医药治疗来诊。

现症见:胃脘部隐痛,心情郁闷、饥饿、进食冷餐或寒凉水果后胃痛明显,食后易胃胀,喜温喜按,时有两胁肋胀痛,每次月经前乳房胀痛,时嗳气、反酸,体倦乏力,入睡困难、易醒,纳食欠佳,大便偏稀、1日1~2次,每次大便前有腹痛,大便后腹痛缓解。舌淡红、边有齿痕,苔薄白,脉弦。

既往史:既往体健。否认手术、外伤、输血史。否认食物、药物过敏史。

家族史:否认家族性遗传病病史。

月经及婚育史:月经周期正常,月经量偏少、颜色正常。适龄结婚,育有1子,儿子及配偶体健。

中医诊断:胃痛(肝脾不和证)。

西医诊断:慢性浅表性胃炎。

治疗原则:调和肝脾,和胃止痛。

处方:和胃止痛汤。

贯叶金丝桃 20g	白　芍 15g	茯　苓 15g	炒白术 15g
枳　实 10g	黄　连 6g	吴茱萸 3g	合欢皮 20g
刺五加 20g	煅龙骨 20g^{先煎}	禹余粮 10g	焦三仙^各15g

7剂,每日1剂,水煎服,分2次服用。

2021年3月16日二诊:胃脘部隐痛稍减轻,仍有食后胃胀,喜温喜按,情绪低落,两胁肋胀痛减轻,嗳气、反酸缓解,仍觉乏力,仍入睡困难、易醒,纳食欠佳,大便偏稀、1日1次、无腹痛。舌淡红、边有齿痕,苔薄白,脉弦。初诊方基础上减黄连、吴茱萸,加陈皮15g、山药15g、炒酸枣仁20g。7剂,水煎服。

2021年3月23日三诊:胃脘部隐痛明显减轻,无食后胃胀,情绪低落好转,无两胁肋胀痛,嗳气、反酸缓解,仍觉乏力,入睡困难、易醒好转,纳食稍好转,大便正常、1日1次。舌淡红、边有齿痕,苔薄白,脉弦。二诊方基础上减禹余粮、白芍,改贯叶金丝桃为10g,加太子参15g、炙甘草10g。7剂,水煎服。

2021年3月30日四诊:胃脘部隐痛缓解,情绪低落明显好转,乏力减轻;3月27日月经至,经前无乳房胀痛;入睡困难、易醒明显好转,纳食可,大便正常、1日1次。舌淡红,苔薄白,脉弦。三诊方基础上减合欢皮、炒酸枣仁、枳实、煅龙骨、贯叶金丝桃,加甘松 10g。7 剂,水煎服。

2021 年 4 月 6 日五诊:无特殊不适,无胃痛,心情愉悦,无入睡困难、早醒,纳食可,大便正常、1 日 1 次。舌淡红,苔薄白,脉弦。患者症状缓解,嘱停中药。

后门诊随访,病情平稳,未见反复。

按:肝属木,脾属土。《尚书·洪范》曰:"木曰曲直……土爱稼穑。"《格致余论·阳有余阴不足论》曰:"司疏泄者肝也。"《黄帝内经素问集注·五脏生成》曰:"脾主中央土……主运化水谷之精。"《临证指南医案》曰:"脾宜升则健。"

肝属木,主疏泄,性喜条达;脾属土,主运化,其气主升,以升为健。生理情况下,肝木克脾土,肝的疏泄功能可协助脾气的升清和运化,肝木条达则脾土不致壅滞,运化功能健旺,所谓"土得木而达"(《素问·宝命全形论》);同样,脾土健运,气机通畅,也有助于肝气条达。

本案患者性格内向,爱生闷气,肝疏泄不及,肝气郁结,木郁土壅,影响脾胃气机通达,加之工作繁忙,饮食不规律,经常进食冷餐,进而(饮食、劳倦)损伤脾胃,终致土虚木乘,木郁土中,肝脾不和,气机失调而胃痛。肝脾不和,气虚推动无力,故胃脘部隐痛;气不足便是寒,故胃脘部喜温喜按;肝脾不和,脾气虚弱,脾失健运失常,故食后易胃胀;足厥阴肝经"布胸胁绕乳头而行",若肝疏泄不及,肝气郁结,可出现两胁肋胀痛,每次月经前乳房胀痛;肝脾不和,气机失调,清气不升,影响浊气不降,清升浊降失职,故时有嗳气、反酸;脾为后天之本、气血生化之源,若脾气虚,则一身之气不足,肝气亦虚,然肝主筋膜,脾主四肢,肝脾气虚则筋膜四肢失养,故体倦乏力;肝脾不和,脾虚无以化生气血以濡养心神,心神失养则入睡困难、易醒;脾胃虚弱,脾失健运,则纳食欠佳;脾主大腹,木壅土中,肝气不疏,脾运不健,气机阻滞,湿浊积滞结聚,故腹痛欲泻,泻后气机暂时畅通则腹痛缓解;舌淡红、边有齿痕,苔薄白,脉弦,为肝脾不和之象。治以调和肝脾、和胃止痛,方用和胃止痛汤。

初诊方中,贯叶金丝桃味辛,性寒,入肝经,疏肝解郁,《中华人民共和国药典》载其"用于肝气郁结,情志不畅";白芍味苦、酸,性微寒,归肝、脾经,敛阴柔肝止痛。《汤液本草》曰:"腹中虚痛,脾经也,非芍药不除。"张山雷曰:"芍能助脾土而克肝木,故为腹痛之主药。"贯叶金丝桃辛散,疏肝解郁,调畅气机;白芍酸收,敛阴和营,使阴血归经;二药合用,一散一收,一气一血,动静结合,疏肝之中兼敛肝,补肝体而和肝用,使肝气行疏,肝血得补,疏柔相济,恢复肝主疏泄之功能。茯苓味甘、淡,性平,健脾渗湿和胃,宁心安神,《名医别录》载其"益气力,保神守中",《药性论》载其"开胃,止呕逆,善安心神"。炒白术味甘、苦,性温,健脾益气、燥湿利水,《医学启源》载其"能除湿益燥,和中益气……其用有九:温中一也,去脾胃湿二也,除脾胃热三也,强脾胃、进饮食四也,和胃生津液五也,主肌热六也,四肢困倦、目不欲开、怠堕嗜卧、不思饮食七也,止渴八也,安胎九也"。枳实味苦、辛、酸,性微寒,入脾、胃经,破气散痞,《名医别录》载其"破结实,消胀满,心下急痞痛,逆气,胁风痛,安胃气,止溏泄"。黄连味苦,性寒,入肝、胃经,清热泻火,《本草新编》载其"止吐利吞酸"。吴茱萸味辛、苦,性热,入肝、胃经,温中理气止痛,《本草纲目》载其"开郁化滞,治吞酸"。《谦斋医学讲稿》曰:"黄连本能苦降和胃,吴萸亦散胃气郁结,类似泻心汤的辛苦合用。"黄连、吴茱萸合用,一寒一热,寒者正治,热者从治。合欢皮味甘,性平,入心、肝、肺经,解郁宁心安神,《神农本草经》载其"主安五脏,利心志,令人欢乐无忧"。刺五加味辛、微苦,性温,入脾、肾、心经,益气健脾、补肾安神,《东北药用植物志》载其"为强壮剂"。煅龙骨味甘、涩,性平,入心、肝、肾经,镇心安神、固涩收敛,《医学衷中参西录》载其"质最粘涩,具有翕收之力,故能收敛元气、镇安精神、固涩滑脱",《日华子本草》载其"健脾,涩肠胃,止泻痢"。禹余粮味甘、涩,性微寒,涩肠止泻,《本草纲目》载其"固大肠"。焦三仙焦香醒脾,健胃消积。全方疏肝理气为主、止痛健脾为辅,俾肝气条达,脾胃气机通达,胃痛可缓解。

二诊时,嗳气、反酸缓解,故减黄连、吴茱萸。仍有胃痛、胃胀、乏力,故加陈皮、山药,加强理气止痛、益气健脾之力。陈皮味苦、辛,性温,入肺、脾经,理气健脾,《本草拾遗》载其"去气调中",《医学启源》载其"破滞气……益脾胃";山药味甘,性平,入脾、肺、肾经,益气健脾,《本草纲目》载其"健脾胃"。仍入睡困难、易醒,故加炒酸枣仁,养肝宁心安神,《本草汇言》载其"敛气安神,荣筋养髓,和胃运脾"。

三诊时,胃痛明显减轻,无胃胀,大便正常,故减禹余粮、白芍;情绪低落好转,故减少贯叶金丝桃用量;仍乏力、纳食欠佳,故加太子参、炙甘草健脾益气。太子参味甘、微苦,性平,入脾、肺经,益气健脾,《本草从新》载其"大补元气",《本草再新》载其"补脾土",《中药志》载其"治脾虚泄泻"。甘草味甘,性平,入心、肺、脾、胃经,和中缓急,《药性论》载其"主腹中冷痛……除腹胀满,补益五脏",《药品化义》载其"炙用温而补中……甘温助脾之功"。太子参、炙甘草、茯苓、白术四药合用,取四君子汤之义,补气健脾。

四诊时,胃脘部隐痛缓解,情绪低落明显好转,乏力减轻,入睡困难、易醒明显好转,故减合欢皮、炒酸枣仁、枳实、煅龙骨、贯叶金丝桃,加甘松醒脾健胃。《本草汇言》曰:"甘松,醒脾畅胃之药也……其气芳香,入脾胃药中大有扶脾顺气、开胃消食之功。"

本案患者平素内向,郁郁寡欢,肝失疏泄,肝气郁结,加之长期饮食不规律,脾胃受损,木郁土壅,肝脾不调,脾胃气机失调,故出现胃痛。"安胃必先治肝",故治疗以疏肝理气为主;脾胃虚弱,宜重视益气健脾和胃。治疗初期以疏肝理气为主、止痛健脾为辅,缘土得木则达,脾得肝之疏泄,则升降调和,运化正常;治疗后期以益气健脾为主,俾脾胃功能强健,脾胃气机通达,胃痛得以缓解。

医案三

徐某,男,54岁。2020年9月1日初诊。

主诉:胃痛反复发作10余年,加重2周。

现病史:10年前,患者因长期户外自助游,饮食不规律(时而过量饮食、时而少食)而出现胃痛,经注意饮食或服用保护胃黏膜药物(具体不详)可暂时缓解,但症状反复发作,迁延难愈。2周前,食用油腻食品后胃痛加重,就诊于当地医院,查胃镜示慢性萎缩性胃炎,予西药治疗但效果欠佳。现为求中医药治疗来诊。

现症见:胃脘部时有隐隐刺痛,夜间疼痛更加明显,饭后呃逆,时有反酸,平素易急躁,口干口苦,纳食欠佳,大便干、3日1次。舌暗红,苔薄黄,脉弦涩。

既往史:既往体健。否认手术、外伤、输血史。否认食物、药物过敏史。

家族史:否认家族性遗传病病史。

婚育史:适龄结婚,育有1子,儿子及配偶体健。

中医诊断:胃痛(气滞血瘀证)。

西医诊断:慢性萎缩性胃炎。

治疗原则:理气活血,和胃止痛。

处方:醒胃止痛汤。

郁　金20g	丹　参20g	紫苏梗10g	醋延胡索15g
藤梨根20g	砂　仁6g	青　皮15g	海螵蛸10g
焦三仙^各15g	赭　石15g^{先煎}	麦饭石30ml	

7剂,每日1剂,水煎服,分2次服用。

2020年9月8日二诊:胃脘部刺痛稍减轻,夜间疼痛明显,仍有反酸,饭后呃逆减轻,仍有口干口苦,易急躁,纳食欠佳,大便干、2~3日1次,舌暗红,苔薄黄,脉弦涩。初诊方基础上加石斛15g、煅瓦楞子15g、玫瑰花5g。7剂,水煎服。

2020年9月15日三诊:胃脘部刺痛减轻,无夜间疼痛,反酸缓解,饭后呃逆缓解,口干口苦减轻,急躁稍减轻,纳食一般,大便干、2日1次。舌暗红,苔薄黄,脉弦涩。二诊方基础上减海螵蛸、煅瓦楞子、赭石,改藤梨根为10g,加炒白术15g、白芍15g、北沙参15g。7剂,水煎服。

2020年9月22日四诊:胃脘部刺痛明显减轻,口干口苦缓解,急躁明显减轻,纳食稍好转,大便偏干、1日1次。舌红,苔薄白,脉弦。三诊方基础上减青皮、醋延胡索、藤梨根、紫苏梗,改郁金为 15g、丹参为 10g、玳玳花为 3g,加玄参 15g、麦冬 15g、五味子 15g。7 剂,水煎服。

2020 年 9 月 29 日五诊:胃脘部疼痛基本缓解、偶有刺痛,无明显急躁,情绪稳定,纳食好转,大便偏干、1 日 1 次。舌红,苔薄白,脉缓。四诊方基础上减郁金、砂仁,改北沙参为 25g,加生地黄 15g。7 剂,水煎服。

2020 年 10 月 6 日六诊:诸症缓解,无胃脘部疼痛,无特殊不适,纳食可,大便正常。舌淡红,苔薄白,脉缓。故可停用中药。

后门诊随访,病情平稳,未见反复。

按:气与血互生互长,所谓"气为血之帅,血为气之母"。气血调和,运行顺畅,则百病不生,正如《丹溪心法·六郁》所云"气血冲和,万病不生;一有怫郁,诸病生焉"。《格致余论·阳有余阴不足论》曰:"司疏泄者肝也。"《灵枢·玉版》曰:"胃者,水谷气血之海也。"肝气正常疏泄,气机畅达,则脾胃气机升降正常,运化水谷为精微,以化生气血津液营养全身。《杂病源流犀烛》曰:"气运乎血,血本随气以周流,气凝则血亦凝矣。"肝失疏泄,条达之性失职,气机运行不畅,影响气血通行,病久由气及血,血亦为之瘀滞,最终气滞血瘀。

本案患者平素性情急躁,肝失疏泄,加之饮食不节,脾胃损伤,脾胃气机不畅,气机郁滞,无以推动血行,致血行不畅,"气为血帅,气行则血行,气滞则血瘀",气滞日久影响血络通畅,导致血瘀胃络,不通则痛,则胃脘部隐隐刺痛;夜间阳气内藏,阴气用事,血行缓慢,则疼痛更加明显。气机郁久化热,加之胃失通降、胃气上逆,则反酸、呃逆。脾胃气机郁滞,津液输布失常,不能上承于口,则口干口苦。气机郁滞,胃失和降,胃失受纳腐熟,故纳食欠佳。气机不畅,影响胃失通降,大肠传导失常,故大便干、3 日 1 次。舌暗红,苔薄黄,脉弦涩,为气滞血瘀之象。治以理气活血、和胃止痛,方予醒胃止痛汤。

初诊方中,郁金味辛、苦,性寒,入心、肝、肺经,行气解郁、凉血破瘀,《本草衍义补遗》载其"治郁遏不能散者"。丹参味苦,性微寒,入心、肝经,活血祛瘀止痛,《吴普本草》载其"治心腹痛",《本草纲目》载其"能破宿血,补新血……其功大类当归、地黄、川芎、芍药故也"。紫苏梗味辛,性温,理气宽中止痛,《本草崇原》载其"主宽中行气,消饮食……治噎膈反胃,止心腹痛"。醋延胡索味辛、苦,性温,入肝、脾经,理气止痛,《医学启源》载其"破血治气,妇人月事不调,小腹痛甚,温暖腰膝,破散癥瘕"。郁金、丹参、紫苏梗、醋延胡索相须为用,气血并调,以"行血中气滞,气中血滞"。藤梨根味淡、微涩,性平,活血化瘀,《浙江民间常用草药》载其"健胃,活血"。砂仁味辛,性温,入脾、胃、肾经,行气调中、和胃醒脾,《日华子本草》载其"治一切气……心腹痛",张元素云其"治脾胃气结滞不散"。青皮味苦、辛,性温,入肝、胆、胃经,疏肝破气、消积化滞,《本草图经》载其"主气滞,下食,破积结及膈气",《本草汇言》载其乃"破滞气、削坚积之药也",《本草纲目》载其"色青气烈,味苦而辛,治之以醋,所谓肝欲散,急食辛以散之,以酸泄之,以苦降之也"。海螵蛸味咸、涩,性温,入脾、肾经,制酸止痛,《现代实用中药》载其"为制酸药,对胃酸过多、胃溃疡有效"。赭石味苦,性寒,入肝、心、肺、胃经,降逆止呕,《医学衷中参西录》指出"降胃之药,实以赭石为最效",《长沙药解》载其"驱浊下冲,降摄肺胃之逆气,除哕噫而泄郁烦,止反胃呕吐"。麦饭石味甘,性温,入胃经,健胃助消化。焦三仙焦香醒脾,健胃消食,行气散瘀。全方理气活血,和胃止痛,俾气血运行通畅,通则不痛。

二诊时,胃脘部刺痛稍减轻,仍有反酸,故加煅瓦楞子增强制酸、降逆之力。煅瓦楞子味咸,性平,入肝、胃、肺经,制酸止痛,《证类本草》载其"烧以米醋三度淬后,埋令坏,醋膏丸,治一切血气",而且煅瓦楞子质重降逆,可缓解呃逆等症状。玫瑰花味辛、甘、微苦,性平,入脾、胃经,理气宽中、和胃止呕,《饮片新参》载其"理气宽胸,开胃止呕",《动植物民间药》载其"治腹痛、胃痛"。胃痛日久,伤其气阴,且理气活血药辛温易伤阴津,加之仍口干口苦、纳食欠佳、大便干,故加甘、微寒之石斛,益胃养阴生津,《神农本草经》载其"主伤中……补五脏虚劳羸瘦,强阴,久服厚肠胃。"

三诊时,胃脘部刺痛减轻,反酸、饭后呃逆缓解,纳食一般,大便干,故减海螵蛸、煅瓦楞子、赭石,减少藤梨根用量,加炒白术、白芍、北沙参健脾益气养阴。炒白术味苦、甘,性温,入脾、胃经,健脾益气,《本草汇言》载其"乃扶植脾胃,散湿除痹,消食去痞之要药也。脾虚不健,术能补之;胃虚不纳,术能助之",而且炒白术在扶正补脾的基础上可助气行血,《本草通玄》载"借其养正之力,而瘀血不敢稽留矣"。白芍味苦、酸,性微寒,入肝、脾经,敛阴缓中止痛,《汤液本草》指出"腹中虚痛,脾经也,非芍药不除",《本草求真》载其"有敛阴益营之力"。北沙参味甘、微苦,性微寒,入肺、胃经,益胃生津、养阴益气,《饮片新参》载其"养肺胃阴"。

四诊时,胃脘部刺痛明显减轻,恐大量辛香温燥之品易伤阴,且"胃喜润恶燥",故减青皮、醋延胡索、藤梨根、紫苏梗,减少郁金、丹参、玫瑰花用量,加玄参、麦冬、五味子益胃养阴生津。玄参味甘、苦、咸,性微寒,入肺、胃、肾经,滋阴清热,《本草正》载其"味苦而甘,苦能清火,甘能滋阴,以其味甘,故降性亦缓"。麦冬味甘、微苦,性微寒,入心、肺、胃经,益胃生津,《本草正义》载"其味大甘……膏脂浓郁,故专补胃阴,滋津液",《本草乘雅半偈》载其"具稼穑甘,禀春和令,当入足阳明,为阳明之体用药"。五味子味酸、甘,性温,敛阴益气生津,《本草纲目》载其"甘入中宫益脾胃"。白芍、五味子味酸,与麦冬、石斛、北沙参甘寒之品合用,酸与甘合,不仅能加强养阴作用,还能化阴生津;酸能敛阴生津,甘能益胃滋阴,酸甘相伍,一敛一滋,两济其阴,相互配合,更能促进脾胃生化阴液的功能,故酸得甘助而生阴。

五诊时,诸症明显减轻,偶有胃脘部刺痛,故减郁金、砂仁,增加北沙参用量,加生地黄,以加强养阴生津之力。生地黄味甘、苦,性寒,清热生津。《得配本草》载:"若胃阴虚而胃土干燥,致胃气不运者,生地滋其阴以清其火,而胃气从此营运,饮食自然渐进。"

《素问·举痛论》曰:"百病生于气也。"本案患者性情急躁,肝失疏泄,加之饮食不节,损伤脾胃,胃中气机阻滞,气滞则血瘀,导致血瘀胃络。《临证指南医案·胃脘痛》曰:"初病在经,久痛入络,以经主气、络主血,则可知其治气治血之当然也。凡气既久阻,血亦应病,循行之脉络自痹。"本病治疗首应理气活血止痛,达"血无凝著,气可宣通""通则不痛"之效。胃喜润恶燥,唯有津液充足,胃腑功能才能正常。气为阳,极易伤阴。胃中气机郁滞,邪气蕴积日久则损伤胃阴,同时血瘀日久而生血燥,血燥日久又伤阴,加之理气药多辛燥而有伤阴之弊,故治疗过程中需注重补阴,待诸症缓解,要配伍大剂量滋养胃阴、益气生津、健脾醒胃之品,所谓"阳明阳土,得阴自安",以使胃腑恢复受纳、腐熟、通降之功能。

医案四

王某,男,29 岁。2021 年 7 月 11 日初诊。

主诉:胃痛、胃胀 2 年,加重 1 年。

现病史:患者平素喜饮酒,2 年前因工作需要,每周大量饮酒 5 次左右,且饮酒后有时出现胃痛、胃胀,未予重视。1 年前,自觉上述症状加重,每逢饮酒后均出现胃痛、胃胀,遂就诊于当地医院,诊为"慢性浅表性胃炎",予西药口服,自觉症状减轻。后间断饮酒,服药不规律,症状时轻时重。3 个月前于当地中西医结合医院就诊,予中药汤剂口服治疗(具体不详),自诉服药期间症状减轻,停药后症状反复,胃镜检查示"糜烂性胃炎"。为求进一步中医药治疗来诊。

现症见:胃脘部灼痛、胃胀,时有烧心、反酸、恶心,打呃时伴有胃内容物上返于口中,口干口苦,身体困重,纳食差。大便黏滞不爽、1 日 1 次,小便黄。舌红,苔黄腻,脉滑数。

既往史:既往体健。否认手术、外伤、输血史。否认食物、药物过敏史。

家族史:否认家族性遗传病病史。

婚育史:未婚。

中医诊断:胃痛(湿热郁阻证)。

西医诊断:糜烂性胃炎。

治疗原则：清利湿热，和胃止痛。

处方：清胃止痛汤。

瓜　蒌 20g	黄　芩 20g	清半夏 15g	枳　实 15g
猫爪草 25g	茯　苓 15g	佩　兰 15g	砂　仁 10g
甘　松 15g	苍　术 15g	生石膏 20g	滑　石 20g

7剂，每日1剂，水煎服，分2次服用。

2021年7月18日二诊：胃脘部灼痛、胃胀减轻，仍时有烧心、恶心，打呃时伴有胃内容物上返于口中，口干口苦稍减轻，仍身体困重，纳食少。大便黏滞不爽稍减轻、1日1次，小便正常。舌红，苔黄腻，脉滑。初诊方基础上减生石膏、苍术，改滑石为15g，加车前子15g、炒白术15g、藿香15g、葛花15g、枳椇子20g。7剂，水煎服。

2021年7月25日三诊：胃脘部灼痛、胃胀减轻，烧心、恶心减轻，偶有呃逆，无胃内容物上返于口中，无口苦，口干稍减轻，身体困重减轻，纳食少。大便黏滞不爽缓解、1日1次，小便正常。舌红，苔薄黄，脉滑。二诊方基础上减枳实、佩兰、藿香、葛花、枳椇子，改砂仁为6g、甘松为10g，加陈皮15g、蒲公英15g、山慈菇15g。7剂，水煎服。

2021年8月2日四诊：胃脘部灼痛、胃胀明显减轻，无烧心、恶心，稍有乏力困重，纳食一般。大便调、1日1次，小便正常。舌淡红，苔薄白，脉缓。三诊方基础上减猫爪草、瓜蒌、车前子、滑石，改黄芩为10g、蒲公英为10g、山慈菇为10g，加炒白扁豆15g、人参10g、焦三仙各10g。7剂，水煎服。

2021年8月9日五诊：偶有胃痛，无胃胀，纳食可，二便调，舌淡红，苔薄白，脉缓。继续服用四诊方7剂。

2021年8月16日六诊：诸症明显缓解，无特殊不适，纳食可，二便调。舌淡红，苔薄白，脉缓。患者症状缓解，嘱停用中药。

后门诊随访，病情平稳，未见反复。

按：脾与胃互为表里，胃主受纳，脾主运化，脾为胃行其津液。《素问·经脉别论》曰："饮入于胃，游溢精气，上输于脾。脾气散精，上归于肺。"《临证指南医案》曰："纳食主胃，运化主脾。脾宜升则健，胃宜降则和。""太阴湿土，得阳始运；阳明阳土，得阴自安。"脾升胃降，燥湿相济，则生化正常。

本案患者长期大量饮酒，所谓"有饮食之湿，酒水奶酪之类是也"（《金匮翼》），"夫酒者，气味俱能生湿热"（《证治准绳》），故酿生湿热，内蕴脾胃。脾为湿土之脏，胃为燥土之腑，湿生于脾，热聚于胃，湿热相合于胃脘，阻滞中焦，脾胃气机升降失常，不通则痛，引发胃脘部灼痛，并见烧心、反酸；脾胃湿热内蕴，气机阻滞，清气不能上升，浊气不能下降,则胃胀、恶心、打呃时胃内容物上返于口中;湿热阻滞气机,导致津液输布失常,不能上承于口,故口干口苦;脾主四肢,湿性重浊黏滞,脾胃湿热,故身体困重;湿热内蕴,脾失健运,纳运失司,故纳食差;湿热蕴结肠道,故大便黏滞不爽;湿热下注膀胱,故小便黄;舌红,苔黄腻,脉滑数,为湿热郁阻之象。治疗以清利湿热、和胃止痛为主,予以清胃止痛汤。

初诊方中,瓜蒌味甘、微苦,性寒,入肺、胃、大肠经,清热化痰,宽胸散结,润燥滑肠,《本草新编》载其"最能下气涤秽,尤消郁开胃……推胸中之食,荡胃中之邪,其势甚猛"。黄芩味苦,性寒,入肺、胆、脾、大肠、小肠经,清热燥湿,《神农本草经疏》载"其性清肃所以除邪,味苦所以燥湿,阴寒所以胜热,故主诸热",《名医别录》载其"主治痰热,胃中热"。《本草图经》曰:"张仲景治伤寒心下痞满,泻心汤四方皆用黄芩,以其主诸热,利小肠故也。"清半夏味辛,性温,入脾、胃、肺经,燥湿化痰、降逆止呕、消痞散结,《药性论》载其"消痰涎,开胃健脾,止呕吐",《本草从新》载其"为治湿痰之主药"。枳实味苦、辛、酸,性微寒,入脾、胃经,破气消积、化痰除痞,《珍珠囊》载其"去胃中湿热"。瓜蒌、黄芩、清半夏、枳实四药合用,乃以黄芩易黄连,取小陷胸加枳实汤之义,其中瓜蒌导痰热下行而通畅气机,黄芩"苦以清降"除邪热,半夏"辛以通阳"化湿浊,枳实苦辛通降行气,共奏辛开苦降、开结降逆、清热利湿之功,以宣畅中焦气机,祛除蕴结脾胃之湿热。猫爪草味甘、辛,性温,入肝、肺经,化痰、散结、止痛,《广西中药志》载其"去火化痰结"。茯苓味甘、淡,性平,健脾利水渗湿,《用药心法》载其"淡能利窍,甘以助阳,除湿之圣药也。味甘平,补阳,益脾逐水。湿淫所胜,小便不利。淡味渗,泄阳也。治水缓脾,生津导气"。猫爪草、茯苓两药合用,以加强祛除脾胃湿浊之力。佩兰味辛,性平,入脾、胃、肺经,芳香化湿,醒脾和胃,《本草便读》载其"功用相似泽兰,而辛香之气过之,故能解郁散结,杀蛊毒,除陈腐,濯垢腻,辟邪气"。砂仁味辛,性温,入脾、胃、肾经,化湿和胃,《药品化义》载其"辛散苦降,气味俱厚。主散结导滞,行气下气良品,取其香气能和五脏,随所引药通行诸经……酒毒伤胃,以此散滞化气",《本草求真》载其"为醒脾调胃要药"。甘松味辛、甘,性温,理气止痛、开郁醒脾,《本草汇言》载其为"醒脾畅胃之药也……其气芳香,入脾胃药中大有扶脾顺气、开胃消食之功"。苍术味辛、苦,性温,入脾、胃、肝经,燥湿健脾,《珍珠囊》载其"能健胃安脾,诸湿肿非此不能除"。朱震亨曰:"苍术为足阳明经药,气味辛烈,强胃强脾,发谷之气,能径入诸经,疏泄阳明之湿。"佩兰、砂仁、甘松、苍术四药辛甘温,芳香醒脾,启动脾阳燥湿,使中焦脾土阳气生发,脾气散精则湿浊得化,而且此四药可行气和胃,调节脾胃气机升降,使通则不痛。湿热内蕴,且辛温化湿之品易助热,故配伍清热重剂。生石膏味辛、甘,性大寒,入肺、胃经,清热泻火,《本草新编》载其"乃降火之神剂,泻热之圣药也",《用药心法》载其乃"胃经大寒药,润肺除热,发散阴邪,缓脾益气"。生石膏不仅能清大热,还能辛散透热化湿,配伍使用可治疗湿热内蕴之证,促进邪气排出,且《本草蒙筌》指出"胃脘痛甚,吞服"。滑石味甘、淡,性寒,入胃、肺、膀胱经,滑以利窍,甘以益气,淡以渗湿,寒以清热,清热利湿,使脾胃湿热从小便排出。"治中焦如衡,非平不安。"湿热阻滞中焦,单用清热药有伤阳助湿之弊,单用辛温化湿之品则恐伤阴助热,故全方通过辛开运脾、苦降泄热、寒热并用法以条达中焦气机,宣利中焦湿热,达到邪去正安的目的。

二诊时,胃脘部灼痛、胃胀减轻,口干口苦稍减轻,大便黏滞不爽稍减轻,小便正常,脉象由弦滑数变为弦滑,提示湿热部分清除,因生石膏大寒易伤脾阳,故减之;减少滑石用量,加甘寒之车前子清热利尿(《本草经解》言:"车前味甘,甘能益脾,脾气散精……益脾利水");苍术性温而燥,久用易伤胃阴,故减之,同时加炒白术健脾益气、燥湿利水,《医学启源》载其"能除湿益燥,和中益气……其用有九:温中一也,去脾胃湿二也,除脾胃热三也,强脾胃、进饮食四也,和胃生津液五也,主肌热六也,四肢困倦、目不欲开、怠堕嗜卧、不思饮食七也,止渴八也,安胎九也"。炒白术与枳实配伍,有枳术散之义,二药一升一降,一补一通,恢复脾胃升降气机。仍时有恶心、呃逆,纳食少,故加藿香。藿香味辛,性温,入脾、胃、肺经,快气、和中、辟秽、祛湿,《本草图经》载其"治脾胃吐逆,为最要之药",《珍珠囊》载其"补卫气,益胃气,进饮食,又治吐逆霍乱"。患者平素大量饮酒,故加葛花、枳椇子解酒毒。葛花味甘,性凉,归脾、胃经,解酒醒脾,《本草汇言》载其"专解酒毒酒积";枳椇子味甘,性平,归脾经,解酒毒,除烦渴,润五脏,舒筋络;葛花、枳椇子合用,分消湿浊,可使酒湿邪气排出体外。

三诊时,诸症减轻,提示脾胃气机开始运转,故减枳实、佩兰、藿香、葛花、枳椇子,并减少砂仁、甘松用量。仍身体困重,纳食少,故加陈皮理气健脾,补气助运,寓通于补,补脾之时舒畅气机。《格致余论》曰:"血受湿热,久必凝浊。"《临证指南医案·胃脘痛》云:"胃痛久而屡发,必有凝痰聚瘀。"《金匮要略心典》载:"毒者,邪气蕴蓄不解之谓。"故本证治疗时应加入清热解毒散结之品。蒲公英味甘、苦,性寒,入肝、胃经,清热解毒、利尿散结,《医林纂要》载其"能化热毒,解食毒,消肿核……皆泻火安土之功",《本草求真》载其"能入阳明胃、厥阴肝解热"。山慈菇味甘、微辛,性凉,入肝、脾经,清热解毒、化痰散结,《本草新编》载其"乃散毒之药也",《本草正义》载其"能散坚消结,化痰解毒,其力颇峻"。蒲公英、山慈菇合用,相辅相成,清热解毒散结,清除脾胃湿热之邪。

四诊时,诸症明显缓解,舌淡红,苔薄白,脉缓,提示湿热已祛除大半,故减猫爪草、瓜蒌、车前子、滑石,并减少黄芩、蒲公英、山慈菇用量。仍稍有乏力困重,纳食一般,故加炒白扁豆、人参、焦三仙益气健脾开胃。炒白扁豆健脾和中化湿，《药品化义》载其"味甘平而不甜，气清香而不窜，性温和而色微黄，与脾性最合"；人参味甘、微苦，性微温，入脾、肺、心、肾经，大补元气、益气生津，《医学启源》载其"补元气……生津液"；焦三仙焦香醒脾，健胃消食。

五诊时，诸症基本缓解，偶有胃痛，效不更方，继服四诊方以巩固疗效。

本案患者长期大量饮酒，所谓"湿从内生者，必其人膏粱酒醴过度……或食生冷瓜果及甜腻之物"（《临证指南医案》），提示膏粱酒醴与内湿的关系密切；湿邪郁久化热，便形成湿热实邪，进而损伤脾胃，影响其运化功能，进一步加重湿热邪气。湿热郁阻，胃失和降，不通则痛。本案虚实错杂，本虚标实。"急则治其标"，治疗初期以清利湿热、醒脾开胃止痛为主，兼理气散湿，以迅速清除脾胃湿热、调畅脾胃气机为关键，俾邪去则正安；治疗后期，加健脾化湿散结之品，标本兼顾。辨治过程中，攻补兼施、辛开苦降、寒热并用、注重升降、配伍平衡，标本缓急循序渐调，俾湿热得清，气机得畅，脾胃升降恢复。

医案五

刘某，男，60 岁。2022 年 3 月 1 日初诊。

主诉：胃脘部隐痛反复发作 10 年，加重 1 个月。

现病史：患者平素喜食辛辣食物，自 10 年前开始无明显诱因出现间断胃脘部隐痛，未系统诊治。1 个月前，自觉胃脘部隐痛加重，做胃镜检查提示"慢性萎缩性胃炎伴中度肠上皮化生"，故求中医药诊治。

现症见：胃脘部隐痛，胃胀，饭后明显，口中乏味，咽干口干，时有反酸、烧心、嘈杂，纳食差，大便干、3 日 1 次，小便清。舌红少津，苔薄白，脉弦细。

既往史：既往体健。否认手术、外伤、输血史。否认食物、药物过敏史。

家族史：否认家族性遗传病病史。

婚育史：适龄结婚，育有 1 子，儿子及配偶体健。

中医诊断：胃痛（胃阴不足证）。

西医诊断：慢性萎缩性胃炎。

治疗原则：养阴生津，和胃止痛。

处方：养胃止痛汤。

麦　冬 20g	石　斛 15g	玉　竹 15g	生地黄 15g
天花粉 15g	白　芍 15g	五味子 15g	人　参 10g
麦饭石 20ml	粳　米 20g	生甘草 10g	

7 剂，每日 1 剂，水煎服，分 2 次服用。

2022年3月8日二诊：胃脘部隐痛稍减轻，仍有胃胀，反酸、烧心、嘈杂减轻，仍咽干口干、口中乏味，纳食欠佳，大便干、3日1次，小便清。舌红少津，苔薄白，脉弦细。初诊方基础上加乌梅10g、玄参15g、半枝莲15g、莱菔子15g、麻子仁15g。14剂，水煎服。

2022年3月22日三诊：胃脘部隐痛减轻，胃胀减轻，无反酸、烧心、嘈杂，咽干口干稍减轻，口中乏味减轻，纳食稍好转，大便通、1日1次，小便清。舌红少津，苔薄白，脉弦细。二诊方基础上减白芍、莱菔子、麻子仁、生甘草，加北沙参20g、泽泻10g。14剂，水煎服。

2022年4月5日四诊：胃脘部隐痛明显减轻，无胃胀，咽干口干明显减轻，无口中乏味，纳食一般，二便调。舌淡红，苔薄白，脉细。三诊方基础上减乌梅、五味子，加白豆蔻15g、山药15g、鳖甲15g。14剂，水煎服。

2022年4月19日五诊：胃脘部隐痛基本缓解，偶有咽干口干，纳食可，二便调。舌淡红，苔薄白，脉缓。四诊方基础上减人参、麦饭石，加百合15g。7剂，水煎服。

2022年4月26日六诊：胃脘部隐痛缓解，无特殊不适，睡眠可，纳食可，大便正常。故停用中药。

后门诊随访，病情平稳，未见反复。

按：胃为阳土，主受纳、腐熟水谷；胃主通降，喜润恶燥。《素问·五脏别论》曰："胃者，水谷之海，六腑之大源也，五味入口，藏于胃以养五脏气。"《素问·痹论》曰："饮食自倍，肠胃乃伤。"《素问·生气通天论》曰："阴之所生，本在五味；阴之五宫，伤在五味。"

本案患者平素偏嗜辛辣之品，致热邪郁滞于中焦胃腑，煎熬津液，耗伤胃阴，胃失濡养，胃气不能润降，故胃脘部隐痛。如《医学正传·胃脘痛》曰："致病之由，多因纵恣口腹，喜好辛酸，恣饮热酒煎煿，复餐寒凉生冷，朝伤暮损，日积月深……故胃脘疼痛。"胃阴不足，胃气失和，故饭后胃胀。《素问·至真要大论》曰："诸呕吐酸，暴注下迫，皆属于热。"邪热内蕴，胃阴不足，热灼于中，胃腑失于和降，故反酸、烧心、嘈杂。"饮入于胃，游溢精气"，若阴液亏虚，不能上呈津液则咽干口干、口中乏味。胃阴不足，胃腑受纳腐熟功能失调，故纳食差。胃主通降，若胃阴虚，津液不能下行濡润肠道，则大便干燥。舌红少津，苔薄白，脉弦细，为胃阴不足之象。《临证指南医案》曰："阳明阳土，得阴自安……胃喜柔润也。"胃体阴而用阳，阴津之濡润是胃主纳降的物质基础，若阳明失润，胃阴受损，则不足以涵养胃体；只有胃之阴津恢复，胃气才能顺利通降。故本案治疗原则为养阴生津、和胃止痛，予以养胃止痛汤。

初诊方中，麦冬味甘、微苦，性微寒，入心、肺、胃经，益胃生津，《本草正义》载"其味大甘……膏脂浓郁,故专补胃阴,滋津液",《本草乘雅半偈》载其"具稼穑甘,禀春和令,当入足阳明,为阳明之体用药"。石斛味甘,性微寒,入胃、肾经,益胃生津,《神农本草经》载其"主伤中……补五脏虚劳羸瘦,强阴,久服厚肠胃"。玉竹味甘,性微寒,入肺、胃经,养阴润燥,《药性论》载其"内补不足,去虚劳客热",《滇南本草》载其"补气血,补中健脾"。生地黄味甘、苦,性寒,清热生津。《得配本草》曰:"若胃阴虚而胃土干燥,致胃气不运者,生地滋其阴以清其火,而胃气从此营运,饮食自然渐进。"天花粉味甘、微苦,性微寒,入肺、胃经,生津、润燥、止渴,《本草汇言》载"其性甘寒,善能治渴"。麦冬、石斛、玉竹、生地黄、天花粉合用,甘凉养阴,所谓"法以甘缓,益胃中之阴""甘凉益胃阴以制龙相,胃阴自立"(《临证指南医案》)。白芍味苦、酸,性微寒,敛阴缓中止痛,《本草求真》载其"有敛阴益营之力";五味子味酸、甘,性温,敛阴益气生津,《本草纲目》载其"甘入中宫益脾胃"。白芍、五味子味酸,与麦冬、石斛、玉竹、生地黄、天花粉五味甘微寒之品合用,酸与甘合,不仅能加强养阴作用,而且能化阴生津;酸能敛阴生津,甘能益胃滋阴,酸甘相伍,一敛一滋,两济其阴,相互配合,更能促进脾胃生化阴液的功能,故酸得甘助而生阴,所谓"阴伤既定,复胃阴者莫若甘寒,复酸味者,酸甘化阴也"(《温病条辨》)。气血阴阳互根互生,若阴虚日久,必然损及气,致阴伤气耗,气不能生津,故在养阴生津的同时,应配伍甘温益气之品。人参味甘、微苦,性微温,入脾、肺、心、肾经,大补元气、益气生津,《医学启源》载其"补元气……生津液";麦饭石味甘,性温,入胃经,健胃助消化;人参、麦饭石甘温补中,扶助胃气,俾胃阴得气而化生。并且人参与麦冬、五味子三药合用,一补一润一敛,以补为主,润敛为辅,可加强益气生津之力。粳米味甘,性平,入脾、胃经,补中益气、健脾和胃,《食疗本草》载其"温中益气,补下元";生甘草味甘,性平,入心、肺、脾、胃经,和中缓急、调和诸药。《本草通玄》曰:"甘草,甘平之品……独入脾胃……稼穑作甘,土之正味,故甘草为中宫补剂。"并且生甘草与白芍相伍,一甘一酸,可缓急止痛。综观全方,甘凉清润,重在益胃,滋中有清,清而不寒,润而不腻,共奏养阴生津、和胃止痛之效,可使胃阴得充,胃气和而诸症除。

二诊时,胃脘部隐痛稍减轻,反酸、烧心、嘈杂减轻,仍咽干口干、口中乏味,纳食欠佳,提示胃阴不足明显,故加乌梅、玄参养阴生津。乌梅味酸、涩,性平,入肝、肺、脾、大肠经,生津止渴,《本草拾遗》载其"止渴调中";与白芍、五味子协同,加强酸甘化阴之功。玄参味甘、苦、咸,性微寒,入肺、胃、肾经,滋阴清热,《本草正》载其"味苦而甘,苦能清火,甘能滋阴,以其味甘,故降性亦缓"。麦冬、生地黄、玄参三药合用,取增液汤之义,以增水行舟,润肠通便。仍有胃胀,大便干、3日1次,故加莱菔子、麻子仁理气下行,润肠通便。莱菔子味辛、甘,性平,下气消胀,《滇南本草》载其"下气宽中,消膨胀",《医学衷中参西录》载其"能顺气开郁,消胀除满……乃化气之品";麻子仁味甘,性平,入脾、胃、大肠经,润燥、滑肠以通便,通补并用,《药品化义》载其"味甘能润肠,体润能去燥……滋其大肠,则便自利矣"。本案患者因饮食不节,致邪热蕴结胃腑,损伤胃阴,所谓"毒者,邪气蕴蓄不解之谓"(《金匮要略心典》),"胃痛久而屡发,必有凝痰聚瘀"(《临证指南医案·胃脘痛》),故加半枝莲清热解毒、消瘀散结止痛。

三诊时,胃脘部隐痛减轻,胃胀减轻,大便通,故减白芍、莱菔子、麻子仁、生甘草。仍有咽干口干,故加北沙参以增养阴生津之力。北沙参味甘、微苦,性微寒,入胃经,益胃生津、养阴益气,《饮片新参》载其"养肺胃阴"。本案患者胃阴不足,需大力补阴,但补阴药多滋腻,故加泽泻利湿泄浊,以防众养阴药滋腻碍胃,使其滋阴而不腻。

四诊时,胃脘部隐痛明显减轻,咽干口干明显减轻,故减乌梅、五味子,以防酸味收敛过度,影响胃气下行。仍纳食一般,是为胃阴虚者消运不力,宜佐以健脾理气之品生发脾胃之气,使其滋而不滞,故加山药、白豆蔻健脾理气。山药味甘,性平,入脾、肺、肾经,益气健脾,《本草纲目》载其"健脾胃";白豆蔻味辛,性温,入肺、脾经,芳香行气,《本草通玄》载"其功全在芳香之气"。之所以加鳖甲,因其味咸,性微寒,入肝、肾经,滋阴潜阳、软坚散结,如《本草新编》载其"善能攻坚,又不损气,阴阳上下有痞滞不除者,皆宜用之"。

五诊时,偶有咽干口干,故减人参、麦饭石。百合味甘,性寒,养阴清热,与生地黄配伍,加强益胃养阴、清热生津作用,故加用之。

本案患者嗜食辛辣刺激之品,损伤胃阴,致胃失濡润,胃失润降,故胃痛。《类证治裁·内景综要》曰:"六腑传化不藏,实而不能满,故以通为补焉。"《临证指南医案·脾胃》曰:"腑宜通即是补,甘濡润,胃气下行,则有效验。"故本案治疗初期,以甘缓、甘凉法滋补胃阴止痛为主;治疗后期以益气生津为主,以甘养胃阴,寓通于补,使胃阴得复、胃气得降,通则不痛。如《临证指南医案·脾胃》曰:"所谓胃宜降则和者,非用辛开苦降,亦非苦寒下夺以损胃气,不过甘平,或甘凉濡润,以养胃阴,则津液来复,使之通降而已矣。"

三、小结

胃为六腑之一,主受纳腐熟水谷,使水谷化为精微,以化生气血津液,供养全身。《素问·玉机真脏论》曰:"五脏者,皆禀气于胃;胃者,五脏之本也。"胃主通降,以降为和,胃气必须时时和顺通达,下降不逆,所谓"纳食主胃……胃宜降则和"(《临证指南医案》)。胃喜润恶燥,受纳腐熟水谷需要阴液的濡润。胃中阴液充足才能腐熟水谷,胃主通降功能才能正常,所谓"阳明阳土,得阴自安"(《临证指南医案》)。

胃痛是临床常见病证,病位在胃,其病因不外乎外感邪气、内伤七情、饮食劳倦等诸端。胃气贵在和降通畅,故胃痛的共同发病机制为胃失和降,不通则痛。因此,胃痛的治疗大法为疏通气机,通则不痛。如清代林珮琴《类证治裁·内景综要》曰:"六腑传化不藏,实而不能满,故以通为补焉。"关键在于顺应胃腑"通"的生理特点,采用"通"的方法,使其保持正常功能状态。宜根据胃痛不同的病因病机,灵活运用不同的通法祛除病邪、疏通胃腑气机。如寒邪犯胃则温中散寒止痛,气滞血瘀则理气活血止痛,湿热郁阻则清化湿热止痛,胃阴不足则益胃养阴止痛等。

脾与胃相表里,胃主纳腐,脾主运化,二者密切配合,共同完成对饮食水谷的消化吸收。如张介宾《景岳全书》曰:"胃司受纳,脾司运化,一纳一运,化生精气。"脾主升清,胃主降浊,脾胃的升降相反相成,构成了饮食的消化、吸收、输布、排泄的全过程,二者不可偏废,故张锡纯《医学衷中参西录》指出"脾主升清,所以运津液上达;胃主降浊,所以运糟粕下行"。而且脾之升清有赖于胃之降浊,胃之降浊亦有赖于脾之升清,二者是密切相关的。胃痛患者胃失和降,必影响脾主运化、升清,故治疗时需配伍运脾、醒脾、健脾之品,促使脾胃功能恢复。

寒邪犯胃型胃痛,其症状特点为胃脘部拘挛样疼痛,病理特点是脾胃虚弱为本、寒邪侵袭为标,故当治以温胃散寒、行气止痛之法,待寒邪祛除,应健脾益气,扶正固本。肝脾不和型胃痛,其特征表现为胃脘部隐痛、喜温喜按,病理特点是木郁土壅,故当治以调和肝脾、和胃止痛之法;肝郁是本,治疗初期务必着重疏肝理气;肝郁极易乘脾,致使脾失健运,故待肝郁得以缓解、肝气畅达后,应进一步加强健脾益气以扶正。气滞血瘀型胃痛,其症状特点为胃脘部刺痛、且夜间疼痛更加明显;气滞血瘀为本,治疗首当以理气活血止痛为主;气滞血瘀易伤阴,进而引发血燥,又进一步加重阴伤,故治疗过程中需注重补阴;在治疗后期,待诸症缓解,需进一步加强滋养胃阴、益气生津、健脾醒胃。湿热郁阻型胃痛,其症状特点为胃脘部灼痛,病理特点是脾虚为本、湿热为标,治疗初期着重清利湿热,后期采用健脾化湿之法善后,以绝生湿之源。胃阴不足型胃痛,其症状特点为胃脘部隐痛,病理特点是胃阴虚为主,故当治以养阴生津、和胃止痛之法,以甘缓、甘凉法滋补胃阴;治疗后期以益气生津为主,寓通于补,使胃阴恢复、胃气通降,通则不痛。

第三十九节 功能性胃肠病

一、概述

功能性胃肠病又称"胃肠道功能紊乱",是一组胃肠综合征的总称;多伴有精神和心理因素,以胃肠道运动功能紊乱为主,并排除器质性病因。可以说,功能性胃肠病主要是由消化道动力紊乱、内脏高敏感、黏膜和免疫功能的改变、肠道菌群的改变和中枢神经系统功能异常等因素引起的以腹痛、恶心呕吐、腹泻、便秘为特征的非器质性消化道紊乱性疾病。它包括的疾病种类繁多,常见的有功能性消化不良、功能性腹泻、肠易激综合征、功能性便秘、功能性腹胀等。

功能性胃肠病属中医学"泄泻""胃脘痛""腹痛""便秘""胃痞"等范畴。本节以"泄泻"为主进行论述。泄泻为肠病也,大便溏薄而势缓者为泄,大便清稀如水而直下者为泻。因此,早期"泻""泄"单独使用,如"湿胜则濡泻"(《素问·阴阳应象大论》),"胃脉……虚则泄"(《素问·脉要精微论》)等。直至陈言《三因极一病证方论》才正式使用了"泄泻"这一病名。泄泻与脾胃运化功能失调密切相关。如《景岳全书·杂证谟·泄泻》曰:"泄泻之本,无不由于脾胃。"明代王纶《明医杂著》明确指出:"胃司受纳,脾司运化,一纳一运,化生精气,津液上升,糟粕下降,斯无病矣。"清代程文囿《医述》载:"元阴不足而泄泻者,名曰肾泻。"明代赵献可《医贯》所载"今肾既虚衰,则命门之火熄矣。火熄则水独治,故令人多水泻不止",阐述了命门火衰,火不暖土,脾胃运化失司所致泄泻。清代唐宗海《血证论·脏腑病机论》所载"木之性主于疏泄,食气入胃,全赖肝木之气以疏泄之,而水谷乃化",《素问·宝命全形论》所载"土得木而达",说明脾胃运化功能离不开肝木条达。明代李中梓《医宗必读·泄泻》所载"无湿则不泄,故曰:湿多成五泄",《素问·阴阳应象大论》所载"湿胜则濡泻",明代戴原礼所云"溏泄者,渐下污积粘垢,湿兼热也",说明水湿代谢与泄泻密切相关。《素问·至真要大论》所载"诸呕吐酸,暴注下迫,皆属于热",《灵枢·百病始生》所载"多寒则肠鸣飧泄",说明寒热等外邪侵袭机体,均可损伤脾胃,进而影响肠道传导功能,升降失调而发生泄泻。

功能性胃肠病之泄泻主要因情志不遂、饮食不节、思虑劳倦、寒热失宜等导致脾失健运,肠道传导失司,升降失调而发。根据其兼症表现与舌脉象之不同,在临床中常分为肝脾不和证、脾肾阳虚证和胃肠湿热证 3 个证型。

二、医案

医案一

邢某,男,30岁。2017年6月3日初诊。

主诉:大便不调3个月。

现病史:3个月前,患者因工作变动出现大便不调,平时大便软、1日1次,紧张或情绪波动后易反复如厕。时有大便稀溏、多则1日4~5次,伴腹胀,无明显反酸、烧心。近1个月,自觉情绪波动后排便次数较前增多,表现为腹痛欲泻,排便后腹痛可缓解,伴有胁肋痛、口干苦。遂于当地医院行胃肠镜检查,胃镜提示浅表性胃炎,肠镜未见明显异常,考虑"肠易激综合征""胃炎",予奥美拉唑及中成药治疗后稍改善,但仍有紧张、焦虑或担心时反复如厕,遂来就诊。

现症见:患者工作压力较大,容易紧张、烦躁。平素大便不成形、质软、1日1~2次。情绪波动时则大便溏稀、急于排便、1日2~4次不等,伴腹胀、口干口苦。睡眠差,入睡困难,入睡需1小时,多梦,易醒,醒后难复眠。白天精神差,有疲倦感。食欲欠佳,小便调。舌淡暗,苔薄黄,脉弦滑。

既往史:既往体健。否认手术、外伤、输血史。否认食物、药物过敏史。

家族史:否认家族性遗传病病史。

婚育史:未婚未育。

中医诊断:泄泻(肝脾不和证)。

西医诊断:功能性胃肠病。

治疗原则:疏肝健脾,和胃止泻。

处方:疏肝止泻汤。

贯叶金丝桃 20g	白　芍 15g	刺五加 30g	茯　苓 20g
炒酸枣仁 30g	合欢皮 20g	煅龙骨 30g^{先煎}	珊瑚粉 0.5g^{冲服}
芡　实 15g	金樱子 20g	赤石脂 15g^{先煎}	炒白术 15g

7剂,每日1剂,水煎服,分2次服用。

2017年6月10日二诊:泄泻较前减轻,为不成形稀便、1日2~3次。腹胀、口干口苦、食欲欠佳改善。情绪较前稳定。仍觉入睡困难,约40分钟才能入睡,半夜易醒,少梦,但醒后可再睡。白天精神差及疲倦感减轻。舌红,苔薄黄,脉弦。初诊方基础上减白芍,加乌梅10g、钩藤15g、升麻10g。7剂,水煎服。

2017年6月17日三诊:大便基本成形、1日1~2次。腹胀明显减轻,口干口苦消失。食欲基本正常,情绪好转。入睡困难减轻,时醒,醒后可再睡。白天精神差及疲倦感缓解。舌红,苔薄黄,脉弦。二诊方基础上减合欢皮、珊瑚粉、升麻,改贯叶金丝桃为15g、炒酸枣仁为15g,加山药20g、陈皮15g。7剂,水煎服。

2017年6月24日四诊:因在单位与领导发生矛盾,情绪激动,但未出现大便次数增多现象,为成形稀软便、1日1~2次。腹胀基本缓解,食欲正常。情绪整体平稳。睡眠可,白天精神差及疲倦感基本消失。舌淡红,苔薄白,脉弦。三诊方基础上减乌梅、金樱子、赤石脂、炒酸枣仁、钩藤,改煅龙骨为15g、芡实为10g,加党参15g。7剂,水煎服。

2017年7月2日五诊:现大便规律、1日1次,为成形软便。纳食可,已无腹满腹胀。睡眠平稳,入睡较快,无多梦易醒,精神佳。舌淡红,苔薄白,脉弦。四诊方基础上减芡实、煅龙骨,改刺五加为15g、山药为15g,加白豆蔻10g。7剂,水煎服。

继服1周后,诸症均得到明显改善后停药。

按:肝属木,主疏泄,条达一身气机。脾胃居于中焦,为水谷精微升降出入的枢纽。然土得木而达,如《读医随笔》所载"脾主中央湿土,其体淖泽……其性镇静……静则易郁,必借木气以疏之。土为万物所归,四气具备,而求助于水与木者尤亟……故脾之用主于动,是木气也",可知脾土只有借助肝木的疏泄条达才能维持正常的气血生化、升清降浊之功能。"脾主升清,胃主降浊。"肝木克于脾土,导致脾不升清、胃不降浊,水谷精微腐熟受纳失常,水湿内停肠腑,故泄泻。《血证论》所载"木之性主于疏泄,食气入胃,全赖肝木之气以疏泄之,而水谷乃化;设肝之清阳不升,则不能疏泄水谷,渗泻中满之证,在所不免",《难经》所载"见肝之病,则知肝当传之与脾,故先实其脾气,无令得受肝之邪",说明脾胃的运化功能离不开肝木之条达,若肝脾不和则泄泻。情志不遂,久郁伤肝,肝失疏泄,导致脾失健运,清浊不分,升降失调,则大便时干时稀。本案患者平素工作压力大,情志不畅,肝郁化热,故口干口苦;肝热内扰、神魂不安,故入睡困难、多梦易醒;脾主四肢肌肉,脾气不运,故疲倦;脾胃运化失常,故食欲欠佳。舌淡暗,苔薄黄,脉弦滑,为肝脾不和、肝经郁热、脾湿内蕴之象。故治疗主以疏肝健脾、和胃止泻之法,予疏肝止泻汤。

初诊方中,贯叶金丝桃味辛性寒,归肝经,疏肝解郁、清热利湿。《素问·脏气法时论》言:"肝欲散,急食辛以散之。"辛味药辛散能行,顺应肝喜条达之性而为补,以条达气机。白芍苦、酸,酸味入肝,以其柔敛之性养血、疏肝调肝。白芍与贯叶金丝桃相合,使肝气疏而不耗,肝血调而不燥,刚柔相济,体用兼顾。煅龙骨性涩,善涩肠止泻、镇惊安神,《日华子本草》载其"健脾,涩肠胃,止泻痢"。配以芡实补脾除湿止泻,金樱子酸涩止泻,赤石脂涩肠收湿,合用以急则治其标,固涩止泻为主。炒白术、茯苓健脾益气,燥湿以化脾胃之湿滞,固护中焦。刺五加益气健脾兼以补肾安神,与炒酸枣仁相配则增补益心脾、安神益智之效,同时配以合欢皮和心志、解肝郁,珊瑚粉镇心止惊,诸药共用,以疏肝郁、畅心神。全方肝脾同调,标本兼顾,共奏疏肝健脾、和胃止泻,兼安神定志之效。

二诊时,泄泻较前减轻,腹胀、口干口苦、食欲欠佳改善,情绪较前稳定,考虑肝气郁滞缓解,故减白芍。泻下日久,耗伤津液,故加乌梅酸涩生津,兼以涩肠,除烦安神。加钩藤平肝息风,以防情绪激动而发病。并加升麻升提阳气,发散阳明风邪,升胃中清气而止泻。

三诊时,大便已基本成形,腹胀明显减轻,食欲基本正常,故去升麻。情绪好转,睡眠改善,精神好转,故去合欢皮、珊瑚粉,减少贯叶金丝桃、炒酸枣仁用量,加山药补脾止泻,陈皮理气健脾,以巩固疗效。

四诊时,虽有情绪激动但并未出现大便次数增多,故去乌梅、金樱子、赤石脂等涩肠之品,并去钩藤,减少煅龙骨、芡实用量,以防酸涩太过,久用损伤脾胃。睡眠尚可,故去炒酸枣仁。加用党参益气健脾,补益中焦,所谓"急则治其标,缓则治其本",以巩固后天之本,防诸药过用损碍脾胃。

五诊时,诸症明显改善,故去芡实、煅龙骨,减少刺五加、山药用量,但加白豆蔻,以其辛温芳香,行气暖胃,善理脾胃元气而收脱气。

本案为肝脾不和型泄泻,其重点在于肝郁气滞,横逆犯脾,木郁土壅,故治疗上首先采用疏肝、柔肝之法,参以健脾止泻、和中安神,以肝脾兼顾;中期主以健脾疏肝;后期重在健脾。又因风性善行而数变,本案患者每因情绪激动而发病,故治疗时佐风药钩藤疏肝平肝,升麻升发脾阳;因此,需重视如钩藤、升麻等风药的应用。

医案二

王某,女,85岁。2015年10月27日初诊。

主诉:大便稀溏伴腹痛3年,加重半年。

现病史:3年前,患者无明显诱因出现大便稀溏,少则1日3~4次,多则1日5~7次,偶见未消化食物;多于清晨起床时出现,排便后自觉"很舒服"。胃脘部不适,进食后明显,食欲减退。曾于当地医院就诊,诊断为"慢性胃炎""胃息肉",予奥美拉唑(1片,2次/d)、复方乳酸菌素片(4片,3次/d)治疗后,有所好转。2014年8月,症状再次出现,于当地医院住院治疗,行胃息肉切除术,此后症状反复出现。半年前,明显加重,伴乏力身重,腹痛明显,遂来就诊。

现症见:清晨及贪凉后出现大便稀溏、1日5~7次;时有未消化食物,便前肠鸣腹痛,便后减轻。睡眠尚可,乏力身重,身体怕冷,四肢不温,腰酸。食欲欠佳,小便正常。舌淡胖、边有齿痕,苔白微腻,脉沉濡。

既往史:冠心病 10 余年,目前服用丹参滴丸、酒石酸美托洛尔等药物;甲状腺多发结节多年;房颤射频消融术后 1 年;子宫切除术后多年;胃息肉切除术后 1 年。否认其他手术、外伤、输血史。否认食物、药物过敏史。

家族史:否认家族性遗传病病史。

婚育史:已绝经。适龄结婚,孕 3 产 2,子女体健。

中医诊断:泄泻(脾肾阳虚证)。

西医诊断:功能性胃肠病。

治疗原则:温补脾肾,利湿止泻。

处方:温阳止泻汤。

人　参 15g	刺五加 30g	茯　苓 20g	肉豆蔻 15g^{后下}
淫羊藿 15g	补骨脂 20g	骨碎补 15g^{先煎}	巴戟天 20g
煅龙骨 30g^{先煎}	乌　梅 10g	山　药 15g	炒白术 15g
紫石英 30g^{先煎}	鸡内金 15g	黑顺片 30g^{先煎}	

7 剂,每日 1 剂,水煎服,分 2 次服用。

2015 年 11 月 3 日二诊:排便次数较前减少、1 日 3~4 次。清晨及贪凉后仍易出现肠鸣、腹痛、腹泻,有时可见未消化食物,便后腹痛减轻。睡眠尚可,乏力身重、身体怕冷、腰酸稍有减轻,食欲好转,小便正常。舌淡胖、边有齿痕,苔白微腻,脉沉缓。初诊方基础上改黑顺片为 15g,加禹余粮 20g、干姜 15g、肉桂 10g。7 剂,水煎服。

2015 年 11 月 10 日三诊:清晨及贪凉后腹泻次数减少、1 日 2~3 次。肠鸣腹痛减轻,未见不消化食物。睡眠可,乏力身重、身体怕冷、腰酸减轻。纳尚可,小便正常。舌淡白、边有齿痕,苔白微腻,脉缓。二诊方基础上去乌梅、茯苓、淫羊藿、黑顺片,改紫石英为 20g、干姜为 10g、肉桂为 6g、人参为 10g。14 剂,水煎服。

2015 年 11 月 24 日四诊:现每日清晨排便 1 次、质稀软。肠鸣腹痛基本缓解。睡眠可,乏力身重、身体怕冷、腰酸较前明显改善。纳可,小便正常。舌淡红、边有齿痕,苔薄白,脉缓。三诊方基础上去紫石英、干姜、肉桂,改禹余粮为 10g、刺五加为 15g、煅龙骨为 15g。14 剂,水煎服。

2016 年 1 月 5 日五诊:因行动不便,患者于外地按四诊方续服至今。后患者自觉诸症减轻,时有饮食不适则腹胀,大便成形。舌淡红,苔薄白,脉缓。四诊方去禹余粮,改巴戟天为 15g,加山茱萸 15g、泽泻 10g。7 剂,水煎服。并嘱患者清淡饮食,忌油腻及生冷之品。后诸症改善而停药。

按:肾为水火之脏,内寄元阴元阳,肾阳充则一身阳气皆足。脾肾互为先后天之本,脾阳有赖于肾阳的滋养补充。而阳气主升主动,肾开窍于二阴、主水,故肾阳的温煦气化功能正常则脾阳健运,水谷精微及水湿得以运化。黎明之前(五更)阴气较盛,阳气未振,加之脾肾之阳本虚,故阴气极而下行,则见黎明泻,即"五更泻"。《景岳全书·杂证谟·泄泻》曰:"盖肾为胃关,开窍于二阴,所以二便之开闭,皆肾脏之所主,今肾中阳气不足,则命门火衰,而阴寒独盛,故于子丑五更之后,当阳气未复,阴气盛极之时,即令人洞泄不止也。"可见肾阳不升,则脾不能得其温煦,阳气蒸腾气化无权,水湿下注而泄泻。故本病病机为脾肾阳虚,蒸化失常,开阖失司,治当温补脾肾、利湿止泻,予以温阳止泻汤。

本案患者高龄,耄耋之年,先后天之本皆虚。《医方集解》言:"盖久泻皆由肾命火衰,不能专责脾胃。"腹泻日久,脾肾阳虚,蒸腾气化无权,故于清晨作泻;又因贪凉,更伤中阳,致纳运失职,则大便质稀。《素问·脏气法时论》曰:"脾病者……虚则腹满肠鸣,飧泄食不化。"脾阳亏虚,则水谷精微不得运化,时有不完全消化食物,纳差而肠鸣腹痛。脾主四肢,腰为肾之府,今阳气无以温煦四肢筋脉,故乏力、身体怕冷、腰酸。舌淡胖、边有齿痕,苔白微腻,脉沉濡,为脾肾阳虚、水湿内停之象。故治以温补脾肾、利湿止泻之法,予以温阳止泻汤。

初诊方中,人参为补气固脱之要药,善调中补中,补元气而止滑泄。黑顺片(即附子)性大热,补火助阳,逐寒湿。刺五加归心、脾、肾经,味辛而微苦,辛能行散,苦能降泄,助脾升而胃降,升降之间协调脾胃运化,益气健脾而补肾。淫羊藿又称仙灵脾,功专补肾壮阳,甘温益气而助运化,坚筋骨,强肌肉。补骨脂温肾壮阳而止泻,巴戟天补肾阳、强筋骨,骨碎补补肾强骨,合用之,既温补命门之火以暖脾土,又强筋壮骨以暖腰膝。炒白术、茯苓、山药补脾益胃,燥湿和中[《本草求真》载:"脾欲缓,急食甘以缓之(《内经》)。白术味苦而甘,既能燥湿实脾,复能缓脾生津"];三药相合,共助人参温补脾胃,振动脾阳,则脾阳得升,浊阴得降。紫石英温入肾经,气暖而补,补中气而散寒湿。且以肉豆蔻温脾暖胃而止泻,乌梅酸敛涩肠,煅龙骨涩肠胃而止泻痢,寓"急则治其标"之义,同时配伍鸡内金以健脾消食。

二诊时,清晨及贪凉后仍易出现肠鸣、腹痛、腹泻,有时可见未消化食物,故加禹余粮涩肠止泻。考虑附子不宜久用,故减半附子用量,而以干姜、肉桂温补命门之火,诚如《医方集解》所载"大补下焦元阳,使火旺土强,则能制水而不复妄行矣"。

三诊时,腹泻较前明显改善,且未见不消化食物。因方中药物多性温热,酸涩而收,考虑宜中病则止,不宜久用留邪,故去乌梅、茯苓、淫羊藿、黑顺片,并减少紫石英、干姜、肉桂、人参的用量。

四诊时,腹泻明显减轻,肠鸣腹痛基本缓解,乏力身重、身体怕冷、腰酸明显改善。考虑命门火衰、中焦虚寒已改善,且大便较前规律、次数减少,加之患者年高体衰,故去紫石英、干姜、肉桂，并减少禹余粮、刺五加、煅龙骨的用量。

五诊时，诸症减轻，时有饮食不适则腹胀，大便成形。考虑病程日久，脾胃运化之力未完全恢复，故去禹余粮，减少巴戟天用量；阴阳互根互用，故以山茱萸补益肝肾、收涩固脱、益阴而养阳，泽泻利水渗湿。并嘱患者清淡饮食，忌油腻及生冷之品，防再伤脾胃。

本案患者年高而脾肾阳虚，脾失温煦、运化失职而泄泻，故治疗主以温肾暖脾为主，辅以涩肠止泻、壮火益土之药。《医学入门》言："必滑脱不禁，然后用药涩之。"固涩为治标之法，应用涩肠止泻药需要注意准确把握病机。若为虚脱之证，可在治疗时酌加收涩之品如赤石脂、诃子、禹余粮等。但湿热者，应以清为主，热去则泻止，不可妄用固涩止泻之品。因此，临证时应四诊合参，而虚实寒热不可不辨。

医案三

白某，男，29岁。2021年12月2日初诊。

主诉：大便次数增多伴腹胀年余。

现病史：1年前，患者大量饮酒后逐渐出现腹胀，排便急迫，大便不爽。伴有肛门灼热感，泻后腹胀缓解，无反酸、烧心。此后时有大便稀溏，便时有肛门下坠感，大便臭秽，饭后腹胀、打嗝，平时矢气腥臭。就诊于当地医院，考虑"功能性腹泻"，给予西药（具体不详）治疗后稍好转。后症状反复出现，遂来就诊。

现症见：大便1日3次，饮酒、进食量多或进食辛辣食物后腹泻次数增加、腹胀加重，排便不爽，肛门灼热，矢气腥臭。食欲稍差，眠可。面部爱出油，痤疮明显，可见红色硬结及灰褐色痘印。小便黄。舌胖大、有齿痕，舌红，苔黄厚腻，脉滑数。

既往史：既往体健。否认手术、外伤、输血史。否认食物、药物过敏史。

个人史：10年前因工作关系，每周饮酒4~5次，饮酒量约250~400ml。

家族史：否认家族性遗传病病史。

婚育史：未婚未育。

中医诊断：泄泻（胃肠湿热证）。

西医诊断：功能性胃肠病。

治疗原则：清热止泻，醒脾化湿。

处方：醒脾止泻汤。

龙　胆 15g	天竺黄 20g	胆南星 10g	猫爪草 30g
赭　石 20g^{先煎}	茯　苓 20g	白头翁 20g	瓜　蒌 15g
陈　皮 15g	黄　芩 15g	白豆蔻 15g	甘　松 10g
炒白术 20g	焦三仙^各 20g	车前子 15g	

7剂，每日1剂，水煎服，分2次服用。

2021年12月9日二诊:服药后腹泻次数减少,腹胀、排便不爽、肛门灼热减轻。排气增多,气味减轻。食欲改善,眠可。面部出油、痤疮减轻。小便黄减轻。舌红,苔黄腻,脉滑。初诊方基础上减车前子,改龙胆为10g、赭石为10g,加藿香15g、佩兰15g、黄连5g、生石膏15g、知母15g。7剂,水煎服。

2021年12月16日三诊:腹胀、腹泻减轻。患者于12日、13日连续两晚与人饮酒,每晚250ml左右,当晚及第2天未出现腹泻等症状加重现象。排便不爽、肛门灼热较前改善。排气增多,矢气腥臭较前减轻。眠可,食欲增加。面部痤疮较前减少,面色好转。小便黄缓解。舌红、边有齿痕,苔薄黄,脉滑。二诊方基础上减白头翁、赭石、甘松、生石膏、知母、胆南星,改天竺黄为10g、猫爪草为15g,加滑石15g、山药15g。7剂,水煎服。

2021年12月23日四诊:服药后腹泻明显改善,腹胀缓解,大便成形,无排便不爽、肛门灼热感。已无矢气腥臭,纳眠可,面部痤疮明显减少,小便正常。舌淡红、边有齿痕,苔薄黄,脉缓。三诊方基础上减龙胆、猫爪草、白豆蔻、藿香、黄连、滑石,改茯苓为15g、焦三仙各为10g、炒白术为10g,加泽泻15g、蒲公英15g、玄参15g、白扁豆10g、炙甘草10g。3剂,水煎服。

续服1周后,诸症尽消而停药。

按:《医原》载:"人纳水谷,脾化精微之气以上升,小肠化糟粕传于大肠而下降。"脾胃共居中焦,运化水谷精微,且脾升而胃降;小肠化物而泌别清浊,将水谷化为精微和糟粕。精微赖脾之升而输布全身,糟粕靠小肠之通降而下传入大肠。小肠之升清降浊,实为脾之升清和胃之降浊功能的具体体现。升降相因,清浊分别,小肠则司受盛化物之职。否则,升降紊乱,清浊不分,则现呕吐、腹胀、泄泻之候。《素问·至真要大论》曰:"诸呕吐酸,暴注下迫,皆属于热。"戴原礼提出:"溏泄者,渐下污积粘垢,湿兼热也。"脾为阴土,喜燥恶湿,若饮酒啖珍,嗜食肥甘厚味,日久"饮食自倍,肠胃乃伤",水湿内停,与热相合,致中焦湿热蕴结,而发为胃肠湿热之证。

本案患者平素大量饮酒,而酒为湿热之邪,若阻于脾胃,湿热下注,则泄泻、大便不爽。《素问·阴阳应象大论》曰:"浊气在上,则生䐜胀。"清气不升、浊气不降,则腹胀。湿热居于肠腑,脾胃升降紊乱,肠道传导失司,故矢气腥臭。湿热下注小肠,则小便黄;下注肛门,则肛门灼热;困胃碍脾,则食欲不佳。湿热蕴结,化生火热,循经上犯颜面,熏蒸肌肤腠理而发为痤疮,面部出油腻污浊之物。舌胖大、有齿痕,舌红,苔黄厚腻,脉滑数,均为湿热之象。故治以清热止泻、醒脾化湿之法,予以醒脾止泻汤。

初诊方中,白头翁味苦性寒,归胃、大肠经,善清热解毒而止湿热。李杲认为:"张仲景治热痢下重,用白头翁汤主之。盖肾欲坚,急食苦以坚之。痢则下焦虚,故以纯苦之剂坚之。"黄芩归肺、胆、脾、大肠、小肠经,清热燥湿,泻火解毒,《名医别录》载其"主治痰热,胃中热,小腹绞痛,消谷,利小肠",与猫爪草合用以增清热解毒之效。龙胆清热燥湿,胆南星清热化痰,天竺黄清热豁痰,瓜蒌清热涤痰,合而用之,上下俱清,泻火解毒之力益彰,共解胃肠之湿热。《本草纲目》载:"甘松芳香能开脾郁,少加入脾胃药中,甚醒脾气。"白豆蔻、甘松相伍,宣通上、中、下三焦气机,芳香化浊,醒脾开胃,和中消食之功益彰。陈皮理气健脾,以复升降。赭石清火降气,泻火通便。车前子味甘性寒,可清热利尿解毒,取其利小便、实大便之义。如《景岳全书·杂证谟·泄泻》明确提出:"治泻不利小水,非其治也。"茯苓淡渗利湿,炒白术燥湿利水,二药相合,健脾利湿。焦三仙助运化,顾护脾胃。

二诊时,腹泻次数减少,腹胀、排便不爽、肛门灼热减轻。排气增多,气味减轻。食欲改善,眠可。面部出油、痤疮减轻。恐药物苦寒碍胃,故减少龙胆、赭石用量,加藿香、佩兰醒脾开胃,黄连专清中焦脾胃湿热,同时配伍生石膏、知母,既清实热又清虚热,且甘寒润燥。小便黄减轻,故去车前子。

三诊时,腹胀、腹泻减轻,服药期间2次饮酒后未出现腹泻等症状加重现象。排便不爽、肛门灼热较前改善。排气增多,矢气腥臭较前减轻。食欲增加,面部痤疮较前减少,面色好转。舌红、边有齿痕,苔薄黄,脉滑。考虑胃肠湿热减轻,仍湿热未清、脾胃未健,故去白头翁、赭石、甘松、生石膏、知母、胆南星,减少天竺黄、猫爪草用量,加滑石清热渗湿利水道,山药健脾益气固中焦。

四诊时,诸症改善,舌淡红、边有齿痕,苔薄黄,脉缓。此时湿热基本已消,故去龙胆、猫爪草、白豆蔻、藿香、黄连、滑石,减少茯苓、焦三仙、炒白术用量,并加泽泻、白扁豆健脾利水渗湿以巩固疗效,蒲公英清散余热;考虑久病热后伤阴劫阴,故加玄参固护阴津,炙甘草健脾益气,调和诸药。

本案患者由于饮酒致湿热困脾,阻滞胃肠,脾失健运,肠道传导失司。故治以泻其热,理其气,燥其湿,利其水。初期湿热壅盛,以清湿热为主,兼以健脾助运;中期在此基础上,配以芳香醒脾之法;后期湿热已去,余热未清,故当清余热、健脾胃,并防热后阴伤而伍以养阴之品。且毒邪不著、暴泻未至不止时,不宜收涩,仍应以祛邪为要。如《景岳全书》言:"当固不固,则沧海亦将竭;不当固而固,则闭门延寇也。"此外,应注意芳香醒脾类药的应用,如藿香、佩兰等。

三、小结

以泄泻为主要表现的功能性胃肠病较为常见,主要表现为大便次数增多,粪质稀薄,甚至泻出如水样,伴或不伴腹胀腹痛。或情志不遂,或饮食不节,或思虑劳倦,或年老体衰等,导致脾失健运,肠道传导失司,升降失调,清浊不分而发生泄泻。根据其兼症表现与舌脉象之不同,常分为肝脾不和证、脾肾阳虚证和胃肠湿热证3个证型。辨证要点以辨寒热虚实为主。治疗应以运脾祛湿为基本原则。肝脾不和则要"和脾",即抑肝扶脾;脾肾阳虚则要"温脾",即温肾健脾;胃肠湿热则要"醒脾",即醒脾化湿。同时根据疾病病因病机和病情变化,适当联合金石类药,如磁石、煅青礞石、紫石英、禹余粮、生石膏等,不仅可安神重镇、涩肠止泻,亦可清热泻火,事半功倍。此外,对于苦寒燥湿药、收敛固涩药和甘温补虚药的具体应用,治法上是通因通用还是塞因塞用、是清是补还是涩,应审慎思考,择机而用,不可犯虚虚实实之误,更不可致闭门留寇之弊。

方 剂 索 引

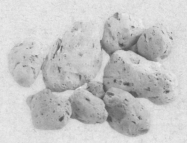